Histología con correlaciones funcionales y clínicas

2.ª EDICIÓN

Histología con correlaciones funcionales y clínicas

2.ª EDICIÓN

Dongmei Cui, M.D. (Hon.), Ph.D.
Associate Professor
Medical Histology and Cell Biology and Dental Histology
Division of Clinical Anatomy
Department of Neurobiology and Anatomical Sciences
University of Mississippi Medical Center
Guest Lecture
Kunming Medical University
Visiting Professor
St. George's University School of Medicine

William P. Daley, M.D.
Professor
Department of Pathology
University of Mississippi Medical Center

Gongchao Yang, M.D.
Professor
Department of Academic Information
Services
Department of Neurobiology and Anatomical
Sciences
University of Mississippi Medical
Center

Edgar R. Meyer, M.A.T., Ph.D.
Assistant Professor
Department of Neurobiology and Anatomical
Sciences
School of Medicine
Assistant Director
Master of Science in Biomedical Sciences Program
School of Graduate Studies in the Health Sciences
University of Mississippi Medical Center

James C. Lynch, Ph.D.
Emeritus Professor
Department of Neurobiology and Anatomical
Sciences
University of Mississippi Medical Center

Consultores y colaboradores expertos:

John P. Naftel, Ph.D.
Emeritus Professor
Department of Neurobiology and Anatomical Sciences
University of Mississippi Medical Center

Duane E. Haines, Ph.D.
Emeritus Professor
Department of Neurobiology and Anatomical Sciences
University of Mississippi Medical Center

Jonathan D. Fratkin, M.D.
Former Professor
Medical Pathology
Department of Pathology
University of Mississippi Medical Center

Ilustradores

Michael P. Schenk, B.S., M.S.M.I., C.M.I., F.A.M.I.
Walter Kyle Cunningham, B.A., M.S.M.I.
Tong Yang, D.M.D.
Dongmei Cui, M.D. (Hon.), Ph.D.
James C. Lynch, Ph.D.
John P. Naftel, Ph.D.
Holly R. Fischer, M.F.A.

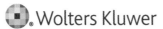 Wolters Kluwer

Philadelphia • Baltimore • New York • London
Buenos Aires • Hong Kong • Sydney • Tokyo

Av. Carrilet, 3, 9.ª planta, Edificio D
Ciutat de la Justícia
08902 L'Hospitalet de Llobregat
Barcelona (España)
Tel.: 93 344 47 18
Fax: 93 344 47 16
Correo electrónico: consultas@wolterskluwer.com

Revisión científica:
Sandra Acevedo Nava
Coordinadora de Evaluación del Departamento de Biología Celular y Tisular, y Profesor de la asignatura de Biología Celular e Histología Médica, Facultad de Medicina, UNAM
Miguel Ángel Herrera Enríquez
Profesor de tiempo completo del Departamento de Biología Celular y Tisular, y Profesor de la asignatura de Biología Celular e Histología Médica, Facultad de Medicina, UNAM

Dirección editorial: Carlos Mendoza
Traducción: Wolters Kluwer
Editora de desarrollo: Cristina Segura Flores
Gerente de mercadotecnia: Simon Kears
Cuidado de la edición: Olga A. Sánchez Navarrete
Maquetación: Carácter tipográfico/Eric Aguirre • Ernesto Aguirre
Adaptación de portada: ZasaDesign / Alberto Sandoval
Impresión: Quad, Reproducciones Fotomecánicas / Impreso en México

QUADM1122

Dedicatoria

A mi mentor, el Dr. Duane E. Haines, por su maravillosa tutoría y orientación
durante los primeros años de mi carrera académica, quien me ha apoyado
e inspirado para embarcarme en este libro.

A mis mentores, los doctores John P. Naftel, James C. Lynch, Michael N. Lehman
y Paul J. May, por su comprensión y apoyo constante
durante mi trayectoria académica.

A mis alumnos, mis colegas y amigos que me han animado,
apoyado y ayudado a llevar a cabo este proyecto.

–Dongmei Cui

Prefacio

Histología con correlaciones funcionales y clínicas se basa en la primera edición de *Atlas de histología con correlaciones funcionales y clínicas*. En esta nueva edición, reconocemos los cambios fundamentales en el paradigma educativo de los estudiantes profesionales. Una modesta reducción de las horas disponibles para la enseñanza de las ciencias básicas, un claro cambio para integrar la información relevante en la clínica dentro de la estructura de los cursos de ciencias básicas, y el englobamiento de los conceptos de ciencias básicas y clínicas de la manera más ventajosa para los objetivos educativos del estudiante que persigue una carrera en medicina, odontología o las profesiones de la salud aliadas. Seguimos haciendo hincapié en la importancia de la correlación entre la histología y la patología y los ejemplos pertinentes de casos clínicos, y mejoramos la vinculación de la función del material histológico con los escenarios clínicos. En esta nueva edición se han introducido las siguientes mejoras.

En **primer lugar**, se añadieron más correlaciones clínicas. Se han elegido fotografías de algunas condiciones patológicas comunes para mejorar la comprensión de cómo los tejidos normales se ven modificados por un proceso de enfermedad. A los revisores les gustó de manera unánime la inclusión de ejemplos patológicos y el formato con imágenes normales (fotografía o dibujo o ambos), así como que apareciera un ejemplo patológico en la misma página. Continuamos con este enfoque y añadimos nuevos ejemplos. Creemos que no solo es un punto fuerte de este proyecto, sino que también diferencia de forma específica a este libro de otros.

En **segundo lugar**, en esta nueva edición se añadió una nueva función, *De la histología a la patología*. Las fotos de histología y patología están dispuestas una al lado de la otra, lo que muestra cómo las características básicas del tejido normal se modifican por un proceso patológico; esto permite comparar con facilidad la diferencia entre los tejidos y las estructuras normales y anormales, y refuerza los conceptos de la estructura básica del tejido y cómo puede cambiar en determinadas condiciones. Esta visión integra a la perfección los conceptos de histología y patología de una manera muy sencilla. Proporciona un puente para que los estudiantes de medicina se preparen para sus años clínicos.

En **tercer lugar**, se añadieron preguntas de casos clínicos al final de cada capítulo, y sus respuestas se encuentran al final del libro. La mayoría de las preguntas del USMLE son preguntas de casos clínicos. La Association of American Medical Colleges (AAMC) y el Institution Curriculum Committee animan a los instructores a escribir preguntas de tipo clínico para preparar a los estudiantes para el examen del consejo nacional. Sin embargo, muchos instructores que imparten cursos de ciencias básicas no tienen experiencia clínica y se enfrentan a grandes dificultades para escribir casos clínicos. Proporcionamos preguntas de casos clínicos escritas por autores con experiencia clínica y revisadas tanto por educadores de ciencias básicas como por miembros del profesorado clínico.

En **cuarto lugar**, reconocemos el valor de la estructura y la función de las células y hemos incluido más detalles en el capítulo sobre las células en la nueva edición. También hemos añadido nuevos contenidos en múltiples capítulos para que la información sea más accesible para los usuarios.

En **quinto lugar**, se añadieron imágenes de tomografía computarizada (TC), imágenes de angiografía por tomografía computarizada (ATC) y, en algunos casos, imágenes estereoscópicas en 3D en múltiples capítulos para abordar el conocimiento anatómico de los órganos al principio de los capítulos sobre órganos o lugares asociados para ayudar a integrar y mejorar la comprensión de la relación entre la microanatomía y la anatomía macroscópica.

En **sexto lugar**, la calidad de las micrografías electrónicas (ME) se mejoró mucho en la nueva edición. Además, tenemos algunas imágenes de ME con estructuras coloreadas de modo parcial que destacan las características importantes de la microestructura y las células. Hemos aumentado el número de nuevas ilustraciones y fotografías para ayudar a los estudiantes a comprender el concepto básico de los materiales de histología y las funciones asociadas.

En **séptimo lugar**, se modificó e incorporó contenido a algunas tablas. Se añadieron correlaciones clínicas en algunas de ellas para ayudar a resumir los materiales y las correlaciones clínicas asociadas.

En **octavo lugar**, se añadieron los conocimientos de anatomía de algunos órganos al principio o en lugares asociados de los capítulos de órganos. El propósito de este enfoque es integrar los conocimientos de anatomía macroscópica y microscópica para ayudar y hacerlos más cómodos a los estudiantes que utilizan planes de estudio integrados.

El objetivo de *Histología con correlaciones funcionales y clínicas* no es solo proporcionar una fuente práctica y útil de información fundamental relativa a la histología básica, sino también utilizar un enfoque innovador para mostrar cómo los tejidos pueden ser modificados por un proceso patológico. Este enfoque integrado hace hincapié en el aprendizaje de la estructura normal y la forma en que los mismos tejidos aparecerían en un estado anormal. Creemos que este enfoque proporcionará un puente a los estudiantes entre el conocimiento de la histología básica y los conceptos clínicos, y también mejorará la información que contribuirá de forma directa a su comprensión sobre importantes conceptos médicos.

Agradecimientos

Los autores expresan su sincero agradecimiento al Dr. John P. Naftel, al Dr. Duane E. Haines y al Dr. Jonathan D. Fratkin por sus excelentes contribuciones a la primera edición del libro, que sirvieron de base y nos permitieron seguir construyendo la segunda edición. Agradecemos a los consultores y revisores expertos que contribuyeron a la primera y segunda edición de este proyecto a través de su perspicaz revisión de los capítulos, muchas sugerencias constructivas y al proporcionar muestras de tejidos, diapositivas u otras imágenes. Nuestro especial agradecimiento al Dr. Timothy Allen, Jefe del Departamento de Patología del University of Mississippi Medical Center, por su generoso apoyo durante este proyecto. También nos hemos beneficiado en gran medida de nuestros colegas de patología que ofrecieron un generoso apoyo, dieron su opinión y, en algunos casos, contribuyeron con imágenes a este proyecto. Expresamos nuestro más sincero agradecimiento al Dr. Steven Bigler, al Dr. Jonathan D. Fratkin, al Dr. Kay Allen, a la Dra. Alexandra Brown, al Dr. Michael F. Flessner, al Dr. Roland F. Garretson, al Dr. J. Mark Reed, al Dr. Gary W. Reeves, a la Dra. Jennifer Schulmeier, al Dr. Billy Walker, al Dr. Sigurds O. Krolls, al Dr. Niping Wang, al Dr. Bob Wineman, a la Dra. Melanie Casey y al Dr. Martin Bohlen.

La inclusión de imágenes de TC y ATC en esta edición ha sido posible gracias a la extraordinaria colaboración de nuestros colegas clínicos y de ciencias básicas. Expresamos nuestro sincero agradecimiento a las siguientes personas: Dr. Andrew D. Smith, Dr. Tracy C. Marchant, Dr. John T. McCarty, Dr. Anson L. Thaggard, Dr. Judd Storrs y Dr. Majid A. Khan. Además, varias personas han contribuido y participado en la creación de las imágenes estereoscópicas en 3D de este libro. Agradecemos enormemente la ayuda del Dr. Jian Chen, el Dr. Alexis N. Griffith y el Dr. Andrew W. Garza. También agradecemos sobremanera el apoyo del Dr. Michael N. Lehman, el Dr. Timothy D. Wilson, el Dr. Allan R. Sinning y la Dra. Marianne L. Conway. Numerosas personas proporcionaron con generosidad imágenes o permiso para utilizarlas. Sus nombres aparecen en los créditos de figuras. Agradecemos enormemente su cortesía profesional. Nuestro más sincero agradecimiento al Dr. Chun Y. Seow, al Dr. Peter D. Paré, a Michale Schenk, al Dr. Marc Lenoir, al Dr. Remy Pujol, a la Dra. Karen Steel, al Dr. David J. Lim, al Dr. Timothy C. Hain, al Dr. David J. Dickman, al Dr. Mark J. Reed, al Dr. Paul M. Knechtges y al Dr. Andrew P. Klein. También expresamos nuestro agradecimiento al *Anatomical Record, Canadian Journal of Physiology and Pharmacology*, el sitio web *Journey into the World of Hearing* y el sitio web: www.dizziness-and-balance.com (véanse las citas detalladas en los créditos de figuras).

Expresamos nuestro especial agradecimiento a Varie Lynch por su cuidadosa y excelente edición, revisión y corrección de cada capítulo de la primera edición. Agradecemos al Dr. John P. Naftel y a Glenn Hoskins, que fueron la principal fuente de micrografías electrónicas de transmisión y de barrido (MET y MEB). Los portaobjetos de histología fueron escaneados por Marcus Williams. En este proyecto se utilizaron tejidos preparados por Dianne Holmes y Betty Chen. También agradecemos al Dr. Tong Yang, que creó muchos dibujos lineales originales y ayudó en la preparación de los archivos informáticos para la presentación de la primera edición a la editorial. Jerome Allison proporcionó asesoría y ayuda inestimables en cuestiones informáticas. Además, David Lynch y el Dr. Eddie Perkins aportaron útiles comentarios sobre diversas fases del proyecto.

Para esta obra se crearon numerosos dibujos lineales. En gran medida, fueron obra de los señores Michael Schenk y Walter Kyle Cunningham (ilustradores médicos) y de la señora Holly R. Fischer (MFA). Agradecemos mucho su tiempo, energía y dedicación para crear el mejor material gráfico posible para este libro.

La realización de esta obra no habría sido posible sin el interés y el apoyo de la editorial, Wolters Kluwer/Lippincott Williams & Wilkins. Nos gustaría dar las gracias a Crystal Taylor (editora de adquisiciones), a Kelly Horvath (editora de desarrollo), a Oliver Raj (coordinador editorial) y a Jennifer Clements (directora artística).

Créditos de figuras

Figura 2-5A,B: © D. Cui. Utilizada con permiso.

Figuras 4-5A,B y 4-9: © D. Cui. Utilizadas con permiso.

Figuras 5-2A, 5-11A y 5-12A: © D. Cui. Utilizadas con permiso.

Figura 6-15: de Seow C.Y. y Paré P.D. "Ultrastructural Basis of Airway Smooth Muscle Contraction". *Can J Physiol Pharmacol*, 85:659-665, 2007. © NRC Canada o sus concesionarios.

Figuras 6-3A,B, 6-4B y 6-7A,B: © D. Cui. Utilizadas con permiso.

Figuras 8-1A,B y 8-14B: © D. Cui. Utilizadas con permiso.

Figuras 10-6 y 10-7: © M. Schenk. Modificadas con permiso.

Figura 13-8A: © D. Cui. Utilizada con permiso.

Figuras 15-2 y 15-3: © M. Schenk. Modificadas con permiso.

Figura 21-5A: modificada de Hardy M. "Observation on the inervation of the macula sacculi in man". *Anatomical Record*, 59:403-418, 1934, con autorización.

Figura 21-9A: imagen por cortesía de M. Lenoir y R. Pujol de "Journey into the World of Hearing", http://www.cochlea.eu/en/by; R. Pujol, *et al.*, NeurOreille, Montpellier, con permiso.

Figura 21-9B: © D. Cui. Utilizada con permiso.

Figuras 21-9C y 21-15: imágenes por cortesía de D.J. Lim, House Ear Institute, Los Ángeles.

Figura 21-11C: imagen cortesía de T.C. Hain, Northwestern University Medical School, www.dizzinessand-balance.com.

Figura 21-12C: imagen cortesía de J.D. Dickman, Baylor College of Medicine.

Figura 21-13C: imagen cortesía de J.M. Reed, University of Mississippi Medical Center.

Figura 21-14B: imagen cortesía de P.M. Knechtges y A.P. Klein, Medical College of Wisconsin.

Consultores y revisores expertos (segunda edición)

March D. Ard, Ph.D.
Emeritus Professor
Department of Neurobiology and Anatomical
    Sciences
University of Mississippi Medical Center

Michele Barbeau, Ph.D.
Assistant Professor
Department of Anatomy and Cell Biology
Schulich School of Medicine and Dentistry
University of Western Ontario, Canada

Kimberly Bibb, M.D.
Assistant Professor
Department of Family Medicine
University of Mississippi Medical Center

Martin Bohlen, Ph.D.
Postdoctoral Fellow
Biomedical Engineering
Duke University

Jian Chen, M.D., Ph.D.
Physician
Pain Management
NEA Baptist Memorial Hospital

Marianne L. Conway, M.D.
Assistant Professor
Department of Neurobiology and Anatomical
    Sciences
University of Mississippi Medical Center

Edward R. Friedlander, M.D.
Professor of Pathology
William Carey University

Andrew W. Garza, M.D.
Emergency Medicine Resident
Graduate Medical Education
University of Mississippi Medical
    Center

Robert S. Gatewood, D.M.D.
Professor
School of Dentistry
University of Mississippi Medical Center

Vasavi R. Gorantla, Ph.D.
Associate Professor
Department of Anatomical sciences
St. George's University, Grenada

Sahar Hafeez, M.D., M.Sc., M.Phil. (Anat)
Associate Professor
Preclinical Sciences, Anatomy and Embryology
College of Osteopathic Medicine
William Carey University

Robert Hage, M.D., Ph.D., D.L.D., M.B.A.
Professor
Department of Anatomical sciences
St. George's University, Grenada

Béla Kanyicska, Ph.D.
Scientist-Educator
Associate Professor (Retired)
Department of Neurobiology and Anatomical
    Sciences
University of Mississippi Medical Center

Barbie Klein, Ph.D.
Assistant Professor
Department of Anatomy
University of California

Jessica B. Perkins, M.D.
Assistant Professor
Division of Allergy and Clinical Immunology
Department of Pediatrics
University of Mississippi Medical Center

Martin Sandig, Ph.D.
Associate Professor
Department of Anatomy and Cell Biology
Schulich School of Medicine and Dentistry
University of Western Ontario, Canada

Audra Schaefer, Ph.D.
Assistant Professor
Department of Neurobiology and Anatomical
    Sciences
University of Mississippi Medical Center

Erica Simmon, M.S.N.
Nurse Practitioner
Advanced Practice Registered Nurse
Women's Health Nurse Practitioner
University of Mississippi Medical Center

Allan R. Sinning, Ph.D.
Professor
Department of Neurobiology and Anatomical
    Sciences
University of Mississippi Medical Center

Niping Wang, D.M.D., Ph.D.
Associate Professor
School of Dentistry
University of Mississippi Medical Center

Jian Yang, M.D., Ph.D.
Senior Lecturer
School of Biomedical Sciences
LKS Faculty of Medicine
The University of Hong Kong

Tong Yang, D.M.D.
Dentist
Private Practice

Kathleen T. Yee, Ph.D.
Assistant Professor
Department of Neurobiology and Anatomical
   Sciences
University of Mississippi Medical Center

Guiyun Zhang, M.D., Ph.D.
Associate Professor
Department of Pathology, Anatomy & Cell
   Biology
Sidney Kimmel Medical College
Thomas Jefferson University

Consultores expertos (primera edición)

March D. Ard, Ph.D.
Emeritus Professor
Department of Neurobiology and Anatomical
Sciences
University of Mississippi Medical Center

Ben R. Clower, Ph.D.
Former Professor
Department of Neurobiology and Anatomical
Sciences
University of Mississippi Medical Center

Sigurds O. Krolls, D.D.S.
Former Professor
Department of Maxillofacial Surgery and Oral
Pathology
School of Dentistry
University of Mississippi Medical Center

Robert E. Lynch, M.D., Ph.D.
Former Chief
Division of Pediatric Critical Care
St. John's Mercy Medical Center
St. Louis, Missouri

Paul J. May, Ph.D.
Professor
Department of Neurobiology and Anatomical
Sciences
University of Mississippi Medical Center

Norman A. Moore, Ph.D.
Former Professor
Department of Neurobiology and Anatomical
Sciences
University of Mississippi Medical Center

Allan R. Sinning, Ph.D.
Professor
Department of Neurobiology and Anatomical
Sciences
University of Mississippi Medical Center

Susan Warren, Ph.D.
Professor
Department of Neurobiology and Anatomical
Sciences
University of Mississippi Medical Center

Revisores facultativos

Dr. Stanley A. Baldwin
Dr. Ranjan Batra
Dr. Hamed A. Benghuzzi
Dr. Carson J. Cornbrooks
Dr. Tamira Elul
Dr. John R. Hoffman
Dr. Roger B. Johnson
Dr. Kenneth R. Kao

Dr. Masatoshi Kida
Dr. Rebecca Lynn Pratt
Dr. Timothy Smith
Dr. J. Mattew Velkey
Dr. Peter J. Ward
Dr. Ellen Wood
Dr. Angela Wu

Estudiantes revisores (estudiantes de medicina, odontología y posgrado)

Joseph D. Boone
Cassandra Bradby
J. Kevin Bridges
Melanie R. Casey
Laura Franklin
Christopher A. Harris
Christine Hsieh
Susan Huang
Jennifer Lau
Margaret Mioduszewski
Ryan C. Morrison
Arash Mozayan-Isfahani

Elizabeth S. Piazza
Raymond Reiser
R. Andrew Rice
Jonathan B. Steadman
Amanda G. Vick
Ryckie Wade
Niping Wang
Griffin West
Israel Wojnowich
Mary Allyson Young
Junlin Zhang

Contenido

1

Glosario ilustrado de términos histológicos y patológicos

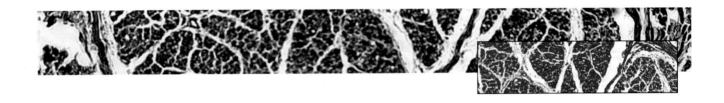

Términos descriptivos de las células normales

Forma de la célula
Características del citoplasma
Características del núcleo
Tamaño de la célula

Términos descriptivos de las células y los tejidos anormales

Inflamación aguda
Apoptosis
Atrofia
Calcificación
Inflamación crónica
Acumulaciones celulares
Inflamación granulomatosa
Hiperplasia
Hipertrofia
Cambio hidrópico
Cariorrexis
Metaplasia
Monomorfismo
Multinucleación
Pleomorfismo
Picnosis
Cicatriz
Necrosis
Pigmentos
Úlcera

Términos descriptivos de las células normales

Forma de la célula

Escamosa: es una célula epitelial que tiene una forma aplanada, "escamosa". Por lo general, las células escamosas que se ven en las secciones se cortan de lado para que parezcan muy delgadas, y todo lo que vemos es el núcleo aplanado. Este ejemplo muestra los núcleos de tres células endoteliales que recubren una vena llena de eritrocitos.

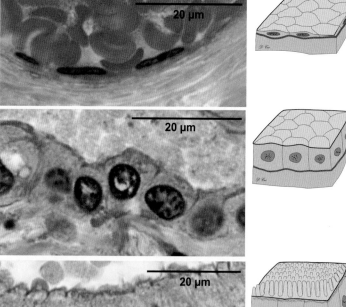

Cuboidal: esta es una célula epitelial con la misma altura y anchura. El ejemplo aquí es una capa de células epiteliales cuboidales que recubren un pequeño conducto del páncreas.

Cilíndrico: se trata de una célula epitelial cuya altura es claramente mayor que la anchura. Aquí se muestra una capa de células columnares que recubre un gran conducto del páncreas.

Esférica u ovoide: estos términos describen a las células con forma de bola o de huevo, respectivamente. Los ejemplos son dos células esféricas, un mastocito a la izquierda y una célula plasmática a la derecha. Estos residentes del tejido conectivo pueden adoptar otras formas en función de las presiones de las estructuras vecinas.

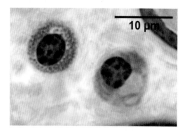

Fusiformes: estas células son alargadas y se estrechan en los dos extremos. En este caso se trata de células musculares lisas agrupadas en paralelo. El núcleo alargado de cada célula es fácil de ver, pero los límites de las células largas en forma de huso son difíciles de distinguir.

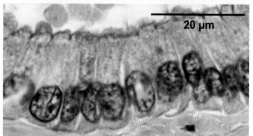

Poliédricas: múltiples superficies aplanadas dan la apariencia de un pentágono, un hexágono, etc. El hepatocito presentado muestra seis lados.

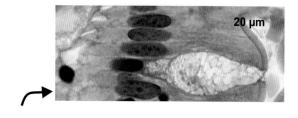

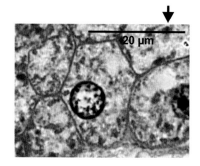

Polarizadas: estas células tienen una orientación distinta con un extremo de la célula diferente al otro. Cada célula columnar en el ejemplo anterior de epitelio intestinal tiene un extremo apical a la derecha que es diferente del extremo basal a la izquierda. Los extremos apicales están expuestos al lumen. La mayoría de las células son células absorbentes que tienen un borde en cepillo y una fila densa de microvellosidades que se extienden desde sus superficies apicales. La célula que parece tener vacuolas que llenan los dos tercios apicales de su citoplasma es una célula caliciforme, que segrega moco. Lo que parecen ser vacuolas en realidad son vesículas secretoras que perdieron su contenido durante el procesamiento del tejido.

Características del citoplasma

Basofilia *vs.* **acidofilia (eosinofilia):** en una sección teñida con hematoxilina y eosina (H&E), los componentes basófilos se tiñen de azul-púrpura y los acidófilos de rosa-rojo. La *flecha* indica la parte basal del citoplasma de una célula de un conducto de la glándula salival. La tinción acidófila (*rosa*) se debe a una concentración de mitocondrias en esta parte de la célula. La *punta de flecha* indica el citoplasma de una célula plasmática. La tinción basófila (*azulada*) es el resultado de una concentración de retículo endoplásmico rugoso.

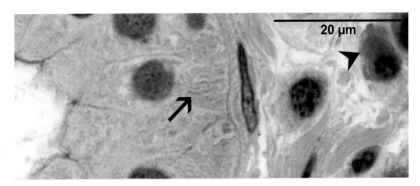

Gránulos: estas vesículas se tiñen porque retuvieron al menos parte de su contenido durante la preparación del tejido. La *flecha* indica pequeños gránulos acidófilos que llenan el citoplasma de un eosinófilo. La *punta de flecha* indica grandes gránulos secretores acidófilos en el citoplasma apical de una célula de Paneth. Obsérvese que el citoplasma basal que rodea el núcleo de la célula de Paneth es basófilo, lo que indica grandes cantidades de retículo endoplásmico rugoso en esta región de la célula.

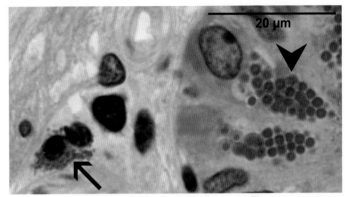

Citoplasma vacuolado: este tipo de citoplasma contiene lo que parecen ser agujeros vacíos. Por lo general, representan gotitas de lípidos o vesículas cuyo contenido fue eliminado durante el procesamiento del tejido. Lo que parecen ser espacios vacíos en las células de la corteza suprarrenal mostradas en la imagen estaban en realidad ocupados, en estado vivo, por gotas de lípidos (colesterol) que se extrajeron durante la preparación del tejido.

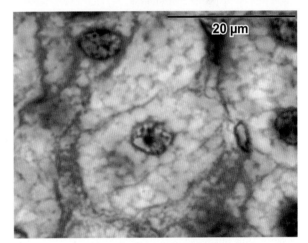

Abundante *vs.* **escaso:** este par de términos describe una cantidad sustancial (volumen) de citoplasma (*célula 1*) o una cantidad escasa de citoplasma (*célula 2*) que rodea el núcleo. Estos son términos inexactos, pero a veces útiles para describir a una célula.

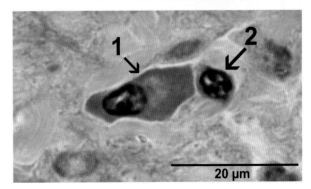

Características del núcleo

Grande *vs.* pequeño: este es otro conjunto de términos imprecisos pero útiles cuando es posible hacer comparaciones con núcleos de otras células en el campo de visión. La *etiqueta 1* indica un núcleo relativamente *grande*; las *etiquetas 3, 4* y *6* indican núcleos *pequeños*.

Eucromática *vs.* heterocromática: los núcleos de la mayoría de las células muestran una mezcla de *eucromatina* (dispersa, ligeramente teñida, accesible a la transcripción) y *heterocromatina* (condensada, oscuramente teñida, inactiva). Sin embargo, existe una gran variabilidad en las proporciones relativas de ambas formas. El *núcleo 1* tiene sobre todo eucromatina. El *núcleo 6* es altamente heterocromático. Los *núcleos 3* y *4* tienen una mezcla de heterocromatina y eucromatina. Obsérvese que el tamaño de un núcleo es un tanto proporcional a su contenido de eucromatina.

Nucléolos prominentes: la presencia de un nucléolo (*núcleo 1*) o nucléolos evidentes indica que la célula sintetiza de forma ac-

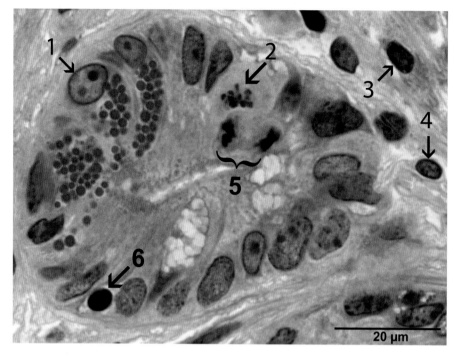

tiva a los ribosomas y, por tanto, a las proteínas. Por lo regular, los nucléolos están presentes en un núcleo que tiene la mayor parte de su cromatina en forma de eucromatina, pero hay excepciones (p. ej., algunas células tumorales malignas).

Núcleo mitótico: cuando una célula se divide, la envoltura nuclear se desensambla y los cromosomas son partículas oscuras y condensadas. La *etiqueta 2* indica los cromosomas de una célula en metafase. La *etiqueta 5* indica dos grupos de cromosomas en una célula en anafase.

Simple *vs.* segmentado: un núcleo *simple* aparece como una estructura única que puede tener una variedad de formas (redonda, ovalada, dentada, fusiforme, irregular). Todos los núcleos de esta fotomicrografía son núcleos simples. Un núcleo *segmentado*, que es típico de algunos tipos de leucocitos, aparece en secciones como dos o más partes distintas (lóbulos), como se muestra en la célula del centro de este pequeño panel.

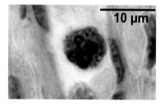

Inferencias a partir del aspecto del núcleo: el aspecto del núcleo proporciona algunas pistas sobre el estado de la actividad de la célula. Las células activas en la síntesis de proteínas suelen tener núcleos bastante grandes, nucléolos prominentes y una preponderancia de la eucromatina. Ejemplos de este tipo de células son aquellas que se dividen con rapidez (que están ocupadas duplicando los componentes de la célula para dividirlos entre las células hijas), las que secretan proteínas y aquellas que tienen un área muy grande de membrana y un gran volumen de citoplasma que mantener (p. ej., las neuronas).

Tamaño de la célula

Grande *vs.* pequeño: aunque muchos tipos de células tienen diámetros que caen en el rango de 10 a 20 μm, el espectro total de tamaños celulares es mucho más amplio. Hay células mucho más pequeñas (p. ej., el linfocito inactivo es de ~6 μm) o mucho más grandes (p. ej., el megacariocito es de ~100 μm). Si se tiene en cuenta el volumen y la superficie de la célula, las cosas pueden complicarse más, porque muchas células no son esferas compactas o formas geométricas simples, sino que tienen otras formas que pueden ser en extremo complejas.

Términos descriptivos de las células y los tejidos anormales

Inflamación aguda   H&E, ×388

La **inflamación aguda** es una respuesta inmediata del sistema inmunológico debida a una lesión tisular por muchas causas, como infección, necrosis y traumatismo. Da lugar a un aumento local del flujo sanguíneo, a un edema tisular debido a una mayor permeabilidad vascular y a un mayor número de células inflamatorias agudas (sobre todo leucocitos polimorfonucleares o neutrófilos). Una colección confluente de neutrófilos es un **absceso**.

Imagen: se muestra una apendicitis aguda que presenta una infiltración de neutrófilos dentro de capas de músculo liso en la pared apendicular.

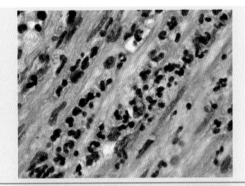

Apoptosis   H&E, ×155

La **apoptosis** es el proceso de muerte celular iniciado por causas fisiológicas o patológicas. La apoptosis patológica puede observarse en las neoplasias malignas, en las células dañadas por la radiación o las sustancias químicas, en los tejidos infectados por virus y en los daños inmunológicos que se producen en la enfermedad de injerto contra huésped.

Imagen: mucosa del colon que muestra una marcada apoptosis de las células epiteliales de la cripta en un paciente con enfermedad de injerto contra huésped tras un trasplante de médula ósea.

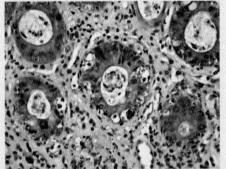

Atrofia   H&E, ×99

La **atrofia** patológica se refiere a la disminución del tamaño de las células debido a diversos factores, como la denervación, la disminución del uso, el envejecimiento, la disminución del suministro de sangre y nutrientes y la presión.

Imagen: el músculo esquelético que muestra la atrofia por denervación está representado aquí. Obsérvense los miocitos normales de mayor tamaño en la *parte derecha* de la imagen y los miocitos atróficos de menor tamaño en la *parte izquierda*. En este caso, el daño a una neurona motora o a un axón causó la atrofia de un grupo de fibras musculares a las que servía.

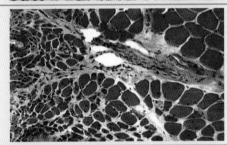

Calcificación   H&E, ×199

La **calcificación** tisular es anormal y se divide en términos generales en **calcificación metastásica** y **calcificación distrófica**. La *calcificación metastásica* se produce en tejidos normales y sanos en pacientes con hipercalcemia por intoxicación de vitamina D, insuficiencia renal o aumento de la hormona paratiroidea o en pacientes con destrucción ósea. La *calcificación distrófica* se produce en tejidos moribundos o necróticos en pacientes con calcio sérico normal.

Imagen: se muestra la calcificación distrófica en un papiloma intraductal de la mama. Los tejidos que adoptan una morfología papilar tienden a desarrollar calcificaciones en las puntas de las papilas en degeneración. Otros ejemplos son el carcinoma papilar de tiroides y las neoplasias papilares serosas de los ovarios. Las calcificaciones redondas y laminares se denominan **cuerpos de psammoma**.

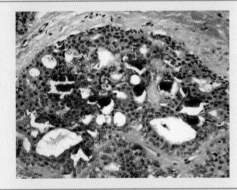

Inflamación crónica   H&E, ×199

La **inflamación crónica** es un proceso inflamatorio continuo, que suele durar semanas a meses. Puede observarse en procesos infecciosos, como la hepatitis viral, las enfermedades autoinmunes y las exposiciones tóxicas. Las **inflamaciones agudas** y **crónicas** suelen coexistir, como en la gastritis crónica activa debida a la infección de la mucosa gástrica por la bacteria *Helicobacter pylori*. Las células inflamatorias que participan en la inflamación crónica incluyen linfocitos, células plasmáticas, mastocitos y eosinófilos.

Imagen: esta biopsia de estómago muestra una gastritis crónica; nótense las células plasmáticas dentro de la lámina propia. No se observan neutrófilos, lo que indicaría un proceso inflamatorio activo y agudo concomitante.

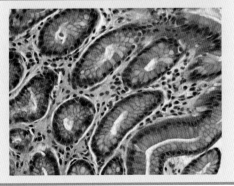

Acumulaciones celulares

Alfa-1-antitripsina. PASD (*periodic acid-Schiff with diastase digestion*; ácido peryódico de Schiff con digestión con diastasa), ×173

La deficiencia de alfa-1-antitripsina es un trastorno autosómico recesivo caracterizado por bajas concentraciones séricas de la enzima *alfa-1-antitripsina*, que inhibe o inactiva las proteasas y las elastasas. La deficiencia de alfa-1-antitripsina puede causar una hepatitis neonatal con posterior cirrosis y enfisema pulmonar panacinar.

Imagen: una biopsia hepática en un paciente con deficiencia de alfa-1-antitripsina muestra acumulación de alfa-1-antitripsina como glóbulos hialinos en esta tinción PAS. Los glóbulos permanecen después de que el tejido se haya tratado con diastasa (resistente a la diastasa).

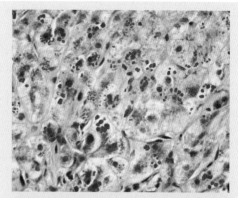

Amiloide. H&E, ×173

El *amiloide* es una proteína anormal causada por muchas condiciones patológicas, de las cuales las más comunes incluyen el **amiloide AL**, causado por las cadenas ligeras secretadas por las células plasmáticas en el mieloma de células plasmáticas o en las neoplasias monoclonales de células B; el **amiloide AA**, visto en condiciones inflamatorias crónicas, y el **amiloide Aβ** en la enfermedad de Alzheimer. Existen otros tipos de amiloides.

Imagen: se muestra un ganglio linfático que contiene amiloide AL en un paciente con linfoma linfocítico pequeño. En las preparaciones teñidas con H&E, el amiloide es amorfo y eosinófilo. El amiloide teñido con rojo Congo muestra una birrefringencia verde característica cuando se observa con luz polarizada.

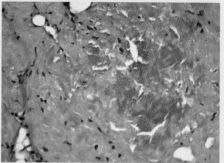

Cambio graso. H&E, ×173

El *cambio graso*, o **esteatosis**, es la acumulación intracelular anormal de lípidos. Aunque puede producirse en muchos órganos, se observa con mayor frecuencia en el hígado debido a diversas causas, como el abuso del alcohol, la hepatitis C, la predisposición genética, los medicamentos, las toxinas y la diabetes mellitus.

Imagen: esta biopsia hepática muestra una marcada esteatosis con vacuolas lipídicas intracelulares.

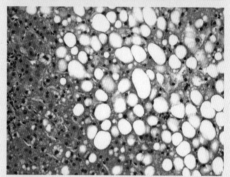

Cuerpos de Lewy. Inmunohistoquímica para alfa-sinucleína, ×431

Un *cuerpo de Lewy* es un óvalo intracitoplasmático con un halo, formado en las neuronas que contienen neuromelanina en pacientes con la enfermedad de Parkinson idiopática.

Imagen: en esta preparación de inmunoperoxidasa, el pigmento marrón indica la presencia de alfa-sinucleína (*flecha*), la principal proteína de la inclusión.

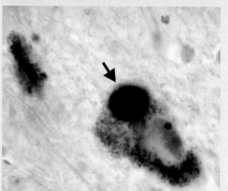

Ovillos neurofibrilares. Tinción de plata, ×173

En los pacientes con la enfermedad de Alzheimer, la proteína tau asociada con los microtúbulos y los neurofilamentos anormalmente fosforilados forman *ovillos neurofibrilares* dentro de las neuronas.

Imagen: esta diapositiva con impregnación con plata muestra una hélice negra y retorcida (*flechas*) en el citoplasma de una neurona de un paciente con enfermedad de Alzheimer.

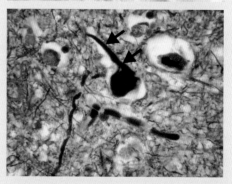

Inflamación granulomatosa   H&E, ×99

La **inflamación granulomatosa** es un tipo de inflamación crónica caracterizada por agregados localizados de macrófagos denominados **histiocitos epitelioides**. En conjunto, estas acumulaciones de histiocitos se denominan **granulomas**. La inflamación granulomatosa es característica de ciertas infecciones bacterianas, en particular de *Mycobacterium tuberculosis*, infecciones micóticas con organismos como *Histoplasma capsulatum* y de muchos otros procesos patológicos. La inflamación granulomatosa puede contener áreas de necrosis, como en las infecciones por micobacterias o por hongos (necrosis caseosa), o puede ser no caseosa, como en la enfermedad granulomatosa sarcoidosis.

Imagen: esta biopsia de ganglio linfático contiene abundantes granulomas no caseificantes en un paciente con sarcoidosis.

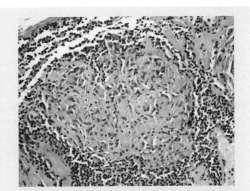

Hiperplasia   H&E, ×99

La **hiperplasia** representa el aumento del *número*, no del tamaño, de las células de un órgano o tejido. Contrasta con la **hipertrofia**, en la que aumenta el *tamaño* de las células, no su número. Tanto la hiperplasia como la hipertrofia pueden dar lugar a un órgano o tejido más grande. La hiperplasia puede ser el resultado de una estimulación hormonal, como se observa en la hiperplasia de las células endometriales del útero en respuesta a la estimulación de los estrógenos.

Imagen: esta es una biopsia de endometrio que muestra una hiperplasia del endometrio glandular. Las glándulas están aumentadas en número y están anormalmente juntas. La hiperplasia endometrial es un factor de riesgo para el desarrollo de un adenocarcinoma de endometrio.

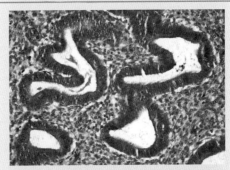

Hipertrofia   H&E, ×497

La **hipertrofia** es un mecanismo compensatorio por el que el tamaño de las células aumenta a causa de diversos estímulos, lo que da lugar al incremento del tamaño del órgano correspondiente. Los miocitos cardiacos se hipertrofian en respuesta al aumento de la carga de trabajo debido a la hipertensión o a la disfunción valvular. En la hipertensión sistémica, a medida que los miocitos cardiacos aumentan de tamaño, el propio corazón se agranda, lo que produce una hipertrofia ventricular izquierda con una pared muscular engrosada.

Imagen: esta imagen de un miocito cardiaco hipertrofiado en un paciente con hipertensión muestra un núcleo agrandado e hipercromático (con una tinción profunda), denominado **núcleo "boxcar"**.

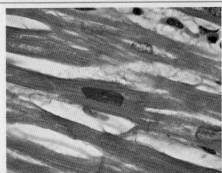

Cambio hidrópico   H&E, ×155

El **cambio hidrópico** es una lesión celular temprana y reversible que se caracteriza por la hinchazón celular debida a perturbaciones en la función de la bomba de iones de la membrana celular.

Imagen: esta biopsia renal muestra células epiteliales tubulares inflamadas con aclaramiento citoplasmático debido a un edema.

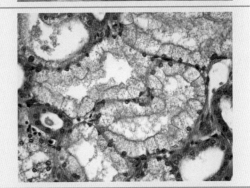

Cariorrexis   H&E, ×747

La **cariorrexis** se refiere a un patrón de cambio nuclear que se observa en las células irreversiblemente dañadas, como la picnosis (más adelante), en la que el núcleo se rompe y se fragmenta.

Imagen: esta imagen muestra un núcleo en proceso de cariorrexis (*flecha*) en una neoplasia maligna.

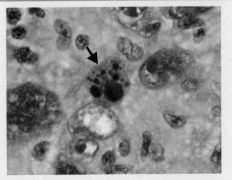

Metaplasia   H&E, ×199

La **metaplasia** es el cambio reversible de un tipo celular maduro a otro a partir de un estímulo ambiental. Algunos ejemplos de metaplasia son la metaplasia escamosa del epitelio glandular endocervical del cuello uterino, la metaplasia escamosa del epitelio respiratorio ciliado en las personas que fuman y la metaplasia intestinal de la mucosa gástrica por gastritis crónica.

Imagen: una sección del estómago muestra una gastritis crónica con metaplasia intestinal. Obsérvese la presencia de células caliciformes (*flecha*) que no suelen estar presentes en la mucosa gástrica.

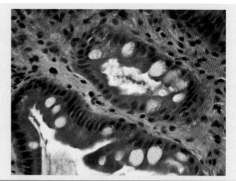

Monomorfismo   H&E, ×155

El **monomorfismo** es un término que describe las poblaciones celulares que muestran poca diferencia en el tamaño y la forma de la propia célula, el núcleo o ambos. Las neoplasias benignas y las malignas bien diferenciadas pueden ser monomorfas.

Imagen: se muestra una población monomorfa de células en un gastrinoma del duodeno. Las células son bastante uniformes en tamaño y forma, así como los núcleos.

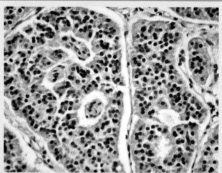

Multinucleación   H&E, ×155

La mayoría de las células normales contiene un solo núcleo, excepto el osteoclasto, que es **multinucleado**. Las células multinucleadas pueden observarse en una variedad de condiciones, como las afecciones óseas reactivas, los tumores malignos de huesos y tejidos blandos, la inflamación granulomatosa y las reacciones de células gigantes a cuerpos extraños.

Imágenes: la primera imagen (*izquierda*) muestra una célula gigante (*flecha*) en un granuloma de sarcoidosis. La segunda imagen (*derecha*) muestra una extensa reacción de células gigantes a cuerpo extraño (*línea discontinua*) al material de sutura (*flecha*).

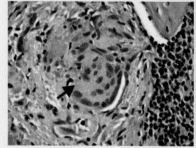

Pleomorfismo   H&E, ×199

El **pleomorfismo** es un término que describe poblaciones celulares que muestran diferencias en el tamaño y la forma de la propia célula, del núcleo o de ambos. Se suele utilizar para describir las neoplasias. En general, las neoplasias malignas poco diferenciadas pueden tener un aspecto pleomórfico.

Imagen: esta imagen muestra un pleomorfismo celular y nuclear extremo, en este caso de histiocitoma fibroso maligno, tipo pleomórfico. Compárese esta imagen con la del gastrinoma monomórfico mencionado antes.

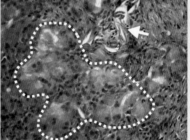

Picnosis   H&E, ×747

La **picnosis** es un cambio morfológico en el núcleo de una célula irreversiblemente dañada que se caracteriza por la condensación y el aumento de la basofilia.

Imagen: se muestra la picnosis (*flecha*) en una célula moribunda en una neoplasia maligna.

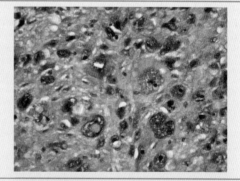
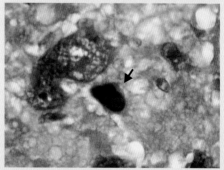

Cicatriz H&E, ×16

Una **cicatriz** es el resultado de un complejo proceso de cicatrización que implica una respuesta inflamatoria inicial seguida de la formación de nuevos vasos sanguíneos, la remodelación del tejido y la contracción de la herida. Los procesos de cicatrización anormales incluyen la formación de queloides y cicatrices hipertróficas.

Imagen: esta imagen muestra una cicatriz dérmica caracterizada por bandas horizontales de colágeno y ausencia de folículos pilosos similares a los de la piel.

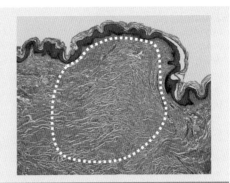

Necrosis

La **necrosis** representa la muerte de las células vivas debido a una lesión celular irreversible. Según el tejido implicado, la necrosis adoptará uno de los diversos patrones morfológicos asociados con los procesos involucrados en la muerte celular.

Necrosis caseosa. H&E, ×97

La *necrosis caseosa* es una forma de necrosis que se caracteriza por la obliteración de la arquitectura tisular subyacente y la formación de restos necróticos granulares amorfos, que tienen un aspecto de "queso", de ahí el nombre de *caseosa*. La necrosis caseosa es muy característica de la infección por *M. tuberculosis* y ciertos hongos y es un tipo de inflamación granulomatosa.

Imagen: se muestra una biopsia de ganglio linfático con inflamación granulomatosa y necrosis (*a la derecha de la línea discontinua*) en un paciente con infección por *H. capsulatum*.

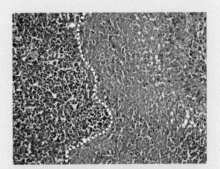

Necrosis coagulativa. H&E, ×97

La *necrosis coagulativa* es una forma de necrosis caracterizada por la conservación de los contornos celulares. Algunos ejemplos son la necrosis de los miocitos cardiacos en el infarto de miocardio y la necrosis renal.

Imagen: esta imagen muestra una necrosis coagulativa global en un riñón trasplantado debido a una perfusión comprometida después del trasplante. Obsérvese la arquitectura conservada con el glomérulo en el centro rodeado de túbulos renales. Nótese también la tinción eosinófila pálida con ausencia de tinción nuclear.

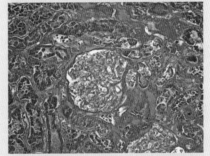

Necrosis grasa. H&E, ×193

La *necrosis grasa* es un tipo específico de necrosis que se observa en el **tejido graso** o **adiposo**. El daño a los adipocitos provoca la liberación de lípidos y la muerte celular, seguida de agregados de macrófagos espumosos que contienen los lípidos liberados. La necrosis grasa se observa en el daño al tejido adiposo por traumatismo, al igual que en la digestión enzimática, como se observa en la pancreatitis aguda.

Imagen: se muestra la necrosis grasa en el tejido adiposo subcutáneo tras una cirugía previa. Nótense los abundantes macrófagos espumosos que contienen gotas de lípidos (*flecha*).

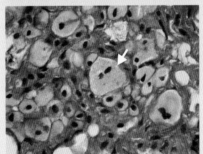

Necrosis licuefactiva. H&E, ×48

La *necrosis licuefactiva* puede observarse tras infecciones bacterianas o infartos que afectan al sistema nervioso central.

Imagen: se muestra la necrosis licuefactiva en una zona infartada del cerebro. Obsérvese la materia blanca intacta en la *parte inferior* de la imagen y la necrosis licuefactiva granular en la *parte superior*.

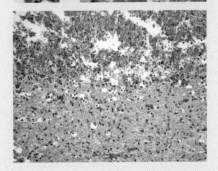

Pigmentos

Los **pigmentos** son sustancias coloreadas que se encuentran en los macrófagos tisulares o en las células del parénquima. Los pigmentos pueden ser **endógenos**, los producidos por el organismo, o **exógenos**, los que se originan fuera del organismo. La **melanina**, la **lipofuscina** y la **hemosiderina** son los pigmentos *endógenos* más comunes. El pigmento *exógeno* más común es el **carbono**.

Antracosis. H&E, × 155

La *antracosis* es un pigmento exógeno compuesto por material carbonoso procedente del tabaquismo y la contaminación atmosférica. El carbono inhalado es captado por los macrófagos alveolares y transportado a los ganglios linfáticos. Los tejidos antracósicos tienen un aspecto macroscópico negro.

Imagen: este ganglio linfático de la región hiliar del pulmón muestra abundantes macrófagos que contienen material carbonoso negro.

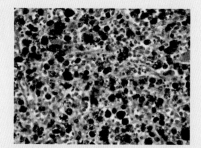

Melanina. H&E, ×388

El *pigmento de melanina*, producto de los melanocitos, por lo regular puede verse en los queratinocitos basales de la piel. En algunas enfermedades inflamatorias crónicas de la piel, la melanina se libera en la dermis y es captada por los macrófagos dérmicos o **melanófagos**.

Imagen: el pigmento de melanina negro-marrón está presente en los macrófagos dérmicos papilares.

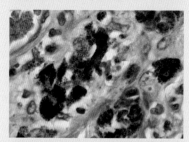

Lipofuscina. H&E, ×388

También conocida como **lipocromo**, la *lipofuscina* es un pigmento amarillo-marrón relacionado con el envejecimiento de los tejidos. La lipofuscina es insoluble y está compuesta por fosfolípidos y lípidos procedentes de la peroxidación lipídica. Se suele observar en el hígado y el corazón.

Imagen: este miocito cardiaco hipertrófico de un adulto mayor contiene gránulos de lipofuscina adyacentes al núcleo.

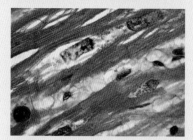

Hemosiderina. H&E, ×155 (*izquierda*); azul de Prusia, 3155 (*derecha*)

La *hemosiderina* es la forma de almacenamiento tisular del hierro, que aparece como un pigmento granular, grueso y de color marrón dorado. La hemosiderina se forma a partir de la descomposición de los eritrocitos y es absorbida por los macrófagos de los tejidos. Puede observarse en tejidos en los que se ha producido una hemorragia remota o en cualquier condición en la que haya un exceso de hierro.

Imágenes: la primera imagen (*izquierda*) muestra abundantes macrófagos cargados de hemosiderina en el tejido blando donde se ha producido una hemorragia anterior. La segunda imagen (*derecha*) es una preparación con azul de Prusia del mismo tejido, que muestra la tinción azul intenso de la hemosiderina.

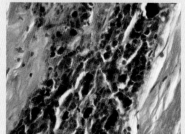

Úlcera H&E, ×25

Una **úlcera** representa la discontinuidad de una superficie epitelial, que puede afectar a la piel o a las mucosas. Las úlceras pueden deberse a procesos infecciosos, exposiciones químicas, presión prolongada o compromiso vascular. Suelen formar lesiones en forma de cráter con una capa superficial fibrinopurulenta y una proliferación vascular y fibroblástica subyacente denominada **tejido de granulación**.

Imagen: esta es una imagen de una úlcera gástrica. Obsérvese la transición de la mucosa intacta a la úlcera con una superficie fibrinopurulenta. La formación de úlceras gástricas está relacionada de forma estrecha con la infección por *H. pylori*. Las úlceras gástricas pueden ser benignas o malignas, y representan un adenocarcinoma gástrico.

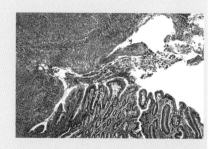

2 Estructura y función de la célula

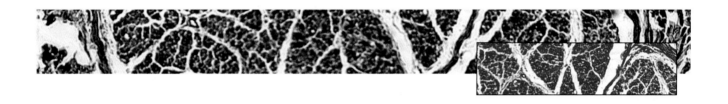

Introducción y conceptos clave de los componentes celulares
Núcleo
Citoplasma
Superficie celular

Introducción y conceptos clave de los componentes celulares

La **célula** es la unidad estructural y funcional básica del cuerpo; las variaciones en la **estructura celular** explican la notable diversidad en la morfología y función de los tejidos y órganos básicos del cuerpo. El repertorio de componentes de la célula es limitado, pero las combinaciones posibles de cantidades y disposiciones de estos componentes son numerosas.

Núcleo

Envoltura nuclear: se trata de una estructura de doble membrana que consiste en una cisterna perinuclear intercalada entre las membranas nucleares interna y externa. La envoltura nuclear protege el material genético y lo separa de las diversas moléculas y estructuras del citoplasma. La envoltura nuclear es continua con el retículo endoplásmico rugoso.

Poro nuclear: estos huecos en la envoltura nuclear están cubiertos por un complejo de poros formado por numerosas proteínas. Esta estructura controla la circulación de moléculas y partículas entre el núcleo y el citoplasma.

Heterocromatina: esta cromatina fuertemente enrollada es inaccesible para la transcripción, y aparece como grupos basófilos en las muestras preparadas para la microscopia óptica.

Eucromatina: es la cromatina en una forma más extendida, accesible a la transcripción. En el microscopio óptico, aparece como regiones basófilas del núcleo teñidas con menor densidad.

Nucléolo: una o más de estas estructuras esféricas y basófilas se desarrollan en el núcleo si la célula está generando ribosomas.

Citoplasma

Ribosoma: es una partícula con forma de huevo (~20 × 30 nm) que se une a una molécula de ARN mensajero (ARNm) y genera una cadena peptídica, que puede conformar a una proteína cuyo grado de complejidad estructural es de acuerdo al código proporcionado por la secuencia de nucleótidos de la cadena de ARNm.

Polirribosoma: está formado por la alineación de varios ribosomas a lo largo de una molécula de ARNm. Cuando se traduce un ARNm para una proteína citosólica o mitocondrial, el polirribosoma no está asociado con el retículo endoplásmico, sino que está suspendido en el citosol como polirribosoma libre.

Retículo endoplásmico rugoso (RER): suele consistir en cisternas aplanadas y delimitadas por la membrana que están repletas de ribosomas. A medida que los ribosomas sintetizan los péptidos, los secuestran al insertarlos en las cisternas donde se modifican y sufren plegamiento para convertirse en proteínas. Pequeñas vesículas lanzadera (vesículas de transporte) trasladan a las proteínas recién sintetizadas desde el RER hasta el complejo de Golgi.

Complejo de Golgi: consiste en una pila de sáculos membranosos aplanados (cisternas). El complejo de Golgi recibe a las proteínas del RER, los modifica (p. ej., por sulfatación o glucosilación) y los clasifica y empaqueta según su destino como constituyentes de los lisosomas, los gránulos secretores (p. ej., la célula acinar pancreática) o los gránulos citoplasmáticos (p. ej., el leucocito neutrófilo).

Vesícula secretora: también llamados **gránulos secretores**, son vesículas delimitadas por membrana que en su interior contienen productos de secreción que pueden almacenarse en el citoplasma o secretarse de inmediato por exocitosis de la vesícula en la superficie celular.

Lisosoma: es una vesícula delimitada por membrana que se caracteriza por su pH bajo y por el contenido de una variedad de hidrolasas que pueden digerir proteínas, lípidos y polisacáridos. Los lisosomas funcionan tanto en el recambio de componentes celulares intrínsecos como en la descomposición del material ingerido por endocitosis.

Otros tipos de vesículas de membrana limitada: las vesículas pueden contener sustancias distintas de los productos de secreción de los gránulos de secreción y de las enzimas hidrolíticas de los lisosomas. Algunos ejemplos son, los polipéptidos no terminados de las vesículas de transferencia y las oxidasas y catalasas de los peroxisomas.

Retículo endoplásmico liso (REL): se trata de un laberinto limitado por la membrana, por lo general en forma de túbulos y no de cisternas aplanadas. Sus múltiples funciones incluyen la síntesis de fosfolípidos de membrana, la degradación de algunas hormonas y sustancias tóxicas (hígado), la síntesis de hormonas esteroides y el secuestro de las reservas de calcio (músculo estriado).

Mitocondria: es un orgánulo de doble membrana (como el núcleo) que genera trifosfato de adenosina (ATP) como combustible para las actividades energéticas de la célula. También funciona en algunas vías sintéticas especializadas, como la de las hormonas esteroides.

Superficie celular

Cilios: son prolongaciones cilíndricas de unos 200 nm de grosor y 5 a 10 μm de longitud. Suelen ser móviles, con un movimiento de látigo que consiste en un golpe de poder en el que el citoesqueleto del cilio se mueve y otro golpe de recuperación, donde recupera la forma original. Un axonema de microtúbulos en una disposición de nueve dobletes y dos singuletes proporciona la rigidez y el movimiento de los cilios.

Microvellosidades: son prolongaciones cilíndricas, no móviles, que suelen tener unos 80 nm de diámetro y 1 μm de longitud. En algunas células tienen varios micrómetros de longitud, en cuyo caso se denominan **estereocilios**. Los filamentos de actina forman el núcleo de las microvellosidades.

Zónula occludens: también denominadas **uniones estrechas**, son lugares de fusión entre plasmalemas de células epiteliales adyacentes que separan al lumen del órgano del tejido conjuntivo subyacente. Las uniones estrechas impiden que los materiales pasen de un compartimento a otro al impedir la difusión a través del espacio entre las células epiteliales adyacentes.

Zónula adherens: son lugares de adhesión mecánica entre células epiteliales adyacentes. Por lo general están asociadas y son paralelas a las uniones estrechas. Los filamentos de actina de la red terminal están anclados por proteínas en las caras citoplasmáticas de las membranas de las dos células.

Mácula adherens: también llamadas **desmosomas**, son, al igual que las zónulas adherens, lugares de adhesión mecánica entre las células, pero se configuran como puntos en lugar de bandas. Los filamentos intermedios están anclados a proteínas en las superficies citoplasmáticas de las membranas de las dos células.

Unión intercelular comunicante: también llamadas **uniones tipo nexo**, son lugares de aposición estrecha (~2 nm) entre plasmalemas de células adyacentes. En el pequeño espacio entre las membranas hacen contacto a manera de puente dos conexones, los cuales son un complejo cilíndrico de proteínas que forma un poro en cada una de las membranas. Las uniones intercelulares comunicantes permiten el libre flujo de pequeños iones entre las células, de modo que estas estén acopladas de manera eléctrica.

Pliegues basolaterales: los pliegues del plasmalema en la superficie basal de una célula epitelial proporcionan un gran incremento en el área de dicha superficie, soportando el gran tráfico de sustancias entre el citosol y el compartimento intersticial subyacente. Dichos pliegues son en particular prominentes en las células epiteliales que funcionan en la eliminación de agua e iones de un lumen. Los pliegues laterales pueden tener la función adicional de contribuir a la resistencia mecánica de una capa de células al entrelazarse con pliegues complementarios de una célula adyacente.

Lámina basal: se trata de una capa extracelular en la interfaz de una célula y el tejido conectivo adyacente. Las láminas basales son características de las superficies basales de los epitelios, pero no se limitan a los epitelios. Otros ejemplos de células con láminas basales son las células musculares y las células de Schwann que recubren los axones de los nervios periféricos.

Citoesqueleto

Filamentos de actina: son filamentos finos (6 nm) que forman un fieltro (corteza) bajo el plasmalema de muchas células. Forman el núcleo esquelético de las microvellosidades, y también funcionan en el movimiento de los seudopodos en las células móviles. En las células contráctiles, los filamentos de actina interactúan con los filamentos de miosina (gruesos).

Filamentos intermedios: son filamentos bastante estables de 10 a 12 nm que proporcionan un soporte estructural a la célula. Las diferentes proteínas específicas que forman estos filamentos son características de grupos particulares de tipos de células.

Microtúbulos: son tubos huecos de ~25 nm de diámetro. Junto con otras proteínas, en particular la kinesina y la dineína, sirven como vías para el movimiento de materiales dentro del citoplasma. Los microtúbulos también forman centríolos y los cuerpos basales y axonemas (núcleos) de los cilios.

SINOPSIS 2-1 Funciones de los principales componentes celulares

Núcleo
- *Núcleo:* sintetiza todos los tipos de ARN; replica su ADN.
- *Heterocromatina:* condensa el ADN inactivo.
- *Eucromatina:* hace al ADN accesible a la transcripción.
- *Nucléolo:* produce ARN ribosómico; ensambla partículas de ribosomas.
- *Envoltura nuclear:* segrega el ADN de los componentes del citoplasma.
- *Poro nuclear:* controla el acceso de las moléculas que se mueven entre el núcleo y el citoplasma.

Citoplasma
- *Mitocondria:* genera ATP y contribuye a la síntesis de algunas moléculas.
- *Ribosoma:* traduce el ARNm en polipéptidos.
- *Retículo endoplásmico rugoso (RER):* sintetiza proteínas para ser confinadas por las membranas o asociadas con ellas.
- *Retículo endoplásmico liso (REL):* contribuye al metabolismo de los lípidos, a la desintoxicación de fármacos y a la regulación del calcio.
- *Complejo de Golgi:* modifica, empaqueta y transporta las proteínas.
- *Lisosoma:* degrada el material extraño.
- *Vesículas:* segregan las moléculas del citosol.

Superficie celular
- *Microvellosidad:* aumenta el área del plasmalema en una superficie libre (apical) de una célula epitelial.
- *Pliegue basal o basolateral:* aumenta el área de plasmalema en la superficie basolateral de una célula epitelial.
- *Cilio:* mueve el material a lo largo de la superficie apical de una célula epitelial.
- *Lámina basal:* contribuye al límite entre una célula y su intersticio circundante.

Citoesqueleto
- *Filamento de actina:* contribuye a la contracción, la motilidad y la rigidez celular.
- *Filamento de miosina:* interactúa con la actina para producir la contracción.
- *Filamento intermedio:* contribuye a la resistencia estructural (mecánica) de una célula.
- *Microtúbulos:* proporcionan vías para el movimiento intracelular de moléculas y partículas; generan el movimiento de los cilios y de los cromosomas durante la división celular.

Centrosoma: está compuesto por un par de centríolos incrustados en material amorfo. Los dos centríolos están orientados en ángulo recto

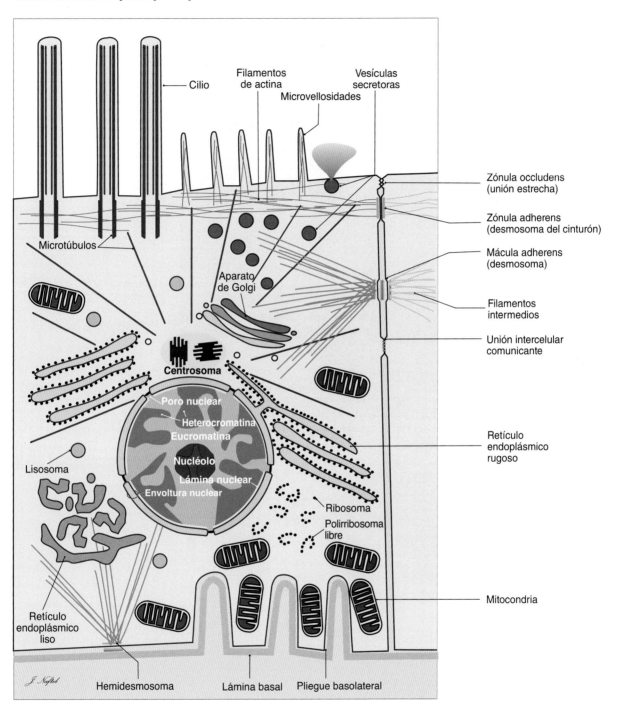

Figura 2-1. Vista general de la célula.

La célula es la unidad estructural y funcional básica del cuerpo humano. El cuerpo humano contiene una gran variedad de células, y las células que comparten características similares forman, de manera colectiva, diferentes tejidos del cuerpo con estructuras y funciones únicas. En general, cada célula está compuesta por un **núcleo**, un **citoplasma** y una **membrana plasmática** (**plasmalema**), también conocida como **membrana celular**. Algunas células tienen más de un núcleo y, aunque la mayoría tiene un núcleo redondo u ovalado, algunas tienen un núcleo alargado en forma de columna. Una célula activa suele tener un **nucléolo** o múltiples **nucléolos** dentro de su núcleo. El **citoplasma** es una solución gelatinosa con orgánulos en suspensión y otros componentes encerrados en el interior de la membrana celular. El **citosol** es la parte líquida del citoplasma. Contiene sobre todo agua, sales, hidratos de carbono y proteínas, etc., que proporcionan estructura y soporte a la célula y permiten el movimiento de materiales dentro de la misma. Los componentes estructurales del citoplasma incluyen **orgánulos**, **inclusiones** y elementos del **citoesqueleto**. La **membrana celular** es una membrana de doble capa, selectivamente permeable. Rodea toda la célula para proteger y confinar el contenido celular, y su función principal es controlar y regular los movimientos de los materiales dentro y fuera de la célula.

entre sí, y cada uno está compuesto por nueve conjuntos de tripletes de microtúbulos. El centrosoma se encarga de organizar el conjunto de

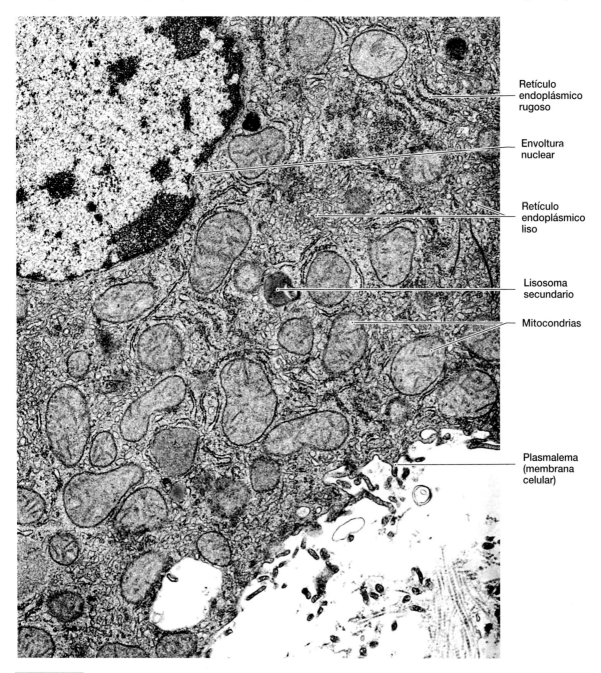

Figura 2-2. Las membranas definen los principales componentes y compartimentos de la célula. ME, ×19 000

Todas las **características ultraestructurales** de las células pueden verse con microscopia electrónica en condiciones óptimas de preparación de la muestra, orientación y aumento. La **membrana unitaria** que delimita la célula y muchos de sus componentes principales se ve como una línea fina y densa en las micrografías electrónicas de transmisión. Los segmentos de la membrana orientados de forma vertical al plano de corte son los más definidos, mientras que los segmentos de la membrana orientados en el plano de corte o casi paralelos a este no pueden distinguirse con facilidad. La identificación de los principales orgánulos se basa, en gran medida, en la disposición característica de las membranas que los definen. Dos estructuras principales, el **núcleo** y las **mitocondrias**, están delimitadas por **una cubierta de doble membrana**. La identificación de las mitocondrias se ve facilitada por los pliegues de la **membrana mitocondrial interna** que forman crestas en forma de estante o tubulares, que se extienden por el interior del orgánulo. La **membrana nuclear interna** suele tener heterocromatina adosada, y la **membrana nuclear externa** suele estar cubierta de ribosomas. La membrana que forma el **RER** encierra un espacio cisternal en forma de discos o de túbulos, y la identificación se confirma por la presencia de polirribosomas en la superficie externa de la membrana. El **REL** suele tener una forma tubular ramificada, de modo que, en las secciones, se observan parches de membrana circulares, ovoides y en forma de Y.

microtúbulos en el citoplasma de la célula y desarrollar el aparato del huso durante la división celular.

A

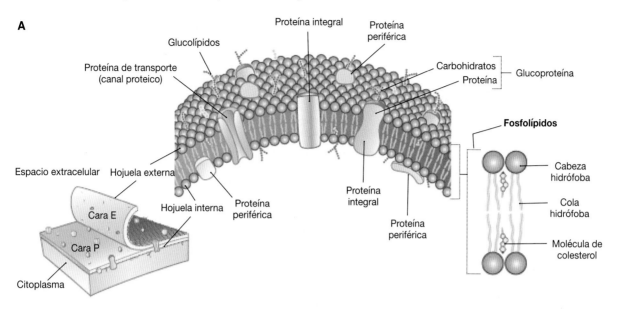

Figura 2-3A. Vista general de la membrana celular (plasmalema).

La membrana celular también se conoce como **membrana plasmática (plasmalema).** Se compone de una doble capa de fosfolípidos (la bicapa lipídica está formada por una hojuela externa y una hojuela interna) y de proteínas de membrana. La función principal de la membrana celular es proporcionar protección a los elementos intracelulares, así como dar forma a la célula. También permite el transporte de materiales entre el medio intra y extracelular mediante el proceso de **endocitosis y exocitosis,** de manera respectiva. Los **lípidos de la membrana** incluyen **fosfolípidos, colesterol y glucolípidos.** Los **fosfolípidos** están compuestos por partes polares (cabezas hidrófilas) y partes no polares (colas hidrófobas). Los **colesteroles** conectan los fosfolípidos entre sí y evitan que se separen, también ayudan a restringir el movimiento de las proteínas de la membrana y mantienen la integridad estructural de la misma. Los **glucolípidos** son lípidos asociados a un carbohidrato y se localizan en la cara extracelular de la hojuela externa de la membrana. Facilitan el reconocimiento celular y actúan como receptores de membrana. Las **proteínas de la membrana** incluyen **proteínas integrales** y **proteínas periféricas.** Las **proteínas integrales** están incrustadas en la bicapa lipídica de la membrana celular. Algunos ejemplos de **proteínas integrales** son las **proteínas transmembrana,** como los **canales de sodio,** y las **glucoproteínas,** como las **integrinas.** Las **proteínas periféricas** están unidas a la superficie de las membranas celulares; también suelen estar unidas a las proteínas integrales de la membrana o situadas en las regiones periféricas de la bicapa lipídica, y actúan como portadoras de electrones. Algunos ejemplos de proteínas periféricas son el **citocromo c,** las **anexinas,** la **sinapsina I** y la **espectrina.**

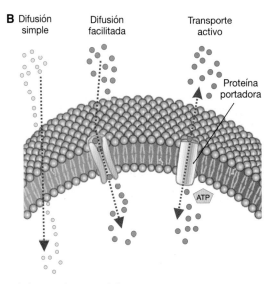

Figura 2-3B. Funciones de transporte de la membrana celular.

La **membrana celular** desempeña un papel importante en el control del movimiento de sustancias dentro y fuera de las células a través del **transporte pasivo** y el **transporte activo**. El **transporte pasivo** es un proceso en el que las sustancias se transfieren a través de la membrana celular por medio de un gradiente de concentración. Ejemplos de transporte pasivo son la **ósmosis**, la **difusión simple**, la **difusión facilitada** y la **filtración**. La **ósmosis** implica la transferencia de agua desde una zona de menor concentración hasta otra de mayor concentración a través de una membrana semipermeable. Por otro lado, la **difusión** transfiere moléculas a través de la membrana celular desde una zona de mayor concentración hasta otra de menor. La **difusión simple** transporta moléculas pequeñas y sin carga directamente a través de la membrana celular sin ayuda. La **difusión facilitada** transfiere moléculas grandes y polares a través de la membrana celular con la ayuda de **proteínas transmembrana**, como las **proteínas de canal**, las **acuaporinas** y las **proteínas transportadoras**. Las **proteínas transportadoras** tienen funciones de transporte pasivo y activo. La **filtración** es un proceso de separación de una sustancia sólida de un fluido, durante el cual un medio impide el paso de la sustancia. El fluido fluye desde una zona de alta presión hasta otra de baja presión, como en la producción de orina, donde una presión constante en los capilares glomerulares filtrará el plasma hacia la cápsula de Bowman. El **transporte activo** es un proceso dependiente de energía que utiliza la energía celular y también requiere la ayuda de proteínas transportadoras para transferir moléculas a través de la membrana celular contra un gradiente electroquímico desde zonas de menor concentración hasta zonas de mayor concentración. Ejemplos de transporte activo son la transferencia del contenido de las vesículas a través de las membranas celulares mediante la **exocitosis** y la **endocitosis**. La **exocitosis** se refiere al proceso en el que las vesículas transfieren su contenido desde el interior al exterior de la célula (las sustancias salen de la célula). La **endocitosis** se refiere al proceso en el que las vesículas transfieren materiales desde el exterior hacia interior de la célula (las sustancias entran en la célula).

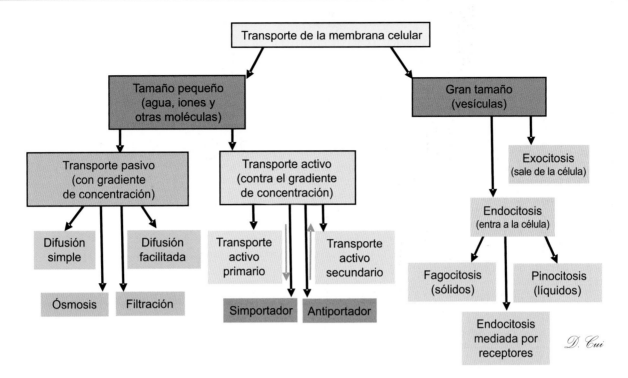

Figura 2-4. Transporte de la membrana celular.

La **membrana celular** es semipermeable porque permite selectivamente el movimiento de fluidos y ciertas moléculas a través de ella para mantener el ambiente interno de la célula. Los materiales pequeños, como el agua, los iones y otras moléculas biológicas, atraviesan la membrana celular mediante el **transporte pasivo** y el **transporte activo**. Las moléculas que se mueven de una concentración alta a una baja a través de la membrana mediante el transporte pasivo utilizan la **difusión simple** o la **difusión facilitada**. El transporte de oxígeno (O_2), dióxido de carbono (CO_2) y etanol son ejemplos de **difusión simple**. El transporte de glucosa y aminoácidos son ejemplos de **difusión facilitada**, que requiere la ayuda de **proteínas transportadoras** durante el proceso de difusión. La difusión facilitada es más rápida que la difusión simple. El agua se mueve desde una región de menor concentración de solutos a través de la membrana celular hacia la región de mayor concentración de solutos mediante un proceso conocido como **ósmosis**. En condiciones normales, este movimiento de agua se produce desde el espacio extracelular hacia el espacio intracelular. La filtración glomerular de la orina en el riñón es un ejemplo de **filtración**, que requiere presión para ayudar al transporte de material. El **transporte activo** requiere energía y ayuda adicional de las **proteínas transportadoras** cuando las moléculas se mueven de un entorno de menor concentración a otro de mayor concentración o cuando las moléculas se mueven contra un gradiente de concentración a través de la membrana celular. Incluye el **transporte activo primario** y el **transporte activo secundario**. El movimiento de iones de sodio (Na^+), iones de potasio (K^+), iones de calcio (Ca^{2+}) e iones de hidrógeno (H^+) a través de la membrana celular son ejemplos de transporte activo primario, en el que la energía se deriva directamente de la hidrólisis de ATP. El transporte de glucosa y aminoácidos son ejemplos de transporte activo secundario, en el que el transporte no está asociado directamente con la hidrólisis de ATP. Un sistema de transporte que lleva dos moléculas en la misma dirección a través de la membrana celular se denomina **simportador**, como la proteína transportadora de sodio-glucosa. El transporte de una molécula en una dirección, mientras que otra molécula es transportada en la otra dirección, se llama **antiportador**, como una bomba de sodio-potasio. El **transporte de vesículas** se produce a través de tipos especiales de transporte activo, como la endocitosis, la exocitosis, la fagocitosis y la pinocitosis. La **exocitosis** es el movimiento del contenido de las vesículas desde el interior de la célula a través de la membrana celular hacia el exterior de la misma (exportación), y los ejemplos incluyen el movimiento de vesículas secretoras (enzimas y hormonas) desde el citoplasma de la célula hacia el entorno externo. La **endocitosis** es el transporte de vesículas desde el líquido extracelular a través de la membrana celular hasta el citoplasma de la célula (importación). La **fagocitosis** (sólidos), la **pinocitosis** (fluidos) y la **endocitosis mediada por receptores** son tres tipos de endocitosis. La **fagocitosis** (comer las células) se refiere al movimiento de partículas sólidas a través de vesículas desde el exterior de la célula hacia el interior de la misma. Por ejemplo, los neutrófilos utilizan la fagocitosis para engullir bacterias desde el exterior de la célula al interior de la misma para digerirlas en el citoplasma. La **pinocitosis** (beber las células) se refiere al proceso de mover fluidos dentro de vesículas desde el espacio extracelular por la membrana celular hacia el interior de la célula. La **endocitosis mediada por receptores**, también llamada endocitosis mediada por clatrina, es un tipo de endocitosis con la ayuda de un receptor para una molécula específica fuera de la célula. Cuando esa molécula, llamada ligando, se une al receptor en la membrana celular externa, la proteína clatrina forma una capa bajo el receptor en el lado interno de la membrana celular. La clatrina hace que la zona recubierta de la membrana se convierta en una vesícula que transporta el ligando (y el receptor) al interior de la célula.

SINOPSIS 2-2 Membrana celular (plasmalema)

Los *receptores de membrana* son proteínas de la superficie celular que están incrustadas en la membrana plasmática. Actúan como receptores de moléculas extracelulares específicas. La unión de las moléculas extracelulares a sus receptores es una señal que desencadena una serie de acontecimientos dentro de la célula.

Las *proteínas transportadoras* son proteínas de membrana que se unen y transportan moléculas o iones específicos a través de las membranas celulares. Por ejemplo, las proteínas transportadoras que se unen al calcio transportan iones de calcio al interior de la célula.

Las *proteínas de canal* son proteínas de membrana que controlan el paso de iones o moléculas dentro y fuera de la célula a lo largo del gradiente de concentración. Los canales se abren para facilitar la difusión de iones a través de la membrana, y se cierran para inhibir la difusión, lo que mantiene una diferencia de concentración dentro y fuera de la célula.

Los *canales iónicos con compuerta dependiente de ligando* son una subclase de canales iónicos que se abren o cierran en respuesta a la unión de ligandos específicos a receptores de membrana. Por ejemplo, los canales de sodio con compuerta dependiente de ligando se abren cuando la acetilcolina se une a los receptores nicotínicos de acetilcolina en las células musculares.

La *endocitosis* y la *exocitosis* transportan materiales contenidos en vesículas dentro y fuera de la célula. En la endocitosis, una porción de la membrana celular forma una hendidura y luego una vesícula que encierra una pequeña cantidad de líquido extracelular, que se transporta al interior de la célula. En la exocitosis, una vesícula intracelular se fusiona con la membrana celular y vacía su contenido en el espacio extracelular.

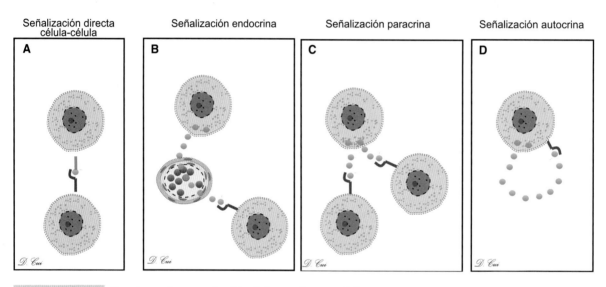

Señalización directa célula-célula   Señalización endocrina   Señalización paracrina   Señalización autocrina

A   **B**   **C**   **D**

Figura 2-5A–D. Funciones de comunicación de la membrana celular.

La comunicación de célula a célula se produce a través de moléculas de señalización y receptores de membrana. Las moléculas de señalización (ligandos) se encuentran en la superficie de las células señalizadoras y estas moléculas pueden unirse a proteínas receptoras de membrana desencadenando las interacciones y comunicaciones entre células. (*A*) La señalización celular puede producirse por la interacción directa entre dos células vecinas (célula a célula). La señalización sináptica que se produce entre dos neuronas a través de las acciones de los neurotransmisores en las sinapsis también es un ejemplo de comunicación directa de célula a célula. (*B*) La señalización celular también puede producirse a través de moléculas de señalización secretadas y liberadas que actúan sobre células objetivo distantes. Las moléculas de señalización, las hormonas, liberadas por las células endocrinas son transportadas por el torrente sanguíneo y actúan sobre las células diana distantes, que tienen receptores específicos para la hormona. (*C*) En la **señalización paracrina**, las moléculas señalizadoras u hormonas se liberan en el espacio intercelular y actúan sobre las células cercanas. (*D*) La **señalización autocrina** es un caso especial en el que las moléculas señalizadoras se secretan en el espacio extracelular y luego se unen a los receptores de la propia célula secretora, de modo que la misma célula es a la vez la célula señalizadora y la célula diana. Existen dos tipos de moléculas señalizadoras: (1) las **moléculas señalizadoras hidrófobas (solubles en lípidos)**, como las hormonas esteroides y tiroideas, atraviesan la membrana celular y se unen a los receptores del interior de la célula (citoplasma o núcleo), y (2) las **moléculas señalizadoras hidrofílicas**, como los neurotransmisores y la mayoría de las hormonas, se unen a los receptores de la superficie celular y los activan. Los **receptores de membrana** son sobre todo proteínas transmembrana, como las glucoproteínas, que son tipos de proteínas integrales de membrana incrustadas en la bicapa lipídica. Los **receptores de membrana** incluyen **receptores ligados a canales, receptores ligados a enzimas** y **receptores acoplados a proteínas G (RAPG)**. Los **receptores ligados a canales**, como los receptores nicotínicos de acetilcolina (ACh), se unen a una molécula de señalización, un evento que abre o cierra un canal para permitir o bloquear el paso de iones a través de la membrana celular. Los **receptores ligados a enzimas**, como los receptores de insulina, son receptores de membrana que se asocian con enzimas. Los **RAPG**, también llamados **receptores de siete membranas**, transmiten las señales con la ayuda de la proteína G (proteína de unión a nucleótidos de guanina). Cuando una molécula de señal (ligando) se une al RAPG, la proteína G de la membrana celular se activa. La proteína G realiza un cambio conformacional que da lugar al intercambio de guanosina difosfato (GDP) por guanosina trifosfato (GTP) y a la regulación de las proteínas diana para generar segundos mensajeros intracelulares que inician las respuestas celulares.

CORRELACIÓN CLÍNICA

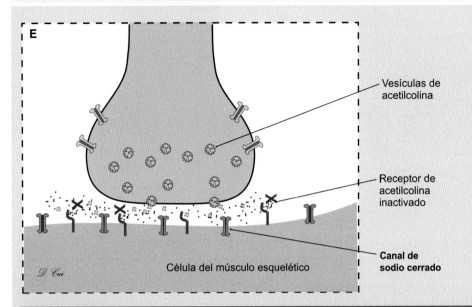

Figura 2-5E. Receptores de acetilcolina inactivados (mordedura de serpiente).

Las **mordeduras de serpiente** causan más de 100 000 muertes humanas al año en todo el mundo. Los venenos de serpiente, producidos por las glándulas salivales parótidas de las serpientes venenosas, son complejas mezclas de proteínas. Estos venenos ejercen una amplia gama de acciones tóxicas, responsables de diversas manifestaciones clínicas, que van desde el daño tisular local hasta efectos sistémicos en potencia mortales. Los efectos neurotóxicos del veneno pueden inhibir las terminales presinápticas de la liberación de ACh. El veneno también puede unirse a los receptores de ACh para impedir la apertura de los **canales de sodio**. Por lo general, los efectos tóxicos pueden clasificarse en neurotóxicos, vasculotóxicos y miotóxicos. Algunas serpientes, como los elápidos, pueden tener más efectos neurotóxicos, y actúan sobre la unión neuromuscular. El veneno compite con la **acetilcolina** en los receptores nicotínicos, lo que **inactiva** el **receptor de acetilcolina**, acción que provoca debilidad muscular y parálisis. Algunos venenos causan efectos vasculotóxicos que destruyen las membranas de las células endoteliales, lo que provoca trastornos de la coagulación y la lisis de los eritrocitos. Las miotoxinas causan debilidad muscular y pueden provocar fallos musculares cardiacos y respiratorios. La administración intravenosa de antiveneno es el único tratamiento específico para contrarrestar el veneno de serpiente. También pueden ser beneficiosos los analgésicos, el soporte ventilatorio, la fluidoterapia, la hemodiálisis y la terapia antibiótica.

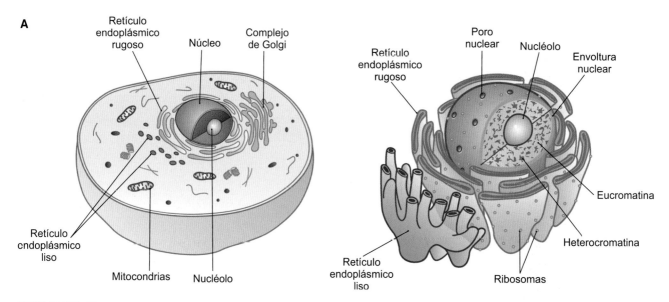

Figura 2-6A. Vista general del núcleo.

El **núcleo celular** se encuentra dentro de la célula, almacena el material genético y regula las actividades de la célula. El núcleo celular está rodeado por una **envoltura nuclear** y contiene **heterocromatina, eucromatina** y un nucléolo. La **envoltura nuclear** es una estructura de doble capa formada por una **membrana nuclear interna** y una **membrana nuclear externa**, así como por numerosos **poros nucleares**. La **heterocromatina** es una forma inactiva de ADN que aparece oscura y con densidad de electrones. La **eucromatina** es un ADN activo que aparece claro y con densidad de electrones. El **nucléolo** es una estructura esférica dentro del núcleo. Es el lugar de producción de los **ribosomas**, produce **ARN ribosómico** y desempeña un papel importante en la ayuda a la síntesis de proteínas. En el núcleo de una célula que sintetiza activamente proteínas puede haber más de un nucléolo

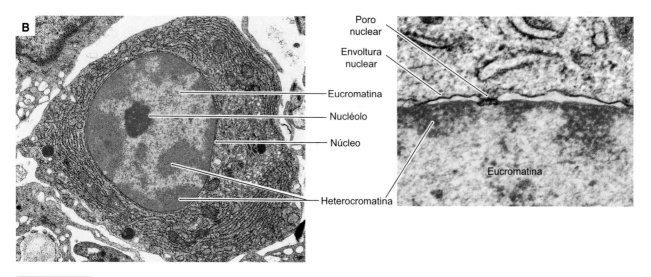

Figura 2-6B. **Núcleo celular.** ME, *izquierda* ×17 000; *derecha* ×65 900

Esta es una micrografía electrónica de transmisión de un **núcleo celular** suspendido en el citoplasma de una célula secretora de proteínas (*A*). En el interior del núcleo se aprecia un pequeño nucléolo negro denso o electrodenso. La **heterocromatina** aparece un tanto oscura y densa y se distribuye hacia la periferia del núcleo. La **eucromatina** aparece clara y rodea el nucléolo. La **envoltura nuclear** contiene dos capas de membranas (interna y externa) y está interrumpida por un poro nuclear (*B*). Hay muchos poros nucleares en cada núcleo, que proporcionan vías de transporte entre el núcleo y el citoplasma.

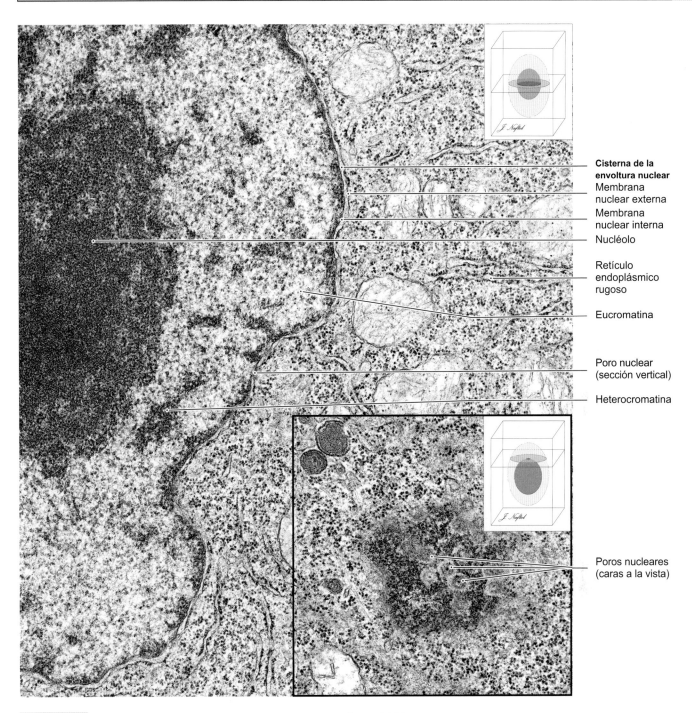

Cisterna de la
envoltura nuclear

Membrana
nuclear externa

Membrana
nuclear interna

Nucléolo

Retículo
endoplásmico
rugoso

Eucromatina

Poro nuclear
(sección vertical)

Heterocromatina

Poros nucleares
(caras a la vista)

Figura 2-7. **El núcleo y sus componentes.** ME, ×43 000; *recuadro* ×42 000

Las **membranas nucleares externa** e **interna** y las **cisternas perinucleares** se identifican con facilidad en las micrografías electrónicas si hay un aumento adecuado y un plano de sección favorable. En algunas células, la membrana nuclear externa está cubierta de ribosomas, y las cisternas perinucleares son continuas con las cisternas del **RER**. En una célula que sintetiza proteínas de manera activa, la **envoltura nuclear** tiene numerosos **poros nucleares** que pueden identificarse en las micrografías electrónicas como interrupciones en la disposición de la doble membrana de la envoltura nuclear. En el *recuadro* se pueden ver algunas vistas frontales de los poros nucleares. Obsérvese que los poros no son simples aberturas, sino que cada uno tiene un diafragma. La cromatina altamente condensada, o **heterocromatina**, es mucho más densa desde el punto de vista electrónico que la cromatina accesible a la transcripción, o **eucromatina**. Los cúmulos de heterocromatina tienden a situarse junto a la membrana nuclear interna, con huecos que corresponden a los sitios de los poros nucleares. Los **nucléolos** se asemejan a la heterocromatina, pero suelen distinguirse por una subestructura más compleja de componentes granulares, fibrosos y organizadores nucleolares.

Célula

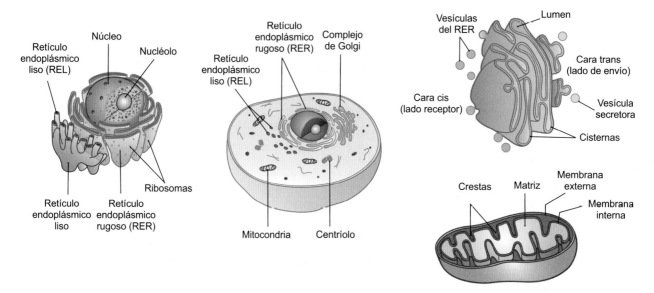

Figura 2-8. Vista general del citoplasma y los orgánulos.

El **citoplasma** contiene citosol, **orgánulos celulares**, **inclusiones** y **citoesqueleto**. El **citosol** es un fluido celular, una solución gelatinosa que proporciona soporte y mantiene los **orgánulos** en suspensión dentro del citoplasma. Los **orgánulos celulares** son unidades funcionales situadas dentro del citoplasma; cada orgánulo tiene su propia estructura y función. Los principales orgánulos que se encuentran en el citoplasma son las **mitocondrias**, el **retículo endoplásmico rugoso (RER)**, el **retículo endoplásmico liso (REL)**, el **complejo de Golgi**, los **ribosomas**, los **lisosomas** y las **vesículas**. Las **inclusiones citoplasmáticas** están presentes de forma temporal en el citosol y no pueden realizar actividades metabólicas. Incluyen nutrientes almacenados, productos de secreción y gránulos, como el glucógeno, las gotas de lípidos, la lipofuscina y el centrosoma. El **citoesqueleto** es el esqueleto de la célula, que proporciona soporte estructural y mantiene la forma de la célula. Los **filamentos de actina (microfilamentos)**, los **filamentos de miosina**, los **filamentos intermedios** y los **microtúbulos** son los principales elementos del citoesqueleto.

Mitocondrias: orgánulos alargados, delimitados por dos membranas o doble membrana (una membrana externa y otra interna). La membrana externa de la mitocondria es lisa, mientras que la interna presenta pliegues sinuosos, las **crestas**. El líquido que se encuentra dentro de la membrana interna se denomina **matriz**. La función principal de las mitocondrias es la producción de energía (para uso celular) mediante la generación de ATP. También contribuyen a la síntesis de algunas moléculas.

Ribosomas: pequeñas partículas granulares donde se produce toda la síntesis de proteínas. Los ribosomas se encuentran unidos a la superficie del **retículo endoplásmico rugoso (RER)** y flotan libremente en el citosol. Un grupo de ribosomas se agrega para formar una estructura en racimo conocida como **polirribosoma**, que se une a una sola molécula de ARNm y se suele encontrar en el citosol.

Retículo endoplásmico rugoso (RER): orgánulo con una serie de pliegues membranosos con un lumen interno (**cisterna**) y una superficie externa a la que se adhieren numerosos **ribosomas** maduros. Es el lugar principal de la síntesis de proteínas y está relacionado en gran medida con el **núcleo** y el **complejo de Golgi**. Las principales funciones de este orgánulo son la modificación, el almacenamiento y el transporte de las proteínas fabricadas por los **ribosomas**. Las proteínas producidas por el RER son utilizadas tanto por el citoplasma como por las membranas celulares.

Aparato de Golgi (complejo de Golgi): orgánulo que se asemeja a una pila aplanada de membranas. El complejo de Golgi está compuesto por múltiples **cisternas** (sáculos) con varias regiones: **red de Golgi cis (RGC)**, **red de Golgi medial** y **red de Golgi trans (RGT)**. Las principales funciones del complejo de Golgi son la clasificación, la modificación y el empaquetamiento de proteínas y lípidos.

Retículo endoplásmico liso (REL): orgánulo que se asemeja a una red tubular membranosa sin ribosomas en sus superficies externas. Aunque el REL está conectado al RER, tiene una función diferente, que no está relacionada con la síntesis de proteínas. Las principales funciones del REL incluyen la síntesis y el transporte de **lípidos** y **esteroides**. Otra función es la **desintoxicación**. Por lo tanto, los hepatocitos (células del hígado) contienen abundante REL, que participa en el metabolismo y la ingestión de toxinas.

Lisosoma: orgánulo similar a una vesícula que está unido a una membrana. Contiene una variedad de enzimas hidrolíticas (**nucleasas, proteasas, glucosidasas, fosfatasas, lipasas** y **sulfatasas**) que pueden degradar material y digerir proteínas. Los lisosomas se suelen encontrar en el citoplasma de los fagocitos. Los lisosomas pueden clasificarse en lisosomas primarios (tempranos, pequeños, antes de fusionarse con el fagosoma) y secundarios (tardíos, grandes, fusionados con un fagosoma). Los **lisosomas secundarios**, también conocidos como **heterolisosomas**, son relativamente grandes y contienen enzimas activas. Los materiales digeridos se almacenan dentro de una vacuola unida a la membrana llamada **cuerpo residual**. Por ejemplo, los **gránulos de lipofuscina** de las neuronas de larga vida son cuerpos residuales. La digestión lisosomal puede dividirse en **heterofagia** (ingestión a través de la fagocitosis/pinocitosis), **autofagia** (autodigestión de materiales u orgánulos desde el interior de las propias células) y **crinofagia** (ingestión de gránulos extrasecretores) en función de cómo y dónde se degrada el material.

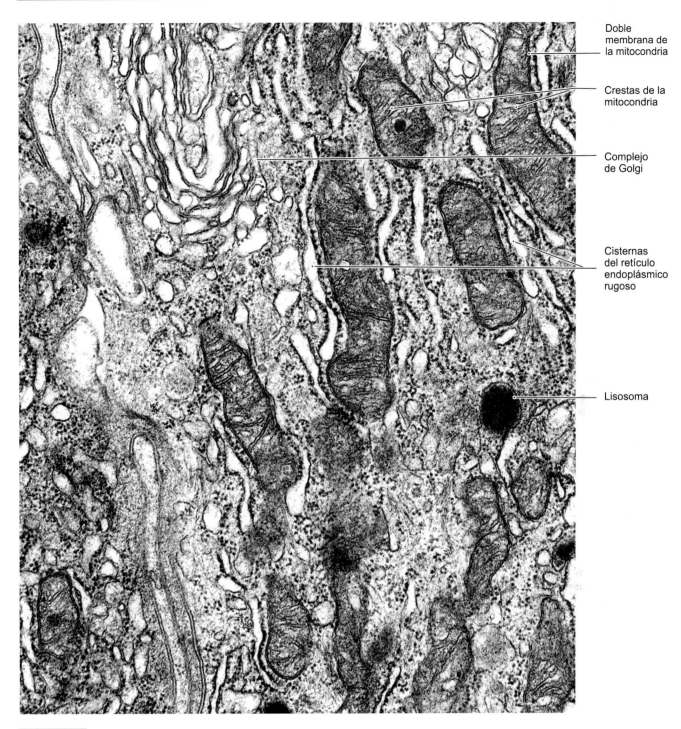

Doble
membrana de
la mitocondria

Crestas de la
mitocondria

Complejo
de Golgi

Cisternas
del retículo
endoplásmico
rugoso

Lisosoma

Figura 2-9. Orgánulos citoplasmáticos. ME, ×66 000

Las **mitocondrias** varían tanto en tamaño y forma como en el aspecto de sus **crestas,** pero en general son los orgánulos más fáciles de identificar en las micrografías electrónicas de transmisión. Las características más llamativas son la **doble membrana** y las **crestas,** que son
extensiones de la membrana mitocondrial interna dirigidas hacia el interior. El **RER** suele estar formado por sacos aplanados y limitados
por la membrana. La característica distintiva del RER es la presencia de ribosomas (polirribosomas) adheridos a la superficie externa de la
membrana. El **REL** también consta de espacios delimitados por la membrana, pero estos suelen tener forma de laberinto de túbulos ramificados. La superficie de la membrana del REL es lisa, sin ribosomas adheridos. Los **complejos de Golgi** están compuestos por pilas de sacos
aplanados y delimitados por la membrana, junto con vesículas asociadas. La forma de los sacos puede variar, pero a menudo tienen forma
de cuenco, de modo que hay una cara convexa (la cara de formación) y una cara cóncava (la cara de maduración).

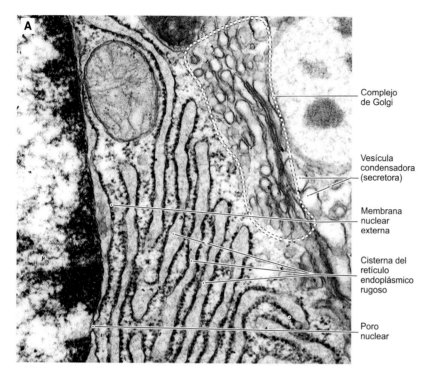

Figura 2-10A. Orgánulos citoplasmáticos: retículo endoplásmico rugoso y complejo de Golgi. ME, ×49 000

Complejo de Golgi

Vesícula condensadora (secretora)

Membrana nuclear externa

Cisterna del retículo endoplásmico rugoso

Poro nuclear

Esta vista incluye solo una pequeña zona en el borde del **núcleo** de una célula que de forma activa sintetiza proteínas para su secreción. Se pueden observar tanto la eucromatina como la heterocromatina, pero el nucléolo, aunque está presente en la célula, no se ve aquí. El **poro nuclear** es la puerta de entrada de los materiales que salen del núcleo, por ejemplo, ARNm (ARN mensajero), ARNt (ARN de transferencia) y partículas prerribosómicas. A través de los poros nucleares entran en el núcleo las histonas y otras proteínas de la cromatina, las ADN polimerasas y las ARN polimerasas, y las proteínas ribosómicas. La **membrana nuclear externa** está cubierta por ribosomas, una indicación de que la envoltura nuclear es continua con el **RER**, que es abundante en esta célula. Una parte del **complejo de Golgi** se identifica como una pila de sacos membranosos aplanados con superficies lisas. Las pequeñas **vesículas** relacionadas con el complejo de Golgi incluyen vesículas de transporte que mueven los polipéptidos desde el RER.

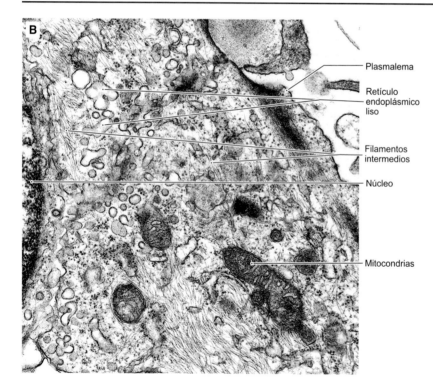

Figura 2-10B. Orgánulos citoplasmáticos: retículo endoplásmico liso. ME, ×33 000

Plasmalema

Retículo endoplásmico liso

Filamentos intermedios

Núcleo

Mitocondrias

El **retículo endoplásmico liso** tiene un aspecto mucho menos llamativo que el RER, con sus cisternas anchas y aplanadas y sus conjuntos de ribosomas adheridos. La configuración habitual del REL es un laberinto de túbulos ramificados con dilataciones. Por lo tanto, se presenta en secciones como perfiles de membranas circulares u ovaladas de superficie lisa, de forma muy similar a los cortes a través de vesículas esféricas. La verdadera estructura distintiva del REL se revela por los perfiles ocasionales que tienen un lumen en forma de Y o ramificado, como puede verse en esta imagen. El citoplasma en esta vista también contiene algunas **mitocondrias** y numerosos **filamentos intermedios** que recorren el citosol. Algunos de los filamentos cercanos **al plasmalema** de la célula son probables filamentos de actina, que se concentran en la **corteza** (capa externa) de muchas células.

A

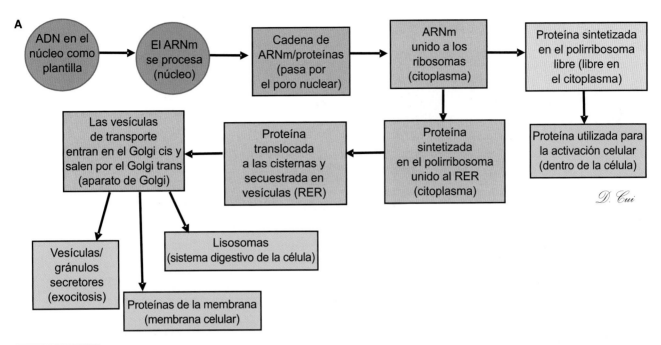

Figura 2-11A. Vía de síntesis y transporte de proteínas.

La **síntesis de proteínas** se inicia en el **núcleo**. Los **nucléolos** del núcleo son los lugares de producción del ARN ribosómico. El ADN del núcleo sirve de molde a partir del cual se transcribe y procesa el ARNm, que luego se libera a través de los **poros nucleares** del núcleo al citoplasma. Un solo **ARNm** se une a múltiples ribosomas para formar un grupo funcional llamado **polirribosoma** en el citoplasma e iniciar la síntesis de proteínas. Las proteínas se sintetizan en los **polirribosomas** que se encuentran flotando de forma libre en el citoplasma. Estas proteínas se utilizan ante todo para actividades celulares dentro de la célula, como el filamento citoplasmático, las mitocondrias y la formación de peroxisomas. También se sintetizan proteínas en los **polirribosomas de unión** (polisomas) unidos al **retículo endoplásmico rugoso (RER)**. Estas proteínas se traducen en las cisternas del RER y sufren una serie de procesos de modificación y secuestro. Estos procesos incluyen el plegado de las proteínas, la modificación de las proteínas de membrana, la modificación covalente (como la fosforilación y la metilación), la **escisión** (reducción de una gran proteína inicial a una estructura final más pequeña para las enzimas y las proteínas secretadas) y la **glucosilación** (formación de glucoproteínas). Las proteínas se secuestran en vesículas en el **RER** y se transfieren mediante vesículas de transporte al **aparato de Golgi** por la **cara cis** (hacia el RER) y salen del aparato de Golgi por la **cara trans** (alejándose del RER). Las proteínas de las vesículas de transporte se clasifican, modifican y empaquetan en el aparato de Golgi. Estas proteínas se utilizan para los **gránulos de secreción**, los **lisosomas** y las **proteínas de membrana**.

CORRELACIÓN CLÍNICA

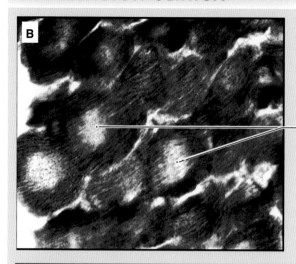

B

Ausencia de mitocondrias
en las fibras musculares
con núcleo central

Figura 2-11B.   **Enfermedad mitocondrial (miopatía del núcleo central).** NADH, ×600

La **enfermedad del núcleo central** es una afección relacionada con las mitocondrias. Causa una **debilidad del músculo esquelético** predominantemente proximal en los lactantes. La debilidad muscular puede provocar retrasos en los hitos del desarrollo, como el inicio de la marcha. A menudo los niños con esta enfermedad tienen una marcha anormal y puede parecer que se tambalean. Esta debilidad suele prolongarse hasta la edad adulta, pero no se considera una enfermedad gravemente progresiva. El ejercicio y la fisioterapia pueden ser beneficiosos. Las biopsias musculares de los pacientes afectados revelan un **aclaramiento central (núcleo central)** de una parte o de todos los **miocitos** bajo tinciones histológicas rutinarias y especiales. El examen ultraestructural del aclaramiento central revela una marcada **reducción** o **ausencia** total de **mitocondrias**, los orgánulos responsables de la **respiración celular** y la **producción de energía**. La enfermedad se debe a una mutación en el **gen del receptor de rianodina (RYR1)**. Algunos pacientes con miopatía del núcleo central corren el riesgo de sufrir **hipertermia maligna**, una reacción grave a ciertos anestésicos y relajantes musculares despolarizantes.

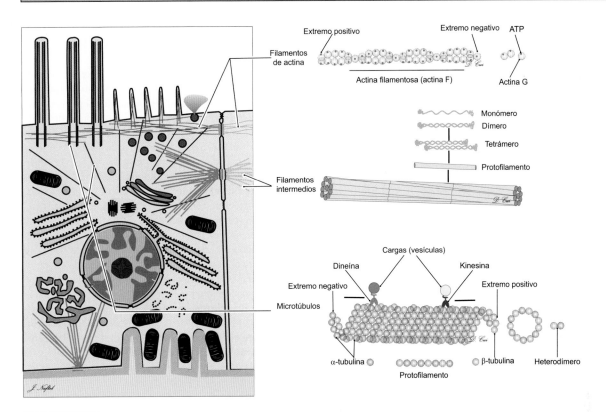

Figura 2-12. Vista general del citoesqueleto.

El citoesqueleto es la red de filamentos y túbulos que proporciona un marco estructural de apoyo a la célula y sirve como vía para el transporte de vesículas y orgánulos. Incluye **filamentos de actina, filamentos intermedios** y **microtúbulos.**

Los **filamentos de actina** tienen entre 5 y 7 nm de diámetro y están compuestos por un número de **monómeros globulares de actina G (actina G)** que forman una estructura larga de doble hélice conocida como **actina F.** Cada **filamento de actina** tiene un **extremo negativo** y un **extremo positivo** con la polaridad de polimerización y despolimerización. Las funciones de los filamentos de actina incluyen el soporte estructural de la célula (rigidez celular), la motilidad celular y la contracción celular, como el deslizamiento de los filamentos de miosina a lo largo de los filamentos de actina en la célula muscular durante la contracción muscular. El movimiento a lo largo de los microfilamentos está mediado por proteínas motoras como la **miosina.**

Los **filamentos intermedios** son más gruesos que los de actina y tienen un diámetro de entre 10 y 12 nm. No tienen polaridad ni proteínas motoras. La producción del filamento intermedio comienza con el ensamblaje de dos **monómeros** en un **dímero,** y dos dímeros forman un **tetrámero.** Los tetrámeros se unen extremo a extremo para formar un **protofilamento,** y por último se forma un filamento intermedio con alrededor de ocho protofilamentos. Los filamentos intermedios están compuestos por una gran familia de proteínas y pueden clasificarse en cinco clases: (1) **queratinas ácidas tipo I** y **queratinas neutras-básicas tipo II**. Ambas clases se encuentran en las células epiteliales, como las de la epidermis de la piel, el cabello, las uñas y las córneas. Los tipos I y II proporcionan soporte estructural a las células epiteliales y evitan su fractura bajo tensión. (2) El **tipo III** tiene cuatro grupos: **desmina, vimentina, proteína fibrilar ácida glial (GFAP)** y **periferina**. La **desmina** se encuentra en las células musculares, y la **vimentina** se encuentra en las células mesenquimales y en las células derivadas del mesénquima, como los fibroblastos y los leucocitos. La **vimentina** puede utilizarse como marcador de células tumorales derivadas del mesénquima. La **GFAP** se encuentra sobre todo en las células gliales (células de soporte) del sistema nervioso central, como los astrocitos y las células ependimarias. La **periferina** se encuentra principalmente en las células ganglionares del sistema nervioso periférico, y también puede hallarse en las neuronas que tienen proyecciones hacia estructuras periféricas, como las motoneuronas espinales. Las proteínas de asociación intermedia tipo III (desmina, vimentina, GFAP y periferina) proporcionan soporte estructural y forma a las células no epiteliales. (3) Los **neurofilamentos tipo IV** se encuentran ante todo en las neuronas del sistema nervioso central. Los neurofilamentos proporcionan soporte estructural y forma al cuerpo celular de la neurona y ayudan a estabilizar los axones extendidos de las neuronas. (4) **Las láminas tipo V** están asociadas con el núcleo y se conocen de modo colectivo como lámina nuclear. Las láminas se encuentran en la región interna de la envoltura nuclear e interactúan con las proteínas de la membrana nuclear interna. La función principal de las lamininas es ayudar a proteger el ADN de la célula. (5) La **nestina tipo VI** está relacionada con el crecimiento radial del axón y se encuentra en las células madre del sistema nervioso central. Puede utilizarse como marcador proteico de las células madre de las neuronas.

Los **microtúbulos** son estructuras tubulares huecas del citoesqueleto y miden unos 25 nm de diámetro. Cada microtúbulo está compuesto por varias proteínas fibrosas, como la α-tubulina y la β-tubulina. La α-tubulina y la β-tubulina se unen para formar un **heterodímero,** y luego los heterodímeros forman un **protofilamento.** Aproximadamente 13 **protofilamentos** se ensamblan en un **microtúbulo.** Los microtúbulos tienen un **extremo negativo** y un **extremo positivo,** con una alta polaridad de polimerización y despolimerización. Las proteínas motoras **kinesina** y **dineína** están asociadas con los microtúbulos y ayudan al movimiento de vesículas y otros materiales a lo largo de los microtúbulos. La **kinesina** transporta **carga anterógrada,** ayudando a moverla hacia el **extremo positivo** (al llevar materiales a la periferia de la célula/superficie celular); **la dineína** transporta **carga retrógrada,** ayudando a moverla hacia el **extremo negativo** de los microtúbulos (al llevar materiales al centro de la célula). Las funciones de los microtúbulos incluyen el soporte estructural a la célula y el movimiento dirigido de vesículas y otros materiales dentro del citoplasma.

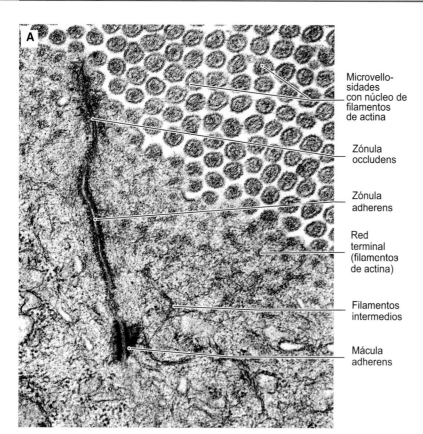

Microvello-
sidades
con núcleo de
filamentos
de actina

Zónula
occludens

Zónula
adherens

Red
terminal
(filamentos
de actina)

Filamentos
intermedios

Mácula
adherens

Figura 2-13A. Superficie celular y citoesqueleto, células absorbentes intestinales. ME, ×73 000

Esta imagen se limita a una parte muy pequeña de las superficies de dos **células absorbentes** (enterocitos) en la pared del intestino delgado. El plano de sección es tangencial al plano de la superficie, de modo que el *lado derecho* de la imagen muestra numerosas microvellosidades que se proyectan hacia el lumen y funcionan para aumentar en gran medida la superficie expuesta al contenido del intestino. Los puntos densos de electrones en los **núcleos** de las **microvellosidades** son filamentos de actina que, en este caso, proporcionan rigidez en lugar de motilidad. Estos filamentos de actina se extienden desde las microvellosidades hasta el citoplasma como parte de la **red terminal** de filamentos de actina cerca de la superficie celular. Los componentes de un **complejo de unión** proporcionan un sello (**zónula occludens**) y adhesión (**zónula adherens** y **mácula adherens**) entre los enterocitos vecinos. Debajo de la red terminal de filamentos de actina hay filamentos más gruesos, **filamentos intermedios**, que proporcionan fuerza mecánica a la célula. Algunos de los filamentos intermedios están anclados en la **mácula adherens**.

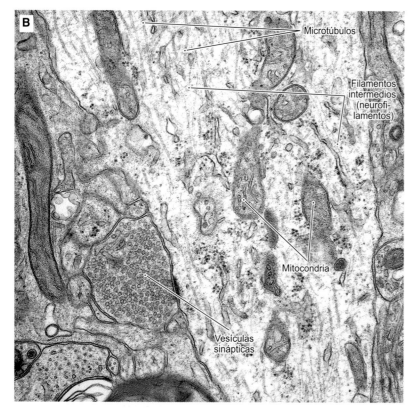

Microtúbulos

Filamentos
intermedios
(neurofi-
lamentos)

Mitocondria

Vesículas
sinápticas

Figura 2-13B. Citoesqueleto, la dendrita de una neurona. ME, ×20 000

La estructura central en esta vista es una **dendrita de una neurona**. Es un proceso que se extiende desde el cuerpo celular de la célula. Las dendritas y los **axones**, el otro tipo de proceso neuronal, requieren **elementos citoesqueléticos** tanto para el soporte mecánico como para el transporte de moléculas, partículas y orgánulos esenciales a través de distancias que pueden ser bastante extensas. El soporte estructural lo proporcionan sobre todo los **filamentos intermedios**, que en las neuronas se denominan **neurofilamentos** por su estructura molecular especializada. Los filamentos intermedios aparecen en las micrografías electrónicas como líneas simples electrodensas cuando se encuentran dentro del plano de sección o como puntos electrodensos cuando su orientación es vertical al plano de sección. El movimiento de moléculas y partículas a lo largo de las dendritas y los axones requiere que los **microtúbulos** sirvan de vías y que las **moléculas motoras** (dineínas y kinesinas) transporten las estructuras y moléculas de carga a lo largo de los microtúbulos. Debido a su estructura tubular, los microtúbulos aparecen como un conjunto de líneas paralelas estrechamente emparejadas cuando cursan dentro del plano de sección o como círculos cuando su orientación es vertical al plano de sección.

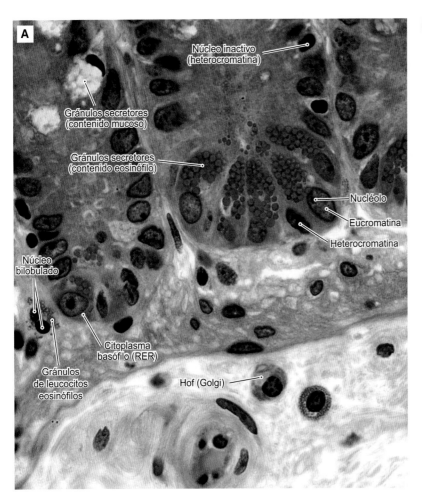

Figura 2-14A. Componentes celulares en la microscopia óptica. H&E, ×1 075

Solo los **componentes celulares** de mayor tamaño pueden distinguirse de modo individual mediante microscopia óptica. Algunos ejemplos de estos componentes de fácil identificación son el núcleo, los **nucléolos**, los bloques de **heterocromatina** y **eucromatina**, las **vesículas secretoras** más grandes y los **lisosomas secundarios** más grandes. Debido a su limitada resolución de alrededor de 0.2 μm, la microscopia óptica no puede distinguir los componentes celulares más pequeños, como los **ribosomas**, los **centríolos**, los **elementos del citoesqueleto** y la mayoría de los **lisosomas primarios** y las **mitocondrias**, aunque la presencia de algunas de estas estructuras puede inferirse por su influencia en las reacciones de tinción cuando están presentes en abundancia. Por ejemplo, los ribosomas, ya sean libres o asociados con el retículo endoplásmico, imparten una tinción **basófila** a una región del **citoplasma** donde se concentran. Por el contrario, las mitocondrias imparten una tinción **acidófila** (**eosinófila**) en las regiones del citoplasma donde se concentran. En las células con un gran **complejo de Golgi**, su presencia puede distinguirse a veces como una región no teñida adyacente al núcleo.

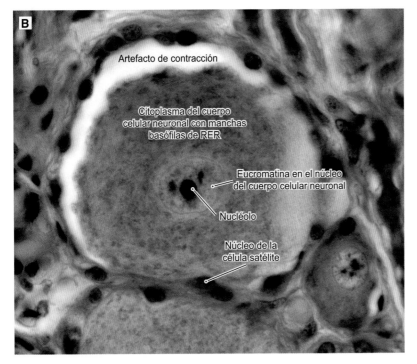

Figura 2-14B. Amplia gama de tamaños celulares, neurona sensorial del ganglio espinal. H&E, ×780

Las células humanas tienen una amplia gama de tamaños y formas. Algunos de los tipos de células más grandes, como los **ovocitos** y los **megacariocitos**, pueden tener hasta 100 μm de diámetro. Diámetros similares pueden verse en los cuerpos celulares de las neuronas con axones largos, como las neuronas sensoriales de esta ilustración. La enormidad del cuerpo celular del centro de la imagen puede apreciarse si se compara su tamaño con el de las células satélite que lo rodean. El **nucléolo** del núcleo de la neurona tiene un tamaño igual al de todo el núcleo de la **célula satélite**. El gran volumen de citoplasma que rodea al núcleo de la neurona contiene grandes extensiones de **RER** y **complejos de Golgi**. Por muy grande que sea el cuerpo celular, supone menos de 1% del volumen total de la célula, ya que el axón puede tener más de 1 metro de longitud. Los tipos de células con los volúmenes más pequeños son los **espermatozoides**, los **linfocitos** (células esféricas con diámetros de hasta 5 μm) y las **células endoteliales** y **alveolares** (células en extremo delgadas que permiten el intercambio de gases y otros materiales entre compartimentos).

Ultraestructura celular

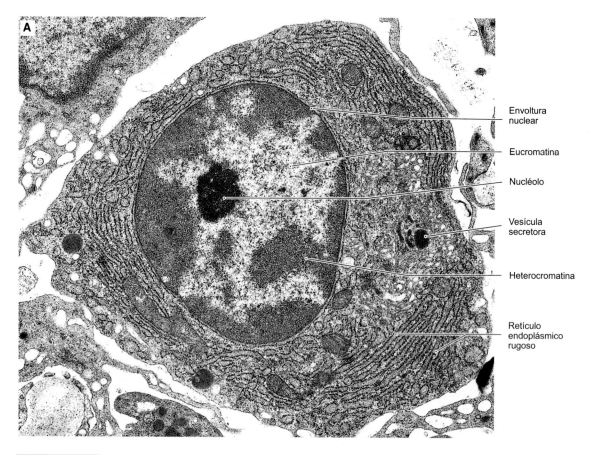

Envoltura nuclear

Eucromatina

Nucléolo

Vesícula secretora

Heterocromatina

Retículo endoplásmico rugoso

Figura 2-15A.   Células secretoras de proteínas, célula plasmática. ME, ×17 000

Las **células plasmáticas** tienen la función de sintetizar y secretar **inmunoglobulina**, una **glucoproteína**. Una vez que estas células se han diferenciado de los linfocitos B estimulados, secretan los anticuerpos con la misma rapidez con la que se generan durante 1 o 2 semanas antes de morir. Las principales estructuras necesarias para este proceso son el **RER**, el **complejo de Golgi** y las **vesículas secretoras**. El RER es el lugar de síntesis y secuestro de los polipéptidos del anticuerpo. La modificación postraduccional y el empaquetamiento tienen lugar en el complejo de Golgi, y las vesículas secretoras transportan el producto a la superficie celular. Debido a que las células plasmáticas no almacenan la inmunoglobulina, se observan pocas vesículas secretoras, si es que hay alguna, en el citoplasma. Es decir, el citoplasma está repleto de RER, y hay un gran complejo de Golgi (*no visible en esta sección*) situado junto al núcleo. El núcleo tiene uno o más **nucléolos** bien desarrollados, pero hay una cantidad considerable de **heterocromatina**, al tener en cuenta que se trata de una célula activa que segrega proteínas. La explicación puede ser que solo se secreta una proteína, una molécula de anticuerpo, y que la célula está diferenciada de forma terminal, por lo que nunca se dividirá. La inmunoglobulina se secreta en el **compartimento intersticial** circundante, desde donde puede entrar en la circulación a través de las paredes de los pequeños vasos sanguíneos o linfáticos. Aunque la célula no está claramente polarizada, el núcleo tiende a ocupar una posición excéntrica, con el complejo de Golgi cerca del centro de la célula.

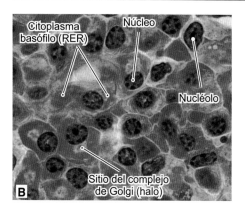

Citoplasma basófilo (RER)

Núcleo

Nucléolo

Sitio del complejo de Golgi (halo)

B

Figura 2-15B.   Aspecto al microscopio óptico de las células plasmáticas. H&E, ×1200

El aspecto de las **células plasmáticas** en la microscopia óptica coincide con la ultraestructura de estas células secretoras de anticuerpos. El núcleo tiene una mezcla de **heterocromatina** y **eucromatina** en una disposición que se describe como una "cara de reloj" o un patrón de tablero de ajedrez. Uno o dos grandes **nucléolos** ocupan el centro del núcleo. El **citoplasma** es **basófilo** como resultado del ácido ribonucleico asociado con el extenso RER. Según la orientación de la célula en la sección puede verse una zona pálida, llamada **halo o imagen negativa de Golgi**, adyacente al núcleo. Esta zona no teñida es la ubicación del **complejo de Golgi**.

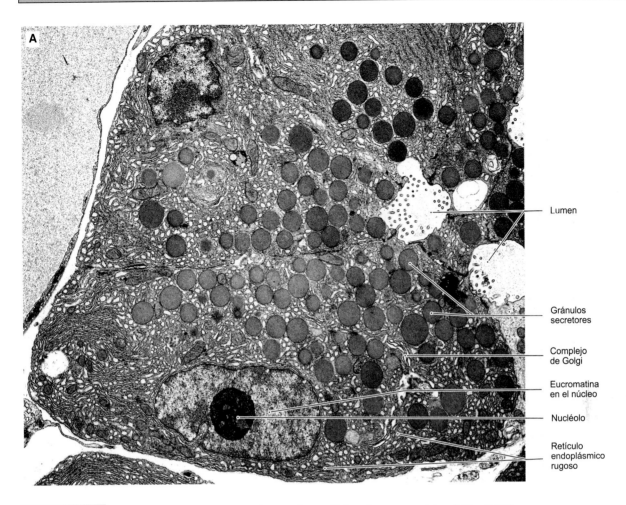

Figura 2-16A. **Células exocrinas secretoras de proteínas, célula acinar pancreática.** ME, ×7 000

Hay muchos ejemplos de células epiteliales glandulares cuya función es **sintetizar** y **secretar proteínas** y **glucoproteínas** en un **lumen**. Todas las células tienen en común el equipo necesario para esta función, y todas están claramente polarizadas, con una disposición típica de los componentes celulares. Los orgánulos necesarios son el **RER**, el **complejo de Golgi** y las **vesículas secretoras** (a menudo llamadas **gránulos secretores**). El RER funciona para sintetizar polipéptidos, secuestrarlos e iniciar modificaciones cotraduccionales y postraduccionales como la glucosilación. A continuación, los polipéptidos son conducidos por pequeñas vesículas de transporte al complejo de Golgi para su posterior modificación y empaquetamiento en vesículas secretoras, que transportan los productos a la parte del plasmalema de la célula que limita con un lumen o superficie libre. El núcleo de una **célula exocrina secretora de proteínas** puede variar en forma y posición, pero por lo regular tendrá **nucléolos** evidentes y una proporción sustancial de su **cromatina** en forma de **eucromatina** (capaz de transcripción).

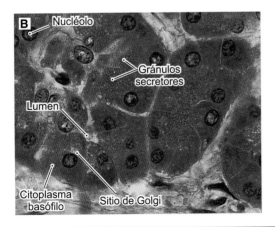

Figura 2-16B. **Aspecto al microscopio óptico de una célula exocrina secretora de proteínas.** H&E, ×750

Las imágenes de **células secretoras exocrinas obtenidas de cortes histológicos en microscopia de luz, son consistentes con las estructuras que se distinguen en imágenes de microscopia electrónica.** El **núcleo** suele presentar **nucléolos** y una cantidad considerable de **eucromatina.** El **citoplasma** en el extremo basal de la célula es **basófilo** debido a la concentración de **RER** en este lugar. La posición del **aparato de Golgi** puede ser evidente como una zona pálida y sin tinción del citoplasma en el borde apical del núcleo. El tamaño y las características tintoriales de los **gránulos secretores** varían de acuerdo con el tipo de célula y el producto secretado. En este ejemplo, los gránulos secretores son **acidófilos** (**eosinófilos**).

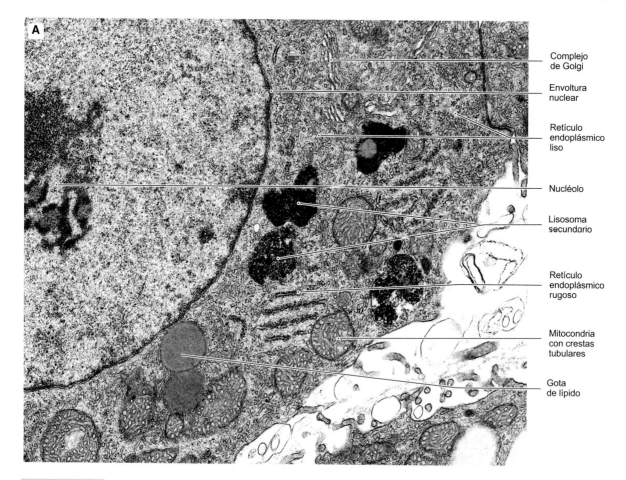

Figura 2-17A. Células secretoras de hormonas esteroides, corteza suprarrenal. ME, ×21 000

Las **células corticales suprarrenales**, las **células intersticiales testiculares** y **las células foliculares ováricas** son ejemplos de tipos celulares que funcionan para **sintetizar** y **secretar hormonas esteroides**. Cada una de estas células tiene en común el equipo necesario para la síntesis de hormonas esteroides. Los componentes necesarios incluyen **gotas de lípidos** que contienen ésteres de colesterol como sustratos, **REL** y **mitocondrias** que funcionan de forma conjunta en la síntesis de hormonas. De manera característica, las mitocondrias tienen **crestas tubulares** y no en forma de estante.

Membrana celular

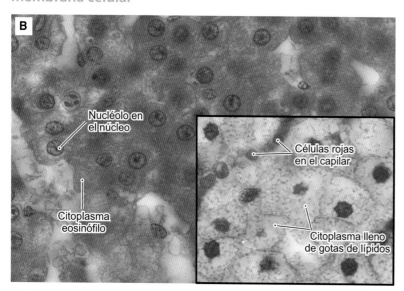

Figura 2-17B. Aspecto al microscopio óptico de las células secretoras de hormonas esteroides. H&E, ×800 *panel principal* y *recuadro*

Las imágenes obtenidas en el microscopio óptico de las **células sintetizadoras de hormonas esteroides** solo revelan un indicio del conjunto distintivo de estructuras que caracterizan el citoplasma de estas células. La **eosinofilia (acidofilia)** del **citoplasma** se atribuye en gran medida a la abundancia de mitocondrias. Las células secretoras de hormonas esteroides varían en cuanto a la cantidad de colesterol almacenado en forma de **gotas de lípidos,** que aparecen en la mayoría de las preparaciones como vacuolas vacías porque su contenido se extrae durante la preparación de la muestra. Las células del *panel principal* se encuentran en la **zona reticularis** y tienen pocas gotas, similares a la célula de la micrografía electrónica (fig. 2-10A). Las células del *recuadro* son de la **zona fasciculata** y tienen numerosas gotas de lípidos.

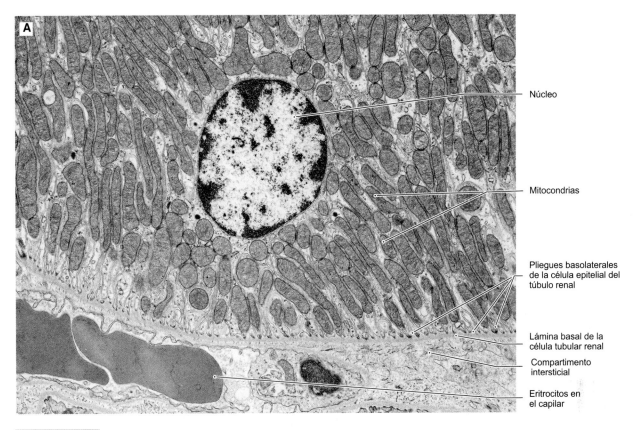

Núcleo

Mitocondrias

Pliegues basolaterales de la célula epitelial del túbulo renal

Lámina basal de la célula tubular renal

Compartimento intersticial

Eritrocitos en el capilar

Figura 2-18A.   Células de bombeo de iones, túbulo renal. ME, ×9 060

Ejemplos de **células epiteliales** que funcionan sobre todo para **mover iones** desde un lumen hacia el **compartimento intersticial** forman las paredes de algunos **túbulos renales** y de algunos **conductos de las glándulas salivales**. Tal vez sea sorprendente que las bombas moleculares no se encuentren en la membrana celular apical, sino en el **plasmalema** de las superficies basal y lateral de las células. Estas bombas **que requieren ATP** transfieren **iones de sodio** desde el citosol de la célula hasta el compartimento intersticial. Los iones de sodio son arrastrados desde el lumen en el ápice de la célula por el gradiente creado por las bombas basolaterales. La superficie de la membrana que contiene las bombas aumenta de modo considerable gracias a los numerosos y profundos **pliegues basolaterales**. La energía necesaria para bombear iones contra un gradiente de concentración es suministrada por numerosas **mitocondrias** empaquetadas en el citoplasma de los pliegues basolaterales.

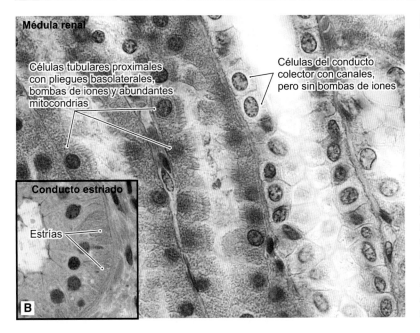

Médula renal

Células tubulares proximales con pliegues basolaterales, bombas de iones y abundantes mitocondrias

Células del conducto colector con canales, pero sin bombas de iones

Conducto estriado

Estrías

Figura 2-18B.   Aspecto al microscopio óptico de las células de bombeo de iones. H&E, ×770 *panel principal*; ×710 *recuadro*

Las imágenes obtenidas en el microscopio óptico de las **células que bombean iones** de un compartimento a otro coinciden con las características ultraestructurales de estas células. El **citoplasma** es claramente **acidófilo** (**eosinófilo** en una muestra teñida con hematoxilina y eosina [H&E]) debido a la abundancia de **mitocondrias**, en especial en las partes basales de las células. En secciones de parafina como la vista del *panel principal* de la médula renal, los **pliegues basolaterales** suelen ser difíciles de distinguir. El *recuadro* muestra una sección de un conducto de una **glándula salival submandibular** incrustada en plástico y de 1 μm de grosor. La evidencia de los pliegues basolaterales puede verse aquí como rayas verticales en el citoplasma basal de estas células, cuya función es recuperar iones de la secreción (saliva). Esta apariencia es la base del término **conducto estriado** para esta estructura.

De la histología a la patología

Neurona normal

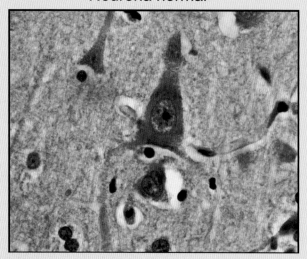

Neuronas que contienen neuromelanina

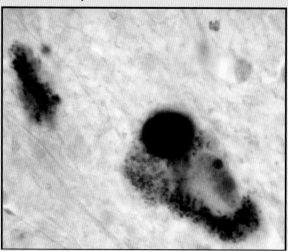

Figura 2-19. Neurona normal y neuronas que contienen neuromelanina. *Izquierda*, H&E, ×600; *derecha*, inmunohistoquímica para alfa-sinucleína, ×431

Neurona normal a la *izquierda*. **Neuronas que contienen neuromelanina** a la *derecha*, que es un óvalo intracitoplasmático con un halo (**cuerpo de Lewy**), formado en neuronas que contienen neuromelanina en pacientes con enfermedad de Parkinson idiopática. El pigmento marrón indica la presencia de alfa-sinucleína, la principal proteína de la inclusión.

Preguntas de caso clínico

1. Un niño de 13 años de edad estaba cazando con su padre y fue mordido por una serpiente. Poco después se desmayó y fue enviado al servicio de urgencias. A su llegada se encontraba somnoliento pero animado. Se observaron varias marcas de mordedura en su pierna derecha. Su sangre dio positivo para el veneno de la serpiente coral (familia de los elápidos). Las serpientes elápidas producen sobre todo neurotoxinas, lo que provoca neurotoxicidad. ¿Cuál de los siguientes es el mecanismo correcto por el que esta neurotoxina causa debilidad muscular y parálisis?

A. Competencia con un receptor de activación de las plaquetas.
B. Competencia con la acetilcolina en los receptores nicotínicos.
C. Destrucción de las membranas de las células endoteliales.
D. Bloqueo de los receptores sensibles al calcio.

2. La madre de un niño de 15 meses está preocupada porque su hijo no camina tan bien como otros niños de su edad. No ha intentado caminar con frecuencia y, cuando lo hace, demuestra una marcha ancha y de pato. El padre del niño tiene antecedentes de retraso en el desarrollo motor y debilidad muscular proximal hasta la edad adulta. Además, el abuelo paterno tiene antecedentes de hipertermia maligna durante una operación de apendicitis en la que se utilizó anestesia de halotano. El pediatra del niño remite a la familia a un médico especialista en desarrollo infantil que realiza una biopsia muscular. La biopsia revela miocitos anormales con un claro conspicuo en el centro de la mayoría de las fibras musculares examinadas. Con base en la información proporcionada, ¿la condición del paciente se asocia con cuál de las siguientes estructuras?

A. Aparato de Golgi.
B. Mitocondrias.
C. Lisosomas.
D. Retículo endoplásmico rugoso.
E. Retículo endoplásmico liso.

3 Epitelio y glándulas

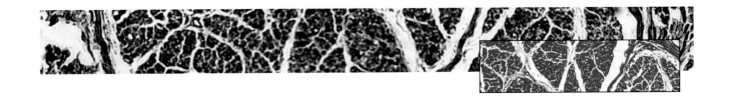

Epitelio
Introducción y conceptos clave para el epitelio
Clasificación de los tejidos epiteliales
Especializaciones de la superficie apical (dominio apical)
Especializaciones de la superficie lateral (dominio lateral)

Especializaciones de la superficie basal (dominio basal)

Características de las células epiteliales

Superficie basal (dominio basal)

Superficie apical (dominio apical)

Tres especializaciones apicales del epitelio

Superficie lateral (dominio lateral)

Clasificación del tejido epitelial

Epitelio plano simple

Epitelio cúbico simple

Epitelio cilíndrico simple

Epitelio cilíndrico seudoestratificado

Epitelio plano estratificado (cornificado)

Epitelio plano estratificado (no cornificado)

Epitelio cúbico estratificado

Epitelio cilíndrico estratificado

Epitelio de transición (epitelio estratificado)

Tejido epitelial con denominación especial

Epitelio

Introducción y conceptos clave para el epitelio

El epitelio cubre casi todas las superficies del cuerpo. Las funciones básicas del tejido epitelial son (1) la protección del cuerpo contra la abrasión y las lesiones (p. ej., la piel y el esófago); (2) la absorción de material de un lumen (p. ej., los túbulos del riñón y los intestinos delgado y grueso); (3) el transporte de material a lo largo de una superficie (p. ej., el transporte mediado por los cilios en la tráquea); (4) la secreción de moco, hormonas y proteínas (p. ej., las glándulas); (5) el intercambio de gases (p. ej., los alveolos del pulmón), y (6) la lubricación entre dos superficies (p. ej., el mesotelio de la cavidad pleural). El epitelio es un tejido **avascular** que carece de suministro directo de sangre. Los nutrientes llegan por difusión desde los vasos sanguíneos del tejido conjuntivo vecino. La mayoría de los tejidos epiteliales se renueva de manera continua.

Clasificación de los tejidos epiteliales

El epitelio puede clasificarse como **simple** o **estratificado** en función del número de capas de células. Si hay una sola capa de células se denomina epitelio *simple*. Si hay dos o más capas de células se considera epitelio *estratificado*. El epitelio también se clasifica según la forma de las células de la capa más superficial. Si las células superficiales tienen forma aplanada, se denominan **epitelio plano**; si tienen forma cuboidal o cúbica, se denominan **epitelio cúbico**; si son altas, con una altura mucho mayor que su anchura, se denominan **epitelio cilíndrico**, y si cambian de forma en respuesta al estiramiento y la relajación, se denominan **epitelio de transición** (**urotelio**). Como se describe a continuación, estos términos pueden combinarse de forma diversa para designar las capas de células y las formas que constituyen la capa superficial del epitelio. En algunos casos, la altura de una célula epitelial representa el nivel de actividad metabólica. Por ejemplo, las células epiteliales que recubren el folículo tiroideo suelen presentarse como un epitelio cúbico simple. Sin embargo, cuando las células del folículo se encuentran en un estado metabólico elevado, forman un epitelio cilíndrico simple. Por el contrario, cuando las células del folículo están en un estado metabólico bajo, forman un epitelio plano simple.

EPITELIO PLANO SIMPLE. Está compuesto por una capa de células planas uniformes, que descansan sobre la **membrana basal**. Las superficies apicales son lisas y la anchura de las células es mayor que su altura. Los núcleos aparecen aplanados y pueden reconocerse con facilidad tras la **tinción con hematoxilina** y **eosina (H&E)** debido a la **basofilia** (afinidad por las tinciones azules) de los ácidos nucleicos de los núcleos. Este tipo de epitelio recubre la superficie posterior de la córnea; los vasos sanguíneos y linfáticos (donde se denomina **endotelio**); la superficie de las cavidades corporales, incluidas las cavidades pericárdica, pleural y peritoneal (donde se denomina **mesotelio**), y los alveolos de los pulmones.

EPITELIO CÚBICO SIMPLE. Está compuesto por una capa de células cuboidales uniformes, que descansan sobre la **membrana basal**. La altura, la anchura y la profundidad de la célula son aproximadamente iguales. Los núcleos están situados en el centro y tienen forma esférica. Algunas células cuboidales tienen **microvellosidades** largas y abundantes, que forman un **borde en cepillo** en sus superficies apicales. Estas células se encuentran en los túbulos proximales del riñón. Otras células cuboidales tienen pocas y cortas microvellosidades que no forman un borde en cepillo; estas células pueden encontrarse en los túbulos distales y colectores del riñón. El epitelio cúbico simple se encuentra sobre todo en la mayoría de los túbulos del riñón y en algunos conductos excretores de las glándulas.

EPITELIO CILÍNDRICO SIMPLE. Está compuesto por una capa de células cilíndricas que descansan sobre la **membrana basal**. La altura de la célula es mayor que su anchura. El núcleo ovoide alargado suele estar situado en la región basal de la célula. La superficie apical de este epitelio puede mostrar **microvellosidades**, que suelen estar densamente empaquetadas para formar un **borde en cepillo** y tienen la función de aumentar la superficie apical de la célula para ayudar a la absorción de fluidos y otros materiales de un lumen. El epitelio cilíndrico simple puede encontrarse en el tracto digestivo, en los oviductos (trompas de Falopio) del aparato reproductor femenino y en los conductos eferentes testiculares del aparato reproductor masculino.

EPITELIO CILÍNDRICO SEUDOESTRATIFICADO. Está compuesto por una capa de células no uniformes que varían en forma y altura. Las células se asemejan a las células estratificadas, pero todas las células están en contacto con la **membrana basal**. En general, la mayoría de las células son células cilíndricas altas, pero también hay algunas **células basales** cortas, de las cuales unas cuantas son células madre. El tipo más extendido de epitelio cilíndrico seudoestratificado se encuentra en el tracto respiratorio y tiene largas estructuras móviles en forma de dedos llamadas **cilios** en la superficie apical de las células. Los cilios ayudan a transportar material a través de la superficie de las células epiteliales. El epitelio cilíndrico seudoestratificado suele denominarse **epitelio respiratorio** porque se encuentra en el revestimiento de las vías respiratorias, incluidos la cavidad nasal, la tráquea y los bronquios primarios.

EPITELIO PLANO ESTRATIFICADO. Contiene varias capas de células, con células de la capa superficial aplanadas. Solo la capa más profunda de células está en contacto con la membrana basal. Este tipo de epitelio protege al organismo contra las lesiones, la abrasión, la deshidratación y las infecciones. Este epitelio puede ser **cornificado** o **no cornificado**, lo que depende de las exigencias funcionales. El *epitelio plano estratificado cornificado* se encuentra en la piel. Las capas superiores están formadas por células cornificadas gruesas o finas (células muertas aplanadas y no nucleadas) que están llenas de tonofilamentos. El grosor del epitelio plano estratificado varía de una región a otra. El *epitelio plano estratificado no cornificado* es como el epitelio plano cornificado, salvo que las células superficiales son nucleadas en lugar de no nucleadas. Este tipo de epitelio suele cubrir superficies húmedas y se encuentra en el revestimiento de la cavidad oral (paladar blando, mejillas y suelo de la boca), el esófago, la vagina y las cuerdas vocales verdaderas.

EPITELIO CÚBICO ESTRATIFICADO. Se compone de dos o tres capas de células cuboidales con la capa basal de células que a menudo aparecen de forma no uniforme. Se encuentra principalmente recubriendo grandes conductos de glándulas exocrinas. Las células suelen tener superficies apicales lisas y forman barreras y conductos.

EPITELIO CILÍNDRICO ESTRATIFICADO. También está compuesto por dos o tres capas de células. La capa superior tiene forma columnar y la capa basal suele tener forma cuboidal. No es un tipo de epitelio común y tiene una distribución muy limitada. En ocasiones puede encontrarse en la conjuntiva del ojo y en algunos grandes conductos de las glándulas exocrinas.

EPITELIO DE TRANSICIÓN. Es un epitelio estratificado, a menudo denominado **urotelio**, que recubre los canales excretores que salen del riñón (cálices renales, uréteres, vejiga y segmento proximal de la uretra). Puede contener cuatro a seis capas celulares en estado de relajación. Sin embargo, el aspecto histológico del epitelio puede cambiar cuando se estira. En la vejiga vacía, las células basales son en su mayoría cuboidales, y la capa media es poligonal, aunque las células superficiales sobresalen en el lumen. Las células superficiales se describen a menudo como "en forma de cúpula" y se denominan **células en forma de cúpula** o **células paraguas**; contienen material excedente de la membrana celular cerca de la superficie (apical). Las células en forma de cúpula pueden contener dos núcleos. En la vejiga estirada, el grosor del epitelio está muy reducido y las células superficiales, así como las intermedias, están en extremo aplanadas.

Especializaciones de la superficie apical (dominio apical)

Las **superficies apicales** del epitelio pueden mostrar **cilios, microvellosidades** y **estereocilios**, lo que depende de su función y ubicación. (1) Los *cilios* son estructuras alargadas y móviles que tienen un diámetro y una longitud mayores que las microvellosidades. El núcleo de un cilio está compuesto por **microtúbulos** dispuestos en un conjunto consistente de dos microtúbulos centrales rodeados por un círculo de nueve pares de microtúbulos periféricos. Los cilios surgen de estructuras cilíndricas densas en electrones, llamadas **cuerpos basales**, en el citoplasma apical, justo debajo de la membrana celular. Hay muchas mitocondrias en la superficie apical de las células con cilios móviles. La función de los cilios es ayudar al transporte de material a lo largo de la superficie de las células epiteliales. Los cilios están presentes en el epitelio cilíndrico ciliado seudoestratificado del tracto respiratorio y en el epitelio cilíndrico simple ciliado del oviducto (trompa de Falopio). (2) Las *microvellosidades* son más pequeñas que los cilios; cada una tiene un núcleo compuesto por **microfilamentos de actina**. Las microvellosidades están ancladas a una estructura de red llamada **red terminal**, que contiene filamentos de actina para estabilizar la microvellosidad. Estas estructuras especializadas aumentan la superficie apical para ayudar a la absorción. Por lo regular, las microvellosidades se observan en el epitelio cilíndrico simple que recubre el intestino delgado y en el epitelio cúbico simple que recubre los túbulos proximales del riñón. (3) Los *estereocilios* son microvellosidades largas, formadas por **microfilamentos de actina**, que contribuyen a la absorción. Se encuentran en el epitelio cilíndrico seudoestratificado del epidídimo y del conducto deferente del aparato reproductor masculino.

Especializaciones de la superficie lateral (dominio lateral)

La **superficie lateral** de las células epiteliales contiene uniones celulares y moléculas de adhesión celular que son responsables de la naturaleza cohesiva del tejido epitelial. Las conexiones intercelulares de las células epiteliales incluyen (1) las **uniones estrechas (zónula occludens)**, que rodean por completo los bordes celulares apicales para sellar las hendiduras intercelulares subyacentes del entorno exterior; (2) las **uniones adherentes (zónula adherens/desmosoma de banda)**, que se encuentran justo debajo de la unión estrecha, formando también una unión en forma de banda que rodea toda la célula y sirve para unir las células adyacentes; (3) los **desmosomas (mácula adherens)**, situados debajo de las uniones adherentes, también ayudan a la unión entre células (el **complejo de unión** está compuesto por la unión estrecha, la unión adherente y el desmosoma); y (4) las **conexiones comunicantes (uniones intercelulares comunicantes)**, que son **uniones comunicantes**, proporcionan un canal de baja resistencia para permitir el paso de iones y pequeñas moléculas entre las células adyacentes. Las conexiones comunicantes no solo están presentes en los tejidos epiteliales, sino que también se encuentran en muchos otros tejidos (músculo liso, músculo cardiaco y tejidos nerviosos) del organismo. Sin embargo, las conexiones comunicantes no están presentes en el músculo esquelético, las células sanguíneas y los espermatozoides.

Especializaciones de la superficie basal (dominio basal)

Las células epiteliales descansan sobre una **membrana basal**, formada por una **lámina basal** y una **lámina reticular**, que proporcionan una base subyacente para las células. El término «membrana basal» se utiliza en la observación con microscopia óptica, aunque la membrana basal suele ser difícil de visualizar con el microscopio óptico. Los términos «lámina basal» y «lámina reticular» son términos ultraestructurales y se refieren a características que requieren microscopia electrónica para ser vistas. Las células epiteliales producen su propia membrana basal. Las células se anclan a la membrana basal mediante **hemidesmosomas**, uniones que conectan las células con la membrana basal subyacente. En algunas células epiteliales (p. ej., en el epitelio de los conductos excretores de las glándulas salivales) también puede haber un **plegamiento de la membrana plasmática basal**. Se trata de una ondulación de la membrana celular en las regiones basales (y a veces laterales) de la célula, que aumenta la superficie celular y participa en el transporte de iones y fluidos. Hay muchas **mitocondrias** en las inmediaciones del pliegue de la membrana plasmática. Estas producen trifosfato de adenosina (ATP) para el transporte activo. La combinación del pliegue de la membrana plasmática y la concentración de mitocondrias da lugar a un aspecto estriado en algunas de las células epiteliales.

SINOPSIS 3-1 Funciones del tejido epitelial

■ Favorece el deslizamiento entre dos superficies (mesotelio de la cavidad pleural).
■ Percibe los cambios en la presión arterial, la tensión de oxígeno y el flujo sanguíneo y controla la coagulación de la sangre (endotelio de los vasos sanguíneos).
■ Expulsa el exceso de líquido del estroma y mantiene la córnea limpia (epitelio plano simple en la córnea).
■ Media el intercambio de gases (neumocitos tipo 1 y epitelio plano simple en los alveolos del pulmón).
■ Absorbe material de un lumen (epitelio cúbico simple en riñón y epitelio plano simple en intestinos delgado y grueso).
■ Transporta material a lo largo de una superficie (epitelio plano ciliado seudoestratificado en el tracto respiratorio).
■ Proporciona un conducto para los fluidos (epitelios cúbicos y cilíndricos simples y estratificados que forman los conductos de algunas grandes glándulas exocrinas).
■ Protege el cuerpo de la abrasión y las lesiones (epitelio plano estratificado en la piel y el esófago).
■ Se vuelve muy distensible cuando la vejiga se llena de orina y el tejido se estira (epitelio de transición en la vejiga).
■ Secreta moco, hormonas y proteínas (epitelio secretor, glándulas).

Características de las células epiteliales

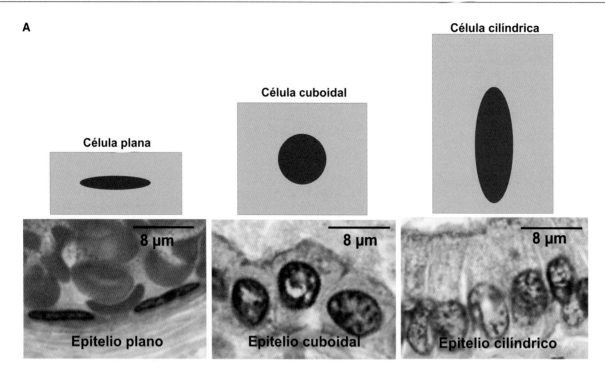

Figura 3-1A. Formas de las células epiteliales.

Las **células epiteliales** son las unidades básicas del epitelio. Las células epiteliales tienen varias formas, las más comunes son las planas, la cuboidal y la cilíndrica. Las células epiteliales planas tienen una forma plana "escamosa" y sus núcleos suelen aparecer aplanados. La anchura de las células epiteliales planas es mucho mayor que su altura. Las células epiteliales cuboidales tienen una forma "**cuboidal**", con su anchura y altura un tanto iguales, como una caja. Los núcleos de las células epiteliales cuboidales suelen tener un aspecto redondo y estar situados en el centro de la célula. Las células epiteliales cilíndricas tienen una forma cilíndrica "**columnar**" porque su altura es mayor que su anchura. Las células epiteliales cilíndricas son alargadas, con un núcleo ovoide que suele estar situado en la región basal de la célula. Además de tener formas diferentes, las células epiteliales dentro del epitelio se organizan en capas. Un epitelio con una sola capa de células epiteliales se denomina **epitelio simple**, mientras que aquel con dos o más capas de células se denomina **epitelio estratificado**. Las formas de las células epiteliales y el número de capas en que se organizan ayudan a clasificar el tipo de epitelio en el que residen. La clasificación del epitelio está determinada por la forma de su capa más externa de células y por el número de capas que la componen. La forma de las células epiteliales y el número de capas de estas células dentro de un epitelio están correlacionados con su función. Por ejemplo, el **epitelio plano simple** forma el revestimiento de los vasos sanguíneos, y su única capa de células aplanadas proporciona una superficie lisa que permite un flujo sanguíneo expedito, el intercambio de oxígeno y nutrientes y el control de la coagulación sanguínea. El **epitelio plano estratificado**, por ejemplo, forma la epidermis de la piel, que proporciona al cuerpo una fuerte protección contra la abrasión, la deshidratación y la infección. Las células epiteliales también tienen una **superficie apical** única y característica (**dominio apical**), una **superficie lateral** (**dominio lateral**) y **una superficie basal** (**dominio basal**).

Superficie basal (dominio basal)

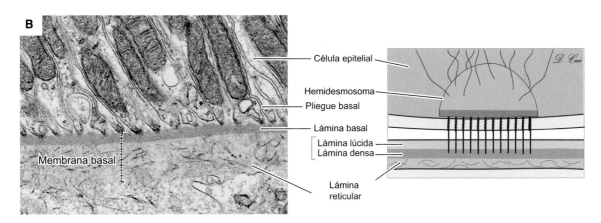

Figura 3-1B. Especializaciones del dominio basal. ME, ×18 360

Las células epiteliales se apoyan en una **membrana basal** a la que se anclan mediante uniones, los **hemidesmosomas**. La **membrana basal** está formada por la **lámina basal** y la **lámina reticular**. La **lámina basal** también está compuesta por dos finas capas de estructuras: la **lámina lúcida** y la **lámina densa**. En general, la **membrana basal** proporciona una base subyacente para las células epiteliales suprayacentes. En algunas células epiteliales también se pueden encontrar **pliegues de la membrana plasmática basal (pliegue basal)** o basolateral. Estos pliegues de la membrana plasmática penetran en el citoplasma y aumentan la superficie de la región basal de la membrana plasmática de la célula epitelial. Esta mayor superficie aumenta el transporte de iones y fluidos de la célula epitelial. Estos pliegues también contienen numerosas mitocondrias que proporcionan la energía ATP necesaria para impulsar el transporte activo de iones y fluidos.

Superficie apical (dominio apical)
CILIOS

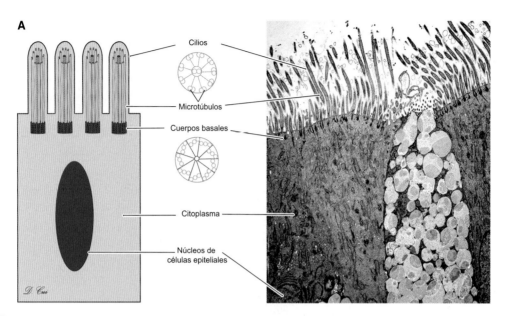

Figura 3-2A. Cilios de las células epiteliales. ME, ×6 300

La especialización de la superficie apical (dominio apical) de las células epiteliales puede revelar **cilios, microvellosidades** y **estereocilios**, según su ubicación y función. Existen dos tipos de **cilios**: cilios móviles y cilios no móviles. (1) Los **cilios móviles** son estructuras alargadas que tienen la capacidad de moverse. Se encuentran en el epitelio respiratorio (epitelio cilíndrico seudoestratificado ciliado). En esta microscopia electrónica, los **cilios** surgen de los **cuerpos basales** y forman la superficie apical de una célula epitelial cilíndrica adyacente a una célula caliciforme productora de moco. Cada cilio está compuesto por **microtúbulos** en una **disposición 9+2** (nueve pares, o dobletes, de microtúbulos en la periferia y dos microtúbulos separados en el centro). Cada **cuerpo basal** también está compuesto por microtúbulos, pero están dispuestos en un patrón de nueve triplets periféricos y sin microtúbulos centrales. Cada cuerpo basal sostiene su cilio asociado y sirve de lugar de crecimiento para los microtúbulos. Los cilios móviles producen un movimiento ondulatorio y ayudan a eliminar el moco que contiene microorganismos y desechos del tracto respiratorio. Los cilios móviles también se encuentran en el revestimiento epitelial de las trompas de Falopio, donde ayudan a mover los ovocitos hacia el útero. (2) Los **cilios no móviles** también se denominan **cilios primarios** y no tienen ninguna función móvil. Por lo general solo hay un cilio primario por célula. Los cilios primarios especializados sirven ante todo como antenas sensoriales para las células, incluidos ejemplos como las células ciliadas y las células epiteliales olfativas.

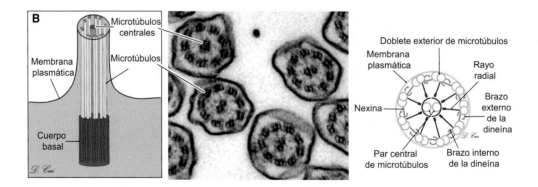

Figura 3-2B. Estructura interna de los cilios. ME, ×74 000

Los microtúbulos forman el núcleo interno de los cilios y están anclados en el cuerpo basal. La estructura del axonema (núcleo) de un cilio puede apreciarse con facilidad en una vista transversal a gran aumento. Los microtúbulos tienen una forma extremadamente ordenada, que consiste en dos microtúbulos centrales separados, rodeados por nueve conjuntos de microtúbulos dobles. Esta configuración suele denominarse disposición 9+2. Las proteínas asociadas con los microtúbulos son la **dineína**, la **nexina** y el **rayo radial**, que se encuentran en la parte distal del cilio. Las **dineínas axonémicas** (dineína interna y externa) son proteínas motoras que forman puentes cruzados entre dos microtúbulos adyacentes, lo que permite el movimiento de uno a otro. La nexina es la proteína de enlace entre los dobletes que ayuda tanto a mantener el espacio a lo largo de los microtúbulos como a mantenerlos unidos. El rayo radial es una proteína de varias unidades que desempeña un papel esencial en el movimiento mecánico del cilio y en la transmisión de señales que regulan la actividad de la dineína.

MICROVELLOSIDADES Y ESTEREOCILIOS

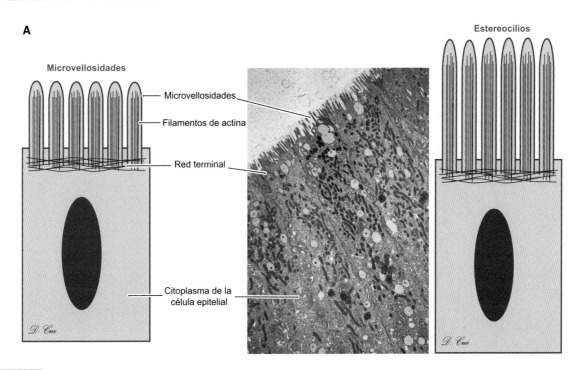

Figura 3-3A. Microvellosidades y estereocilios de las células epiteliales. ME, ×6 300

Las **microvellosidades** y los **estereocilios** son otras dos formas de especialización de las superficies apicales (dominios apicales) de las células epiteliales. (1) Más pequeñas que los cilios, las **microvellosidades** tienen unos **0.08 µm** de diámetro y **1 µm** de longitud. Cada microvellosidad tiene un núcleo compuesto por 20 a 30 **filamentos de actina** conocidos como **microfilamentos**. Las **microvellosidades** están ancladas a la estructura de la **red terminal**, que contiene sobre todo **filamentos de actina (microfilamentos)** y proteínas asociadas. Muchos ejemplos de epitelios cilíndricos y cúbicos comprenden células que llevan **microvellosidades,** pero las células absorbentes que recubren el **intestino delgado** proporcionan el principal ejemplo de microvellosidades fuertemente empaquetadas que proporcionan un pronunciado aumento de la superficie de la membrana plasmática. (2) Los **estereocilios** son **microvellosidades largas,** y tienen una estructura interna como la de las microvellosidades. Tienen menos de **0.1 µm** de diámetro y **10 µm** o **más** de longitud. Los **estereocilios,** a veces llamados **estereovellosidades,** pueden encontrarse en el epitelio que recubre el **epidídimo** y los **conductos deferentes** del sistema reproductor masculino. Tanto las microvellosidades como los estereocilios no son móviles, pero ambos aumentan en gran medida la superficie de las células epiteliales y ayudan a la absorción.

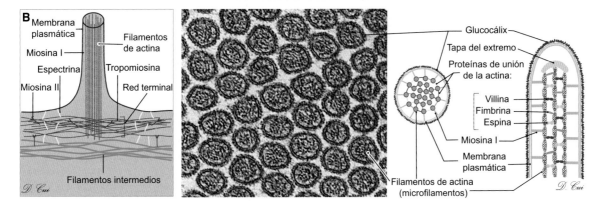

Figura 3-3B. Estructura interna de las microvellosidades. ME, ×74 000

Los **filamentos de actina (microfilamentos)** forman el núcleo interno de las microvellosidades y se extienden desde la **red terminal** hasta las **microvellosidades.** La proteína citoesquelética **espectrina** proporciona estabilidad a los filamentos de actina dentro de la **red terminal** y a la **membrana plasmática.** La **miosina I** es una proteína que se encuentra en la región periférica de las microvellosidades, mientras que las proteínas **miosina II** y **tropomiosina** se encuentran en la red terminal. La interacción de la miosina I, la miosina II y la tropomiosina con los **filamentos de actina** en el núcleo de las microvellosidades que está anclado en la **red terminal** permite la ligera contracción de estos filamentos de actina. Los filamentos de actina dentro de cada **microvellosidad** están unidos por **proteínas de unión de actina,** entre las que se encuentran la **villina,** la **fimbrina** y la **espina.** La villina también puede encontrarse en la punta (tapa del extremo) de la microvellosidad. En el corte transversal, los filamentos de actina aparecen como un grupo de pequeños puntos, y el revestimiento difuso de las membranas de las microvellosidades es el **glucocálix.**

Tres especializaciones apicales del epitelio

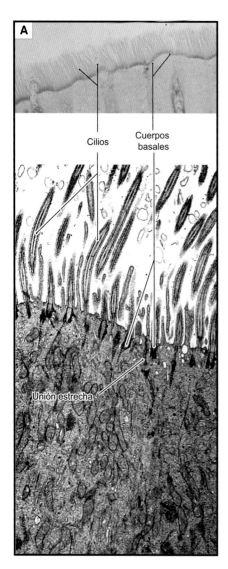

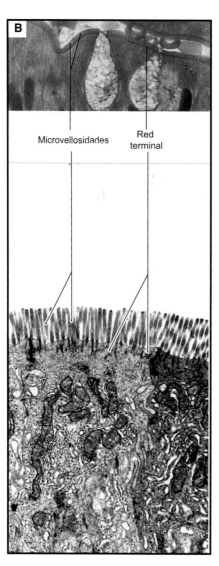

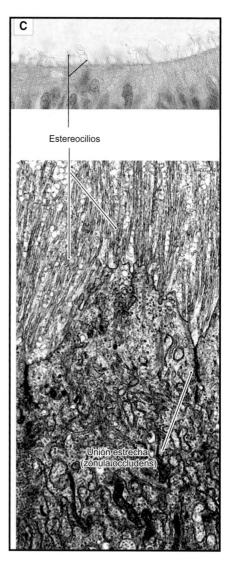

Figura 3-4A. Cilios, cuerpo basal y complejo de unión. ME, ×9 500; fotomicrografía en color en el *recuadro* ×724

Figura 3-4B. Microvellosidades, red terminal y complejo de unión. ME, ×9 500; fotomicrografía en color en el *recuadro* ×723

Figura 3-4C. Estereocilios y complejo de unión. ME, ×9 500; fotomicrografía en color en el *recuadro* ×565

Los **cilios** tienen un diámetro de 0.2 µm y una longitud de 5 a 10 µm, por lo que pueden verse como estructuras individuales con el microscopio óptico. El núcleo (**axonema**) de cada cilio está compuesto por **microtúbulos** y proteínas asociadas, sobre todo el motor molecular **dineína**. Los microtúbulos están dispuestos en forma de nueve dobletes periféricos con dos singuletes centrales. Cada cilio se extiende desde un **cuerpo basal** justo por debajo de la superficie apical de la célula epitelial. Los cuerpos basales también tienen microtúbulos como componente principal. Estos forman un conjunto ordenado de nueve tripletes periféricos sin microtúbulos centrales, una disposición que también se observa en los **centríolos**.

Las **microvellosidades** del epitelio intestinal tienen unos 0.08 µm de diámetro y 1 µm de longitud, por lo que no pueden distinguirse como estructuras individuales con el microscopio óptico, pero la hilera de microvellosidades apretadas puede verse como un **borde en cepillo**. El núcleo de cada microvellosidad contiene un haz de **filamentos de actina** de 6 nm, que se extienden desde los filamentos de actina que forman la **red terminal** justo debajo de la superficie apical de la célula.

Los **estereocilios** son **microvellosidades** extremadamente largas. Al igual que las microvellosidades ordinarias, los estereocilios tienen menos de 0.1 µm de diámetro, pero pueden alcanzar longitudes de 10 µm o más. Los estereocilios son característicos del epitelio cilíndrico seudoestratificado del conducto epidídimo, que es el lugar de absorción de los grandes volúmenes de líquido testicular producidos por los **túbulos seminíferos**. La gran superficie que ofrecen los estereocilios tal vez contribuya a esta función.

Superficie lateral (dominio lateral)

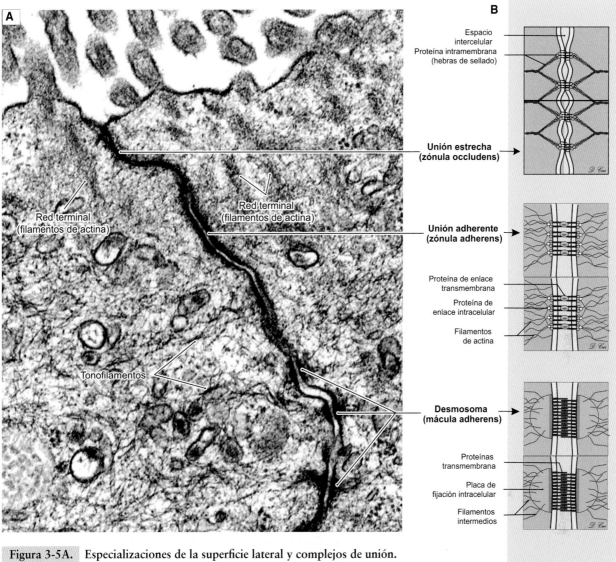

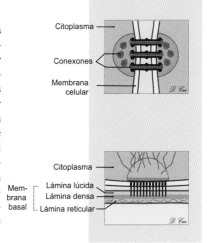

Figura 3-5A. Especializaciones de la superficie lateral y complejos de unión.
ME, ×70 000

La superficie lateral de las células epiteliales contiene uniones célula a célula y moléculas de adhesión célula a célula que son responsables de la naturaleza cohesiva del tejido epitelial. Se pueden distinguir los tres tipos de uniones célula a célula que suelen componer el **complejo de unión**. (1) La **unión estrecha** (**zónula occludens**) tiene filamentos ramificados de proteínas intermembrana que facilitan la fusión entre el **plasmalema** de dos células adyacentes. Esta fusión impide con eficacia que los materiales del espacio extracelular atraviesen el epitelio a través del paso entre células adyacentes. (2) La **unión de la zónula adherens** (**unión adherente/zónula adherens**) compuesta por proteínas transmembrana e intracelulares proporciona un collar de adhesión mecánica entre las células vecinas. El citoesqueleto de cada célula a nivel de la **zónula adherens** está formado de modo predominante por **filamentos de actina** en una red denominada **red terminal**. (3) El **desmosoma** (**mácula adherens**) es una estructura de un conjunto de uniones dispersas que proporcionan una adhesión mecánica en forma de puntos entre las células adyacentes. Los **filamentos de citoqueratina** (**tonofilamentos**) del **citoesqueleto** están anclados en las placas de adhesión en las dos superficies citoplasmáticas de cada **desmosoma**.

Figura 3-5B. Representación simplificada de los componentes del complejo de unión.

Las conexiones intercelulares (célula a célula) de las células epiteliales incluyen (1) **uniones estrechas** (**zónula occludens**), (2) **uniones adherentes** (zónula adherens), (3) **desmosomas** (mácula adherens), (4) **conexiones comunicantes** y (5) **hemidesmosomas**. Un complejo de unión está compuesto por una unión estrecha, una unión adherente y un desmosoma. Véase la sinopsis 3-1 para obtener información detallada.

SINOPSIS 3-2 Estructuras especializadas de la célula epitelial

■ **Superficie apical (dominio):** expuesta a un medio luminal o externo; sitio de función primaria (absorción, protección, etc.).
  - ■ Los *cilios*, compuestos por microtúbulos en una disposición de 2+9 dobletes, surgen de los cuerpos basales (que contienen microtúbulos en una disposición de nueve tripletes periféricos). Los cilios móviles tienen la capacidad de moverse y ayudan a transportar material a través de la superficie del epitelio. Los cilios no móviles (cilios primarios), que no tienen capacidad de movimiento, sirven ante todo como antenas sensoriales (p. ej., se encuentran en las células ciliadas del oído interno y en las células epiteliales olfativas). Las proteínas asociadas con los microtúbulos son la **dineína**, la **nexina** y el **rayo radial**.
  - ■ Las *microvellosidades* están compuestas por filamentos de actina (microfilamentos) anclados a una **red terminal**. Las **proteínas de unión de la actina** incluyen la **villina**, la **fimbrina** y la **espina**. La espectrina es una proteína del citoesqueleto que proporciona estabilidad. Otras proteínas asociadas con la actina que incluyen la miosina I, la miosina II y la tropomiosina tienen actividad contráctil. Las microvellosidades están recubiertas por un glucocálix, y aumentan la superficie apical de una célula epitelial para incrementar su absorción (p. ej., se encuentran en el revestimiento interno del intestino).
  - ■ Los *estereocilios* están compuestos por **filamentos de actina (microfilamentos)**. Son microvellosidades especialmente largas que tienen una estructura interna similar a la de las microvellosidades y que ayudan a la absorción (p. ej., se encuentran en las células epiteliales que recubren el epidídimo y los conductos deferentes).
■ **Superficie lateral (dominio):** superficie celular yuxtapuesta a la superficie lateral de otra célula y asociada con complejos de unión.
■ **Complejos de unión:** conexiones intercelulares de las células epiteliales o entre una célula y la matriz extracelular.
  - ■ Las *uniones estrechas (zónula occludens)*, son proteínas de membrana especializadas entre las superficies apical y lateral de la célula. Rodean los bordes apicales y sirven como barreras impermeables. Las principales proteínas de unión transmembrana son las **ocludinas**, las **claudinas** y **las proteínas ZO**. Los **filamentos de actina (microfilamentos)** sirven de soporte citoesquelético para la unión estrecha.
  - ■ Las *uniones de adherencia (zónula adherens)* por debajo de las uniones estrechas, forman uniones en forma de banda y unen el citoesqueleto de una célula con las células vecinas. Proporcionan estabilidad mecánica a las células. Las principales proteínas de unión transmembrana son los **complejos E-cadherina y catenina**. Los **filamentos de actina (microfilamentos)** también sirven de soporte del citoesqueleto para la unión de adherencia.
  - ■ Los *desmosomas (mácula adherens)*, son uniones en forma de punto que ayudan a la adhesión de célula a célula. Las principales proteínas de unión transmembrana son las **desmogleínas** y las **desmocolinas (cadherinas)**. Los **filamentos intermedios** sirven de soporte citoesquelético para los desmosomas.
  - ■ Los *hemidesmosomas* son uniones que anclan las regiones basales de las células epiteliales a la lámina basal de la membrana basal. Las **integrinas** sirven como proteínas de enlace principal y los **filamentos intermedios** sirven de soporte citoesquelético para los hemidesmosomas.
  - ■ Las *conexiones comunicantes*, también conocidas como **uniones comunicantes**, permiten el paso de iones y pequeñas moléculas entre células vecinas. La **conexina** sirve de proteína de enlace principal para las conexiones comunicantes.
■ **Superficie basal (dominio):** superficie celular asociada con hemidesmosomas y una membrana basal. También puede haber pliegues basolaterales.
  - ■ Un *hemidesmosoma* es la unión (la mitad de un desmosoma) que conecta las células con la membrana basal subyacente.
  - ■ La *membrana basal* está formada por la **lámina basal (lámina lúcida y lámina densa)** y la **lámina reticular**, que proporcionan una lámina subyacente para las células epiteliales.
  - ■ Los *pliegues basolaterales* son corrugaciones de la membrana celular en las regiones lateral y basal de la célula, que aumentan la superficie celular y están implicadas en el transporte de iones y fluidos.

Clasificación del tejido epitelial

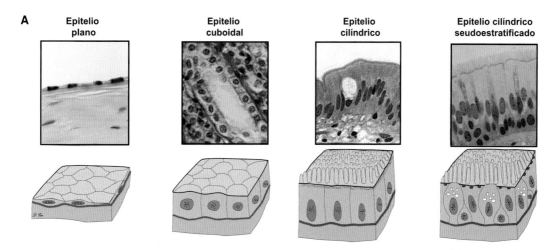

A   Epitelio plano   Epitelio cuboidal   Epitelio cilíndrico   Epitelio cilíndrico seudoestratificado

Figura 3-6A. Generalidades de los tipos de epitelios simples (**una capa de células epiteliales**).

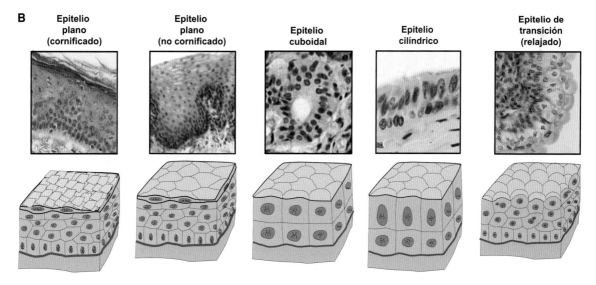

B   Epitelio plano (cornificado)   Epitelio plano (no cornificado)   Epitelio cuboidal   Epitelio cilíndrico   Epitelio de transición (relajado)

Figura 3-6B. Generalidades de los tipos de epitelios estratificados (**dos o más capas de células epiteliales**).

El **epitelio** puede clasificarse como **simple** o **estratificado** en función del número de capas de células. El epitelio también se clasifica según la forma de las células de la capa más superficial (tabla 3-1).

TABLA 3-1   Clasificación del epitelio

Forma de las células superficiales	Epitelio simple (capa unicelular)	Epitelio estratificado (capas multicelulares)
Plano	Epitelio plano simple	Epitelio liso estratificado (cornificado)
		Epitelio liso estratificado (no queratinizado)
Cúbico	Epitelio cúbico simple	Epitelio cúbico estratificado
Cilíndrico	Epitelio cilíndrico simple	Epitelio cilíndrico estratificado
	Epitelio cilíndrico seudoestratificado	
Cúpula		Epitelio de transición (relajado)
De la cúpula al plano		Epitelio de transición (distendido)

Epitelio plano simple

MESOTELIO

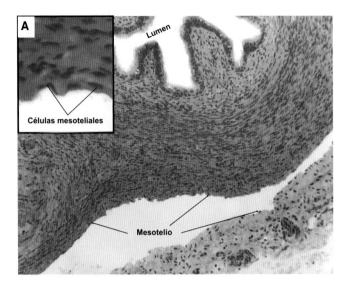

Figura 3-7A. Epitelio plano simple, mesotelio del oviducto. H&E, ×155; *recuadro* ×310

El **mesotelio** es un término que designa la capa epitelial de las membranas serosas (**peritoneo, pleura** y **pericardio**) que revisten las cavidades corporales y cubren los órganos que se proyectan en ellas. El otro componente de estas membranas es la capa de tejido conectivo suelto que se encuentra debajo del mesotelio. La membrana que recubre la pared de la cavidad constituye la **capa parietal**, y la **capa visceral (serosa)** cubre los órganos situados dentro de la cavidad.

El mesotelio segrega un **líquido lubricante** resbaladizo que permite que los órganos se deslicen con facilidad entre sí o contra la pared de la cavidad (p. ej., el corazón que late, los pulmones que se expanden o contraen, la actividad peristáltica del intestino) sin dañar el mesotelio.

El exceso de líquido en una cavidad revestida de mesotelio se denomina "derrame", por ejemplo, un **derrame pleural**. La inflamación de la pleura se denomina **pleuresía**; la del peritoneo, **peritonitis**, y la del pericardio, **pericarditis**. Estas pueden existir en conjunto con una variedad de condiciones clínicas o enfermedades.

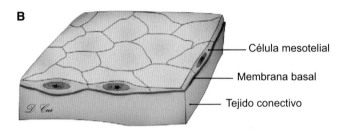

Figura 3-7B. Representación de un epitelio plano simple que recubre una cavidad corporal.

Las **células mesoteliales** son aplanadas, por lo general de aspecto pentagonal, y forman bordes irregulares entre sí. La **membrana basal** está justo adyacente al mesotelio, que apenas es visible con el microscopio óptico. La membrana basal incluye la **lámina basal** y una capa adicional, la **lámina reticular**. El término "lámina basal" se utiliza a nivel del microscopio electrónico e incluye la **lámina densa** y la **lámina lúcida**. El **tejido conectivo** se encuentra debajo de la membrana basal. El tejido conectivo suelto que se halla bajo las membranas basales de los mesotelios es el segundo componente de las membranas serosas que recubren las **cavidades peritoneal, pleural** y **pericárdica**.

CORRELACIÓN CLÍNICA

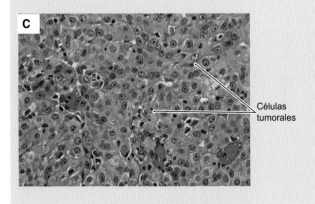

Figura 3-7C. Mesotelioma.

El **mesotelioma** (cáncer del mesotelio) es una neoplasia que surge de las superficies de las cavidades **pleural** y **peritoneal**. Solo en ocasiones se encuentra en el mesotelio **pericárdico**. Este tipo de tumor se observa con mayor frecuencia en personas que estuvieron expuestas al asbesto o que fuman. Las células del mesotelioma desarrollan microvellosidades largas, delgadas y curvadas. Estos tumores pueden invadir tejidos y órganos cercanos. En general, las células cancerosas son las que pueden **hacer metástasis** (extenderse) desde su lugar de origen a partes distantes del cuerpo, y los mesoteliomas no son una excepción. El sistema linfático es una vía común a través de la cual puede producirse la metástasis.

A

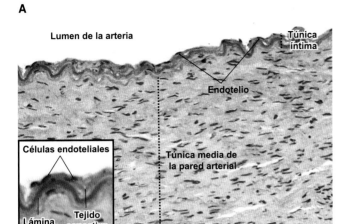

Lumen de la arteria

Túnica íntima

Endotelio

Células endoteliales

Túnica media de la pared arterial

Lámina elástica interna

Tejido conectivo sub-endotelial

Figura 3-8A. Epitelio plano simple, endotelio de los vasos sanguíneos. H&E, ×219; *recuadro* ×310

El **epitelio plano simple** que recubre la superficie del lumen de todos los tipos de vasos sanguíneos y linfáticos se denomina **endotelio** (a veces **endotelio vascular**). En este ejemplo, una sola capa de células planas recubre la capa interna, la **túnica íntima**, de una arteria media. Las células endoteliales son aplanadas y alargadas, y siempre descansan sobre una fina **membrana basal**. Para ver las características ultraestructurales de la membrana basal es necesario recurrir a la microscopia electrónica. Las células endoteliales de los vasos perciben los cambios en la presión arterial, la tensión de oxígeno y el flujo sanguíneo y responden a ellos con la segregación de sustancias, que tienen efectos sobre el tono del músculo liso vascular. Las células endoteliales también son importantes en el control de la coagulación de la sangre; el endotelio produce el factor de von Willebrand que media la adhesión de las plaquetas al colágeno en los tejidos conectivos subendoteliales en el lugar de la lesión para detener la hemorragia. También producen sustancias anticoagulantes que impiden la coagulación de la sangre y permiten que esta fluya sin obstáculos en condiciones normales.

B

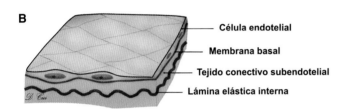

Célula endotelial

Membrana basal

Tejido conectivo subendotelial

Lámina elástica interna

Figura 3-8B. Representación del epitelio plano simple, endotelio de la arteria.

Estas **células endoteliales** son aplanadas y alargadas, orientadas en paralelo a la dirección del flujo sanguíneo, y descansan sobre una **membrana basal**. Las células y la membrana basal están unidas por unas uniones denominadas **hemidesmosomas**. Debajo de la membrana basal hay una **capa subendotelial de tejido conectivo**. La estructura ondulada se denomina **lámina elástica interna**. El endotelio, el tejido conectivo subendotelial y la lámina elástica interna constituyen la **túnica íntima**.

CORRELACIÓN CLÍNICA

C

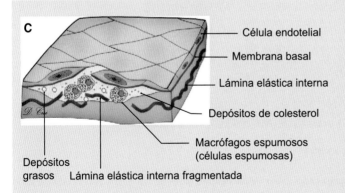

Célula endotelial

Membrana basal

Lámina elástica interna

Depósitos de colesterol

Macrófagos espumosos (células espumosas)

Depósitos grasos

Lámina elástica interna fragmentada

Figura 3-8C. Ateroesclerosis.

La **ateroesclerosis** es la formación de depósitos de placas amarillentas que contienen colesterol, material lipoide y **lipófagos (macrófagos)**. Estos depósitos forman las capas más internas de las arterias grandes y medianas. Son en especial importantes, desde el punto de vista clínico, las placas que se forman en la bifurcación de la arteria carótida común con las arterias carótidas interna y externa y en los vasos cerebrales. Aunque hay muchas causas posibles de las placas, las más comunes son la **disfunción endotelial**, la **dislipidemia**, los factores inflamatorios e inmunológicos y la **hipertensión**. Como se muestra en esta imagen, los depósitos de **colesterol** y **material graso** se acumulan en las capas internas del vaso, lo que da lugar a daños en la pared del vaso, incluida la alteración del **endotelio**. Cuando estos depósitos, se endurecen, pueden ocluir el flujo sanguíneo a tejidos distantes, y pueden formarse coágulos de sangre en el colágeno expuesto en el tejido conectivo subendotelial. La formación de coágulos o el desprendimiento de trozos de placa pueden provocar una oclusión vascular y un **evento vascular cerebral**.

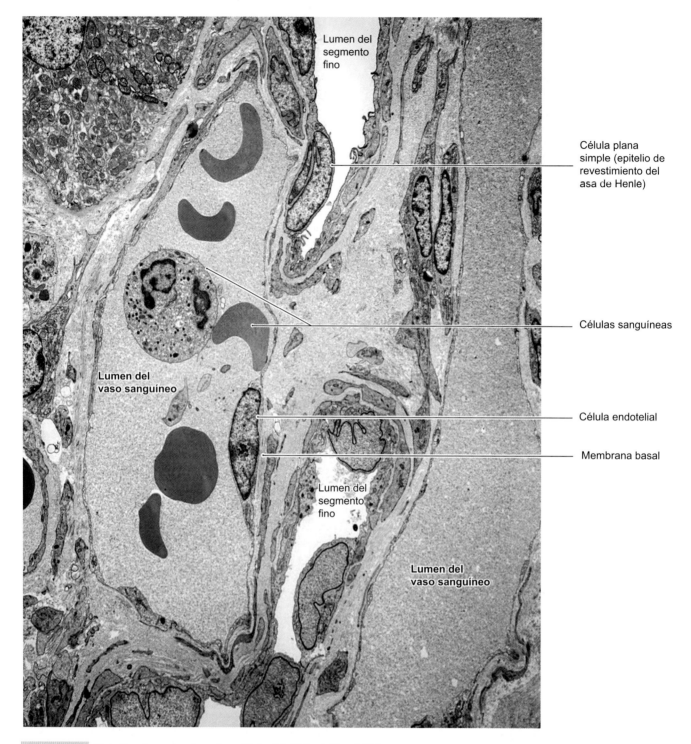

Lumen del
segmento
fino

Célula plana
simple (epitelio de
revestimiento del
asa de Henle)

Células sanguíneas

Lumen del
vaso sanguíneo

Célula endotelial

Membrana basal

Lumen del
segmento
fino

Lumen del
vaso sanguíneo

Figura 3-9.   **Epitelio plano simple en la médula del riñón.** ME, ×8 900

Esta vista de la médula del riñón ofrece dos ejemplos de **epitelio plano simple**. Las **células endoteliales** de los vasos (vasa recta) son en extremo delgadas, excepto en el núcleo. En el **lumen del vaso sanguíneo** se pueden observar eritrocitos, un neutrófilo y una plaqueta. Las células que forman los túbulos renales mostrados aquí son escamosas, pero no son tan finas como las células endoteliales. Estos túbulos son segmentos delgados del **asa de Henle**. Hay una considerable difusión de agua entre los vasos vasa recta y los túbulos renales en la médula.

Epitelio cúbico simple

GLÁNDULA TIROIDES

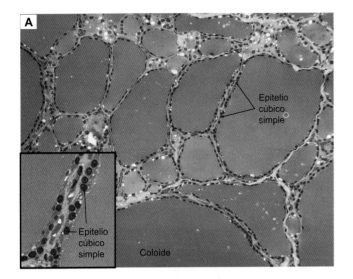

Figura 3-10A. Epitelio cúbico simple, glándula tiroides.
H&E, ×155; *recuadro* ×537

Las células epiteliales cuboidales simples que recubren los folículos tiroideos de la glándula tiroides se denominan **células foliculares**. Los folículos adyacentes están separados por una fina capa de tejido conectivo, que contiene ocasionales fibroblastos. Las células foliculares suelen tener una forma **cuboidal**, pero se convierten en columnares cuando son estimuladas o ante un estado de hiperfunción (**hipertiroidismo**: niveles excesivamente altos de secreción de hormonas tiroideas). En el otro extremo, estas células pueden volverse aplanadas y escuálidas cuando están inactivas o en un estado de hipofunción (**hipotiroidismo**: niveles excesivamente bajos de secreción de hormonas tiroideas).

Las células foliculares sintetizan y liberan un precursor (**tiroglobulina**) de las hormonas tiroideas (**T3** y **T4**) en el lumen del folículo, donde forma el coloide. Las hormonas tiroideas son esenciales para el desarrollo normal del cerebro y del cuerpo en los lactantes y para la regulación de la tasa metabólica en los adultos, y afectan al funcionamiento de todos los sistemas orgánicos.

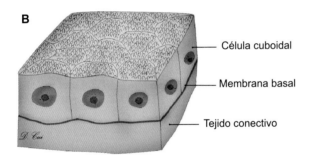

Figura 3-10B. Representación del epitelio cúbico simple que recubre el folículo tiroideo.

Una capa de **células cuboidales** descansa sobre una fina **membrana basal**. Los núcleos son redondos y están situados en el centro de la célula. Estas células tienen una gran cantidad de **retículo endoplásmico rugoso (RER)** y un **complejo de Golgi** elaborado en el citoplasma, lo que refleja su elevada actividad metabólica y la producción de gránulos secretores que contienen tiroglobulina. La tiroglobulina se secreta por **exocitosis** en el lumen folicular, donde se almacena en forma de **coloide**. La superficie apical (luminal) de estas células cuboidales se caracteriza por numerosas microvellosidades cortas.

CORRELACIÓN CLÍNICA

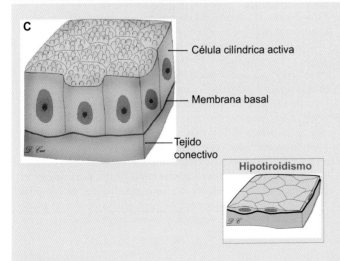

Figura 3-10C. Hipertiroidismo.

El **hipertiroidismo** es una enfermedad caracterizada por la sobreproducción de hormona tiroidea. En esta condición, las células foliculares han pasado de ser células cuboidales a convertirse en **células cilíndricas** como resultado de su alta actividad. Los síntomas incluyen nerviosismo, irritabilidad, aumento del ritmo cardiaco (**taquicardia**), aumento de la sudoración, dificultad para dormir, debilidad muscular, piel húmeda y caliente, manos temblorosas y pérdida de cabello. Este trastorno se observa con mayor frecuencia en mujeres de 20 a 40 años de edad. La **enfermedad de Graves**, la forma más común de hipertiroidismo, es el resultado de la presencia de anticuerpos en la sangre que imitan a la hormona estimulante de la tiroides, estimulando a esta para que crezca y segregue un exceso de hormona tiroidea. Los síntomas de la hiperfunción tiroidea también pueden ser inducidos por una medicación excesiva de la hormona tiroidea. En el otro extremo, en el **hipotiroidismo** hay niveles muy bajos de secreción de hormonas tiroideas y las células foliculares se convierten en células planas y escamosas; el paciente puede experimentar aumento de peso, somnolencia, fatiga y depresión.

TÚBULOS RENALES

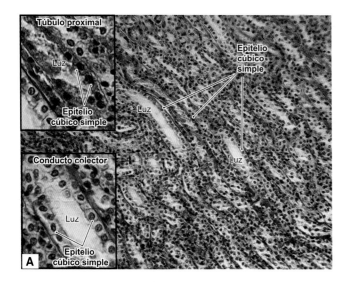

Figura 3-11A. Epitelio cúbico simple, túbulos del riñón. H&E, ×155; *recuadro* ×410

El aspecto de este epitelio varía en los distintos segmentos de los túbulos urinarios. Por ejemplo, en los túbulos proximales, las células cuboidales tienen un citoplasma teñido de rosa y muestran numerosas **microvellosidades** largas en la superficie apical. Las microvellosidades suelen llenar el lumen y pueden aparecer interrumpidas en las muestras histológicas, pero esto es un artefacto del deterioro *postmortem*. La acidofilia del citoplasma de las **células tubulares proximales** se debe en parte a las numerosas mitocondrias que proporcionan el ATP necesario para alimentar las bombas de iones en las membranas basolaterales de estas células. Las **células cuboidales** de los túbulos distales tienen microvellosidades cortas y escasas. Muestran menos acidofilia que los túbulos proximales, aunque tienen mitocondrias que alimentan las bombas de iones. Las células cuboidales que forman los **túbulos colectores** y los **conductos** tienen pocas microvellosidades y el citoplasma está menos teñido. Un defecto en los túbulos renales puede dar lugar a una **acidosis** tubular renal (acidosis y alteración electrolítica).

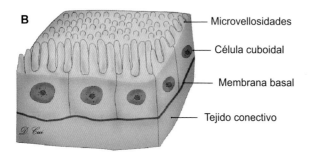

— Microvellosidades

— Célula cuboidal

— Membrana basal

— Tejido conectivo

Figura 3-11B. Representación del epitelio cúbico simple del túbulo proximal del riñón.

Estas **células epiteliales cuboidales** simples tienen núcleos redondos que se encuentran en el centro de las células. La superficie apical de la célula presenta abundantes **microvellosidades** largas, lo que indica funciones de absorción y secreción. La mayor parte del agua, el sodio, el cloro, los aminoácidos, las proteínas y la glucosa del filtrado glomerular son reabsorbidos por las células cuboidales de los túbulos proximales y transportados al **tejido conectivo** subyacente.

CORRELACIÓN CLÍNICA

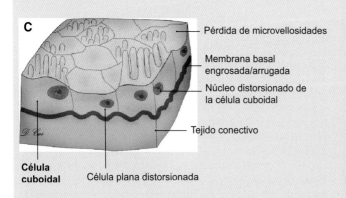

— Pérdida de microvellosidades

— Membrana basal engrosada/arrugada

— Núcleo distorsionado de la célula cuboidal

— Tejido conectivo

Célula cuboidal

Célula plana distorsionada

Figura 3-11C. Síndrome de Fanconi renal.

El **síndrome de Fanconi renal** es ante todo una alteración de la función tubular proximal en el riñón que deriva de una anormalidad en el revestimiento epitelial. La alteración del epitelio puede estar causada por diversos defectos genéticos (sobre todo en niños) y por determinados factores ambientales. El resultado es que algunas sustancias que deberían ser reabsorbidas en el torrente sanguíneo se eliminan en la orina. Estas sustancias incluyen glucosa, aminoácidos, fosfato, bicarbonato y calcio. Su pérdida en la orina puede provocar un retraso en el crecimiento en los niños y una disminución de la mineralización ósea (**raquitismo** en los niños, **osteomalacia** en los adultos).

Aquí se ilustran algunas características histológicas típicas del síndrome de Fanconi renal. Las células epiteliales se vuelven más **planas** que cuboidales, los **núcleos** están **distorsionados**, la **membrana basal** se **arruga** y **engrosa**, y las microvellosidades se **reducen** en número y longitud.

Epitelio cilíndrico simple
INTESTINO DELGADO

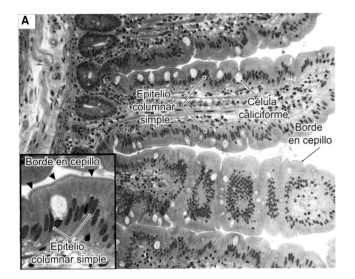

Figura 3-12A. Epitelio cilíndrico simple, intestino delgado. H&E, ×155; *recuadro* ×408

Esta es una sección tomada del íleon del intestino delgado. La superficie apical del **epitelio cilíndrico** muestra un **borde en cepillo**, formado por **microvellosidades** con un revestimiento de **glucocálix**. Las microvellosidades son estructuras en forma de dedo que aumentan la superficie de la membrana apical donde se produce la absorción de nutrientes. Las células con un citoplasma de apariencia vacía son **células caliciformes**, que son células secretoras de moco intercaladas entre las células absorbentes cilíndricas simples (**enterocitos**). Los núcleos de las células epiteliales son alargados, tienen forma de *"hot-dog"* y están situados hacia el extremo basal de las células. A veces, el epitelio cilíndrico simple parece tener varias capas debido al ángulo de corte, pero en realidad solo una capa de células se adhiere a la membrana basal. El **epitelio cilíndrico simple** es típico del revestimiento del tubo digestivo, y también se encuentra en los oviductos, los conductos eferentes y los conductos de algunas glándulas exocrinas.

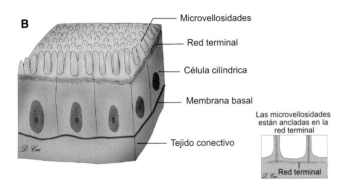

Figura 3-12B. Representación del epitelio cilíndrico simple en el intestino delgado.

En el intestino delgado, las **microvellosidades** mejoran las funciones digestivas y de absorción al aumentar el área de la membrana superficial de cada **célula epitelial cilíndrica**. Esto proporciona una zona ampliada de interfaz entre la superficie celular y los nutrientes del lumen. Cada microvellosidad tiene un núcleo compuesto por **microfilamentos de actina** anclados en una **red terminal** para estabilizar la microvellosidad. Aquí se ilustran las células columnares altas y delgadas y la relación de la red terminal. Las microvellosidades individuales, los microfilamentos de actina y los filamentos de actina de la red terminal no pueden verse con el microscopio óptico.

CORRELACIÓN CLÍNICA

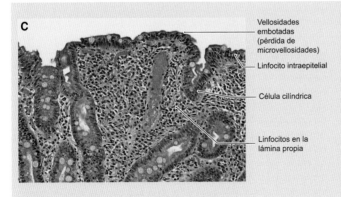

Figura 3-12C. Enfermedad celiaca.

La **enfermedad celiaca** es un trastorno del intestino delgado. El **gluten**, una sustancia presente en el trigo y la cebada, reacciona con el revestimiento del intestino delgado, lo que provoca un ataque del sistema inmunológico y daños en las microvellosidades y las vellosidades. Si no se trata, la enfermedad celiaca puede provocar malabsorción, anemia, enfermedades óseas y, en raras ocasiones, algunas formas de cáncer. El tratamiento más importante es evitar todos los alimentos que contienen gluten. Las características histológicas incluyen el embotamiento de las vellosidades, la presencia de linfocitos entre las células epiteliales (**linfocitos intraepiteliales**) y el **aumento de linfocitos** dentro de la **lámina propia** (tejido conectivo).

Epitelio cilíndrico seudoestratificado

TRÁQUEA

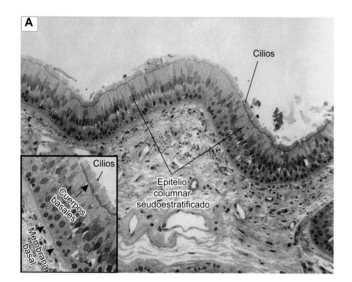

A

Cilios

Cilios

Cuerpos basales

Membrana basal

Epitelio columnar seudoestratificado

Figura 3-13A. Epitelio cilíndrico ciliado seudoestratificado, tráquea. H&E, ×155; *recuadro* ×247

Las células del **epitelio cilíndrico ciliado seudoestratificado** varían en forma y altura, y sus núcleos están escalonados, lo que da la falsa impresión de estar dispuestos en dos o tres capas de células. Sin embargo, el aspecto basal de cada célula está en contacto con la **membrana basal**. La mayoría de las células es alta y cilíndrica, pero también hay células basales cortas, algunas de las cuales son **células madre**. El tipo más extendido de epitelio cilíndrico seudoestratificado es el **ciliado**, que recubre la tráquea y los bronquios primarios, la trompa de Eustaquio y parte de la cavidad timpánica. El epitelio cilíndrico seudoestratificado **no ciliado** se encuentra en todo el epidídimo y los conductos deferentes del aparato reproductor masculino. Los cilios de las superficies apicales de algunas células están estrechamente empaquetados como las cerdas de un cepillo. La línea rosa indicada por la *flecha (recuadro)* está formada por los **cuerpos basales**, de los que surgen los cilios. La disposición de los núcleos en el epitelio cilíndrico seudoestratificado es más irregular que en el epitelio cilíndrico estratificado.

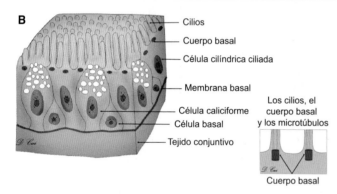

B

Cilios

Cuerpo basal

Célula cilíndrica ciliada

Membrana basal

Célula caliciforme

Célula basal

Tejido conjuntivo

Los cilios, el cuerpo basal y los microtúbulos

Cuerpo basal

Figura 3-13B. Representación del epitelio cilíndrico ciliado seudoestratificado de la tráquea.

Las **células caliciformes secretoras** están intercaladas entre las **células cilíndricas ciliadas**. Los cilios son estructuras alargadas y móviles que son 5 a 10 veces más largas que las microvellosidades. El núcleo de un cilio se compone de **microtúbulos**, que se insertan en **cuerpos basales**, estructuras electrónicamente densas en el citoplasma apical, justo debajo de la membrana celular. La función de los cilios es ayudar en el transporte de material a lo largo de la superficie de las células, como mover el moco y las partículas fuera del tracto respiratorio. Las **células basales** son cortas, están situadas en la parte basal del epitelio y no llegan al lumen. Puede parecer que el epitelio tiene más de una capa; en realidad, todas sus células están en contacto con la **membrana basal**.

CORRELACIÓN CLÍNICA

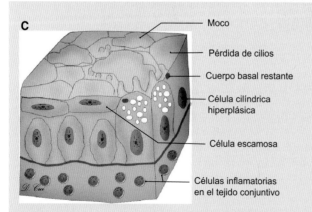

C

Moco

Pérdida de cilios

Cuerpo basal restante

Célula cilíndrica hiperplásica

Célula escamosa

Células inflamatorias en el tejido conjuntivo

Figura 3-13C. Bronquitis.

La **bronquitis** es una enfermedad caracterizada por la inflamación aguda o crónica de los bronquios. La inflamación puede ser causada por una **infección** (virus, bacterias) o por la **exposición a agentes irritantes** (tabaquismo o inhalación de contaminantes químicos o polvo). El tabaquismo es la principal causa de bronquitis crónica. El proceso inflamatorio inhibe la actividad característica de los **cilios**, que consiste en atrapar y eliminar los contaminantes. La inflamación también aumenta la secreción de **moco**. La zona inflamada de la pared bronquial se hincha y el exceso de moco puede obstruir las vías respiratorias. En la **bronquitis crónica**, el epitelio superficial puede sufrir **hiperplasia** y **pérdida de cilios**; el epitelio seudoestratificado suele ser sustituido por epitelio plano. Este proceso se denomina **metaplasia escamosa**.

EPITELIO RESPIRATORIO

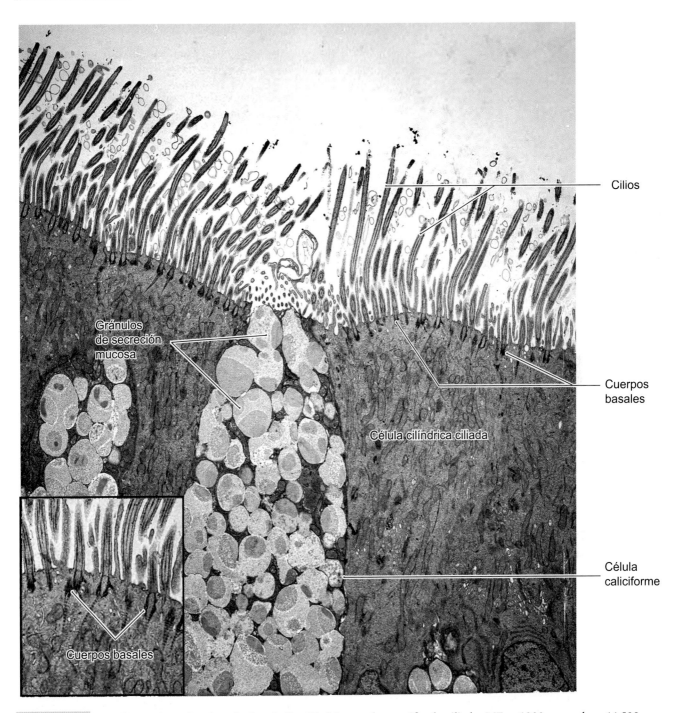

Etiquetas de la figura:
- Cilios
- Gránulos de secreción mucosa
- Cuerpos basales
- Célula cilíndrica ciliada
- Célula caliciforme
- Cuerpos basales

Figura 3-14. Epitelio respiratorio, ejemplo de epitelio cilíndrico seudoestratificado ciliado. ME, ×6 300; *recuadro* ×11 500

Esta vista del epitelio respiratorio incluye solo la mitad apical del espesor de este **epitelio cilíndrico seudoestratificado**. Aquí se muestran las **células caliciformes** y las **células ciliadas,** los dos tipos celulares más comunes de los cerca de cinco que componen el epitelio respiratorio. Las *células caliciformes* secretan **moco** en la superficie del epitelio. Este moco sirve para atrapar las partículas del aire que no han sido atrapadas por las fosas nasales. Las *células ciliadas* transportan el moco con cualquier material capturado hacia la laringe y la faringe. **Escalera mucociliar** es el término que a veces se utiliza para referirse a este sistema de transporte mucociliar que protege las delicadas estructuras respiratorias del pulmón de los microorganismos transportados por el aire y de las partículas extrañas.

Epitelio plano estratificado (cornificado)

PIEL GRUESA Y FINA

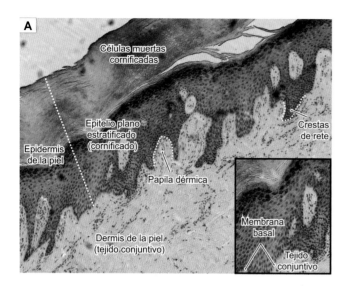

A

- Células muertas cornificadas
- Epitelio plano estratificado (cornificado)
- Epidermis de la piel
- Papila dérmica
- Crestas de rete
- Dermis de la piel (tejido conjuntivo)
- Membrana basal
- Tejido conjuntivo

Figura 3-15A. Epitelio plano estratificado, palma de la mano (piel gruesa). H&E, ×78; *recuadro* ×96

La **piel gruesa** (palmas de las manos y plantas de los pies) y la **piel delgada** (la mayoría de las demás superficies corporales) están cubiertas por **epitelio plano estratificado cornificado**. La piel incluye la epidermis (epitelio plano estratificado) y la dermis (tejido conjuntivo). La capa superior del epitelio plano estratificado cornificado está formada por células muertas (corneocitos), que carecen de núcleo. Esta dura **capa cornificada** resiste la fricción y es impermeable al agua. Las células de las capas externas del epitelio son aplanadas, y las de las capas medias y más basales son más poliédricas o cuboidales. Solo las células de la capa más profunda están en contacto con la membrana basal. Obsérvese que la interfaz entre el epitelio y el tejido conjuntivo subyacente está ampliada por características únicas, como las papilas dérmicas y las crestas de rete en la mayor parte del epitelio plano estratificado. La *línea blanca discontinua* indica la profundidad de la capa epitelial (epidermis) y los límites de la papila dérmica y la cresta de rete.

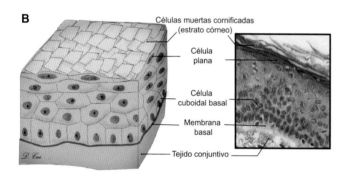

B

- Células muertas cornificadas (estrato córneo)
- Célula plana
- Célula cuboidal basal
- Membrana basal
- Tejido conjuntivo

Figura 3-15B. Epitelio plano estratificado en piel delgada. H&E, ×207

El **epitelio plano estratificado** que recubre la piel delgada es como el de la piel gruesa, aunque su **capa superficial cornificada (estrato córneo)** es mucho más delgada que en la piel gruesa. El epitelio plano estratificado cornificado está compuesto por varias capas de células. Las capas superficiales están formadas por células muertas cuyos núcleos y citoplasma se han sustituido por **queratina**. Bajo la capa cornificada se encuentra la **capa de células planas**; estas células son con forma de escamas. Las capas intermedias contienen células que son poliédricas. Las células cercanas a la **membrana basal** tienen forma **cuboidal** y se denominan **células basales**; son **células madre** que se dividen de modo continuo y migran desde la capa basal hacia la superficie a medida que se diferencian.

CORRELACIÓN CLÍNICA

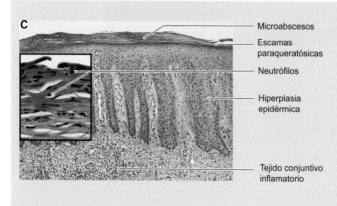

C

- Microabscesos
- Escamas paraqueratósicas
- Neutrófilos
- Hiperplasia epidérmica
- Tejido conjuntivo inflamatorio

Figura 3-15C. Psoriasis.

La **psoriasis** es una enfermedad inflamatoria crónica de la piel que se caracteriza por la presencia de placas de color rosado a salmón con escamas plateadas y bordes afilados. Se cree que las **reacciones inmunológicas mediadas por linfocitos T** son la causa de las características clínicas. Los síntomas y signos incluyen prurito, dolor en las articulaciones, picaduras en las uñas y decoloración de las mismas. Los exámenes patológicos revelan una epidermis engrosada causada por el aumento del recambio celular epidérmico y extensas **escamas paraqueratósicas** superpuestas. Los neutrófilos pueden migrar a la epidermis desde los capilares dilatados para formar **microabscesos** (dentro de la zona paraqueratósica de la **capa del estrato córneo** de la epidermis) y **micropústulas** (dentro de las **capas del estrato granuloso** y **espinoso** de la epidermis), como se muestra en esta figura.

Epitelio plano estratificado (no cornificado)

ESÓFAGO

A

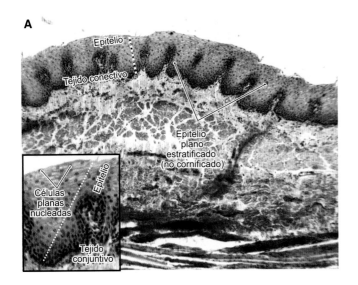

Figura 3-16A. Epitelio plano estratificado, esófago. H&E, ×78; *recuadro* ×175

El **epitelio plano estratificado (no cornificado)** suele ser húmedo en su superficie y se encuentra en el revestimiento de la boca, la faringe oral, el esófago, las cuerdas vocales verdaderas y la vagina. El epitelio plano estratificado no cornificado es similar al epitelio plano cornificado, pero las células superficiales aplanadas conservan sus núcleos y no hay cornificación de estas células.

En algunos pacientes con una larga historia de **reflujo gastroesofágico** y **acidez**, el epitelio plano estratificado de la unión esófago-estómago puede ser sustituido por epitelio cilíndrico metaplásico. Las *líneas discontinuas* ilustran la profundidad de la **capa epitelial.**

B

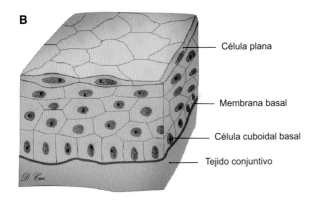

Célula plana

Membrana basal

Célula cuboidal basal

Tejido conjuntivo

Figura 3-16B. Representación del epitelio plano estratificado no cornificado.

Este tipo de epitelio está formado por múltiples capas de células. Las capas superficiales superiores están compuestas por células vivas **aplanadas** y **nucleadas**, que no se cornifican. Otras características generales del **epitelio plano estratificado no cornificado** son similares a las del epitelio plano cornificado: la capa basal tiene células **cuboidales** o con forma cilíndrica baja en contacto con una **membrana basal**, las células de la capa intermedia tienen forma poliédrica y los núcleos se vuelven más planos de forma progresiva a medida que las células se acercan a la superficie.

CORRELACIÓN CLÍNICA

C

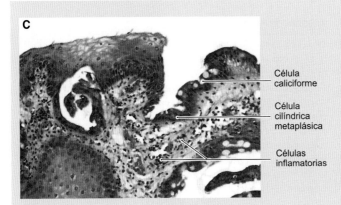

Célula caliciforme

Célula cilíndrica metaplásica

Células inflamatorias

Figura 3-16C. Síndrome de Barrett (esófago de Barrett). El **síndrome de Barrett (esófago de Barrett)** es una complicación de la enfermedad por reflujo gastroesofágico (ERGE) crónica marcada por la metaplasia del epitelio plano estratificado del esófago distal en un epitelio cilíndrico simple como respuesta a una lesión prolongada inducida por el reflujo. Los pacientes con síndrome de Barrett tienen un alto riesgo de desarrollar adenocarcinoma (cáncer de esófago). Esta imagen muestra las células cilíndricas metaplásicas y las células caliciformes que han sustituido al epitelio plano normal y las células inflamatorias (principalmente linfocitos y células plasmáticas) que infiltran el tejido conjuntivo.

Epitelio cúbico estratificado

GLÁNDULA SALIVAL

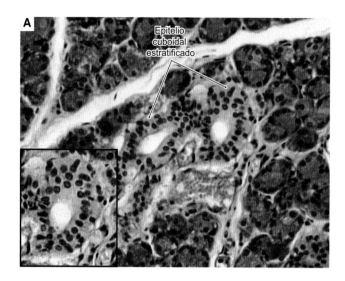

A

Epitelio
cuboidal
estratificado

Figura 3-17A. Epitelio cúbico estratificado, glándula salival. H&E, ×175; *recuadro* ×234

El **epitelio cúbico estratificado** recubre los conductos de las glándulas salivales. Este tipo de epitelio poco común tiene una distribución muy limitada. Puede encontrarse formando los conductos de algunas glándulas exocrinas grandes y glándulas sudoríparas. Su función es formar un conducto para los productos secretores de la glándula. Este tipo de epitelio se suele componer de solo dos capas de células cuboidales, con la capa basal de células que a menudo aparece incompleta.

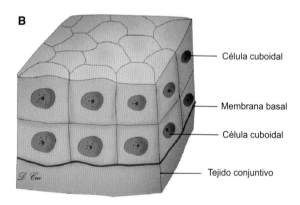

B

— Célula cuboidal

— Membrana basal

— Célula cuboidal

— Tejido conjuntivo

D. Cui

Figura 3-17B. Representación del epitelio cúbico estratificado en el conducto de una glándula salival.

El **epitelio cúbico estratificado** suele tener solo dos, a veces tres, capas de células cuboidales. La capa superior está compuesta por **células cuboidales uniformes,** mientras que las células basales a veces parecen formar una capa incompleta. Las células del epitelio cúbico estratificado suelen tener superficies apicales lisas y los núcleos están situados en el centro.

CORRELACIÓN CLÍNICA

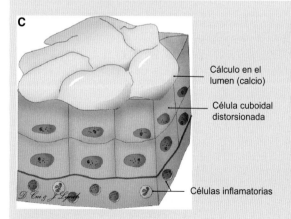

C

— Cálculo en el lumen (calcio)

— Célula cuboidal distorsionada

— Células inflamatorias

D. Cui y J. Lynch

Figura 3-17C. Inflamación de las glándulas salivales.

La **hinchazón de las glándulas salivales** con inflamación (**sialadenitis**) es una condición clínica que puede derivar de la obstrucción de un conducto o conductos, de modo que la saliva no puede salir a la boca. Esto hace que la saliva se acumule en el interior del conducto, lo que provoca la inflamación de la glándula. El paciente sentirá dolor al masticar los alimentos. La causa más común de obstrucción es un **cálculo salival,** que se forma a partir de las sales contenidas en la saliva. Un conducto bloqueado y una glándula llena de saliva estancada pueden infectarse con bacterias. Un síntoma típico de un conducto salival obstruido es la hinchazón que empeora justo antes de la hora de comer. A veces, un pequeño cálculo puede ser expulsado a la boca sin intervención médica. Un dentista puede expulsar el cálculo al presionar el lado del conducto obstruido. La extracción de un cálculo puede requerir una intervención quirúrgica o un tratamiento de litotricia mediante pulsos acústicos focalizados de alta intensidad.

Epitelio cilíndrico estratificado

CONJUNTIVA DEL PÁRPADO

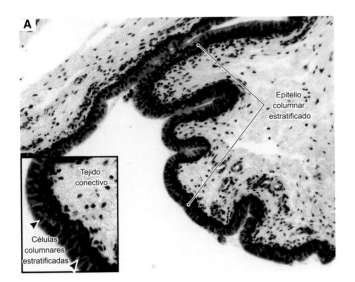

A

Epitelio
columnar
estratificado

Tejido
conectivo

Células
columnares
estratificadas

Figura 3-18A. Epitelio cilíndrico estratificado, conjuntiva del párpado. H&E, ×155; *recuadro* ×295

El **epitelio cilíndrico estratificado** recubre la conjuntiva palpebral del párpado. La superficie anterior del párpado está cubierta por un epitelio plano estratificado cornificado (epidermis de la piel delgada); la superficie posterior del párpado, que está en contacto con la superficie del globo ocular, está revestida por un epitelio cilíndrico estratificado, como se demuestra en la imagen. Las **células basales** tienen forma cuboidal, y las **células de la capa superficial** tienen forma cilíndrica baja (solo ligeramente más alta que ancha). La conjuntiva tiene una superficie lisa que se mantiene húmeda y lubricada por las lágrimas y una sustancia mucinosa en el estado normal. Las *puntas de flecha* señalan las **células cilíndricas** de la capa superficial del epitelio (*recuadro*).

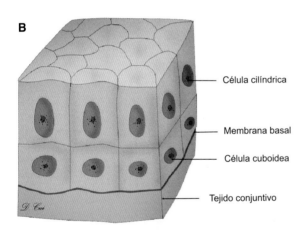

B

Célula cilíndrica

Membrana basal

Célula cuboidea

Tejido conjuntivo

Figura 3-18B. Representación del epitelio columnar estratificado que recubre la conjuntiva del ojo.

El **epitelio cilíndrico estratificado** suele tener dos o tres capas; la capa superior está formada por **células cilíndricas** y la capa basal suele estar formada por **células cuboidales**. El epitelio cilíndrico estratificado no es un tipo de epitelio común y solo se encuentra en algunos lugares del cuerpo, por ejemplo, los conductos más grandes de algunas glándulas exocrinas y el revestimiento de la conjuntiva palpebral del párpado.

CORRELACIÓN CLÍNICA

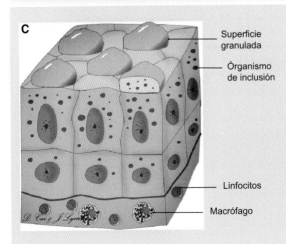

C

Superficie
granulada

Organismo
de inclusión

Linfocitos

Macrófago

Figura 3-18C. Tracoma.

El **tracoma** es una conjuntivitis (enfermedad ocular) contagiosa y crónica que se caracteriza por una granulación inflamatoria en la superficie del epitelio conjuntival causada por la bacteria *Chlamydia trachomatis*. Esta forma de "ojo rosa" o conjuntivitis suele presentarse con **queratoconjuntivitis** bilateral con síntomas de lagrimeo, secreción, fotofobia, dolor e hinchazón de los párpados. Puede causar deformidades en los párpados y pestañas torneadas que rozan la córnea. Si no se trata, puede producirse una ulceración e infección de la córnea. El tracoma puede incluso provocar la pérdida de visión si se producen cicatrices en la parte central de la córnea. Los **linfocitos** y **macrófagos** invaden el tejido conjuntivo subyacente como parte de la respuesta inflamatoria. Aquí se ilustra la **hiperplasia** epitelial y los **organismos de inclusión** en las células epiteliales.

Epitelio de transición (epitelio estratificado)

VEJIGA URINARIA

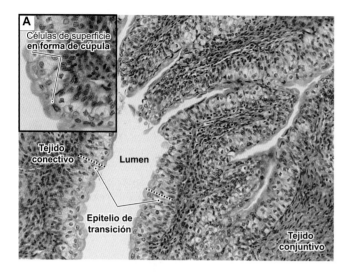

Figura 3-19A. Epitelio de transición, vejiga urinaria. H&E, ×155; *recuadro* ×250

El **epitelio de transición** tiene la característica especial de poder cambiar de forma para adaptarse a un cambio de volumen en el órgano que recubre. En estado de relajación, el epitelio de transición contiene cuatro a seis capas celulares, y cada célula de la superficie tiene forma de cúpula y a menudo contiene dos núcleos (estas células son «binucleadas»). Esta imagen ilustra el epitelio de transición en estado de relajación (en la mayoría de los portaobjetos, este tejido no está estirado y las células superficiales tienen forma de cúpula). El **lumen** de la vejiga aparece como un espacio blanco. El epitelio de transición que recubre el tracto urinario, incluidos la vejiga, el uréter y los cálices principales del riñón, también se denomina **urotelio**. La *línea negra discontinua* indica el grosor del epitelio.

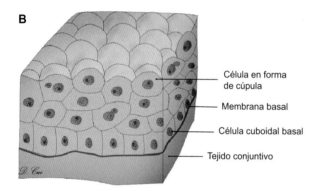

Figura 3-19B. Epitelio de transición (relajado).

El **epitelio de transición** normal y **relajado** está compuesto por cuatro a seis capas de células. Las células situadas en la parte basal son más pequeñas, cilíndricas bajas o cuboidales. Por el contrario, las células situadas en la capa más superficial son más grandes y presentan una **forma de cúpula** redondeada que sobresale en el lumen.

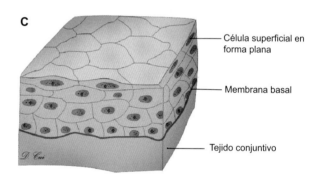

Figura 3-19C. Epitelio de transición (distendido).

Se muestra una presentación del **epitelio de transición** en **estado de distensión**. Estas células cambian de forma según el grado de distensión de la vejiga. Cuando el epitelio de transición se distiende, las células superiores en forma de cúpula se convierten en **células aplanadas** y el epitelio se vuelve más delgado.

SINOPSIS 3-3   Términos patológicos del tejido epitelial

- Metástasis: la propagación de una neoplasia maligna desde su lugar de origen a un sitio remoto, por lo general a través de los vasos sanguíneos y linfáticos.
- Dislipidemia: término general que describe un trastorno del metabolismo de las lipoproteínas que provoca cantidades anormales de lípidos y lipoproteínas en la sangre; ciertas dislipidemias constituyen un factor de riesgo importante para el desarrollo de la ateroesclerosis, como la hipercolesterolemia.
- Osteomalacia: mineralización ósea anormal que produce huesos débiles y blandos; puede deberse a la deficiencia de vitamina D o trastornos renales, incluido el síndrome de Fanconi renal.
- Metaplasia: proceso reversible por el que un tipo de célula madura se transforma en otro tipo de célula madura, como en la metaplasia escamosa de los epitelios respiratorios o glandulares.
- Microabsceso: acumulación de neutrófilos y restos de neutrófilos dentro de la escala paraqueratósica en la enfermedad cutánea de la psoriasis.
- Micropústula: acumulación de neutrófilos dentro de la epidermis, colindando con la escama paraqueratósica en la enfermedad cutánea de la psoriasis.
- Paraqueratosis: persistencia de los núcleos de los queratinocitos en el estrato córneo de la piel o las mucosas; en la enfermedad cutánea denominada psoriasis se observan escamas paraqueratósicas que contienen neutrófilos.

Tejido epitelial con denominación especial

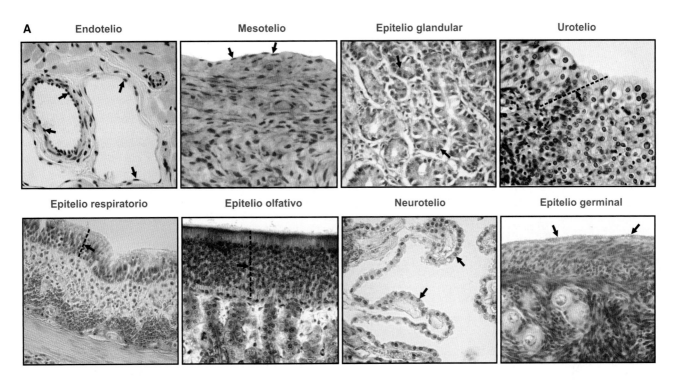

Figura 3-20A.   **Generalidades del tejido epitelial con denominación especial.** H&E, ×65 900

Los tejidos epiteliales recubren la superficie interna o externa de muchos órganos. Estos epitelios suelen recibir un nombre especial, o una identidad, debido a su ubicación específica y a su función única relacionada con el lugar donde se encuentran. Algunos ejemplos son: (1) el **endotelio** es un tipo de epitelio plano simple que recubre la superficie luminal interna de los vasos sanguíneos y linfáticos. Los endotelios proporcionan un revestimiento sin fricción a estos vasos y permiten un transporte fluido de la sangre y el líquido linfático. (2) El **mesotelio** también es un epitelio plano simple que recubre la superficie externa de los órganos internos que se proyectan en las cavidades corporales y que recubre la superficie de las mismas. Los mesotelios proporcionan una capa protectora y permiten movimientos suaves, como los latidos del corazón, las contracciones pulmonares y los movimientos peristálticos del intestino. (3) El **epitelio glandular** puede encontrarse en las glándulas exocrinas, que están relacionadas con la secreción y la absorción. (4) El **urotelio** es un tipo de epitelio de transición que recubre las vías urinarias y permite la expansión y distensión de la vejiga y los uréteres. (5) El **epitelio respiratorio** es un epitelio cilíndrico ciliado seudoestratificado que recubre el tracto respiratorio y proporciona protección y transporte superficial de moco y desechos. (6) El **epitelio olfativo** es un tipo especial de epitelio cilíndrico seudoestratificado que recubre el techo de la nariz y está compuesto por neuronas olfativas capaces de detectar el olor de los agentes aromáticos. (7) El **neurotelio** es un epitelio cúbico simple especial compuesto por células derivadas del neuroectodermo. Los neurotelios están asociados con el sistema nervioso, y los ejemplos incluyen las células ependimarias que recubren las superficies internas de los ventrículos y el canal espinal y las células epiteliales que recubren el plexo coroideo. (8) El **epitelio germinal** es una capa única de células epiteliales simples planas a cuboidales que recubren la superficie externa del ovario. (*No aparece en la imagen:* el epitelio germinal también recubre los túbulos seminíferos de los testículos).

CORRELACIÓN CLÍNICA

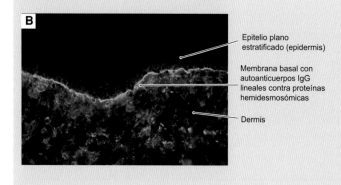

Epitelio plano
estratificado (epidermis)

Membrana basal con
autoanticuerpos IgG
lineales contra proteínas
hemidesmosómicas

Dermis

Figura 3-20B. **Penfigoide ampolloso.** Inmunofluorescencia para IgG, ×200

El **penfigoide ampolloso (PA)** es una enfermedad cutánea autoinmune poco frecuente que se caracteriza por la aparición de **ampollas** llenas de líquido (**bullas**) y que suele afectar a adultos mayores. En la clínica, el PA puede manifestarse al inicio como lesiones escamosas **pruriginosas** (que pican) en la fase no ampollosa. En la fase ampollosa, se forman ampollas tensas llenas de líquido, de modo preferente en los antebrazos flexores, la cara interna de los muslos y la parte inferior del abdomen. La causa de la PA es incierta, pero parece estar relacionada con la **exposición a la radiación, los medicamentos y las vacunas** en algunos casos. Histológicamente, la ampolla se forma por separación de la **epidermis** en la interfaz subepidérmica. La microscopia de inmunofluorescencia muestra depósitos lineales de **C3** o **IgG** en la zona de la membrana basal. Los autoanticuerpos IgG muestran especificidad por dos **proteínas hemidesmosomales** (BP230 y BP180) en la zona de la membrana basal. El tratamiento incluye esteroides sistémicos, antiinflamatorios y otros agentes inmunosupresores.

TABLA 3-2 Características del epitelio y sus correspondientes funciones y correlaciones clínicas

Tipos de epitelio	Número de capas	Tipo de células en el epitelio	Superficie apical	Ubicaciones principales (revestimiento)	Funciones principales	Correlaciones clínicas
Epitelio plano simple	1	Células epiteliales aplanadas y escamosas	Suave	Córnea, vasos sanguíneos y linfáticos: endotelio; superficie de las cavidades corporales: mesotelio (pleural, pericárdico, peritoneal); alveolos en el pulmón	Transporte, lubricación e intercambio de fluidos	Ateroesclerosis (endotelio), mesotelioma (mesotelio)
Epitelio cúbico simple	1	Células epiteliales cuboidales (altura igual a la anchura)	Microvellosidades lisas/cortas/ microvellosidades largas según la localización	Túbulos renales, folículos tiroideos; pequeños conductos de glándulas exocrinas y superficie del ovario	Absorción, secreción y transporte	Hipertiroidismo, síndrome de Fanconi renal
Epitelio cilíndrico simple	1	Células cilíndricas absorbentes y células secretoras, como las células caliciformes	Principalmente microvellosidades; cilios en algunos lugares	La mayor parte del tubo digestivo y la vesícula biliar; oviductos y conductos eferentes	Secreción, absorción, protección y transporte	Atrofia de vellosidades, síndrome de malabsorción, enfermedad celiaca (microvellosidades anormales), metaplasia, síndrome de Barrett

(Continúa)

TABLA 3-2 *(Continuación)*

Tipos de epitelio	Número de capas	Tipo de células en el epitelio	Superficie apical	Ubicaciones principales (revestimiento)	Funciones principales	Correlaciones clínicas
Epitelio cilíndrico seudoestratificado	1	Células cilíndricas ciliadas, células caliciformes y células basales cortas que no llegan al lumen; todas las células descansan sobre la membrana basal	Mayormente cilios; estereocilios en algunos lugares	La mayor parte de las vías respiratorias; el conducto deferente y el epidídimo	Secreción, transporte y absorción	Bronquitis, bronquitis crónica, metaplasia escamosa, síndrome de cilios inmóviles
Epitelio plano estratificado	Varias	Células superficiales aplanadas, células poligonales en las capas medias y células cuboidales en la capa basal	Capa superficial cornificada o no cornificada	Epidermis de la piel; cavidad oral, epiglotis y esófago; vagina	Protección (barrera)	(Cornificadas): carcinoma de células escamosas, carcinoma de células basales, psoriasis, penfigoide ampolloso, hiperqueratosis. (No queratinizadas): esófago de Barrett, displasia epitelial
Epitelio cúbico estratificado	2–3	Células cuboides	Mayormente suave	Grandes conductos de las glándulas exocrinas y conductos de la glándula sudorípara (tipo no común)	Transporte	Inflamación de las glándulas salivales
Epitelio cilíndrico estratificado	2–3	Células superficiales cilíndrico y células basales cuboidales	Suave	Grandes conductos de glándulas exocrinas; conjuntiva del ojo (tipo no común)	Transporte y protección	Tracoma
Epitelio de transición	4-6 capas (relajado); 2-3 capas (distendido)	Células superficiales en forma de cúpula (relajado); poligonales en la capa media; células cuboidales en la capa basal	Lisa	Vías urinarias	Transporte y protección (propiedad distensible)	Carcinoma de células de transición

De la histología a la patología

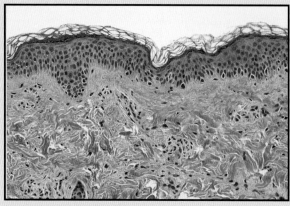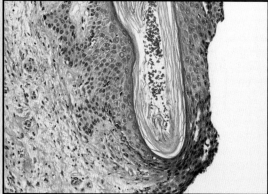

Figura 3-21.   Epitelio plano estratificado normal y penfigoide ampolloso. (*Izquierda*) H&E, ×200

Epitelio plano estratificado normal (epidermis de la piel delgada) a la *izquierda*. **Penfigoide ampolloso** (epidermis de la piel delgada) a la *derecha*, con una ampolla visible formada por la separación de la epidermis de la piel. Se trata de una enfermedad cutánea rara y autoinmune que se caracteriza por la formación de ampollas llenas de líquido (bullas).

Preguntas de caso clínico

1. Una mujer de 65 años de edad se queja de dolor epigástrico, en especial después de comer, desde hace 1 año. Se despierta del sueño con episodios de regurgitación y un sabor amargo en la boca. Toma antiácidos para aliviarse y duerme sobre varias almohadas para evitar las regurgitaciones. Acude a su médico de cabecera, que le diagnostica enfermedad por reflujo gastroesofágico (ERGE). Se le remite a un gastroenterólogo para que le haga una endoscopia superior, que muestra lenguas de color salmón de mucosa ligeramente elevada en el esófago distal, que emanan de la unión gastroesofágica. ¿Cuál de los siguientes cambios histológicos es probable que muestre una biopsia tomada de este tejido de color salmón?

A. Cambio de epitelio cilíndrico secretor de moco a epitelio plano estratificado no cornificado.
B. Cambio de epitelio cilíndrico simple a epitelio plano cornificado.
C. Cambio de epitelio estratificado cornificado a epitelio cilíndrico secretor de moco.
D. Cambio de epitelio estratificado cornificado a epitelio cilíndrico no secretor de moco.
E. Cambio de epitelio plano estratificado no cornificado a epitelio cilíndrico secretor de moco.

2. Un hombre de 75 años de edad experimenta lesiones ligeramente elevadas, pruriginosas y escamosas (eccematosas) en la parte inferior del abdomen y los brazos durante varios meses. No buscó tratamiento hasta que las lesiones se convirtieron en ampollas. La exploración física reveló la presencia de ampollas tensas en la superficie de flexión de los brazos y el vientre bajo. Se realizan biopsias con sacabocados en el borde de una ampolla y se someten a microscopia óptica (H&E) y de inmunofluorescencia. El patólogo devuelve un diagnóstico de penfigoide ampolloso. ¿Cuál de los siguientes hallazgos se esperaría de los resultados de la inmunofluorescencia en este caso?

A. Depósitos de IgA en la zona de la membrana basal.
B. Inmunofluorescencia "completa" con IgG, IgA, IgM y C3 en la zona de la membrana basal.
C. IgG en la superficie de los queratinocitos epidérmicos.
D. Depósitos de IgG C3 en la zona de la membrana basal.
E. Resultado negativo de la inmunofluorescencia.

3. Una madre lleva a su hijo de 5 años de edad a su clínica porque este ha experimentado dolor abdominal durante varios meses. Los síntomas empeoraron tras visitar a su abuela durante 2 semanas, donde consumió pasteles y pan casero. La abuela cuenta que el niño ha hecho deposiciones diarreicas malolientes recientes. La evaluación del niño muestra evidencia de desnutrición, anemia y signos de crecimiento lento para su edad. Las pruebas de laboratorio excluyen la infección gastrointestinal, pero muestran anticuerpos antitransglutaminasa en suero. ¿Cuál de los siguientes cambios en el revestimiento de la mucosa es probable que mostrara una biopsia del duodeno de este niño?

A. Pérdida de la lámina basal.
B. Pérdida de células caliciformes.
C. Pérdida de las uniones intercelulares.
D. Pérdida de la arquitectura normal de las vellosidades.
E. Pérdida de la capa mucosa del intestino delgado.

Glándulas

Introducción y conceptos clave para las glándulas

Las glándulas están compuestas por tejido epitelial y pueden clasificarse en endocrinas y exocrinas según la forma en que el producto secretado sale de la glándula. Las **glándulas endocrinas** liberan sus productos en el líquido intersticial o directo en el torrente sanguíneo (véase cap. 17, "Sistema endocrino"). Las **glándulas exocrinas** se analizan en este capítulo; estas glándulas secretan sus productos a través de conductos en el lumen de un órgano o directo en las superficies del cuerpo. Las glándulas exocrinas pueden clasificarse en varias categorías según diversos criterios.

Glándulas exocrinas clasificadas por producto

Las glándulas exocrinas pueden clasificarse en **glándulas serosas, glándulas mucosas, glándulas mixtas (seromucosas)** y **glándulas sebáceas**, según el tipo de secreción que produzcan. (1) Las *glándulas serosas* segregan un líquido acuoso y proteico. La glándula parótida, la glándula de von Ebner de la lengua, el páncreas y las glándulas sudoríparas son ejemplos de este tipo de glándulas. (2) Las *glándulas mucosas* segregan moco, una mezcla viscosa de glucoproteínas y agua. Las células caliciformes de los intestinos delgado y grueso, el epitelio respiratorio, algunas glándulas del paladar duro y blando y el epitelio del estómago son ejemplos de glándulas mucosas. (3) Las *glándulas mixtas* tienen secreciones tanto serosas como mucosas e incluyen la glándula submandibular, la glándula sublingual y las glándulas de la tráquea y el esófago. (4) Las *glándulas sebáceas* producen lípidos. Las glándulas sebáceas de la piel son un buen ejemplo.

Glándulas exocrinas clasificadas por mecanismos de secreción

Las glándulas exocrinas pueden clasificarse en **secreción merocrina, secreción apocrina** y **secreción holocrina** en función de la vía por la que los productos secretores se liberan de la célula. (1) En la *secreción merocrina*, el producto secretor se libera de la célula por exocitosis sin pérdida de material celular (citoplasma). La liberación de gránulos de zimógeno secretores por parte de las células acinares pancreáticas es un ejemplo de secreción merocrina. El mecanismo merocrino es el modo más común. (2) En la *secreción apocrina*, el producto secretor se libera junto con parte del citoplasma apical de la célula secretora. La secreción de lípidos por parte de las células epiteliales de la glándula mamaria pertenece a este modo de secreción. (3) En la *secreción holocrina*, el producto secretor se libera por desintegración de toda la célula. La célula secretora muere y se forma una nueva célula secretora a partir de una célula basal cercana. El producto secretor lubricante graso, el **sebo**, es liberado por las células de las glándulas sebáceas por secreción holocrina.

Glándulas exocrinas clasificadas por su morfología

Las glándulas exocrinas también pueden clasificarse en **glándulas unicelulares** y **multicelulares** en función del número de células que forman la glándula.

GLÁNDULAS UNICELULARES. Están compuestas por una sola célula. Los productos de secreción se liberan directo en la superficie de un epitelio. Las células caliciformes son un ejemplo de este tipo de glándulas.

GLÁNDULAS MULTICELULARES. Consisten en un número de células secretoras dispuestas en diferentes organizaciones. Las glándulas multicelulares pueden clasificarse a su vez en varios subtipos según su morfología. En general, los términos **simple** y **compuesto** están relacionados con la forma de sus conductos. Las *glándulas simples* tienen conductos no ramificados o carecen de ellos. Las *glándulas compuestas* tienen conductos ramificados. Las células de las glándulas multicelulares se organizan en unidades secretoras en forma de **acinos** o **túbulos**.

Las glándulas multicelulares también pueden clasificarse mediante una combinación de la forma del conducto y la forma de las unidades secretoras. (1) Las **glándulas tubulares simples** no tienen conductos. Las células secretoras están dispuestas en túbulos rectos. Este tipo de glándula se encuentra en los intestinos delgado y grueso. (2) Las **glándulas tubulares ramificadas simples** no tienen conductos y sus células secretoras están divididas en dos o más túbulos. Este tipo de glándula se encuentra en el estómago. (3) Las **glándulas tubulares simples en espiral** tienen un conducto largo y las células secretoras están formadas por túbulos enrollados. Las glándulas sudoríparas son ejemplos de este tipo de glándulas. (4) Las **glándulas acinares simples** tienen un conducto corto y no ramificado; las células secretoras están dispuestas en forma de acinos. Las glándulas secretoras de moco en la submucosa de la uretra del pene son ejemplos de este tipo de glándulas. (5) Las **glándulas acinares ramificadas simples** tienen un conducto corto y no ramificado, y sus células secretoras se forman en acinos ramificados. Las glándulas sebáceas de la piel pertenecen a este tipo. (6) Las **glándulas tubulares compuestas** tienen conductos ramificados. Sus células secretoras están formadas por túbulos ramificados, como las glándulas de Brunner del duodeno. (7) Las **glándulas acinares compuestas** tienen conductos ramificados y las unidades secretoras son acinos ramificados. El páncreas y las glándulas mamarias son ejemplos de este tipo de glándulas. (8) Las **glándulas tubuloacinares compuestas** tienen conductos ramificados y las unidades secretoras están formadas por un componente acinar y otro tubular. Las glándulas submandibulares y sublinguales son buenos ejemplos de este tipo de glándulas.

Sistema de conductos

Las glándulas compuestas suelen tener **sistemas de conductos** complejos. Los **acinos** o **túbulos** secretores están dispuestos en **lobulillos**. Las células secretoras vacían sus productos en pequeños conductos denominados **pequeños conductos intralobulares**, que a menudo se denominan **conductos intercalados**. Los pequeños conductos intralobulares drenan los productos secretores hacia **conductos intralobulares más grandes**, que en las glándulas salivales se denominan **conductos estriados**. Los conductos estriados reciben este nombre porque el citoplasma basal de estas células suele aparecer "rayado" al microscopio. El aspecto rayado es el resultado de la disposición del citoplasma basal en pliegues profundos repletos de **mitocondrias**. Esta organización proporciona la gran superficie y la generación de energía necesaria para el extenso bombeo de iones a través de la membrana basolateral de la célula. Algunas glándulas, como el páncreas, tienen conductos intercalados pero no estriados. En general, los conductos situados en el *interior* de los lóbulos se denominan **conductos intralobulares** y los conductos situados *entre* los lóbulos se denominan **conductos interlobulares**. Los grandes *conductos intralobulares* alimentan a los conductos interlobulares; los *conductos interlobulares* atraviesan el tejido conectivo (septos) entre los lobulillos. A continuación, los productos secretores pasan por los conductos mayores, los **conductos lobulares**. Por último, los conductos lobulares desembocan en el **conducto principal** de la glándula y los productos secretores salen del órgano.

Glándulas exocrinas clasificadas por producto

Las **glándulas exocrinas** pueden clasificarse en **glándulas serosas**, **glándulas mucosas**, **glándulas mixtas** (seromucosas) y **glándulas sebáceas**, según el **tipo de secreción** que produzcan.

Glándula serosa

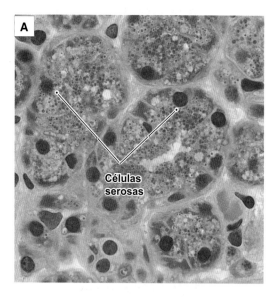

Figura 3-22A. Glándula serosa, glándula parótida. H&E, ×668

Se muestra un ejemplo de **glándula serosa** de la glándula parótida. Cada **célula secretora serosa** tiene un núcleo esférico, el citoplasma es basófilo y las vesículas secretoras (gránulos) se encuentran en la parte apical del citoplasma. Estas células serosas se organizan en acinos y producen una secreción acuosa **proteinácea**.

Glándula mucosa

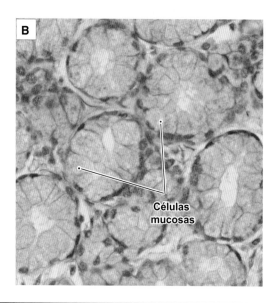

Figura 3-22B. Glándula mucosa, duodeno. H&E, ×396

Se muestra un ejemplo de **glándula mucosa** en el duodeno. La **célula secretora de mucosa** tiene un núcleo aplanado en la base de la célula y un aspecto vacuolado vacío del citoplasma apical. Esto refleja la eliminación del moco de los gránulos secretores durante el procesamiento de la muestra. Estas células están dispuestas en túbulos y producen secreciones de **mucina** (mezcla de **glucoproteína** y agua) similares a un gel que suelen proteger o lubricar las superficies de las células epiteliales.

Glándula mixta (seromucosa)

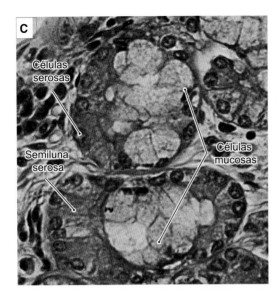

Figura 3-22C. Glándula mixta (seromucosa), glándula sublingual. H&E, ×609

Se muestra un ejemplo de **glándula mixta**, la glándula sublingual, que contiene **porciones secretoras mucosas** y **porciones secretoras serosas**. Las células serosas que forman un capuchón en forma de luna sobre el moco se denominan **semiluna serosa**.

Glándula sebácea

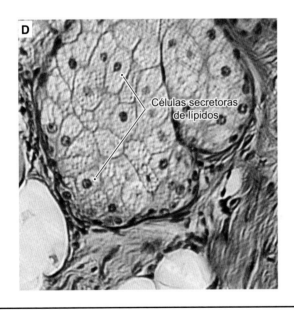

Figura 3-22D. Glándula sebácea, piel (cuero cabelludo). H&E, ×306

Se muestra un ejemplo de **glándula sebácea** en el cuero cabelludo. Las células de las glándulas sebáceas están muy agrupadas. Este tipo de glándula produce **sebo**, una sustancia aceitosa que es una mezcla de **lípidos** y restos de células muertas productoras de lípidos.

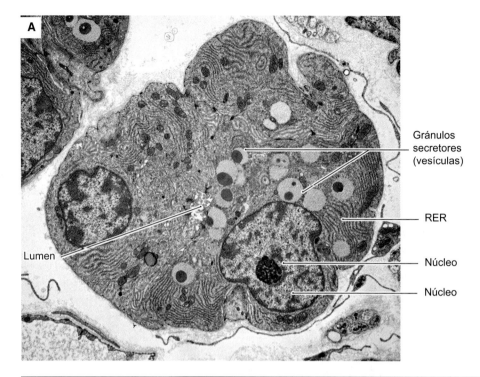

Figura 3-23A.   Acino seroso de la glándula parótida. ME, ×5 200

Las células que producen secreciones **serosas** (secreción líquida y proteica) tienen características comunes, tanto si proceden de una de las glándulas salivales como del páncreas. Los **núcleos** son relativamente grandes, con una **eucromatina** considerable y uno o más **nucléolos** prominentes. El citoplasma de la región basal está lleno de **RER**. El citoplasma apical contiene **vesículas secretoras (gránulos)**, que varían en sus características de tinción.

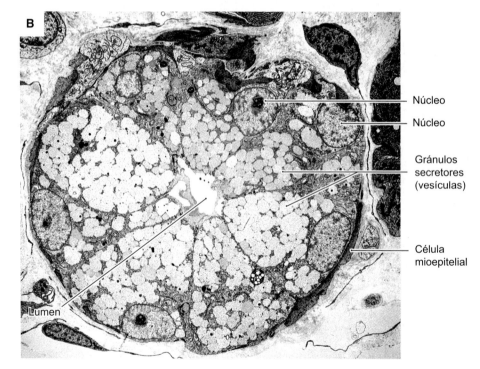

Figura 3-23B.   Acino mucoso de la glándula submandibular. ME, ×6 300

Aunque las **células secretoras de moco** tienen la misma organización general que las células que producen secreciones serosas, existen algunas distinciones. La célula del **acino mucoso** tiene un **núcleo más pequeño**, que está situado contra el borde basal de la célula. Además, los **gránulos secretores** suelen ser más brillantes a los electrones que los gránulos secretores de las células secretoras serosas.

SINOPSIS 3-4 Glándulas clasificadas por producto

■ Glándulas serosas: generan el producto seroso, que es un fluido ligero y acuoso que contiene proteínas, glucoproteínas y agua.

■ Glándulas mucosas: producen mucina, que es un material espeso y viscoso que contiene una alta concentración de glicoproteínas glicosiladas y agua.

■ Glándulas mixtas: consisten en células secretoras tanto serosas como mucosas y producen materiales serosos y mucosos.

■ Glándulas sebáceas: producen lípidos (sebo), que contienen una sustancia aceitosa.

Glándulas exocrinas clasificadas por su morfología

Las **glándulas exocrinas** también pueden clasificarse en **glándulas unicelulares** y **multicelulares** en función del **número** de **células** que forman la glándula.

Glándulas unicelulares

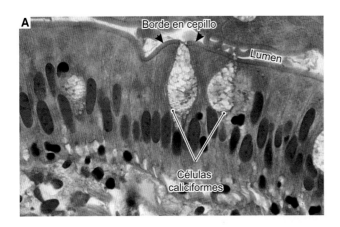

Figura 3-24A. Célula caliciforme del intestino delgado. H&E, ×962

Las **glándulas unicelulares** están compuestas por **una sola célula**. Los productos secretores se liberan directo sobre la superficie de un epitelio. Las **células caliciformes** son un ejemplo de este tipo de glándulas. Las microvellosidades con revestimiento de glucocálix forman un **borde en cepillo** (*flechas*). Obsérvese que las células caliciformes no tienen microvellosidades en su superficie apical.

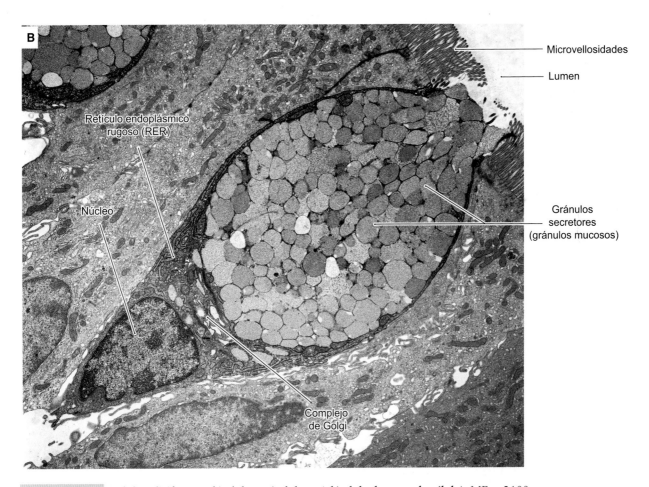

Figura 3-24B. Célula caliciforme, glándulas unicelulares (glándula de una sola célula). ME, ×5 100

La **célula caliciforme** puede considerarse una **glándula unicelular** porque suele estar insertada en un epitelio entre células no secretoras. En este ejemplo, la célula caliciforme está rodeada de **enterocitos**, células absorbentes del intestino delgado. Las células caliciformes también se encuentran entre las células ciliadas del epitelio respiratorio. Aquí se ilustran las características típicas de las células caliciformes. El **núcleo heterocromático**, relativamente pequeño, está empaquetado en la estrecha base de la célula junto con algunos **RER**. Un **complejo de Golgi** es apenas visible junto al extremo apical del núcleo. La mayor parte del **citoplasma** está lleno de **vesículas secretoras**.

Glándulas multicelulares

Las glándulas multicelulares están formadas por un número de células secretoras dispuestas en diferentes organizaciones. Las glándulas multicelulares pueden clasificarse a su vez en varios subtipos según su morfología. En general, los términos **simple** y **compuesto** están relacionados con la forma de sus conductos. Las *glándulas simples* tienen conductos no ramificados o carecen de ellos. Las *glándulas compuestas* tienen conductos ramificados. Las células de las glándulas multicelulares se organizan en unidades secretoras en forma de **acinos** o túbulos.

GLÁNDULA TUBULAR SIMPLE

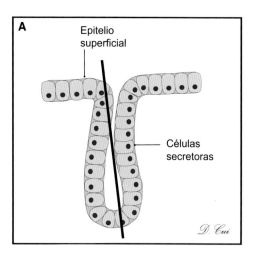

Figura 3-25A. Glándula tubular simple.

Las **células secretoras** de esta **glándula tubular simple** están dispuestas en **túbulos rectos** y la glándula **no tiene conducto**. La *línea negra gruesa* representa el plano aproximado de la sección de la figura 3-25B.

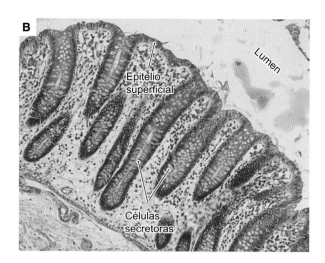

Figura 3-25B. Intestino grueso. H&E, ×99

Se muestra un ejemplo de las **glándulas tubulares simples** del intestino grueso. Las **células secretoras (células caliciformes)** están dispuestas en **túbulos rectos**, y los productos secretores se liberan directamente en el **lumen** del intestino. Este tipo de glándula también puede encontrarse en el intestino delgado.

GLÁNDULAS TUBULARES RAMIFICADAS SIMPLES

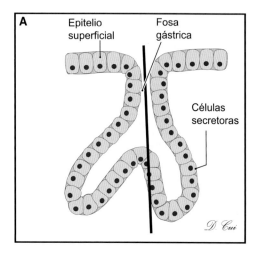

Figura 3-26A. Glándula tubular simple ramificada.

Este tipo de glándula no tiene conducto, y las **células secretoras** de la **glándula tubular ramificada simple** están dispuestas en **dos o más túbulos ramificados**. La *línea negra gruesa* representa el plano aproximado de la sección de la figura 3-26B.

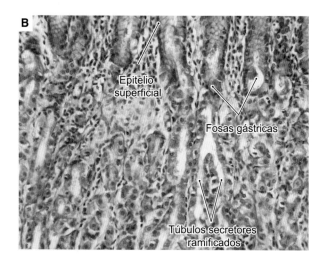

Figura 3-26B. Estómago. H&E, ×198

Se muestra un ejemplo de las **glándulas tubulares ramificadas simples** del estómago. El **epitelio superficial** se invagina para formar **fosas gástricas**. Las células secretoras forman **glándulas gástricas tubulares ramificadas** que vacían sus productos secretores en las fosas gástricas.

GLÁNDULAS TUBULARES SIMPLES EN ESPIRAL

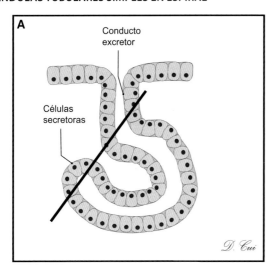

Figura 3-27A. Glándula tubular simple en espiral.

La **glándula tubular simple en espiral** tiene un **conducto excretor largo** y **no ramificado** (*indicado en azul*). Las **porciones secretoras** están formadas por **túbulos enrollados**. La *línea negra gruesa* representa el plano aproximado de la sección de la figura 3-27B.

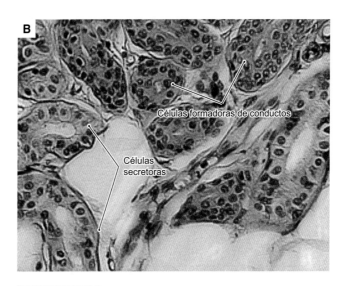

Figura 3-27B. Glándula sudorípara de la piel. H&E, ×377

Las **glándulas sudoríparas del tegumento (piel)** son ejemplos de **glándulas tubulares simples en espiral**. Las **células secretoras** forman **túbulos enrollados** que están revestidos por células cuboidales simples. Los conductos excretores están revestidos por un epitelio cúbico estratificado. Los conductos son largos, no ramificados y se abren en la superficie de la piel.

GLÁNDULAS ACINARES SIMPLES

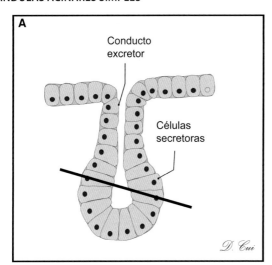

Figura 3-28A. Glándula acinar simple.

La **glándula acinar simple** tiene un **conducto corto y no ramificado** (*células azules*). La porción secretora está formada por **células secretoras** dispuestas en un **acino** o **alveolo no ramificado** (una pequeña unidad secretora en forma de uva). La *línea negra gruesa* representa el plano aproximado de la sección de la figura 3-28B.

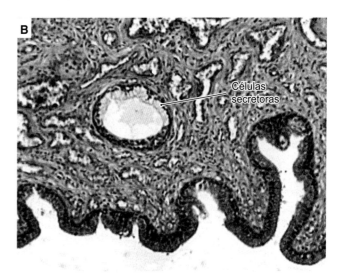

Figura 3-28B. Pene. H&E (perfusión), ×158

Las pequeñas glándulas mucosas (**glándulas de Littré**) de la submucosa de la uretra masculina son ejemplos de **glándulas acinares simples**. Tienen conductos excretores muy cortos que están unidos de forma directa a la superficie del epitelio. Las **células secretoras de mucosa** están dispuestas en forma **acinar**.

GLÁNDULAS ACINARES RAMIFICADAS SIMPLES

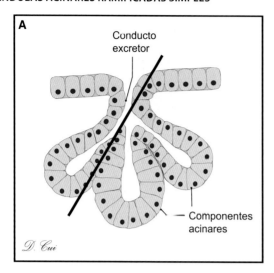

Figura 3-29A. Glándula acinar simple ramificada.

La **glándula acinar simple ramificada** tiene un **conducto corto no ramificado** (*células azules*). Las **porciones secretoras** son **acinos ramificados**. La *línea negra gruesa* representa el plano aproximado de la sección de la figura 3-29B.

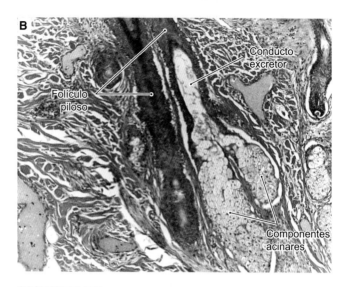

Figura 3-29B. Piel. H&E, ×78

Las glándulas sebáceas de la piel son un buen ejemplo de **glándula acinar simple ramificada**. Las **células secretoras** están dispuestas en varias **unidades acinares** y se abren en un corto **conducto excretor**. El producto de secreción, el **sebo**, se expulsa de los acinos a través de un corto conducto hacia el **folículo piloso**.

GLÁNDULAS TUBULARES COMPUESTAS

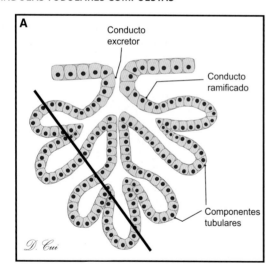

Figura 3-30A. Glándula tubular compuesta.

La **glándula tubular compuesta** tiene **conductos ramificados** (*células azules*). Las **porciones secretoras** están formadas por **túbulos ramificados**. La *línea negra gruesa* representa el plano aproximado de la sección de la figura 3-30B.

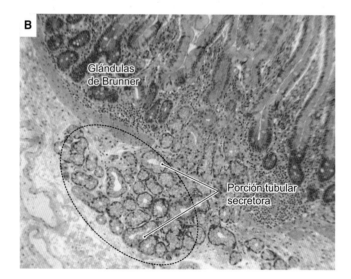

Figura 3-30B. Duodeno. H&E, ×83

Las **glándulas de Brunner** del duodeno son ejemplos de **glándulas tubulares compuestas**. Las **células secretoras de mucosa** están dispuestas en **componentes tubulares**. Los productos secretores salen a través de conductos ramificados hacia el lumen del duodeno.

GLÁNDULAS ACINARES COMPUESTAS

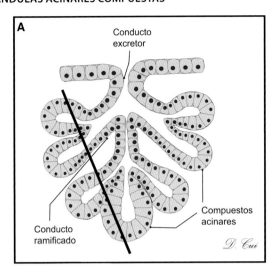

Figura 3-31A. Glándula acinar compuesta.

La **glándula acinar compuesta** tiene **conductos ramificados** (*células azules*), y las **unidades secretoras** son **acinos ramificados**. La *línea negra gruesa* representa el plano aproximado de la sección de la figura 3-31B.

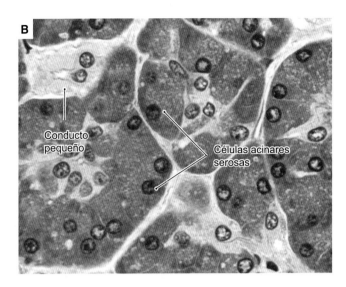

Figura 3-31B. Páncreas. H&E, ×812

Las glándulas exocrinas del páncreas son ejemplos de **glándulas acinares compuestas**. Las **células secretoras** forman diversos **compuestos acinares**, y los productos secretores son evacuados al duodeno a través del **sistema de conductos** de las glándulas.

GLÁNDULAS TUBULOACINARES COMPUESTAS

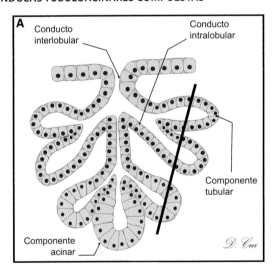

Figura 3-32A. Glándula tubuloacinar compuesta.

La **glándula tubuloacinar compuesta** tiene **conductos ramificados** (*células azules*) y **porciones secretoras ramificadas** de **componentes tubulares** y **acinares**. La *línea negra gruesa* representa el plano aproximado de la sección de la figura 3-32B.

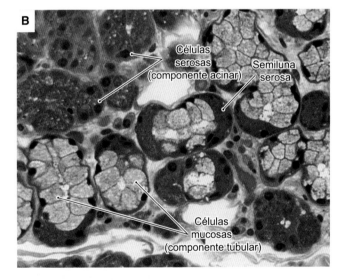

Figura 3-32B. Glándula submandibular. H&E, ×436

Las glándulas submandibulares y sublinguales son buenos ejemplos de esta categoría. Los **componentes acinares** están formados por **células serosas**; los **componentes tubulares** están formados por **células mucosas**. Existen varios niveles de conductos excretores, como los **conductos intralobulares** y los **conductos interlobulares**. También es visible una **semiluna serosa**.

Sistema de conductos de las glándulas exocrinas

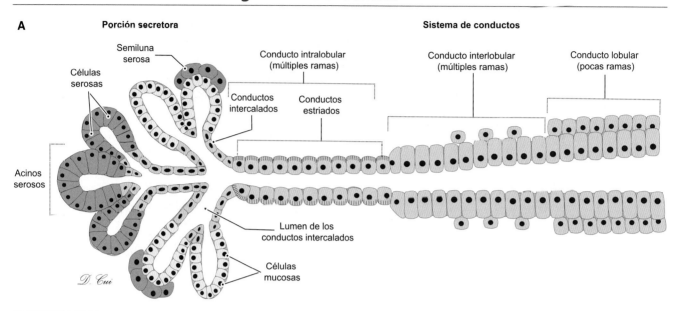

A

Porción secretora

Sistema de conductos

Semiluna
serosa

Células
serosas

Conducto intralobular
(múltiples ramas)

Conducto interlobular
(múltiples ramas)

Conducto lobular
(pocas ramas)

Conductos
intercalados

Conductos
estriados

Acinos
serosos

Lumen de los
conductos intercalados

Células
mucosas

D. Cui

Figura 3-33A. Generalidades del sistema de conductos de las glándulas exocrinas.

Las glándulas compuestas tienen **sistemas de conductos** complejos. Los **acinos** o **túbulos** secretores están dispuestos en **lobulillos.** Los conductos situados en el *interior* de los lobulillos se denominan **conductos intralobulares,** y los conductos situados *entre* los lobulillos se denominan **conductos interlobulares.** Las células secretoras vacían sus productos en pequeños **conductos intralobulares (conductos intercalados)** y luego drenan los productos en **conductos intralobulares más grandes,** que en las glándulas salivales se denominan **conductos estriados.** A continuación, los **grandes conductos intralobulares** drenan en los conductos interlobulares que, a su vez, desembocan en los **conductos lobulares** y en los **conductos principales.**

Revestimiento epitelial del sistema de conductos de las glándulas exocrinas

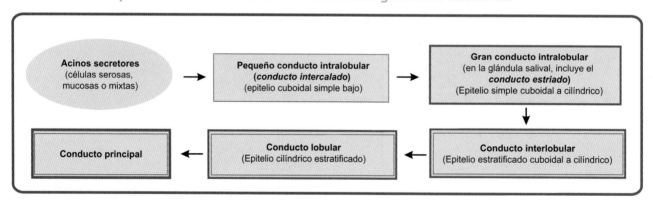

Acinos secretores
(células serosas,
mucosas o mixtas)

Pequeño conducto intralobular
(*conducto intercalado*)
(epitelio cuboidal simple bajo)

Gran conducto intralobular
(en la glándula salival, incluye el
conducto estriado)
(Epitelio simple cuboidal a cilíndrico)

Conducto principal

Conducto lobular
(Epitelio cilíndrico estratificado)

Conducto interlobular
(Epitelio estratificado cuboidal a cilíndrico)

De la histología a la patología

B

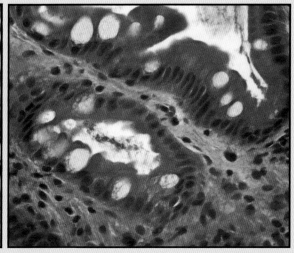

Figura 3-33B.   Glándulas gástricas normales y metaplasia de las glándulas gástricas. H&E, ×400

Glándulas gástricas normales a la *izquierda*. **Metaplasia** de las glándulas gástricas (a la *derecha*), una gastritis crónica con metaplasia intestinal del epitelio de las glándulas gástricas. Las células caliciformes no suelen estar presentes en las glándulas gástricas normales ni en la mucosa gástrica. La metaplasia es un cambio reversible de un tipo de células a otro debido a un estímulo ambiental, y en este caso, es el resultado de una **inflamación crónica**.

TABLA 3-3   Glándulas exocrinas clasificadas por su morfología

Tipos de glándulas	Forma de los conductos	Forma de las unidades secretoras	Productos de secreción	Ubicaciones principales
Glándulas unicelulares (formadas por células individuales)				
Células caliciformes	No hay conductos; los productos se liberan directamente en la superficie de un epitelio	Unicelular, en forma de copa	Mucosidad (glucoproteína y agua)	Epitelio de los tractos respiratorio y digestivo
Glándulas multicelulares (consisten en múltiples células secretoras)				
Glándulas tubulares simples	No hay conductos	Túbulos simples y rectos	Mucosidad (glucoproteína y agua)	Intestinos delgado y grueso
Glándulas tubulares ramificadas simples	No hay conductos	Dos o más túbulos ramificados	Mucosidad (glucoproteína y agua)	Estómago (glándulas pilóricas), útero (glándulas uterinas)
Glándulas tubulares simples en espiral	Conductos largos y no ramificados	Túbulos enrollados	Líquido acuoso (sudor)	Glándulas sudoríparas en la piel

(Continúa)

TABLA 3-3   (Continuación)

Tipos de glándulas	Forma de los conductos	Forma de las unidades secretoras	Productos de secreción	Ubicaciones principales
Glándulas acinares simples	Conductos cortos y no ramificados	Acinos/alveolos no ramificados (en forma de uva)	Mucosidad (glucoproteína y agua)	Glándulas de Littré en la submucosa de la uretra
Glándulas acinares ramificadas simples	Conductos cortos y no ramificados	Acinos/alveolos ramificados (en forma de uva)	Sebo (mezcla de lípidos y restos de células muertas productoras de lípidos)	Glándulas sebáceas de la piel
Glándulas tubulares compuestas	Conductos ramificados	Túbulos ramificados	Mucosidad (glucoproteína y agua)	Glándulas de Brunner del duodeno
Glándulas acinares compuestas	Conductos ramificados	Acinos ramificados	Líquido acuoso proteináceo	Glándula lagrimal en la órbita, glándula tarsal del ojo, páncreas y glándulas mamarias
Glándulas tubuloacinares compuestas	Conductos ramificados	Túbulos ramificados y acinos	Líquido acuoso proteináceo y mucosidad (glucoproteína y agua)	Glándulas submandibulares y sublinguales en la cavidad oral

4 Tejido conjuntivo

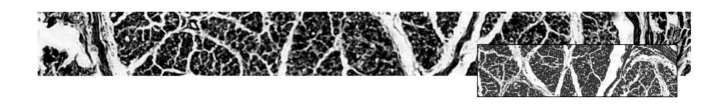

Introducción y conceptos clave del tejido conjuntivo
Células del tejido conjuntivo
Fibras del tejido conjuntivo
Sustancia fundamental del tejido conjuntivo

Introducción y conceptos clave del tejido conjuntivo

El **tejido conjuntivo** proporciona un soporte estructural al cuerpo al unir las células y los tejidos para formar los órganos. También proporciona soporte metabólico al crear un entorno hidrofílico que media el intercambio de sustancias entre la sangre y el tejido. El tejido conjuntivo es de origen mesodérmico y está formado por una mezcla de **células, fibras** y **sustancia fundamental**. La **sustancia fundamental** hidrofílica ocupa los espacios alrededor de las células y las fibras. Las **fibras** (de **colágeno, elásticas** y **reticulares**) y la sustancia fundamental constituyen la matriz extracelular del tejido conjuntivo. La clasificación y la función del tejido conjuntivo se basan en las diferencias en la composición y la cantidad de células, fibras y sustancia fundamental.

Células del tejido conjuntivo

En el tejido conjuntivo se encuentra una gran variedad de células, que se diferencian según su origen y función. Algunas células se diferencian a partir de las células mesenquimales, como los adipocitos y los fibroblastos; estas células se forman y residen en el tejido conjuntivo y se denominan **células fijas**. Otras células, que surgen a partir de células troncales hematopoyéticas, se diferencian en la médula ósea y migran desde la circulación sanguínea hasta el tejido conjuntivo, donde desempeñan sus funciones; estos mastocitos, macrófagos, células plasmáticas y leucocitos se denominan **células transitorias**. Las células que se encuentran en el tejido conjuntivo propiamente dicho incluyen **fibroblastos, macrófagos, mastocitos, células plasmáticas** y **leucocitos**. Algunas células, como los *fibroblastos*, son responsables de la síntesis y el mantenimiento de la matriz extracelular. Otras células, como los *macrófagos*, las *células plasmáticas* y los *leucocitos*, tienen funciones de defensa e inmunológicas.

FIBROBLASTOS. Son las células más comunes del tejido conjuntivo. Sus núcleos son ovoides o fusiformes y pueden ser de tamaño grande o pequeño según su fase de actividad celular. Tienen un citoplasma pálido y contienen un retículo endoplásmico rugoso (RER) bien desarrollado y complejos de Golgi abundantes. Con la tinción rutinaria de hematoxilina y eosina (H&E), solo los núcleos muy finos y alargados de las células son claramente visibles. Su citoplasma, fino y de coloración pálida, no suele ser evidente. Los fibroblastos son responsables de la síntesis de todos los componentes de la matriz extracelular (fibras y sustancia fundamental) del tejido conjuntivo.

MACRÓFAGOS. También llamados **histiocitos tisulares**, son células altamente fagocíticas que derivan de los monocitos sanguíneos. Con la tinción convencional, los macrófagos son muy difíciles de identificar a menos que muestren material ingerido visible dentro de su citoplasma. Los macrófagos pueden recibir nombres diferentes en algunos órganos. Por ejemplo, se denominan **células de Kupffer** en el hígado, **osteoclastos** en el hueso y **células microgliales** en el sistema nervioso central.

MASTOCITOS. Tienen origen en la médula ósea y se distribuyen principalmente alrededor de los pequeños vasos sanguíneos. Tienen una forma entre ovalada y redonda, con un núcleo situado en el centro. Con la tinción con azul de toluidina, en su citoplasma se observan grandes gránulos basófilos de color púrpura. Estos gránulos contienen y liberan **heparina, histaminas** y varios mediadores quimiotácticos que participan en las respuestas inflamatorias. Los mastocitos cuentan con receptores para la Fc (fracción cristalizable) de las inmunoglobulinas (Ig) tipo E, una importante interacción celular implicada en el choque anafiláctico.

CÉLULAS PLASMÁTICAS. Derivan de los linfocitos B. Tienen forma ovalada y son capaces de secretar anticuerpos específicos para un antígeno. Sus características histológicas incluyen un núcleo situado de forma excéntrica, un patrón de cromatina en forma de rueda de carro en el núcleo y un citoplasma con tinción basófila debido a la presencia de abundantes RER y una pequeña zona clara cerca del núcleo. Esta zona clara del citoplasma (**zona de Golgi [ZG]**) marca la posición del aparato de Golgi.

LEUCOCITOS. También llamados glóbulos blancos, se consideran las células transitorias del tejido conjuntivo. Migran desde los vasos sanguíneos al tejido conjuntivo mediante el proceso de **diapédesis**. Este proceso se incrementa en gran medida durante diversas condiciones inflamatorias. Después de entrar en el tejido conjuntivo, los leucocitos, excepto los linfocitos, no vuelven a la sangre. Los siguientes leucocitos se suelen encontrar en el tejido conjuntivo: (1) **linfocitos:** estas células tienen un núcleo redondo o en forma de frijol y suelen localizarse en el tejido conjuntivo subepitelial. (2) **Neutrófilos (polimorfos):** cada célula tiene un núcleo multilobulado y funciona en la defensa contra las infecciones. (3) **Eosinófilos:** cada célula tiene un núcleo bilobulado y gránulos rojizos en el citoplasma. Tienen actividad antiparasitaria y moderan la función de reacción alérgica. (4) **Basófilos:** estas células no son fáciles de encontrar en los tejidos normales. Su función principal es semejante a la de los mastocitos. Una descripción detallada de la estructura y la función de los leucocitos se encuentra en el capítulo 8, "Sangre y hematopoyesis".

ADIPOCITOS (CÉLULAS GRASAS). Surgen de células mesenquimales indiferenciadas del tejido conjuntivo. Acumulan grasa citoplasmática de modo gradual, lo que da lugar a un importante aplanamiento del núcleo en la periferia de la célula. Los **adipocitos** se encuentran en todo el cuerpo, en especial en el tejido conjuntivo laxo. Su función es almacenar energía en forma de triglicéridos y sintetizar hormonas como la **leptina**.

Fibras del tejido conjuntivo

En el tejido conjuntivo se encuentran tres tipos de fibras: de **colágeno, elásticas** y **reticulares.** La cantidad y el tipo de fibras que dominan un tejido conjuntivo son un reflejo del soporte estructural necesario para cumplir la función de ese tejido en particular. Estas tres fibras están compuestas por proteínas que forman estructuras alargadas que, aunque son producidas sobre todo por los fibroblastos, pueden serlo también por otros tipos de células en determinadas localizaciones. Por ejemplo, el colágeno y las fibras elásticas pueden ser producidos por las células musculares lisas en las grandes arterias y por los condrocitos en los cartílagos.

FIBRAS DE COLÁGENO. Son las fibras más comunes y extendidas en el tejido conjuntivo y están compuestas ante todo por colágeno tipo I. La molécula de colágeno (**tropocolágeno**) es un producto del fibroblasto. Cada molécula de colágeno tiene 300 nm de longitud y está formada por tres cadenas polipeptídicas de aminoácidos (**cadenas alfa**) entrelazadas formando una triple hélice derecha. Las moléculas están dispuestas de cabeza a cola en filas longitudinales paralelas superpuestas con un espacio entre las moléculas dentro de cada fila para formar una **fibrilla de colágeno.** El conjunto paralelo de fibrillas forma enlaces cruzados entre sí para formar la fibra de colágeno. Las fibras de colágeno se tiñen con facilidad con tintes ácidos y algunos básicos. Cuando se tiñen con H&E y se observan con el microscopio óptico, aparecen como fibras rosadas y onduladas de diferentes tamaños. Al teñirlas con tetraóxido de osmio para el estudio de microscopia electrónica, las fibras tienen un patrón de bandas transversales (claro-oscuro) que se repite cada 68 nm a lo largo de la fibra. El patrón de bandas es un reflejo de la disposición de las moléculas de colágeno dentro de las fibrillas de la fibra de colágeno.

FIBRAS ELÁSTICAS. Se tiñen de rojo cristalino con H&E, pero se observan mejor con una tinción específica para fibras elásticas, como la tinción aldehido-fucsina. Las fibras elásticas tienen una naturaleza muy resiliente (se estiran y retroceden), lo que es importante en zonas como los pulmones, la aorta y la piel. Están compuestas por dos proteínas, la **elastina** y la **fibrilina**, y no tienen un patrón de bandas. Estas fibras son producidas principalmente por los fibroblastos, pero también pueden ser producidas por células musculares lisas y condrocitos.

FIBRAS RETICULARES. Son fibras de pequeño diámetro que solo pueden visualizarse de forma adecuada con tinciones de plata; se denominan **fibras argirófilas** porque aparecen de color negro tras la exposición a las sales de plata. Son producidas por fibroblastos modificados (**células reticulares**) y están compuestas por colágeno tipo III. Estas pequeñas fibras de coloración oscura forman un marco de apoyo, como una malla, para los órganos que están compuestos principalmente por células (como el hígado, el bazo, el páncreas, el tejido linfático, etc.).

Sustancia fundamental del tejido conjuntivo

La **sustancia fundamental** es una sustancia clara y viscosa con un alto contenido de agua, pero con muy poca estructura morfológica. Cuando se tiñe con colorantes básicos (ácido peryódico de Schiff [PAS, por sus siglas en inglés]), parece amorfa y con H&E aparece como un espacio claro. Su principal componente son los **glucosaminoglucanos (GAG)**, que son cadenas largas y no ramificadas de **polisacáridos** con unidades de disacáridos que se repiten. La mayoría de los GAG está unida de modo covalente a una gran proteína central para formar moléculas más grandes llamadas **proteoglucanos**. Tanto los GAG como los proteoglucanos tienen cargas negativas y atraen el agua. Este gel semilíquido permite la difusión de moléculas solubles en agua, pero inhibe el movimiento de grandes macromoléculas y bacterias. Esta capacidad de atracción de agua de la sustancia fundamental nos da los fluidos corporales extracelulares.

Tipos de tejidos conjuntivos

TEJIDO CONJUNTIVO PROPIAMENTE DICHO

El **tejido conjuntivo denso** puede dividirse en **tejido conjuntivo denso irregular** y **tejido conjuntivo denso regular**. El *tejido conjuntivo denso irregular* está formado por pocas células de tejido conjuntivo y muchas fibras de tejido conjuntivo, la mayoría de las cuales son fibras de colágeno tipo I, entrelazadas con algunas fibras elásticas y reticulares. Estas fibras están dispuestas en haces sin una orientación definida. La dermis de la piel y las cápsulas de muchos órganos son ejemplos típicos de tejido conjuntivo **denso irregular**. El *tejido conjuntivo denso regular* también está formado por menos células y más fibras, con un predominio de fibras de colágeno tipo I, como el tejido conjuntivo denso irregular. En este caso, las fibras están dispuestas en un patrón lineal definido. Los fibroblastos se disponen de forma lineal en la misma orientación. Los tendones y los ligamentos son los ejemplos más comunes de tejido conjuntivo denso regular.

El **tejido conjuntivo laxo**, también llamado **tejido conjuntivo areolar**, se caracteriza por la abundancia de sustancia fundamental, con numerosas células de tejido conjuntivo y menos fibras (más células y menos fibras) en comparación con el tejido conjuntivo denso. Está ricamente vascularizado, es flexible y no es muy resistente al estrés. Proporciona protección, suspensión y soporte al tejido. La lámina propia del tubo digestivo y el mesenterio son buenos ejemplos de tejido conjuntivo laxo. Este tejido también forma conductos por los que discurren los vasos sanguíneos y los nervios.

TEJIDOS CONJUNTIVOS ESPECIALIZADOS

El **tejido adiposo** es una forma especial de tejido conjuntivo, formado de modo predominante por **adipocitos** que son el lugar principal de almacenamiento de grasa y están especializados en la producción de calor. Cuenta con un rico suministro neurovascular. El **tejido adiposo** puede dividirse en **tejido adiposo blanco** y **tejido adiposo pardo**. El *tejido adiposo blanco* está compuesto por células adiposas uniloculares. El aspecto típico de las células del tejido adiposo blanco es el de los lípidos almacenados en forma de una única y gran gota en el citoplasma de la célula. El núcleo aplanado de cada adipocito está desplazado hacia la periferia de la célula. El tejido adiposo blanco se encuentra en todo el cuerpo humano adulto. El *tejido adiposo pardo*, en cambio, está compuesto por **células adiposas multiloculares**. El lípido se almacena en múltiples gotas en el citoplasma. Las células tienen un núcleo central y una cantidad bastante grande de citoplasma. El tejido adiposo pardo es más abundante en los animales que hibernan y también se encuentra en el embrión humano, en los lactantes y en la región perirrenal en los adultos.

El **tejido reticular** es un tejido conjuntivo laxo especializado que contiene una red de fibras reticulares ramificadas, **reticulocitos** (fibroblas-tos especializados), macrófagos y células del parénquima de distintos órganos, como las células pancreáticas y los hepatocitos. Las fibras reticulares son muy finas y mucho más pequeñas que el colágeno tipo 1 y las fibras elásticas. Este tejido proporciona el marco arquitectónico de los órganos parenquimatosos, como los ganglios linfáticos, el bazo, el hígado, la médula ósea y las glándulas endocrinas.

El **tejido elástico** está compuesto por haces de fibras elásticas gruesas con una red escasa de fibras de colágeno y fibroblastos que rellenan el espacio intersticial. En ciertas localizaciones, como en las arterias elásticas, el material elástico y las fibras de colágeno pueden ser producidos por las células musculares lisas. Este tejido proporciona un soporte flexible a otros tejidos y puede retraerse tras el estiramiento, lo que ayuda a amortiguar las presiones extremas asociadas con algunos órganos, como las arterias elásticas. El tejido elástico suele encontrarse en los ligamentos vertebrales, los pulmones, las grandes arterias y la dermis de la piel.

TEJIDO CONJUNTIVO EMBRIONARIO. Es un tipo de tejido laxo que se forma en el desarrollo embrionario temprano. El **tejido conjuntivo mesenquimal** y el **tejido conjuntivo mucoso** también entran en esta categoría.

El **tejido conjuntivo mesenquimal** se encuentra en el embrión y el feto y contiene una cantidad considerable de sustancia fundamental. Contiene fibras reticulares dispersas y células mesenquimales en forma de estrella que tienen un citoplasma de color pálido con pequeños procesos. El tejido conjuntivo mesenquimal puede diferenciarse en distintos tipos de tejidos conjuntivos.

El **tejido conjuntivo mucoso** presenta una matriz gelatinosa con algunas fibras de colágeno y fibroblastos en forma de estrella. El tejido mucoso es el principal constituyente del cordón umbilical y se denomina **gelatina de Wharton**. Este tipo de tejido no se diferencia más allá de esta etapa. Se encuentra sobre todo en estructuras en desarrollo, como el cordón umbilical, el tejido conjuntivo subdérmico del feto y la pulpa dental de los dientes en desarrollo. También se halla en el núcleo pulposo del disco intervertebral en el tejido adulto.

TEJIDO CONJUNTIVO DE APOYO. Está relacionado con el cartílago y el hueso. El cartílago está compuesto por condrocitos y matriz extracelular; el hueso contiene osteoblastos, osteocitos y osteoclastos y matriz ósea. Estos se tratan en el capítulo 5, "Cartílago y hueso".

TEJIDO HEMATOPOYÉTICO (SANGRE Y MÉDULA ÓSEA). Es un tejido conjuntivo especializado en el que las células están suspendidas en el líquido intercelular, y se analiza en el capítulo 8, "Sangre y hematopoyesis".

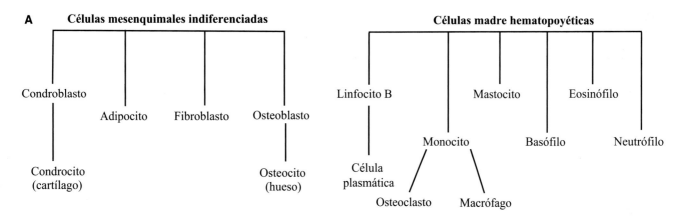

Figura 4-1A. Origen de las células del tejido conjuntivo.

El *panel izquierdo* muestra las células que surgen de las **células mesenquimales indiferenciadas**. Estas células se forman en el tejido conjuntivo y permanecen en él, y también se denominan **células fijas**. El *panel derecho* muestra las células que surgen de las **células troncales hematopoyéticas**. Estas células se diferencian en la médula ósea y luego deben migrar por vía circulatoria al tejido conjuntivo, donde desempeñan sus diversas funciones. También se denominan **células transitorias**.

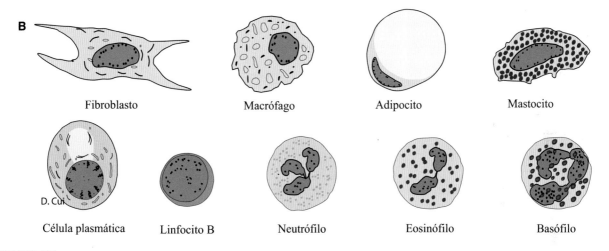

Figura 4-1B. Representación de los principales tipos de células del tejido conjuntivo propiamente dicho.

Los núcleos de estas células del tejido conjuntivo se indican en *color púrpura. Nota:* los **mastocitos, eosinófilos, basófilos** y **neutrófilos** contienen gránulos en su citoplasma. El *círculo amarillo claro* en el **adipocito** (célula grasa) representa su gota de lípido. Estas células no están dibujadas a escala; el adipocito es mucho más grande que las demás.

SINOPSIS 4-1 Funciones de las células del tejido conjuntivo propiamente dicho

■ Los *fibroblastos* son responsables de la síntesis de diversas fibras y componentes de la matriz extracelular, como el colágeno y las fibras elásticas y reticulares.

■ Los *macrófagos* contienen muchos lisosomas y participan en la eliminación de restos celulares y en la ingestión de sustancias extrañas; también ayudan a la presentación de antígenos al sistema inmunológico.

■ Los *adipocitos* tienen la función de almacenar grasas neutras para obtener energía o producir calor y participan en la secreción de hormonas.

■ Los *mastocitos* contienen muchos gránulos, participan de forma indirecta en las reacciones alérgicas y actúan contra la invasión microbiana.

■ Las *células plasmáticas* derivan de los linfocitos B y son responsables de la producción de anticuerpos en la respuesta inmunológica.

■ Los *linfocitos* participan en la respuesta inmunológica y protegen contra la invasión externa (véase cap. 10, "Sistema linfático").

■ Los *neutrófilos* son la primera línea de defensa contra la invasión bacteriana.

■ Los *eosinófilos* tienen actividad antiparasitaria y moderan las reacciones alérgicas.

■ Los *basófilos* tienen una función (primaria) similar a los mastocitos; median en las reacciones de hipersensibilidad (véase cap. 8, "Sangre y hematopoyesis").

Células del tejido conjuntivo

A

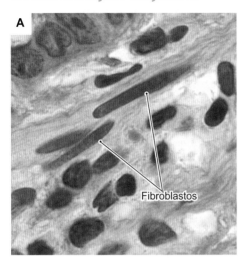

Fibroblastos

B

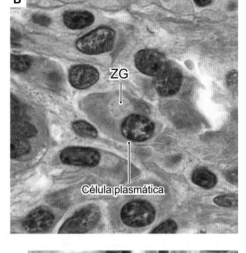

ZG

Célula plasmática

A: los núcleos de los **fibroblastos** son alargados y, cuando están inactivos, estas células tienen poco citoplasma. Los fibroblastos se forman y residen en el tejido conjuntivo; también se denominan **células fijas.**

B: las **células plasmáticas** se caracterizan por tener núcleos en forma de rueda de carro (carátula de reloj) que muestran la distribución alterna de la heterocromatina (*oscura*) y la eucromatina (*clara*). La zona pálida (*sin teñir*) del citoplasma en cada célula plasmática es la ubicación del complejo de Golgi, que también se denomina **zona de Golgi.** (ZG, zona de Golgi).

C

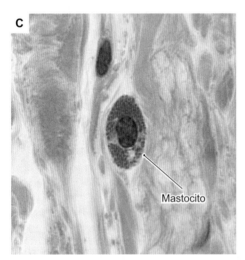

Mastocito

D

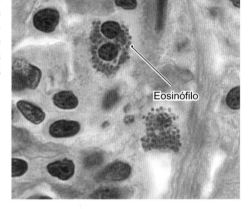

Eosinófilo

C: un **mastocito** tiene un único núcleo de forma ovalada y gránulos en su citoplasma. En las secciones teñidas con H&E en parafina, estos gránulos no suelen estar teñidos, pero aparecen de color rojo en las secciones de tejidos embebidos en plástico teñidas con un conjunto de tintes de H&E artificiales.

D: un **eosinófilo** tiene un núcleo segmentado (por lo regular dos lóbulos) y numerosos gránulos eosinófilos (*rojos*) que llenan el citoplasma. Los eosinófilos, los mastocitos y las células plasmáticas son **células transitorias.**

E: las partículas negras llenan el citoplasma de estos **macrófagos** activos; los núcleos están oscurecidos por los materiales fagocitados.

E

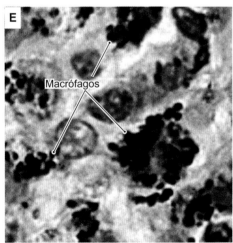

Macrófagos

F: cada **adipocito** contiene una gran gota de lípido, que aquí aparece de color blanco (*claro*) porque la grasa se eliminó durante la preparación del tejido. El núcleo de cada célula está empujado contra la periferia de la misma.

F

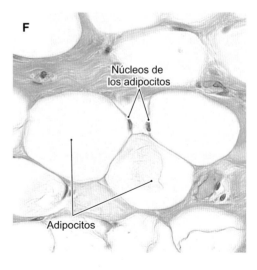

Núcleos de los adipocitos

Adipocitos

Figura 4-2A–D. Células del tejido conjuntivo del intestino delgado. H&E modificada, ×1 429

Figura 4-2E. Macrófagos en el tejido pulmonar. H&E, ×2 025

Figura 4-2F. Adipocitos en el tejido conjuntivo de la glándula mamaria. H&E, ×373

A

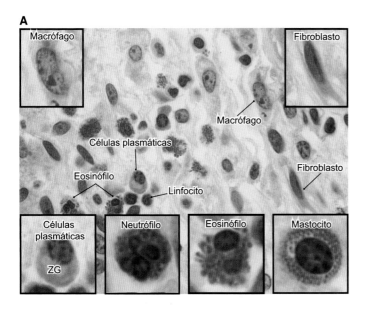

Figura 4-3A. Células del tejido conjuntivo en la lámina propia. H&E modificada, ×680; *recuadro* alrededor de ×1 200 (ZG, zona de Golgi.)

Se muestra un ejemplo de células en el tejido conjuntivo laxo. Los **fibroblastos** son las células predominantes en el tejido conjuntivo, donde producen procolágeno y otros componentes de la matriz extracelular. Las **células plasmáticas** surgen de los linfocitos B activados y son responsables de la producción de anticuerpos. Los **mastocitos** tienen núcleos pequeños y ovoides y contienen numerosos gránulos citoplásmicos. Cuando se tiñen con azul de toluidina, estos gránulos se tiñen de modo metacromático y aparecen de color púrpura. Los mastocitos están implicados en las reacciones alérgicas. Los **eosinófilos** surgen de las células troncales hematopoyéticas y se suelen caracterizar por tener núcleos bilobulados y numerosos gránulos citoplásmicos eosinófilos; son atraídos a los sitios de inflamación por factores quimiotácticos leucocitarios donde pueden defenderse de una infección parasitaria o moderar una reacción alérgica. Los **neutrófilos** son fagocitos de bacterias; cada célula tiene un núcleo multilobulado y algunos gránulos en su citoplasma. Para más detalles sobre los leucocitos, véase el capítulo 8, "Sangre y hematopoyesis".

B

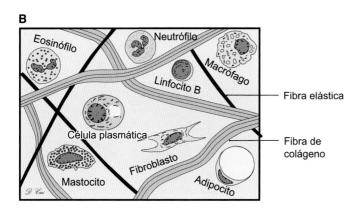

Figura 4-3B. Representación de las células que se encuentran en el tejido conjuntivo laxo. (Estas células no están dibujadas a escala).

(1) Los **fibroblastos** son células fusiformes con núcleos ovoides o elípticos y extensiones citoplasmáticas irregulares. (2) Los **macrófagos** tienen núcleos irregulares. El citoplasma contiene muchos lisosomas; el tamaño de las células puede variar en función del nivel de actividad fagocítica. (3) Los **adipocitos** contienen grandes gotas de lípidos y sus núcleos están desplazados hacia la periferia. Suelen estar presentes en conjunto. (4) Los **mastocitos** tienen núcleos ovoides situados en el centro y numerosos gránulos en su citoplasma. (5) Las **células plasmáticas** tienen núcleos excéntricos con distribución periférica de heterocromatina (cara de reloj) dentro de los núcleos; en el citoplasma hay una zona de Golgi clara. (6) Los **eosinófilos** tienen núcleos bilobulados y gránulos citoplásmicos gruesos. (7) Los **neutrófilos** y los **linfocitos** también se encuentran en el tejido conjuntivo, y su número puede aumentar en casos de inflamación.

CORRELACIÓN CLÍNICA

C

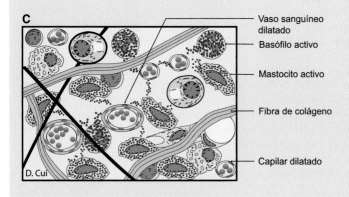

Figura 4-3C. Anafilaxia.

La **anafilaxia** es una reacción alérgica que puede ir de leve a grave y se caracteriza por el aumento del número de **basófilos** y **mastocitos**, la **dilatación de los capilares** y los exudados en el tejido conjuntivo laxo. Los síntomas incluyen **urticaria, prurito,** enrojecimiento, dificultad para respirar y choque. La anafilaxia es el resultado de la activación y liberación de **histamina** y **mediadores inflamatorios** de los **mastocitos** y **basófilos**. Algunos fármacos pueden causar anafilaxia mediada por IgE y reacciones anafilácticas no mediadas por IgE. Se requiere una exposición previa a un antígeno sospechoso para la formación de **IgE**, pero en raras ocasiones pueden producirse reacciones anafilactoides incluso al primer contacto. Algunos antibióticos, como la penicilina, pueden causar reacciones alérgicas graves. La administración inmediata de epinefrina, antihistamínicos y corticoesteroides es la primera opción de tratamiento de urgencia, junto con la intubación endotraqueal para evitar que se cierre la garganta, si es necesario.

MASTOCITOS

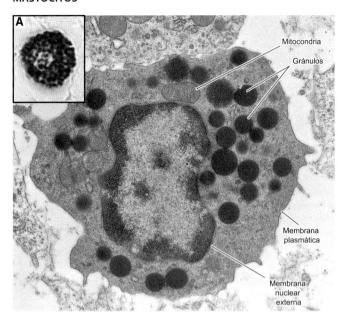

Figura 4-4A. **Mastocitos.** ME, ×42 000; *recuadro* con azul de toluidina ×3 324

El contenido de los **gránulos** que llenan el citoplasma de un **mastocito** es electróndenso. Las **mitocondrias** son el otro componente destacado del citoplasma. Estos gránulos no son la única fuente de moléculas de señalización liberadas por los mastocitos activados. La **membrana plasmática** y la **membrana nuclear externa** se etiquetan aquí para destacar su papel en la generación de **eicosanoides**, como las **prostaglandinas** y los **leucotrienos**. Estos potentes mediadores de la inflamación no se almacenan, sino que se sintetizan a partir de los ácidos grasos de las membranas cuando el mastocito es estimulado.

El *recuadro* muestra un mastocito en sección de parafina teñido con azul de toluidina. El color púrpura de los gránulos de los mastocitos es un ejemplo de tinción metacromática.

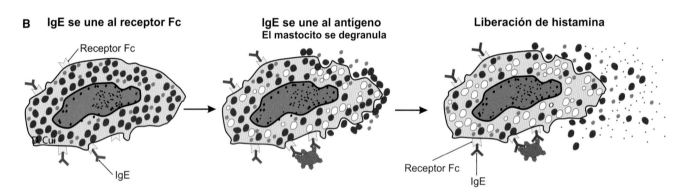

Figura 4-4B. **Representación de un mastocito en una reacción alérgica (anafilaxia).**

Los **mastocitos** derivan de la médula ósea y migran al tejido conjuntivo, donde funcionan como mediadores de las reacciones inflamatorias a las lesiones y a la invasión microbiana. El citoplasma de los mastocitos contiene muchos gránulos, que a su vez contienen **heparina** e **histamina** y otras sustancias. En la mayoría de los casos, cuando el organismo se encuentra con un material extraño (**antígeno**), el resultado es la selección y expansión clonal de aquellos **linfocitos** que de modo casual sintetizan un **anticuerpo** que reconoce el antígeno. Algunos de los linfocitos estimulados se diferenciarán en **células plasmáticas** que secretan grandes cantidades de anticuerpos solubles, que entran en la circulación. Los anticuerpos de la clase **IgE** se unen a los **receptores Fc** de los **mastocitos** y **basófilos**. Los **complejos de receptores IgE-Fc** pueden actuar como desencadenantes que activan el mastocito o el basófilo si se vuelve a encontrar el antígeno. La unión del antígeno conduce a la reticulación de los receptores Fc, lo que inicia una serie de reacciones que culminan con la descarga (**exocitosis**) del contenido de los gránulos del mastocito o basófilo. La histamina y la heparina que se liberan de los gránulos contribuyen a la inflamación en el lugar de la reacción alérgica.

La **histamina** estimula muchos tipos de células para producir una variedad de respuestas, según el lugar donde se produzca la **reacción alérgica**. Los efectos en los vasos sanguíneos incluyen la dilatación debida a la relajación de las células musculares lisas (enrojecimiento y calor) y la fuga de líquido de las vénulas (**edema**) debido al aflojamiento de las uniones célula a célula entre las células endoteliales. La histamina puede estimular la contracción de algunas células musculares lisas, como ocurre con el **asma** en las vías respiratorias, y puede provocar una secreción excesiva en las glándulas. Las **reacciones alérgicas** extremadamente fuertes **mediadas por mastocitos** (también denominadas **reacciones alérgicas** o **de hipersensibilidad tipo 1**) dan lugar a un **choque anafiláctico**, que puede producirse muy rápido y a menudo requiere atención de urgencia. A veces puede ser mortal.

TABLA 4-1 Actividades histológicas de las células del tejido conjuntivo y correlaciones clínicas

Tipo de células	Origen celular	Actividades histológicas	Correlaciones clínicas
Fibroblastos	Células mesenquimales	Sintetizan la matriz extracelular (fibras y sustancia fundamental)	Cicatrización de heridas, formación de cicatrices hipertróficas y queloides, cicatrización por fibrosis
Adipocitos	Células mesenquimales	Sintetizan y almacenan grasa, sintetizan la hormona leptina	Obesidad, aumento de la actividad en la acromegalia, gigantismo
Macrófagos	Monocitos	Fagocitan partículas, presentan antígenos a los linfocitos, liberan factores de crecimiento y citocinas	Fagocitosis de cuerpos extraños, células gigantes de Langhans, formación de granulomas, sistema fagocítico mononuclear (SFM)/sistema macrófago
Mastocitos	Células troncales hematopoyéticas	Contribuyen a las respuestas inflamatorias y a las reacciones alérgicas y liberan heparina, histaminas y diversos mediadores quimiotácticos	Reacción alérgica, reacción de hipersensibilidad inmediata, anafilaxia
Células plasmáticas	Linfocitos B	Producen anticuerpos (específicos de antígeno: IgG, IgA, IgM, IgE e IgD)	Inflamación crónica, mieloma múltiple, asma, enfermedades autoinmunes
Linfocitos	Células troncales hematopoyéticas	**Células B:** forman células plasmáticas y producen anticuerpos (respuesta inmunológica humoral); **células T:** atacan a las células infectadas (células T citotóxicas, respuesta inmunológica celular); secretan citoquinas que regulan a otros linfocitos (células T reguladoras)	Inflamación crónica, infección por el virus de la inmunodeficiencia humana (VIH), linfoma
Neutrófilos	Células troncales hematopoyéticas	Fagocitosis, defensa contra las infecciones bacterianas y micóticas	Infección bacteriana, inflamación supurativa aguda, neutropenia, agranulocitosis
Eosinófilos	Células troncales hematopoyéticas	Defienden contra los gusanos parásitos, limitan la inflamación en diversos tejidos afectados por reacciones alérgicas, combaten las infecciones virales y liberan enzimas, factores de crecimiento y citoquinas	Reacción alérgica, infección parasitaria
Basófilos	Células troncales hematopoyéticas	Contribuyen a la inflamación y a las reacciones alérgicas	Reacción alérgica, reacción de hipersensibilidad inmediata, anafilaxia

Matriz extracelular

A

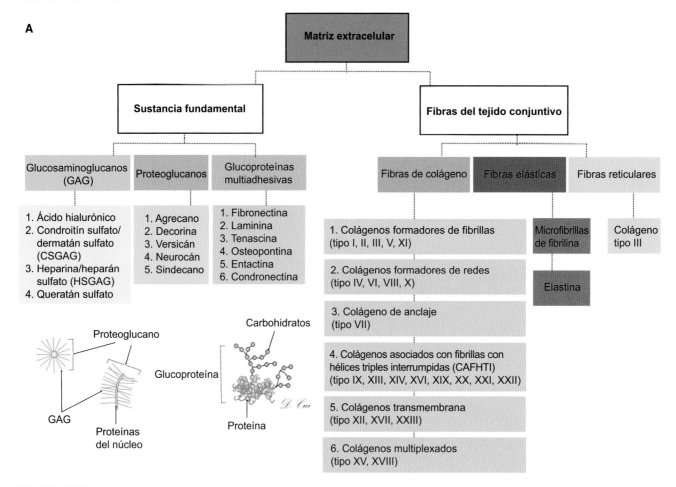

Figura 4-5A. Generalidades de la matriz extracelular.

La matriz extracelular es producida por los fibroblastos, y está compuesta por **sustancia fundamental** y **fibras de tejido conjuntivo**. Proporciona soporte mecánico y estructural al tejido. También permite los movimientos celulares y la transferencia de nutrientes y materiales de desecho entre el tejido y la circulación sanguínea. La **sustancia fundamental** está compuesta por **glucosaminoglucanos (GAG)**, **proteoglucanos** y **glucoproteínas (glucoproteínas multiadhesivas)**. **Los GAG** pueden clasificarse en cuatro grupos: (1) ácido hialurónico, (2) condroitín sulfato/dermatán sulfato (CSGAG), (3) heparina/heparán sulfato (HSGAG), y (4) queratán sulfato. Los **proteoglucanos se componen de GAG y proteínas centrales.** Algunos de los **proteoglucanos** más comunes asociados con la matriz extracelular son (1) el agrecano, (2) la decorina, (3) el versicán, (4) el neurocán y (5) el sindecan. Las **glucoproteínas multiadhesivas** incluyen (1) fibronectina, (2) laminina, (3) tenascina, (4) osteopontina, (5) entactina y (6) condronectina. Las **fibras del tejido conjuntivo** incluyen **fibras de colágeno, elásticas y reticulares.** Las fibras de colágeno pueden dividirse en seis clases principales y más de 20 tipos de colágenos. (1) Los **colágenos formadores de fibrillas (fibrilares)** son los principales componentes de las fibrillas de colágeno. Los colágenos tipo I, II, III, V y XI pertenecen a esta categoría. (2) Los **colágenos formadores de redes** forman una red en las láminas externas y basales. Los tipos IV, VI, VIII y X son ejemplos de estos colágenos. (3) El **colágeno de anclaje** une la lámina basal al tejido conjuntivo; es el colágeno tipo VII. (4) Los **colágenos asociados con fibrillas con hélices triples interrumpidas (CAFHTI)** contienen hélices triples intercaladas con dominios no helicoidales. Este grupo de colágenos está implicado en el control del diámetro de las fibrillas de colágeno, y están asociados en sentido lateral con las fibrillas tipo I y II. Proporcionan estabilidad y mantienen la integridad de la matriz extracelular. Los tipos de colágeno IX, XII, XIV, XVI, XIX, XX, XXI y XXII pertenecen a este grupo. (5) Los **colágenos transmembrana** están asociados con las láminas basales y los hemidesmosomas, como las moléculas de adhesión. Algunos ejemplos son los colágenos tipo XIII, XVII y XXIII. (6) Los **colágenos multiplexores** forman enlaces estructurales de las células con el tejido conjuntivo. Los tipos XV y XVIII son ejemplos de estos.

SUSTANCIA FUNDAMENTAL

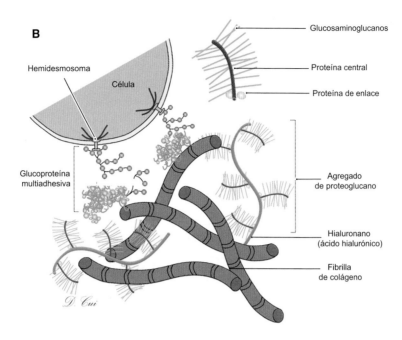

Figura 4-5B. Generalidades de la sustancia fundamental.

La sustancia fundamental del tejido conjuntivo es una sustancia clara, parecida a un gel, con un alto contenido de agua, pero con muy poca estructura morfológica. Sus principales componentes son los **glucosaminoglucanos (GAG)**, los **proteoglucanos** y las **glucoproteínas multiadhesivas.** Los **GAG** también se conocen como **mucopolisacáridos**, que son cadenas largas y no ramificadas de polisacáridos con unidades repetidas de doble azúcar (disacáridos). Los **proteoglucanos** son largas cadenas de proteínas con glucosaminoglucanos unidos en el centro a las proteínas del núcleo en forma de cepillo de botella. Hay **proteoglucanos** pequeños y grandes. Los **proteoglucanos pequeños** suelen estar presentes en los tendones equinos, como la **decorina**, el **biglucano** y la **fibromodulina**. Los **proteoglucanos grandes**, como el **agrecano** (cartílago), el **versicán** (vasos sanguíneos y piel), el **perlecán** (membrana basal), el **neurocán** (matriz extracelular) y el **brevicano** (sistema nervioso central), están presentes en varias localizaciones. Los **proteoglucanos** más comunes asociados con la matriz extracelular del tejido conjuntivo son la **decorina**, el **agrecano**, el **versicán**, el **neurocán** y el **sindecan**. Tanto los **GAG** como los **proteoglucanos** son geles semifluidos y tienen cargas negativas que atraen el agua y permiten la difusión de moléculas hidrosolubles. Las **glucoproteínas multiadhesivas** son proteínas simples con carbohidratos unidos. Estas **glucoproteínas multiadhesivas** proporcionan adhesión entre la célula y la **matriz extracelular**, y son importantes para la migración celular. (La ilustración no está dibujada a escala).

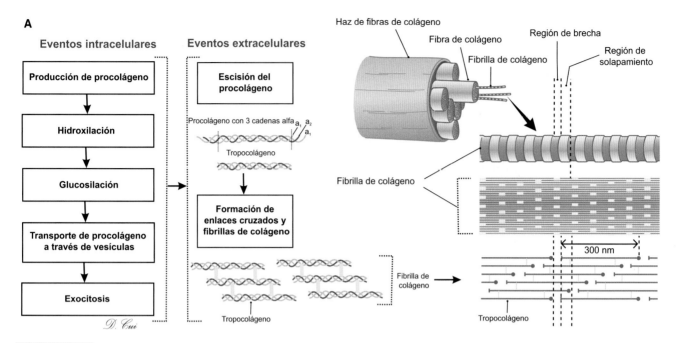

Figura 4-6A. Organización de las fibras de colágeno.

Las **fibras de colágeno**, que son haces de fibrillas de colágeno, son las fibras más comunes y abundantes del tejido conjuntivo. El tejido conjuntivo está compuesto ante todo por colágeno tipo I. Hay más de 20 tipos diferentes de colágeno en el cuerpo. La subunidad más básica de todas las moléculas de colágeno es la **cadena α (alfa)**, que es una **cadena de aminoácidos**. Las secuencias de aminoácidos de las cadenas alfa varían entre los distintos tipos de colágeno. Cada molécula de colágeno está formada por tres cadenas alfa que se enrollan en una triple hélice derecha para formar una molécula de **tropocolágeno**. Durante el ensamblaje del tropocolágeno se producen una serie de acontecimientos intracelulares. (1) **Producción de procolágeno:** las **cadenas alfa** se sintetizan en el **retículo endoplásmico rugoso (RER)**, dirigidas por los ARNm. Incluyen los propéptidos C- y N-terminales, que serán eliminados en el procesamiento postraduccional. Antes del procesamiento postraduccional, la molécula se denomina **procolágeno** (o preprocolágeno). (2) La **hidroxilación** de los residuos de **prolina** y **lisina** se produce dentro del RER. La **hidroxiprolina** sirve de estabilizador, y la **hidroxilisina** proporciona el enlace cruzado entre cadenas para la triple hélice de tres cadenas alfa. Este proceso requiere **vitamina C**. Por lo tanto, el sangrado de las encías y el derrame articular se producen cuando existe una deficiencia de vitamina C durante este paso de la síntesis del colágeno. (3) **Glucosilación:** ocurre la adición de los carbohidratos (glicosilo y galactosilo) a la hidroxilisina, lo que permite que las moléculas se peguen entre sí para formar una estructura de triple hélice de las moléculas de **procolágeno** producidas en el RER. (4) **Transporte del procolágeno a través de vesículas:** el aparato de Golgi transfiere y empaqueta el procolágeno en vesículas secretoras que se mueven hacia la membrana celular. (5) **Exocitosis:** las moléculas de procolágeno se transfieren desde el interior de la célula al espacio extracelular a través de la exocitosis. Hay dos eventos involucrados en la formación de colágeno extracelular: (1) el **corte del procolágeno** en el que los propéptidos C- y N-terminales de las cadenas alfa son eliminados por las peptidasas. Esto completa la transformación del procolágeno en la molécula final de colágeno, que se denomina **tropocolágeno**. (2) **Formación del enlace cruzado y de la fibrilla de colágeno** en la que se produce el enlace cruzado entre moléculas de tropocolágeno adyacentes, uniéndolas en **fibrillas de colágeno**, estabilizadas y reforzadas por la oxidación de los residuos de hidroxilisina (por la enzima lisina oxidasa).

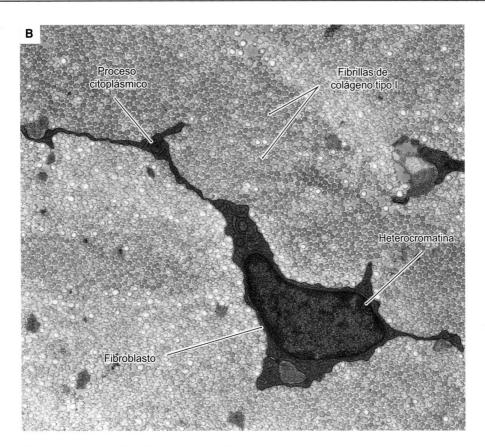

Figura 4-6B. Fibrillas de colágeno y fibroblastos. ME, ×14 000

En ocasiones el término **fibrocito** se utiliza para designar un **fibroblasto inactivo** como la célula que se ve en esta micrografía electrónica. El estado quiescente de la célula puede deducirse del escaso citoplasma y del pequeño núcleo en el que la **heterocromatina** es la forma predominante de **cromatina**. Los pequeños círculos que llenan el espacio extracelular son **fibrillas de colágeno tipo I**, que se cortan de modo uniforme en sección transversal en esta muestra de duramadre, la dura capa exterior de las meninges.

Hay muchos tipos de fibras de colágeno en los humanos; los tipos I, II, III, IV, V y VII son algunos de los más comunes. Las fibras de colágeno son las principales y más abundantes en el tejido conjuntivo. Las fibras de colágeno son flexibles y tienen una gran resistencia a la tracción.

FIBRAS DEL TEJIDO CONJUNTIVO
Fibras de colágeno

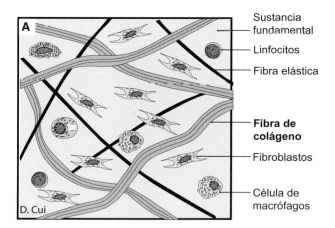

Figura 4-7A. Representación de las fibras de colágeno en el tejido conjuntivo laxo.

Las **fibras de colágeno** son flexibles pero confieren resistencia al tejido. Están dispuestas de forma laxa, sin una orientación definida en el tejido conjuntivo laxo.

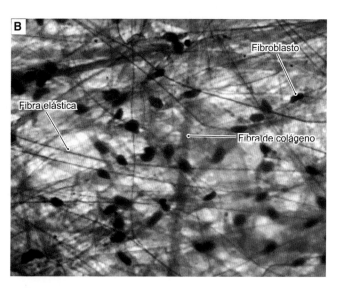

Figura 4-7B. Fibras de colágeno, extensión del mesenterio. Tinción de Verhoeff, ×314

El **tejido conjuntivo laxo,** también llamado **tejido conjuntivo areolar,** se muestra en una extensión del mesenterio. En esta preparación tisular son visibles tanto las fibras de colágeno como las fibras elásticas. Las **fibras elásticas** son hebras finas teñidas de azul intenso, y las **fibras de colágeno** son gruesas y se tiñen de púrpura. Los **fibroblastos** se ven entre las fibras.

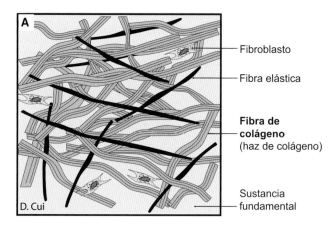

Figura 4-8A. Representación de las fibras de colágeno en el tejido conjuntivo denso.

Aquí se ilustran haces entrelazados de **fibras de colágeno** intercaladas con **fibras elásticas.** Estas fibras están fuertemente empaquetadas en un tejido conjuntivo denso.

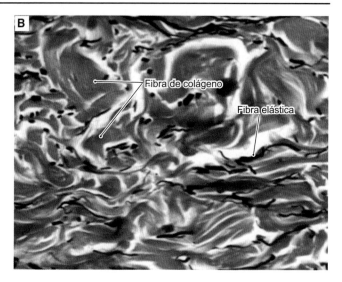

Figura 4-8B. Fibras de colágeno, piel. Tinción elástica, ×279

Se muestra un ejemplo de **fibras de colágeno** en el tejido conjuntivo denso irregular de la dermis de la piel. Están presentes tanto las fibras de colágeno (*rosa*) como las **fibras elásticas** (*negro*). Las fibras de colágeno predominan en el tejido conjuntivo denso irregular. Están dispuestas en gruesos haces fuertemente empaquetados de manera no uniforme.

TABLA 4-2 Tipos de colágeno y familias de colágeno asociadas

Tipo de colágeno	Células de síntesis	Ubicaciones principales	Función principal	Ejemplos de trastornos del colágeno (mutaciones genéticas del colágeno asociadas)
Colágenos formadores de fibrillas				
I	Fibroblastos, osteoblastos, odontoblastos	Dermis de la piel, ligamentos, tendones, hueso, dentina, tejido conjuntivo intersticial, túnicas del tubo digestivo, fascia muscular, cápsulas de los órganos, etc.	Resistir la tensión	Osteogénesis imperfecta (COL1A1, COL1A2); síndrome de Ehlers-Danlos tipo valvular cardiaco (COL1A2)
II	Condroblastos, condrocitos	Cartílago hialino y elástico, discos intervertebrales, humor vítreo del ojo, notocorda	Resistir la presión, (coensamblado con el colágeno tipo XI)	Condrodisplasias (COL2A1), como acondrogénesis, hipocondrogénesis, displasia espondiloepifisaria, displasia espondiloepimetafisaria, síndrome de Stickler, displasia de Kniest; osteoartritis de inicio temprano
III	Fibroblastos, células reticulares, hepatocitos, células musculares lisas	Dermis de la piel, paredes de los vasos sanguíneos, fibras reticulares en los órganos (bazo, ganglios linfáticos, hígado, etc.)	Formar el marco estructural en los órganos expansibles	Deficiencia vascular, aneurismas aórticos y arteriales; síndrome de Ehlers-Danlos de tipo vascular (COL3A1)
V	Células mesenquimales, fibroblastos, osteoblastos, cementoblastos	Placenta, dermis, la mayoría de los tejidos intersticiales, hígado, pulmones, matriz ósea y cemento	Controlar el inicio del ensamblaje de las fibrillas de colágeno, se asocia con el colágeno tipo I y III	Engrosamiento de la piel asociado con un depósito anormal de colágeno en la dermis; síndrome de Ehlers-Danlos tipo clásico (COL5A1, COL5A2)
XI	Fibroblastos, condrocitos	Tejidos que contienen colágeno tipo II: cartílago, cartílago articular, tráquea (interior de la fibrilla de colágeno tipo II)	Proporcionar soporte y fuerza estructural, regular la fibrilogénesis y mantener el espacio y el diámetro del colágeno tipo II	Síndrome de Stickler (COL11A1, COL11A2); síndrome de Marshall (COL11A1); displasia otoespondilomegaepifisaria (COL11A2)
Colágenos formadores de redes				
IV	Células endoteliales, células epiteliales, células epiteliales del cristalino	Membrana basal del epitelio, cápsula del cristalino (ojo), glomérulo (riñón)	Proporcionar soporte y filtración, formar la columna vertebral de la membrana basal	Nefropatía del síndrome de Alport (COL4A3, COL4A4, COL4A5)
VI	Fibroblastos, condrocitos, miocitos, cardiomiocitos	Músculos, dermis, cartílagos, paredes de los vasos sanguíneos (también conocido como colágeno de filamento de cuentas)	Formar un vínculo estructural entre las células y el tejido conjuntivo, fijar la matriz extracelular a los condrocitos, puede contribuir a la fibrogénesis y a la reparación de los tejidos	Distrofia muscular congénita de Ullrich (COL6A1, COL6A2, COL6A3); miopatía de Bethlem (COL6A1, COL6A2, COL6A3)
VIII	Células endoteliales	Endotelio, membrana de Descemet de la córnea	Desempeñar funciones de soporte estructural y propiedades de señalización durante la angiogénesis	Distrofia corneal endotelial de Fuchs (COL8A2)
X	Condrocitos	Cartílago hipertrófico en la placa epifisaria	Desempeñar un papel en la calcificación del cartílago durante la osificación endocondral (crecimiento del hueso largo)	Condrodisplasia metafisaria de tipo Schmid (COL10A1)

(Continúa)

TABLA 4-2   (Continuación)

Tipo de colágeno	Células de síntesis	Ubicaciones principales	Función principal	Ejemplos de trastornos del colágeno (mutaciones genéticas del colágeno asociadas)
Colágeno de anclaje				
VII	Fibroblastos, queratinocitos	Membrana basal, fibrillas de anclaje	Anclar la lámina basal epidérmica al tejido conjuntivo subyacente, unir al colágeno tipo I y III para ayudar a la estabilidad de la matriz extracelular	Formas distróficas de epidermólisis ampollosa (COL7A1, COL17A1); enfermedades autoinmunes, lupus eritematoso sistémico, esclerosis sistémica, síndrome de Sjögren
Colágenos asociados con fibrillas con hélices triples interrumpidas (CAFHTI)				
IX	Condrocitos	Matriz cartilaginosa, cuerpo vítreo del ojo	Estabilizar la matriz y regular el diámetro de las fibrillas de colágeno, ayudar a formar una red para la matriz del cartílago	Osteoartritis; displasia epifisaria múltiple (COL9A1, COL9A2, COL9A3, u otras mutaciones del gen de la matriz extracelular del cartílago)
XII	Fibroblastos, condrocitos	Tejidos que contienen colágeno tipo I: tendones, pericondrio, ligamentos, fibrocartílago	Contribuir al desarrollo óseo, interactuar con las fibrillas de colágeno tipo I y las proteínas de la matriz (decorina, tenascina, etc.)	Síndrome de Ehlers-Danlos miopático (COL12A1)
XIV	Fibroblastos, queratinocitos, condrocitos	Tejidos con alta tensión mecánica: dermis, epidermis, tendones, cartílago articular, endomisio, córnea	Proporcionar al tejido un soporte mecánico, al asociarse con el colágeno tipo I, unir otros colágenos y contribuir a la adhesión de célula a célula	Queratodermia palmoplantar
XVI	Fibroblastos, condrocitos, células musculares lisas, queratinocitos	Dermis papilar de la piel, cartílago, corazón, intestino, paredes arteriales, riñón	Anclar las microfibrillas de la epidermis a la membrana basal, estabilizar la matriz extracelular	Epidermólisis ampollosa; esclerodermia
XIX	Fibroblastos, células de rabdomiosarcoma	Colon, riñón, cerebro, hígado, próstata, piel (asociado con tejidos epiteliales, vasculares, neurales y mesenquimales)	Desempeñar funciones de puente cruzado y mantener la integridad de la matriz extracelular, asociada con la membrana basal	Actividad antitumoral y antiangiogénica
XX	Fibroblastos, queratinocitos, células mesenquimales	Tendones, cartílago esternal, epitelio corneal, piel embrionaria	Unirse a las fibrillas de colágeno (similitudes de la secuencia del ADNc con los tipos XII y XIV, pero más pequeños)	
XXI	Células musculares lisas	Paredes de vasos sanguíneos, corazón, encías, estómago, yeyuno	Contribuir al ensamblaje de los vasos sanguíneos durante la formación de los mismos	
XXII	Fibroblastos	Uniones músculo-tendón del esqueleto, músculo cardiaco	Unirse a las integrinas y contribuir a la estabilidad de las uniones miotendinosas durante la contracción muscular	Potencialmente asociado con aneurismas intracraneales

(Continúa)

TABLA 4-2 (Continuación)

Tipo de colágeno	Células de síntesis	Ubicaciones principales	Función principal	Ejemplos de trastornos del colágeno (mutaciones genéticas del colágeno asociadas)
Colágenos transmembrana				
XIII	Fibroblastos, condrocitos	Epidermis, unión dérmico-epidérmica, intestino, pulmones, hígado, cartílago, uniones musculotendinosas esqueléticas, discos intercalados del músculo cardiaco, adherencias focales y hueso	Anclar las células al tejido conjuntivo al asociarse con las integrinas y el citoesqueleto de actina en contactos focales. Mantener la arquitectura del tejido en el desarrollo y el crecimiento posnatal	Síndrome miasténico congénito (*COL13A1*)
XVII	Queratinocitos	Epidermis de la piel, asociada con las superficies basales de los queratinocitos y los hemidesmosomas	Anclan los queratinocitos a la membrana basal, desempeñan un papel en la formación de los dientes	Penfigoide ampolloso; epidermólisis bullosa de la unión (*COL17A1*)
XXIII		Pulmones, corazón, córnea, retina, tendones	Mantener los contactos de célula a célula	Puede desempeñar un papel como herramienta diagnóstica para los pacientes de cáncer de próstata y de pulmón no microcítico
Colágenos multiplexados				
XV	Fibroblastos, células musculares, células endoteliales	Membranas basales, en especial del endotelio, del músculo esquelético y cardiaco, y del sistema nervioso	Se asocia con los microvasos de los tejidos musculares cardiacos y esqueléticos	Defectos de la córnea. En la investigación animal: miopatía del corazón y del músculo esquelético; defectos de la microvasculatura
XVIII	Células endoteliales, células epiteliales, hepatocitos	Membranas basales vasculares y epiteliales, hígado	Se asocia con la membrana basal, inhibe la angiogénesis, inhibe el crecimiento del tumor	Angiogénesis; síndrome de Knobloch (*COL18A1*)

Fibras elásticas

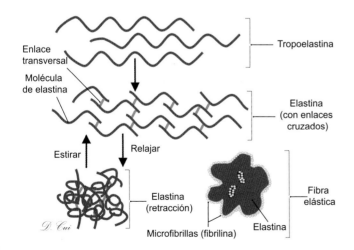

Figura 4-9. Generalidades de las fibras elásticas.

Las fibras elásticas son una de las principales fibras del tejido conjuntivo. Las producen los fibroblastos, las células musculares lisas y los condrocitos, según su ubicación. Las fibras elásticas tienen muchas ramificaciones y se conectan entre sí. Tienen una naturaleza muy resistente y una buena capacidad de estiramiento y retracción. A diferencia de las fibras de colágeno, no tienen un patrón de bandas. Las fibras elásticas están compuestas sobre todo por dos proteínas: la **elastina** y la **fibrilina**. La **elastina** forma un núcleo central (núcleo elástico), que ocupa alrededor de 90% de la fibra elástica. Los componentes de fibrilina de una fibra elástica incluyen la fibrilina-1, la fibrilina-2, la fibrilina-3, la fibrilina-4 y la fibrilina-5. La **fibrilina-1** es una glucoproteína que forma **microfibrillas** que rodean el núcleo elástico (microfibrillas periféricas) y ayuda a organizar la elastina en una fibra. El **síndrome de Marfan** está asociado con una mutación del gen de la fibrilina-1 (*FBN1*). Las moléculas elásticas constan de dominios hidrofílicos e hidrofóbicos que contribuyen al estiramiento y retroceso que les dan su elasticidad característica. La **tropoelastina** (sin enlaces cruzados) es secretada al inicio por las células productoras de elastina, como los fibroblastos. A continuación, se reticula mediante el proceso de la **lisil oxidasa** para formar elastina.

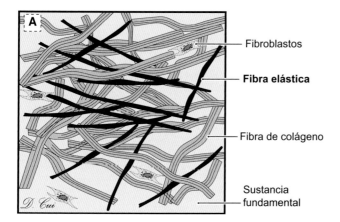

Figura 4-10A. Representación de las fibras elásticas en el tejido conjuntivo denso.

Las **fibras elásticas** son más finas que las **fibras de colágeno** y están intercaladas entre estas. Están compuestas por **elastina** y **proteínas microfibrilares** y están especializadas en el estiramiento y la resiliencia.

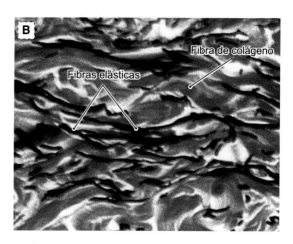

Figura 4-10B. **Fibras elásticas, piel.** Tinción elástica, ×408

Se muestra un ejemplo de **fibras elásticas** en el tejido conjuntivo denso de la dermis de la piel. Las fibras elásticas se tiñen de oscuro con la tinción especial utilizada en esta sección. Las **fibras de colágeno** aparecen como haces gruesos y rosados.

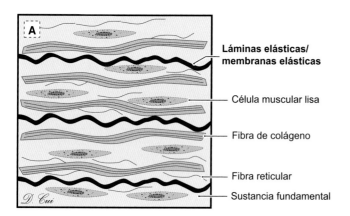

Figura 4-11A. Representación de las láminas elásticas en una gran arteria.

Se muestra un ejemplo de otra forma de fibras elásticas en una gran arteria, llamadas **láminas elásticas** (**membranas elásticas**). Las láminas elásticas, así como las **fibras reticulares** y **de colágeno**, son producidas por las **células musculares lisas** de las paredes de la arteria. Las fibras de colágeno, las fibras reticulares y la **sustancia fundamental** se encuentran entre las láminas elásticas. Las células musculares lisas están intercaladas entre las capas de fibras.

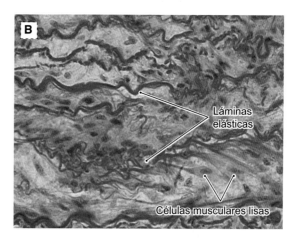

Figura 4-11B. **Láminas elásticas, arteria elástica.** H&E, ×426

Se muestra un ejemplo de **láminas elásticas** en una arteria elástica. El material elástico está dispuesto en láminas onduladas paralelas (**forma laminar**) en lugar de fibras. La **elastina** es eosinófila y aparece roja con la tinción de H&E. Las **células musculares lisas** están intercaladas entre las láminas elásticas. Las láminas elásticas de las grandes arterias pueden estirarse, lo que permite a estos vasos distenderse y retroceder durante el ciclo cardiaco.

Fibras reticulares

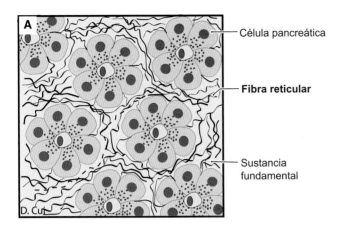

Figura 4-12A. Representación de las fibras reticulares en el páncreas.

Las **fibras reticulares** están compuestas por **colágeno tipo III**, tienen diámetros pequeños y no forman grandes haces. Forman un delicado entramado arquitectónico en el páncreas, el hígado y los ganglios linfáticos y pueden encontrarse en muchos tejidos.

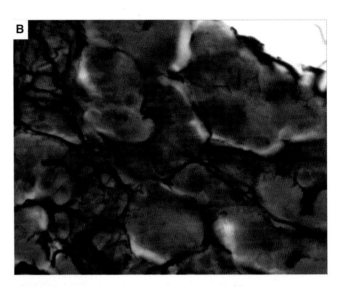

Figura 4-12B. Fibras reticulares, páncreas. Impregnación argéntica, ×762

Se muestra un ejemplo de **fibras reticulares** en el páncreas exocrino. Las finas fibras reticulares que rodean a las células acinares pancreáticas forman una estructura de soporte en forma de red. En la mayoría de los lugares, las fibras reticulares son producidas por células reticulares (fibroblastos); en algunos lugares, las fibras reticulares pueden ser secretadas por células musculares lisas (vasos sanguíneos) o por células de Schwann (tejido nervioso periférico).

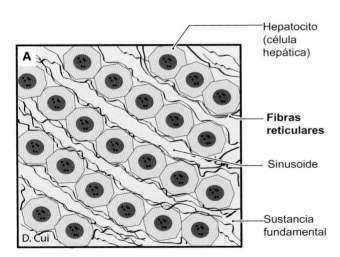

Figura 4-13A. Representación de las fibras reticulares en el hígado.

Estas **fibras reticulares** están dispuestas en cordones (patrón de columna) para formar un fino entramado, que mantiene a los **hepatocitos** en su sitio.

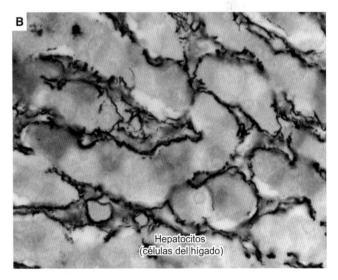

Figura 4-13B. Fibras reticulares, hígado. Tinción PAS/reticular, ×544

Se muestra un ejemplo de las **fibras reticulares** en el hígado. Las fibras reticulares aparecen de color negro debido a la tinción de plata. La estructura de los **hepatocitos** es difícil de identificar porque su citoplasma no absorbe la plata. Los espacios entre las fibras reticulares son los lúmenes de los **sinusoides** que discurren entre las placas de los hepatocitos.

Tipos de tejido conjuntivo: tejido conjuntivo propiamente dicho

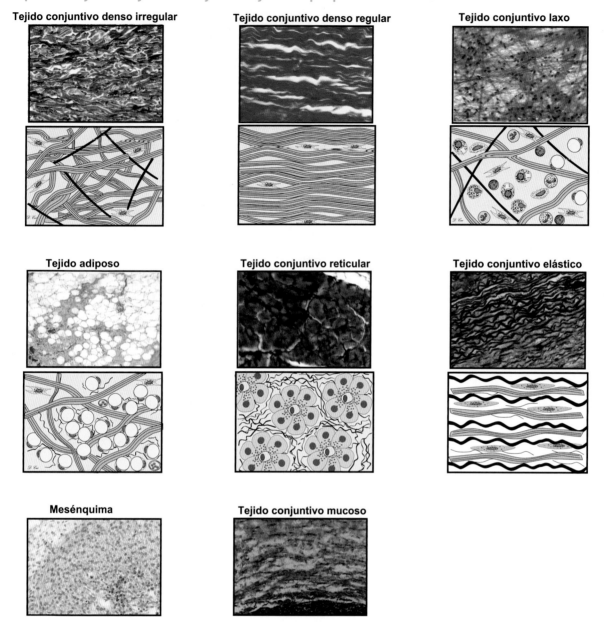

Figura 4-14.   Resumen de los tipos de tejido conjuntivo.

TABLA 4-3   Clasificación de los tejidos conjuntivos

Tipos de tejidos conjuntivos	Tejido conjuntivo propiamente dicho			Tejido conjuntivo especializado			Tejido conjuntivo embrionario	
Subtipo de tejido conjuntivo	Denso irregular	Denso regular	Laxo	Adiposo	Reticular	Elástico	Mesénquima	Moco
Carácter de los tejidos	Menos células, más fibras; las fibras están dispuestas sin orientación definida	Menos células, más fibras; las fibras están dispuestas en una orientación uniforme	Más células, menos fibras; las fibras están distribuidas al azar	Predominio de adipocitos, apoyados por fibras reticulares	Predominan las fibras reticulares	Predominan las fibras elásticas	Células mesenquimales predominantes; matriz de ácido hialurónico	Fibroblastos fusiformes, matriz gelatinosa (gelatina de Wharton) con alto contenido de proteoglucano de heparán sulfato

TEJIDOS CONJUNTIVOS DENSOS IRREGULARES

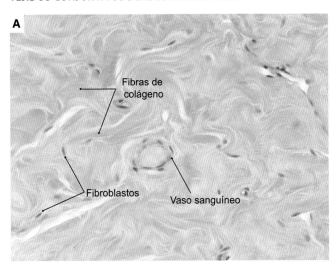

A

Fibras de colágeno

Fibroblastos

Vaso sanguíneo

Figura 4-15A. Tejido conjuntivo denso irregular, glándula mamaria. H&E, ×272

El **tejido conjuntivo denso irregular** puede encontrarse en la **glándula mamaria** y también en otros lugares, como las cápsulas de los órganos. En este ejemplo, se muestra el tejido conjuntivo denso irregular de la glándula mamaria, distribuido entre los tejidos glandulares. Predominan las **fibras de colágeno**, que aparecen de color rosa, y están dispuestas en haces ondulados sin una orientación consistente. Los **fibroblastos** son visibles entre estas fibras. En ocasiones pueden encontrarse **vasos sanguíneos** y glándulas en el tejido conjuntivo denso irregular; sin embargo, no suele ser un tejido muy vascularizado.

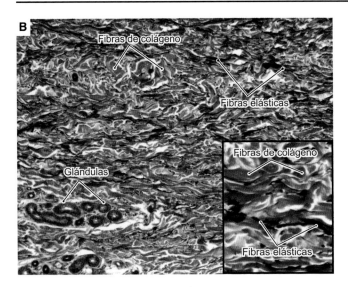

B

Fibras de colágeno

Fibras elásticas

Glándulas

Fibras de colágeno

Fibras elásticas

Figura 4-15B. Tejido conjuntivo denso irregular, dermis de la piel. Tinción elástica, ×68; *recuadro* ×151

Las **fibras de colágeno** están dispuestas en haces orientados al azar y aparecen de color rosa; son las principales fibras del **tejido conjuntivo denso**. Las fibras de colágeno son flexibles y tienen una gran resistencia a la tracción. Las **fibras elásticas** se hacen visibles con una tinción especial y se ven como hebras finas y oscuras dispersas entre las fibras de colágeno. Son capaces de estirarse y volver a su longitud original. El tejido conjuntivo denso irregular es un tejido similar a un cojín, que proporciona una gran resistencia contra las **tensiones inducidas por la presión** en las estructuras u órganos.

CORRELACIÓN CLÍNICA

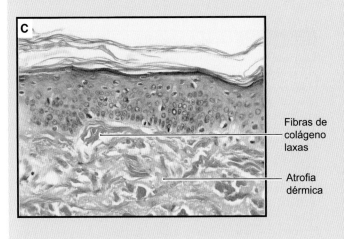

C

Fibras de colágeno laxas

Atrofia dérmica

Figura 4-15C. Queratosis actínica. H&E, ×205

La **queratosis actínica**, también llamada **elastosis solar**, es una enfermedad degenerativa de la piel que afecta sobre todo a las **fibras de colágeno** y **elásticas** de las zonas del cuerpo expuestas al sol. La exposición frecuente de la piel a la luz solar o ultravioleta provoca y acelera este proceso degenerativo. La queratosis actínica es una lesión premaligna. Los signos y síntomas incluyen piel laxa, arrugada, seca y flácida. Desde el punto de vista histológico, la cantidad de *fibras de colágeno* presentes en la piel afectada está disminuida, mientras que la cantidad de *fibras elásticas* aumenta, pero pierden parte de su elasticidad y flexibilidad. Una decoloración azulada de la dermis papilar es característica de los daños causados por los rayos ultravioleta en el tejido conjuntivo de la dermis. La **atrofia de la dermis** y las **fibras de colágeno laxas** se ilustran aquí. La prevención más importante es evitar la exposición innecesaria al sol. El tratamiento incluye la crioterapia con nitrógeno líquido, el legrado quirúrgico y la quimioterapia.

TEJIDOS CONJUNTIVOS DENSOS IRREGULARES

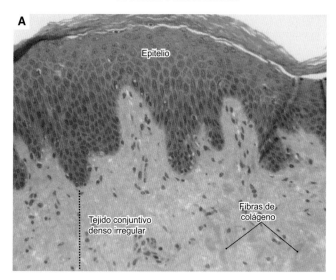

A

Epitelio

Tejido conjuntivo
denso irregular

Fibras de
colágeno

Figura 4-16A. Tejido conjuntivo denso irregular, piel fina.
H&E, ×193

Este es un **tejido conjuntivo denso irregular** en la dermis de la piel fina. La epidermis está compuesta por **tejido epitelial**; la dermis está compuesta por tejido conjuntivo denso irregular y se encuentra debajo de la epidermis. "Denso" se refiere a la gran abundancia de fibras de colágeno (pero menos células) en comparación con el tejido conjuntivo laxo. "Irregular" indica que la orientación de los haces de fibras está en muchas direcciones diferentes (o haces orientados al azar). Este tipo de tejido conjuntivo contiene sobre todo **fibras de colágeno** con un número menor de otras fibras, como las fibras elásticas. La piel tiene una gruesa capa de tejido conjuntivo denso irregular, con fibras dispuestas en varias direcciones para resistir las fuerzas de estiramiento en cualquier dirección. El tejido conjuntivo denso irregular es prominente en la dermis de la piel, las glándulas mamarias y las cápsulas de muchos órganos.

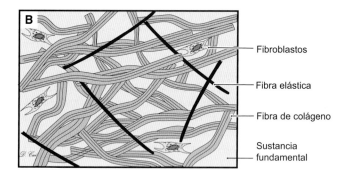

B

Fibroblastos

Fibra elástica

Fibra de colágeno

Sustancia
fundamental

Figura 4-16B. Representación de un tejido conjuntivo denso irregular.

El fondo representa la **sustancia fundamental**. Las **fibras de colágeno** están representadas por haces rosados gruesos dispuestos al azar, y las **fibras elásticas** se indican con líneas oscuras más finas. Unos pocos **fibroblastos** están dispersos entre estas fibras. La mayoría de las fibras de colágeno y las elásticas son producidas por los fibroblastos. El mantenimiento del metabolismo normal del colágeno es muy importante para el organismo.

El mal funcionamiento del colágeno puede causar una serie de enfermedades del tejido conjuntivo, como el **síndrome de Ehlers-Danlos**. La sobreproducción de colágeno en la dermis de la piel puede provocar cicatrices **hipertróficas** o **queloides**.

CORRELACIÓN CLÍNICA

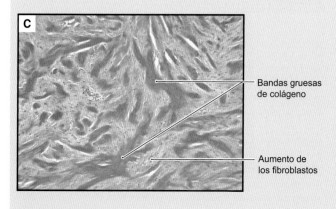

C

Bandas gruesas
de colágeno

Aumento de
los fibroblastos

Figura 4-16C. Cicatrices hipertróficas y queloides. H&E, ×53

Las **cicatrices hipertróficas** y **queloides** son trastornos causados por la acumulación de cantidades **excesivas** de **colágeno** depositadas en la piel por la **hiperproliferación** de **fibroblastos**. Suelen aparecer tras quemaduras, lesiones por radiación o procedimientos quirúrgicos. Las *cicatrices hipertróficas* aparecen elevadas, se caracterizan por el enrojecimiento y suelen permanecer dentro de los márgenes de la herida original. Tienen tendencia a la regresión espontánea con el tiempo. Si el tejido cicatricial crece más allá de los límites de la herida original y no retrocede, se denomina *queloide*. Un queloide es más grave y más difícil de tratar que una cicatriz hipertrófica. Los tratamientos de las cicatrices hipertróficas y queloides incluyen la criocirugía (congelación), la cirugía láser y las inyecciones de esteroides. Esta fotomicrografía es un queloide en el lóbulo de la oreja; las fibras de colágeno parecen más gruesas y densas, formando **bandas gruesas**. El número de **fibroblastos** está aumentado.

TEJIDOS CONJUNTIVOS DENSOS Y REGULARES

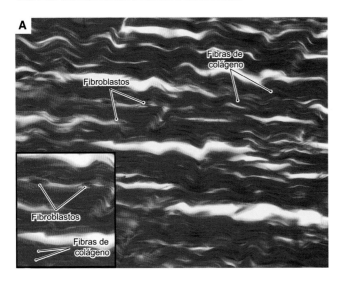

Figura 4-17A. Tejido conjuntivo denso regular, tendón. H&E, ×289; *recuadro* ×410

Este tipo de tejido está compuesto por haces de colágeno gruesos, densamente empaquetados y orientados en cilindros paralelos. Entre los haces de fibras se encuentran **fibroblastos** largos y delgados, orientados en la misma dirección que las fibras. Los núcleos de los fibroblastos son visibles, pero el citoplasma no se ve con facilidad. Los gruesos haces de **fibras de colágeno** llenan los espacios intercelulares. El **tejido conjuntivo denso regular** proporciona resistencia a las fuerzas de tracción en tendones y ligamentos.

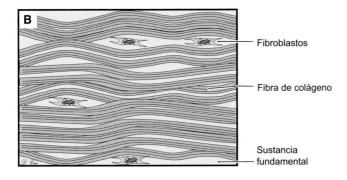

Figura 4-17B. Representación de un tejido conjuntivo denso regular.

Las **fibras de colágeno** están representadas por haces gruesos y rosados dispuestos de manera uniforme y fuertemente empaquetados de forma paralela. Los **fibroblastos** se ven entre estas fibras. El fondo blanco representa la **sustancia fundamental**. Esta arquitectura tisular se encuentra en los tendones, ligamentos y aponeurosis. La estructura formada por esta disposición es en particular fuerte y resistente a la tensión, como las fuerzas que ejercen los atletas sobre los ligamentos y los tendones.

CORRELACIÓN CLÍNICA

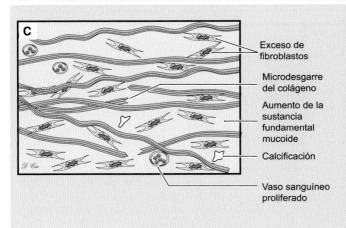

Figura 4-17C. Tendinosis.

La **tendinosis** es una enfermedad **degenerativa** que se produce en la sustancia de un tendón. Suele estar asociada con la edad, el sobreesfuerzo o ambos. El examen histológico revela una estructura fibrótica anormal que incluye la **desorganización del colágeno**, la **disminución del diámetro de las fibras** y el **aumento de la sustancia fundamental mucoide**. Otros hallazgos son los **microdesgarres del colágeno**, la **hipercelularidad focal**, la **proliferación vascular** y la **necrosis focal** con **calcificación**. En los casos graves puede producirse un desgarre del tendón. El tratamiento incluye el alivio del dolor, el reposo, la fisioterapia, los antiinflamatorios no esteroideos, los corticoesteroides y la reparación quirúrgica, cuando sea necesario. El objetivo es prevenir una mayor degeneración y preservar la función.

TEJIDOS CONJUNTIVOS LAXOS

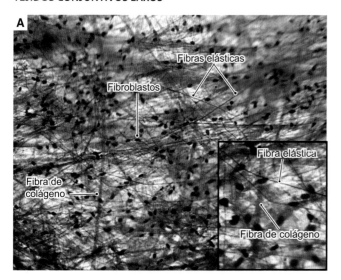

A

Fibras elásticas

Fibroblastos

Fibra elástica

Fibra de colágeno

Fibra de colágeno

Figura 4-18A.   Tejido conjuntivo laxo, mesenterio. Tinción de Verhoeff, ×112; *recuadro* ×200

Tejido conjuntivo laxo, también llamado **tejido conjuntivo areolar,** en una preparación de extensión del mesenterio. En esta preparación de tejido son visibles tanto las **fibras de colágeno** como las **fibras elásticas.** Las fibras elásticas se tiñen de azul intenso en forma de hebras finas y las fibras de colágeno aparecen como haces gruesos de color púrpura. Los **fibroblastos** se ven entre las fibras. Este tipo de tejido conjuntivo tiene abundante sustancia fundamental, con muchas células de tejido conjuntivo y relativamente pocas fibras. Está muy vascularizado, es flexible y no es muy resistente al estrés.

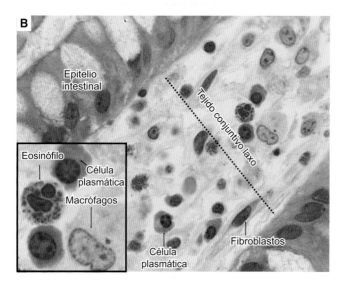

B

Epitelio intestinal

Tejido conjuntivo laxo

Eosinófilo

Célula plasmática

Macrófagos

Célula plasmática

Fibroblastos

Figura 4-18B.   Tejido conjuntivo laxo, intestino grueso. H&E, ×680; *recuadro* ×1 506

La lámina propia del tubo digestivo es un ejemplo extremo de **tejido conjuntivo laxo.** Este tejido se encuentra justo debajo del delgado **epitelio del intestino,** que es un lugar donde los mecanismos de defensa del organismo atacan en un inicio a las bacterias y los patógenos. Por lo tanto, las **células plasmáticas,** los mastocitos, los leucocitos y los **fibroblastos** son comunes en esta zona. El tejido conjuntivo laxo se caracteriza por la presencia de fibras conectivas tejidas y dispuestas de forma laxa, abundante sustancia fundamental y líquido tisular, que contiene la rica variedad de células del tejido conjuntivo.

SINOPSIS 4-2 Funciones del tejido conjuntivo

Tejido conjuntivo propiamente dicho
■ Tejido conjuntivo denso irregular: proporciona una fuerte malla de fibras para resistir las tensiones procedentes de todas las direcciones (p. ej., la dermis de la piel) y provee una cubierta protectora de los órganos (p. ej., la cápsula del riñón).
■ Tejido conjuntivo denso regular: proporciona resistencia a las fuerzas de tracción en una sola dirección específica (p. ej., tendones, ligamentos).
■ Tejido conjuntivo laxo: proporciona suspensión y soporte a los tejidos que no están sometidos a fuertes fuerzas y forma conductos por los que discurren vasos y nervios. Las células del tejido conjuntivo laxo tienen funciones de defensa e inmunológicas (p. ej., la lámina propia del tubo digestivo).

Tejidos conjuntivos especializados
■ Tejido conjuntivo adiposo: proporciona tanto la amortiguación de los órganos como el almacenamiento de energía; algunos participan en la secreción de hormonas como la leptina (p. ej., la hipodermis de la piel, las glándulas mamarias).
■ Tejido conjuntivo reticular: proporciona un marco de apoyo a los órganos hematopoyéticos y sólidos (parénquima) (p. ej., hígado, páncreas).
■ Tejido conjuntivo elástico: proporciona un soporte distensible y acomoda los cambios de presión en las paredes de las arterias más cercanas al corazón (p. ej., ligamentos vertebrales, grandes arterias).

Tejidos conjuntivos embrionarios
■ Tejido conjuntivo mesenquimal: origina todos los tipos de tejidos conjuntivos (mesodermo embrionario).
■ Tejido conjuntivo mucoso: proporciona amortiguación al núcleo pulposo del disco intervertebral y ayuda a evitar el acodamiento de los vasos sanguíneos del cordón umbilical.

TEJIDOS CONJUNTIVOS LAXOS

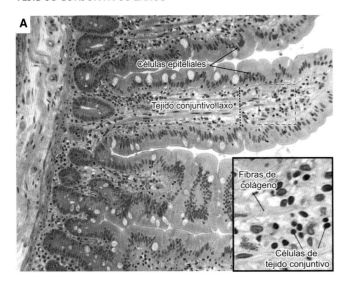

Figura 4-19A. Tejido conjuntivo laxo, intestino delgado.
H&E, ×136; *recuadro* ×384

Este es un ejemplo del **tejido conjuntivo laxo** que se encuentra justo debajo del **epitelio** en la lámina propia del intestino delgado. Las **fibras de colágeno** están dispuestas de forma laxa y no son visibles. Muchas células están apretadas entre los haces de fibras. En cambio, el tejido conjuntivo laxo tiene más células y menos fibras que el tejido conjuntivo denso. Este tipo de tejido está bien vascularizado, es flexible y no es muy resistente a la tensión mecánica.

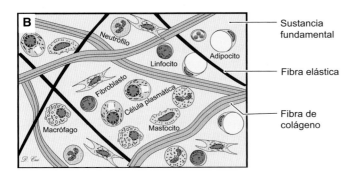

Figura 4-19B. Representación del tejido conjuntivo laxo.

Aquí se muestran numerosas **células del tejido conjuntivo** entre las fibras. Entre ellas hay **fibroblastos, macrófagos, adipocitos, mastocitos, células plasmáticas** y **leucocitos**. Si hay una invasión de microorganismos o un traumatismo mecánico, la activación de los mastocitos y la posterior activación de las células endoteliales y la vasodilatación son algunas de las respuestas a la lesión tisular. La vasodilatación favorece la llegada de más sangre al tejido local y provoca un aumento de la temperatura local. El aflojamiento de las uniones entre las células endoteliales permite que el líquido y las proteínas del suero se filtren al tejido conjuntivo. La expresión de moléculas adhesivas (**selectinas**) en las células endoteliales incrementa la posibilidad de que los leucocitos puedan migrar al tejido conjuntivo desde el torrente sanguíneo. Los mastocitos y los macrófagos también aumentan en número para participar en la reparación de daños en los tejidos.

CORRELACIÓN CLÍNICA

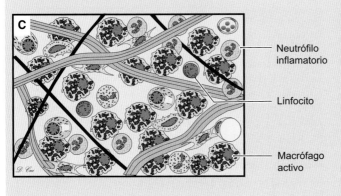

Figura 4-19C. Enfermedad de Whipple.

La **enfermedad de Whipple** es una enfermedad multisistémica causada por una infección del bacilo *Tropheryma whipplei*. Afecta sobre todo al intestino delgado. Los síntomas clínicos incluyen **dolor abdominal, flatulencia, malabsorción** y **diarrea**. Los síntomas son variados y dependen del órgano infectado. La lámina propia (tejido conjuntivo laxo) del intestino delgado muestra un número elevado de **macrófagos**. Estos macrófagos contienen un gran número de bacterias dentro de sus fagosomas, que se tiñen claramente con la tinción PAS (ácido peryódico combinado con el reactivo de Schiff). El tratamiento de la enfermedad de Whipple consiste en la administración de antibióticos, incluidas la penicilina intravenosa y la estreptomicina por vía oral.

TEJIDOS ADIPOSOS

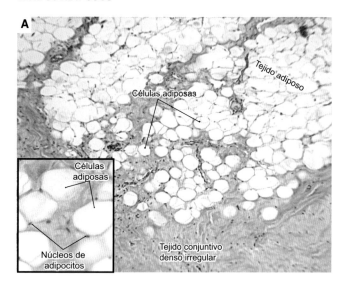

Figura 4-20A. Tejido adiposo, glándula mamaria. H&E, ×68; *recuadro* ×178

El **tejido adiposo** es una forma especial de tejido conjuntivo que tiene un rico suministro neurovascular. Los **adipocitos** aparecen aquí de color blanco, y este tejido se denomina **tejido adiposo blanco**. Cada adipocito contiene una única y gran gota de lípido en su citoplasma, por lo que las células se denominan **células adiposas uniloculares**. La mayor parte del citoplasma está ocupado por la gota lipídico por lo que el citosol, organelos y núcleo están desplazados hacia la periferia. Cada adipocito está rodeado por una lámina basal. Este tipo de tejido adiposo se encuentra en todo el cuerpo humano adulto. Existe otro tipo de tejido adiposo muy especializado, denominado **tejido adiposo pardo**. Está compuesto por **adipocitos multiloculares**; cada adipocito contiene múltiples gotas de lípidos en su citoplasma. Este tejido se encuentra ante todo en los mamíferos que hibernan y en los recién nacidos, pero también puede hallarse disperso en algunas zonas de los adultos, como el esófago, la tráquea, la parte posterior del cuello y las zonas interescapulares como tejido remanente vestigial. En ocasiones, los tumores surgen del tejido adiposo marrón remanente y se denominan **hibernomas**.

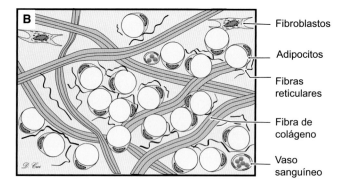

Figura 4-20B. Representación del tejido adiposo.

En este tejido adiposo unilocular, los **adipocitos** (**células grasas**) están dispersos dentro de un tejido de soporte colágeno laxo. Cada célula adiposa contiene una única gota grande de lípido; tiene un fino borde de citoplasma alrededor del lípido, y su núcleo aplanado está situado en la periferia de la célula. Los **adipocitos** son el principal lugar de **almacenamiento de energía**, y la deposición y movilización de lípidos están reguladas por **factores hormonales** (esteroides, insulina, hormona tiroidea, etc.). Los adipocitos también intervienen en la síntesis de algunas hormonas, como la **leptina**. Durante la infancia, el número de adipocitos puede aumentar en función de la nutrición y de otros factores, pero en la edad adulta el número de adipocitos suele permanecer constante.

CORRELACIÓN CLÍNICA

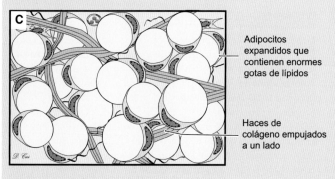

Figura 4-20C. Obesidad.

La **obesidad hipertrófica** es un trastorno caracterizado por un aumento de la grasa corporal total, en particular por la expansión (**hipertrofia**) de las células grasas preexistentes. La obesidad incrementa el riesgo de tener varias enfermedades, como la diabetes, la hipertensión, el colesterol alto, los eventos vasculares cerebrales y las enfermedades coronarias. La obesidad también puede aumentar el riesgo de tener algunos tipos de cáncer y es un factor de riesgo para el desarrollo de osteoartritis, pancreatitis y apnea del sueño. La obesidad puede ser el resultado de un estilo de vida sedentario y de la ingesta crónica de un exceso de calorías; la predisposición genética también puede desempeñar un papel en el desarrollo de la obesidad. Los posibles tratamientos incluyen ejercicio, dieta, medicamentos y cirugía. Por el contrario, la **obesidad hiperplásica** es un aumento de peso excesivo asociado con la obesidad de inicio en la infancia, caracterizado por la creación de nuevas células grasas.

TEJIDOS CONJUNTIVOS RETICULARES

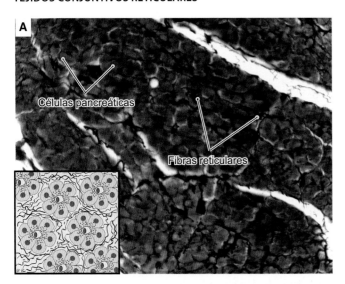

Figura 4-21A. Tejido conjuntivo reticular, páncreas.
Impregnación argéntica, ×136

El **tejido reticular** es un tejido conjuntivo laxo especializado que proporciona un delicado marco de soporte para muchos órganos altamente celulares, como las glándulas endocrinas, los órganos linfoides, el bazo y el hígado. Las **fibras reticulares** se muestran en *negro* con una tinción de plata. Estas fibras son de diámetro pequeño y no forman grandes haces. Están dispuestas en un marco similar a una red para sostener las **células del parénquima**, en este ejemplo, **las células pancreáticas**. El *dibujo del recuadro* representa la organización de las fibras reticulares y las células pancreáticas.

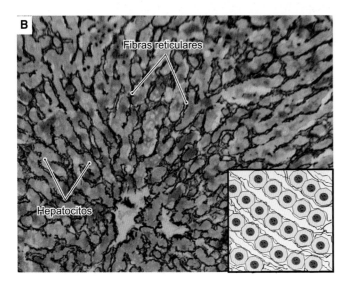

Figura 4-21B. Tejido conjuntivo reticular, hígado.
Impregnación argéntica, ×312

Las **fibras reticulares** pueden visualizarse de manera selectiva con una tinción de plata, es decir, son **argirófilas**. Estas fibras están compuestas por **colágeno tipo III**, que forma una red parecida a una malla que soporta las células hepáticas y las mantiene unidas. El citoplasma de las células hepáticas no está teñido en esta preparación, y la estructura de las células no es fácil de distinguir aquí. El *dibujo del recuadro* representa la organización de las fibras reticulares y los **hepatocitos**. Entre las fibras reticulares hay un **sinusoide**, que aquí aparece como un espacio vacío.

CORRELACIÓN CLÍNICA

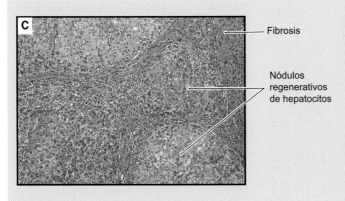

Figura 4-21C. Cirrosis. H&E, ×100

La **cirrosis** es un trastorno hepático causado por una lesión crónica del parénquima hepático. Las principales causas de la cirrosis son el alcoholismo y la infección crónica por el virus de la hepatitis B o la hepatitis C. Los cambios patológicos se caracterizan por el **colapso** del delicado **tejido conjuntivo reticular** de soporte con un **aumento del número de fibras de colágeno y elásticas**. Hay una alteración de la arquitectura del hígado y del lecho vascular. Los **hepatocitos en regeneración forman nódulos** en lugar de las características placas columnares. Los síntomas incluyen **ictericia**, **edema** y **coagulopatía** (un defecto de la coagulación sanguínea). El daño resultante en el tejido hepático impide el drenaje del sistema venoso portal, una condición conocida como **hipertensión portal**, que de modo eventual puede conducir a **várices gastroesofágicas**, **esplenomegalia** y **ascitis**.

TEJIDO CONJUNTIVO ELÁSTICO

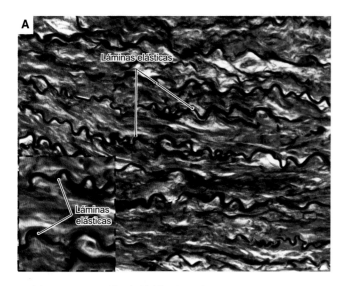

Figura 4-22A. Tejido conjuntivo elástico, arteria carótida. Tinción de Verhoeff, ×275; *recuadro* ×516

Este es un ejemplo de **tejido conjuntivo elástico** en la túnica media de una arteria carótida. Las **láminas elásticas** onduladas se distribuyen entre el colágeno y las células musculares lisas de la capa de la túnica media de una gran arteria. Las células musculares lisas no son visibles aquí debido al tipo de tinción. En general, el **material elástico** (en forma de **fibras elásticas** o de **láminas elásticas**) y otras fibras del tejido conjuntivo son producidos por los **fibroblastos** del tejido conjuntivo, pero en los vasos sanguíneos, las **células musculares lisas** son las principales células que producen **material elástico** y otras fibras del tejido conjuntivo. El tejido conjuntivo elástico está formado de modo predominante por material elástico, lo que permite la distensión y el retroceso de la estructura. Este tejido puede encontrarse en algunos ligamentos vertebrales, en las paredes arteriales y en el árbol bronquial.

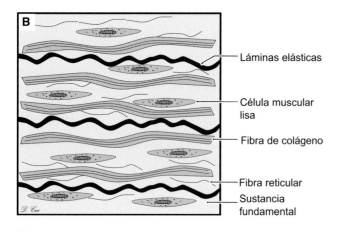

Láminas elásticas

Célula muscular lisa

Fibra de colágeno

Fibra reticular

Sustancia fundamental

Figura 4-22B. Representación del tejido conjuntivo elástico en la túnica media de una gran arteria.

Los gruesos haces de **láminas elásticas** se disponen en láminas onduladas paralelas, con las **células musculares lisas** y las **fibras de colágeno** insinuadas entre las láminas alternas. Las **fibras elásticas** están formadas por **microfibrillas de elastina** y **fibrilina**. El tejido conjuntivo elástico puede retroceder tras el estiramiento. Esta propiedad en las grandes arterias ayuda a moderar las presiones extremas asociadas con el ciclo cardiaco. La expresión anormal del **gen de la fibrilina** (*FBN1*) está relacionada con la enfermedad del tejido elástico anormal.

CORRELACIÓN CLÍNICA

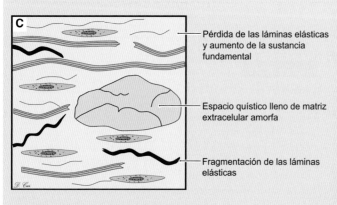

Pérdida de las láminas elásticas y aumento de la sustancia fundamental

Espacio quístico lleno de matriz extracelular amorfa

Fragmentación de las láminas elásticas

Figura 4-22C. Síndrome de Marfan: degeneración medial quística.

El **síndrome de Marfan** es un trastorno autosómico-dominante causado por una **mutación del gen FBN1**, que afecta a la formación de fibras elásticas, en especial las que se encuentran en la aorta, el corazón, el ojo y la piel. Los signos y síntomas incluyen una estatura alta con extremidades largas y dedos largos y finos y un aumento de la base de la aorta acompañado de regurgitación aórtica. Hay una mayor probabilidad de **aneurismas aórticos disecantes** y prolapso de la válvula mitral. El tratamiento incluye la intervención farmacológica o quirúrgica para evitar complicaciones en potencia mortales o a largo plazo, pero aún no se dispone de una cura permanente. Esta ilustración muestra la **degeneración medial quística (medionecrosis quística)** de la aorta, que incluye la **interrupción** y **fragmentación de las láminas elásticas** en la túnica media de la aorta, la **pérdida de fibras elásticas** y el **aumento de la sustancia fundamental** que provoca la **formación de un espacio quístico**.

TEJIDOS CONJUNTIVOS EMBRIONARIOS

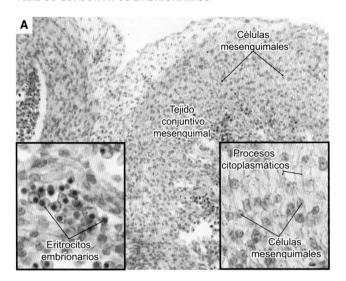

A Células mesenquimales
Tejido conjuntivo mesenquimal
Procesos citoplasmáticos
Eritrocitos embrionarios
Células mesenquimales

Figura 4-23A. Mesénquima, embrión. H&E, ×136; *recuadro* ×408 (*izquierda*) y ×438 (*derecha*)

El **mesénquima** (**tejido conjuntivo mesenquimal**) se encuentra en las estructuras en desarrollo del **embrión**. Contiene **fibras reticulares** dispersas y **células mesenquimales**, que tienen formas irregulares,de estrella o fusiformes, y un citoplasma de color pálido. Estas células presentan **procesos citoplasmáticos**, que a menudo dan a las células un aspecto de estrella. Las células mesenquimales están poco especializadas y pueden **diferenciarse** en distintos tipos de células de tejidos maduros, como cartílagos, huesos y músculos. En esta muestra se pueden ver **eritrocitos embrionarios**. Estos glóbulos contienen un núcleo en cada célula; esto es característico de su estado inmaduro (los eritrocitos anucleados son característicos del estado maduro y se encuentran en los tejidos adultos). Es interesante destacar que algunos vertebrados, como las ranas y los pollos, tienen eritrocitos nucleados en estado adulto.

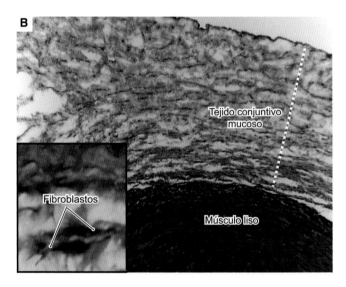

B Tejido conjuntivo mucoso
Fibroblastos
Músculo liso

Figura 4-23B. Tejido conjuntivo mucoso, cordón umbilical. Tinción con azul de toluidina, ×68; *recuadro* ×178

Se muestra un ejemplo de **tejido conjuntivo mucoso** que presenta una **matriz gelatinosa** abundante con algunos agregados finos de fibras de colágeno y **fibroblastos** en forma de estrella. Se encuentra en el cordón umbilical y en el tejido conjuntivo subdérmico del embrión. El tejido mucoso es un componente principal del cordón umbilical, donde se denomina **gelatina de Wharton**. Este tipo de tejido conjuntivo no se diferencia más allá de esta etapa. En este ejemplo, la sustancia viscosa del suelo se ha teñido con una tinción especial para revelar la **mucina gelatinosa**, que contiene **ácido hialurónico** y **glucoproteínas**. En el tejido mucoso predominan las **fibras de colágeno** y los grandes **fibroblastos** en forma de estrella (no las células mesenquimales).

SINOPSIS 4-3 Términos patológicos del tejido conjuntivo

- **Urticaria:** erupción cutánea con picor, caracterizada por ronchas con el interior pálido y los márgenes rojos bien definidos, a menudo resultado de una respuesta alérgica a picaduras de insectos, alimentos o fármacos.
- **Prurito:** picazón de la piel debida a una variedad de causas que incluyen la hiperbilirrubinemia y las condiciones alérgicas y de contacto irritante.
- **Cirrosis:** afección hepática anormal caracterizada por una nodularidad difusa, debida a la fibrosis y a los nódulos regenerativos de los hepatocitos; las causas frecuentes son el abuso del alcohol y la hepatitis viral.
- **Ictericia:** tinción amarilla de la piel, las mucosas o la conjuntiva de los ojos causada por concentraciones elevadas de bilirrubina en la sangre.
- **Coagulopatía:** trastorno que impide el proceso normal de coagulación de la sangre; las causas pueden ser adquiridas, como la disfunción hepática, o congénitas, como la disminución de los factores de coagulación, según se observa en enfermedades hereditarias como la hemofilia.
- **Necrosis:** cambios celulares irreversibles que se producen debido a la muerte celular.

TABLA 4-4   Tipos de tejido conjuntivo

Tipo	Células del tejido conjuntivo	Fibras del tejido conjuntivo	Organización de las fibras y las células	Ubicaciones principales	Funciones principales
Tejido conjuntivo propiamente dicho					
Tejido conjuntivo denso irregular	Predominan los fibroblastos; en ocasiones hay otras células del tejido conjuntivo	Fibras de colágeno, fibras elásticas, fibras reticulares	Menos células y más fibras; fibras dispuestas de forma aleatoria sin una orientación definida en una cantidad un tanto menor de sustancia fundamental	Dermis de la piel, cápsulas de muchos órganos	Resiste las tensiones en todas las direcciones; protege los órganos
Tejido conjuntivo denso regular	Predominan los fibroblastos; en ocasiones hay otras células del tejido conjuntivo	Fibras de colágeno, fibras elásticas, fibras reticulares	Menos células y más fibras; fibras dispuestas en haces paralelos uniformes	Tendones, ligamentos	Proporciona resistencia a las fuerzas de tracción
Tejido conjuntivo laxo	Fibroblastos, macrófagos, adipocitos, mastocitos, células plasmáticas, leucocitos	Predominan las fibras de colágeno; también hay fibras elásticas y reticulares	Más células y menos fibras; fibras distribuidas de forma aleatoria en abundante sustancia fundamental	Lámina propia del tracto gastrointestinal; alrededor de los nervios y vasos (en la capa adventicia)	Proporciona protección, suspensión y apoyo; conducto para los vasos y los nervios; entorno para la función de defensa inmunológica
Tejidos conjuntivos especializados					
Tejido conjuntivo adiposo	Predominan los adipocitos (células grasas); los fibroblastos y otras células del tejido conjuntivo en ocasiones están presentes	Fibras de colágeno y fibras reticulares	Las fibras forman una fina malla que separa los adipocitos adyacentes	Hipodermis de la piel, glándulas mamarias y alrededor de muchos órganos	Proporciona almacenamiento de energía, aislamiento; amortiguación de órganos; secreción de hormonas
Tejido conjuntivo reticular	Fibroblastos, células reticulares, hepatocitos, células musculares lisas, células de Schwann, según la localización	Fibras reticulares	Las células forman una delicada red tipo malla, en donde las proyecciones de las células reticulares se adhieren a las fibras	Hígado, páncreas, ganglios linfáticos, bazo y médula ósea	Proporciona un marco de apoyo para los órganos hematopoyéticos y parenquimatosos
Tejido conjuntivo elástico	Predominan los fibroblastos o las células musculares lisas; en ocasiones hay otras células del tejido conjuntivo	Predominan las fibras elásticas; también hay fibras de colágeno y reticulares	Fibras dispuestas en haces ondulados paralelos	Ligamentos vertebrales, paredes de las grandes arterias	Proporciona un soporte flexible para el tejido; reduce la presión sobre las paredes de las arterias
Tejidos conjuntivos embrionarios					
Tejido conjuntivo mesenquimal	Células mesenquimales	Fibras reticulares y fibras de colágeno	Fibras dispersas con células fusiformes con largos procesos citoplasmáticos; células mesenquimales distribuidas de modo uniforme	Mesodermo embrionario	Genera todos los tipos de tejido conjuntivo
Tejido conjuntivo mucoso	Fibroblastos con forma de huso	Predominan las fibras de colágeno; pocas fibras elásticas y reticulares	Fibras y fibroblastos desplegados de modo aleatorio en una matriz gelatinosa (gelatina de Wharton)	Cordón umbilical, capa subdérmica del feto, pulpa dental de los dientes en desarrollo, núcleo pulposo del disco	Proporciona un cojín para proteger los vasos sanguíneos del cordón umbilical

De la histología a la patología

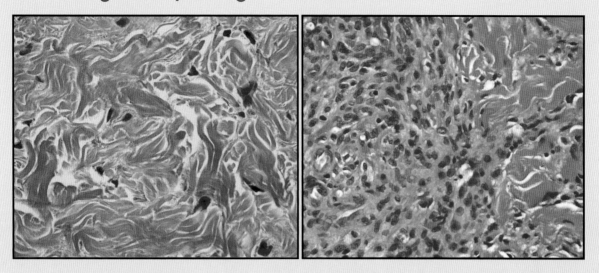

Figura 4-24. Tejido conjuntivo denso irregular normal y sarcoma de Kaposi. H&E, ×200

El **tejido conjuntivo denso irregular normal** de la dermis de la piel está a la *izquierda*. El **sarcoma de Kaposi** (dermis de la piel) está a la *derecha*, una neoplasia vascular asociada con la infección por VIH. Las células neoplásicas formaron un gran nódulo en la dermis, desplazando las densas fibras de colágeno normales.

Preguntas de caso clínico

1. Una joven de 15 años de edad ha experimentado pérdida de peso durante un periodo de 4 meses, y al final ha desarrollado hinchazón y sangrado de las encías y petequias (pequeñas hemorragias redondas de color púrpura bajo la piel) alrededor de los folículos pilosos, con la aparición de pelo enrollado y fragmentado. Tras discutir la situación con sus padres, el médico determina que la menor sufre un trastorno alimentario y ha desarrollado escorbuto, causado por la deficiencia de vitamina C en su dieta. ¿Cuál de las siguientes opciones describe mejor el papel de la vitamina C en la síntesis del colágeno?

A. Exocitosis.
B. Glucosilación.
C. Hidroxilación.
D. Producción de procolágeno.
E. Transporte de procolágeno.

2. Un joven de 16 años de edad, alto y delgado, acude a su clínica con debilidad y dificultad para respirar. Tiene brazos, piernas, dedos de las manos y de los pies desproporcionadamente largos. También muestra una miopía grave. La ecocardiografía indica una dilatación de la raíz aórtica. ¿Cuál de las siguientes mutaciones genéticas es la causa más probable de la enfermedad de este paciente?

A. Genes *Bcl-1*.
B. Genes *BRCA2*.
C. Genes *FBN1*.
D. Genes *p16*.
E. Genes *p53*.

3. Un agricultor de 72 años de edad tenía un historial de múltiples lesiones cutáneas extirpadas en el pasado, incluidos carcinomas de células basales y de células planas. En la actualidad, el paciente tiene una lesión de 4 mm, ligeramente eritematosa y escamosa en la frente. La biopsia de la lesión muestra hiperqueratosis, pérdida de la capa granular de la piel, queratinocitos anormales en las capas basales y fibras azuladas engrosadas en la dermis. ¿Cuál de los siguientes es el diagnóstico más probable?

A. Dermatitis seborreica.
B. Carcinoma de células escamosas.
C. *Verruca vulgaris*.
D. Queratosis seborreica.
E. Queratosis actínica.

5 Cartílago y hueso

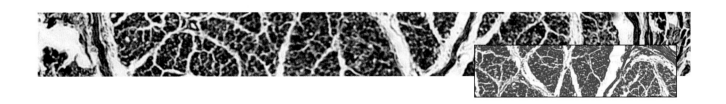

Cartílago
Introducción y conceptos clave para el cartílago
Células del cartílago
Matriz del cartílago
Tipos de cartílago

Cartílago

Introducción y conceptos clave para el cartílago

El **cartílago** y el **hueso** son dos tipos de tejidos conjuntivos de soporte. El cartílago es una forma especializada de tejido conjuntivo **avascular** cuya función de soporte es el resultado de una **matriz extracelular** firme que tiene una flexibilidad variable según su ubicación. Este tipo de tejido es capaz de soportar tensiones mecánicas sin sufrir deformaciones permanentes. El cartílago presenta propie-dades diferentes a las de otros tipos de tejidos conjuntivos pero, al igual que el hueso, tiene la característica de tener células aisladas incrustadas en una extensa matriz. La mayoría de los cartílagos está cubierta por una capa de tejido conjuntivo denso irregular denomi-nada **pericondrio**, que contiene un rico suministro de sangre y está inervado por fibras nerviosas que transmiten el dolor. Las excepcio-nes son el fibrocartílago y el cartílago de la superficie articular, que no tienen pericondrio. El pericondrio es importante para el creci-miento (**crecimiento aposicional**) y el mantenimiento del cartílago; tiene dos capas. La **capa fibrosa externa** del pericondrio contiene fibras de tejido conjuntivo, fibroblastos y vasos sanguíneos. Estos vasos pericondriales representan un suministro de sangre esencial para el cartílago. Debido a que el cartílago en sí es avascular, estos vasos son la vía por la que los nutrientes acceden a la matriz por difusión. La **capa celular interna** del pericondrio está formada por **células condrogénicas**, capaces de diferenciarse en **condroblastos**. Las funciones del cartílago incluyen el soporte de los tejidos blandos, la facilitación del movimiento suave de los huesos en las articulaciones y la mediación del crecimiento de la longitud de los huesos durante su desarrollo.

Células del cartílago

Los principales tipos de células del cartílago son las **células condrogénicas**, los **condroblastos** y los **condrocitos**. (1) Las *células condrogénicas* se localizan en el **pericondrio** y se diferencian en condroblastos para participar en el **crecimiento aposicional** del cartílago. Estas células son difíciles de identificar al microscopio óptico con la tinción de hematoxilina y eosina (H&E). (2) Los *condroblastos* son condrocitos jóvenes, que derivan de **células condrogénicas,** y son capaces de fabricar de forma activa la matriz del cartílago. Los condroblastos tienen un citoplasma basófilo rico en ribosomas. Sintetizan y depositan la matriz del cartílago a su alrededor. A medida que la matriz se acumula y separa a los condroblastos entre sí, las células quedan atrapadas en pequeños compartimentos individuales llamados **lagunas** y se denominan entonces "condrocitos". (3) Los *condrocitos* son condroblastos maduros que están incrustados en las lagunas de la matriz. Los condrocitos conservan la capacidad de dividirse y a menudo se presentan como un **grupo isógeno**, dos o más condrocitos dispuestos en un grupo que se derivó de una única célula progenitora. El grupo isógeno representa la división activa de las células, que contribuyen al **crecimiento intersticial** (véase más adelante, *Crecimiento del cartílago*). En la mayoría de los cartílagos, los condrocitos se disponen en un grupo isógeno. Sin embargo, en algunas localizaciones, como en el fibrocartílago, es más probable que los condrocitos se dispongan en grupos de pequeñas columnas o filas en lugar de grupos isógenos. Esto también es un signo de crecimiento intersticial.

Matriz del cartílago

La matriz del cartílago no está mineralizada y se compone de fibras y sustancia fundamental. Las **fibras de colágeno** son sobre todo de **tipo II** en la matriz, aunque algunos cartílagos también pueden contener el **tipo I** o fibras elásticas. Los principales componentes de la **sustancia fundamental** son los glucosaminoglucanos (GAG), los proteoglucanos y las glucoproteínas. La matriz del cartílago que rodea a cada condrocito, o que está justo adyacente a los condrocitos de grupos isógenos, se denomina **matriz territorial**. Esta matriz recién producida tiene abundantes proteoglucanos y menos colágeno y se tiñe con más intensidad en las preparaciones rutinarias de H&E. Otro tipo de matriz, que rodea las regiones de matriz territorial y rellena el resto del espacio, se denomina **matriz interterritorial**. Este tipo de matriz se tiñe más ligera que la matriz territorial.

Tipos de cartílago

El cartílago puede clasificarse en tres tipos en función de las características de la matriz. Los tres tipos de cartílago contienen colágeno tipo II; además, algunos tipos contienen colágeno tipo I o fibras elásticas en la matriz extracelular. Los tipos de cartílago incluyen el **cartílago hialino**, el **cartílago elástico** y el **fibrocartílago**.

CARTÍLAGO HIALINO. Se caracteriza por la presencia de una matriz vítrea y homogénea que contiene **colágeno tipo II**, el cual está disperso de modo uniforme dentro de la sustancia fundamental. La mayoría del cartílago hialino está cubierta por **pericondrio**, excepto en las superficies articulares de las articulaciones sinoviales. El cartílago hialino es el tipo de cartílago más común; se encuentra en las superficies articulares de los huesos largos, la nariz, la laringe, la tráquea, los bronquios y los extremos distales de las costillas, y es la plantilla para la formación del hueso endocondral. El cartílago hialino cubre la superficie lisa de las articulaciones, lo que permite el movimiento libre, y también participa en la formación de hueso y en el crecimiento de los huesos largos.

CARTÍLAGO ELÁSTICO. Es similar al cartílago hialino, excepto por su rica red de **fibras elásticas**, dispuestas en **gruesos haces** en la matriz. Este tipo de cartílago tiene un **pericondrio**, al igual que el cartílago hialino, y también contiene **colágeno tipo II** en la matriz. Los condrocitos del cartílago elástico son más abundantes y de mayor tamaño que los del cartílago hialino. El cartílago elástico se localiza en zonas donde se requiere elasticidad y un soporte firme, como la epiglotis y la laringe, el conducto auditivo y la trompa de Eustaquio, y el pabellón de la oreja, que es capaz de recuperar su forma tras la deformación.

FIBROCARTÍLAGO. No tiene pericondrio. Cuenta con **colágeno tipo II**, al igual que los otros dos tipos de cartílago. Se caracteriza por la presencia de haces densos y gruesos de fibras de **colágeno tipo I** que se alternan con grupos paralelos de columnas (o filas) de condrocitos dentro de la matriz. Los condrocitos del fibrocartílago son más pequeños y mucho menos numerosos que en los otros dos tipos de cartílago y suelen estar dispuestos en columnas o filas. Como el fibrocartílago no tiene pericondrio, su crecimiento depende del **crecimiento intersticial**. El fibrocartílago es resistente al desgarro y a la compresión, puede soportar una gran presión y suele encontrarse en las conexiones entre huesos que no tienen superficie articular. Se encuentra en zonas en las que se requiere soporte y resistencia a la tracción, como los discos intervertebrales, la sínfisis del pubis y las inserciones de tendones y ligamentos.

Crecimiento del cartílago

El cartílago se desarrolla por medio de un **crecimiento aposicional, intersticial** o **ambos**. El proceso de crecimiento es prolongado e implica mitosis y la deposición de matriz adicional. (1) El *crecimiento aposicional* comienza con las **células condrogénicas** situadas en el pericondrio. Estas células condrogénicas se diferencian en **condroblastos**, también llamados **condrocitos jóvenes**, y comienzan a elaborar una nueva capa de matriz en la región superficial (periferia) del cartílago cerca del pericondrio. La mayor parte del crecimiento del cartílago en el cuerpo es un crecimiento aposicional. (2) El *crecimiento intersticial* se produce durante las primeras etapas de la formación del cartílago en la mayoría de los tipos de cartílago. Comienza con la división celular de los **condrocitos preexistentes** (condroblastos maduros rodeados de matriz territorial). El crecimiento intersticial aumenta el tamaño del tejido al expandir la matriz del cartílago desde el interior. El fibrocartílago carece de pericondrio, por lo que solo se desarrolla por crecimiento intersticial. En las placas epifisarias de los huesos largos, el crecimiento intersticial sirve para alargar el hueso.

SINOPSIS 5-1 Términos patológicos y clínicos de cartílago y hueso

■ Eburnación: en la artrosis, la pérdida del cartílago articular provoca la exposición del hueso subcondral, que se desgasta y pule.

■ Fibrilación: cambio degenerativo temprano en el proceso de la artrosis por el que el cartílago articular se desgasta y produce un aspecto papilar; los fragmentos de cartílago degenerado pueden liberarse en el espacio articular.

■ Neoplasia: tejido anormal que surge de una sola célula aberrante; las neoplasias pueden ser benignas o malignas. Las neoplasias malignas son capaces de crecer de forma destructiva y hacer metástasis.

■ Acondroplasia: trastorno genético autosómico-dominante que causa enanismo. El gen del receptor del factor de crecimiento de los fibroblastos 3 (*FGFR3*) está afectado, lo que da lugar a una formación anormal del cartílago y a una baja estatura.

■ Osteoporosis: enfermedad ósea caracterizada por la reducción de la densidad mineral ósea, el adelgazamiento de la corteza ósea y las trabéculas. Provoca un mayor riesgo de fractura, en especial en las mujeres posmenopáusicas.

■ Osteomalacia: afección ósea causada por una mineralización deficiente. Provoca raquitismo en los niños y reblandecimiento de los huesos en los adultos. La deficiencia de vitamina D y la insuficiencia de iones Ca^{2+} son las causas más comunes de esta afección.

■ Enfermedad de Paget: trastorno crónico caracterizado por una excesiva descomposición y formación de tejido óseo que suele dar lugar a huesos agrandados y deformados. El nivel de fosfatasa alcalina en sangre de los pacientes suele ser superior al normal.

■ Osteosarcoma parosteal: tumor óseo maligno que suele aparecer en la superficie de la metáfisis de un hueso largo.

Generalidades del cartílago

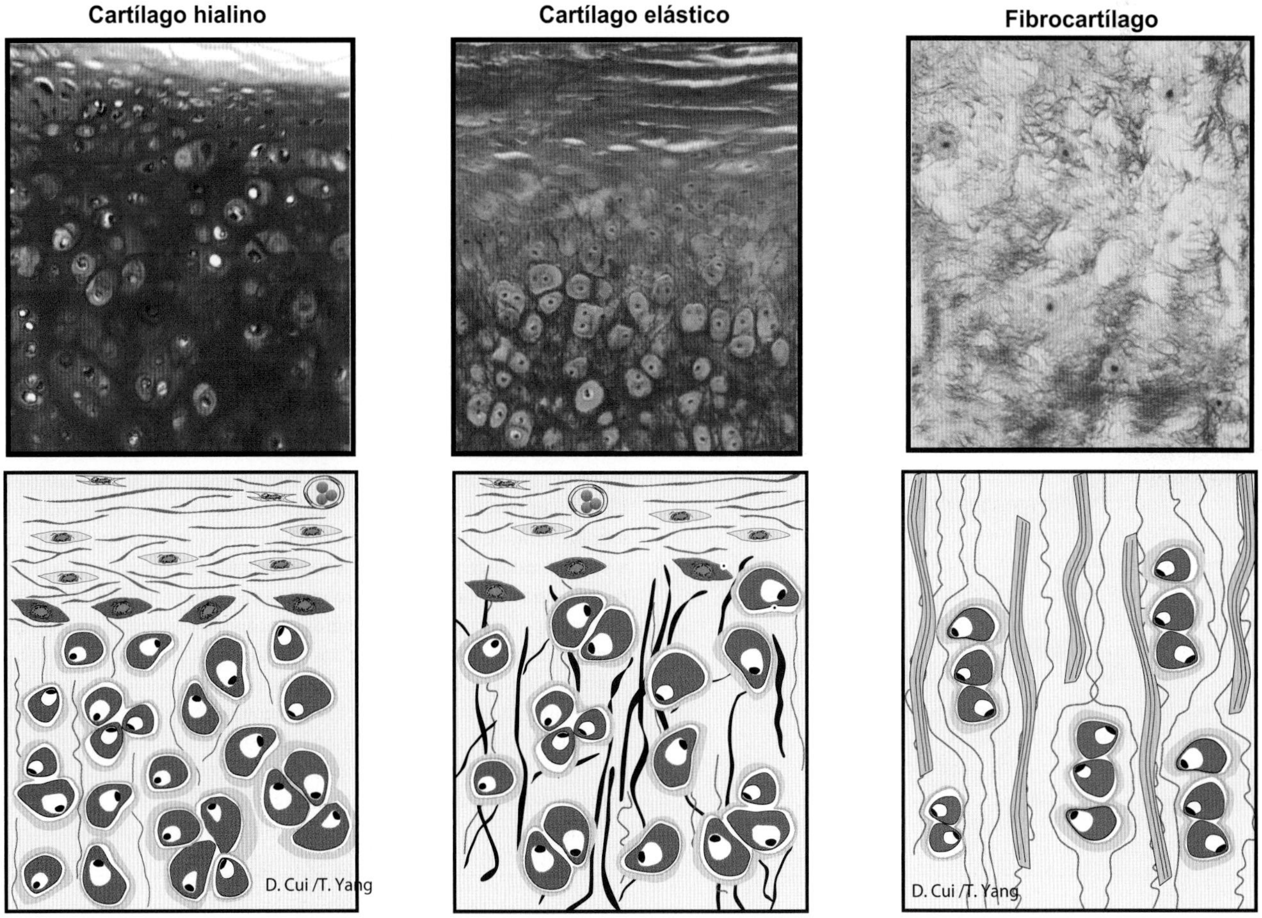

Cartílago hialino

Cartílago elástico

Fibrocartílago

Figura 5-1. Generalidades de los tipos de cartílago. El cartílago puede clasificarse en tres tipos (hialino, elástico y fibrocartílago) en función de las características de la matriz.

TABLA 5-1   Cartílago

Tipos de cartílago	Características de la matriz extracelular	Disposición de los condrocitos	Cobertura del pericondrio	Tipo de crecimiento	Ubicaciones principales	Funciones principales
Cartílago hialino	Colágeno tipo II	Casi siempre en grupos (grupos isógenos)	Sí, excepto la superficie del cartílago articular	Crecimiento aposicional e intersticial	Tráquea, bronquios, extremos ventrales de las costillas, nariz, extremos articulares y placas epifisarias de los huesos largos	Confiere forma y flexibilidad (vías respiratorias); forma el modelo de cartílago para el crecimiento óseo en el feto; forma una superficie lisa para proporcionar movimiento libre en las articulaciones
Cartílago elástico	Colágeno tipo II y fibras elásticas	Casi siempre en grupos (grupos isógenos)	Sí	Crecimiento aposicional e intersticial	Epiglotis, laringe, pabellón auditivo y conducto auditivo externo	Confiere forma y elasticidad
Fibrocartílago	Colágeno tipo I y II	La mayoría es pequeña y está dispersa en columnas o filas paralelas	No	Crecimiento intersticial	Discos articulares, discos intervertebrales, sínfisis del pubis e inserción de los tendones	Proporciona resistencia a la compresión, amortiguación y resistencia a la tracción

Cartílago hialino

MATRIZ EXTRACELULAR

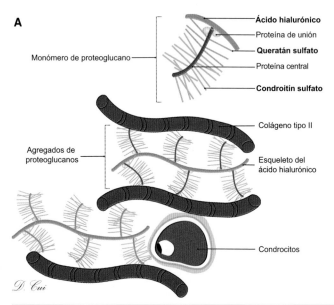

Figura 5-2A. Generalidades de la matriz extracelular del cartílago hialino.

La matriz extracelular del cartílago hialino está compuesta por sustancia fundamental y fibras de colágeno. La sustancia fundamental contiene pequeñas cantidades de **glucoproteínas** y grandes cantidades de **glucosaminoglucanos (GAG)** y **proteoglucanos**. Hay tres tipos de **glucosaminoglucanos**: **ácido hialurónico, queratán sulfato** y **condroitín sulfato**. Se unen a una **proteína central** para formar un **monómero de proteoglucano (proteoglucano agrecano)**. Varios monómeros de proteoglucanos se unen a un esqueleto de ácido hialurónico para formar un **agregado de proteoglucanos** de gran tamaño. En la matriz extracelular, cada monómero de proteoglucano se une al colágeno tipo II, que proporciona un soporte de andamiaje para la fijación y el crecimiento de los condrocitos. En general, 75% del cartílago hialino está compuesto por agua, y 25% por peso seco (compuestos orgánicos), de este último, 40% corresponde a la colágena y 60% a matriz extracelular.

CONDROCITOS

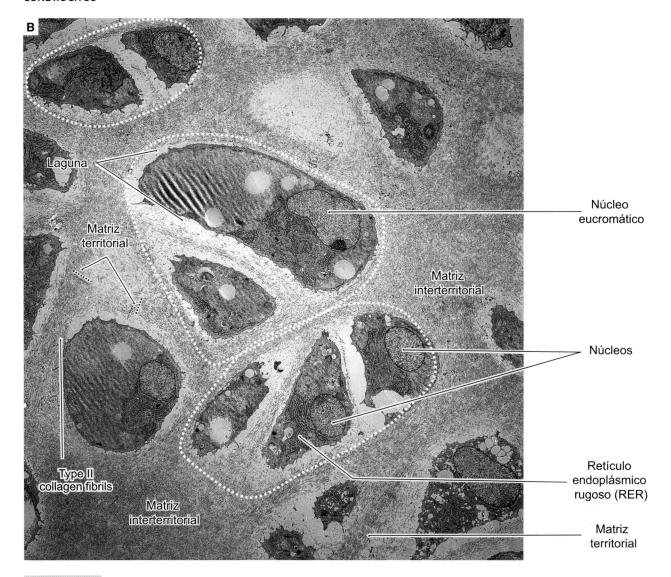

Figura 5-2B. **Cartílago hialino y condrocitos.** MET, ×6 300

Cuando los **condroblastos** del pericondrio se han rodeado de matriz y se han incrustado en un cartílago hialino se denominan **condrocitos**, las células que se ven en esta micrografía electrónica de transmisión. Estos condrocitos todavía están activos en la síntesis de proteínas de la matriz, como indica su abundante **retículo endoplásmico rugoso (RER)** y la presencia de nucléolos y **eucromatina** en sus núcleos. La evidencia de divisiones celulares recientes se observa en forma de **grupos isógenos**, tres de los cuales están circunscritos por *líneas punteadas*. El entramado de filamentos de la matriz es **colágeno tipo II**, que no se agrega para formar fibras.

CARTÍLAGO HIALINO Y PERICONDRIO

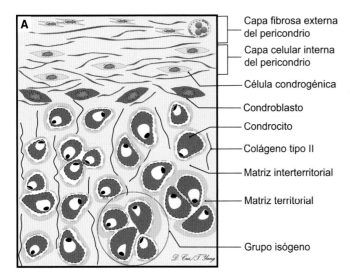

Capa fibrosa externa del pericondrio

Capa celular interna del pericondrio

Célula condrogénica

Condroblasto

Condrocito

Colágeno tipo II

Matriz interterritorial

Matriz territorial

Grupo isógeno

Figura 5-3A. Representación del cartílago hialino.

El **cartílago hialino** es el más común de los tres tipos de cartílago (cartílago hialino, cartílago elástico y fibrocartílago). Puede encontrarse en la tráquea, los bronquios, los extremos distales de las costillas y los extremos articulares y las placas epifisarias de los huesos largos. La mayor parte del cartílago hialino está cubierto por el **pericondrio**, una densa vaina de tejido conjuntivo irregular. Sin embargo, el cartílago hialino de las superficies articulares de los huesos largos es una excepción. El cartílago hialino está compuesto por condroblastos, condrocitos, fibras finas de **colágeno** (**colágeno tipo II**) y una **sustancia fundamental** homogénea (**matriz**), que le da un aspecto *vítreo*. Las matrices incluyen la **matriz territorial** y la **matriz interterritorial**.

BRONQUIO

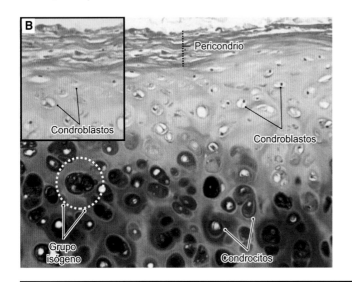

Pericondrio

Condroblastos

Condroblastos

Grupo isógeno

Condrocitos

Figura 5-3B. Cartílago hialino, bronquio. H&E, ×139; *recuadro* ×167

Este es un ejemplo de **cartílago hialino** en el bronquio. El cartílago es un **tejido avascular**; los nutrientes se suministran a través de la difusión de la matriz. El **pericondrio**, una densa vaina de tejido conjuntivo irregular que rodea la superficie del cartílago hialino, proporciona el suministro de sangre más cercano al cartílago. El pericondrio consta de (1) una **capa fibrosa externa**, compuesta por colágeno tipo I, fibroblastos y vasos sanguíneos, y (2) una **capa celular interna**, que contiene células condrogénicas que dan lugar a nuevos **condroblastos**. Estas son células aplanadas que secretan de forma activa la matriz y suelen estar situadas debajo del pericondrio. Las células condrogénicas son difíciles de identificar al microscopio óptico con la tinción de H&E. Por lo regular, los condrocitos están dispuestos en pequeñas agrupaciones denominadas **grupos isógenos**, que contribuyen al crecimiento intersticial.

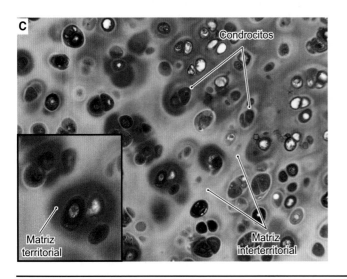

Condrocitos

Matriz territorial

Matriz interterritorial

Figura 5-3C. Cartílago hialino, bronquio. H&E, ×136; *recuadro* ×251

Los **condrocitos** tienen núcleos pequeños y redondos y un citoplasma reducido y pálido, que contiene grandes aparatos de Golgi y pequeños lóculos lipídicos. La matriz que rodea a cada condrocito o grupo isógeno se denomina **matriz territorial**. La matriz que rellena el espacio entre los grupos isógenos y los condrocitos se denomina **matriz interterritorial**. En general, la matriz territorial se tiñe de un tono más oscuro que la matriz interterritorial en H&E.

TRÁQUEA

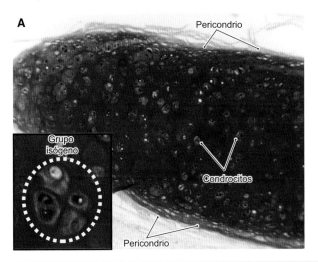

Figura 5-4A. **Cartílago hialino, tráquea.** H&E, ×68; *recuadro ×276*

Este es un ejemplo de cartílago hialino en la tráquea. El **cartílago hialino** forma un marco estructural para sostener tejidos como la laringe, la tráquea y los bronquios en el tracto respiratorio. Los **condrocitos** son condroblastos maduros que están incrustados en la matriz. Cada condrocito está contenido en una pequeña cavidad de la matriz llamada **laguna**; a veces, una laguna puede contener dos células.

CARTÍLAGO ARTICULAR

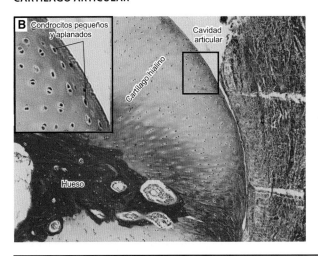

Figura 5-4B. **Cartílago hialino, hueso del dedo.** H&E, ×68; *recuadro ×189*

Este es un ejemplo del **cartílago hialino** en las superficies articulares de un hueso largo (hueso del dedo). El cartílago que cubre la superficie articular del hueso se llama **cartílago articular**. En esta región en particular, el cartílago está expuesto sin presencia de pericondrio. La superficie del cartílago articular está compuesta por **condrocitos pequeños**, **densos** y **aplanados**, que le permiten resistir la presión y formar una superficie lisa para proporcionar un movimiento libre en presencia de un líquido lubricante (**líquido sinovial**).

CORRELACIÓN CLÍNICA

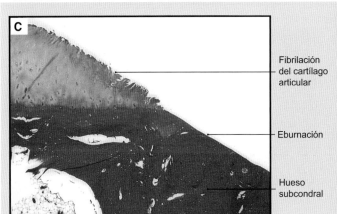

Figura 5-4C. **Artrosis.** H&E, ×29

La **artrosis** es una enfermedad crónica que se caracteriza por la pérdida gradual del cartílago hialino de las articulaciones. Suele afectar a la mano, la rodilla, la cadera, la columna vertebral y otras articulaciones que soportan peso. Los factores de riesgo son los genéticos, el envejecimiento, la obesidad, el sexo femenino, las lesiones y el desgaste de las articulaciones. Los síntomas y signos incluyen dolor articular que empeora con la actividad física y se alivia con el descanso, rigidez matutina y cambios en la forma de las articulaciones afectadas. Hay dos tipos de artrosis: *idiopática* y **secundaria**. La *idiopática* no tiene una causa evidente, mientras que la *secundaria* tiene una causa identificable. Los péptidos derivados de los monocitos hacen que los condrocitos proliferen. El aumento del número de condrocitos libera enzimas degradativas, que provocan respuestas de reparación inadecuadas y la consiguiente inflamación en el cartílago, el hueso y la membrana sinovial. En el líquido sinovial pueden encontrarse fragmentos de cartílago y proteoglucanos solubles y colágeno tipo II. Esta ilustración muestra la superficie rugosa del cartílago hialino con **fibrilaciones** y **eburnación** como resultado del reblandecimiento, el adelgazamiento y la pérdida del **cartílago articular** y la exposición del **hueso subcondral**, que se desgasta y pule.

Cartílago elástico

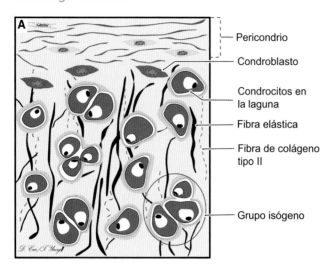

Pericondrio

Condroblasto

Condrocitos en la laguna

Fibra elástica

Fibra de colágeno tipo II

Grupo isógeno

Figura 5-5A. Representación del cartílago elástico.

El **cartílago elástico** tiene una rica red de **fibras elásticas**, lo que da a su matriz un aspecto rugoso. También contiene delicadas **fibras de colágeno tipo II** y sustancia fundamental en la matriz, al igual que otros tipos de cartílago. En general, los **condrocitos** son más abundantes en el cartílago elástico que en el cartílago hialino y el fibrocartílago. El crecimiento del cartílago elástico incluye el **crecimiento aposicional**, que requiere un pericondrio, y el **crecimiento intersticial**, indicado por **grupos isógenos**. El cartílago elástico proporciona un soporte flexible a los tejidos y se localiza en las zonas donde se requiere un estiramiento flexible, como la epiglotis, la laringe, el pabellón de la oreja y el conducto auditivo.

EPIGLOTIS

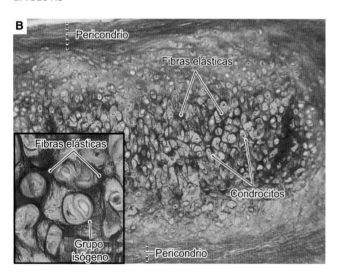

Pericondrio

Fibras elásticas

Fibras elásticas

Condrocitos

Grupo isógeno

Pericondrio

Figura 5-5B. Cartílago elástico, epiglotis. H&E, ×68; *recuadro* ×218

Se muestra un ejemplo de **cartílago elástico** en la epiglotis. El cartílago elástico tiene un **pericondrio** que lo rodea, al igual que la mayoría de los cartílagos hialinos. El pericondrio protege y suministra sangre al tejido cartilaginoso. Las células condrogénicas y los **condroblastos** de la capa del pericondrio son responsables del crecimiento aposicional de la matriz. Hay abundantes **fibras elásticas** y fibras de colágeno tipo II en la matriz extracelular. Los **grupos isógenos** se crean por la división de las células existentes. Las células hijas resultantes que derivan de una única célula progenitora permanecen en la misma laguna. El cartílago elástico presenta tanto un **crecimiento intersticial**, indicado por la presencia de grupos isógenos, como un **crecimiento aposicional**, para el que se requiere un pericondrio.

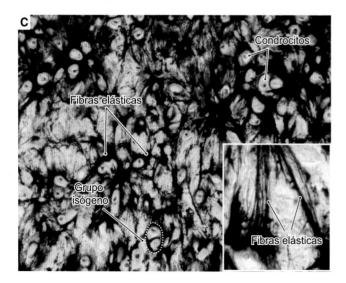

Condrocitos

Fibras elásticas

Grupo isógeno

Fibras elásticas

Figura 5-5C. Cartílago elástico, epiglotis. Tinción de Verhoeff para fibras elásticas, ×68; *recuadro* ×208

Se muestra un ejemplo de **cartílago elástico** en la epiglotis. El cartílago elástico está compuesto por **fibras elásticas** gruesas y ramificadas con una ligera red de **fibras de colágeno** y **condrocitos** que rellenan el espacio intersticial. El cartílago elástico se encuentra en la epiglotis y en el pabellón de la oreja. Las fibras elásticas presentadas aquí con una tinción especial se ven como perfiles gruesos, oscuros y alargados. Los condrocitos se disponen en **grupos isógenos** e individuales entre las fibras elásticas de la matriz.

Fibrocartílago

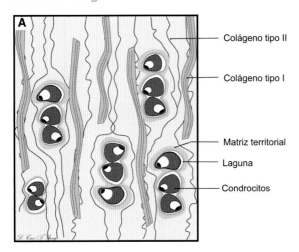

- Colágeno tipo II
- Colágeno tipo I
- Matriz territorial
- Laguna
- Condrocitos

Figura 5-6A. Representación del fibrocartílago.

El **fibrocartílago** carece de pericondrio, por lo que no se produce un crecimiento aposicional. Los **condrocitos** de las **lagunas** suelen estar dispuestos en pequeños grupos en columnas o filas paralelas, lo que corresponde con su método de **crecimiento intersticial**. Los condrocitos son más pequeños y menos numerosos en el fibrocartílago que en los otros dos tipos de cartílago. Debido a la presencia de **fibras de colágeno tipo I** en su matriz, esta tiene un aspecto denso y grueso. El fibrocartílago es menos flexible que los otros dos tipos de cartílago; proporciona un soporte firme, amortiguación y resistencia a la tracción.

DISCO INTERVERTEBRAL

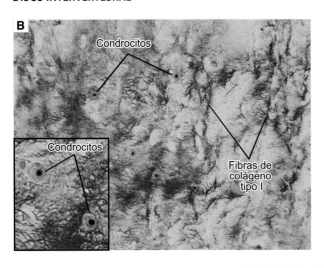

- Condrocitos
- Condrocitos
- Fibras de colágeno tipo I

Figura 5-6B. Fibrocartílago, disco intervertebral. H&E, ×136; *recuadro* ×292

Se muestra el **fibrocartílago** en el disco intervertebral. Contiene haces de fibras de **colágeno tipo II** y **tipo I** en la matriz, lo que hace que esta tenga un aspecto rugoso, como una pintura al óleo. Los condrocitos son pequeños y se alojan en **lagunas**, que están muy dispersas en la matriz. El fibrocartílago no lleva asociado ningún pericondrio, por lo que el crecimiento del cartílago solo se produce por **vía intersticial**. El fibrocartílago tiene una matriz firme y densa, y puede encontrarse en la sínfisis del pubis, los discos intervertebrales y las inserciones de los tendones y ligamentos.

CORRELACIÓN CLÍNICA

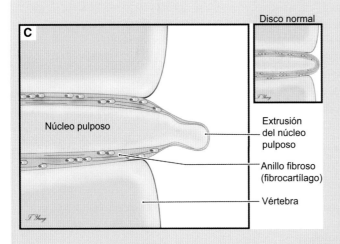

- Disco normal
- Núcleo pulposo
- Extrusión del núcleo pulposo
- Anillo fibroso (fibrocartílago)
- Vértebra

Figura 5-6C. Degeneración y hernia discal.

La **hernia de disco intervertebral** es una causa común de dolor en la parte baja de la espalda y el cuello. Es más frecuente en personas de entre 30 y 40 años de edad. Los factores de riesgo son la edad, la ocupación, el estilo de vida y la propensión genética. La **degeneración del disco intervertebral** se debe a una combinación de factores que puede dar lugar a cambios en la hidratación del **núcleo pulposo** (compuesto por tejido conjuntivo mucoso) y en la resistencia del colágeno, lo que provoca el debilitamiento del **anillo fibroso** (**fibrocartílago**). El núcleo pulposo del disco degenerado pierde su capacidad de amortiguación y ejerce una presión desigual sobre el anillo circundante; la extrusión del núcleo pulposo a través del anillo debilitado se denomina **hernia**. Esta ocurre con mayor frecuencia en los niveles vertebrales L4-L5 (lumbar) y L5-S1 (sacro), y provoca dolor de espalda y otros síntomas neurológicos debido a la compresión de las raíces nerviosas. La resonancia magnética se utiliza en gran medida para visualizar la hernia discal. El tratamiento incluye reposo en cama, el ejercicio McKenzie, inyecciones de esteroides, discectomía abierta y discectomía endoscópica mínimamente invasiva.

Crecimiento del cartílago

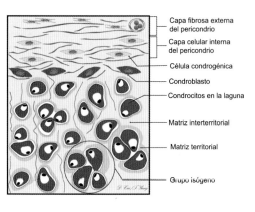
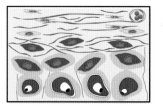
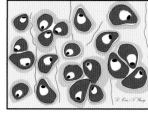

Capa fibrosa externa del pericondrio
Capa celular interna del pericondrio
Célula condrogénica
Condroblasto
Condrocitos en la laguna
Matriz interterritorial
Matriz territorial
Grupo isógeno

Figura 5-7. Representación del crecimiento del cartílago.

El cartílago se desarrolla por medio de un **crecimiento aposicional** o **intersticial**, o por **ambos**. El proceso de crecimiento es continuo e implica la mitosis y la deposición de matriz adicional. El *crecimiento aposicional* comienza con las **células condrogénicas** del **pericondrio**. Estas células condrogénicas se diferencian en **condroblastos**, que también se denominan **condrocitos jóvenes**. Los condroblastos comienzan a elaborar una nueva capa de matriz en la región superficial (periferia) del cartílago, cerca del pericondrio. El cartílago se desarrolla ante todo por crecimiento aposicional. El *crecimiento intersticial* se produce durante las primeras etapas de la formación del cartílago. El crecimiento comienza con la división celular de los condrocitos preexistentes (condroblastos maduros, que están rodeados de matriz territorial). El crecimiento intersticial aumenta el tamaño del tejido mediante la expansión de la matriz cartilaginosa desde el interior de la masa cartilaginosa. Este tipo de crecimiento está indicado por la presencia de **grupos isógenos** en la mayoría de los cartílagos, aunque a veces los condrocitos se disponen en pequeños grupos en columnas e hileras paralelas. El cartílago articular carece de pericondrio, por lo que se agranda solo por crecimiento intersticial. El crecimiento intersticial sirve para alargar el hueso, como en las placas epifisarias de los huesos largos.

SINOPSIS 5-2   Funciones del cartílago

Cartílago hialino
- Sirve como **modelo de cartílago** para la formación de huesos durante el desarrollo óseo.
- Participa en el crecimiento del hueso al aumentar el tamaño y el número de condrocitos durante el desarrollo del hueso (**osificación endocondral**).
- Permite el movimiento libre al formar superficies lisas que trabajan con el líquido lubricante (**líquido sinovial**) en el cartílago articular de las articulaciones.
- Proporciona soporte y marco a las vías respiratorias en el tracto respiratorio.

Cartílago elástico
- Proporciona un marco elástico pero rígido para el pabellón auricular y le permite recuperar su forma anterior después de estirarlo.
- Proporciona un soporte elástico para los conductos auditivos y el tubo; ayuda a mantener la forma estructural.
- Proporciona un soporte firme y elástico para la epiglotis y la laringe; ayuda a mantener la estructura rígida y la flexibilidad.

Fibrocartílago
- Proporciona resistencia a la tracción para las conexiones entre los huesos, como la sínfisis del pubis.
- Proporciona amortiguación y resistencia entre las vértebras, lo que permite a la columna vertebral soportar grandes presiones.

SINOPSIS 5-3   Características especiales del cartílago

- La **función** es proporcionar un soporte firme con flexibilidad variable según su ubicación.
- La matriz extracelular **no está mineralizada** y se compone de proteínas fibrilares (colágeno) y sustancia fundamental (GAG, proteoglucanos y glucoproteínas).
- La matriz extracelular es producida por **condroblastos** y **condrocitos**.
- El cartílago crece tanto por mecanismos **intersticiales** como **aposicionales**.
- Es un **tejido avascular**; los nutrientes se suministran a través de la difusión de la matriz.
- El **pericondrio** proporciona el suministro de sangre más cercano al cartílago.
- Las **vitaminas A, D y C** son necesarias para el crecimiento del cartílago y la formación de la matriz.

Hueso

Introducción y conceptos clave para el hueso

El **hueso** es un tipo especial de tejido conjuntivo de soporte, que tiene una matriz extracelular dura y mineralizada que contiene **osteocitos** incrustados en la matriz. Se diferencia del cartílago en que el hueso está calcificado y, por tanto, es más duro y fuerte que el cartílago. Además, tiene muchos vasos sanguíneos que penetran en el tejido. El hueso protege los órganos internos, proporciona soporte a los tejidos blandos, sirve de reserva de calcio para el cuerpo, proporciona un entorno para la producción de células sanguíneas, desintoxica ciertas sustancias químicas del cuerpo y ayuda al movimiento del cuerpo. En general, la superficie externa del hueso está cubierta por el **periostio**, una capa de tejido conjuntivo que contiene pequeños vasos sanguíneos, células osteogénicas y fibras nerviosas que transmiten información sobre el dolor. La superficie interna del hueso está cubierta por el **endostio**, una fina capa de tejido conjuntivo compuesta por una única capa de células osteoprogenitoras y osteoblastos que recubre todas las cavidades internas del hueso; este revestimiento representa el límite entre la matriz ósea y las cavidades de la médula. Las células óseas incluyen las **células osteogénicas**, los **osteoblastos**, los **osteocitos** y los **osteoclastos**. Estas células contribuyen al crecimiento, la remodelación y la reparación de los huesos.

Matriz ósea

El **hueso** se caracteriza sobre todo por una matriz dura, que contiene calcio, fosfato, otros materiales orgánicos e inorgánicos y fibras de colágeno tipo I. En comparación con el cartílago, el hueso contiene solo 25% de agua distribuida en todos los espacios como lagunas, conductos y canalículos, y solo 2-5% en la matriz, mientras que el cartílago cuenta con aproximadamente 75% de agua en la matriz. Esta combinación hace que el hueso sea duro, firme y muy resistente. La **matriz ósea** tiene **componentes orgánicos e inorgánicos**. (1) La *matriz orgánica* (*no calcificada*) es principalmente **colágeno tipo I** con sustancia fundamental no mineralizada (condroitín sulfato y queratán sulfato). Se encuentra en la matriz ósea recién producida, el **osteoide** (también llamado **prehueso**), que es producido por los **osteoblastos**. Esta matriz se tiñe de color rosa claro en las preparaciones de H&E. (2) La *matriz inorgánica* (*calcificada*), principalmente en forma de **hidroxiapatita**, contiene sales minerales cristalinas, sobre todo de calcio y fósforo. Tras la producción de osteoide, esta matriz fresca sufre un proceso de mineralización para convertirse en la matriz calcificada.

Células óseas

Los principales tipos de células del hueso son las **células osteoprogenitoras**, los **osteoblastos**, los **osteocitos** y los **osteoclastos**: (1) las *células osteoprogenitoras* se localizan en el **periostio** de la superficie del hueso en crecimiento y pueden diferenciarse en osteoblastos. (2) Los *osteoblastos* producen la matriz ósea. Tienen forma cuboidal o poco columnar y poseen un **complejo de Golgi** y un **RER** bien desarrollados, lo que se correlaciona con su función de secreción de proteínas. El proceso global de mineralización depende del aumento del calcio y el fosfato dentro de la matriz y de la función de los **cristales de hidroxiapatita**. Esto se produce gracias a las comple-

jas funciones del osteoblasto. (3) Los *osteocitos* son pequeños, tienen procesos citoplasmáticos y no pueden dividirse. Estas células se originan a partir de los osteoblastos y están incrustadas en la matriz ósea. Los osteoblastos depositan la matriz a su alrededor y terminan dentro de la matriz, donde se denominan «osteocitos». Cada osteocito tiene numerosas y delgadas proyecciones citoplásmicas que se extienden en pequeños espacios estrechos llamados **canalículos**. El núcleo y el citoplasma circundante de cada osteocito ocupan un espacio en la matriz ósea llamado **laguna**. Los procesos delgados de los osteocitos se extienden a través de el sistema de canalículos que irradian desde cada laguna y conectan las lagunas vecinas. (4) Los *osteoclastos* son células grandes y multinucleadas que derivan de los **monocitos**, resorben la matriz ósea y desempeñan un papel esencial en la remodelación del hueso.

Tipos de hueso

Existen varias formas de clasificar los tejidos óseos. Desde el punto de vista microscópico, el hueso puede clasificarse en **hueso primario** (**hueso inmaduro** o "tejido") y **hueso secundario** (**hueso maduro** o **laminar**). Los huesos también pueden clasificarse por su forma: **huesos largos, huesos cortos, huesos planos y huesos irregulares**. El *hueso maduro* se puede clasificar en **hueso compacto** y **hueso esponjoso** (**trabecular**) en función del aspecto general y la densidad del hueso. El *hueso compacto*, también llamado **hueso cortical**, tiene una densidad mucho mayor y un altamente organizado sistema de osteonas. No tiene trabéculas y suele formar el aspecto externo (parte exterior) del hueso. El *hueso esponjoso*, también llamado **hueso trabecular**, tiene una densidad mucho menor y **contiene trabéculas** o **espículas óseas** con médula ósea intercalada. Puede encontrarse entre las tablas internas y externas del cráneo, en los extremos de los huesos largos y en el núcleo interno de otros huesos.

Desarrollo óseo

El **desarrollo óseo** puede clasificarse en **osificación intramembranosa** y **osificación endocondral**, según el mecanismo de su formación inicial. (1) La *osificación intramembranosa* es el proceso por el que una zona de tejido mesenquimatoso se condensa y se transforma en hueso. No interviene un precursor del cartílago; en su lugar, las células mesenquimales actúan como **células osteoprogenitoras**, que luego se diferencian en **osteoblastos**. Los osteoblastos comienzan a depositar la matriz ósea. (2) La *osificación endocondral* es el proceso por el que el **cartílago hialino** sirve de precursor del **molde cartilaginoso**. Este cartílago hialino prolifera, se calcifica y es sustituido de modo gradual por hueso. Las células osteoprogenitoras migran junto con los vasos sanguíneos a la región del cartílago calcificado. Estas células se convierten en osteoblastos, que comienzan a depositar la matriz ósea en la superficie de la placa matriz del cartílago calcificado. La osificación endocondral implica varios acontecimientos (véase un resumen de estos procesos en las figs. 5-14A y 5-15A). El desarrollo del hueso largo es un buen ejemplo de formación endocondral. En este caso concreto, el cartílago hialino sufre una proliferación y calcificación en las **placas epifisarias**. Este cartílago epifisario puede dividirse en cinco zonas reconocibles: **zona de reserva, zona de proliferación, zona de hipertrofia, zona de calcificación** y **zona de osificación**.

Generalidades de los huesos

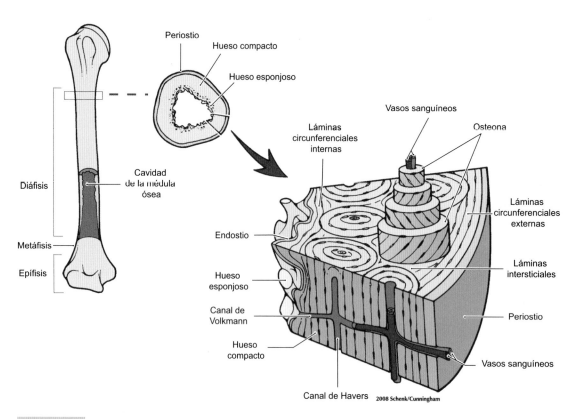

Figura 5-8. Generalidades de la estructura ósea, hueso largo.

Los **huesos** pueden clasificarse en **huesos largos, huesos cortos, huesos planos** y **huesos irregulares** según su forma. Los *huesos largos* son más largos que anchos y constan de un eje largo (**diáfisis**) y dos extremos (**epífisis**). Los *huesos cortos* tienen forma de cubo, como los de la muñeca y el tobillo. Los huesos también se pueden clasificar en **hueso compacto** y **hueso esponjoso** en función de su aspecto general y su densidad ósea. La **diáfisis** de un hueso largo se compone ante todo de *hueso compacto* y de una cavidad medular interna, que está llena de **médula ósea**. Las **epífisis** de los huesos largos están compuestas sobre todo por *hueso esponjoso* (*trabecular*) y las superficies articulares están cubiertas por cartílago articular, lo que proporciona una superficie articular lisa para su articulación con el hueso siguiente. La **metáfisis** es una zona de transición entre la diáfisis y la epífisis; representa el nivel en el que termina el hueso esponjoso y comienza la cavidad de la médula ósea. Las superficies externas del hueso compacto están cubiertas por el **periostio**, una gruesa capa de tejido conjuntivo denso, que contiene **vasos sanguíneos**. El **endostio**, una fina capa de tejido conjuntivo con una única capa de células osteoprogenitoras y osteoblastos, forma un límite entre el hueso y la cavidad medular (esta capa puede continuar con las trabéculas del hueso esponjoso). La estructura general del hueso compacto incluye (1) la **osteona**, un conducto de Havers rodeado por capas de láminas concéntricas; (2) las **láminas intersticiales**, capas de láminas entre las osteonas; (3) las **láminas circunferenciales externas**, capas externas de láminas situadas bajo el periostio y que rodean el exterior de todo el hueso compacto, y (4) las **láminas circunferenciales internas**, capas de láminas situadas bajo el endostio y que forman la capa más interna del hueso compacto. El **canal de Havers** es un espacio central por el que pasan los vasos sanguíneos; el **canal de Volkmann** es el espacio que se sitúa de modo perpendicular a los canales de Havers y forma la conexión entre dos canales de Havers.

SINOPSIS 5-4 Funciones del hueso

- Proporciona **protección** a los órganos internos, como el cerebro, el corazón, los pulmones, la vejiga y los órganos reproductores.
- Proporciona un **marco de apoyo** para el cuerpo (p. ej., los huesos largos para las extremidades y el cráneo para el apoyo del cerebro y el marco para los rasgos faciales).
- Permite los **movimientos** del cuerpo junto con los músculos y el sistema nervioso.
- Produce células sanguíneas (**hematopoyesis**) dentro de la cavidad medular de los huesos largos y el hueso esponjoso.
- Proporciona una reserva de **calcio** y **fósforo** para el organismo.
- Proporciona **desintoxicación** para los metales pesados almacenados en los tejidos óseos. Elimina estos materiales tóxicos de la sangre, lo que reduce el daño a otros órganos y tejidos.
- Proporciona la **transducción del sonido** en el oído medio (huesecillos auditivos: martillo, yunque y estribo).

Tipos de hueso
HUESO COMPACTO

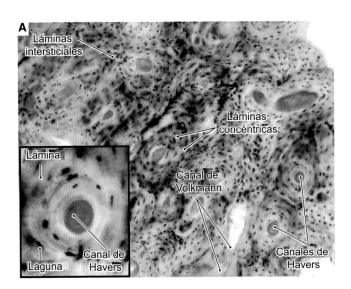

Figura 5-9A. Hueso compacto. Hueso lijado sin teñir, ×68; *recuadro* ×212

Se muestra un corte transversal de **hueso compacto** en una muestra triturada (sin descalcificación del tejido). Los **canales de Havers** son espacios centrales redondos en la vista transversal; en la vista longitudinal se muestra un **canal de Volkmann**. Los canales de Volkmann discurren de modo perpendicular a los canales de Havers y los conectan entre sí. La *fotomicrografía del recuadro* muestra una osteona (**sistema de Havers**), la unidad estructural básica del hueso compacto, que incluye un **canal de Havers**, **lagunas** con **osteocitos** alojados y **láminas concéntricas**. Las matrices óseas situadas entre las osteonas se denominan **láminas intersticiales**.

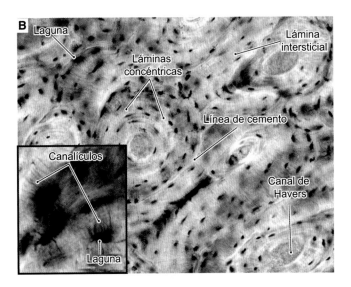

Figura 5-9B. Hueso compacto. Hueso lijado sin teñir, ×136; *recuadro* ×388

Se muestra una vista a mayor aumento del hueso compacto en el hueso lijado sin teñir. Las **láminas concéntricas** y las **lagunas** están dispuestas en anillos, que rodean el **canal de Havers**. Cada laguna contiene un osteocito. Pequeños canales llamados **canalículos** contienen procesos de osteocitos y unen las lagunas entre sí. Los canalículos permiten que los osteocitos se comuniquen a través de uniones en las que los procesos de los osteocitos adyacentes se tocan dentro de los canalículos. Una **línea de cemento** forma un límite entre las osteonas adyacentes. El hueso compacto forma la parte externa dura del hueso y proporciona un fuerte soporte y protección.

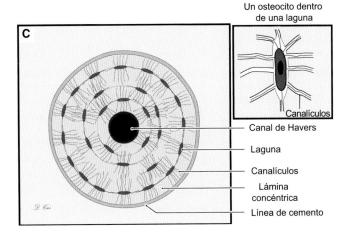

Figura 5-9C. Representación de una osteona del hueso compacto.

La **osteona**, también llamada **sistema de Havers**, es la unidad básica de la estructura ósea compacta. Tiene láminas dispuestas de forma concéntrica (láminas concéntricas) que rodean un canal de Havers situado en el centro. El sistema de Havers consta de (1) un **canal de Havers** por el que pasan los vasos sanguíneos; (2) **láminas concéntricas**; (3) **lagunas**, cada una de las cuales contiene un osteocito; (4) **canalículos**, que son pequeños espacios estrechos que contienen procesos de osteocitos, y (5) una **línea de cemento**, la delgada y densa capa ósea externa que rodea cada osteona.

El dibujo esquemático ilustra un **osteocito** que ocupa una **laguna** (un espacio en la matriz ósea que alberga un osteocito) y sus delgados procesos dentro de los canalículos. Las proyecciones citoplásmicas del osteocito están en contacto con los procesos de los osteocitos adyacentes y proporcionan un medio de comunicación entre los osteocitos.

HUESOS COMPACTOS Y ESPONJOSOS

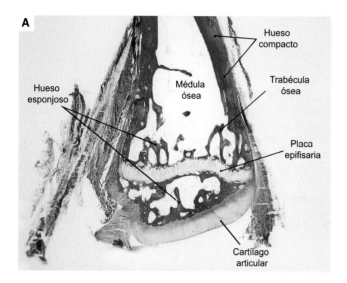

Figura 5-10A. Hueso compacto y hueso esponjoso, dedo. Hueso descalcificado, H&E, ×11

El hueso tiene una matriz extracelular calcificada que es muy difícil de cortar en secciones finas. Para poder obtener secciones finas con tinción de H&E, estas muestras de hueso tienen que pasar por un proceso de descalcificación que elimina los compuestos de calcio de la muestra. El hueso se puede clasificar en **hueso compacto (hueso cortical)** y **hueso esponjoso (hueso trabecular)**, en función de su aspecto general. El *hueso compacto* tiene una densidad muy alta y un bien organizado sistema de osteonas. No tiene trabéculas y suele formar la cara externa del hueso. El *hueso esponjoso* tiene una densidad mucho menor y contiene **trabéculas** o **espículas óseas** con **médula ósea** intercalada. Por lo regular forma la parte interna de un hueso, también llamado **hueso medular**, y suele encontrarse entre las tablas interna y externa del cráneo, en los extremos de los huesos largos (extremidades y dedos) y en los núcleos de otros huesos.

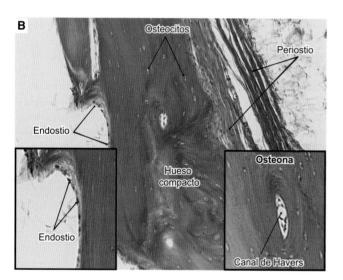

Figura 5-10B. Hueso compacto, dedo. Hueso descalcificado, H&E, ×105; *recuadro (izquierda)* ×154; *recuadro (derecha)* ×127

Se muestra un ejemplo de **hueso compacto** de la diáfisis del hueso largo (dedo). La superficie interna está cubierta por una sola capa de células de tejido conjuntivo que forman el **endostio**. Contiene células osteoprogenitoras, capaces de diferenciarse en osteoblastos. La superficie externa está cubierta por una capa más gruesa, el **periostio**, que contiene vasos sanguíneos, nervios y células osteoprogenitoras. Las células osteoprogenitoras pueden diferenciarse en **osteoblastos,** que tienen la capacidad de producir matriz ósea, **osteoide (prehueso)**. Los vasos sanguíneos se ramifican para irrigar el hueso a través de un sistema de **canales de Volkmann** y **canales de Havers** interconectados. Los **osteocitos** se disponen de modo uniforme en el hueso compacto. Cada osteocito ocupa una laguna, que no tiene un grupo isógeno como en el cartílago.

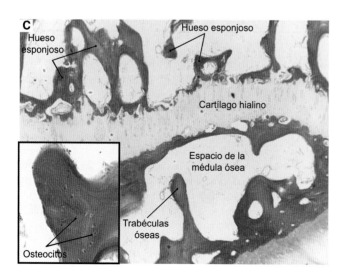

Figura 5-10C. Hueso esponjoso (hueso trabecular), dedo. Hueso descalcificado, H&E, ×34; *recuadro* ×128

El **hueso esponjoso** también se denomina **hueso trabecular**. Tiene una densidad menor que el hueso compacto y está formado por **trabéculas óseas**, o **espículas**, dentro de una cavidad llena de médula. Los osteoblastos recubren la superficie de las trabéculas óseas. El hueso esponjoso presenta formas irregulares en la red trabecular. La **médula ósea** encuentra en el espacio entre las trabéculas óseas. La mayoría de los osteocitos de la matriz está dispuesta en un patrón irregular en lugar de en anillos circulares. El hueso esponjoso forma ante todo el núcleo interno del hueso y proporciona (1) un marco de malla que soporta y reduce el peso total del hueso y (2) el espacio para el paso de los vasos sanguíneos y un lugar para que la médula funcione como compartimento hematopoyético, al albergar y producir células sanguíneas.

Células óseas
OSTEOBLASTOS

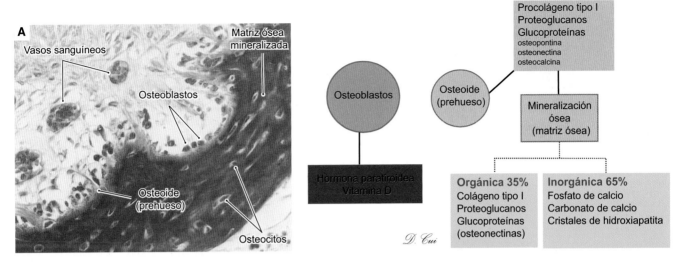

Figura 5-11A. **Generalidades de los osteoblastos y la formación de hueso.** H&E, ×400 (*izquierda*)

Las **células óseas** incluyen **células osteogénicas, osteoblastos, osteocitos y osteoclastos.** Los **osteoblastos** derivan de las células osteogénicas. Tanto la **hormona paratiroidea (PTH)** como la **vitamina D** son factores importantes que intervienen en la promoción de la formación ósea. El **osteoide** (también llamado **prehueso**), una matriz ósea no calcificada, es producido por los **osteoblastos** que contienen **precolágeno tipo I, proteoglucanos** y **glucoproteínas.** La **osteopontina,** la **osteonectina** y la **osteocalcina** son ejemplos de glucoproteínas. La **osteocalcina** y la **osteonectina** están relacionadas con la mineralización de la matriz ósea. La **osteopontina** está asociada con la zona de sellado de los osteoclastos, ya que ancla los osteoclastos a la matriz ósea mineral. El **proceso de mineralización ósea** comienza unos días después de la formación del osteoide. Implica la formación de mineral de fosfato de calcio cristalino en forma de **hidroxiapatita.** La **matriz extracelular del hueso (matriz ósea)** está compuesta por dos sustancias principales (1) **matriz orgánica** (35% en peso), que incluye **colágeno** (90% de tipo I, pequeñas cantidades de tipo V y trazas de tipo III, XI y XIII), **proteoglucanos** y **glucoproteínas,** y (2) **matriz inorgánica** (65% en peso), que incluye (1) **fosfato de calcio, carbonato de calcio** y pequeñas cantidades de magnesio y sodio, así como (2) **cristales de hidroxiapatita** (fosfato de calcio e hidróxido de calcio).

B

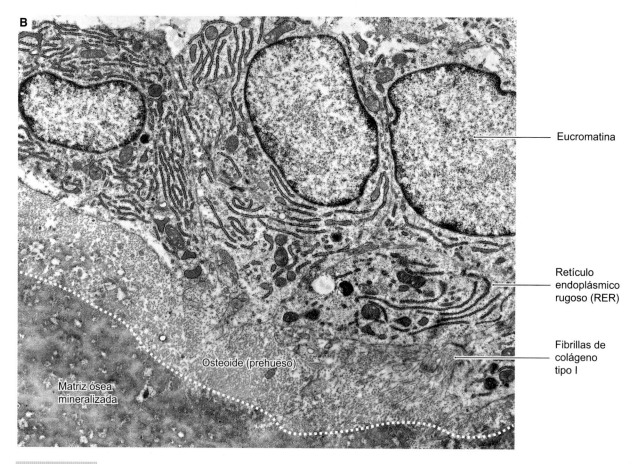

Eucromatina

Retículo
endoplásmico
rugoso (RER)

Fibrillas de
colágeno
tipo I

Osteoide (prehueso)

Matriz ósea
mineralizada

Figura 5-11B. Osteoblastos. MET, ×19 600

Los tres **osteoblastos** de esta micrografía electrónica son claramente activos en la síntesis y secreción de **colágeno tipo I** y otras proteínas de la matriz ósea. Nótese el alto contenido de **eucromatina** en los núcleos y el predominio de **RER** en el citoplasma. Minúsculas fibrillas (colágeno tipo I) son apenas perceptibles en la capa de matriz adyacente a las células (**prehueso** u **osteoide**). La matriz ósea mineralizada más profunda tiene un aspecto homogéneo que enmascara la presencia de las fibrillas de colágeno. La *línea blanca punteada* indica la interfaz entre el osteoide superior y la **matriz ósea mineralizada** inferior.

OSTEOCLASTOS

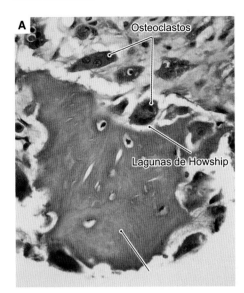

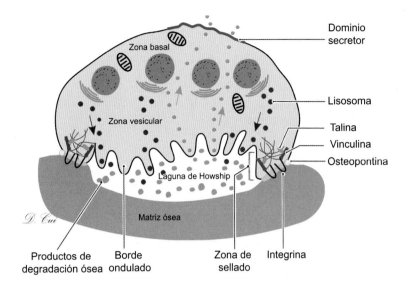

Figura 5-12A. **Generalidades de los osteoclastos y sus actividades.** H&E, ×400 (*izquierda*)

Los **osteoclastos** son grandes células multinucleadas. Derivan de los monocitos y desempeñan un papel importante en la resorción y remodelación óseas. Los osteoclastos tienen cuatro regiones: zona basal, zona vesicular, borde ondulado o festonado y zona de sellado. (1) La **zona basal** contiene la mayoría de los orgánulos y núcleos. (2) La **zona vesicular** contiene vesículas, incluidas lisosomas (enzimas lisosomales) y vesículas para transportar productos óseos degradados desde la laguna de Howship hasta el interior de la célula mediante endocitosis. (3) El **borde ondulado**, cerca de la laguna de Howship, es la región que tiene la membrana celular plegada que aumenta la superficie celular para ayudar a aumentar la eficiencia de la reabsorción de la matriz ósea. (4) La **zona de sellado**, también llamada zona clara, es una zona densa en electrones libre de orgánulos que rodea el extremo del borde ondulado y proporciona una unión entre la matriz ósea y la membrana celular. Producida por los osteoblastos, la **osteopontina** es una de las **glucoproteínas** que se unen a los **receptores de integrina** y a las **proteínas de fijación** (**vinculina** y **talina**) a los **filamentos de actina** en el límite del borde ondulado. La **osteopontina** desempeña un papel importante al ayudar a la formación de la **zona de sellado**, que proporciona un espacio de aislamiento para la matriz ósea en degradación. La laguna de Howship es un espacio que se forma después de que la matriz ósea es reabsorbida por el osteoclasto. Las vesículas que contienen productos óseos degradados se transportan desde el interior del osteoclasto hasta el entorno exterior a través de un dominio secretorio funcional en la membrana celular cerca de la zona basal mediante exocitosis.

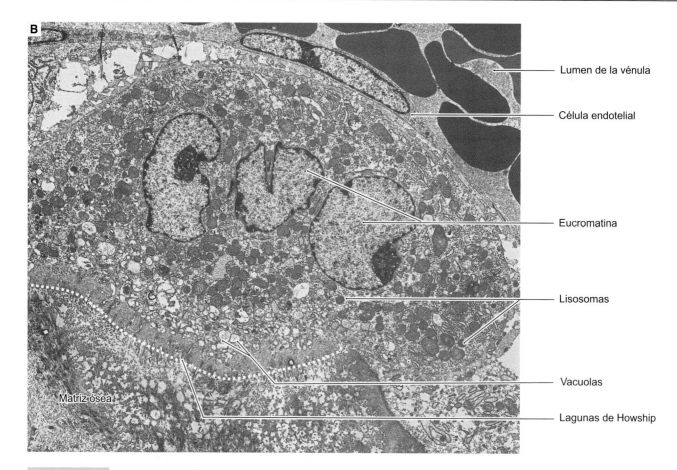

Figura 5-12B.   Osteoclasto. MET, ×14 000

Los **osteoclastos** son células grandes y multinucleadas que derivan de las células que se observan en la sangre circulante como monocitos, que derivan, a su vez, de las células progenitoras de la médula ósea. Las características clave para identificar un osteoclasto son los múltiples núcleos, la abundancia de **mitocondrias** en el citoplasma y la íntima adhesión a la superficie de la matriz ósea. Las mitocondrias proporcionan la energía para bombear protones al espacio adyacente a la **matriz ósea**. El citoplasma cercano a la matriz contiene **lisosomas**, cuyas hidrolasas ácidas se secretan en el espacio adyacente a la matriz ósea. Esta zona del citoplasma también contiene numerosas **vacuolas** electrónicamente lucentes que tal vez reflejan la **endocitosis** de los componentes degradados de la matriz. En un osteoclasto activo, el **plasmalema** en la parte central de la interfaz entre la célula y la matriz está muy plegado en un borde ondulado, una estructura que no es discernible en esta micrografía electrónica.

REMODELACIÓN ÓSEA

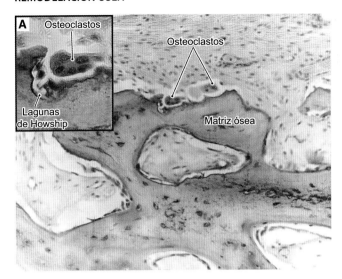

Figura 5-13A. Remodelación ósea, nasal. H&E, ×136; *recuadro* ×363

La **remodelación ósea** es necesaria durante la formación del hueso con el fin de moldearlo en un modo adecuado para llevar a cabo su función. La remodelación suele producirse en la superficie del hueso, donde los **osteoblastos** y los **osteoclastos** desempeñan diferentes funciones. Para conseguir una forma determinada, los *osteoblastos* depositan matriz ósea en una región de manera continua y, al mismo tiempo, los osteoclastos resorben matriz ósea en otra zona. Los *osteoclastos* son células grandes y multinucleadas, que se originan en los monocitos y actúan como fagocitos. A menudo se localizan en las **lagunas de Howship** (surcos erosionados producidos por la resorción en curso) en la superficie del hueso. Los osteoclastos están bajo la influencia de la hormona **calcitonina**, sintetizada por la **glándula tiroides**, y de la **hormona paratiroidea**, producida por la **glándula paratiroides**. La **calcitonina** inhibe de forma directa la actividad de los osteoclastos y reduce la resorción ósea. La **hormona paratiroidea** incrementa de manera indirecta la actividad de los osteoclastos y aumenta la resorción ósea.

Desarrollo y crecimiento de los huesos

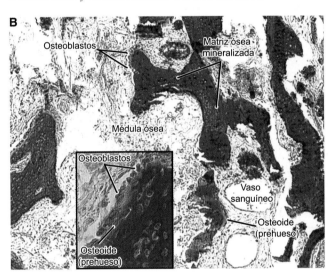

Figura 5-13B. Osificación intramembranosa, cabeza fetal. H&E, ×84; *recuadro* ×210

La **osificación intramembranosa** es un proceso de formación ósea que implica la transformación del **tejido mesenquimal** condensado en tejido óseo mediante la diferenciación de las células mesenquimales en **osteoblastos** y la deposición de **osteoide** (**prehueso**). El *osteoide* es hueso nuevo no mineralizado, que contiene componentes orgánicos. Poco después de depositarse el hueso nuevo, se convierte en hueso calcificado, que está compuesto en gran parte por **calcio** y **fosfato**. Los *osteoblastos* suelen alinearse en la superficie de la matriz ósea. Tienen forma cuboidal y poco columnar, y cada osteoblasto tiene un gran núcleo redondo y un citoplasma basófilo que contiene ricos **RER** y **complejos de Golgi**, lo que indica su actividad de producción de proteínas y componentes orgánicos. Los **osteoblastos maduros** quedan atrapados dentro de la matriz ósea para convertirse en **osteocitos**. El osteoide aparece de color rosa en la tinción de H&E, en contraste con la matriz ósea mineralizada que aparece de color rojo-púrpura oscuro.

OSIFICACIÓN INTRAMEMBRANOSA

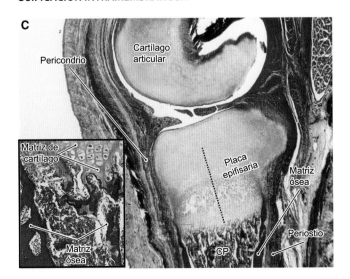

Figura 5-13C. Osificación endocondral, dedo. H&E, ×20; *recuadro* ×68

La **osificación endocondral** es un proceso de formación de hueso en el que el cartílago hialino sirve de modelo de cartílago (precursor). Se produce la proliferación del cartílago, luego la calcificación y, poco a poco, el cartílago es sustituido por hueso. Este es un ejemplo de un hueso largo (dedo), que muestra la **placa epifisaria** (placa cartilaginosa) con el **centro de osificación primario** (cavidad medular primaria). Hay una capa gruesa de tejido conjuntivo denso que cubre la región periférica del cartílago, llamada **pericondrio**. La capa de tejido conjuntivo que cubre la superficie externa del hueso se denomina **periostio**. El centro de osificación primario contiene vasos sanguíneos, tejido óseo recién formado, osteoblastos, osteoclastos, matriz cartilaginosa calcificada y condrocitos muertos. (CP, centro de osificación primario).

OSIFICACIÓN ENDOCONDRAL

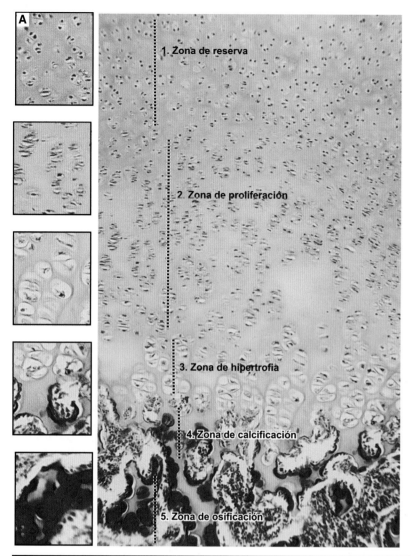

Figura 5-14A. Placa epifisaria, dedo.
H&E, ×71; imágenes pequeñas ×96

La **placa epifisaria** es una región de cartílago hialino en los extremos (epífisis) de los ejes de los huesos largos. Sus condrocitos están en proceso de proliferación, hipertrofia y calcificación durante el proceso de osificación endocondral. La placa epifisaria puede dividirse en cinco zonas funcionalmente distintas que comienzan en el extremo epifisario: (1) en la **zona de reserva** los condrocitos del cartílago están inactivos y las células individuales no se disponen en grupos isógenos. Estas células son pequeñas y están dispersas al azar en la matriz. (2) En la **zona de proliferación** los condrocitos se someten a mitosis frecuentes y se disponen en grupos de columnas (lo que indica el crecimiento intersticial del cartílago) en esta región. Los condrocitos son planos y su tamaño aumenta, lo que da lugar a una mayor longitud del cartílago. (3) En la **zona de hipertrofia** los condrocitos maduran y su tamaño aumenta de forma notable (células grandes y gruesas). Se evidencian con claridad grupos isógenos y las células depositan matriz (colágeno tipo X y XI) de forma activa. (4) En la **zona de calcificación** la matriz del cartílago se calcifica y los condrocitos mueren porque los nutrientes y el oxígeno no pueden difundirse a través de la matriz del cartílago calcificado. La matriz en esta región está llena de hidroxiapatita (un fosfato complejo de calcio). (5) En la **zona de osificación** los vasos sanguíneos invaden y crean una médula primaria; las células osteoprogenitoras llegan a esta región y se diferencian en osteoblastos para empezar a depositar matriz ósea (osteoide o hueso nuevo) en la superficie del cartílago calcificado. Los osteoclastos también están presentes y funcionan como fagocitos para eliminar la matriz de cartílago calcificado no deseada y los condrocitos muertos.

CORRELACIÓN CLÍNICA

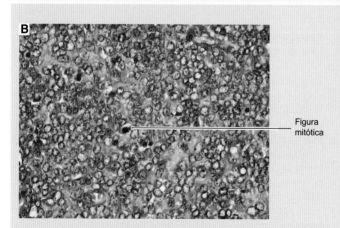

Figura mitótica

Figura 5-14B. Sarcoma óseo de Ewing. H&E, ×400

El **sarcoma de Ewing** es el segundo tumor óseo más frecuente en los niños, después del osteosarcoma. Este sarcoma tiende a surgir en la diáfisis de los huesos largos y tubulares, como el fémur. Los pacientes pueden desarrollar una masa local, dolor y fiebre ocasional. El sarcoma de Ewing también puede aparecer en los tejidos blandos. Si el tumor expresa diferenciación neural (expresión de antígenos típicos de los tejidos de tipo neural), se prefiere el término tumor neuroectodérmico primitivo (TNEP), aunque no hay distinción clínica entre ambos. Desde el punto de vista histológico, el tumor muestra láminas de células pequeñas, redondas y azules. Si hay diferenciación neural, pueden verse rosetas de células. La translocación cromosómica t(11;22) se observa en la mayoría de los casos de sarcoma de Ewing.

PLACA EPIFISARIA   OSIFICACIÓN ENDOCONDRAL: CRECIMIENTO ÓSEO PROLONGADO

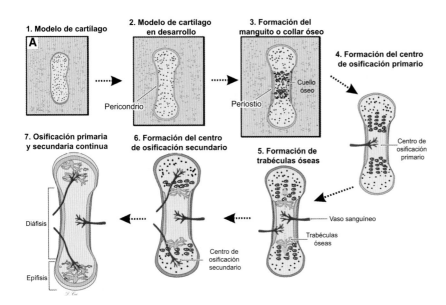

Figura 5-15A. Representación del desarrollo de un hueso largo.

La mayoría de los **huesos largos** se forma por osificación endocondral, un proceso de formación ósea que incluye el cartílago hialino como modelo cartilaginoso, la proliferación y calcificación del cartílago y la sustitución gradual por hueso. La formación de huesos largos incluye los siguientes pasos: (1) **molde de cartílago:** un pequeño trozo de cartílago hialino está formado por tejido mesenquimal, y la parte exterior de este tejido se condensa para formar un **pericondrio.** (2) **Modelo de cartílago en desarrollo:** el cartílago adopta la forma del futuro hueso. (3) **Formación del manguito o collar óseo:** a medida que el cartílago prolifera, el pericondrio de la región del eje medio se transforma en **periostio.** Las células osteoprogenitoras del periostio se diferencian en osteoblastos, que comienzan a formar el **manguito o collar óseo** (hueso perióstico) por osificación intramembranosa. (4) **Formación de centros de osificación primarios:** la placa cartilaginosa (placa epifisaria) sigue proliferando y luego se calcifica. El manguito o collar óseo (contiene matriz ósea, osteoblastos y osteoclastos) hace que los vasos sanguíneos invadan y creen una cavidad medular primaria. (5) **Formación de trabéculas óseas:** las células osteoprogenitoras del periostio migran con los vasos sanguíneos a la región del cartílago calcificado. Estas células se convierten en osteoblastos y comienzan a depositar **osteoide** (prehueso) en la superficie de la matriz del cartílago calcificado. Al mismo tiempo, los osteoclastos eliminan los condrocitos muertos y la matriz de cartílago calcificada adicional, lo que produce **trabéculas óseas.** (6) **Formación de centros de osificación secundarios:** en los extremos distales de los huesos largos (**epífisis**) se produce una osificación ósea similar, denominada **centros de osificación secundarios.** (7) **Continuación de la osificación primaria y secundaria:** la repetición del proceso de osificación endocondral hace que se produzca más hueso y se absorba más cartílago en los centros de osificación primarios y secundarios. Por último, el cartílago de las placas epifisarias desaparece y el centro de osificación primario se une al centro de osificación secundario alrededor de los 20 años en los seres humanos.

CORRELACIÓN CLÍNICA

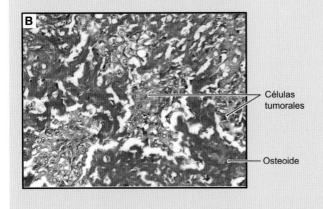

Figura 5-15B. Osteosarcoma.

El **osteosarcoma**, también conocido como **sarcoma osteogénico**, es la neoplasia maligna primaria más común del hueso y se produce con mayor frecuencia en la segunda década de la vida. El osteosarcoma convencional tiende a afectar a los huesos largos, incluidos el fémur distal, la tibia proximal y el húmero proximal, y es con mayor frecuencia una enfermedad de la **metáfisis.** En la clínica los pacientes pueden experimentar dolor, disminución de la amplitud de movimiento, edema y calor localizado. Desde el punto de vista histológico, las **células tumorales** tienden a ser **pleomórficas** con una variedad de tamaños y formas. Para el diagnóstico del osteosarcoma es fundamental la presencia de **osteoide** (**prehueso**) producido por células malignas (células tumorales). El osteoide es un material denso, rosado y amorfo. El osteosarcoma convencional es un tumor agresivo y hace metástasis de modo preferente en los pulmones. El tratamiento consiste en cirugía y quimioterapia.

CORRELACIÓN CLÍNICA

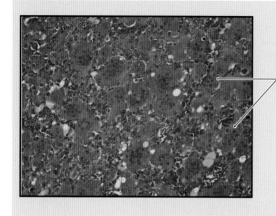

Células
gigantes
similares a los
osteoclastos

Figura 5-16. **Tumor de células gigantes.** H&E, ×200

El **tumor óseo de células gigantes** es un tumor benigno, aunque localmente agresivo, que afecta a las regiones metafisaria y epifisaria de los huesos largos, en especial del fémur distal. En los pacientes jóvenes el tumor tiende a limitarse a la metáfisis. Los pacientes pueden presentar síntomas similares a los observados en la artritis, con dolor e inflamación local. Algunas personas experimentan una fractura patológica debido a la destrucción local y al debilitamiento del hueso. El tratamiento más común para estas lesiones es la cirugía. El aspecto histológico muestra láminas de células gigantes similares a los osteoclastos y células mononucleares, en ocasiones asociadas con necrosis y hemorragia. Se cree que las células mononucleares son células estromales primitivas neoplásicas que expresan el ligando del receptor activador del factor nuclear kappa-B (RANKL), que estimula la formación de células gigantes similares a los osteoclastos.

TABLA 5-2   Hueso

Tipos de hueso	Aspecto general (forma)	Características	Ubicaciones principales	Funciones principales
Clasificación basada en el aspecto general				
Hueso compacto	Uniforme; sin trabéculas ni espículas	Mayor densidad; láminas dispuestas en forma circular	Parte externa del hueso (hueso cortical)	Protección y apoyo
Hueso esponjoso (trabecular)	Forma irregular; presencia de trabéculas y espículas; rodeado por las cavidades de la médula ósea	Densidad más baja; láminas dispuestas en paralelo	Núcleo interno del hueso (hueso medular)	Apoyo; producción de células sanguíneas
Clasificación basada en la forma				
Hueso largo	Más largo que ancho	Consta de diáfisis (eje largo) y dos epífisis en los extremos	Extremidades y dedos	Apoyo y movimiento
Hueso corto	Corto, en forma de cubo	Capa fina de hueso compacto en el exterior y hueso esponjoso en el interior	Huesos de la muñeca y el tobillo	Movimiento
Hueso plano	Plano, fino	Dos capas paralelas de hueso compacto separadas por una capa de hueso esponjoso	Muchos huesos del cráneo, costillas, escápulas	Apoyo; protección del cerebro y otros tejidos blandos; producción de células sanguíneas
Hueso irregular	Forma irregular	Consta de una fina capa de hueso compacto en el exterior y de hueso esponjoso en el interior	Vértebras y huesos de la pelvis	Soporte; protección de la médula espinal y de las vísceras pélvicas; producción de células sanguíneas
Clasificación basada en la observación microscópica				
Hueso primario (hueso inmaduro)	Disposición irregular	Láminas sin patrón organizado; no están muy mineralizadas	Feto en desarrollo	Desarrollo óseo
Hueso secundario (hueso maduro)	Disposición regular	Patrón laminar bien organizado; muy mineralizado	Adultos	Protección y apoyo

De la histología a la patología

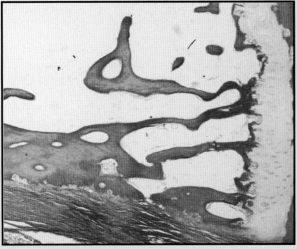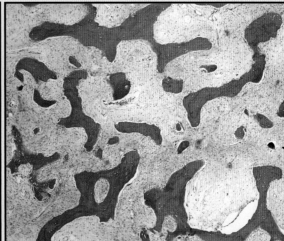

Figura 5-17. Hueso normal y displasia fibrosa. H&E, ×40

Hueso largo normal a la *izquierda*. La **displasia fibrosa** de la *derecha* es una enfermedad ósea benigna que afecta a los adolescentes durante la época de crecimiento del hueso. Pierde el patrón óseo trabecular normal y puede producir deformidades desfigurantes con fracturas. Esta imagen muestra trabéculas curvilíneas de hueso entre tejido conjuntivo fibroso que se asemejan a las letras chinas.

Preguntas de Caso clínico

1. Un hombre de 72 años de edad ha experimentado un dolor progresivo en su cadera derecha durante 2 años. Ahora tiene dificultades para levantarse de la cama debido al dolor y la rigidez de la articulación de la cadera derecha. La articulación permanece rígida durante cerca de 1 hora, pero el dolor parece empeorar durante el día, en especial cuando camina o intenta trabajar en su jardín. Él se siente un poco mejor al descansar y tomar ibuprofeno. En este momento, sus otras articulaciones son móviles y no presentan dolor. La exploración física no revela sensibilidad a la palpación sobre el trocánter mayor, y una radiografía de rutina muestra un estrechamiento del espacio articular y la formación de osteofitos. El paciente dice no tener entumecimiento o debilidad en las extremidades inferiores. ¿Cuál de los siguientes es el diagnóstico más probable?

A. Gota.
B. Artrosis.
C. Artritis reumatoide.
D. Estenosis espinal.
E. Bursitis trocantérica.

2. Un entrenador de béisbol juvenil de 42 años de edad experimentó un vago dolor en la rodilla derecha durante los últimos meses. Tomó ibuprofeno para el dolor con resultados mínimos. En el entrenamiento, mientras demostraba un *swing*, sintió un dolor insoportable en la zona de la rodilla derecha y cayó al suelo. En la sala de urgencias, una radiografía reveló una fractura del fémur derecho distal y una lesión ósea lítica en las zonas epifisaria y metafisaria. Se realizó una biopsia de la lesión y se envió a patología para una consulta intraoperatoria. La biopsia reveló láminas de células similares a los osteoclastos y células mononucleares con hemorragia. Con base en esta información, ¿cuál de los siguientes es el diagnóstico más probable?

A. Quiste óseo aneurismático.
B. Tumor de células gigantes.
C. Osteocondroma.
D. Sarcoma osteogénico.
E. Osteoma osteoide.

3. Un hombre de 14 años de edad se queja con su madre de dolor alrededor de la rodilla izquierda. Ella nota que la zona de la rodilla está hinchada y ligeramente caliente al tacto. Temiendo que tenga una infección lo lleva a su pediatra, que le hace una radiografía de la zona de la rodilla. La radiografía muestra una lesión osteolítica que afecta a la zona diafisaria del fémur distal con "piel de cebolla" en el periostio circundante. Se obtiene una biopsia ósea y los estudios citogenéticos revelan una translocación entre los cromosomas 11 y 22. ¿Cuál de las siguientes es más probable que muestre la biopsia ósea de esta lesión?

A. Células malignas productoras de osteoide.
B. Células fusiformes malignas.
C. Numerosas células gigantes.
D. Láminas de células plasmáticas.
E. Láminas de células pequeñas y azules.

6 Músculos

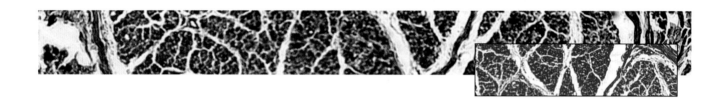

Introducción y conceptos clave para el músculo
Músculo esquelético
Músculo cardiaco
Músculo liso

Introducción y conceptos clave para el músculo

La contracción del **tejido muscular** es la única forma en la que se puede interactuar con el entorno y es esencial para mantener la vida misma. Existen tres tipos generales de músculos: **esqueléticos, cardiacos** y **lisos**. La contracción voluntaria del *músculo esquelético* permite el movimiento de las extremidades, los dedos de las manos y de los pies; girar la cabeza y mover los ojos; y hablar. Su nombre se debe a que la mayor parte del músculo esquelético se une a los huesos del esqueleto y funciona para moverlo. Sin embargo, las excepciones son los músculos extraoculares, la lengua y otros más. La contracción continua y rítmica del *músculo cardiaco* bombea la sangre a través del cuerpo, sin cesar, a lo largo de toda la vida. La contracción del músculo cardiaco es involuntaria, a diferencia de la del músculo esquelético, aunque su frecuencia de contracción está modulada por el sistema nervioso autónomo y por las hormonas y los neurotransmisores de la sangre. El *músculo liso* es el tipo de músculo más diverso. Se presenta en diferentes subtipos en distintos órganos y es esencial para muchas funciones fisiológicas involuntarias, entre las que se incluyen la regulación del flujo sanguíneo y la presión arterial, la ayuda a la digestión de los alimentos, el movimiento de los alimentos a través del sistema digestivo, la regulación del flujo de aire durante la respiración, el control del diámetro de la pupila en el ojo, la expulsión del bebé durante el parto y otras.

Músculo esquelético

Un solo **músculo esquelético**, como el **bíceps**, está compuesto por numerosos haces de fibras musculares llamados **fascículos**. El músculo en su conjunto está rodeado por una lámina de tejido conjuntivo denso, denominada **epimisio**. Cada fascículo está rodeado por una lámina de tejido conjuntivo de densidad moderada, denominada **perimisio**, y cada fibra muscular individual (célula muscular) de un fascículo está rodeada por una delicada red de colágeno, llamada **endomisio**. Una fibra muscular esquelética es una estructura tubular larga (hasta 60 cm o más en algunos músculos) y delgada (10 a 100 μm) que contiene muchos núcleos dispuestos en el citoplasma (llamado **sarcoplasma**) justo debajo de la membrana celular (llamada **sarcolema**). (Muchas palabras relacionadas con el músculo derivan de la palabra griega *sarx*, que significa "carne"). Una sola fibra muscular contiene muchas **miofibrillas** individuales, pequeños haces de proteínas contráctiles.

LA CONTRACCIÓN del músculo esquelético es voluntaria. El músculo esquelético se caracteriza por un aspecto rayado cuando se observa a altas potencias en la microscopia óptica. Este patrón de rayas (llamadas **estrías**), en ángulo recto con el eje longitudinal del músculo, es más evidente cuando se observa con luz polarizada y es notable en las micrografías electrónicas. Las estrías reflejan un patrón repetitivo de elementos contráctiles llamados **sarcómeros**. Cada sarcómero está compuesto por un conjunto ordenado de **miofilamentos de actina** y **miosina**. Cada miofilamento está formado por un haz de moléculas de actina o miosina junto con algunas moléculas accesorias adicionales. En una fibra muscular esquelética se produce una contracción súbita de tipo "todo o nada" cuando un potencial de acción de la neurona motora (véase cap. 7, "Tejido nervioso") libera acetilcolina en la unión neuromuscular. Esto hace que un potencial de acción similar viaje a lo largo del sarcolema, lo que desencadena la liberación de **iones de calcio** (Ca^{2+}) en el citosol e inicia una compleja interacción entre los miofilamentos de actina y miosina para producir el acortamiento de la fibra. El Ca^{2+} necesario se almacena dentro de la fibra muscular en un retículo endoplásmico liso modificado llamado **retículo sarcoplásmico**. Los canales de calcio de las **cisternas terminales** del retículo sarcoplásmico se abren cuando el potencial de acción eléctrica que se transporta a lo largo del sarcolema viaja hacia el interior de la célula a través del **sistema de túbulos transversales**. Este sistema está formado por muchas invaginaciones tubulares del sarcolema que se encuentran entre pares de cisternas terminales y rodean cada miofibrilla, formando **tríadas**. En general, el músculo esquelético está especializado en la contracción rápida bajo control neural. Aunque cada fibra muscular esquelética se contrae al máximo cada vez que se contrae, las variaciones de la fuerza global de la contracción muscular se consiguen al reclutar un mayor o menor número de fibras musculares en un momento dado.

Músculo cardiaco

El **músculo del corazón** es similar al músculo esquelético en cuanto a que es estriado y las fibras contienen sarcómeros formados por conjuntos de filamentos de actina y miosina. Sin embargo, las células del músculo cardiaco son mucho más cortas que las del músculo esquelético y suelen dividirse en dos o más ramas, que se unen extremo a extremo (o se **anastomosan**) con otras células en **discos intercalados**. En el músculo cardiaco hay un sistema de túbulos transversales, pero el retículo sarcoplásmico no está tan desarrollado como en el músculo esquelético. Cada fibra muscular cardiaca no recibe inervación directa como las fibras musculares esqueléti-cas. La excitación se propaga de fibra a fibra a través de las **conexiones comunicantes**. La contracción también está controlada por un sistema de **nodos marcapasos** y **células de Purkinje**.

Músculo liso

Las fibras musculares que no presentan estrías se denominan **músculo liso**. Este tipo de músculo también se contrae mediante una interacción mediada por el Ca^{2+} entre los **filamentos de actina** y **miosina**, pero a diferencia de los músculos esqueléticos y cardiacos, los filamentos no están organizados en sarcómeros. Además, el Ca^{2+} entra en la célula desde el espacio extracelular y no desde el retículo sarcoplásmico (que está poco desarrollado en el músculo liso). Las pequeñas hendiduras en forma de copa en el sarcolema, llamadas **caveolas**, pueden desempeñar un papel en el secuestro del calcio. El músculo liso tiene características diversas y se encuentra en muchos lugares diferentes del cuerpo, como los sistemas gastrointestinal, vascular, respiratorio, reproductor y urinario, y el músculo ciliar del ojo. Para un volumen determinado de tejido muscular, algunos tipos de músculos lisos son capaces de generar más fuerza y mantenerla durante más tiempo que el músculo esquelético. En algunos lugares, como el músculo ciliar del ojo, algunas arterias y los conductos deferentes, se producen sinapsis de forma directa entre las fibras nerviosas autónomas y las fibras musculares individuales y la contracción está bajo control neural directo. Este tipo de músculo se denomina **músculo multiunidad**. En cambio, el músculo liso **unitario** (o **visceral**) tiene menos terminaciones nerviosas motoras, el transmisor se libera en el espacio intercelular en múltiples **varicosidades** a lo largo de la porción terminal del axón, y las fibras musculares tienden a tener contracciones espontáneas y rítmicas, moduladas pero no dirigidas por el sistema nervioso autónomo. Las hormonas presentes en el torrente sanguíneo y el estiramiento del propio músculo también pueden influir en las contracciones musculares, y la excitación de las fibras musculares puede pasar de modo directo de fibra a fibra a través de las conexiones comunicantes que unen las membranas de las fibras musculares adyacentes.

Generalidades de los tipos de músculos

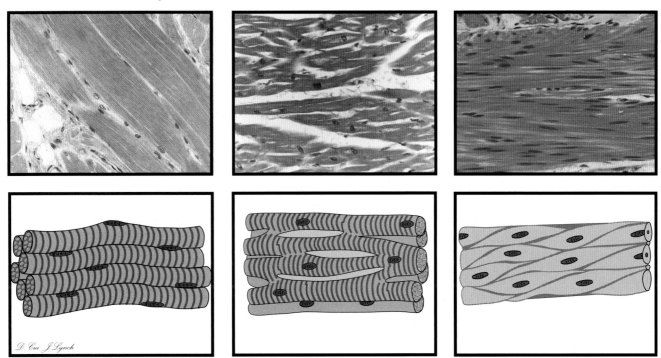

Figura 6-1. **Generalidades de los tipos de músculos.**

Los tres principales tipos de tejidos contráctiles del cuerpo, el **músculo esquelético**, el **músculo cardiaco** y el **músculo liso**, tienen muchas propiedades en común pero difieren en muchos otros aspectos. El *músculo esquelético* suele estar unido a los huesos del esqueleto, aunque no siempre, y está especializado en la ejecución de movimientos voluntarios rápidos de las extremidades, los dedos, la cabeza, etcétera, en respuesta a las señales del sistema nervioso central (SNC). Las células del músculo esquelético son estructuras largas, delgadas y tubulares con múltiples núcleos agrupados justo debajo de la membrana celular. Los axones de las neuronas motoras forman sinapsis (placas terminales motoras) en cada fibra muscular esquelética. La contracción en el músculo esquelético se produce por una interacción mediada por el calcio entre los miofilamentos que están compuestos sobre todo por las proteínas actina y miosina. Los filamentos de actina y miosina se organizan en unidades repetitivas altamente organizadas denominadas sarcómeros, que dan al músculo esquelético un aspecto rayado ("estriado") cuando se observa a grandes aumentos en la microscopia óptica. El calcio necesario para iniciar la reacción actina-miosina se almacena en estructuras modificadas del retículo endoplásmico denominadas retículo sarcoplásmico. El calcio se libera cuando las cargas eléctricas fluyen por el sistema de túbulos transversales, que está formado por invaginaciones de la membrana celular, y se encuentra junto a partes del retículo sarcoplásmico dentro de las células musculares. El *músculo cardiaco*, por el contrario, está especializado en contracciones repetidas, rítmicas y automáticas durante muchos años sin cesar. El mecanismo contráctil es similar al del músculo esquelético: los miofilamentos de actina y miosina se disponen en sarcómeros y su interacción está mediada por la liberación de calcio. Sin embargo, las células del músculo cardiaco son menos largas y se dividen en dos o tres ramas; estas células ramificadas están unidas de extremo a extremo por discos intercalados. La estructura general del músculo cardiaco es, por tanto, la de una malla de tejidos contráctiles, en lugar de ser un conjunto de unidades independientes y paralelas como se encuentra en el músculo esquelético. Los axones autónomos que inervan el músculo cardiaco liberan sus neurotransmisores en el espacio intracelular, en lugar de hacerlo en las células individuales de las placas terminales motoras, como en el músculo esquelético. Por lo tanto, el sistema nervioso modula el ritmo de contracción del músculo cardiaco, pero no ordena las contracciones individuales. El *músculo liso* se halla en muchos sistemas orgánicos, como el circulatorio, el respiratorio, el gastrointestinal, el reproductor y el urinario. En su mayor parte, el músculo liso está especializado en la contracción automática, lenta y rítmica, aunque algunos músculos, como el músculo ciliar del ojo, son una excepción. Al igual que los músculos esqueléticos y cardiacos, el músculo liso utiliza filamentos de actina y miosina para producir la contracción, pero los miofilamentos no están organizados en sarcómeros. En su lugar, los filamentos de actina están anclados en placas densas en el sarcolema del músculo liso, y un filamento de miosina entra en contacto con varios filamentos de actina individuales en sus dos extremos. Estas combinaciones de actina y miosina están dispuestas en un patrón aleatorio y entrecruzado en algunos músculos y en patrones paralelos en otros. Al igual que en los músculos esqueléticos y cardiacos, el calcio es un factor crítico para iniciar una contracción, pero en el músculo liso el calcio se almacena en el espacio intercelular más que en un retículo sarcoplásmico. Al igual que en el músculo cardiaco, los nervios motores autónomos liberan neurotransmisores en el espacio intercelular y no en las placas terminales motoras. Por lo tanto, el sistema nervioso modula el ritmo contráctil inherente al músculo liso. Este ritmo también puede estar condicionado por las hormonas del torrente sanguíneo y por el estiramiento mecánico del músculo. La excitación eléctrica y, por tanto, la contracción muscular también pueden propagarse directamente de célula a célula a través de las conexiones comunicantes entre las membranas de las células adyacentes.

Músculo esquelético

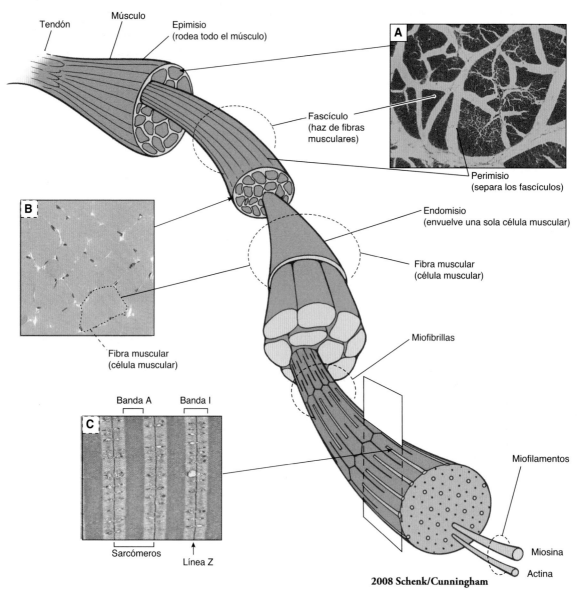

Figura 6-2. Organización del músculo esquelético.

Un solo músculo esquelético (p. ej., el bíceps) está compuesto por numerosos **fascículos** ("pequeños haces"). El músculo en su conjunto está envuelto en una fuerte capa de tejido conjuntivo denso, el **epimisio**. Cada fascículo está formado por un gran número de **fibras musculares** (células) y está rodeado por una lámina de tejido conjuntivo menos denso, el **perimisio** (A). Las fibras musculares son inusuales entre las células del cuerpo, ya que cada una contiene un gran número de núcleos, y los núcleos están situados alrededor de la periferia de la célula (B). Cada fibra muscular está envuelta por una fina capa de delicado tejido conjuntivo, el **endomisio**. Una fibra muscular individual contiene muchas **miofibrillas** que, a su vez, están formadas por una serie de **miofilamentos** gruesos y finos organizados de modo regular, los elementos contráctiles del músculo (D). Los miofilamentos solo son visibles con el microscopio electrónico (C). Los miofilamentos gruesos están compuestos por grupos de moléculas de **miosina**, y los miofilamentos delgados son moléculas de **actina** de modo predominante pero contienen algunas moléculas auxiliares adicionales que son importantes para el proceso de contracción. En la sección transversal, los miofilamentos están dispuestos en un patrón de repetición, de modo que cada grupo de moléculas de miosina en forma de hilo está rodeado por seis moléculas de actina en un conjunto hexagonal, y los propios grupos de moléculas de miosina están dispuestos en un conjunto hexagonal. De forma longitudinal, las moléculas de actina y miosina forman unidades repetitivas denominadas **sarcómeros** (C). Los filamentos de actina están anclados en un extremo en la **línea Z**, una estructura transversal similar a una membrana. Las moléculas de miosina se sitúan paralelas a las moléculas de actina y se superponen de modo parcial a las moléculas de actina que están unidas a dos líneas Z adyacentes. La región en la que la miosina y la actina se solapan se denomina **banda A**, y la región en la que solo están presentes las moléculas de actina se denomina **banda I** (C). La contracción muscular es el resultado de las interacciones químicas entre las moléculas de miosina y actina.

DESARROLLO DEL MÚSCULO ESQUELÉTICO

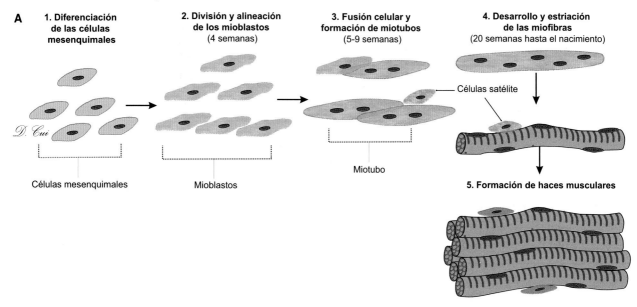

Figura 6-3A. Generalidades del desarrollo del músculo esquelético (miogénesis).

El músculo esquelético se forma a partir de muchos mioblastos y comienza durante el desarrollo embrionario. (1) **Diferenciación de las células mesenquimales:** las células mesenquimales se alargan, se condensan y se diferencian en mioblastos en el tejido mesenquimal alrededor de las 4 semanas de desarrollo embrionario. (2) **División y alineación de los mioblastos:** a continuación, los mioblastos comienzan a dividirse y a alinearse en una fila (alineación celular). (3) **Fusión celular y formación de miotubos:** durante las semanas 5 a 9 del desarrollo embrionario, los mioblastos se fusionan y forman de modo gradual un miotubo alargado, que sufre una fusión primaria y secundaria. Algunos de los mioblastos permanecen indiferenciados; estas células se convierten en células satélite que sirven como células madre capaces de regenerar nuevas fibras musculares en el tejido adulto. (4) **Desarrollo y estriación de las miofibras:** los miotubos siguen alargándose y forman miofilamentos. Los núcleos se desplazan de manera gradual del centro a la periferia de la fibra muscular y las estrías se hacen más visibles. (5) **Formación de haces musculares:** los haces musculares se forman a medida que las fibras musculares se aglutinan o agrupan. Este proceso es continuo, comienza alrededor de la semana 20 del desarrollo embrionario y dura hasta el nacimiento.

REGENERACIÓN DEL MÚSCULO ESQUELÉTICO

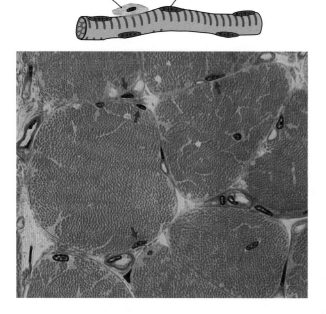

Figura 6-3B. Células satélite y regeneración del músculo esquelético. H&E, ×272

Las **células satélite** son células indiferenciadas que se encuentran en la lámina basal de la fibra muscular. Funcionan de forma similar a las células madre y desempeñan un papel importante en la regeneración y reparación de las fibras musculares lesionadas. El número de células satélite disminuye a medida que el individuo envejece. Cuando el tejido muscular esquelético adulto tiene algún daño, las células satélite se activan al cabo de unos días y se someten un proceso de proliferación para formar mioblastos. Después, los mioblastos se diferencian, se alinean y se fusionan para formar miotubos. A continuación, los miotubos se fusionan para formar una fibra muscular esquelética multinucleada que sustituye a las fibras musculares dañadas. Una lámina basal intacta es importante para la regeneración muscular. Esta imagen muestra una sección transversal de un músculo esquelético (las *puntas de flecha verdes* indican los núcleos de las células satélite; las *puntas de flecha rojas* indican los núcleos de las fibras musculares esqueléticas, células).

Sin embargo, la regeneración del músculo esquelético es limitada. Cuando se produce un daño importante en el músculo esquelético, el tejido conjuntivo sustituye algunas de las fibras musculares y se forma un tejido cicatricial. Algunas enfermedades pueden afectar a la regeneración del músculo esquelético. Por ejemplo, el número de células satélite está muy disminuido en la distrofia muscular de Duchenne (DMD), que está asociada con el gen de la *distrofina*. La distrofina, una proteína citoplasmática, desempeña un papel importante para conectar el citoesqueleto de una fibra muscular esquelética a la matriz extracelular.

MIOFIBRILLAS Y MIOFILAMENTOS

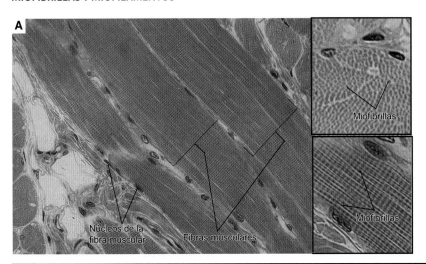

Figura 6-4A. Miofibrillas del músculo esquelético. H&E, ×272, *recuadros* ×418

Esta es una sección longitudinal de fibras musculares esqueléticas. Cada célula muscular, también conocida como fibra muscular o **miofibra**, tiene múltiples núcleos y mide unos 20 cm de longitud. Cada fibra muscular tiene un número de **miofilamentos** compuestos por **filamentos de actina (filamentos finos)** y **filamentos de miosina (filamentos gruesos)**. La organización uniforme de estos filamentos permite la aparición de estrías en el músculo esquelético.

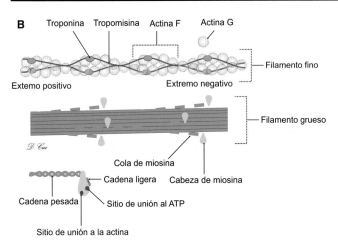

Figura 6-4B. Organización de los miofilamentos.

El **filamento delgado** está compuesto por **actina F, troponina, tropomiosina** y proteínas asociadas. (1) La **actina F** está formada por varias moléculas de **actina G** organizadas en una doble hélice. La **actina F** es el núcleo del filamento fino y tiene un *extremo negativo* y otro *positivo*, lo que le confiere polaridad. El **extremo positivo** se une a la **línea Z** del músculo esquelético, y el **extremo negativo** se encuentra en la **banda H** y se mueve hacia la **línea M**. La **actina F** tiene un sitio de unión a la miosina. (2) La **troponina** contiene **troponina-T, troponina-C** y **troponina-I**. Mantiene a la **tropomiosina** en su lugar y tiene un sitio de unión al **calcio** capaz de unirlo, lo que contribuye al inicio de la contracción muscular. (3) La **tropomiosina** bloquea el sitio de unión de la miosina en el filamento delgado, lo que ayuda a evitar que el músculo se contraiga durante el estado de reposo. El **filamento grueso** está compuesto sobre todo por **miosina II** y proteínas asociadas (**miomesina, titina** y **proteína C**). La miosina II es una molécula con forma de palo de golf, e incluye cadenas pesadas de miosina (cabezas y colas de miosina) y cadenas ligeras. Un sitio de unión a la actina y un sitio de unión al ATP en la cabeza de miosina se unen al filamento de actina y al ATP durante la contracción muscular.

CORRELACIÓN CLÍNICA

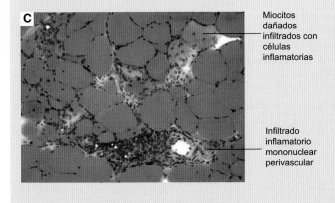

Figura 6-4C. Dermatomiositis, músculo esquelético (deltoides). H&E, ×200

La **dermatomiositis** es una miopatía inflamatoria no infecciosa al igual que la polimiositis y la miositis por cuerpos de inclusión. La **dermatomiositis**, como su nombre indica, se caracteriza por sus manifestaciones cutáneas y musculares. Los cambios en la piel incluyen **edema periorbital** con una **erupción violácea a roja** en los párpados superiores (erupción de heliotropo). Puede encontrarse una erupción similar en otras partes del cuerpo. La debilidad muscular suele afectar primero a los músculos proximales, por lo que los pacientes pueden tener dificultades para levantarse de una silla. Algunos pacientes también experimentan dificultad para **tragar**, o **disfagia**. Los pacientes parecen tener un mayor riesgo de desarrollar **cánceres viscerales**. El **anticuerpo antinuclear jo-1** puede detectarse en algunos pacientes con **miopatías inflamatorias**. Los hallazgos de la biopsia incluyen **atrofia perifascicular** de las fibras musculares, un infiltrado celular inflamatorio mononuclear predominantemente perivascular y **necrosis** de los **miocitos**.

ESTRÍAS DEL MÚSCULO ESQUELÉTICO

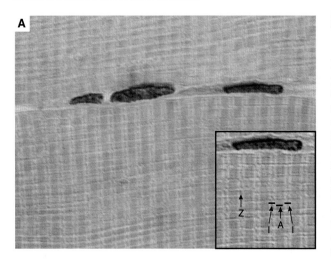

A

Figura 6-5A. Músculo esquelético, estrías. H&E, ×1480; *recuadro* ×1800

En las ampliaciones del **músculo esquelético** se aprecia con facilidad un patrón de rayas claras y oscuras. Este patrón da al músculo esquelético su nombre alternativo, **músculo estriado** ("**rayado**"). Los nombres de las estrías se basan en su comportamiento bajo luz polarizada. Las bandas oscuras se denominan **bandas A** porque son **anisótropas** (rotan mucho la luz polarizada), mientras que las **bandas I** son **isótropas** (rotan poco la luz polarizada). Las *bandas A* corresponden a regiones en las que las moléculas de miosina y actina se solapan en gran medida; las *bandas I* corresponden a regiones en las que predominan las moléculas de actina. En el centro de cada banda I hay una delgada línea oscura, la **línea Z**, que corresponde a una estructura similar a una membrana a la que se unen los extremos de las moléculas de actina. Este patrón estriado se reconoció desde los primeros tiempos de la microscopia óptica, pero su significado estructural no se comprendió hasta la llegada de las técnicas prácticas del microscopio electrónico en la década de 1950.

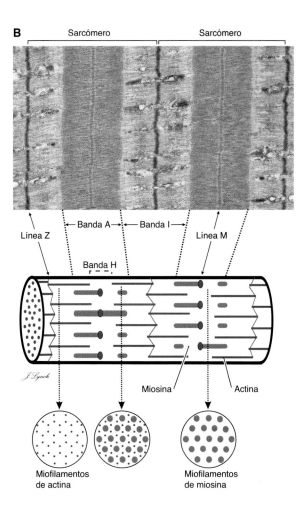

B

Figura 6-5B. Músculo esquelético: sarcómeros, miofilamentos. ME, ×17600

Un **sarcómero** se define como la porción de una miofibrilla entre dos **líneas Z** adyacentes. La micrografía electrónica de la *izquierda* ilustra dos sarcómeros. La correspondencia básica entre las características de la micrografía electrónica y las moléculas que la componen se ilustra en el *diagrama de la izquierda*. Los **miofilamentos de actina** (cada uno de ellos formado por muchas moléculas de actina y otras moléculas accesorias) están anclados en las líneas Z. Los **miofilamentos de miosina** (cada uno de ellos formado por cientos de moléculas de miosina) se superponen de forma parcial a los filamentos de actina. En la sección transversal, tanto los filamentos de actina como los de miosina están dispuestos de forma hexagonal.

Figura 6-5C. Contracción muscular.

Los **filamentos de miosina** y **actina** (1) no están en contacto entre sí en el músculo en reposo. (2) Cuando se inicia una contracción, las moléculas de miosina sufren un cambio conformacional y entran en contacto con los filamentos de actina adyacentes. (3) Una reacción de consumo de energía (trifosfato de adenosina [ATP]) provoca un nuevo cambio conformacional en la "cabeza" de la molécula de miosina, que produce un movimiento de traslación entre los filamentos de miosina y actina. (4) La molécula de miosina se libera del filamento de actina y los cambios conformacionales se invierten. El proceso se repite millones de veces en una fracción de segundo para producir la contracción de todo el músculo.

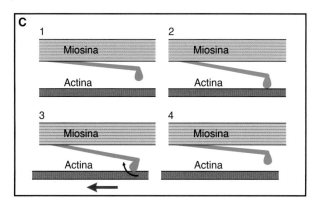

C

CONTRACCIÓN DEL MÚSCULO ESQUELÉTICO Y SISTEMA DE TÚBULOS TRANSVERSALES

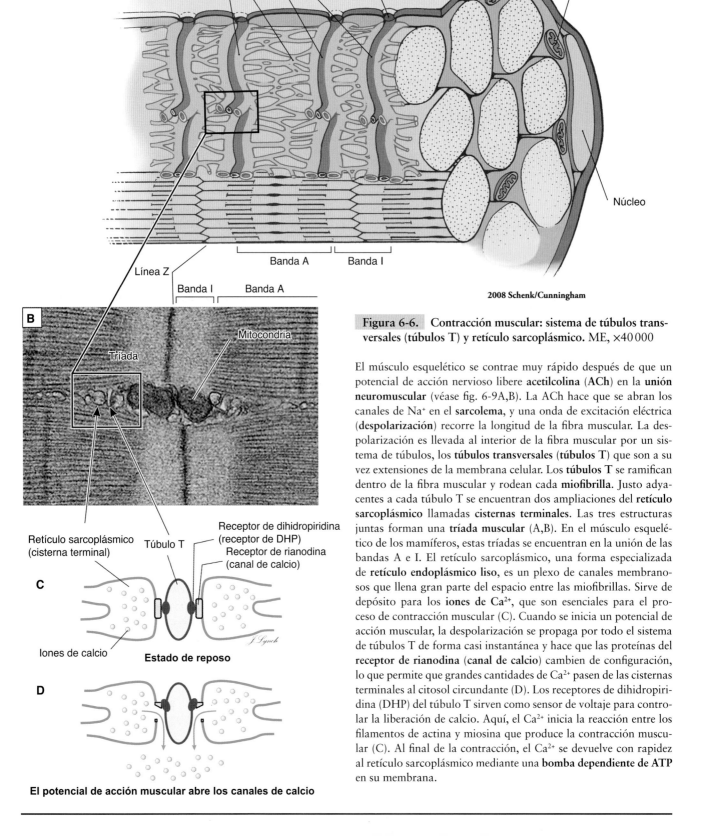

2008 Schenk/Cunningham

Figura 6-6. Contracción muscular: sistema de túbulos transversales (túbulos T) y retículo sarcoplásmico. ME, ×40 000

El músculo esquelético se contrae muy rápido después de que un potencial de acción nervioso libere **acetilcolina (ACh)** en la **unión neuromuscular** (véase fig. 6-9A,B). La ACh hace que se abran los canales de Na⁺ en el **sarcolema**, y una onda de excitación eléctrica (**despolarización**) recorre la longitud de la fibra muscular. La despolarización es llevada al interior de la fibra muscular por un sistema de túbulos, los **túbulos transversales (túbulos T)** que son a su vez extensiones de la membrana celular. Los **túbulos T** se ramifican dentro de la fibra muscular y rodean cada **miofibrilla**. Justo adyacentes a cada túbulo T se encuentran dos ampliaciones del **retículo sarcoplásmico** llamadas **cisternas terminales**. Las tres estructuras juntas forman una **tríada muscular** (A,B). En el músculo esquelético de los mamíferos, estas tríadas se encuentran en la unión de las bandas A e I. El retículo sarcoplásmico, una forma especializada de **retículo endoplásmico liso**, es un plexo de canales membranosos que llena gran parte del espacio entre las miofibrillas. Sirve de depósito para los **iones de Ca²⁺**, que son esenciales para el proceso de contracción muscular (C). Cuando se inicia un potencial de acción muscular, la despolarización se propaga por todo el sistema de túbulos T de forma casi instantánea y hace que las proteínas del **receptor de rianodina (canal de calcio)** cambien de configuración, lo que permite que grandes cantidades de Ca²⁺ pasen de las cisternas terminales al citosol circundante (D). Los receptores de dihidropiridina (DHP) del túbulo T sirven como sensor de voltaje para controlar la liberación de calcio. Aquí, el Ca²⁺ inicia la reacción entre los filamentos de actina y miosina que produce la contracción muscular (C). Al final de la contracción, el Ca²⁺ se devuelve con rapidez al retículo sarcoplásmico mediante una **bomba dependiente de ATP** en su membrana.

EVENTOS DE LA CONTRACCIÓN DEL MÚSCULO ESQUELÉTICO

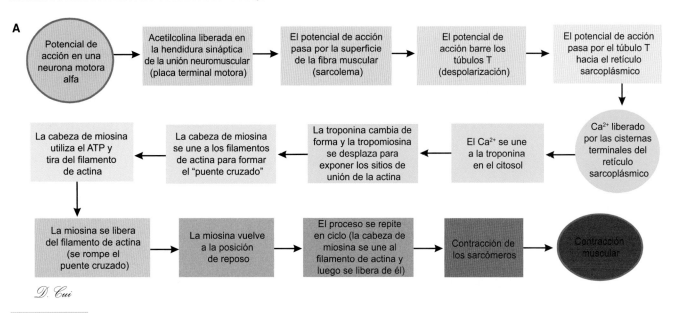

A

Potencial de acción en una neurona motora alfa → Acetilcolina liberada en la hendidura sináptica de la unión neuromuscular (placa terminal motora) → El potencial de acción pasa por la superficie de la fibra muscular (sarcolema) → El potencial de acción barre los túbulos T (despolarización) → El potencial de acción pasa por el túbulo T hacia el retículo sarcoplásmico

Ca²⁺ liberado por las cisternas terminales del retículo sarcoplásmico

La cabeza de miosina utiliza el ATP y tira del filamento de actina ← La cabeza de miosina se une a los filamentos de actina para formar el "puente cruzado" ← La troponina cambia de forma y la tropomiosina se desplaza para exponer los sitios de unión de la actina ← El Ca²⁺ se une a la troponina en el citosol ←

La miosina se libera del filamento de actina (se rompe el puente cruzado) → La miosina vuelve a la posición de reposo → El proceso se repite en ciclo (la cabeza de miosina se une al filamento de actina y luego se libera de él) → Contracción de los sarcómeros → Contracción muscular

D. Cui

Figura 6-7A. Eventos de la contracción del músculo esquelético.

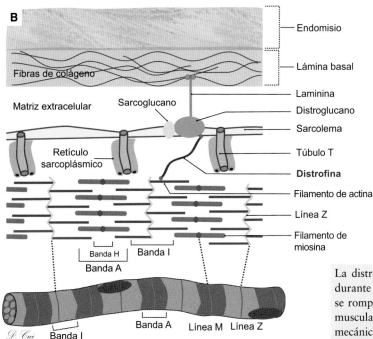

B

Endomisio
Lámina basal
Laminina
Distroglucano
Sarcolema
Túbulo T
Distrofina
Filamento de actina
Línea Z
Filamento de miosina

Fibras de colágeno
Matriz extracelular
Sarcoglucano
Retículo sarcoplásmico

Banda H
Banda I
Banda A

Banda A
Línea M
Línea Z
Banda I

D. Cui

Figura 6-7B. Papel de la distrofina en la función muscular.

La distrofina es una proteína citoplásmica muscular crítica, que es un componente central del complejo proteico asociado con la distrofina (DAPC). Se encuentra entre la superficie interna de la membrana celular (sarcolema), y se une al citoesqueleto (filamento de actina) de las fibras musculares. Funciona con otras proteínas del DAPC (distroglucano, sarcoglucano y laminina) para conectar el citoesqueleto (filamentos de actina y miosina) de la célula muscular con las fibras de colágeno de la lámina basal del endomisio. Esta conexión ayuda a reforzar la fuerza de contracción y protege el sarcolema de las tensiones durante la contracción muscular.

La distrofina juega un papel importante como "amortiguador" durante la contracción muscular y evita que las fibras musculares se rompan. En ausencia de distrofina, la integridad de las fibras musculares se debilita, y se vuelven más susceptibles a la lesión mecánica, lo que lleva a la necrosis. En la distrofia muscular de Duchenne, el músculo afectado tiene solo 2% de las células satélite que tendría una célula normal, y las capacidades regenerativas del músculo son mucho más bajas que en el músculo normal.

CORRELACIÓN CLÍNICA

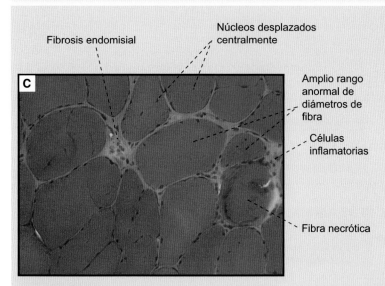

Fibrosis endomisial

Núcleos desplazados centralmente

Amplio rango anormal de diámetros de fibra

Células inflamatorias

Fibra necrótica

Figura 6-7C. Distrofia muscular. H&E, ×136

Las **distrofias musculares** son un grupo de trastornos miogénicos hereditarios que se caracterizan por la degeneración progresiva y la debilidad del músculo esquelético sin una anomalía asociada del sistema nervioso. Pueden subdividirse en varios grupos en función de la distribución y la gravedad de la debilidad muscular y de los hallazgos genéticos. La **distrofia muscular de Duchenne** ([DMD] ilustrada aquí) es la forma más común y grave de la enfermedad. Es transmitida por la mutación de un gen recesivo ligado al cromosoma X, el gen de la **distrofina.** La falta de la proteína distrofina deteriora la transferencia de fuerza de los filamentos de actina a la pared celular y causa la debilidad progresiva. Los cambios patológicos incluyen **grandes variaciones en el diámetro de las fibras musculares**, extensa **fibrosis endomisial** entre las fibras, degeneración y regeneración de las fibras con **necrosis** y fagocitosis, **núcleos desplazados de forma central**, y remplazo del músculo por grasa y tejido conectivo. Los esteroides son los principales fármacos utilizados para tratar la DMD. La terapia génica que usa una proteína distrofina funcional aún no ha sido exitosa.

EJEMPLOS DE MÚSCULO ESQUELÉTICO

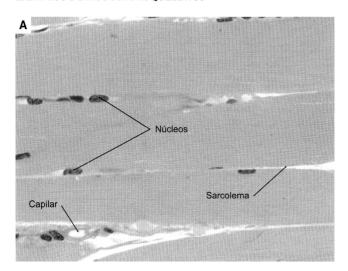

Figura 6-8A. Sección longitudinal del músculo estriado. H&E, ×400

Las unidades celulares del músculo esquelético se denominan **fibras musculares**. Cada fibra es una célula larga de forma cilíndrica delimitada por una membrana plasmática, el **sarcolema**. Las fibras musculares tienen entre 10 y 100 μm de diámetro y pueden llegar a tener varios centímetros de longitud en los músculos maduros. Este gran tamaño supone un problema para un núcleo celular único que sirve a un citoplasma y una membrana celular muy distantes. En el músculo esquelético, este problema se resuelve con la formación de un **sincitio**, derivado de la fusión de varios **mioblastos**, durante el desarrollo. Por lo tanto, una sola fibra muscular tendrá muchos núcleos. Una característica distintiva del músculo esquelético, visible en esta sección, es un patrón repetitivo de bandas oscuras y claras orientadas en ángulo recto con respecto a la longitud de la fibra. Estas bandas se denominan **bandas A** y **bandas I**. En las secciones del tejido muscular esquelético suelen observarse capilares y fibras nerviosas mielinizadas.

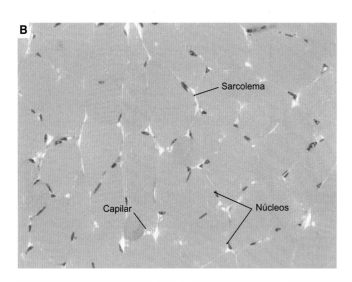

Figura 6-8B. Sección transversal de músculo esquelético (lengua). H&E, ×272

Las **fibras musculares de la lengua** discurren en varias direcciones diferentes, por lo que, aunque la mayoría de las fibras de esta sección está cortada de modo transversal (en corte transversal), algunas están cortadas en diagonal. Las fibras musculares esqueléticas son redondas o poligonales en sección transversal y, en un músculo normal, su diámetro es bastante uniforme. Los núcleos están aplanados y se encuentran en la periferia de cada fibra, justo debajo del **sarcolema**.

SINOPSIS 6-1 Términos patológicos e histológicos del músculo

■ Anastomosar: unir un extremo con otro, como al suturar dos vasos sanguíneos.
■ Enfermedad autoinmune: enfermedad en la que el sistema inmunológico de un individuo confunde su propio tejido con un invasor extraño y lo ataca, como en la miastenia grave o la esclerosis múltiple.
■ Caveolas: pequeñas hendiduras en forma de copa en el sarcolema de las células musculares lisas; pueden participar en la afluencia de calcio durante la contracción.
■ Distrofina: una proteína grande, en forma de varilla que tiene un papel crítico en la conexión del mecanismo molecular contráctil del músculo esquelético a la matriz extracelular circundante para que la fuerza de la contracción de actina-miosina pueda ser transferida a otras estructuras para hacer un trabajo útil. La falta de distrofina es una característica clave de algunos tipos de distrofias musculares.
■ Fibrosis: formación anormal de tejido conjuntivo, incluidos los fibroblastos y las fibras de tejido conjuntivo, para sustituir a los tejidos normales en respuesta al daño tisular causado por una enfermedad o una lesión.
■ Hiperplasia: proliferación anormal de células, que puede o no conducir al aumento del tamaño de la estructura u órgano afectado; puede ser una condición precancerosa.
■ Hipertrofia: aumento del tamaño de una estructura producido por un incremento del tamaño de las células que la componen.
■ Intrafusales: estructuras, en particular las fibras musculares, que se encuentran dentro del huso muscular. La palabra deriva del latín "*fusus*", que significa "huso".
■ Necrosis: muerte patológica de células o tejidos como resultado de un daño irreversible debido a una enfermedad o lesión.
■ Hendidura sináptica: pequeño espacio entre el terminal de un axón presináptico y la membrana postsináptica de una célula muscular o una neurona sobre la que el axón forma una sinapsis.
■ Varicosidad: hinchazón local en una estructura tubular, como un axón.

PLACAS TERMINALES MOTORAS

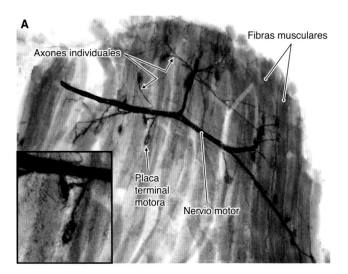

A

Axones individuales

Fibras musculares

Placa terminal motora

Nervio motor

Figura 6-9A. **Placas terminales motoras en el músculo esquelético.** Impregnación de plata, ×83; *recuadro* ×184

Se muestra un nervio motor (*negro*) que termina en fibras musculares esqueléticas (*violeta*). El nervio contiene varias docenas de **axones individuales**, que salen del nervio y forman múltiples **placas terminales motoras**. Estas placas terminales son los sitios de las **uniones neuromusculares**, donde el axón hace contacto sináptico con las fibras musculares individuales. Un solo axón entra en contacto con numerosas fibras musculares. La neurona motora, su axón asociado y todas las fibras musculares con las que entra en contacto se definen como una **unidad motora**. Cada vez que un potencial de acción viaja a lo largo del axón, y provoca la liberación de **Ach** en la unión neuromuscular, se produce una contracción en las fibras musculares inervadas por ese axón. En los músculos pequeños que realizan movimientos finos, un solo axón puede entrar en contacto con entre 10 y 100 fibras musculares; en los músculos grandes, que producen una gran fuerza, las unidades motoras pueden incluir entre 500 y 1 000 fibras musculares.

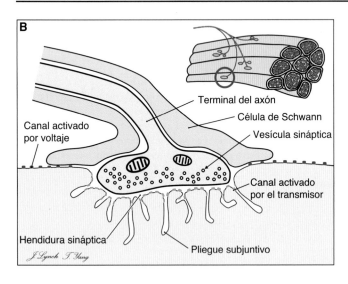

B

Terminal del axón

Célula de Schwann

Vesícula sináptica

Canal activado por voltaje

Canal activado por el transmisor

Hendidura sináptica

Pliegue subjuntivo

J. Lynch T. Yang

Figura 6-9B. **Unión neuromuscular.**

Se muestra una única placa terminal motora (*círculo rojo en el recuadro*) en sección transversal. El sistema nervioso controla la contracción muscular mediante una combinación de señales eléctricas y químicas. Cuando un potencial de acción viaja hasta el extremo de un axón, la carga eléctrica asociada hace que las **vesículas sinápticas** agrupadas en el terminal del axón liberen un **neurotransmisor**, la **ACh**, en la **hendidura sináptica**. La ACh actúa sobre los **receptores** de los **canales iónicos activados por el transmisor** (*azul*) en la membrana postsináptica. Cuando los canales se abren, se produce un cambio de voltaje a través de la membrana que, a su vez, activa los **canales activados por voltaje** (*rojo*) en el sarcolema. Este cambio de voltaje recorre el sarcolema con rapidez e invade el sistema de túbulos T, en el que provoca la liberación de iones de calcio y la consiguiente contracción muscular. Los **pliegues subjuntivos** de la membrana postsináptica sirven de depósito para la enzima acetilcolinesterasa, que inactiva de forma rápida la ACh después de cada liberación del transmisor.

CORRELACIÓN CLÍNICA

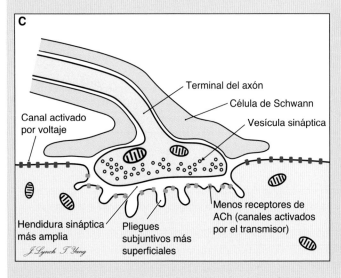

C

Terminal del axón

Célula de Schwann

Vesícula sináptica

Canal activado por voltaje

Hendidura sináptica más amplia

Pliegues subjuntivos más superficiales

Menos receptores de ACh (canales activados por el transmisor)

J. Lynch T. Yang

Figura 6-9C. **Miastenia grave.**

La **miastenia grave** es una **enfermedad autoinmune** que afecta a la unión neuromuscular, lo que causa debilidad y fatiga fluctuante de los músculos esqueléticos, incluidos los oculares, bulbares, de las extremidades y respiratorios. Los **anticuerpos del receptor de acetilcolina**, que bloquean y atacan a los receptores de ACh en la membrana postsináptica de la unión neuromuscular, son las causas más comunes, en especial en los pacientes que desarrollan la enfermedad en la adolescencia y la edad adulta. El mecanismo puede implicar una **hiperplasia tímica**, la unión de los linfocitos T a los receptores de ACh para estimular a las células B a producir autoanticuerpos, o defectos genéticos. Esta ilustración muestra menos receptores de ACh de lo normal, reducción de la profundidad del pliegue subjuntivo y aumento de la anchura de la hendidura sináptica. Los tratamientos incluyen el uso de agentes anticolinesterasa, agentes inmunosupresores y **timectomía** (escisión quirúrgica del timo).

A

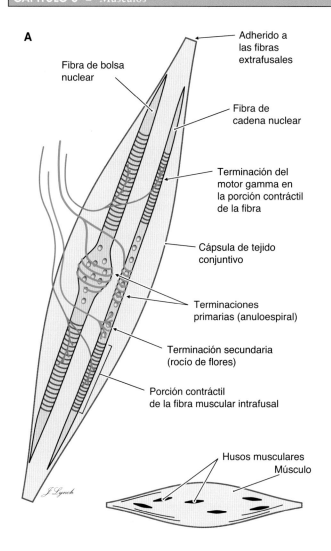

Fibra de bolsa nuclear

Adherido a las fibras extrafusales

Fibra de cadena nuclear

Terminación del motor gamma en la porción contráctil de la fibra

Cápsula de tejido conjuntivo

Terminaciones primarias (anuloespiral)

Terminación secundaria (rocío de flores)

Porción contráctil de la fibra muscular intrafusal

Husos musculares
Músculo

J. Lynch

Figura 6-10A. Diagrama esquemático simplificado de las fibras musculares intrafusales de un huso muscular receptor.

Los **husos musculares** (un tipo de **receptor de estiramiento**) desempeñan un papel importante en el control del movimiento voluntario, ya que controlan de modo constante la longitud de cada músculo y la velocidad de cambio de dicha longitud. Cada huso contiene 10 a 15 fibras musculares especializadas (**fibras intrafusales**) inervadas por fibras nerviosas sensoriales y motoras y rodeadas por una **cápsula de tejido conjuntivo** llena de líquido. Los husos musculares suelen tener una longitud aproximada de 1.5 mm y están anclados en cada extremo al tejido conjuntivo unido a las fibras musculares ordinarias (**fibras extrafusales**). El huso se estira cuando el músculo se alarga y se acorta cuando el propio músculo se acorta. Un músculo determinado contendrá entre unas decenas y unos cientos de husos distribuidos por el grueso del músculo (*dibujo pequeño*). En los husos se incluyen dos tipos generales de fibras musculares: las **fibras de bolsa nuclear** (que tienen una hinchazón en el centro de la fibra donde se concentra la mayor parte de los núcleos) y las **fibras de cadena nuclear** (que tienen un diámetro menor y una sola fila de núcleos). Un huso muscular humano típico contiene tres a cinco fibras de bolsa nuclear y 8 a 10 fibras de cadena nuclear. Hay varios receptores altamente especializados asociados con las terminaciones nerviosas sensoriales, que son capaces de medir (1) la longitud del músculo, (2) el cambio en la longitud del músculo y (3) la tasa de cambio de la longitud del músculo. Los axones sensoriales forman dos tipos de terminaciones: (1) **terminaciones primarias** (o **anuloespiral**) (*verde*), en las que el axón envuelve el ecuador de las fibras de la bolsa nuclear o de la cadena nuclear, y (2) **terminaciones secundarias** (**rocío de flores**) (*verde*), que son más comunes en las fibras de la cadena nuclear. Los dos extremos de cada fibra intrafusal están formados por músculo contráctil muy similar al de las fibras extrafusales (*región estriada en el dibujo*). Estas porciones contráctiles de las fibras intrafusales están inervadas por axones motores mielinizados de pequeño diámetro (**neuronas motoras gamma** o **fusimotoras** [*azul*]). Esta inervación hace que las fibras intrafusales se acorten cuando el músculo en su conjunto se acorta y se relajen cuando el músculo en su conjunto se alarga, lo que mantiene la sensibilidad de los receptores de estiramiento sensibles a la longitud en su rango óptimo y proporciona información precisa sobre el estado del músculo a los centros motores del sistema nervioso central.

B

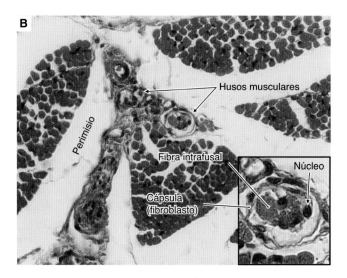

Husos musculares

Perimisio

Fibra intrafusal

Cápsula (fibroblasto)

Núcleo

Figura 6-10B. Músculo esquelético: huso muscular, sección transversal. H&E, ×272; *recuadro* ×680

Se ilustran fascículos de músculo esquelético separados por el **perimisio**. En el fascículo central se observan varios **husos musculares** en sección tangencial. En el *recuadro* se notan los **fibroblastos** aplanados que forman la cápsula, así como cinco o seis **fibras intrafusales**. En general, los músculos que se utilizan en movimientos delicados y muy controlados contienen el mayor número de husos musculares. Los músculos intrínsecos de la mano, por ejemplo, contienen un número relativamente mayor de husos que los músculos más grandes, como el cuádriceps y el glúteo mayor, que están especializados en producir grandes cantidades de fuerza.

Músculo cardiaco

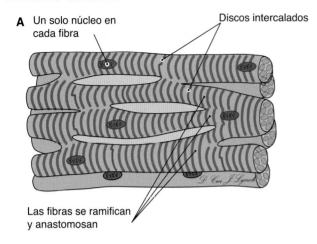

A Un solo núcleo en cada fibra

Discos intercalados

Las fibras se ramifican y anastomosan

Figura 6-11A. Organización del músculo cardiaco: una red ramificada de células musculares interconectadas.

Las fibras musculares cardiacas se dividen y ramifican de manera repetida y se unen a otras fibras musculares de extremo a extremo para formar una red **anastomosada** de tejidos contráctiles. A diferencia del músculo esquelético, las fibras musculares cardiacas se contraen y relajan de forma espontánea. Los **discos intercalados** en los límites entre las fibras contienen conexiones comunicantes, que permiten que la despolarización eléctrica se traslade de forma directa y rápida de un miocito al siguiente. La **inervación simpática** y **parasimpática** del corazón sirve para *aumentar* o *disminuir* el ritmo de contracción en lugar de ordenar las contracciones individuales como hace el sistema nervioso periférico con el músculo esquelético. Esta modulación de la frecuencia cardiaca se produce a través de un sistema que incluye los **nodos sinoauricular** y **auriculoventricular** (**AV**) y fibras musculares especializadas y altamente conductoras (**haz AV** y **fibras de Purkinje**) que conectan el nodo AV con los miocitos contráctiles.

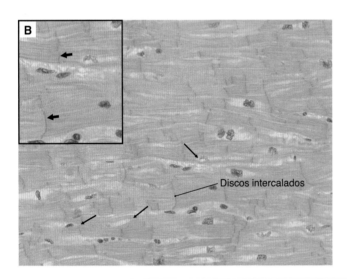

B

Discos intercalados

Figura 6-11B. Músculo cardiaco, sección longitudinal.
H&E, ×272; *recuadro* ×418

El **músculo cardiaco** se parece al músculo esquelético en que es **estriado**. Los filamentos de actina y miosina se organizan en sarcómeros, con bandas A, I y H, y líneas Z. Sin embargo, el músculo cardiaco es diferente en varios aspectos. Los filamentos de actina y miosina no están dispuestos en miofibrillas discretas. Las **fibras musculares cardiacas** son mucho más cortas que las fibras musculares esqueléticas y suelen dividirse en dos o más ramas (*flechas delgadas*). Las ramas están unidas, extremo a extremo, por **discos intercalados** (*flechas gruesas en el recuadro*) y forman una malla de fibras musculares. Cada fibra tiene un único núcleo situado en el centro y, en ocasiones, dos núcleos. El tejido muscular cardiaco está muy vascularizado y contiene muchas más mitocondrias que otros tipos de músculo, debido a su constante actividad y a las elevadas necesidades metabólicas derivadas.

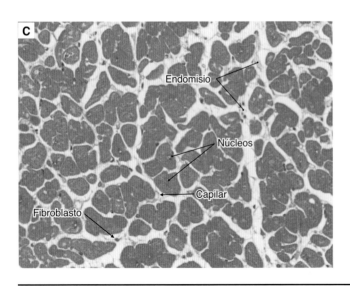

C

Endomisio

Núcleos

Capilar

Fibroblasto

Figura 6-11C. Músculo cardiaco, sección transversal.
H&E, ×272

Las **fibras musculares cardiacas** (**miocitos**) son elípticas o lobuladas en sección transversal. Cada fibra (célula) tiene un solo núcleo, de forma irregular y situado en el centro de la fibra; en ocasiones, dos núcleos. Muchos **capilares** atraviesan el tejido, y el **endomisio** suele ser más prominente que en el músculo esquelético.

CARACTERÍSTICA DEL MÚSCULO CARDIACO

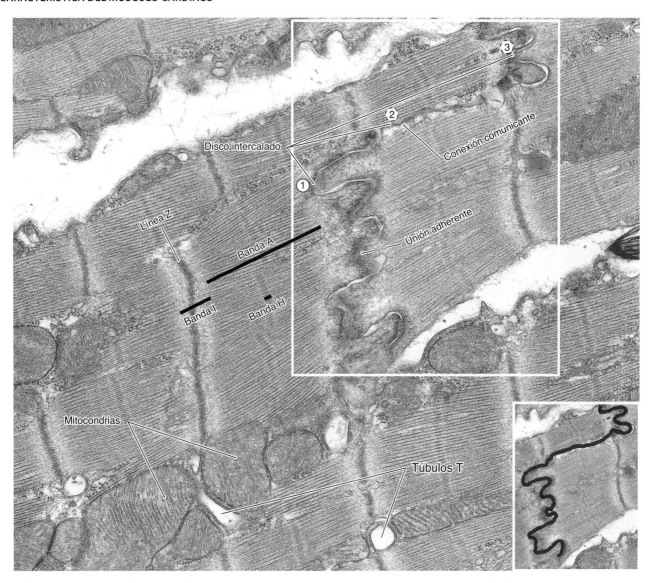

Figura 6-12. **Músculo cardiaco.** ME, ×24 800

El **músculo cardiaco** es similar al músculo esquelético en muchos aspectos. Ambos tienen disposiciones similares de **filamentos de actina** y **miosina** que interactúan para producir la contracción. Los filamentos de actina están anclados en las líneas Z, y los filamentos de miosina ocupan una posición central entre dos líneas Z sucesivas. Las estructuras entre dos líneas Z forman un **sarcómero**. Las **bandas A, I y H**, y la **línea Z** derivadas son análogas en los dos tipos de músculos. Sin embargo, existen varias diferencias estructurales notables. La más evidente es que los miocitos cardiacos son mucho más cortos que las fibras musculares esqueléticas y están unidos entre sí por estructuras complejas denominadas **discos intercalados**. Los discos intercalados son regiones especializadas del sarcolema que contienen regiones de **fascia adherens,** que unen a las células adyacentes contra la tensión de la contracción, y **conexiones comunicantes** que proporcionan una vía para que el potencial de acción muscular viaje directo de una célula a la siguiente. La fascia adherente ancla los filamentos de actina de un cardiocito a otro, mientras que los desmosomas anclan los filamentos intermedios (desmina, en el músculo) de las dos células adyacentes. En el corazón humano, los componentes de la fascia adherente y los desmosomas suelen estar mezclados en un mismo lugar, denominado **área de uniones compuestas**. Un único disco intercalado suele incluir porciones orientadas de modo transversal con respecto a la fibra muscular (1 y 3) y una porción orientada de forma longitudinal (2). El recorrido de este disco intercalado se indica con la *línea roja en el recuadro*. Las **conexiones comunicantes** se encuentran de modo predominante en las secciones longitudinales. Una segunda diferencia importante es el sistema de túbulos T. Los **túbulos T** (invaginaciones de la membrana celular) son prominentes en el músculo cardiaco, aunque solo hay un túbulo por sarcómero (situado en la línea Z) en lugar de dos túbulos por sarcómero (situados en las uniones A-I) como en el músculo esquelético. Además, el **retículo sarcoplásmico** no es tan prominente en el músculo cardiaco y su función en la contracción no se conoce tan bien. Sin embargo, la liberación de Ca^{2+} es fundamental para la contracción, al igual que en el músculo esquelético. El potencial de acción muscular viaja a lo largo de la membrana celular y los túbulos T y desencadena el flujo de Ca^{2+} hacia la célula desde el espacio extracelular y desde el retículo sarcoplásmico. También hay una fuga lenta de Ca^{2+} hacia las fibras musculares que es responsable del ritmo de contracción y relajación espontáneo del músculo cardiaco aislado. Este ritmo natural es modificado por **influencias neuronales (autonómicas)** y **hormonales**. El ritmo cardiaco aumenta durante el ejercicio físico o el estrés y disminuye durante los periodos de descanso y sueño.

Músculo liso

A

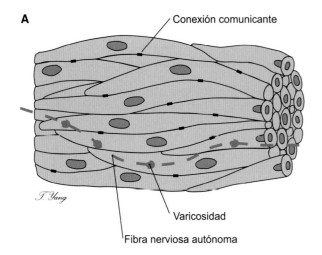

Conexión comunicante

Varicosidad

Fibra nerviosa autónoma

T. Yang

Figura 6-13A.   Una representación del músculo liso.

El **músculo liso** es similar a los músculos esquelético y cardiaco en el sentido de que la contracción se produce por la interacción de los **filamentos de actina** y **miosina** en presencia de Ca^{2+}. Sin embargo, hay muchas diferencias. Las fibras del músculo liso son cortas (15 a 500 µm), tienen **forma de huso** y presentan núcleos únicos situados en el centro. El músculo liso carece de las estrías que se observan en los músculos esquelético y cardiaco porque la disposición de los filamentos de actina y miosina no es tan ordenada. El músculo liso está inervado por axones simpáticos y parasimpáticos, pero las moléculas transmisoras se liberan en el espacio intercelular en las hinchazones del axón (**varicosidades**), en lugar de hacerlo en las uniones neuromusculares específicas ("placas terminales") como en el músculo esquelético. Los sarcolemas de algunos músculos lisos contienen **conexiones comunicantes** que permiten que la excitación eléctrica pase directo de una fibra a las adyacentes, lo que produce una onda de contracción en movimiento.

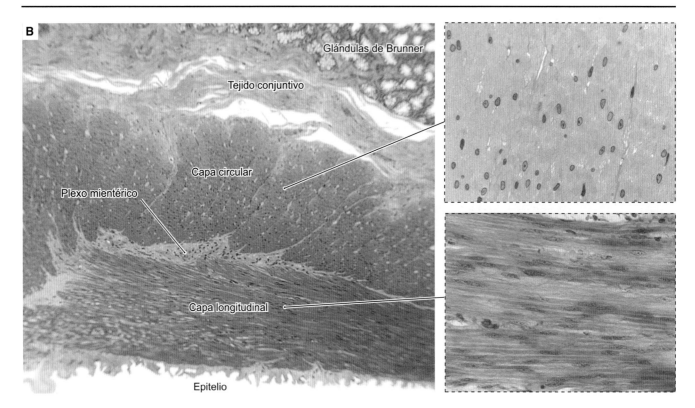

Figura 6-13B.   Músculo liso, duodeno. H&E, ×117; *recuadro superior* ×485; *recuadro inferior* ×259

En el tracto gastrointestinal, el **músculo liso** es importante para mantener el movimiento de los alimentos a la velocidad adecuada para mejorar la digestión, permitir la absorción de nutrientes y preparar los desechos para ser expulsados del cuerpo. Se muestra una sección de baja potencia a través del duodeno del intestino delgado (*izquierda*). Las glándulas de Brunner se ven en la parte superior de la imagen; debajo de ellas hay una capa de tejido conjuntivo. Bandas de músculos lisos rodean el duodeno. En el *recuadro superior* se muestra una sección transversal a través de esta **capa circular** a mayor aumento. Los núcleos están dispersos al azar a través de la sección. Muchas fibras musculares se cortan a través de una porción de la fibra que no contiene un núcleo. Una segunda capa de músculo liso está orientada a lo largo del duodeno y aquí se corta de modo longitudinal. El *recuadro inferior* muestra una sección longitudinal a mayor aumento. Nótense los núcleos largos y fusiformes. El músculo liso del intestino se clasifica como **músculo liso visceral** o **unitario** y tiene muchas conexiones comunicantes. Las ondas de contracción espontáneas se mueven a lo largo del intestino, moduladas por las señales de los ganglios marcapasos o **plexos** del sistema nervioso autónomo. Uno de estos plexos, el **plexo mientérico**, es visible en la fotomicrografía de bajo aumento.

ÚTERO

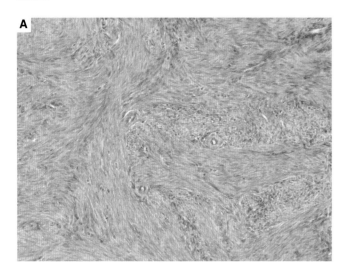

A

Figura 6-14A. Músculo liso en la pared del útero. H&E, ×136

En la mayoría de las localizaciones, los fascículos del músculo liso están orientados en la misma dirección. Sin embargo, en los órganos huecos en los que el tamaño total del órgano se reduce por la contracción del músculo liso, como el **útero**, los fascículos se entrelazan y discurren en todas las direcciones. En esta sección, algunos fascículos se cortan en un plano longitudinal, otros en un plano tangencial y otros en diagonal.

Las grandes fuerzas generadas por el músculo liso del útero son importantes para **expulsar al feto durante el parto** y también son fundamentales para **pinzar los vasos sanguíneos** y detener la hemorragia después de que la placenta se desprenda de su fijación a la pared del útero. La contracción de este músculo liso puede potenciarse mediante la administración de **agentes oxitócicos** (p. ej., **oxitocina, ergonovina**) después del parto para estimular las contracciones del miometrio y prevenir o tratar la **hemorragia posparto.**

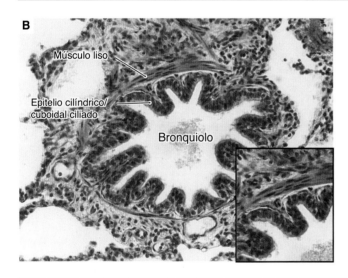

B

Músculo liso

Epitelio cilíndrico/ cuboidal ciliado

Bronquiolo

Figura 6-14B. Músculo liso en un bronquiolo. H&E, ×136; *recuadro* ×160

El **músculo liso** recubre las paredes de los bronquiolos del sistema respiratorio. Se relaja para aumentar el tamaño de las vías respiratorias bajo la influencia del sistema nervioso simpático y de las hormonas controladas por este, y se contrae para reducir el tamaño de las vías respiratorias bajo la influencia del sistema nervioso parasimpático. Este músculo liso ayuda a expulsar el aire de los pulmones durante la respiración. También es importante en el reflejo de la tos, que ayuda a expulsar de los pulmones materias extrañas como el polvo, el humo y el exceso de mucosidad. Con la edad, y en respuesta a irritantes como el humo del tabaco, la contractilidad del músculo liso puede reducirse, lo que provoca insuficiencia respiratoria. Obsérvense en el *recuadro* los núcleos largos, finos y con forma de huso de las células del músculo liso.

CORRELACIÓN CLÍNICA

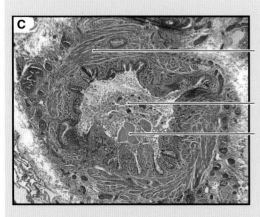

C

Engrosamiento (hipertrofia e hiperplasia) de la capa muscular lisa

Vías respiratorias obstruidas por restos celulares y mucosidad

Figura 6-14C. Asma crónica. H&E, ×27

El **asma** es una enfermedad crónica caracterizada por sibilancias, falta de aire, opresión en el pecho y tos. Las vías respiratorias son hipersensibles e hiperreactivas a diversos estímulos. Los hallazgos clínicos incluyen la obstrucción del flujo de aire causada por la constricción del músculo liso alrededor de las vías respiratorias, el edema de la mucosa de las vías respiratorias, la acumulación de moco intraluminal, la infiltración de células inflamatorias en la submucosa y el engrosamiento de la membrana basal. Durante los ataques agudos de asma, los espasmos del músculo liso junto con la secreción excesiva de moco pueden cerrar las vías respiratorias y ser mortales. Los hallazgos patológicos incluyen el **engrosamiento del músculo liso** (**hipertrofia** e **hiperplasia**) y la remodelación de los vasos sanguíneos pulmonares cercanos de tamaño pequeño y mediano. El tratamiento incluye el uso de combinaciones de fármacos y cambios ambientales y de estilo de vida.

CARACTERÍSTICA DEL MÚSCULO LISO

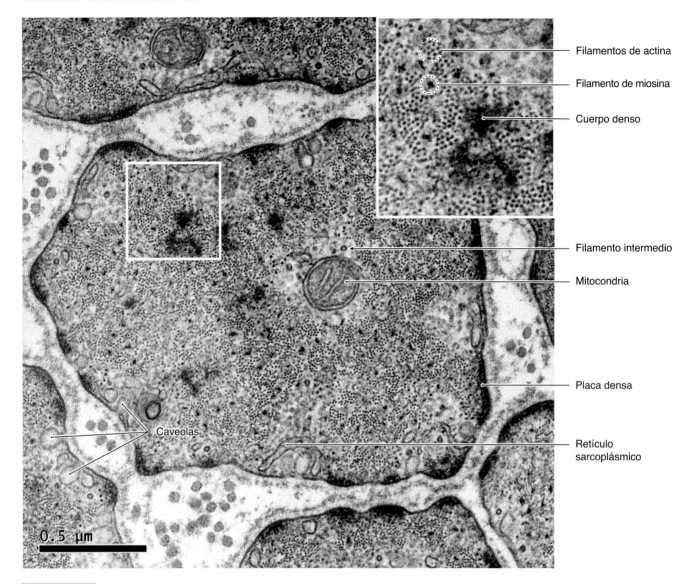

Filamentos de actina

Filamento de miosina

Cuerpo denso

Filamento intermedio

Mitocondria

Placa densa

Retículo sarcoplásmico

Caveolas

0.5 μm

Figura 6-15. Sección transversal del músculo liso de la tráquea. ME, ×14 750

Aunque la contracción del músculo liso se produce por una interacción mediada por el calcio entre los **filamentos de actina** y **miosina** similar a la descrita en la figura 6-5C, existen diferencias significativas en la estructura de las células del músculo liso y las células del músculo estriado (esquelético y cardiaco). Los filamentos de actina y miosina son claramente visibles (*véase el recuadro*), pero su disposición no es tan ordenada como en el músculo estriado. Los filamentos de actina están anclados a las paredes celulares en **placas densas** o en **cuerpos densos** en el interior de la célula. Los filamentos de actina entran en contacto con los filamentos de miosina para producir la contracción, pero la organización es más aleatoria y más cambiante que en el músculo esquelético o cardiaco. El músculo liso tiene la propiedad de poder producir una fuerza contráctil relativamente constante en un rango mayor de longitudes celulares que el músculo estriado. Por ejemplo, el músculo esquelético, no puede producir la máxima fuerza de contracción cuando está extendido por completo porque no hay suficiente solapamiento entre los filamentos de actina y miosina. Esta propiedad del músculo liso es importante en órganos como el estómago y el útero, donde puede ser necesaria una fuerte contracción cuando el órgano está distendido y las células musculares ya están estiradas de forma considerable. Algunos músculos lisos tienen la capacidad de remodelar su arquitectura contráctil en respuesta a diferentes condiciones de extensión muscular. Los **filamentos intermedios** proporcionan integridad mecánica y estructural a muchos tipos de células, incluido el músculo liso. Están compuestos sobre todo por las proteínas vimentina y desmina. La carencia de estas proteínas perjudica la contractilidad del músculo liso. La contracción del músculo liso puede iniciarse por **señales neuronales** (p. ej., el iris, el sistema respiratorio), por **estiramiento mecánico** (p. ej., el intestino, el tracto urinario), por **señales eléctricas** que viajan de una fibra muscular lisa a otra a través de las uniones intermedias (p. ej., el intestino, el sistema respiratorio), o por **hormonas** en el torrente sanguíneo (p. ej., el sistema respiratorio, el útero). El calcio necesario para iniciar la contracción entra en la célula desde el **espacio extracelular** y no desde el **retículo sarcoplásmico,** como en el músculo estriado. Las fibras musculares lisas tienen un **retículo sarcoplásmico** poco desarrollado y ningún sistema de túbulos T. Las hendiduras en forma de copa en el sarcolema (**caveolas**) pueden desempeñar un papel en el secuestro del calcio.

FIBRAS MUSCULARES LISAS Y CONTRACCIÓN MUSCULAR

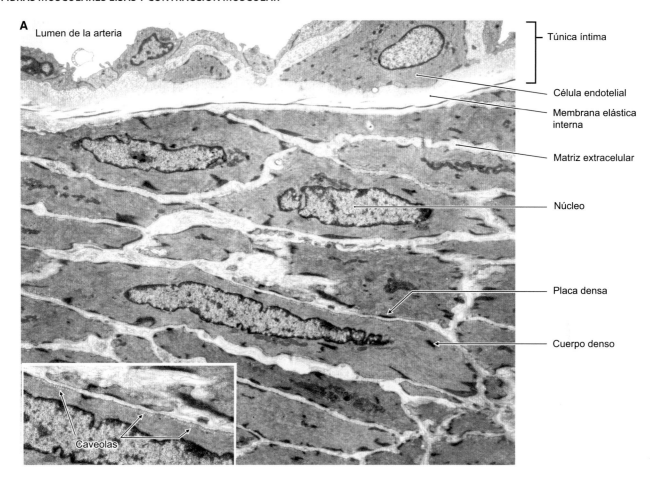

Figura 6-16A. **Fibras musculares lisas en la túnica media de una arteria media.** ME, ×4 260; *recuadro* ×6 530

Las fibras musculares lisas en esta fotomicrografía están cortadas de forma oblicua a su eje largo. Pueden verse con claridad los engrosamientos de la membrana celular, que se denominan **placas densas**. Los miofilamentos de actina están unidos a estas estructuras y la fuerza de la contracción de la actina-miosina se transmite a la pared celular en estos puntos. Los miofilamentos de actina también se anclan a veces a **cuerpos densos** dentro del citoplasma. En algunos tipos de músculos lisos (p. ej., en el intestino), los miofilamentos parecen estar dispuestos al azar, de forma entrecruzada. En otros tipos (p. ej., en las vías respiratorias), los miofilamentos parecen estar dispuestos en paralelo. Las células musculares lisas transmiten la fuerza de una a otra a través de la **matriz extracelular** y, en algunos casos, a través de conexiones comunicantes entre las membranas celulares de las células adyacentes. La matriz extracelular del músculo liso está compuesta por elastina, colágeno y otros elementos, pero a diferencia de otros tejidos, es secretada por los propios miocitos y no por los fibroblastos. En algunos tejidos, como en las arterias elásticas y en las vías respiratorias, las fibras musculares lisas pueden, con la edad o la enfermedad, perder de modo gradual su capacidad de contracción y parecerse cada vez más a los fibroblastos.

B

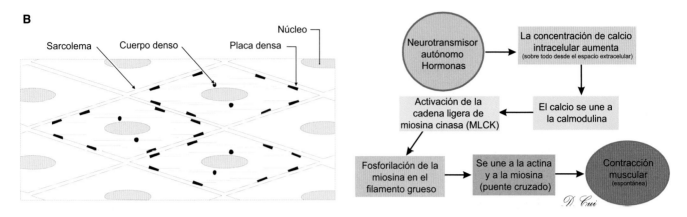

Figura 6-16B.   Mecanismo contráctil del músculo liso.

Los filamentos de actina (*rojo*) del músculo liso están anclados en **placas densas** en las paredes celulares, y los correspondientes filamentos de miosina (*verde*) están suspendidos entre dos o más filamentos de actina. Esta disposición es mucho menos ordenada que aquella de la actina y la miosina en los músculos esqueléticos y cardiacos, lo que impide la aparición de estrías. Además, la organización es, hasta cierto punto, dinámica y puede reorganizarse en respuesta a las demandas cambiantes del músculo. Las células se conectan entre sí a través de uniones con las fibras de colágeno y elastina de la matriz extracelular. El diagrama de la *derecha* muestra los acontecimientos de la contracción del músculo liso.

Células contráctiles no musculares

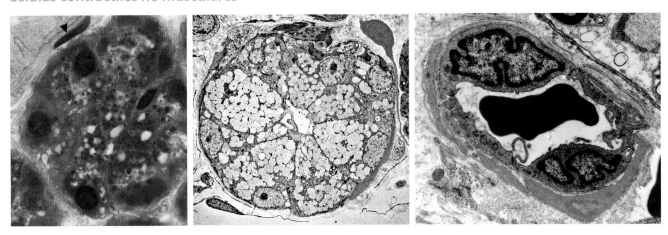

Figura 6-17. **Células contráctiles no musculares.** H&E, ×1 079 (A); ME (B), ×6 818; ME (C), ×5 100

Estos son algunos ejemplos de células contráctiles que no pertenecen a las células musculares pero que tienen una función contráctil. Pueden encontrarse en el tejido glandular, en los microvasos y en muchas otras localizaciones. (1) Las **células mioepiteliales** contienen actina y miosina, de forma similar a la célula muscular lisa. Cada célula tiene un núcleo plano situado debajo de una célula glandular y secretora dentro de la lámina basal. El mecanismo de contracción de la célula mioepitelial es similar al del músculo liso. Estas células se encuentran en las glándulas salivales (p. ej., A y B: glándula submandibular), las glándulas mamarias y las glándulas lagrimales. (2) Los **pericitos** son células perivasculares alargadas que se encuentran en los microvasos (capilares y pequeños vasos sanguíneos). Son células similares a las del mesénquima, con función contráctil, y desempeñan un papel importante en la angiogénesis y la regulación del flujo sanguíneo (C: capilar). (3) Los **miofibroblastos** tienen características tanto de los fibroblastos como de las células musculares lisas. Contienen actina y miosina en su citoplasma y tienen capacidad contráctil. Estas células se diferencian de los fibroblastos tras una lesión tisular y contribuyen a la reparación de los tejidos durante la cicatrización de las heridas.

TABLA 6-1 Características del músculo

Características	Músculo esquelético	Músculo cardiaco	Músculo liso
Estrías	Sí	Sí	No
Fibras	Largas, cilíndricas, no ramificadas	Cortas, ramificadas, anastomosadas	Cortas, con forma de huso
Núcleos	Múltiple, periférico en la célula	Único, central en la célula	Único, central en la célula
Uniones celulares	No	Discos intercalados (fascias adherentes, desmosoma/mácula adherens, conexiones comunicantes)	Conexiones comunicantes (nexus), uniones adherentes
Túbulos T	Bien desarrollado	Bien desarrollado	No
Retículo sarcoplásmico	Muy desarrollado; tiene cisternas terminales	Menos desarrollado; pequeñas cisternas	Presente, pero poco desarrollado
Regeneración	Sí, células satélite	No	Sí, mitosis
Contracción	Iniciada por un potencial de acción nerviosa	Espontánea; sistema de marcapasos; modulada por el sistema nervioso y las hormonas	Espontánea; modulada por el sistema nervioso y las hormonas
Función principal	Movimiento voluntario de las extremidades, los dedos, la cara, la lengua y otros músculos	Contracciones rítmicas involuntarias; bombea la sangre a los músculos y órganos; modulado por factores fisiológicos y emocionales	Control involuntario del diámetro de los vasos sanguíneos, el peristaltismo intestinal, las contracciones uterinas durante el parto, el diámetro de las vías respiratorias, etcétera.
Correlaciones clínicas	Distrofia muscular, distrofia muscular de Duchenne, miastenia grave, sarcopenia, hipertrofias musculares, miopatía miofibrilar relacionada con la desmina, esclerosis lateral amiotrófica (ELA)	Infarto de miocardio, miocardiopatía relacionada con la desmina, necrosis miocárdica, troponinas cardiacas (troponina I y T) como marcadores para el diagnóstico del daño miocárdico	Asma crónica, leiomioma, las contracciones anormales del músculo liso de los vasos sanguíneos pueden causar hipertensión, isquemia e infarto

De la histología a la patología

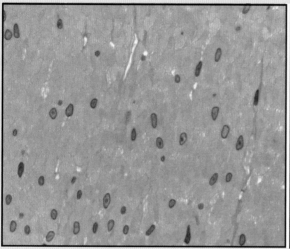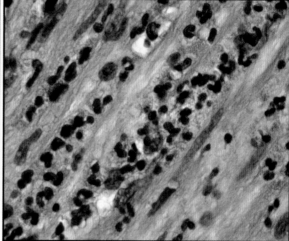

Figura 6-18. **Músculo liso normal e inflamación aguda del músculo liso.** H&E, ×1 000

El **músculo liso normal** está a la *izquierda*. La **inflamación aguda del músculo liso** a la *derecha* muestra una infiltración de neutrófilos dentro del músculo liso en la apendicitis aguda. Durante la inflamación aguda, el flujo sanguíneo aumenta y las células inflamatorias migran desde la circulación sanguínea al tejido debido a la respuesta inmunológica.

Preguntas de caso clínico

1. Una mujer de 46 años de edad empezó a notar hinchazón y la aparición de una erupción azulada en los párpados superiores. Semanas después experimentó apatía y debilidad muscular que le dificultaban levantarse de una silla. Además, al cabo de varias semanas más, empezó a tener dificultades para tragar. En ese momento acudió a su médico de cabecera, que observó que la hinchazón periorbital y la erupción continuaban. La exploración física también reveló hinchazón, eritema y descamación en los nudillos y los codos. Las pruebas de laboratorio no fueron notables, excepto por una prueba positiva de anticuerpos antinucleares, con pruebas posteriores que revelaron especificidad para el anti-Jo-1. Una biopsia muscular muestra atrofia perifascicular, un infiltrado inflamatorio perivascular y miocitos ocasionales dañados que contienen células inflamatorias. Con base en esta información, ¿cuál es el diagnóstico más probable?

A. Dermatomiositis.
B. Distrofia miotónica.
C. Polimiositis.
D. Síndrome de Sjögren.
E. Lupus eritematoso sistémico.

2. Un niño de 3 años de edad que tiene dificultades para correr, saltar y subir escalones fue llevado a la clínica por su madre. La exploración física revela una seudohipertrofia de los músculos de la pantorrilla y del cuádriceps, lordosis lumbar, marcha de pato, acortamiento de los tendones de Aquiles, hipotonía e hiporreflexia. Cuando se levanta del suelo, el niño utiliza las manos para impulsarse hasta una posición vertical (signo de Gower positivo). El niño es más bajo que la media. El examen de laboratorio de la sangre periférica revela una creatina cinasa (CK) elevada, y una biopsia muscular muestra cambios patológicos que incluyen grandes variaciones en el diámetro de las fibras musculares, necrosis de las fibras musculares y núcleos desplazados de modo central. ¿Cuál de las siguientes es la causa más probable del estado de este paciente?

A. Mutaciones en el gen de la alfa-tropomiosina.
B. Mutaciones en el gen de la distrofina.
C. Mutaciones en el gen de la fibrilina 1 (*FBN1*).
D. Defectos del colágeno tipo I (*Col1A*).
E. Defectos del colágeno tipo II (*Col2A*).

7 Tejido nervioso

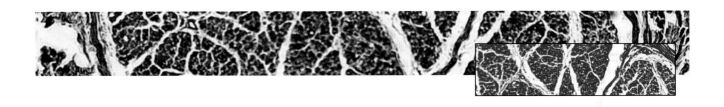

Introducción y conceptos clave del sistema nervioso
Neuronas y sinapsis

Generalidades de los sistemas nerviosos central y periférico
Sistema nervioso periférico
Sistema nervioso central
Sistema nervioso autónomo

Introducción y conceptos clave del sistema nervioso

Es difícil considerar los tejidos del sistema nervioso por separado del propio sistema nervioso. En la mayoría de los sistemas de órganos, la finalidad del tejido es filtrar, secretar o transferir gases o digerir y absorber nutrientes. La estructura histológica de una pequeña región del hígado, el riñón o el intestino delgado es muy parecida a la estructura de cualquier otra región de ese órgano, y la función de una porción del órgano es muy similar a la función de cualquier otra porción. En cambio, el propósito del sistema nervioso es llevar la información sensorial de los órganos sensoriales al cerebro; procesar esa información sensorial en el cerebro para producir percepciones, recuerdos, decisiones y planes, y llevar la información motora del cerebro a los músculos esqueléticos para ejercer una influencia en el entorno del individuo. En realidad, todo lo que conocemos del mundo que nos rodea se transmite en forma de impulsos eléctricos a través de nuestros nervios sensoriales; la única forma que tenemos de interactuar con ese mundo es a través de los impulsos eléctricos que transportan los nervios motores desde el cerebro hasta los músculos.

Neuronas y sinapsis

Los bloques de construcción del sistema nervioso son células llamadas **neuronas**. Estas células tienen una prolongación larga y delgada, el **axón**, en el que la membrana celular incorpora **canales iónicos** proteicos especializados que permiten al axón conducir una señal electroquímica (**potencial de acción**) desde el cuerpo celular hasta las **terminales del axón**. Las terminales axónicas de una neurona establecen contactos sinápticos con otras neuronas, por lo general en ramificaciones llamadas **dendritas** o en el propio cuerpo celular. Cuando el potencial de acción llega a las terminales del axón, se libera un **neurotransmisor** desde las **vesículas sinápticas** hacia las terminales. Las moléculas neurotransmisoras actúan sobre las **moléculas receptoras** que forman parte de los canales iónicos en las dendritas y el soma de la siguiente neurona de la cadena. La constante interacción de influencias excitatorias e inhibitorias en los miles de millones de sinapsis del sistema nervioso constituye la base de la capacidad para ser conscientes del entorno y para iniciar acciones que influyan en él.

Generalidades de los sistemas nerviosos central y periférico

Por definición, el cerebro y la médula espinal se clasifican como **sistema nervioso central** (**SNC**), y los nervios y ganglios fuera de estas estructuras se consideran parte del **sistema nervioso periférico** (**SNP**). Los conjuntos de axones que transportan potenciales de acción de un lugar a otro se denominan **nervios** en el SNP y **tractos** dentro del SNC. Las agrupaciones de cuerpos celulares neuronales se denominan **ganglios** en el SNP y **núcleos** o **cortezas** en el SNC.

Sistema nervioso periférico

Los nervios del **SNP** transportan la información sensorial desde los receptores situados en la piel, los músculos y otros órganos, y llevan las órdenes motoras desde el SNC hasta los músculos y las glándulas. Los nervios están formados por grupos de axones rodeados de tejidos conjuntivos protectores. El diámetro de los axones nerviosos oscila entre 0.5 y 22 μm, y la velocidad de conducción es mayor en los axones más grandes. Además, los axones más grandes suelen tener un revestimiento denso y abundante en lípidos, la **mielina**, que aumenta aún más la velocidad de conducción. Los cuerpos celulares asociados con las neuronas sensoriales se agrupan en una protuberancia de la raíz espinal posterior, el **ganglio de la raíz posterior** (**dorsal**).

Sistema nervioso central

La médula espinal está formada por grandes haces de axones mielinizados y no mielinizados dispuestos en **tractos ascendentes** (**sensoriales**) y **descendentes** (**motores**). Los *tractos ascendentes* llevan la información de los receptores periféricos a los núcleos del tronco encefálico y el tálamo y de ahí a la corteza cerebral. Los *tractos descendentes* llevan la información motora desde la corteza cerebral y los centros motores del tronco encefálico hasta las interneuronas (neuronas de relevo) de las vías motoras y directo a las neuronas motoras espinales. Estas neuronas motoras inervan directamente a los músculos para producir el movimiento. Los tractos se agrupan alrededor de una región central, la **materia gris espinal**, que contiene un gran número de **interneuronas sensoriales** y **motoras**, **neuronas motoras espinales** y **neuronas visceromotoras autonómicas preganglionares**.

Los niveles superiores del SNC incluyen grandes grupos de **núcleos**, como el **tálamo** y los **núcleos basales**, así como los núcleos sensoriales y motores del tronco encefálico asociados con los nervios craneales. El **cerebelo** es una estructura grande y especializada compuesta por núcleos y corteza, y la **corteza cerebral** envuelve la superficie de los hemisferios cerebrales.

MENINGES. Son recubrimientos del hemisferio cerebral y de la médula espinal con tres capas de membranas de tejido conjuntivo que protegen el sistema nervioso, proporcionan estabilidad mecánica, ofrecen un marco de apoyo para las arterias y las venas y encierran un espacio que está lleno de líquido cefalorraquídeo (LCR), un fluido que es esencial para la supervivencia y el funcionamiento normal del SNC. Las meninges incluyen la **duramadre**, la **aracnoides** y la **piamadre**.

CÉLULAS GLIALES. Son células no neuronales que proporcionan una variedad de funciones de apoyo a las neuronas relacionadas con la nutrición, la regulación del entorno extracelular, incluida la barrera hematoencefálica, el sistema inmunológico, el aislamiento de mielina para muchos axones y una serie de otras funciones de apoyo.

Sistema nervioso autónomo

El **sistema nervioso autónomo** (**SNA**) está compuesto por tres divisiones: **simpático**, **parasimpático** y **entérico**. Las *divisiones simpática y parasimpática* funcionan bajo el control directo del SNC; la *división entérica* funciona de forma algo más independiente. El SNA, junto con el **sistema endocrino** y bajo el control general de ciertos sistemas del SNC, mantiene la **homeostasis** del medio interno del cuerpo. Es decir, los sistemas autónomo y endocrino garantizan que los niveles de nutrientes, electrolitos, oxígeno, dióxido de carbono, temperatura, pH, osmolaridad y muchas otras variables relacionadas se mantengan dentro de los límites fisiológicos óptimos.

Neuronas y sinapsis

ESTRUCTURA DE UNA NEURONA

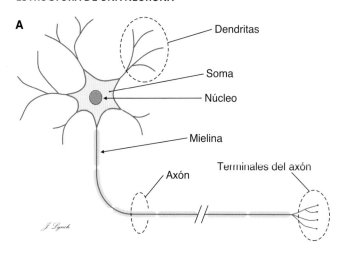

A

- Dendritas
- Soma
- Núcleo
- Mielina
- Axón
- Terminales del axón

Figura 7-1A. Neuronas: bloques de construcción del sistema nervioso.

Las **neuronas** contienen los orgánulos comunes a todas las células: una membrana celular, un núcleo, un retículo endoplásmico y un citoplasma. Además, las neuronas poseen dos tipos de procesos especializados, las **dendritas** y los **axones**. Las membranas plasmáticas de las dendritas y del propio cuerpo celular contienen receptores especializados que reaccionan a la liberación de **neurotransmisores**. Estas moléculas producen un cambio en la polarización de la membrana. La membrana de los axones, por el contrario, está especializada en transmitir señales electroquímicas denominadas **potenciales de acción**. Un potencial de acción es una onda de despolarización de la membrana que mantiene su tamaño mientras viaja a lo largo del axón. Cuando el potencial de acción llega al final del axón, se liberan neurotransmisores desde las **terminales del axón** que influyen en la siguiente neurona de la fila. Algunos axones están rodeados por una vaina rica en lípidos llamada **mielina**, que facilita la rápida conducción de los potenciales de acción.

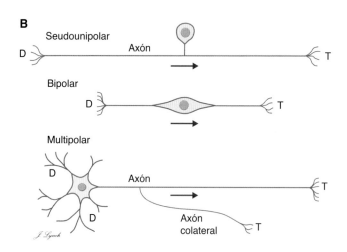

B

- Seudounipolar
  - Axón
  - D — T
- Bipolar
  - D — T
- Multipolar
  - D
  - D
  - Axón
  - Axón colateral — T
  - T

Figura 7-1B. Tipos de neuronas.

Las **neuronas** pueden clasificarse en función de la forma de sus cuerpos celulares y de la disposición general de sus axones y dendritas. Las **neuronas unipolares** o **seudounipolares** tienen una única apófisis unida a un cuerpo celular redondo. Este proceso suele dividirse y formar un largo axón que se extiende desde los receptores sensoriales de los distintos tejidos del cuerpo hasta las terminales sinápticas del SNC. Las **neuronas bipolares** tienen un proceso que se extiende desde cada extremo del cuerpo celular. Este tipo de neurona se encuentra ante todo en el ojo, el oído, los órganos terminales vestibulares y el sistema olfativo. Las **neuronas multipolares** tienen muchas dendritas que se extienden desde el cuerpo celular y un único axón (aunque el axón puede dividirse en dos o más **axones colaterales** después de salir del cuerpo celular). Las neuronas multipolares son las más numerosas del sistema nervioso y tienen muchas formas y tamaños diferentes. (D, dendritas; T, axones terminales ["botones terminales" o «*boutons terminaux*»] con terminaciones sinápticas. Las *flechas rojas* indican la dirección de la transmisión de la información).

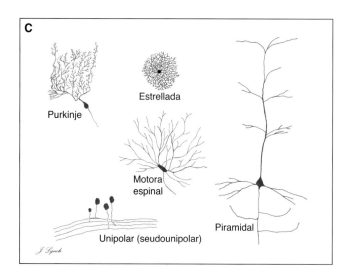

C

- Purkinje
- Estrellada
- Motora espinal
- Unipolar (seudounipolar)
- Piramidal

Figura 7-1C. Algunas neuronas representativas. Dibujos de tejidos procesados con la técnica de Golgi.

Las **neuronas** tienen una gran variedad de formas y tamaños, según su función y ubicación. Las **células de Purkinje** se encuentran en la corteza cerebelosa. Las **células piramidales** son las más numerosas en la corteza cerebral. Las **células estrelladas** también se encuentran en la corteza cerebral. Las neuronas motoras multipolares se hallan en el asta anterior de la médula espinal (**neuronas motoras espinales**) y en los núcleos motores de los nervios craneales. Otros tipos de neuronas multipolares se encuentran en muchos lugares del sistema nervioso central y autónomo. Las **neuronas unipolares** tienen cuerpos celulares en los ganglios de la raíz posterior de la médula espinal. Sus procesos periféricos entran en contacto con los receptores sensoriales de la piel, los músculos y los órganos internos; sus procesos centrales forman sinapsis en las neuronas de los núcleos del SNC. Hay muchos otros tipos de neuronas en el sistema nervioso, pero estos representan algunos de los más comunes y demuestran la gran variedad que existe.

DIFERENTES TÉCNICAS PARA LA OBSERVACIÓN DE NEURONAS

A

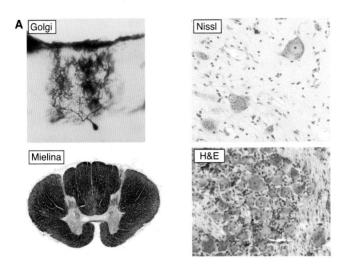

Figura 7-2A. Diferentes técnicas para la observación de neuronas.

Las diversas características del tejido nervioso son más difíciles de visualizar que las de la mayoría de los demás tejidos histológicos. En consecuencia, se suelen utilizar varias **tinciones especiales** con el tejido nervioso. Las **preparaciones** procesadas con la técnica **de Golgi** impregnan todas las partes de una neurona individual (dendritas, cuerpo celular y axón), pero solo reaccionan con un porcentaje muy pequeño del número total de neuronas (célula de Purkinje, *arriba a la izquierda*). Las **tinciones de Nissl** reaccionan con el retículo endoplásmico rugoso y, por lo tanto, permiten visualizar la forma y el tamaño de los cuerpos celulares, pero no tiñen las dendritas ni los axones (neuronas motoras espinales, *arriba a la derecha*). Las **tinciones de mielina** permiten visualizar las fibras mielinizadas pero no reaccionan con los cuerpos celulares ni las dendritas (médula espinal, *abajo a la izquierda*). Los tractos de fibras mielinizadas son, por lo tanto, oscuros, y las zonas con altas concentraciones de cuerpos celulares neuronales son claras. Las **tinciones de hematoxilina y eosina (H&E)** se utilizan a menudo en el diagnóstico de condiciones patológicas y a veces se emplean para teñir el tejido nervioso normal (ganglio de la raíz posterior, *abajo a la derecha*).

SINAPSIS Y TRANSMISIÓN DE INFORMACIÓN

B

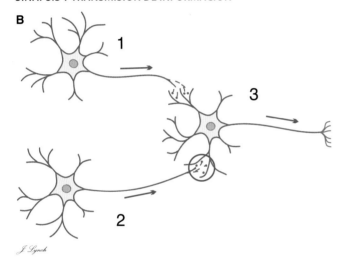

Figura 7-2B. Transmisión de información en el sistema nervioso.

Las funciones principales del **sistema nervioso** son **transferir información** (en forma de **potenciales de acción**) de un lugar a otro y **procesar esa información** para generar experiencias sensoriales, percepciones, ideas y actividad motora. La información se transporta en forma de potenciales de acción a lo largo de los **axones** (*flechas rojas 1 y 2*). En los extremos de los axones se encuentran los **axones terminales**, donde el potencial de acción electroquímico provoca la liberación de unas moléculas llamadas **neurotransmisores**. Estas moléculas actúan sobre los **complejos receptores** de las dendritas y los somas de la siguiente neurona de la serie (p. ej., la *3*) en las regiones de **sinapsis** (*círculo rojo*). La acción de los neurotransmisores puede ser excitatoria o inhibitoria sobre la **membrana postsináptica**. Cuando las influencias excitatorias sobre una neurona superan la influencia inhibitoria en una determinada cantidad de umbral, esa neurona genera un potencial de acción que se transmite a otra neurona.

C

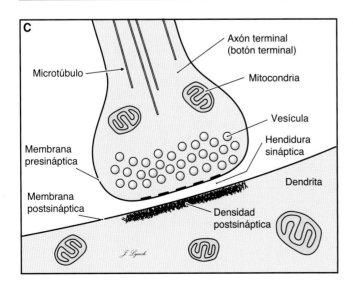

Figura 7-2C. Elementos de la sinapsis.

Una **sinapsis química** típica consiste en un **axón terminal** (una protuberancia en el extremo de la terminal de un axón) que incluye una **membrana presináptica**, una **membrana postsináptica** especializada y un espacio entre ambas (la **hendidura sináptica**). El axón terminal contiene muchas **vesículas sinápticas** que contienen moléculas neurotransmisoras. Cuando llega un potencial de acción a la terminal del axón, se inicia un complejo proceso químico que culmina con la fusión de algunas vesículas con la membrana presináptica y la descarga de sus moléculas neurotransmisoras mediante **exocitosis** en la hendidura sináptica, donde pueden actuar sobre los **receptores** de la membrana postsináptica. La membrana postsináptica está engrosada en las inmediaciones de la sinapsis como resultado de la densa concentración de complejos de proteínas receptoras en esa región. Tanto la región presináptica como la postsináptica contienen numerosas mitocondrias, que suministran la energía necesaria para el proceso de transmisión sináptica.

ESTRUCTURA DE LA SINAPSIS

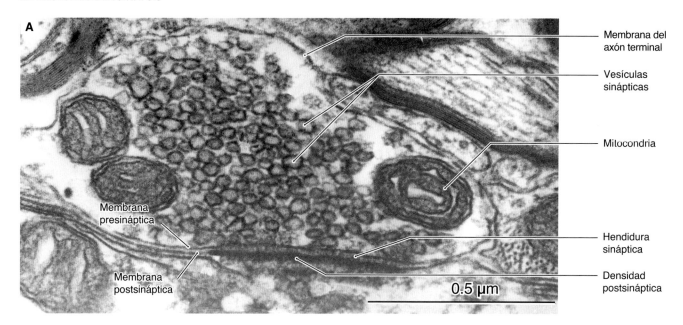

A

Membrana del
axón terminal

Vesículas
sinápticas

Mitocondria

Hendidura
sináptica

Densidad
postsináptica

Membrana
presináptica

Membrana
postsináptica

0.5 µm

Figura 7-3A. Estructura de la sinapsis. ME, línea de escala = 0.5 µm; ×104 000

Se muestra una micrografía electrónica de gran aumento de un **axón terminal** y la **membrana postsináptica** adyacente. En la terminal del axón son visibles muchas **vesículas sinápticas** y tres **mitocondrias**. Cuando un potencial de acción llega a la terminal del axón, algunas vesículas sinápticas se fusionan con la **membrana presináptica** y vacían sus moléculas neurotransmisoras en la **hendidura sináptica**. Las moléculas transmisoras se unen a los complejos receptores de la membrana postsináptica, lo que provoca la **despolarización** (influencia excitatoria) o la **hiperpolarización** (influencia inhibitoria) de la membrana postsináptica. La suma de las influencias excitatorias e inhibitorias sobre la neurona postsináptica determina si esta disparará un potencial de acción o no. La gran diferencia en el grosor de las membranas presináptica y postsináptica hace de este contacto una **sinapsis asimétrica**. Las diferencias en las regiones de **densidad postsináptica** en diferentes sinapsis son tal vez un reflejo de los distintos tipos de receptores en las diferentes membranas postsinápticas.

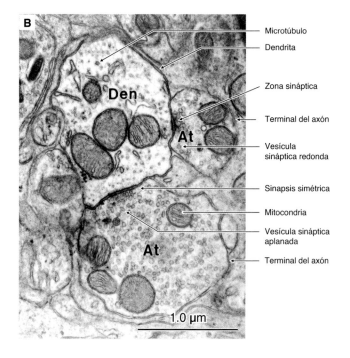

B

Microtúbulo

Dendrita

Zona sináptica

Terminal del axón

Vesícula
sináptica redonda

Sinapsis simétrica

Mitocondria

Vesícula sináptica
aplanada

Terminal del axón

Den

At

At

1.0 µm

Figura 7-3B. Estructura de la sinapsis. ME, línea de escala = 1.0 µm; ×35 000

Dos **axones terminales** (*At*) forman contactos sinápticos con una **dendrita** (*Den*). La dendrita contiene muchos **microtúbulos**, que están más concentrados en las dendritas que en las terminales de los axones. De modo predominante, la terminal más pequeña contiene **vesículas redondas**, que suelen estar asociadas con neurotransmisores excitatorios, mientras que la terminal más grande contiene muchas **vesículas aplanadas**. Estas vesículas suelen estar relacionadas con neurotransmisores inhibidores. La mezcla de vesículas redondas y aplanadas se denomina distribución **pleomórfica**. La terminal axónica más grande forma una sinapsis en la que la membrana postsináptica tiene el mismo grosor aproximado que la membrana presináptica (**sinapsis simétrica**). Se cree que este tipo de sinapsis indica una **sinapsis inhibitoria**, mientras que una sinapsis en la que la membrana postsináptica es mucho más gruesa que la membrana presináptica es una **sinapsis asimétrica** y se cree que es **excitatoria** en su acción. Tanto en la dendrita como en las terminales del axón hay numerosas **mitocondrias**. Otros tipos de sinapsis que no se ilustran aquí son las terminales de los axones que entran en contacto con los cuerpos celulares de las neuronas o con el segmento inicial de los axones, las terminales de los axones que entran en contacto con otras terminales axónicas y las sinapsis recíprocas en las que dos dendritas adyacentes forman contactos sinápticos entre sí. Además, los haces terminales de los axones a veces establecen múltiples contactos a través de **axones en paso** en lugar de axones terminales.

TIPOS DE SINAPSIS

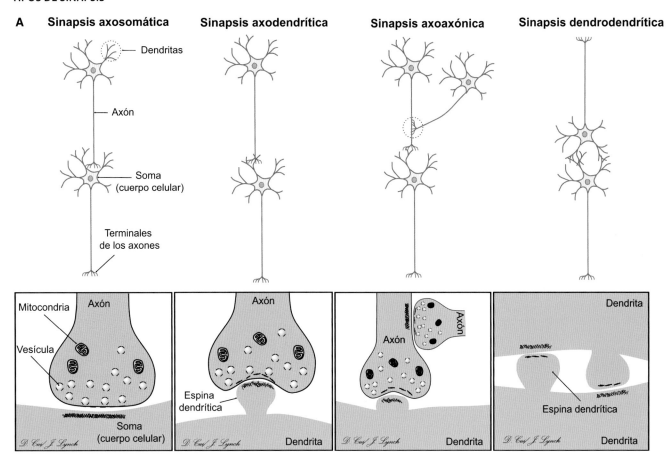

Figura 7-4A. Generalidades de los tipos de sinapsis.

La sinapsis es una región especial donde una **señal electroquímica** en una **neurona presináptica** provoca la liberación de una **corriente iónica** o una **sustancia química** (**neurotransmisor**), o ambas, que produce una señal electroquímica (potencial postsináptico) en la neurona postsináptica. Las sinapsis pueden dividirse en varios tipos en función de su disposición sináptica. (1) En las **sinapsis axosomáticas**, la señal se transmite entre un axón y el soma (cuerpo celular de la neurona). (2) En las **sinapsis axodendríticas**, la señal se transmite entre un axón y una dendrita. (3) En las **sinapsis axoaxónicas**, la señal se transmite entre axones. (4) En las **sinapsis dendrodendríticas**, la señal se transmite entre dendritas. (5) En las **sinapsis axosecretoras**, la terminal de un axón segrega directo al torrente sanguíneo. (6) En las **sinapsis axoextracelulares**, la terminal de un axón sin conexión secreta el neurotransmisor hacia el líquido extracelular. (7) En las **sinapsis axosinápticas**, la terminal de un axón termina en otra terminal axónica. Otras son las sinapsis somatodendríticas, dendrosomáticas y somatosomáticas. Aquí se muestran los tipos de sinapsis más comunes.

UNIÓN NEUROMUSCULAR

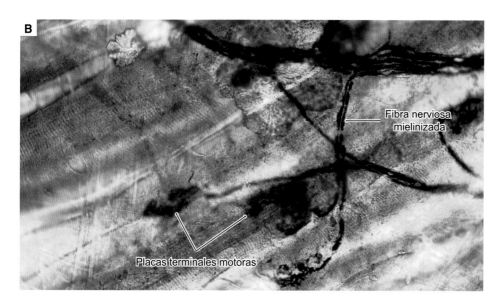

B

Fibra nerviosa
mielinizada

Placas terminales motoras

Figura 7-4B. **Sinapsis química: unión neuromuscular.** Tinción de plata, ×400

Existen dos tipos principales de sinapsis en función de sus métodos de transmisión de señales: **eléctrica** y **química.** Las **sinapsis eléctricas** transmiten señales mediante impulsos eléctricos, como una corriente iónica. Las **sinapsis químicas** utilizan moléculas químicas (**neurotransmisores**) para transmitir las señales. Una unión neuromuscular (placa terminal motora) es el lugar de la sinapsis química entre la terminal de un axón de un nervio motor y una fibra muscular esquelética. El neurotransmisor **acetilcolina** (**ACH**) se libera desde la terminal del axón del nervio motor en la hendidura sináptica, el espacio entre la terminal del axón del nervio motor y la fibra muscular esquelética.

Generalidades del sistema nervioso

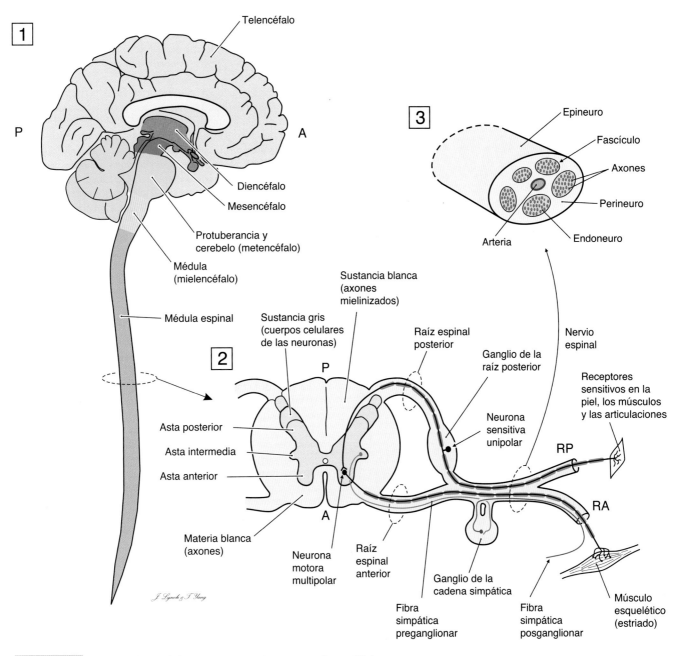

Figura 7-5. **Generalidades de los sistemas nerviosos central y periférico.**

El sistema nervioso se compone de tres divisiones generales: el **SNC**, el **SNP** y el **SNA**. El *SNC* está formado por el cerebro y la médula espinal (*1*). El cerebro se divide en cinco regiones, etiquetadas antes, según consideraciones de desarrollo. En (*2*) se ilustra un corte transversal típico de la médula espinal. El *SNP* incluye todos los nervios periféricos, que se unen o salen de la médula espinal en forma de 31 conjuntos de **raíces espinales** y 12 conjuntos de **nervios craneales**. En general, las **raíces espinales posteriores** llevan la información sensitiva del cuerpo al SNC; las **raíces anteriores** llevan las señales motoras del SNC a los músculos y órganos internos. La médula espinal incluye grandes haces de axones (**sustancia blanca** en 2) que llevan las señales sensitivas al cerebro o las señales motoras a las neuronas motoras situadas en la sustancia gris de la médula espinal. La **sustancia gris** está compuesta por concentraciones de cuerpos neuronales. Estas neuronas incluyen interneuronas en las vías sensitivas y motoras, así como neuronas motoras, que inervan directamente a las fibras musculares. El color de la sustancia blanca proviene del lípido blanco brillante, la **mielina**, que recubre muchos de los axones. Este recubrimiento es escaso en las regiones donde se concentran los cuerpos neuronales, lo que da lugar al color gris de esas regiones. Los **nervios periféricos** (*3*) están compuestos por varios haces (**fascículos**) de axones rodeados de tejido conjuntivo. El *SNA* se dedica al control de los órganos internos, las glándulas, los vasos sanguíneos y las estructuras relacionadas, y se esquematiza en la figura 7-14. Incluye las subdivisiones **simpática, parasimpática** y **entérica**. (En 2, A, anterior; P, posterior; RA, rama anterior; RP, rama posterior. Tanto la rama anterior como la posterior contienen fibras nerviosas sensitivas, motoras y autonómicas).

Sistema nervioso periférico

NERVIO PERIFÉRICO

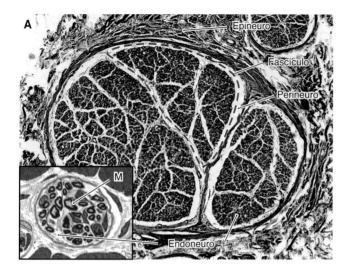

Figura 7-6A. Sección transversal de un nervio periférico. Tinción tricrómica, ×68; *recuadro* azul de toluidina, ×336

Las **fibras nerviosas periféricas** transportan fibras nerviosas motoras, sensoriales y autonómicas. Los nervios periféricos están rodeados por una vaina de tejido conjuntivo denso irregular, el **epineuro**. Los vasos sanguíneos que acompañan a los troncos nerviosos periféricos suelen estar en el epineuro. Los axones de un nervio se organizan en grupos llamados **fascículos** (*línea discontinua roja*). Cada fascículo está rodeado por una capa de tejido conjuntivo, el **perineuro**, que contiene muchos fibroblastos aplanados. Estas células están conectadas entre sí, y forman una barrera hematoencefálica similar a la **barrera hematoencefálica**. Dentro de los fascículos, un tejido conjuntivo laxo y delicado, el **endoneuro**, rodea cada axón. El *recuadro* muestra una pequeña rama de un nervio motor dentro de un músculo esquelético. Muchos de los axones de esta rama están rodeados por una densa capa de mielina (*M*). En esta pequeña rama nerviosa no hay fascículos separados, solo axones mielinizados rodeados de endoneuro.

GANGLIO DE LA RAÍZ POSTERIOR

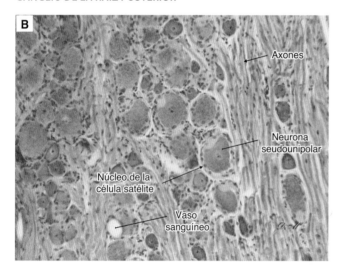

Figura 7-6B. Ganglio de la raíz posterior. H&E, ×146

Los **ganglios de la raíz posterior** (**ganglios sensitivos**) son ampliaciones en las raíces nerviosas periféricas posteriores de la médula espinal y contienen los cuerpos celulares de las **neuronas sensitivas seudounipolares** y sus axones. Por lo general, los cuerpos celulares tienen una forma redonda con núcleos situados en el centro. Los cuerpos celulares de las neuronas presentan una amplia gama de tamaños: los más grandes tienen axones fuertemente mielinizados que transmiten información sobre el tacto o el estiramiento muscular, y los más pequeños tienen axones parcialmente mielinizados o no mielinizados que transmiten información sobre el dolor y la temperatura. Unas pequeñas células de tipo glial, las **células satélite**, rodean los cuerpos celulares de las neuronas y regulan el entorno iónico extracelular. Las células de Schwann proporcionan mielina a los axones mielinizados. La raíz posterior contiene solo neuronas sensitivas, mientras que la raíz anterior contiene axones de neuronas motoras. A diferencia de los ganglios autónomos (véase más adelante), en los ganglios de la raíz posterior no hay sinapsis.

CORRELACIÓN CLÍNICA

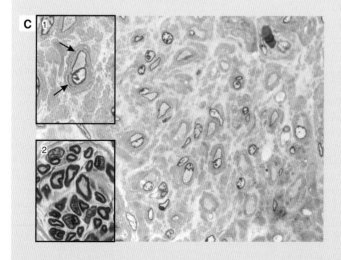

Figura 7-6C. Neuropatía motora sensitiva hereditaria tipo III (NMSH III). Tinción de paragón de epón, ×680; *recuadro 1*, paragón, ×1150; *recuadro 2*, azul de toluidina, ×907

La profunda pérdida de grandes axones mielinizados, mostrada aquí en una **neuropatía desmielinizante hereditaria**, se aprecia mejor cuando se compara con la densidad de grandes axones mielinizados en un nervio periférico normal (*recuadro 2*). Los grandes axones supervivientes están remielinizados, rodeados por finas vainas de mielina compacta, que a su vez están rodeadas por capas de procesos de células de Schwann, como las capas de una cebolla (*bulbo de cebolla, recuadro 1, flechas*). Obsérvense los núcleos de las células de Schwann, marcados por una cromatina central escasa (eucromatina) y grandes nucléolos. La **NMSH III** es autosómica dominante y recesiva. Los niños afectados son **atáxicos** y tienen dificultades para caminar. Pueden presentar **escoliosis**, una curvatura de la columna vertebral. A veces los nervios periféricos se vuelven tan hipertróficos que pueden palparse bajo la piel.

AXONES MIELINIZADOS Y NO MIELINIZADOS

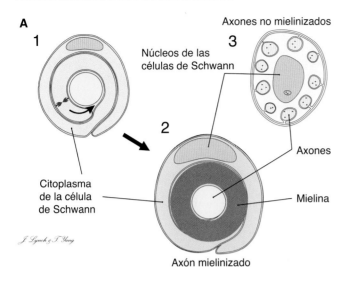

Figura 7-7A. Axones mielinizados y no mielinizados.

La **vaina de mielina** consiste en una envoltura en espiral de la membrana celular rica en lípidos de una **célula de Schwann** en el SNP o de un **oligodendrocito** en el SNC. A medida que la célula de Schwann envuelve el axón, el proceso de envoltura avanza de afuera a adentro (*flecha negra, 1*) y el citoplasma se excluye, lo que junta las superficies internas de la membrana celular (*flechas rojas, 1*). Las superficies interiores de la membrana, unidas de manera estrecha, forman la **línea densa principal** de la mielina en espiral. Cuando la mielinización es completa, el axón está rodeado de muchas capas de membrana, que funcionan como "aislamiento", lo que aumenta la velocidad y la eficacia de la conducción nerviosa (2). Los axones más pequeños del SNP y del SNC carecen de la gruesa capa de mielina que está presente en los axones medianos y grandes. Estos axones se encuentran en los surcos de los cuerpos celulares de las células de Schwann de soporte y tienen velocidades de conducción mucho más lentas que los axones mielinizados.

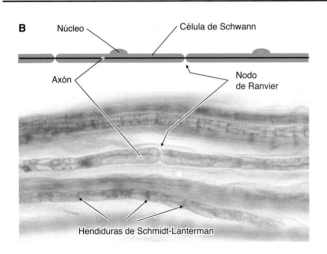

Figura 7-7B. Axones de nervios periféricos mielinizados (nodos de Ranvier). Impregnación argéntica, ×272

Aquí se muestra una preparación de **axones mielinizados**. La capa de mielina no es continua. Cada axón está envuelto por numerosas células de Schwann, cada una de las cuales cubre una distancia de entre unos milímetros y unas decenas de milímetros. Entre cada par de células de Schwann hay un hueco, el **nodo de Ranvier**, donde la membrana desnuda del axón está expuesta al entorno extracelular. En estos nodos se concentran los canales activados por voltaje, y la membrana se activa durante la conducción nerviosa. Los potenciales de acción saltan de un nodo al siguiente, un proceso que aumenta tanto la velocidad como la eficiencia metabólica de la conducción nerviosa en los grandes nervios mielinizados. Las **hendiduras de Schmidt-Lanterman** contienen citoplasma que proporciona soporte metabólico a la membrana de la capa de mielina.

CORRELACIÓN CLÍNICA

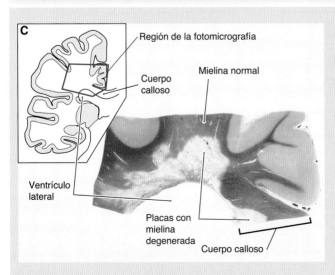

Figura 7-7C. Esclerosis múltiple. Luxol fast blue.

La esclerosis múltiple (EM) es una **enfermedad desmielinizante inflamatoria autoinmune** del SNC, en la que el sistema inmunológico del organismo destruye la vaina de mielina que recubre y protege los nervios. Suele afectar a mujeres jóvenes de entre 20 y 40 años de edad. Los signos y síntomas dependen de la localización de los nervios afectados y de la gravedad del daño, y pueden incluir entumecimiento o debilidad de las extremidades, alteraciones visuales (visión doble o borrosa), sensaciones inusuales en ciertas partes del cuerpo, temblores y fatiga. Un caso típico presenta múltiples episodios con cierta resolución entre ellos. La genética y las infecciones de la infancia pueden desempeñar un papel en la causa de la enfermedad. Desde el punto de vista patológico, la EM produce **múltiples placas de desmielinización** (ilustradas) con la pérdida de oligodendrocitos y la cicatrización astroglial y una posible lesión y pérdida axonal. Los glucocorticoides y los agentes inmunomoduladores son los tratamientos de primera elección.

NODO DE RANVIER

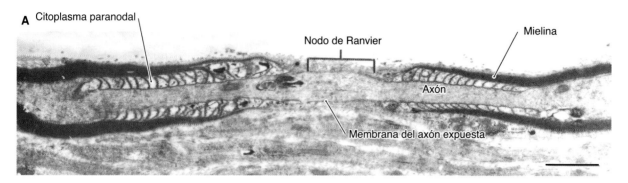

Figura 7-8A. Nodo de Ranvier entre dos células de Schwann adyacentes. ME, barra de escala = 1.0 μm; ×14 000

El **nodo de Ranvier** es una región **entre dos células de Schwann** en la que la membrana del axón carece de una gruesa capa de mielina aislante. Por lo tanto, esta región puede llevar a cabo el complicado intercambio de iones de sodio y potasio a través de la membrana que es la base de la conducción del potencial de acción. En esta sección son visibles las zonas de **citoplasma paranodal**. Cada capa de la envoltura espiral de mielina está asociada con una de estas zonas, que proporciona apoyo metabólico a la fina capa de mielina adherida. El citoplasma encerrado en las **incisiones (hendiduras) de Schmidt-Lanterman** desempeña una función similar de apoyo metabólico a la mielina en varios puntos a lo largo de la longitud de la capa de mielina.

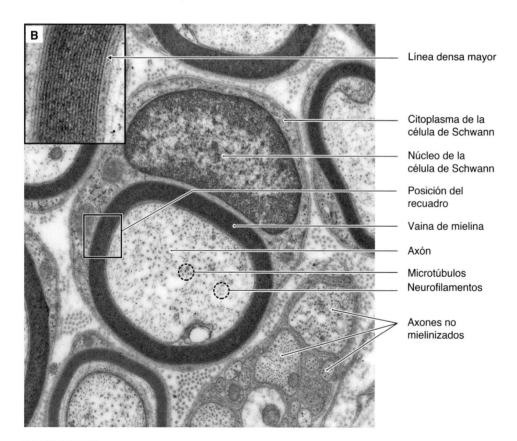

Figura 7-8B. Axones mielinizados y no mielinizados. ME, ×61 000

En el centro de esta fotomicrografía se ilustra un **axón mielinizado** de tamaño medio junto con su **célula de Schwann** asociada y su **vaina de mielina**. El *rectángulo pequeño* muestra la posición del *recuadro*. El *recuadro de mayor potencia* muestra las capas individuales de la vaina de mielina, indicadas por las **líneas densas principales**. Los **microtúbulos** son importantes para el transporte de neurotransmisores y otros materiales desde el cuerpo celular hasta las terminales del axón (**transporte anterógrado**) y para el transporte de otros materiales (p. ej., factores de crecimiento) desde las terminales del axón de vuelta al cuerpo celular (**transporte retrógrado**). Tanto los microtúbulos como los **neurofilamentos** forman parte del citoesqueleto y ayudan a mantener la integridad estructural de la neurona. En la *esquina inferior derecha* de la ilustración, varios **axones no mielinizados** pequeños se encuentran en ranuras en el cuerpo de una sola célula de Schwann.

NERVIO PERIFÉRICO

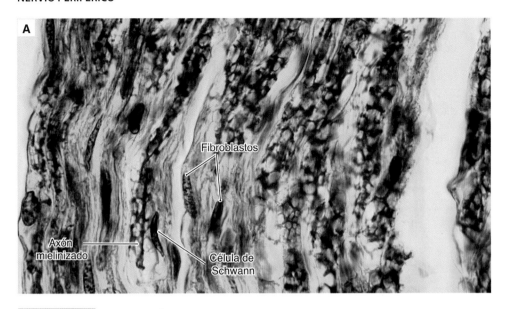

Figura 7-9A. ■ **Nervio periférico.** Tricrómico, ×1 000

Esta figura muestra una sección longitudinal de **fibras nerviosas periféricas.** Las **fibrillas de colágeno** del **endoneuro** se tiñen de azul en esta fotomicrografía. El endoneuro es una capa de tejido conjuntivo suelto que rodea a cada **axón mielinizado** oscuro. Son visibles algunos **fibro- blastos;** estas células producen fibrillas de colágeno. También es visible una **célula de Schwann** con un núcleo pequeño y plano cerca del axón marcado. La vaina de mielina que rodea cada axón es producida por las células de Schwann. Estas células son capaces de proliferar y contribuir a la reparación y regeneración de los nervios.

REPARACIÓN Y REGENERACIÓN DE LOS NERVIOS PERIFÉRICOS

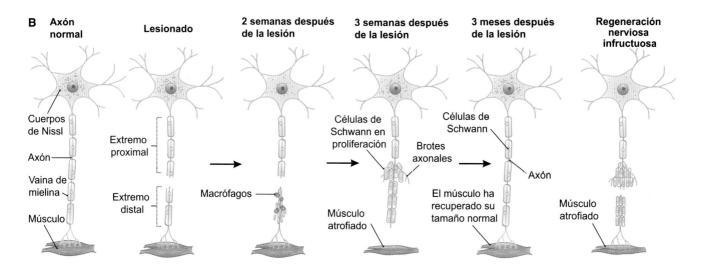

Figura 7-9B. Generalidades de la reparación y regeneración de los nervios periféricos.

Aunque las **fibras nerviosas** (**tractos**) del sistema nervioso central (es decir, las fibras nerviosas del **cerebro** y la **médula espinal**) no pueden regenerarse, los **nervios periféricos** tienen capacidad de reparación y regeneración. Cada **axón** tiene una fina capa de tejido conjuntivo circundante llamada **endoneuro**, que contiene numerosas **células de Schwann**, que son células de soporte (**células de la glía**) que se encuentran en los **nervios periféricos** y desempeñan un papel esencial en la reparación y regeneración de los nervios. Un **nervio espinal** es un ejemplo de nervio periférico que contiene fibras sensitivas y motoras. Los **cuerpos celulares** de las **neuronas** motoras somáticas se encuentran en el interior de la **médula espinal** (**asta anterior**) y sus **axones** son muy largos y se extienden hasta los **músculos esqueléticos**, donde hacen sinapsis con las fibras musculares esqueléticas. (1) Una **neurona normal** tiene muchos **retículos endoplásmicos rugosos** (**RER**) en su citoplasma. Estos RER aparecen al microscopio como una serie de pliegues paralelos muy organizados denominados cuerpos de Nissl (sustancias de Nissl), que reciben este nombre porque se visualizan con la aplicación de una tinción especial denominada tinción de Nissl durante la preparación de los portaobjetos. Cada axón también está cubierto por una vaina de mielina. (2) Después de que un nervio se daña, en unas **2 semanas**, la porción distal del axón sufre una degeneración y pierde la vaina de mielina que lo rodea. El axón proximal (unido al cuerpo celular) sufre una **cromatólisis**, que es una respuesta inducida que reduce y redistribuye en gran medida los cuerpos de Nissl. El axón distal sufre apoptosis, y los restos que quedan son limpiados por los macrófagos. (3) **Tres semanas** después de la lesión, las **células de Schwann proliferan** y forman estructuras en forma de cordón denominadas **bandas de Büngner**, y las membranas basales del tejido conjuntivo que quedan tras la degeneración del nervio forman **tubos endoneurales** que proporcionan un marco en forma de columna que guía el crecimiento de los axones en regeneración. La nueva proyección axonal, denominada **brote axonal**, penetra en las **bandas de Büngner** y crece a lo largo de los tubos endoneurales. El crecimiento de los axones es un proceso continuo, y la tasa de crecimiento en el cuerpo humano es de 2 a 5 mm/día. Durante este tiempo, cuando el tejido muscular esquelético ha perdido la inervación nerviosa, sufre atrofia. (4) Alrededor de 3 meses después de la lesión, los axones se han reparado y regenerado por completo, se han formado las vainas de mielina y cada axón renovado está cubierto por una capa de tejido conjuntivo, el **endoneuro**. Una vez que los axones alcanzan e inervan el tejido muscular esquelético, la función del músculo esquelético se restablece. Con las uniones neuromusculares restauradas, los músculos esqueléticos recuperan su tamaño y capacidad de contracción.

En la clínica, la **cirugía de reconstrucción del nervio periférico** puede aumentar en gran medida la tasa de éxito de la reparación y regeneración del nervio.

RECEPTORES SENSITIVOS PERIFÉRICOS

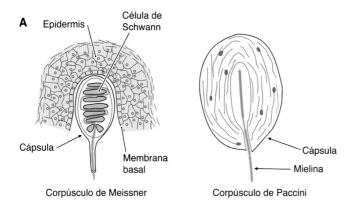

A

Epidermis

Célula de Schwann

Cápsula

Membrana basal

Corpúsculo de Meissner

Cápsula

Mielina

Corpúsculo de Paccini

Figura 7-10A.   Receptores sensitivos periféricos.

Los axones de los cuerpos celulares de las neuronas de los ganglios de la raíz posterior transportan información desde los **receptores sensitivos** de la piel, los músculos, las articulaciones, las vísceras, los vasos sanguíneos, los mesenterios y otros tejidos conjuntivos. Los receptores sensitivos asociados con estos axones pueden consistir en **terminaciones axónicas encapsuladas**, terminaciones especializadas alrededor de los **folículos pilosos**, terminaciones en conjunto con células especializadas (p. ej., **células de Merkel**), **husos musculares** y regiones especializadas de las membranas axonales denominadas **terminaciones nerviosas libres**. Los **corpúsculos de Meissner** y los **corpúsculos de Paccini** son dos tipos de terminaciones encapsuladas y son más fáciles de ver mediante microscopia óptica que otros receptores de la piel. En estos receptores, la membrana axonal está especializada para cambiar su permeabilidad en respuesta a la presión mecánica (las regiones de especialización se indican con las *líneas azules más gruesas*). Las cápsulas de tejido conjuntivo ayudan a concentrar la fuerza mecánica en la membrana axonal.

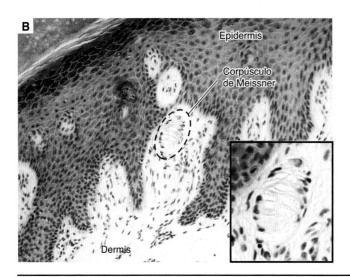

B

Epidermis

Corpúsculo de Meissner

Dermis

Figura 7-10B.   Corpúsculo de Meissner, piel gruesa de la palma de la mano. H&E, ×136; *recuadro* ×360

Los **corpúsculos de Meissner** son mecanorreceptores encapsulados de rápida adaptación, sensibles al tacto ligero y a las vibraciones de baja frecuencia. Son importantes para la sensación de tacto discriminativo. Los corpúsculos de Meissner se encuentran en las **crestas dérmicas**, en la interfaz de la **dermis** y la **epidermis**. Solo los núcleos de las células del tejido conjuntivo capsular son visibles tras las tinciones de H&E. Al usar tinciones especiales, el corpúsculo parece una pila de crepas (células de Schwann) con uno o más axones entrelazados entre sí. Los principales axones asociados con los corpúsculos de Meissner son grandes (6-12 μm) y están muy mielinizados, de ahí su rápida velocidad de conducción. Los corpúsculos de Meissner se encuentran en todas las partes de la piel de la mano y el pie, en los labios y en otras ubicaciones, pero están más concentrados en la piel gruesa y sin pelo (**piel lampiña**).

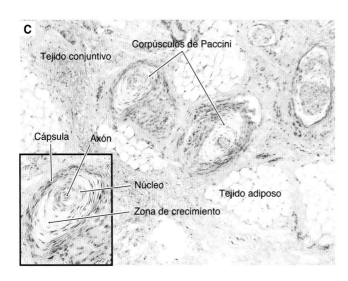

C

Tejido conjuntivo

Corpúsculos de Paccini

Cápsula

Axón

Núcleo

Zona de crecimiento

Tejido adiposo

Figura 7-10C.   Corpúsculo de Paccini, piel gruesa de la palma de la mano. H&E, ×68; *recuadro* ×105

Los **corpúsculos de Paccini** son estructuras grandes y encapsuladas que detectan el tacto y las vibraciones muy ligeras. Se localizan principalmente en la **hipodermis** de las palmas de las manos y los dedos y en las plantas de los pies, pero también en otras zonas de la piel, así como en el periostio y el mesenterio. Son mucho más grandes que los corpúsculos de Meissner, y llegan a veces a los 2 mm de longitud (obsérvese la diferente ampliación). Los corpúsculos de Paccini están formados por una zona especializada de la membrana axonal que es sensible a la presión, rodeada por una estructura celular en capas que consiste en un **núcleo central** que rodea de inmediato al axón, una **zona de crecimiento intermedia** y una **cápsula externa**. Alrededor de 60 a 100 capas están formadas por células muy delgadas que se superponen en sus bordes, lo que da al corpúsculo de Paccini el aspecto de una cebolla cuando se secciona. Esta muestra procede de la hipodermis de la piel.

Sistema nervioso central

MÉDULA ESPINAL

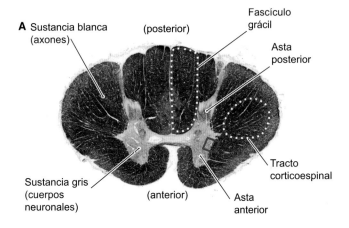

A Sustancia blanca (axones)

(posterior)

Fascículo grácil

Asta posterior

Tracto corticoespinal

Sustancia gris (cuerpos neuronales)

(anterior)

Asta anterior

Figura 7-11A.   Médula espinal. Tinción de mielina, ×7

En esta sección a través de un nivel torácico superior de la **médula espinal**, la **sustancia blanca** (contiene los axones de las neuronas) se ha teñido de color marrón oscuro con una tinción de mielina. La **sustancia gris** es una región de cuerpos neuronales densamente empaquetados, por lo que esta tinción ha dejado la sustancia gris en el centro de la médula bastante intacta. El **asta anterior** de la sustancia gris contiene neuronas motoras que inervan las fibras musculares; el **asta posterior** contiene interneuronas en las vías sensitivas y motoras. La sustancia blanca está formada por fibras nerviosas que transportan la información sensorial desde los receptores de la piel y los músculos hasta el cerebro (p. ej., el **fascículo grácil**) o por fibras nerviosas que transportan la información motora desde el cerebro hasta las interneuronas y las motoneuronas de la sustancia gris de la médula espinal (p. ej., el **tracto corticoespinal**). El *rectángulo rojo* indica la posición del tejido en la figura 7-11B que se ha teñido con una tinción de Nissl para cuerpos neuronales.

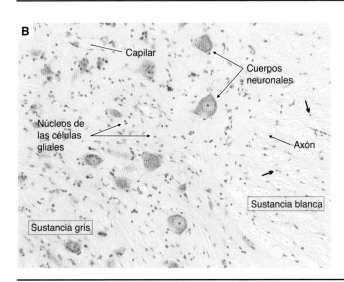

B

Capilar

Cuerpos neuronales

Núcleos de las células gliales

Axón

Sustancia blanca

Sustancia gris

Figura 7-11B.   Médula espinal. Tinción de Nissl, ×136

Las **tinciones de Nissl**, como la **tionina** o el **violeta de cresilo**, reaccionan con los **ácidos nucleicos** (ARN, ADN) y, por tanto, tiñen el **retículo endoplásmico rugoso**, los **núcleos** y los **nucléolos** de las neuronas. Esto hace visibles los cuerpos neuronales, junto con los **núcleos de las células gliales** y los núcleos de las células epiteliales de los vasos sanguíneos. Los grandes cuerpos celulares de esta sección pertenecen a las motoneuronas del asta anterior de la **médula espinal** (*rectángulo rojo* en la fig. 7-11A). También son visibles los núcleos de las células gliales (**astrocitos** y **oligodendrocitos**) en la **sustancia gris** del lado izquierdo de la imagen y en la **sustancia blanca** del lado derecho de la imagen (*flechas pequeñas*). Es importante tener en cuenta, cuando se observan secciones teñidas de mielina como en la figura 7-11A, que las zonas de color claro, donde parece no haber nada teñido, están en realidad llenas de cuerpos neuronales similares a los que se ilustran aquí.

TRONCO ENCEFÁLICO

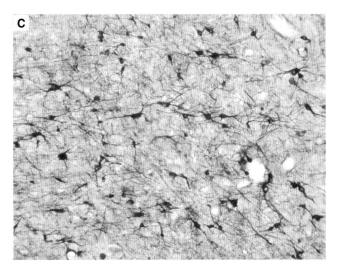

C

Figura 7-11C.   Neuronas en la formación reticular del tronco encefálico. Histoquímica de NADPH, ×68

Las **neuronas** utilizan una gran variedad de **neurotransmisores**. Además de las tinciones que reaccionan con los componentes estructurales de una célula nerviosa, es posible utilizar **reacciones histoquímicas** para visualizar la presencia de determinados neurotransmisores. Esta fotomicrografía ilustra un ejemplo de este tipo de reacción, en la que solo se visualizan las neuronas que generan el neurotransmisor **óxido nítrico** (**NO**). En este caso, se marcó una enzima necesaria para la síntesis de NO, la **nicotinamida adenin dinucleótido fosfatasa reducida** (**NADPH**) diaforasa, con un cromógeno azul (sustancia coloreada). Las neuronas están coloreadas en su totalidad porque el NO es un nuevo neurotransmisor que no está unido en vesículas como la mayoría de los neurotransmisores, sino que se sintetiza en cualquier parte de la célula y se filtra a través de la membrana celular cuando se libera. A menudo funciona para modular la acción de otros neurotransmisores.

CORTEZA CEREBRAL

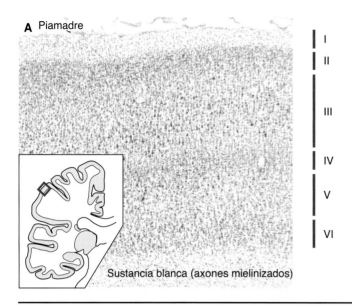

A Piamadre

I
II
III
IV
V
VI

Sustancia blanca (axones mielinizados)

Figura 7-12A. Corteza cerebral. Tinción de Nissl, ×24

La **corteza cerebral** es una capa de neuronas densamente empaquetadas de unos 2 mm de grosor que forma la superficie de los hemisferios del cerebro. La corteza está organizada en **capas** (indicadas con *líneas rojas* y *números romanos*) en función del **tamaño**, la **forma** y la **densidad de empaquetamiento** de las neuronas en las distintas regiones de la corteza. Por ejemplo, las **capas II** y **IV** de esta fotomicrografía están formadas por neuronas pequeñas y apretadas (sobre todo células granulares), mientras que las **capas III** y **V** están formadas por neuronas más grandes (sobre todo células piramidales). Este ejemplo está tomado de la corteza de asociación del lóbulo parietal (*cuadro rojo en el recuadro*). La **capa I** está formada de modo predominante por dendritas y axones que discurren de forma horizontal; los núcleos de esta región pertenecen a células gliales. La sustancia blanca está formada por axones que entran y salen de esta pequeña región de la corteza y la conectan con otras regiones corticales, con estructuras subcorticales como el tálamo y con la médula espinal.

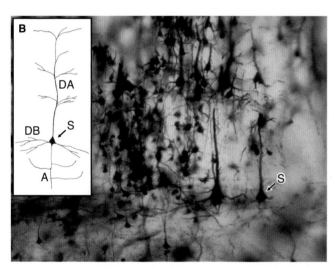

B

DA

DB   S

A   S

Figura 7-12B. Corteza cerebral, células piramidales. Preparación de Golgi, ×136

Las neuronas más numerosas de la **corteza cerebral** son las **células piramidales**, llamadas así por sus cuerpos celulares triangulares (**somas**; *S* en el *recuadro* y la fotomicrografía). Las células piramidales también se caracterizan por una larga **dendrita apical** (*DA*) que se extiende en la capa I y tiene muchas ramas laterales; varias **dendritas basales** (*DB*) que se extienden de modo lateral desde la base del soma, y un largo **axón** (*A*) que sale de la corteza y se extiende, en la sustancia blanca, a alguna otra región de la corteza o a estructuras subcorticales, como los núcleos basales, el tronco encefálico o la médula espinal. Las células piramidales se encuentran en las capas II a VI de la corteza, pero son más evidentes en las capas III y V. El tamaño de los somas oscila entre 10 y más de 50 µm, y los más grandes se encuentran en la capa V de la corteza motora primaria. La muestra en la imagen se tomó de la capa III. Incluye varias células piramidales medianas y muchas células piramidales pequeñas.

CORRELACIÓN CLÍNICA

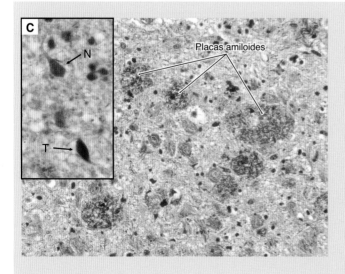

C

N

Placas amiloides

T

Figura 7-12C. Enfermedad de Alzheimer. Tinción de Bielschowsky, ×272; *recuadro* ×550

La **enfermedad de Alzheimer** es la forma más común de **demencia** en los adultos mayores (60 a 80% de los casos). Los pacientes muestran una **pérdida de memoria progresiva, cambios de personalidad** y **alteraciones cognitivas**. Desde el punto de vista patológico, la enfermedad de Alzheimer se caracteriza por el depósito extracelular de la **proteína Aβ** (**placas**), **ovillos neurofibrilares intracelulares** (*recuadro*: N, neurona normal; T, cuerpo celular de la neurona lleno de ovillos de coloración oscura), y **pérdida de neuronas** y sinapsis en la corteza cerebral y en algunas regiones subcorticales. La anatomía macroscópica muestra la **atrofia** de las regiones afectadas. La teoría más destacada es que la mutación de genes como los localizados en el cromosoma 21 conducen a la sobreproducción del precursor Aβ. La enfermedad de Alzheimer no tiene cura. Los tratamientos incluyen terapias farmacéuticas y psicosociales, así como cuidados de apoyo.

CEREBELO

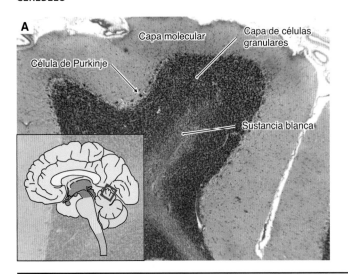

Figura 7-13A. Folio cerebeloso. Tinción de Nissl, ×34

El **cerebelo** (*estructura verde en el recuadro*) es una estructura grande y compleja que se encuentra debajo de la parte posterior de los hemisferios cerebrales. Su nombre significa «pequeño cerebro». Es fundamental para los movimientos suaves y coordinados y participa, en menor medida, en muchas otras funciones. La organización estructural del cerebelo es similar a la del cerebro, ya que consta de **sustancia blanca**, una **corteza** y **núcleos subcorticales**. Sin embargo, la organización de la corteza es muy diferente a la de la corteza cerebral. Solo hay tres capas, la **capa de células granulares**, la **capa de células de Purkinje** y la **capa molecular**. La capa de células granulares contiene un enorme número de células muy pequeñas y apretadas y sus dendritas. La capa de células de Purkinje, en la interfaz de las capas de células granulares y moleculares, solo tiene una célula de profundidad. La capa molecular contiene sobre todo axones y dendritas, con muy pocos cuerpos celulares neuronales. El *cuadro rojo* indica la posición del tejido en esta figura.

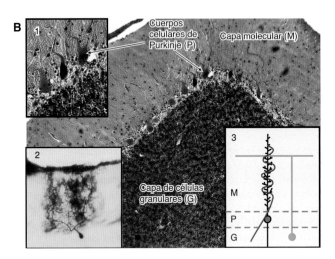

Figura 7-13B. Corteza cerebelosa. Tinción de Nissl, ×68, *recuadro 1*, ×124; *recuadro 2*, Golgi, ×74

Las **células de Purkinje** y las **células granulares** son las neuronas más evidentes de la **corteza cerebelosa**. Las *células de Purkinje*, que se encuentran entre las neuronas más grandes del SNC, están situadas entre la capa de células granulares y la capa molecular (*recuadro 1*). Las células de Purkinje tienen árboles dendríticos muy ramificados que se extienden por toda la profundidad de la capa molecular (*recuadro 2*). El árbol dendrítico de una célula de Purkinje tiene forma de abanico de papel. La parte ancha del «abanico» se ve al cortar el eje largo de un folio (*recuadro 2*). El borde del abanico se ve cuando se corta en paralelo al eje largo del folio (*recuadro 3*). Las *células granulares* (*azul, recuadro 3*) envían sus axones a la capa molecular en la que se dividen y corren paralelas al eje largo del folio, haciendo contacto sináptico con cientos o miles de dendritas de células de Purkinje. Otro elemento importante en el circuito básico de la corteza cerebelosa es la **fibra trepadora** (*rojo, recuadro 3*). Estos axones se originan en el núcleo olivar inferior. Cada fibra trepadora rodea las dendritas de una sola célula de Purkinje. Los axones de las células de Purkinje constituyen la única vía de salida de la corteza cerebelosa.

CORRELACIÓN CLÍNICA

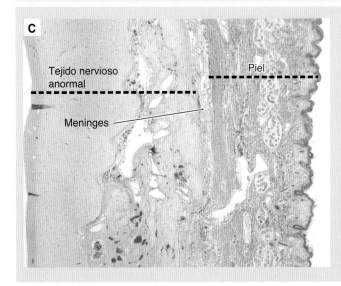

Figura 7-13C. Encefalocele. H&E, ×17

En algunos embriones, el **neuroectodermo** no se separa del **ectodermo superficial** durante las primeras fases del desarrollo. Puede producirse un defecto en la **bóveda craneal** a medida que se forma el hueso del cráneo, a través del cual pueden sobresalir el LCR, las meninges y el tejido cerebral. Este caso ilustra el tejido cerebral inmaduro y su cubierta meníngea, que se han herniado a través de un defecto óseo en el hueso occipital. Estos tejidos neuroectodérmicos se encuentran justo debajo del tejido conjuntivo denso subcutáneo de la piel suprayacente. Los **encefaloceles** se encuentran con mayor frecuencia en la región occipital. En sus diversas variantes, pueden contener (1) solo LCR y meninges, (2) LCR, meninges y sustancia cerebral (lóbulo occipital o cerebelo), o (3) LCR, meninges, cerebro y parte del sistema ventricular. Cuanto más elaborado sea el encefalocele, más debilitante y difícil será su tratamiento.

MENINGES

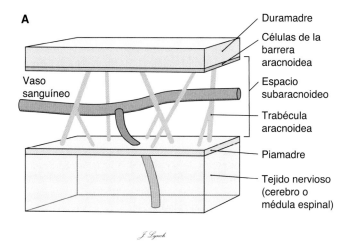

A

Duramadre

Células de la barrera aracnoidea

Vaso sanguíneo

Espacio subaracnoideo

Trabécula aracnoidea

Piamadre

Tejido nervioso (cerebro o médula espinal)

J. Lynch

Figura 7-14A. Duramadre, aracnoides y piamadre.

La capa meníngea externa correosa, la **duramadre**, está formada por fibroblastos alargados y grandes cantidades de colágeno extracelular. Está unida con dificultad a la **capa de la barrera aracnoidea**; no hay «espacio subdural» en el estado normal. La duramadre está unida con tenacidad al cráneo en la base del cerebro y en las suturas y está menos adherida al cráneo en otras regiones. La capa de la barrera aracnoidea está formada por dos o tres capas de células unidas entre sí por muchas uniones herméticas continuas, de ahí su carácter de "barrera" frente al LCR. El espacio subaracnoideo (ESA) está situado entre la aracnoides y la piamadre, contiene vasos sanguíneos y LCR y está atravesado por **trabéculas aracnoideas**. La **piamadre** suele estar formada por una o dos capas de fibroblastos aplanados y adheridos a la superficie del cerebro y la médula espinal. Por lo regular, los vasos sanguíneos situados en el ESA están cubiertos por finas capas de piamadre. La interfaz entre la piamadre y el tejido nervioso se caracteriza por una **membrana glial limitante (glia limitans)**, como se muestra en la figura 7-15A.

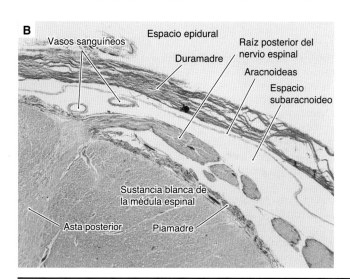

B

Vasos sanguíneos

Espacio epidural

Raíz posterior del nervio espinal

Duramadre

Aracnoideas

Espacio subaracnoideo

Sustancia blanca de la médula espinal

Asta posterior

Piamadre

Figura 7-14B. Meninges espinales en la región de las raíces posteriores. H&E, ×34

En los niveles espinales, la **duramadre** forma un saco tubular que encierra la médula espinal. Sin embargo, a diferencia de la duramadre craneal, que se adhiere al cráneo, la duramadre espinal está separada de los cuerpos vertebrales por un **espacio epidural**. Tanto la duramadre espinal como la craneal están formadas por muchos fibroblastos alargados y abundante colágeno extracelular. La **capa celular de la barrera aracnoidea** es básicamente la misma a nivel craneal y espinal. En estado normal, la capa celular de la barrera está unida a la duramadre, aunque solo de modo parcial. No existe un espacio subdural natural; lo que parece ser un espacio aquí es un artefacto de la preparación del tejido. La **piamadre** en la médula es continua con el **epineuro** en la raíz posterior, y este último representa una parte de un nervio periférico. El **ESA** se encuentra entre la piamadre y la aracnoides y en este punto contiene las raíces posteriores.

CORRELACIÓN CLÍNICA

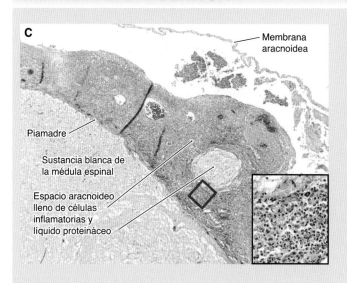

C

Membrana aracnoidea

Piamadre

Sustancia blanca de la médula espinal

Espacio aracnoideo lleno de células inflamatorias y líquido proteináceo

Figura 7-14C. Meningitis. H&E, ×34; *recuadro* ×147

La **meningitis** es una enfermedad inflamatoria de las meninges que se encuentra en gran parte secuestrada en el **ESA**. La inflamación suele deberse a una infección por **virus, bacterias** o **agentes micóticos**. Los signos y síntomas incluyen fiebre, dolor de cabeza, irritabilidad, fotofobia, rigidez de cuello (**meningismo**), vómito, alteración del estado mental y hemorragias cutáneas (**púrpura**). Las complicaciones pueden provocar sordera, epilepsia e hidrocefalia. Desde el punto de vista patológico, la meningitis afecta a la piamadre-aracnoides y al LCR en el ESA y puede extenderse a los ventrículos cerebrales. Los hallazgos característicos incluyen manguitos perivasculares de células inflamatorias agudas y crónicas (*cuadro rojo en el recuadro*), que distorsionan el espacio aracnoideo. La **punción lumbar** para obtener LCR es una importante herramienta diagnóstica. El tratamiento suele ser de apoyo en el caso de las meningitis virales e incluye antibióticos u otros agentes que pueden atravesar la barrera hematoencefálica en el caso de las meningitis bacterianas o micóticas.

CÉLULAS GLIALES

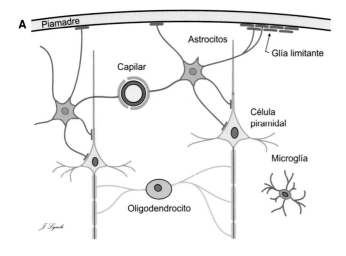

Figura 7-15A. Tipos de células gliales.

Las **células gliales** (también llamadas **neuroglía** o **glía**) son células no neuronales que ayudan a transferir nutrientes de los capilares a las neuronas, mantienen la barrera hematoencefálica, regulan el entorno intercelular, proporcionan aislamiento de mielina a los axones, brindan soporte mecánico a las neuronas, actúan como fagocitos para eliminar patógenos y neuronas muertas, desempeñan un papel en la presentación de antígenos en el sistema inmunológico y realizan otras numerosas funciones. Las pruebas recientes sugieren que las células gliales incluso participan en algunos aspectos de la transmisión sináptica. Se cree que hay hasta 10 veces más células gliales que neuronas en el sistema nervioso. Los principales tipos de células gliales del SNC son los **astrocitos** (descritos a continuación), los **oligodendrocitos** (que producen mielina) y la **microglía** (que actúa como fagocitos y elementos del sistema inmunológico). Otras células de tipo glial son las **células de la glía radial** y las **células ependimarias** en el SNC, así como las **células de Schwann** y las **células satélite** en el sistema nervioso periférico.

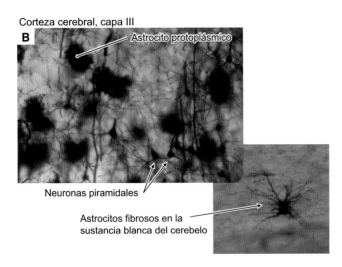

Figura 7-15B. Astrocitos. Preparaciones de Golgi, *arriba a la izquierda*, ×136; *abajo a la derecha*, ×204

Los **astrocitos** se encuentran en todo el SNC. Los astrocitos tienen prolongaciones citoplásmicas de longitud variable que forman pies perivasculares que se adhieren a los vasos sanguíneos ayudando a formar la barrera hematoencefálica en las neuronas que desempeñan un papel en el suministro de nutrientes a estas células. Los astrocitos regulan la composición iónica y el pH del entorno extracelular y secretan diversas sustancias neuroactivas. Los extremos de los astrocitos forman la **glía limitante**, un revestimiento de la superficie interna de la piamadre que rodea el cerebro y la médula espinal (fig. 7-13A). Por último, los astrocitos desempeñan un papel importante en el metabolismo de los neurotransmisores y en la modulación de la transmisión sináptica. Existen dos tipos de astrocitos. Los **astrocitos protoplásmicos**, en la sustancia gris, tienen prolongaciones cortas y gruesas que están agrupadas de manera densa y muy ramificadas, lo que les da un aspecto de nube. Los astrocitos fibrosos, en la sustancia blanca, tienen prolongaciones largas y delgadas con relativamente pocas ramificaciones. Los dos tipos de astrocitos tienen funciones similares pero difieren en algunas propiedades especiales.

CORRELACIÓN CLÍNICA

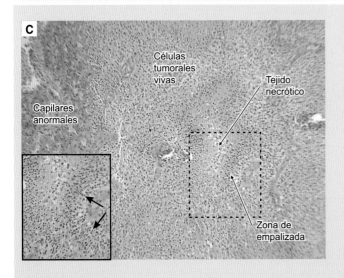

Figura 7-15C. Glioblastoma. H&E, ×68; *recuadro* ×84

El **glioblastoma** (una forma de **astrocitoma**) es un tumor altamente maligno que surge en el cerebro a partir de **astrocitos neoplásicos**. Varias características de este tumor ayudan al patólogo a llegar al diagnóstico. En el centro de esta micrografía, las células tumorales están necrosadas. En los bordes de la zona de necrosis, las células tumorales no necróticas se alinean de manera paralela, así como los postes que forman una cerca. Esta configuración se denomina **empalizada** (*flechas, recuadro*). Más allá de la zona de empalizada, las células tumorales vivas suelen rodear estructuras vasculares anormales complejas (**estructuras vasculares glomeruloides**) que se asemejan a los glomérulos del riñón en su tortuosa disposición de capilares. El **aumento de la mitosis** entre las células tumorales viables también ayuda en el proceso de diagnóstico. Incrementar la duración de la vida de los pacientes con glioblastoma es un área de investigación intensiva en la actualidad.

Sistema nervioso autónomo

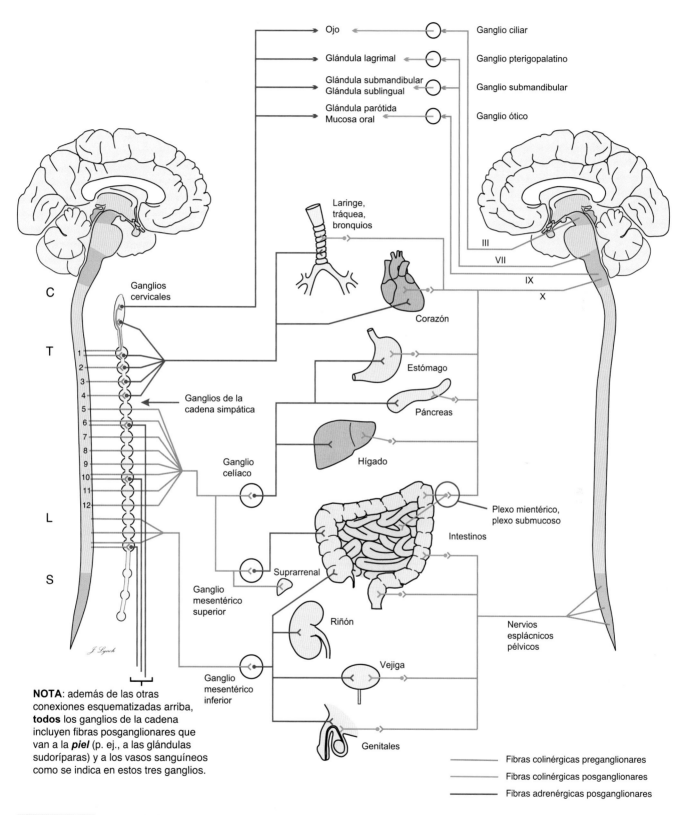

Figura 7-16. Generalidades del sistema nervioso autónomo. (*Continúa en la página siguiente*).

Ganglios autónomos

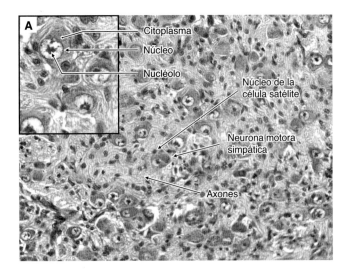

Figura 7-17A.   Ganglio simpático. H&E, ×272; *recuadro* ×520

Esta sección de un **ganglio de la cadena simpática** muestra cuerpos neuronales visceromotoras de tamaño pequeño a mediano que dan lugar a **axones posganglionares**. Estas neuronas reciben sinapsis de los **axones simpáticos preganglionares** que se originan en el asta lateral de la médula espinal torácica y lumbar superior. Los *axones preganglionares* están mielinizados; los *axones posganglionares* no están mielinizados. Estas **neuronas motoras** son **multipolares** (en contraste con las neuronas sensitivas unipolares de los ganglios de la raíz posterior), aunque las dendritas no son visibles en esta tinción de H&E. El tamaño de los cuerpos celulares es más uniforme que en los ganglios sensitivos, y los cuerpos celulares y los axones se distribuyen de forma más uniforme por los ganglios en lugar de estar agrupados como en los ganglios sensitivos. Las **células satélite** no están distribuidas de manera tan uniforme en torno a los cuerpos neuronales como en los ganglios sensitivos.

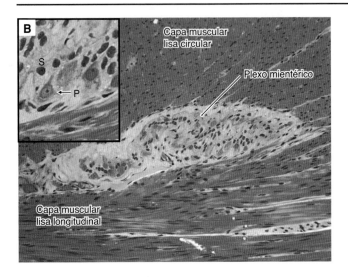

Figura 7-17B.   Plexo mientérico (de Auerbach). H&E, ×136; *recuadro* ×300

La división entérica carece de los ganglios discretos y encapsulados que caracterizan a la división simpática. Sus neuronas visceromotoras están distribuidas en una red de plexos que se distribuyen dentro de las paredes del tracto gastrointestinal. La mayoría de las neuronas de la división entérica se encuentra en los **plexos mientérico** y **submucoso**. Los plexos mientéricos se hallan entre la **capa de músculo liso circular** y la **capa de músculo liso longitudinal** del intestino (véase cap. 15, "Tracto digestivo"; véase también cap. 6, "Músculos"). Estos plexos son grupos de motoneuronas parasimpáticas posganglionares; neuronas sensitivas, que reciben la información de los quimiorreceptores y mecanorreceptores de la pared intestinal, y **neuronas de circuito local** (**interneuronas**). Las interneuronas pueden procesar señales neuronales dentro de un plexo y también pueden mediar en la coordinación de múltiples plexos. (*Recuadro:* P, motoneurona posganglionar multipolar; S, célula satélite).

Figura 7-16.   Generalidades del sistema nervioso autónomo. (*Continuación*).

El sistema nervioso autónomo está compuesto por tres divisiones: **simpática**, **parasimpática** y **entérica**. Las divisiones simpática y parasimpática funcionan bajo el control directo del SNC; la división entérica funciona de forma algo más independiente. La *división simpática* incluye **neuronas preganglionares** con cuerpos celulares en el **asta lateral** de la médula espinal torácica y lumbar superior. Algunas de estas neuronas hacen sinapsis en las **neuronas posganglionares** de los **ganglios de la cadena simpática**; otras continúan más allá de estos ganglios y hacen sinapsis en los **ganglios simpáticos prevertebrales** (p. ej., el ganglio celiaco, los ganglios mesentéricos) cerca de los órganos que van a ser inervados. Las neuronas posganglionares envían axones a los órganos internos, glándulas y vasos sanguíneos. Los efectos de la actividad simpática incluyen el aumento del gasto cardiaco, la presión aterial y el diámetro de los bronquios; la disminución del peristaltismo intestinal y, en general, la preparación del individuo para una actividad extenuante, lo que a veces se denomina reacción de "lucha o huida". La *división parasimpática* tiene una organización muy diferente. Las fibras preganglionares se originan en los núcleos del tronco encefálico asociados con los nervios craneales III, VII, IX y X y en el **núcleo parasimpático sacro** (que ocupa una posición en la médula espinal sacra similar a la del asta lateral de la médula torácica). Las **fibras parasimpáticas preganglionares** que irrigan la región de la cabeza hacen sinapsis en ganglios discretos y las fibras posganglionares terminan en glándulas y músculo liso. Por el contrario, las fibras parasimpáticas preganglionares que viajan en el nervio craneal X (nervio vago) y los nervios esplácnicos pélvicos envían señales a las vísceras y los vasos sanguíneos dentro de la cavidad corporal. Estas fibras no hacen sinapsis en ganglios discretos, sino en pequeños **plexos** de cuerpos celulares posganglionares que se encuentran en las paredes de sus órganos objetivo o adyacentes a ellas. El efecto general de la actividad parasimpática es el opuesto al de la actividad simpática y tiende a devolver los órganos internos y el sistema cardiovascular a un nivel básico de funcionamiento. La *división entérica* consta de un gran número de neuronas dispuestas en una red de plexos en las paredes del intestino. Algunos de estos plexos se comparten con la división parasimpática. La actividad de la división entérica está modulada en general por las divisiones simpática y parasimpática, pero es capaz de actuar de forma independiente y refleja para mover bolos de sustancias alimenticias a través del tracto gastrointestinal mediante una acción peristáltica y para controlar la absorción, el flujo sanguíneo local y la secreción en respuesta a la composición química del bolo.

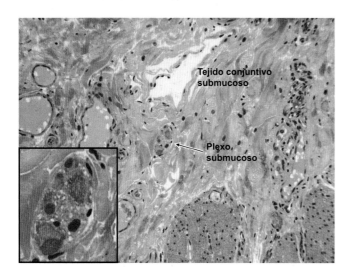

Figura 7-18. Plexo submucoso (de Meissner). H&E, ×136; *recuadro* ×453

Los **plexos submucosos (de Meissner)** se encuentran en la capa submucosa del intestino (véase cap. 15, "Tracto digestivo"). Estos plexos son similares a los plexos mientéricos en que son racimos no encapsulados de **neuronas motoras parasimpáticas posganglionares; neuronas sensitivas,** que reciben información de quimiorreceptores y mecanorreceptores en la pared intestinal, y **neuronas de circuito local (interneuronas).** Las motoneuronas posganglionares pueden inervar el músculo liso para aumentar o disminuir la actividad muscular y también pueden inervar las células secretoras de las paredes del intestino.

TABLA 7-1   Comparación de la raíz posterior y los ganglios autónomos

Tipo de ganglio	Disposición del cuerpo celular	Características del cuerpo celular	Células satélite	Sinapsis en el ganglio
Raíz posterior (sensorial)	Se organizan en grupos dentro del ganglio, los cuerpos celulares son de tamaño variable	Cuerpo celular redondo, núcleo central	Cápsula completa de células satélite	No hay sinapsis
Autónomo (visceromotor)	Distribuidos de modo uniforme dentro del ganglio, de tamaño uniforme	Cuerpo celular multipolar, núcleo excéntrico	Cápsula incompleta de células satélite	Numerosos contactos sinápticos

SINOPSIS 7-1   Términos patológicos y clínicos del sistema nervioso

■ *Ataxia:* incapacidad para coordinar de forma adecuada los músculos en la ejecución de un movimiento voluntario.

■ *Gliosis:* la multiplicación de los astrocitos como respuesta a una lesión en el cerebro, como se ejemplifica en el fieltro de los cuerpos celulares y procesos astrocíticos en una placa desmielinizada de la esclerosis múltiple (EM).

■ *Estructuras vasculares glomeruloides:* las complejas matrices de capilares que se asemejan a los glomérulos de un riñón son otro rasgo distintivo del glioblastoma.

■ *Ovillos neurofibrilares:* disposición helicoidal de neurofilamentos anormalmente fosforilados que se encuentra en muchas neuronas del hipocampo y de la corteza del enfermo de Alzheimer.

■ *Neuropatía:* enfermedad que afecta a los nervios craneales o espinales.

■ *Bulbo de cebolla:* tras repetidos ciclos de desmielinización y remielinización, finas capas de citoplasma de células de Schwann forman círculos concéntricos alrededor de un axón central. El aspecto de la estructura se asemeja a un corte transversal de un bulbo de cebolla y sus hojas anidadas.

■ *Empalizada:* la alineación de células tumorales viables en el borde de un foco necrótico en el glioblastoma, una característica diagnóstica de este astrocitoma grado 4 (el más maligno), una familia de tumores gliales derivados del astrocito.

■ *Placa:* esta palabra indica una lesión en varios contextos patológicos. (1) Una placa ateroesclerótica es la acumulación dura y calcificada de material graso en grandes arterias, como las coronarias o la aorta. (2) Una placa neurítica es el nudo extracelular de axones y dendritas fosforiladas, a menudo con un depósito central de proteína amiloide, que se halla en gran número en los cerebros de pacientes con la enfermedad de Alzheimer. (3) En la esclerosis múltiple, una placa desmielinizada es una zona irregular de axones, a menudo en una ubicación periventricular, que han perdido sus vainas de mielina.

De la histología a la patología

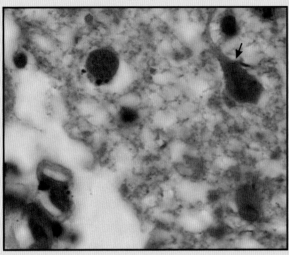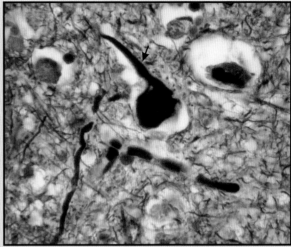

Figura 7-19.   Neurona normal y ovillos neurofibrilares. Tinción de Bielschowsky (*izquierda*) ×400; impregnación de plata, (*derecha*) ×400

Las *flechas negras* indican una **neurona normal** a la *izquierda* y una **neurona con ovillos neurofibrilares** a la *derecha*. Estos ovillos neurofibrilares se asemejan a una hélice negra retorcida en el citoplasma de una neurona de un paciente con la enfermedad de Alzheimer. Los ovillos neurofibrilares están formados por proteínas tau asociadas con microtúbulos y neurofilamentos anormalmente fosforilados.

Preguntas de caso clínico

1. Una mujer de 28 años de edad con un deterioro progresivo de la visión desde hace 3 meses acude a su consulta para una revisión. También se queja de debilidad y hormigueo en las extremidades inferiores, que describe como a veces peor y a veces mejor (con altibajos). Está alerta sin mostrar ningún trastorno cognitivo. La exploración física muestra nistagmo, temblor y debilidad muscular en ambas extremidades inferiores. La resonancia magnética nuclear (RMN) revela numerosas placas cerebrales en la región periventricular y en el cuerpo calloso. La punción lumbar muestra bandas oligoclonales en la electroforesis. Si se realiza un examen histológico de las placas, ¿cuál de los siguientes es el hallazgo más significativo?

A. Desmielinización e infiltración perivascular de linfocitos y macrófagos.
B. Proteínas de mielina elevadas y axones bien conservados.
C. Aumento de astrocitos y células gliales.
D. Aumento de los oligodendrocitos con elevada proteína de mielina.
E. Neovascularización con aumento de las células de Schwann.

2. Una mujer blanca de 84 años de edad se alejó 1.5 km de su casa una madrugada y no pudo encontrar el camino de vuelta. Su marido murió hace 5 años y desde entonces vive sola. Una de sus hijas informó que, en los últimos 6 meses, su madre parecía tener dificultades para comunicarse con ella. No podía recordar de modo correcto los nombres de sus hijos. El examen revela una evidente pérdida de memoria y cambios de personalidad. Si se tomaran fotomicrografías de su corteza cerebral, ¿cuál de los siguientes sería el hallazgo más destacado?

A. Disminución de la proteína amiloide y de los ovillos neurofibrilares intracelulares.
B. Disminución de los oligodendrocitos.
C. Aumento de las placas amiloides y de los ovillos neurofibrilares intracelulares.
D. Aumento de los astrocitos en la corteza cerebral.
E. Aumento de las neuronas en la corteza cerebral.

3. Un estudiante universitario de 19 años de edad enfermó de manera repentina hace unas 38 horas. Fue llevado al servicio de urgencias tras una convulsión. Se queja de un fuerte dolor de cabeza, y tiene una fiebre de 39 °C. Antes de llegar al hospital, el paciente tuvo un único episodio de vómito. La exploración física muestra rigidez de cuello, fotofobia e irritabilidad. Se ordena una TC y una punción lumbar. Los resultados del LCR revelan un recuento de leucocitos de 4 800/μL (88% es neutrófilos), y proteínas de 420 mg/dL. La tinción de Gram es positiva. ¿Cuál de los siguientes es el diagnóstico más probable?

A. Meningitis bacteriana.
B. Meningitis criptocócica.
C. Meningitis tuberculosa.
D. Encefalitis viral.
E. Meningitis viral.

8 Sangre y hematopoyesis

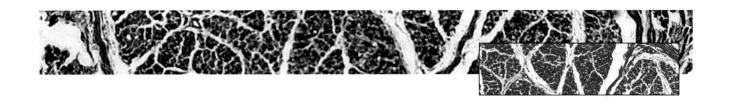

Células de sangre periférica

Preguntas de caso clínico

Células de sangre periférica

Introducción y conceptos clave de las células de sangre periférica

Se preparan frotis de sangre para poder evaluar la morfología de los elementos formes o celulares y calcular el número relativo de leucocitos (**recuento diferencial de leucocitos**). Si una persona presenta anemia, el examen de la morfología de los eritrocitos puede ayudar a clasificar su tipo. Si una persona tiene un recuento elevado de leucocitos, un **recuento diferencial de leucocitos** puede proporcionar información valiosa para determinar qué tipo de infección o leucemia tiene. Todos los elementos formes o celulares cumplen funciones de importancia crítica. Los **eritrocitos** funcionan en el transporte de los gases respiratorios, las **plaquetas** sobre todo en la hemostasia, y los **leucocitos** funcionan de diversas maneras para proteger de la infección por una amplia variedad de organismos patógenos potenciales.

ERITROCITOS. Transportan oxígeno desde los pulmones a todos los tejidos del cuerpo, aunque también participan en el transporte de dióxido de carbono y en la regulación del pH. Debido a que los eritrocitos son anucleados y carecen de orgánulos con membrana, su estructura interna es homogénea. Un eritrocito es en esencia una bolsa de plasmalema que contiene una solución de hemoglobina altamente concentrada (30%). Además, los eritrocitos tienen un complejo de proteínas citoesqueléticas asociado con la membrana que les da la forma de disco bicóncavo.

PLAQUETAS. También llamadas **trombocitos**, son pequeños fragmentos de citoplasma con una estructura compleja y muy organizada. Su número suele oscilar entre 200 000 y 400 000/μL. Si el número de plaquetas cae por debajo de 60 000/μL ("trombocitopenia"), la integridad de los vasos sanguíneos más pequeños se ve comprometida. Las plaquetas tienen la función de minimizar la pérdida de sangre cuando hay una abertura en el sistema circulatorio.

LEUCOCITOS. Son mucho menos abundantes que los eritrocitos, de 4 500 a 11 000/μL en contraste con unos 5 millones/μL. Sin embargo, el número de leucocitos puede aumentar de modo notable en algunas circunstancias, como una infección o una leucemia. Los leucocitos tienen una amplia gama de vida: desde unos pocos días (neutrófilos) hasta años (algunos linfocitos). Todos los leucocitos participan en la defensa contra microorganismos y otros agentes extraños y en la respuesta de los tejidos a las lesiones. Por lo general, desempeñan sus funciones solo después de abandonar el torrente sanguíneo y entrar en el tejido conjuntivo convencional mediante procesos de adhesión a las células endoteliales y de movimiento activo a través de los huecos del endotelio (**diapédesis**). Los leucocitos se liberan de modo constante de la médula ósea para ser enviados por el sistema cardiovascular a los lechos vasculares de todos los tejidos periféricos. Los leucocitos se clasifican en **no granulares** (**agranulares**) o **granulares**, de acuerdo a si son evidentes los gránulos citoplasmáticos específicos cuando las células se tiñen con tinciones de tipo Romanowsky, como la tinción de Wright. Los tres tipos de *granulocitos* –básfilos, eosinófilos y neutrófilos– se denominan e identifican por la reacción de tinción de sus gránulos específicos. Los dos tipos de *leucocitos no granulares*, los **linfocitos** y los **monocitos**, también tienen gránulos, pero estos son solo gránulos no específicos (**lisosomas**). Todos los granulocitos son **células terminales**, es decir, no volverán a dividirse porque han perdido esa capacidad durante la diferenciación. Los monocitos y los linfocitos tienen el potencial de seguir dividiéndose.

Los **linfocitos** son los segundos leucocitos más abundantes y representan entre 25 y 33% de su totalidad. Son las células que median la inmunidad específica contra moléculas y organismos extraños. Los **linfocitos B** producen inmunoglobulinas y sus derivados, las **células plasmáticas**, están especializados en la secreción de anticuerpos solubles. Los **linfocitos T** son los agentes de las respuestas inmunológicas específicas mediadas por células, y comprenden varios tipos. Entre ellos, los **linfocitos T citotóxicos** funcionan para eliminar las células hospedadoras infectadas por virus, mientras que los **linfocitos T auxiliares** y los **linfocitos T supresores** regulan las respuestas inmunológicas. Para las células nulas, véase el capítulo 10, "Sistema linfático".

Los **monocitos**, los leucocitos de mayor tamaño, constituyen entre 3 y 7% de los leucocitos circulantes. Los monocitos no son funcional ni estructuralmente maduros cuando circulan por la sangre. Más bien, son una forma intermedia de un linaje celular que comienza la diferenciación en la médula ósea (como todas las células sanguíneas) pero no la completa hasta su llegada a un tejido periférico. Hay varios tipos de células funcionales que se derivan de los monocitos, como los **macrófagos tisulares**, las **células de Kupffer**, las **células microgliales**, los **osteoclastos** y las **células presentadoras de antígenos**.

Los **neutrófilos** son, por mucho, los leucocitos más abundantes. Por lo regular, entre 54 y 62% de los leucocitos son neutrófilos maduros, y entre 3 y 5% son formas inmaduras (en banda). Los neutrófilos son la principal arma celular para destruir las bacterias, y el número total de neutrófilos circulantes puede aumentar de forma rápida en respuesta a las infecciones bacterianas. Una vez que un neutrófilo entra en contacto con una bacteria, se adhiere a ella y la engulle (**fagocitosis**) dentro de un fagosoma. Los gránulos primarios y secundarios del neutrófilo se fusionan con el fagosoma, lo que expone a la bacteria a una serie de compuestos y enzimas bactericidas. Otro mecanismo de eliminación de bacterias empleado por los neutrófilos es la generación de compuestos reactivos de oxígeno en un proceso denominado **explosión respiratoria**.

Los **eosinófilos** representan entre 1 y 3% de los leucocitos circulantes y, al igual que los basófilos, su número tiende a aumentar en respuesta a infecciones parasitarias y reacciones alérgicas. Las funciones de los eosinófilos no se comprenden del todo, pero es evidente que funcionan en la defensa contra la infección por gusanos parásitos como los esquistosomas. Los eosinófilos son reclutados en los focos de infección parasitaria, y algunos de los contenidos de sus gránulos (p. ej., las principales proteínas básicas) son altamente tóxicos para los parásitos. También parece que actúan para amortiguar y limitar la inflamación en los lugares donde se producen reacciones alérgicas.

Los **basófilos** son los menos numerosos (<1%) de los leucocitos. Son similares de modo funcional a los mastocitos del tejido conjuntivo. Ninguno de los dos tipos de células funciona por fagocitosis, por lo que son muy diferentes a los neutrófilos. En cambio, sus funciones de defensa contra la invasión microbiana son indirectas. Cuando se activan, secretan (o **exocitan**) una variedad de mediadores inflamatorios desde sus gránulos y sintetizan y liberan una serie de derivados del ácido araquidónico, como los **leucotrienos** y las **prostaglandinas**. Estas moléculas de señalización intensifican la inflamación al (1) aumentar el flujo sanguíneo local, (2) potenciar la fuga de proteínas plasmáticas de la sangre, (3) promover el reclutamiento de otros leucocitos a un lugar de infección y (4) potenciar la actividad de los demás leucocitos.

SINOPSIS 8-1   Duración, recuento y tamaño de las células sanguíneas

■ *Leucocitos:* el recuento del número total es de 4 500 a 11 000/mm³.

■ *Eritrocitos:* su vida es de unos 120 días; su recuento es de 4 200 000 a 5 900 000/mm³ (hombre 4 500 000-5 900 000/mm³; mujer 4 200 000-5 400 000/mm³); su tamaño es de 7 a 8 μm (de diámetro).

■ *Plaquetas (trombocitos):* su vida es de 8 a 12 días, su recuento es de 150 000 a 400 000/mm³; su tamaño es de 1 a 4 μm.

■ *Monocitos:* su duración en la circulación es de unas horas a unos días antes de diferenciarse (la vida de un macrófago es de hasta varios meses); su recuento es de 200 a 900/mm³; su tamaño es de 12 a 15 μm.

■ *Linfocitos:* su vida es de unos días a años; su recuento es de 1 000 a 4 000/mm³; su tamaño es de 6 a 12 μm.

■ *Neutrófilos:* su duración en la circulación es de unas horas, su vida es de unos 8 días; su recuento es de 3 500 a 7 000/mm³; su tamaño es de 9 a 12 μm.

■ *Eosinófilos:* su vida es incierta, tal vez unos días; su recuento es de 50 a 450/mm³; su tamaño es de 9 a 14 μm.

■ *Basófilos:* su vida es incierta, tal vez unos días; su recuento es de 0 a 200/mm³; su tamaño es de 8 a 10 μm.

■ Los recuentos sanguíneos de laboratorio miden el *número total* de leucocitos ([WBC] leucocitos/mm³) y los *recuentos diferenciales* (porcentaje de cada tipo de leucocito). Las *cifras absolutas* de leucocitos pueden calcularse al multiplicar el número total/mm³ por el porcentaje de cada tipo de leucocito.

■ *Desplazamiento hacia la izquierda:* aumento del número de leucocitos inmaduros (en especial neutrófilos en forma de banda), lo que sugiere una alta demanda por infección o inflamación aguda (el rango normal de leucocitos en banda es de 2 a 6%).

■ *Desplazamiento hacia la derecha:* ausencia de leucocitos inmaduros en el recuento diferencial de leucocitos.

Composición de la sangre

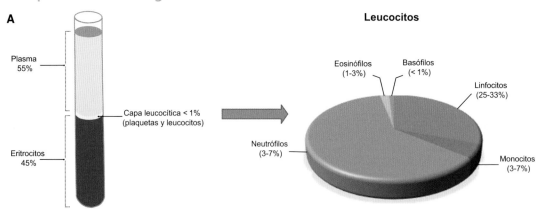

Figura 8-1A.   Generalidades de la composición de la sangre periférica.

El fraccionamiento de la sangre suele realizarse al centrifugar la sangre entera anticoagulada en un tubo pequeño. En este proceso, la sangre se separa en tres capas: (1) **eritrocitos** (alrededor de 45%) en el fondo del tubo, (2) una **capa leucocítica** (<1%) en el centro, y (3) **plasma** (alrededor de 55%) en la parte superior (incluidos agua, proteínas y solutos) (*lado izquierdo de la figura*). La **capa leucocítica** contiene **plaquetas y leucocitos** que incluyen neutrófilos (54-62%), linfocitos (25-33%), monocitos (3-7%), eosinófilos (1-3%) y basófilos (<1%) (*lado derecho de la figura*).

B

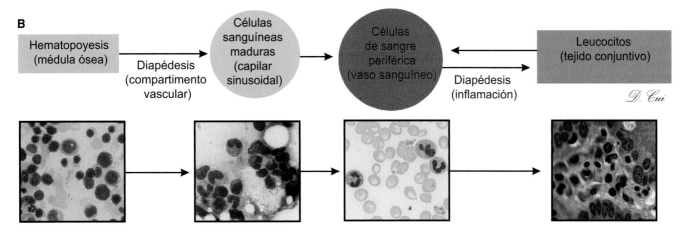

Figura 8-1B. Diagrama de maduración y migración de las células sanguíneas.

Las **células sanguíneas** se desarrollan en el **compartimento hematopoyético** de la **médula ósea** y luego se desplazan al **compartimento vascular** de la **médula ósea**, que contiene muchos **vasos sanguíneos sinusoidales** que permiten a las células sanguíneas maduras migrar a la circulación sanguínea por **diapédesis**. Los **leucocitos** se desplazan al tejido conjuntivo cuando se produce una **inflamación** debido a una infección y a un daño tisular, o cuando hay antígenos presentes en el tejido. La **diapédesis** también se conoce como **extravasación leucocitaria**. Algunos leucocitos (linfocitos) pueden volver a la circulación tras encontrarse con el antígeno.

CORRELACIÓN CLÍNICA

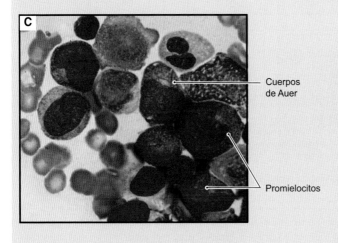

Cuerpos de Auer

Promielocitos

Figura 8-1C. Leucemia mieloide aguda. H&E, ×1 000

La **leucemia mieloide aguda (LMA)** es un grupo heterogéneo de **neoplasias mieloides malignas** que se producen debido a mutaciones genéticas que provocan alteraciones en el proceso de maduración normal. Muchos de los defectos genéticos son **translocaciones,** como la **t (15;17)** que se observa en la **leucemia promielocítica aguda (LPA),** una forma de LMA. A medida que los precursores inmaduros se acumulan en la médula, se reducen las células hematopoyéticas normales, lo que provoca **anemia, trombocitopenia** y una reducción de los leucocitos normales. Los pacientes suelen presentar **petequias,** manchas redondas de color rojo o púrpura en la piel a causa de las hemorragias, debido a la disminución de las plaquetas (**trombocitopenia**). El recuento periférico de leucocitos suele ser muy elevado debido a la presencia de las células anormales e inmaduras. Las células de la LMA tienen las cualidades de los blastos con nucléolos y muestran distintos grados de diferenciación. Un rasgo histológico característico de la LMA es la presencia de inclusiones citoplasmáticas en forma de bastón, denominadas **cuerpos de Auer.**

Tipos de células de la sangre periférica

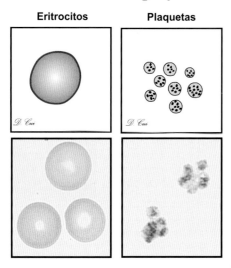

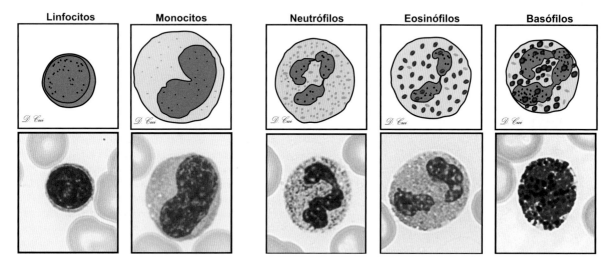

Figura 8-2.   Generalidades de los tipos de células de la sangre periférica (células sanguíneas maduras), frotis de sangre. Tinción de Wright, ×1 569

La **sangre** es un tejido conjuntivo especializado compuesto por **células sanguíneas** suspendidas en el líquido intercelular (o **plasma**). Las células sanguíneas incluyen **eritrocitos (glóbulos rojos)**, **plaquetas (trombocitos)** y **leucocitos (glóbulos blancos)**. Los *eritrocitos* son los más numerosos. Son células en forma de disco bicóncavo sin núcleo y son importantes en el transporte de gases. Las *plaquetas* son fragmentos celulares muy pequeños que no tienen núcleo, no pueden reproducirse y proceden de células de gran tamaño llamadas **megacariocitos**. Las plaquetas desempeñan un papel importante en la hemostasia. Los *leucocitos* pueden clasificarse como **agranulocitos** o **granulocitos** en función de la ausencia o presencia de gránulos específicos en su citoplasma. Los granulocitos también se denominan **leucocitos polimorfonucleares** debido a los múltiples lóbulos de sus núcleos, pero el término suele utilizarse de forma específica para los neutrófilos. (1) Los *agranulocitos* carecen de gránulos citoplasmáticos específicos pero tienen la capacidad de dividirse. Los **linfocitos** y los **monocitos** entran en esta categoría. Los *linfocitos* son las células más pequeñas de la serie leucocitaria. Tienen un núcleo redondo y una pequeña cantidad de citoplasma. Pueden encontrarse fuera del torrente sanguíneo en los órganos linfoides y en los tejidos conjuntivos. Los linfocitos pueden clasificarse en **linfocitos T**, **linfocitos B** y **linfocitos NK**. Están asociados con las funciones de defensa inmunológica. Los linfocitos B pueden diferenciarse además en **células plasmáticas**. Los *monocitos* son las células más grandes de la serie leucocitaria. Tienen núcleos grandes, alargados y a menudo con forma de riñón. Pueden diferenciarse en **fagocitos**, como **macrófagos, células de Kupffer, microglía y osteoclastos**. (2) Los *granulocitos* contienen gránulos específicos en su citoplasma y sus núcleos están segmentados. Son células terminales sin capacidad para dividirse. Los granulocitos incluyen **neutrófilos, eosinófilos y basófilos**. Los *neutrófilos* son los leucocitos más abundantes en la sangre circulante. Cada célula tiene un núcleo multilobulado y un citoplasma rosa pálido que contiene gránulos primarios y secundarios (específicos). Los neutrófilos desempeñan un papel importante en la defensa contra las infecciones bacterianas. Los *eosinófilos* contienen gránulos grandes y específicos que se tiñen de rojo con el colorante eosina. Suelen tener un núcleo bilobulado o en ocasiones trilobulado. Los eosinófilos participan en el control de las reacciones alérgicas y en la lucha contra las infecciones parasitarias. Los *basófilos* son los leucocitos más raros (< 1%). Contienen gránulos grandes y específicos de color violeta intenso con una tinción de Wright. Cada basófilo tiene un núcleo con dos o tres lóbulos que no están por completo separados. Los basófilos, junto con los mastocitos, son los instigadores de las reacciones alérgicas (véase la introducción de este capítulo).

Eritrocitos y plaquetas

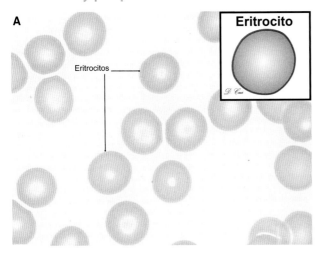

A

Eritrocitos

Eritrocito

𝒟 𝒞𝓊𝒾

Figura 8-3A. Eritrocitos (glóbulos rojos), frotis de sangre. Tinción de Wright, ×1 576

Los **eritrocitos** son las células más abundantes de la sangre. Tienen un aspecto único de disco **bicóncavo**, son **anucleados** (sin núcleo) y no tienen orgánulos después de madurar. Aquí, los eritrocitos se ven como *círculos rosados con centros pálidos* en una tinción de Wright. Los eritrocitos se producen en la médula ósea roja y son transportados a la circulación sanguínea a través de las paredes de los capilares sinusoidales de la médula. Su vida es de unos 120 días. Los eritrocitos envejecidos son destruidos por los macrófagos del bazo, el hígado y la médula ósea. Contienen una alta concentración de hemoglobina (Hb). Tienen un color rojo brillante cuando el contenido de oxígeno es alto y son más púrpuras cuando se les agota el oxígeno. Su función es transportar el oxígeno a los tejidos periféricos y mover el dióxido de carbono fuera de los tejidos. La hemoglobina se une al oxígeno para formar oxihemoglobina cuando el nivel de O_2 es alto (pulmón) y se une al CO_2 para formar carbaminohemoglobina cuando el nivel de CO_2 es alto (tejido).

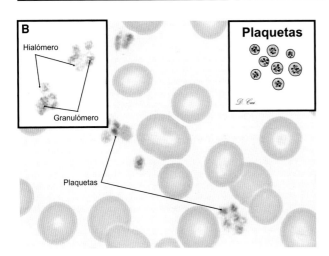

B

Hialómero

Granulómero

Plaquetas

Plaquetas

𝒟 𝒞𝓊𝒾

Figura 8-3B. Plaquetas (trombocitos), frotis de sangre. Tinción de Wright, ×1 576; *recuadro* ×1 570

Las **plaquetas**, también llamadas **trombocitos**, son fragmentos celulares muy pequeños y con forma de lente. Tienen algunas características funcionales de las células enteras, aunque no tienen núcleo. Cada plaqueta tiene una membrana superficial que cubre el citoplasma que contiene microtúbulos, microfilamentos, mitocondrias y varios tipos de gránulos. La región central en la que los gránulos se tiñen de púrpura se denomina **granulómero**; la región periférica, que se tiñe de azul claro, se llama **hialómero**. Los dos tipos principales de gránulos en las plaquetas son los **gránulos alfa** y los **gránulos delta** (**cuerpos densos**). Estos desempeñan un papel en la adhesión y agregación de las plaquetas en la coagulación de la sangre. Si se produce un daño en el endotelio vascular, las plaquetas se adhieren a la pared del vaso, liberan gránulos y se juntan para detener la hemorragia.

La ausencia de gránulos alfa puede causar el **síndrome de las plaquetas grises**, mientras que la reducción del número o la ausencia de gránulos delta provoca una **de almacenamiento del** *pool* **plaquetario**.

CORRELACIÓN CLÍNICA

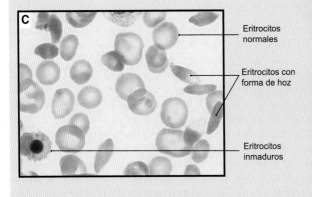

C

Eritrocitos normales

Eritrocitos con forma de hoz

Eritrocitos inmaduros

Figura 8-3C. Anemia de células falciformes, frotis de sangre. Tinción de Wright, ×1 035

La **anemia de células falciformes** es un trastorno autosómico recesivo caracterizado por la producción de hemoglobinas defectuosas, que se agregan y polimerizan cuando se desoxigenan. Los eritrocitos se vuelven más largos y curvados, similares a una "hoz". Las células falciformes obstruyen los vasos sanguíneos, lo que provoca **isquemia** en los tejidos y fuertes dolores. Los síntomas y signos, que comienzan en la primera infancia, incluyen anemia, complicaciones vasooclusivas e **hiperbilirrubinemia** crónica. Esta enfermedad es más común en personas de ascendencia africana, turca, árabe y mediterránea. La deshidratación, la infección, la hipertonicidad y la disminución del pH pueden desencadenar su aparición. En un paciente con anemia falciforme, la vida media de los eritrocitos es de 17 días, frente a los 120 días de las personas normales. Los trasplantes de médula ósea pueden curar a un pequeño número de personas. Aquí se muestran las formas **normal** y **falciforme**.

ERITROCITOS Y PLAQUETAS EN LOS VASOS SANGUÍNEOS

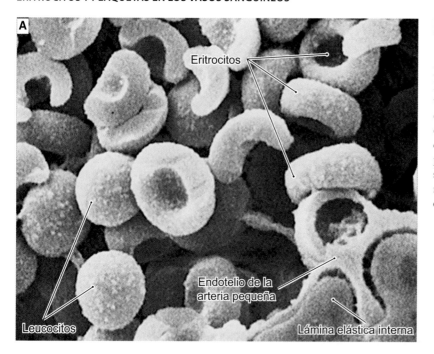

Figura 8-4A. Eritrocitos, arteria pequeña. MEB, ×1 140

Esta micrografía electrónica de barrido muestra las diversas formas de las células sanguíneas contenidas en el lumen de una **pequeña arteria**. Los **eritrocitos** aparecen como discos bicóncavos; es decir, "rosquillas" con finos diafragmas en los orificios. En cambio, los **leucocitos** son esféricos y no se pueden distinguir los distintos tipos. En esta vista no se ven las plaquetas. La capa interna de la pared arterial es la túnica íntima, compuesta sobre todo por **endotelio** y una fina **lámina elástica interna**.

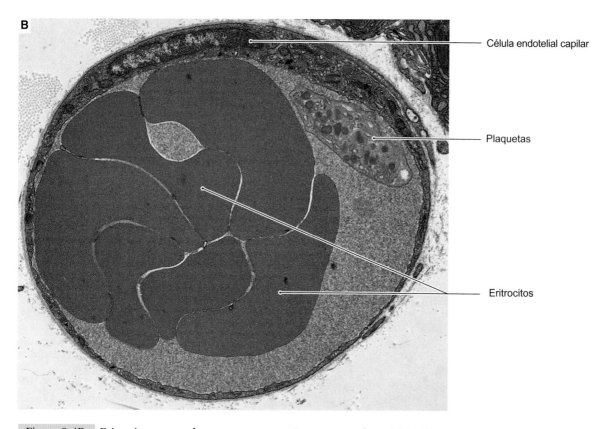

Figura 8-4B. Eritrocitos y una plaqueta en un pequeño vaso sanguíneo. ME, ×10 000

El lumen de este **capilar** (o **vénula**) contiene perfiles de varios **eritrocitos** y una **plaqueta**. Los eritrocitos en esta sección delgada presentan una variedad de formas de perfil debido a dos efectos: la orientación aleatoria del plano de sección y la flexibilidad que permite a las células doblarse en conformidad con las presiones circundantes. La plaqueta en la imagen se cortó de modo transversal por su forma biconvexa, que se mantiene gracias a los microtúbulos dispuestos como un aro en el borde del disco. El aumento de esta vista no es suficiente para revelar los microtúbulos. Aquí puede verse que la plaqueta contiene una variedad de gránulos y túbulos.

Leucocitos: agranulocitos

LINFOCITOS Y MONOCITOS

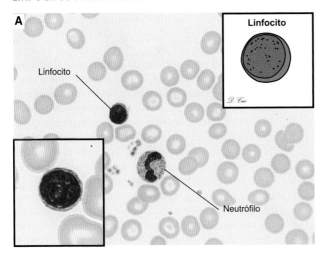

Figura 8-5A. **Linfocitos, frotis de sangre.** Tinción de Wright, ×754; *recuadro* ×1 569

La mayoría de los **linfocitos** de la sangre son células de tamaño pequeño o mediano. Cada una de ellas tiene un núcleo grande relativo y redondo con un fino borde de citoplasma (que a menudo tiene forma de media luna). Los linfocitos se originan en la médula ósea y el timo y circulan por todo el cuerpo en los sistemas de circulación sanguínea y linfática. Son móviles y desempeñan un papel importante en la defensa inmunológica. Pueden clasificarse en **linfocitos B**, **linfocitos T** y **células NK** (*natural killer*) según sus funciones inmunológicas. Los *linfocitos B* son responsables de la **respuesta inmunológica humoral**, en la que se secretan inmunoglobulinas tras diferenciarse en células plasmáticas. Los *linfocitos T* son responsables de la **respuesta inmunológica celular**. Los linfocitos T y B son morfológicamente indistinguibles en los frotis de sangre. Las *células NK* son células de gran tamaño que son similares a otros linfocitos desde el punto de vista morfológico, pero que carecen de los marcadores de superficie característicos de los linfocitos B y T (véase cap. 10, "Sistema linfático").

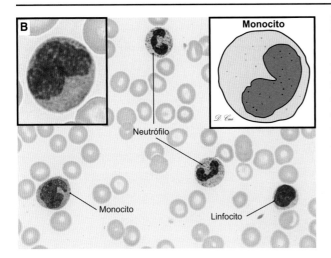

Figura 8-5B. **Monocitos, frotis de sangre.** Tinción de Wright, ×754; *recuadro* ×1 569

Los **monocitos** son las células agranulares más grandes de la sangre periférica. Cada célula tiene un núcleo grande y alargado, que a menudo adopta formas de riñón o de herradura. El citoplasma de los monocitos es de color gris azulado y contiene un número variable de gránulos azul-púrpura oscuros que se denominan **gránulos azurófilos**, llamados así porque atraen los colorantes azules (azul-púrpura) en las tinciones utilizadas para los frotis de sangre. Los gránulos azurófilos son lisosomas, por lo que son gránulos no específicos presentes en el citoplasma de los leucocitos tanto agranulares como granulares. Son distintos de los gránulos específicos que se encuentran en los leucocitos granulares. Los monocitos se originan en la médula ósea y permanecen en la circulación sanguínea en estado inmaduro (precursor) durante 1 o 2 días. A continuación, entran en los tejidos periféricos para completar su diferenciación. Se convierten en **macrófagos** (**fagocitos tisulares**) en el tejido conjuntivo, en **células de Kupffer** en el hígado, en **microglía** en el sistema nervioso y en **osteoclastos** en los huesos.

CORRELACIÓN CLÍNICA

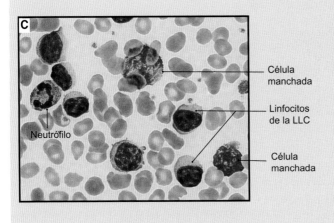

Figura 8-5C. **Leucemia linfocítica crónica, frotis.** Tinción de Wright, ×736

La **leucemia linfocítica crónica** (**LLC**) es un tipo de cáncer de la sangre caracterizado por un número elevado anormal de linfocitos maduros en determinados tejidos y en la sangre periférica. Los **linfocitos** se infiltran en el hígado, el bazo, los ganglios linfáticos y la médula ósea. Los signos y síntomas incluyen **petequias** (hemorragias "puntiformes") en la piel y el paladar blando; agrandamiento del hígado, el bazo y los ganglios linfáticos; anemia; fiebre; infecciones; dolor óseo y pérdida de peso. En algunos pacientes, la LLC se transforma en un linfoma agresivo. La causa de la LLC no está clara, pero puede estar asociada con trastornos cromosómicos, radiación, exposición al benceno y quimioterapia. La LLC progresa de forma lenta pero no se considera curable. El tratamiento incluye la quimioterapia y el trasplante de médula ósea. En la sangre periférica, las células de la LLC son pequeños linfocitos con cromatina agrupada y poco citoplasma. Las **células manchadas**, aunque no son específicas de la LLC, se observan con frecuencia en los frotis de sangre periférica.

Leucocitos: granulocitos

NEUTRÓFILOS

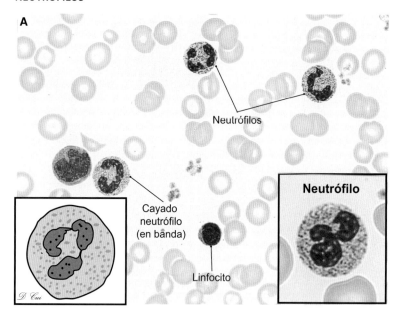

A

Neutrófilos

Cayado
neutrófilo
(en banda)

Linfocito

Neutrófilo

Figura 8-6A. Neutrófilos, frotis de sangre. Tinción de Wright, ×754; *recuadro* ×1 569

Los **neutrófilos** son las células más abundantes de la serie leucocitaria. Tienen un núcleo multilobulado (dos a cinco lóbulos interconectados) y un citoplasma rosa pálido con muchos gránulos (o **vesículas**). Hay dos tipos principales de gránulos en los neutrófilos: **gránulos primarios (no específicos)** y **secundarios (específicos)**. Los *gránulos primarios* son gránulos azurófilos, que son **lisosomas** modificados. Los gránulos primarios de los neutrófilos son más grandes y menos numerosos que los gránulos específicos. Los *gránulos secundarios* (**gránulos específicos** o **neutrófilos**) son más numerosos que los gránulos primarios, y contienen una variedad de compuestos antibacterianos. Se tiñen de color lavanda o rosa salmón con la tinción de Wright, pero son difíciles de distinguir debido a su pequeño tamaño. Al igual que otros leucocitos granulares, los neutrófilos son células terminalmente diferenciadas incapaces de dividirse. Desempeñan un papel primordial en la defensa contra las infecciones bacterianas y micóticas.

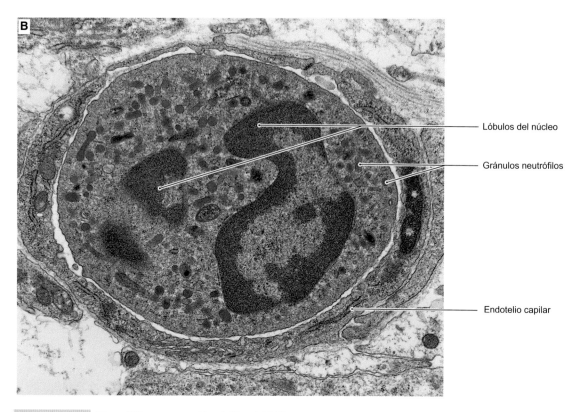

B

Lóbulos del núcleo

Gránulos neutrófilos

Endotelio capilar

Figura 8-6B. Neutrófilo en un capilar. ME, ×11 000

Este **leucocito** llena el lumen del **capilar** en el que reside. Aunque el grosor de la sección es solo una bicentésima parte del diámetro de la célula, las características del neutrófilo son fácilmente evidentes. Pueden verse los perfiles de los tres **lóbulos del núcleo**, y el **citoplasma** tiene una abundancia de pequeños gránulos que varían en densidad electrónica. La forma de los gránulos también varía desde la esférica hasta la de arroz. Es difícil distinguir de manera inequívoca los dos tipos principales de gránulos solo en función de la morfología. Sin embargo, los gránulos más pequeños y numerosos son **gránulos específicos** (**neutrófilos, secundarios**), y los más grandes son **gránulos no específicos** (**azurófilos, primarios**). Los gránulos neutrófilos son difíciles de distinguir en el microscopio óptico porque su tamaño está cerca del límite de resolución de la microscopia óptica.

FAGOCITOSIS DE NEUTRÓFILOS

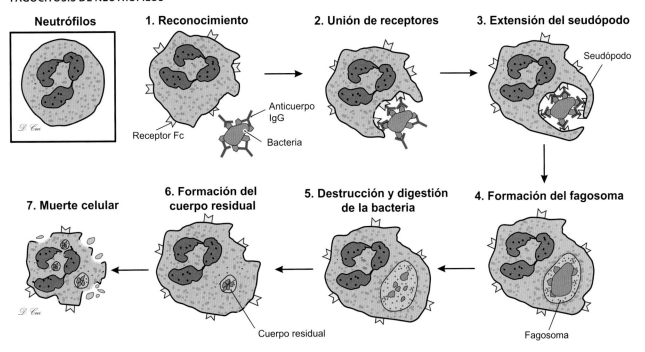

Figura 8-7. Representación de la fagocitosis de bacterias por los neutrófilos.

Los **neutrófilos** desempeñan un papel fundamental en la defensa celular contra las infecciones bacterianas y micóticas. Son células muy móviles y responden con rapidez a la inflamación en caso de invasión microbiana. La inflamación aguda, uno de los mecanismos de defensa del organismo, se produce en la fase más temprana de la respuesta de los tejidos a los agentes agresores, como las bacterias y los hongos. Durante la inflamación aguda, los microvasos se dilatan y su permeabilidad aumenta como consecuencia de la histamina y otras sustancias químicas inflamatorias, que los mastocitos liberan en el tejido conjuntivo (véase cap. 4, "Tejido conjuntivo"). Los neutrófilos entran rápido en los tejidos desde la circulación sanguínea al adherirse a las células endoteliales activadas de los capilares y vénulas en el lugar de la inflamación. Las bacterias son neutralizadas por varios mecanismos, que incluyen el sistema del complemento y los anticuerpos. La fagocitosis de bacterias por parte de los neutrófilos se produce en varios pasos: (1) **reconocimiento:** el proceso comienza con el reconocimiento de la bacteria por parte de las **opsoninas** (fragmentos de **IgG** y C3b del complemento) que recubren la bacteria y la hacen más susceptible a los fagocitos. (2) **Unión de receptores:** los **receptores** Fc de los neutrófilos reconocen y se adhieren a la IgG que se ha unido a la bacteria, o los receptores C3b del complemento se unen a los fragmentos C3b de la superficie de la bacteria. (3) **Extensión de los seudópodos:** los **seudópodos** son procesos citoplasmáticos delgados de los neutrófilos, que engullen (o «fago-citan») la bacteria que ha sido reconocida y unida por los receptores. (4) **Formación del fagosoma:** el engullimiento de la bacteria la secuestra en una vesícula unida a una membrana, el **fagosoma (vacuola alimentaria).** (5) **Destrucción y digestión de la bacteria:** justo después o incluso durante la formación del fagosoma, las **bombas de protones** de la membrana del fagosoma generan un pH ácido; los gránulos de neutrófilos primarios y secundarios se fusionan con el fagosoma y liberan sus componentes en el fagosoma para matar la bacteria y descomponer los componentes (proteí-nas, carbohidratos, ácidos nucleicos) de la bacteria. Las enzimas lisosomales y otros productos pueden filtrarse al espacio extracelular, lo que causa daños a las células endoteliales y a los tejidos cercanos. (6) **Formación del cuerpo residual:** la mayor parte de los materiales digeridos restantes forma **cuerpos residuales** (vesículas que contienen los productos sobrantes de los materiales no digeribles tras la fusión con el contenido de un lisosoma) dentro de las células. (7) **Muerte celular:** poco después de que los neutrófilos hayan terminado su trabajo de matar y digerir las bacterias, mueren. Los neutrófilos muertos pueden ser fagocitados por los macrófagos, o acumularse de modo local con restos de tejido y líquido para formar pus.

Los neutrófilos utilizan **mecanismos oxidativos** y **no oxidativos** para eliminar las bacterias y destruir otros microbios. El *mecanismo oxida-tivo*, también conocido como **explosión respiratoria** o **mecanismo dependiente del oxígeno**, implica la generación de peróxido de hidrógeno por el sistema de la NADPH (fosfato de dinucleótido de nicotinamida y adenina) oxidasa y la generación de ácido hipocloroso por la mieloperoxidasa (componentes de los gránulos primarios). El *mecanismo no oxidativo* participa en la **fagocitosis** de la siguiente manera: los gránulos primarios y secundarios se fusionan con el fagosoma y sus componentes granulares se liberan directamente sobre el microbio (véanse los pasos 4 y 5 mencio-nados antes). Estos componentes incluyen **defensinas, serina proteasa neutra** y **lisozima** de los gránulos primarios, así como **lactoferrina** y **lisozima** de los gránulos secundarios. Desempeñan su función antimicrobiana al interrumpir la membrana fagosomal, degradar las membranas bacterianas, descomponer la proteína y los carbohidratos de la bacteria y unir el hierro (necesario para el crecimiento bacteriano) a fin de impedir el crecimiento bacteriano. Ambos mecanismos, el oxidativo y el no oxidativo, trabajan en conjunto para facilitar la eliminación de los microbios.

Una condición patológica conocida como **deficiencia de mieloperoxidasa** es causada por un defecto en el complejo NADPH oxidasa. Esta enfermedad provoca la incapacidad de producir «superóxidos» en los neutrófilos y otras células fagocíticas. Las personas afectadas son incapaces de eliminar los microbios invasores que suelen ser engullidos por estas células fagocíticas. Las personas con este defecto pueden tener infecciones bacterianas y micóticas frecuentes y prolongadas.

EOSINÓFILOS Y BASÓFILOS

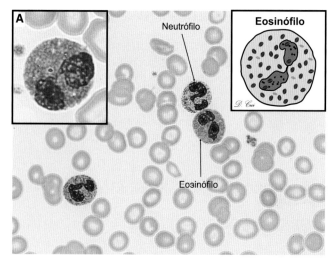

Figura 8-8A.   Eosinófilo, frotis de sangre. Tinción de Wright, ×754; *recuadro* ×1 569

Los **eosinófilos** tienen un núcleo de dos a tres lóbulos (segmentado), numerosos **gránulos específicos (eosinofílicos)** y unos pocos **gránulos azurófilos** en el citoplasma. Los *gránulos específicos* contienen **hidrolasas ácidas, peroxidasas, histaminasas, proteínas básicas y proteínas catiónicas eosinófilas**, que tienen propiedades antihelmínticas. Los *gránulos azurófilos* contienen sobre todo **enzimas lisosomales**. Por lo regular, la médula ósea contiene una gran reserva de eosinófilos (y otros granulocitos) listos para ser desplegados a demanda. Los eosinófilos tienen una vida de unos pocos días en la sangre circulante, aunque pueden sobrevivir más tiempo en los tejidos. Suelen encontrarse en el tejido conjuntivo del tubo digestivo. Algunos de los gránulos de los eosinófilos son muy tóxicos para los gusanos parásitos, como los esquistosomas. Los eosinófilos también desempeñan un papel en la moderación de la inflamación derivada de una reacción alérgica. Ingieren y degradan de forma selectiva los complejos antígeno-anticuerpo y también degradan la histamina, lo que limita la inflamación.

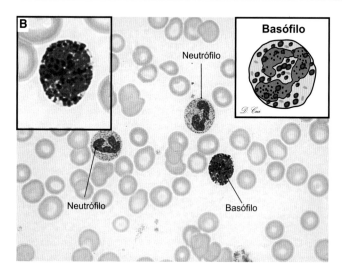

Figura 8-8B.   Basófilo, frotis de sangre. Tinción de Wright, ×754; *recuadro* ×1 569

Los basófilos son los menos numerosos en la circulación sanguínea, ya que representan menos de 1% de los leucocitos. Por ello, es difícil encontrarlos en los frotis sanguíneos normales. Tienen un núcleo de dos a tres lóbulos y grandes gránulos en el citoplasma. Estos gránulos se tiñen de color violeta intenso con la tinción de Wright y se distribuyen de forma desigual en el citoplasma. Los **gránulos específicos** de los basófilos contienen **heparina, histamina, peroxidasa y factores quimiotácticos de eosinófilos y neutrófilos** (atraen a los eosinófilos y neutrófilos al lugar). Los **gránulos azurófilos** también están presentes en los basófilos. Los basófilos tienen una función similar a la de los mastocitos en el tejido conjuntivo. Contribuyen a las reacciones alérgicas al liberar histamina y heparina para producir inflamación en el lugar de la reacción alérgica. (Para más detalles, véase fig. 4-4B).

CORRELACIÓN CLÍNICA

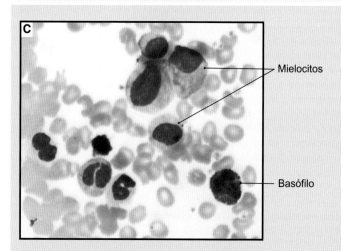

Figura 8-8C.   Leucemia mielógena crónica. Wright-Giemsa, ×50

La **leucemia mielógena crónica (LMC)** es un trastorno mieloproliferativo caracterizado por un **gen quimérico BCR-ABL** compuesto por el gen *BCR* del **cromosoma 22** y el gen *ABL* del **cromosoma 9**. En más de 90% de los casos, este gen quimérico surge debido a una translocación recíproca, **t(9;22)(q34;q11)**, también conocida como cromosoma Filadelfia (parte del cromosoma 9 y parte del cromosoma 22 se separan e intercambian). En la clínica, los pacientes pueden presentar debilidad progresiva, fatiga, pérdida de peso y esplenomegalia. Los estudios de laboratorio revelan un recuento elevado de **leucocitos y anemia**. Un recuento diferencial de los leucocitos suele revelar **neutrófilos**, formas en **banda, metamielocitos, mielocitos, eosinófilos y basófilos**. Al cabo de unos meses, el paciente puede entrar en una fase acelerada con aumento de la **anemia y trombocitopenia** (disminución de las plaquetas), y por último entrar en la fase de blastos con leucemia aguda. Los blastos pueden ser de origen mieloide o linfoide. El tratamiento incluye **inhibidores de *BCR-ABL***, que pueden derivar en remisiones sostenidas en la mayoría de los pacientes.

EOSINÓFILOS

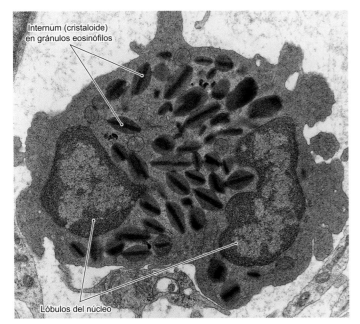

Internum (cristaloide) en gránulos eosinófilos

Lóbulos del núcleo

Figura 8-9. Eosinófilo en el tejido conjuntivo. ME, ×12 000

Los contornos irregulares de la superficie de esta célula sugieren que estaba en movimiento en el momento en que se obtuvo la muestra. Los **dos lóbulos** típicos del núcleo de un **eosinófilo** están presentes en la sección, y los gránulos específicos relativamente grandes tienen los rasgos característicos de los gránulos eosinófilos. Los perfiles de los gránulos tienen formas bidimensionales que son consistentes con una forma tridimensional biconvexa. Cada gránulo tiene un núcleo cristalino (**internum**) compuesto por una proteína básica mayor, una de las proteínas catiónicas secuestradas dentro de los gránulos eosinófilos.

TABLA 8-1 Leucocitos con correlaciones funcionales y clínicas

Tipos de leucocitos	Porcentaje aproximado de leucocitos	Núcleo	Gránulos en el citoplasma	Funciones principales	Correlaciones clínicas
Linfocito	25–33%	Redondo, bastante grande comparado con el tamaño de la célula	Si están presentes, solo unos pocos gránulos azurófilos	Desempeña un papel importante en la defensa inmunológica	Inflamación crónica, infección por el virus de la inmunodeficiencia humana (VIH), linfoma
Monocito	3–7%	Grande, con forma de riñón o herradura; no segmentado	Solo gránulos azurófilos (lisozima, pirógenos endógenos/IL-1)	Fagocitosis de cualquier agente no propio reconocible tras convertirse en fagocitos tisulares maduros (macrófagos, células de Kupffer, células microgliales, macrófago alveolar, osteoclastos)	Enfermedad de Whipple, malacoplaquia, tuberculosis, histiocitosis de células de Langerhans, insuficiencia cardiaca
Neutrófilo	54–62%	Multilobulado (cinco o más); segmentado	Los gránulos azurófilos (primarios) contienen lisosoma, mieloperoxidasa y superóxido; los gránulos pequeños, de color rosa salmón, específicos (secundarios) contienen las principales proteínas básicas, lactoferrina, lisozima, colagenasa y proteasas	Defiende contra las infecciones bacterianas y micóticas	Infección bacteriana, inflamación supurativa aguda, neutropenia, agranulocitosis
Eosinófilo	1–3%	Dos a tres lóbulos; segmentado	Gránulos azurófilos; grandes gránulos rojos y específicos que contienen las principales proteínas básicas, fosfatasa ácida, peroxidasa, arilsulfatasa y β-glucuronidasa	Defiende contra la infección por gusanos parásitos; modera la inflamación en la reacción alérgica; combate la infección viral	Reacción alérgica, infección parasitaria
Basófilo	<1%	Dos a tres lóbulos; segmentado	Gránulos azurófilos; grandes gránulos violeta (o azul púrpura), específicos, contienen histamina, heparina, peroxidasa, factor quimiotáctico de eosinófilos/neutrófilos	Participa en la inflamación y las reacciones alérgicas (similar a los mastocitos)	Reacción alérgica, reacción de hipersensibilidad inmediata, anafilaxia

Hematopoyesis

Introducción y conceptos clave de la hematopoyesis

Todos los elementos formados, a excepción de algunos linfocitos, tienen una vida útil finita en la circulación, por lo que debe haber un recambio continuo a lo largo de la vida de un individuo. La magnitud de la tarea para un tipo celular determinado puede apreciarse si se calcula la tasa de producción diaria aproximada necesaria a partir de las estimaciones del número total en circulación y la tasa de recambio del tipo celular. En el caso de los **eritrocitos**, con una vida de unos 120 días, la tasa de producción diaria es de alrededor de 250 000 millones; en el caso de los **neutrófilos**, con un tiempo de circulación inferior a un día, la tasa de producción diaria suele ser de cerca de 60 000 millones, y en el caso de las **plaquetas**, con una vida de unos 10 días, la tasa de producción diaria es de ~150 000 millones. El desarrollo de cada tipo de célula sanguínea implica numerosas divisiones celulares y una serie de pasos de diferenciación, de modo que un pequeño número de células madre por completo indiferenciadas produce un enorme número de células que tienen el equipamiento específico necesario para que la célula madura concreta realice sus funciones. Aunque todas las células sanguíneas se originan a partir de una **célula madre hematopoyética pluripotencial** común, cada tipo de célula sanguínea tiene su propio linaje de generaciones celulares comprometidas a proliferar y, al mismo tiempo, a diferenciarse solo en ese tipo celular. Las células que pueden reconocerse de manera morfológica por emprender la diferenciación en una célula sanguínea concreta se denominan **células precursoras**. Las células precursoras son producidas por células que están comprometidas con un linaje específico (es decir, están determinadas a dar lugar, p. ej., solo a eritrocitos) pero no muestran signos morfológicos de diferenciación. Se denominan **células progenitoras**. Algunas células progenitoras no tienen un potencial limitado a un solo linaje celular sanguíneo, sino a dos linajes. Las células progenitoras también se denominan **células formadoras de colonias (CFC)**. Un sistema de abreviatura utilizado de forma común para designar células progenitoras específicas utiliza la primera letra del nombre de la célula sanguínea después de las letras CFC, por ejemplo, **CFC-E** para **célula formadora de colonias de eritrocitos** y **CFC-B** para **célula formadora de colonias de basófilos**. El desarrollo de las células sanguíneas se produce ante todo en el entorno especializado de la médula ósea. Debido a que se requiere una amplia proliferación celular, el proceso es muy vulnerable a la irradiación, por lo que la protección dentro de los núcleos de los huesos es claramente ventajosa. El desarrollo de cada tipo de célula sanguínea implica una serie de células precursoras que pueden reconocerse en frotis de la médula ósea roja que se han teñido con los mismos procedimientos utilizados para los frotis de sangre periférica. Los **linfocitos** y los **monocitos** están poco diferenciados, por lo que el aspecto morfológico de sus precursores (**linfoblastos** y **promonocitos**, de forma respectiva) no es fácil de distinguir. Por el contrario, los precursores de los **eritrocitos**, los **granulocitos** y las **plaquetas** presentan características relativamente distintas, ya que se diferencian en una serie de pasos que implican cambios predecibles y etapas identificables. La médula ósea roja es un compartimento hematopoyético donde se desarrollan y maduran las células sanguíneas (excepto los linfocitos).

DESARROLLO DE LOS ERITROCITOS. También denominado **eritropoyesis**. Las apariciones de los **precursores** de los **eritrocitos** reflejan los procesos que deben tener lugar para generar, a partir de una célula indiferenciada, una célula que es en esencia una bolsa de plasmalema de hemoglobina. En la etapa inicial, el **proeritroblasto**, el evento principal es la generación de ribosomas libres que serán necesarios para sintetizar la globina que se combinará con el hemo para formar la hemoglobina. Por lo tanto, la intensa tinción basófila del citoplasma en la siguiente etapa, el **eritroblasto basófilo**, es el resultado de un pico de concentración de ribosomas libres que inician la traducción de los ARNm de globina. En el **eritroblasto policromatófilo** se ha acumulado suficiente hemoglobina para conferir cierta **eosinofilia** al citoplasma, mientras que la concentración de **ribosomas** ha disminuido por la dilución que acompaña a la división celular. La continuación de la división celular, la dilución de los ribosomas y la acumulación de más hemoglobina explican la fuerte tinción eosinófila del citoplasma en el **eritroblasto ortocromatófilo (normoblasto)**. De forma paralela a los sucesivos cambios en la tinción del citoplasma durante el desarrollo de los eritrocitos en el citoplasma, se producen cambios en el aspecto del núcleo. La producción de ribosomas y la transcripción de ARNm para la globina y otras proteínas se manifiestan mediante un gran **núcleo eucromático** con nucléolos prominentes en el **proeritroblasto**; las etapas posteriores tienen núcleos progresivamente más pequeños y menos activos, y por último el núcleo se extruye al final de la etapa de **eritroblasto ortocromatófilo**. La mitocondria, otro orgánulo clave, es necesaria para sintetizar la **protoporfirina** y combinarla con el hierro para formar el hemo de la **hemoglobina**.

DESARROLLO DE PLAQUETAS. También denominado **trombopoyesis**. Aunque las **plaquetas** son fragmentos pequeños (2-4 μm de diámetro mayor) de citoplasma altamente organizado, son producidas por células muy grandes llamadas **megacariocitos**. Estas células miden hasta 100 μm o más de diámetro. Los megacariocitos se desarrollan a partir de células precursoras (llamadas **megacarioblastos**) a través de una serie de ciclos celulares incompletos (**endomitosis**) que no incluyen la división del núcleo ni del citoplasma. El resultado es que el núcleo de un megacariocito maduro tiene hasta 64N cromosomas, en lugar de los habituales 2N cromosomas. El núcleo es grande y lobulado, pero aún es un solo núcleo. El citoplasma desarrolla numerosas mitocondrias, una variedad de gránulos, y microfilamentos y microtúbulos. A medida que el megacariocito alcanza la madurez, su citoplasma queda acordonado por un elaborado sistema de membranas, denominadas **membranas** o **canales de demarcación**, que subdividen el citoplasma en zonas plaquetarias, como perforaciones en una hoja de sellos.

DESARROLLO DE GRANULOCITOS (GRANULOCITOPOYESIS). Se produce a través de una secuencia ordenada de acontecimientos que dan lugar a un citoplasma repleto de gránulos que contienen una gran variedad de sustancias relacionadas con la inflamación y la destrucción de organismos patógenos. Como en el caso del desarrollo de los eritrocitos, el acontecimiento inicial discernible es la generación de los componentes (**ribosomas** y **ARN**) necesarios para la síntesis de proteínas, pero en el desarrollo de los granulocitos, las proteínas se empaquetarán en **vesículas (gránulos)**. En consecuencia, el empaquetamiento de las proteínas requiere el desarrollo de un extenso **retículo endoplásmico** y del **complejo de Golgi**. Estos eventos son prominentes en los estadios de **mieloblasto** y **promielocito**, ambos con núcleos bastante grandes y activos con nucléolos y citoplasma basófilo debido a su contenido de ribosomas. La generación de gránulos se produce de forma secuencial, primero los **gránulos no específicos (lisosomales)**, en el estadio de promielocito, y después los **gránulos específicos**, en el estadio de mielocito. Dado que los gránulos específicos aparecen por primera vez en la fase de mielocitos, esta es la fase más temprana en la que se pueden distinguir los precursores de los tres granulocitos. Otros cambios notables durante la maduración de los granulocitos son la progresiva condensación, elongación y segmentación del núcleo.

Eritropoyesis

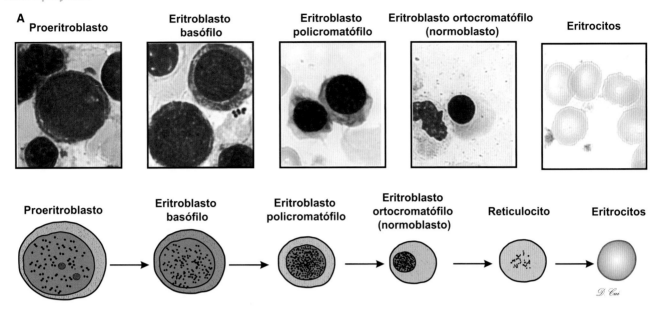

Figura 8-10A. Representación de la eritropoyesis (formación de eritrocitos), médula ósea. Tinción de Wright, ×1 569

La **formación de eritrocitos** incluye varias etapas de cambios celulares durante la diferenciación. Los eritrocitos derivan de **células progenitoras (CFC-E)** que dan lugar al primer precursor eritrocitario reconocible, el **proeritroblasto**, que es una célula de gran tamaño que tiene un gran núcleo activo con nucléolos. Cada proeritroblasto se divide en dos **eritroblastos basófilos**. Cada eritroblasto basófilo se divide en dos **eritroblastos policromatófilos**, cada uno de los cuales se divide para formar **eritroblastos ortocromatófilos**, que no se dividen. Estos, a su vez, se diferencian en **reticulocitos**, que al final se convierten en **eritrocitos**. Hay algunas tendencias generales que acompañan a la diferenciación de los eritrocitos: (1) el tamaño global de las células disminuye, (2) el tamaño del núcleo disminuye y la condensación de la cromatina aumenta, (3) los nucléolos desaparecen, y (4) el color del citoplasma cambia de azul a gris y a rosa debido a una reducción de los ribosomas y un aumento de la hemoglobina. Cuando los ribosomas se diluyen por la división celular y la concentración de hemoglobina aumenta hasta un nivel casi maduro, la célula se convierte en un eritroblasto ortocromatófilo (o **normoblasto**). Cuando el núcleo se extruye y solo quedan unos pocos orgánulos (polirribosomas y mitocondrias) en el citoplasma, la célula se denomina **reticulocito**. El reticulocito completa su maduración y entra en la circulación sanguínea para convertirse en un **eritrocito maduro** (**corpúsculo rojo**).

Trombopoyesis

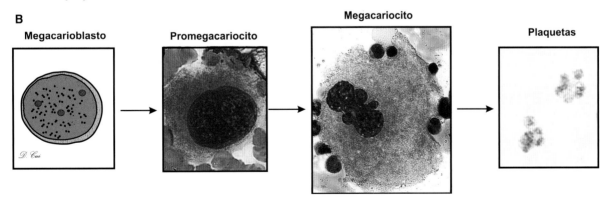

Figura 8-10B. Trombopoyesis (proceso de formación de plaquetas), médula ósea. Tinción de Wright, ×843, ×586 y ×1 570 (*de izquierda a derecha*)

Las **plaquetas** son fragmentos muy pequeños de células que no tienen núcleo. También se denominan **trombocitos**. Su diferenciación a partir de una célula grande, el **megacariocito**, ocurre en la médula ósea. Los **megacarioblastos** son las células precursoras. Tienen un núcleo grande y redondo, se someten a mitosis y se convierten en **promegacariocitos**. Estas células tienen un núcleo grande y redondo y se desarrollan mediante el crecimiento y una serie de endomitosis hasta convertirse en **megacariocitos**. Un megacariocito tiene un núcleo grande y multilobulado con una gran cantidad de citoplasma que contiene numerosos gránulos. El proceso de maduración incluye el desarrollo de un sistema de membranas de demarcación y la subdivisión del citoplasma para formar plaquetas.

Eritropoyesis

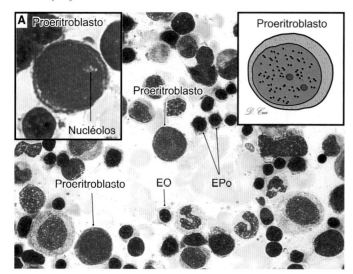

Figura 8-11A.   Proeritroblastos, frotis de médula ósea.
Tinción de Wright, ×710; *recuadro* ×1 569

El **proeritroblasto** es una célula relativamente grande con un núcleo grande y redondo que contiene dos a tres nucléolos. El citoplasma tiene un aspecto **basófilo** (azul) debido a la presencia de un gran número de ribosomas. En esta fase, la célula empieza a acumular los componentes necesarios para la producción de **hemoglobina**. Los proeritroblastos son células precursoras que se desarrollan a partir de dos células progenitoras funcionalmente identificables: las **unidades formadoras de brotes eritroides (UFB-E)**, que tardan alrededor de 1 semana en madurar para convertirse en **unidades formadoras de colonias eritroides (UFC-E)** y otra semana para convertirse en proeritroblastos. Los proeritroblastos se someten a mitosis para producir dos células hijas que desarrollarán las características de los **eritroblastos basófilos**.

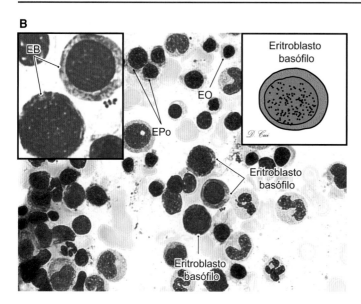

Figura 8-11B.   Eritroblastos basófilos, frotis de médula ósea. Tinción de Wright, ×710; *recuadro* ×1 569

El **eritroblasto basófilo** es más pequeño que el proeritroblasto, y su citoplasma es de color azul intenso debido a un alto contenido de **ribosomas** fuertemente empaquetados. En comparación con los proeritroblastos, los eritroblastos basófilos tienen núcleos más pequeños con una textura más gruesa porque la mayor parte de la cromatina está en forma de heterocromatina. En esta fase, los núcleos son menos activos que en los proeritroblastos y sus nucléolos desaparecen. Estas células se someten a mitosis y se dividen en células hijas, que maduran para convertirse en **eritroblastos policromatófilos**. (EB, eritroblasto basófilo; EO, eritroblasto ortocromatófilo; EPo, eritroblasto policromatófilo).

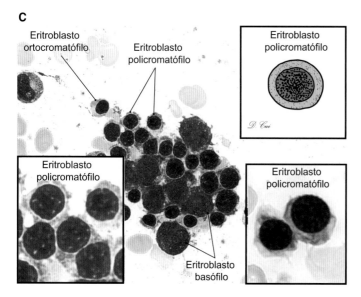

Figura 8-11C.   Eritroblastos policromatófilos, frotis de médula ósea. Tinción de Wright, ×710; *recuadro* ×1 569

El **eritroblasto policromatófilo** es más pequeño que su célula madre (**eritroblasto basófilo**). El núcleo es más pequeño y no tiene nucléolos. El núcleo condensado está muy teñido y muestra un patrón irregular debido a la condensación de la cromatina. El citoplasma de la célula suele tener un color general grisáceo porque, en esta fase, se han producido y acumulado cantidades significativas de **hemoglobina** en el citoplasma, de modo que la tinción del citoplasma refleja la presencia tanto de ribosomas (basófilos) como de hemoglobina (eosinófilos). Por tanto, el citoplasma está moteado con manchas mixtas de azul y rosa (**policromatófilo** significa "que atrae múltiples colores"). Los eritroblastos policromatófilos se someten a mitosis y se dividen en células hijas que se convierten en **eritroblastos ortocromatófilos**.

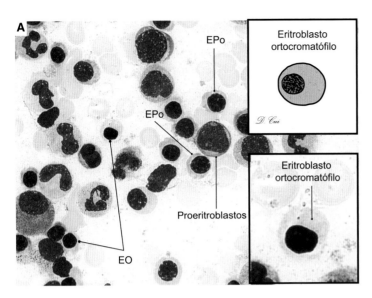

Figura 8-12A. Eritroblastos ortocromatófilos, frotis de médula ósea. Tinción de Wright, ×710; *recuadro* ×1 569

El **eritroblasto ortocromatófilo**, también llamado **normoblasto**, es una célula muy pequeña, cercana al tamaño de un eritrocito. El núcleo es pequeño y está tan condensado que parece un punto oscuro debido a la extrema condensación de la cromatina. El citoplasma parece más rosado que el del **eritroblasto policromatófilo**. La producción y la acumulación de hemoglobina son casi completas, y quedan pocos ribosomas en el citoplasma. En esta fase, la célula es incapaz de dividirse. Los eritroblastos ortocromatófilos se convierten en reticulocitos tras perder su núcleo.

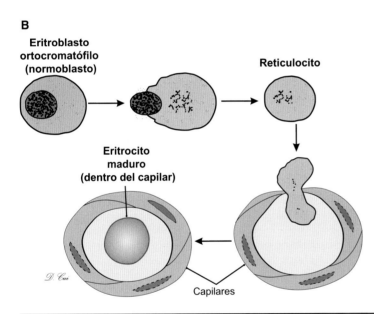

Figura 8-12B. Reticulocitos: paso final de la formación de los eritrocitos.

Los **eritroblastos ortocromatófilos** tienen núcleos pequeños y muy condensados. En la siguiente fase, el núcleo es extruido y fagocitado por los **macrófagos**. Aunque las células pierden su núcleo, conservan algunos **polirribosomas** en su citoplasma. Cuando se tiñen de modo supravital con azul de cresilo o nuevo azul de metileno, los ribosomas se agregan en una red reticular azul; por ello, las células se denominan **reticulocitos**. Las células reticulares tienen el mismo aspecto que los eritrocitos maduros con la tinción de Wright. Los reticulocitos entran en la circulación sanguínea a través de los capilares sinusoidales de la médula ósea y se convierten en eritrocitos maduros en 1 o 2 días. Los eritrocitos maduros no tienen núcleo ni orgánulos y aparecen como un disco bicóncavo.

CORRELACIÓN CLÍNICA

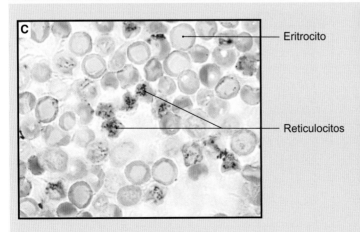

Figura 8-12C. Reticulocitosis, frotis de sangre periférica. Nueva tinción con azul de metileno, ×1 020

La **reticulocitosis** es una enfermedad caracterizada por un aumento del número de reticulocitos. Los **reticulocitos** son eritrocitos prematuros. El porcentaje normal de reticulocitos es de 0.5 a 1.5%. La **anemia hemolítica** suele aumentar la producción de eritropoyetina, que a su vez hace que la médula ósea produzca más eritrocitos, lo que da lugar a un porcentaje de reticulocitos superior a 4 o 5%. Un aumento del número de reticulocitos en la sangre periférica es un indicio importante de **hemólisis (rotura de eritrocitos)** o de **hemorragia**. También puede ser consecuencia del tratamiento de la anemia de la enfermedad renal crónica con eritropoyetina. Esta ilustración muestra el aumento del número de reticulocitos con una nueva tinción de azul de metileno tras una anemia hemolítica.

Trombopoyesis

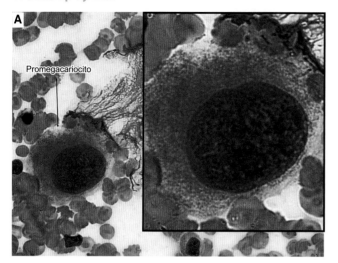

Promegacariocito

Figura 8-13A. Promegacariocitos (megacariocitos inmaduros), frotis de médula ósea. Tinción de Wright, ×754; *recuadro* ×1 605

Los **promegacariocitos** se desarrollan a partir de los megacarioblastos en la médula ósea. Los **megacarioblastos** pierden su capacidad de someterse a la citocinesis, pero experimentan una serie de ciclos celulares incompletos denominados "endomitosis" que dan lugar a la replicación del ADN hasta el 64N sin división del núcleo o del citoplasma. Cada megacarioblasto tiene un núcleo grande, múltiples nucléolos y un citoplasma basófilo. Los **promegacariocitos** se reconocen por su gran tamaño, sus núcleos redondos (u ovalados) y su gran cantidad de citoplasma. El desarrollo de un **sistema de membranas de demarcación** es una característica importante de la trombopoyesis y comienza en una fase muy temprana. Este sistema se produce por la invaginación de las membranas plasmáticas para formar canales ramificados interconectados a través del citoplasma. Este sistema puede desempeñar un papel importante en la posterior subdivisión del citoplasma en zonas plaquetarias.

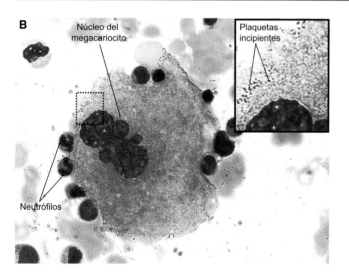

Núcleo del megacariocito

Plaquetas incipientes

Neutrófilos

Figura 8-13B. Megacariocitos, frotis de médula ósea. Tinción de Wright, ×754; *recuadro* ×2 827

Debido a su gran tamaño, los **megacariocitos** a veces se denominan **células gigantes**. Tienen un gran núcleo indentado (lobulado de modo parcial) y un citoplasma en extremo voluminoso que contiene una variedad de gránulos. En esta fase, el **sistema de membranas de demarcación** está completo y los megacariocitos están preparados para liberar plaquetas. Los megacariocitos tienden a desplazarse hacia los **sinusoides de la médula** (capilares de la médula ósea) y a adherirse a ellos una vez que han madurado. Las plaquetas se liberan a la circulación sanguínea a través de la pared de los sinusoides de la médula. Obsérvense los neutrófilos en la superficie del megacariocito para comparar su tamaño. El *recuadro* muestra las **plaquetas incipientes** (fragmentos de citoplasma que empiezan a convertirse en plaquetas) en la región de la superficie del megacariocito que están listas para ser liberadas. Se cree que la **trombopoyetina**, un factor humoral producido en el hígado, regula los megacariocitos y la producción de plaquetas.

CORRELACIÓN CLÍNICA

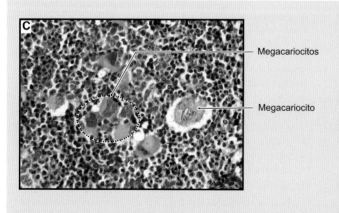

Megacariocitos

Megacariocito

Figura 8-13C. Trombocitosis esencial, frotis de médula ósea. Tinción de Wright, ×304

La **trombocitosis esencial**, también llamada **trombocitemia esencial**, es uno de los trastornos mieloproliferativos, caracterizado por la sobreproducción de plaquetas por parte de los megacariocitos en la médula ósea sin una causa identificable. El recuento de plaquetas supera los 600 000/µL, pero las plaquetas no funcionan de forma correcta. Los síntomas y signos incluyen dolor de cabeza; sangrado de las encías, la nariz y el tracto gastrointestinal; dolor punzante y ardiente de las manos y los pies causado por la trombosis de las pequeñas arteriolas, y **esplenomegalia** (agrandamiento del bazo). El tratamiento incluye el uso de dosis bajas de aspirina para controlar el dolor de cabeza y otros síntomas vasomotores y agentes anticancerígenos como la **hidroxiurea** para mantener un recuento adecuado de plaquetas. Los frotis de médula ósea muestran un aumento del número de megacariocitos. En la sangre periférica pueden encontrarse plaquetas grandes, de tamaño similar al de los eritrocitos.

Migración de células sanguíneas

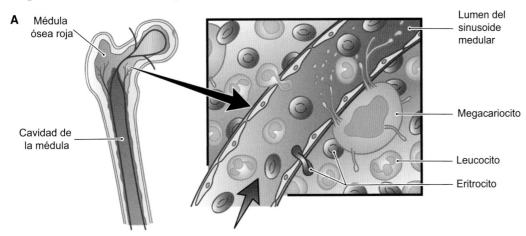

Figura 8-14A. Migración de células sanguíneas desde la médula ósea hasta la circulación sanguínea.

Después de que las células sanguíneas en desarrollo completen una serie de pasos de diferenciación, la mayoría de los **eritrocitos** y **leucocitos** están maduros y listos para ser liberados de la médula ósea a la circulación sanguínea. Los **eritrocitos** maduros no tienen orgánulos y contienen sobre todo **hemoglobina**. No son capaces de moverse de manera activa por sí mismos, pero el gradiente de presión los empuja a través de la pared de los **sinusoides** medulares. Los **sinusoides** de la médula son **capilares discontinuos**, que tienen láminas basales incompletas y huecos entre las células endoteliales que componen su revestimiento endotelial. Las **plaquetas** se liberan en los sinusoides a partir de los **megacariocitos** una vez completado el **sistema de membranas de demarcación**. Los megacariocitos se mueven y adhieren a los sinusoides de la médula y liberan un número de plaquetas desde sus regiones superficiales del citoplasma hacia el lumen del capilar. Los **leucocitos** son capaces de desplazarse de forma activa desde la médula ósea hasta los sinusoides. Las células sanguíneas maduras, así como las plaquetas que migran o se liberan en el sistema de circulación sanguínea, se denominan **elementos formados** y las células sanguíneas, **células sanguíneas periféricas**. Las células sanguíneas periféricas normales circulan dentro de los vasos sanguíneos durante **toda su vida**. Si se produce una inflamación, los **leucocitos** pueden migrar al tejido local infectado o dañado a través de la **diapédesis**, un proceso en el que los leucocitos atraviesan las células endoteliales y migran desde las vénulas poscapilares al intersticio del tejido conjuntivo. Algunos **leucocitos**, como los **linfocitos**, pueden pasar del tejido a la circulación después de encontrar **antígenos**.

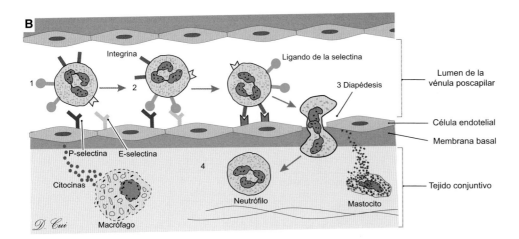

Figura 8-14B. Acontecimientos de la diapédesis leucocitaria (extravasación).

En una situación de respuesta inflamatoria que implique una infección bacteriana, las sustancias activadoras liberadas por las bacterias provocan daños en los tejidos. La histamina y la heparina liberadas por los mastocitos tisulares provocan la dilatación de los microvasos y el aflojamiento de las uniones entre las células endoteliales, lo que permite la extravasación de leucocitos. Los neutrófilos son un tipo de leucocito y el primer tipo de célula que migra de la circulación al tejido. Los neutrófilos que circulan por las vénulas poscapilares migran a través de las paredes de los vasos, que son los lugares más comunes de diapédesis. La extravasación de neutrófilos implica los siguientes acontecimientos: (1) **quimioatracción:** liberadas por los macrófagos activados, las citoquinas (IL-1 y TNF-a) activan las selectinas (P- y E-selectina) que se encuentran en las células endoteliales. (2) **Rodamiento** y **adhesión:** los ligandos de la superficie de los neutrófilos se unen a las selectinas, lo que permite a los neutrófilos rodar poco a poco sobre la superficie interna de la célula endotelial y adherirse de manera transitoria. Las integrinas, que participan en la adhesión celular, se expresan en los neutrófilos. (3) **Diapédesis:** los neutrófilos atraviesan el endotelio para infiltrarse en el tejido conjuntivo al aflojar las uniones entre las células endoteliales. (4) **Infiltración:** los neutrófilos atraviesan la membrana basal y entran en el tejido conjuntivo.

Granulocitopoyesis

A

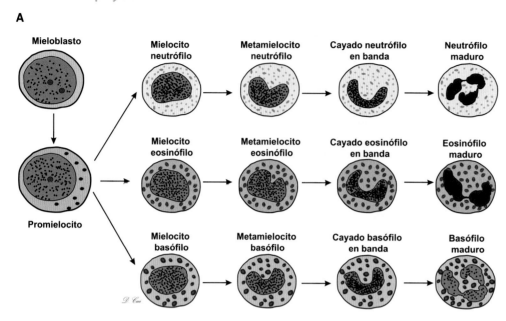

Figura 8-15A. Representación de la granulocitopoyesis.

Además de la **eritropoyesis**, la **leucopoyesis** también se produce en la médula ósea. En esta figura se muestran ejemplos del desarrollo de los **leucocitos granulares** (**granulocitopoyesis**). El **mieloblasto** es la primera célula precursora reconocible de forma morfológica. La división celular se produce en los mieloblastos, promielocitos y mielocitos. El mielocito es el último estadio capaz de dividirse. La generación de gránulos no específicos se produce en el estadio de promielocito y los gránulos específicos en el estadio de mielocito. La maduración de los granulocitos sigue esta secuencia: **mieloblastos, promielocitos, mielocitos, metamielocitos** y **cayados** (**células en banda**). Durante la maduración de los granulocitos se producen los siguientes cambios morfológicos: (1) los **nucléolos** solo están presentes antes y durante la fase de promielocito; (2) el núcleo adopta las siguientes formas en las distintas fases de desarrollo: ovalado, alargado, indentado, arqueado y, a continuación, segmentado (lobulado); y (3) los **gránulos específicos** están presentes por primera vez en la fase de mielocito.

B

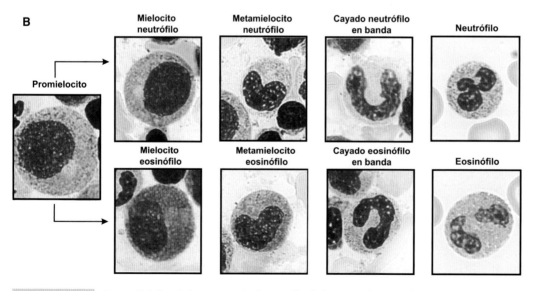

Figura 8-15B. Generalidades de las etapas de desarrollo de los granulocitos, frotis de médula ósea. Tinción de Wright, ×1 569

Estos son ejemplos de fotomicrografías que muestran diversas etapas de **maduración de los granulocitos** en las **series neutrófila** y **eosinófila**.

Granulocitopoyesis

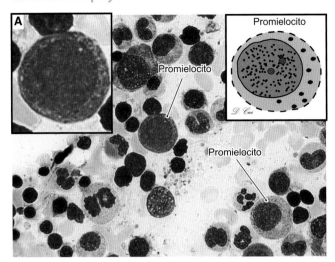

Figura 8-16A. Promielocitos, frotis de médula ósea. Tinción de Wright, ×710; *recuadro* ×1 569

Los **promielocitos** (también llamados **progranulocitos**) tienen un núcleo redondo u ovalado con uno a tres nucléolos. El citoplasma es de color azul claro y contiene algunos gránulos de color púrpura oscuro (**gránulos azurófilos**). En esta fase no se han producido gránulos específicos. Los promielocitos varían en tamaño y se producen por la división de los **mieloblastos**. Sus núcleos tienen una textura suave y fina debido a que la mayor parte de la cromatina es **eucromatina**, que está dispersa con delicadeza. Los **promielocitos** se dividen para formar **mielocitos**.

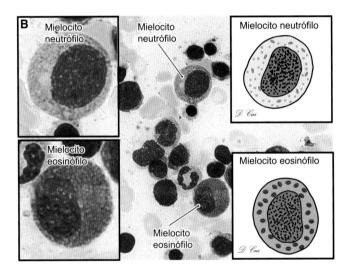

Figura 8-16B. Mielocitos, frotis de médula ósea. Tinción de Wright, ×710; *recuadro* ×1 569

El **mielocito** tiene un núcleo ovalado o con forma de riñón que carece de núcleos y una textura gruesa debido al aumento del contenido de heterocromatina. El citoplasma contiene **gránulos azurófilos** y **gránulos específicos**. En esta fase, la célula ha dejado de producir gránulos azurófilos. Además, estos gránulos también se han diluido durante la división celular, por lo que no son tan prominentes como en el estadio de promielocito. Al mismo tiempo, la célula ha empezado a fabricar y acumular gránulos específicos, de modo que el citoplasma comienza a tomar el aspecto característico de un granulocito maduro. Los gránulos específicos en los mielocitos neutrófilos son pequeños y tienen un aspecto rosado, los gránulos en los mielocitos eosinófilos son grandes y se tiñen de rojo, y los gránulos en los mielocitos basófilos son de color azul-púrpura. Los mielocitos basófilos son los menos numerosos y, por tanto, difíciles de encontrar. En general, los mielocitos son más pequeños que los promielocitos, y su forma y tamaño nuclear pueden variar. Este estadio es el más largo de la **granulocitopoyesis**.

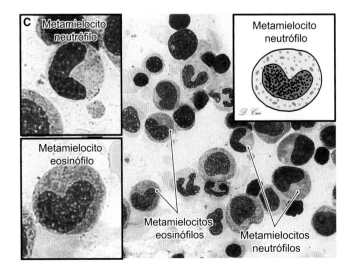

Figura 8-16C. Metamielocitos, frotis de médula ósea. Tinción de Wright, ×710; *recuadro* ×1 569

Los **metamielocitos** son células pequeñas. Tienen núcleos condensados, que son alargados con diversos grados de indentación y contienen cromatina agrupada. Los metamielocitos no pueden dividirse (los mielocitos son el último estadio de la división celular). El citoplasma de los metamielocitos contiene ambos tipos de gránulos. Su citoplasma y sus gránulos son similares a los de los granulocitos maduros. En esta fase, las células tienen sus rasgos distintivos, pero sus núcleos aún no se han segmentado.

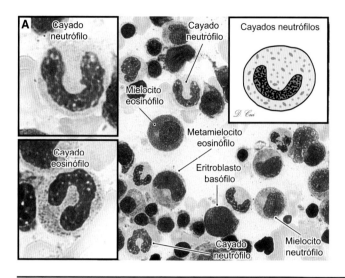

Figura 8-17A. Cayados (células en banda), frotis de médula ósea. Tinción de Wright, ×710; *recuadros* ×1 569

Los **metamielocitos** granulares maduran para convertirse en **cayados**, que también se denominan **células en banda**. Los cayados (sobre todo los cayados neutrófilos) pueden encontrarse tanto en la médula ósea como en la sangre periférica. Sus núcleos son alargados y tienen forma de banda y arco (o "C"), y el citoplasma es el mismo que el de los neutrófilos maduros. Estas células son la última etapa de la maduración de los granulocitos sin división y, en cuanto a su función y estructura, son muy parecidas a los neutrófilos maduros. Los núcleos de los neutrófilos maduros se vuelven multilobulados (segmentados), contienen una densa **heterocromatina** y a menudo se describen como **neutrófilos polimorfonucleares** (o **segmentados**).

Médula ósea y células sanguíneas

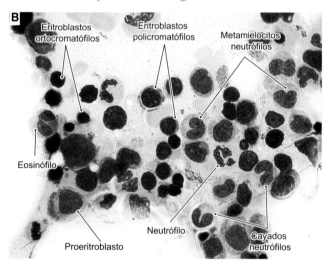

Figura 8-17B. Células de la médula ósea, frotis de médula ósea. Tinción de Wright, ×710

Este es un ejemplo de células sanguíneas en distintas fases de desarrollo en la **médula ósea**, que incluye tanto la **serie eritrocitaria** como la **granulocítica**. Estas células, en las distintas fases de desarrollo, están empaquetadas de forma densa y pueden encontrarse distribuidas al azar en la médula ósea. Durante el proceso de maduración, el tamaño de las células se hace más pequeño y los núcleos más densos. En la *serie de la eritropoyesis*, el citoplasma de las células se vuelve azul claro y luego más rosado, y los núcleos se vuelven mucho más densos y pequeños y al final desaparecen. En las *series de la granulocitopoyesis*, el citoplasma se vuelve menos azul, se producen gránulos primarios (no específicos) y luego se producen gránulos específicos que están presentes en los mielocitos, que dan a estas células el aspecto característico de su identidad como neutrófilo, eosinófilo o basófilo. En otros cambios, los núcleos se vuelven más densos de manera progresiva, y la forma cambia de redonda a ovalada, alargada, dentada y luego lobulada (segmentada).

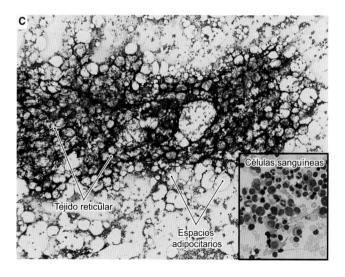

Figura 8-17C. Médula ósea, frotis de médula ósea. Tinción de Wright, ×35; *recuadro* ×184

La **médula ósea** es un ejemplo especializado de **tejido conjuntivo reticular**, un tejido conjuntivo laxo en el que numerosas células se apoyan en una delicada red de fibras reticulares. Reside en las cavidades de los huesos. La médula ósea puede clasificarse en **médula ósea roja** y **médula ósea amarilla**. El término *médula ósea roja* denota una **hematopoyesis** activa; la *médula ósea amarilla* se refiere a una médula compuesta ante todo por **adipocitos** (**células grasas**). La imagen es un frotis de médula ósea roja, que contiene muchas células sanguíneas en desarrollo, unos pocos **adipocitos** y algunos vasos sanguíneos de paredes finas (capilares sinusoidales). La médula ósea roja está organizada en un **compartimento hematopoyético** y un **compartimento vascular**. El compartimento hematopoyético es una red de fibras reticulares en la que están suspendidas las células sanguíneas inmaduras y maduras. El compartimento vascular está compuesto ante todo por capilares sinusoidales, que permiten que las células sanguíneas maduras entren en la circulación sanguínea.

CÉLULAS SANGUÍNEAS EN DESARROLLO EN EL COMPARTIMENTO HEMATOPOYÉTICO

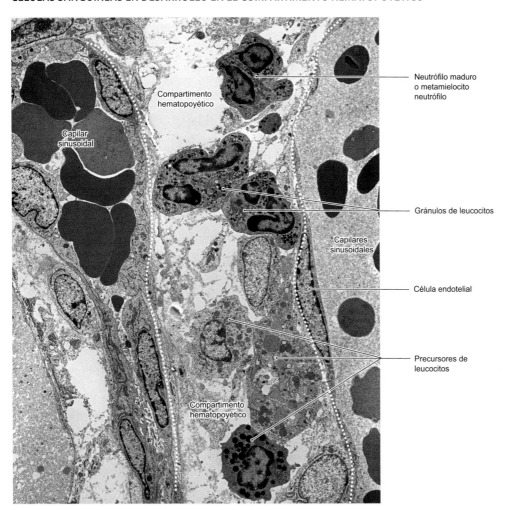

Compartimento hematopoyético

Capilar sinusoidal

Neutrófilo maduro o metamielocito neutrófilo

Gránulos de leucocitos

Capilares sinusoidales

Célula endotelial

Precursores de leucocitos

Compartimento hematopoyético

Figura 8-18. Células sanguíneas en desarrollo en la médula ósea. ME, ×5 000

Aquí se pueden distinguir los dos compartimentos de la **médula ósea** roja (activa de forma hematopoyética). El **compartimento vascular** está compuesto por **capilares sinusoidales**, que en esta vista contienen numerosos eritrocitos maduros. El **compartimento hematopoyético** se compone de células sanguíneas y de los precursores y progenitores de las células sanguíneas suspendidos en una red laxa de células de soporte y fibras reticulares. Las células que se observan en el compartimento hematopoyético parecen ser en su mayoría granulocitos en desarrollo o maduros. El estadio exacto de diferenciación de las células individuales no está tan claro aquí como en un frotis de médula ósea.

CORRELACIÓN CLÍNICA

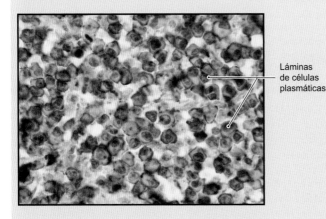

Láminas de células plasmáticas

Figura 8-19. **Mieloma de células plasmáticas.** Preparación inmunohistoquímica para cadenas ligeras kappa, ×400

El **mieloma de células plasmáticas**, o **mieloma múltiple**, es un tumor maligno de células plasmáticas que suele afectar a adultos mayores y por lo regular está asociado con la producción de proteínas monoclonales compuestas por cadenas ligeras de inmunoglobulina o inmunoglobulina intactas. Estas proteínas monoclonales, o "proteínas m", pueden detectarse de forma electroforética en suero y orina. En la enfermedad de las cadenas ligeras, la expansión clonal de las células plasmáticas produce solo cadenas ligeras de inmunoglobulina del tipo kappa o lambda. Estas cadenas ligeras se filtran rápido a la orina, donde se denominan proteínas "Bence-Jones". Los pacientes suelen presentar dolor óseo y fatiga debido a la infiltración de la médula ósea por células plasmáticas malignas, lo que provoca la disolución del hueso en parte por la estimulación de los osteoclastos. Por lo general, la biopsia de médula ósea revela láminas de células plasmáticas, que pueden variar de normales desde el punto de vista histológico a extrañas.

SINOPSIS 8-2 Hematopoyesis

Células madre, progenitoras y precursoras

■ Las *células madre* son capaces de diferenciarse en múltiples linajes celulares y pueden sufrir una proliferación indefinida.

■ Las *células progenitoras* solo son capaces de diferenciarse en un único linaje celular (restringido a uno o dos tipos de células sanguíneas) y son morfológicamente indiferenciadas.

■ Las *células precursoras* pueden reconocerse de forma morfológica como sometidas a una diferenciación a lo largo de un linaje celular sanguíneo particular.

Eritropoyesis

■ El *citoplasma* se vuelve menos basófilo de forma progresiva debido a la dilución de los ribosomas durante el proceso de eritropoyesis.

■ El *tamaño del núcleo* disminuye de manera gradual debido a la mayor condensación de la cromatina.

■ El *tamaño de las células* disminuye de modo progresivo durante la diferenciación eritroide.

■ El *citoplasma* se vuelve progresivamente más eosinófilo debido a la mayor acumulación de hemoglobina.

■ El *núcleo* conserva una forma redonda y no se produce ninguna hendidura antes de que desaparezca.

Granulocitopoyesis

■ El *tamaño de la célula* disminuye y el núcleo se vuelve más condensado como en la eritropoyesis.

■ La *forma del núcleo* pasa de ser redonda u ovalada (promieloblastos) a tener forma de riñón/ligera hendidura (mielocitos) y luego cambia de tener una hendidura profunda (metamielocitos) a tener forma de banda (células en banda) y por último a ser lobulada (granulocitos maduros).

■ Los *promielocitos* no tienen gránulos específicos (solo gránulos azurófilos); en esta fase es demasiado pronto para saber en qué leucocitos granulares se convertirán.

■ Los *mielocitos* son el último estadio de desarrollo capaz de dividirse; en este estadio se acumulan gránulos específicos.

SINOPSIS 8-3 Términos patológicos y clínicos de las células sanguíneas maduras y en desarrollo

■ *Síndrome de las plaquetas grises:* esta enfermedad se caracteriza por una deficiencia o ausencia de los gránulos alfa y del contenido en las plaquetas de la sangre, lo que da a las plaquetas un aspecto gris en un frotis con tinción de Wright.

■ *Deficiencia de almacenamiento del* pool *plaquetario:* trastorno causado por la disminución o ausencia de los gránulos delta de las plaquetas (cuerpos densos), que por lo regular almacenan y liberan nucleótidos de adenina y 5HT. Las hemorragias de "tipo plaquetario" son frecuentes con esta deficiencia.

■ *Petequias:* minúsculas manchas rojas o púrpuras en la piel o en las mucosas provocadas por una hemorragia capilar; las causas más comunes son los traumatismos físicos y la disminución de las plaquetas (trombocitopenia).

■ *Células manchadas:* linfocitos dañados que se observan en un frotis de sangre periférica causados por la tensión mecánica en el proceso de producción del frotis; aunque no son específicas, las células manchadas se encuentran con mayor frecuencia en los frotis de sangre de pacientes con leucemia linfocítica crónica.

■ *Reticulocitosis:* aumento de los reticulocitos en la sangre, a menudo en respuesta a la pérdida de sangre, a la estimulación por el tratamiento con eritropoyetina o al tratamiento de la anemia ferropénica con suplementos de hierro.

■ *Trombocitosis:* aumento del número de plaquetas en la sangre, que puede ser reactivo o neoplásico, como en la trombocitosis esencial.

De la histología a la patología

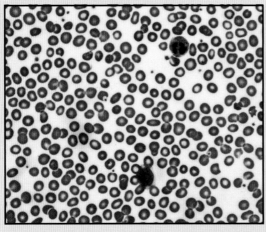 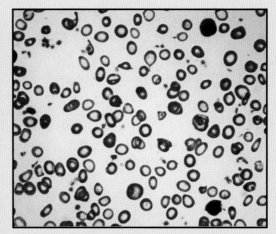

Figura 8-20. **Eritrocitos normales y anemia ferropénica.** Tinción de Wright, ×600.

Eritrocitos normales a la *izquierda.* **Anemia ferropénica (AF)** a la *derecha,* con eritrocitos (glóbulos rojos) pequeños (microcíticos) con una zona amplia de palidez central (hipocrómica). Un gran **eritroblasto policromatófilo** azulado (eritrocito inmaduro) está presente debido a que la médula ósea está intentando reponer los eritrocitos perdidos o disfuncionales.

Preguntas de caso clínico

1. Un hombre de 62 años de edad se presenta al médico con quejas de fatiga frecuente y una pérdida de peso involuntaria de 7 kg. La exploración física muestra unas conjuntivas pálidas, pero por lo demás no hay nada reseñable. Una biometría hemática completa revela un recuento elevado de leucocitos y hemoglobina y hematocrito bajos. Un frotis de sangre periférica muestra no solo neutrófilos maduros y formas en banda, sino también metamielocitos, mielocitos, eosinófilos y basófilos. No se identifican blastos. El análisis citogenético de la sangre periférica revela una translocación característica, y el paciente es diagnosticado con leucemia mielógena crónica (LMC). ¿Cuál de las siguientes es la translocación característica que se observa en más de 90% de los pacientes con LMC?

A. t(4;11).
B. t(9;22).
C. t(11;14).
D. t(12;21).
E. t(14;18).

2. Un hombre de 66 años de edad acudió a su médico de atención primaria con quejas de fatiga y dolor lumbar que habían empeorado en los últimos meses. La exploración física no presentaba ningún signo, excepto la palidez de las conjuntivas. El examen de laboratorio reveló anemia, hiperproteinemia e hipercalcemia. Debido a estos hallazgos de laboratorio, el médico ordenó estudios radiográficos, así como electroforesis de suero y orina. Un estudio radiográfico de la columna vertebral reveló discretas lesiones radiolúcidas de los cuerpos vertebrales. La electroforesis de proteínas en suero mostró una banda discreta anormal prominente en la región gamma, y la electroforesis de proteínas en orina reveló una proteinuria leve y no selectiva con una banda similar a la observada en el suero. Con base en esta información, ¿cuál de los siguientes es el diagnóstico más apropiado?

A. Leucemia linfocítica crónica (LLC).
B. Adenocarcinoma metastásico de la glándula prostática.
C. Gammapatía monoclonal de significado indeterminado (GMSI).
D. Mieloma de células plasmáticas.
E. Macroglobulinemia de Waldenstrom.

3. Una mujer de 42 años de edad con antecedentes de 3 meses de fatiga progresiva y malestar general se presentó en la sala de urgencias tras notar pequeñas manchas rojas, sobre todo en las extremidades superiores y el tronco. La exploración física reveló una mujer muy pálida con hemorragias petequiales en la distribución mencionada. No se identificó ninguna linfadenopatía y el resto de la exploración física no presentó alguna anomalía. La biometría hemática completa (BHC) reveló anemia y trombocitopenia con un recuento de leucocitos marcadamente elevado. El recuento diferencial de leucocitos mostró una población anormal de células grandes con cromatina fina, nucléolos prominentes, gránulos citoplasmáticos e inclusiones citoplasmáticas ocasionales en forma de cayado. Con base en esta información, ¿cuál de los siguientes es el diagnóstico más probable?

A. Leucemia mieloide aguda (LMA).
B. Leucemia linfocítica crónica (LLC).
C. Leucemia mieloide crónica (LMC).
D. Linfoma folicular.
E. Linfoma de Hodgkin.

9

Sistema circulatorio

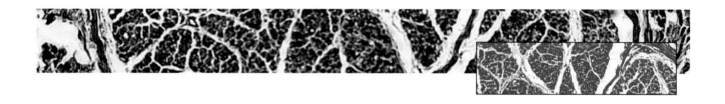

Introducción y conceptos clave del sistema circulatorio

Sistema cardiovascular
Corazón
Tipos de vasos sanguíneos

Sistema vascular linfático
Vasos linfáticos

Sistema cardiovascular

Sistemas circulatorios pulmonar y sistémico
Anatomía del corazón

Capas de la pared cardiaca

Preguntas de caso clínico

Introducción y conceptos clave del sistema circulatorio

El **sistema circulatorio** (circulación posnatal) incluye los **sistemas cardiovascular** y **vascular linfático**. El *sistema cardiovascular* incluye el **corazón** y los **sistemas arterial, capilar y venoso**. La sangre se transporta desde el corazón a través del sistema arterial hasta los capilares, donde se produce el intercambio de gases, nutrientes y otras sustancias. La sangre es transportada de vuelta al corazón por el sistema venoso. La sangre fluye por dos vías: (1) el **sistema circulatorio sistémico** transporta la sangre oxigenada desde el corazón hasta los capilares de los tejidos y órganos del cuerpo y luego recoge y lleva la sangre de vuelta al corazón. (2) El **sistema circulatorio pulmonar** transporta la sangre desoxigenada desde el corazón hasta los capilares de los pulmones. Tras el intercambio de gases, la sangre vuelve a ser transportada al corazón. El *sistema vascular linfático* está formado por **capilares linfáticos, vasos linfáticos** y **conductos linfáticos**. Este sistema recoge la **linfa** (el exceso de líquido tisular) de los tejidos de todos los órganos (excepto el sistema nervioso, la médula ósea y los tejidos duros) mediante capilares linfáticos y luego la transporta a través de los vasos linfáticos a los conductos linfáticos, que por último vacían la linfa en el sistema venoso. La linfa recogida pasa por los órganos linfáticos, donde se filtra, y los linfocitos se exponen a los antígenos. Aquí se produce la linfopoyesis y la respuesta inmunológica.

Sistema cardiovascular

Corazón

El **corazón** contiene cuatro cámaras: las aurículas izquierda y derecha y los ventrículos izquierdo y derecho. Las **aurículas** reciben el flujo sanguíneo procedente del sistema venoso, mientras que los **ventrículos** bombean la sangre hacia el sistema arterial. La pared cardiaca está compuesta por tres capas: **endocardio** (capa más interna), **miocardio** (capa media) y **epicardio** (capa más externa). (1) El *endocardio* está formado por el **endotelio**, el **tejido conjuntivo subendotelial** y el **subendocardio** (donde se localizan fibras de Purkinje, pequeños vasos sanguíneos coronarios y fibras nerviosas). (2) El *miocardio*, la capa más gruesa del corazón, contiene una gran cantidad de **células musculares cardiacas**. El músculo cardiaco se contrae y produce los latidos del corazón, que son generados y regulados por el sistema de conducción del corazón, que incluye el **nodo sinoauricular (SA)**, el **nodo auriculoventricular (AV)**, el **haz AV** y las **fibras de Purkinje**. (3) El *epicardio* está cubierto por mesotelio y contiene tejido conjuntivo fibroso, nervios, vasos coronarios y tejido adiposo.

Tipos de vasos sanguíneos

SISTEMA ARTERIAL. Se compone de **arterias grandes (de conducción), arterias medianas (de distribución), arterias pequeñas** y **arteriolas**. El sistema arterial conduce la sangre (a mayor presión que las venas) desde los ventrículos hasta las redes capilares. Las paredes de las arterias pueden dividirse generalmente en tres capas: **túnica íntima, túnica media** y **túnica adventicia**.

Las *grandes arterias* también se denominan **arterias elásticas** debido a la gran cantidad de material elástico que contienen sus paredes. Tienen una túnica media gruesa con numerosas membranas elásticas. Las **láminas elásticas internas** y **externas** son difíciles de distinguir de las membranas elásticas cercanas. Las grandes arterias conducen la sangre desde los ventrículos hacia las arterias medianas. Los ricos materiales elásticos de las grandes arterias permiten que los vasos se retraigan para adaptarse a los cambios de presión y mantener un flujo continuo de sangre durante la diástole ventricular (relajación). Ejemplos de arterias grandes son la aorta, las arterias pulmonares, la arteria carótida común, la arteria subclavia y las arterias iliacas comunes.

Las *arterias medianas* también se denominan **arterias musculares** debido a que su gruesa túnica media contiene múltiples capas de **células musculares lisas** dispuestas de forma circular. Las láminas elásticas internas y externas son fáciles de distinguir de los tejidos cercanos. Algunos ejemplos de arterias medianas son la radial, la cubital, la femoral y la esplénica, así como las ramas de las arterias carótida externa y poplítea.

Las *arterias pequeñas* y las *arteriolas* son vasos de menor diámetro. Las paredes de las arterias pequeñas contienen dos a seis capas de células musculares lisas. Las *arteriolas* son los componentes más pequeños del sistema arterial, con solo una o dos capas de células musculares lisas. Controlan el flujo sanguíneo hacia los capilares. Ejemplos de arterias pequeñas son los vasos que se encuentran en la lengua, el tubo digestivo y las trompas de Falopio.

SISTEMA CAPILAR. Contiene capilares continuos, fenestrados y discontinuos (sinusoidales). Proporcionan lugares para el intercambio de gases, nutrientes, desechos metabólicos, hormonas y moléculas de señalización entre la sangre y los tejidos. Los capilares son los vasos más pequeños del sistema circulatorio. Conectan arteriolas y vénulas para formar una red de microvasos que permite el movimiento de la sangre en la microcirculación y el intercambio de materiales entre la sangre y los tejidos.

Los **capilares continuos** tienen una lámina basal continua y células endoteliales completas. Estas estructuras solo permiten el paso de una cantidad muy limitada de material a través de las paredes capilares. Ejemplos son los capilares del tejido muscular, el tejido conjuntivo, el pulmón, las glándulas exocrinas y el timo.

Los **capilares fenestrados** tienen una lámina basal continua y células endoteliales fenestradas (perforadas por pequeños poros), que permiten el paso de una gran variedad de sustancias a través de las paredes capilares. Sus células endoteliales pueden tener diafragmas proteicos en las fenestras, excepto los capilares del glomérulo del riñón. Ejemplos de capilares fenestrados son los capilares de los órganos endocrinos, el riñón, el páncreas y el tracto digestivo.

Los **capilares discontinuos** (**sinusoidales**) tienen una lámina basal discontinua (o ausente) e incompleta (perforada por grandes poros), lo que permite que las proteínas y otros materiales, incluso las células, atraviesen con libertad las paredes capilares. Algunos ejemplos son los capilares de la médula ósea, el hígado y el bazo.

SISTEMA VENOSO. Está compuesto por **vénulas** y **venas pequeñas, medianas** y **grandes**. Las venas recogen la sangre (a menor presión que las arterias) de los capilares y la transportan al corazón. Las venas tienen luces más grandes y planas y paredes más finas que las arterias que las acompañan.

Las *vénulas* y las *venas pequeñas* tienen paredes muy finas y pocas válvulas. Las vénulas drenan la sangre intercambiada de los capilares a las venas pequeñas. Las vénulas son los lugares principales de muchas reacciones inflamatorias.

Las *venas medianas* tienen varios diámetros y su estructura varía en función de su tamaño y localización. Los segmentos de las venas medianas en algunas localizaciones tienen una **túnica adventicia** gruesa con algunos **haces de músculo liso longitudinal**. Las válvulas son prominentes en las venas medianas, con una abundancia en las extremidades para evitar que la sangre fluya de regreso.

Las *grandes venas* tienen una **túnica adventicia** gruesa con numerosos **haces de músculo liso longitudinal**, que ayudan a forzar el flujo de sangre hacia el corazón. Hay algunas válvulas grandes en las venas grandes.

Sistema vascular linfático

Vasos linfáticos

El **sistema vascular linfático** está compuesto por capilares linfáticos, vasos linfáticos y conductos linfáticos, que recogen y drenan el líquido intersticial de los tejidos corporales hacia venas grandes. Sus funciones incluyen el transporte de proteínas, hormonas, anticuerpos, fluidos y linfocitos. Los vasos linfáticos se encuentran en la mayoría de los tipos de tejido conjuntivo y órganos linfáticos, pero no en el sistema nervioso central ni en los tejidos no vasculares. La ruta de drenaje de la linfa va de los capilares linfáticos a los vasos linfáticos, y entra en los ganglios linfáticos a través de los vasos linfáticos aferentes mientras que sale a través de los vasos linfáticos eferentes. La mayoría de los órganos linfoides no tiene vasos linfáticos aferentes y eferentes, excepto los ganglios linfáticos. La linfa recogida de los órganos linfoides drena en el conducto torácico y en el conducto linfático derecho y luego se vacía en las venas subclavias.

Los **capilares linfáticos** tienen paredes muy finas y presentan luces más grandes que los capilares sanguíneos. Entre las células endoteliales que recubren los capilares linfáticos hay pequeños espacios que permiten que el líquido intersticial y los linfocitos pasen a los capilares linfáticos.

Los **vasos linfáticos** tienen una estructura similar a la de las venas pequeñas. Cuentan con una gran luz y numerosas válvulas. Estas válvulas están presentes en todos los tamaños de vasos linfáticos. En la luz de los vasos linfáticos puede haber linfocitos y materiales linfáticos.

Los **conductos linfáticos** son vasos linfáticos grandes que tienen algunas capas de células musculares lisas en sus paredes. Tienen luces similares de manera estructural a los de las venas pequeñas, excepto que son más grandes y hay válvulas prominentes. Los linfocitos y los materiales linfáticos suelen estar presentes en las luces de los vasos linfáticos.

SINOPSIS 9-1 Términos patológicos y clínicos del sistema circulatorio

- ■ *Vasculitis:* inflamación y daño de los vasos sanguíneos que a menudo da lugar a una isquemia del tejido irrigado por los vasos afectados; puede estar relacionada con infecciones, medicamentos y diversos trastornos autoinmunes.
- ■ *Angina:* dolor torácico asociado con la isquemia del miocardio, la mayoría de las veces debido a la ateroesclerosis grave de las arterias coronarias; el dolor de la angina, a menudo descrito como presión, suele ser subesternal pero puede irradiarse a los brazos o al cuello.
- ■ *Infarto de miocardio:* necrosis del músculo cardiaco debida a la interrupción de su riego sanguíneo, en la mayoría de los casos por ateroesclerosis de las arterias coronarias.
- ■ *Ateroesclerosis:* la forma de arterioesclerosis ("endurecimiento de las arterias") más significativa desde el punto de vista clínico, caracterizada por la acumulación de lípidos dentro de la íntima de las arterias que produce placas que causan el estrechamiento, o "estenosis", de la arteria.
- ■ *Arterioesclerosis:* término general que se refiere a cualquier endurecimiento (pérdida de elasticidad) de las arterias, en especial de las pequeñas. La hipertensión arterial es la causa más común. La ateroesclerosis es una forma de arterioesclerosis.
- ■ *Trombo:* coágulo sanguíneo formado dentro de una arteria o vena como resultado de una lesión endotelial, un flujo sanguíneo anormal o una mayor tendencia a formar coágulos (hipercoagulabilidad); la rotura de una placa ateroesclerótica en una arteria coronaria favorece la formación de un trombo.

Sistema cardiovascular

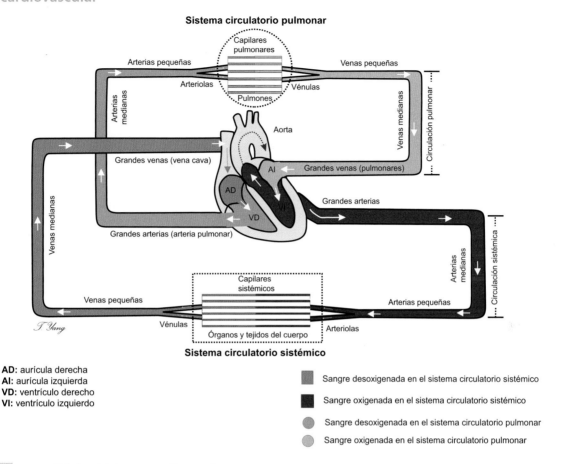

Figura 9-1. Generalidades del sistema cardiovascular.

El **sistema cardiovascular** está formado por el **corazón**, el **sistema arterial**, el **sistema venoso** y el **sistema capilar**. El *corazón* está compuesto por dos **aurículas** y dos **ventrículos**. La **aurícula derecha** recibe la sangre del cuerpo y la **aurícula izquierda** recibe la sangre de los pulmones; el **ventrículo izquierdo** bombea la sangre al cuerpo y el **ventrículo derecho** bombea la sangre a los pulmones. El *sistema arterial* conduce la sangre desde el corazón hasta los capilares del cuerpo y los pulmones. Este sistema incluye arterias grandes (arterias elásticas), arterias medianas (arterias musculares), arterias pequeñas y arteriolas. El *sistema venoso* transporta la sangre desde el sistema capilar del cuerpo y los pulmones hasta el corazón. Incluye vénulas, venas pequeñas, venas medianas y venas grandes. El *sistema capilar* está situado entre las arteriolas y las vénulas y suele formar lechos capilares en los que se produce el intercambio de gases y diversas sustancias, además del movimiento de las células sanguíneas (**diapédesis**). Incluye **capilares continuos, fenestrados** y **sinusoidales** (**discontinuos**). La sangre fluye por dos vías: (1) el **sistema circulatorio sistémico**, que suministra sangre oxigenada desde el corazón a los órganos y tejidos del cuerpo y luego lleva sangre desoxigenada de vuelta al corazón y (2) el **sistema circulatorio pulmonar**, que envía sangre desoxigenada desde el corazón a los pulmones para el intercambio de gases y luego devuelve sangre oxigenada al corazón.

Sistemas circulatorios pulmonar y sistémico

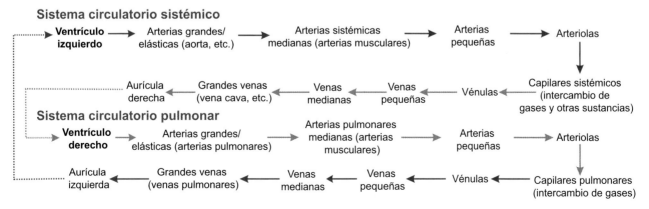

Anatomía del corazón

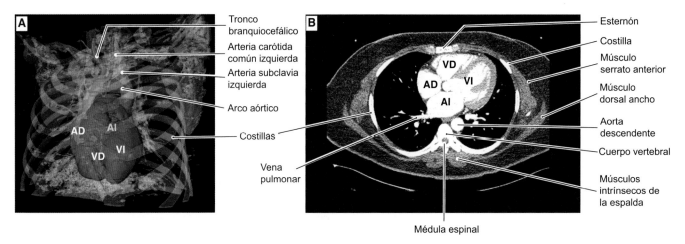

Figura 9-2A,B.   Anatomía del corazón. Imagen de modelo estereoscópico 3D (A); angiografía por tomografía computarizada (B).

El corazón es un órgano muscular de cuatro cámaras que se encuentra dentro del pericardio en el mediastino. Es una estructura piramidal, que descansa en la parte superior del diafragma. El corazón tiene tres superficies y un vértice. La superficie anterior, o **superficie esternocostal**, del corazón está formada ante todo por la **aurícula derecha (AD)** y el **ventrículo derecho (VD)**. La superficie diafragmática está formada sobre todo por la **aurícula derecha (AD)** y el **ventrículo izquierdo (VI)**. La superficie posterior o la base del corazón está formada sobre todo por la AI. El vértice del corazón está formado por el VI, que apunta hacia la izquierda y hacia abajo. El corazón está conectado a varios vasos sanguíneos principales. Las **arterias pulmonares** se ramifican desde el **tronco pulmonar** para llevar la sangre desoxigenada del VD a los **pulmones**. A su vez, las **venas pulmonares** devuelven la sangre oxigenada a la **AI**, desde donde la sangre oxigenada fluye hacia el VI. A continuación, la sangre oxigenada se bombea desde el **VI** a la **aorta**, por la que se distribuye a las demás partes del cuerpo. Las **arterias coronarias** suministran sangre al músculo cardiaco. Hay dos arterias coronarias, la izquierda y la derecha. Son ramas de la aorta ascendente justo por encima de las cúspides derecha e izquierda de la **válvula semilunar aórtica**, de manera respectiva.

CORRELACIÓN CLÍNICA

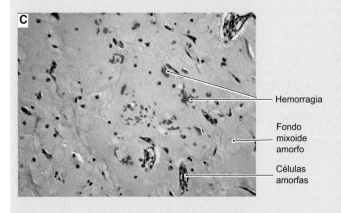

Figura 9-2C.   Mixomas cardiacos. H&E, ×200

Los **mixomas cardiacos** son neoplasias benignas que suelen surgir en las aurículas del corazón, en especial en la **aurícula izquierda**, en la región cercana a la **fosa oval**. Estas **neoplasias** suelen ser pedunculadas (en forma de tallo) y pueden provocar la obstrucción del flujo sanguíneo a través de una válvula y causar daños en la válvula a largo plazo. Estas lesiones pueden hacerse evidentes en la clínica si una porción del **mixoma** se desprende de la lesión principal, lo que causa una embolización sistémica (formación de coágulos). A grandes rasgos, los **mixomas** tienen un aspecto blando y gelatinoso. Desde el punto de vista histológico, los **mixomas** se caracterizan por la presencia de células de mixoma dispuestas de modo individual y en grupos, a menudo con apariencia de vaso sanguíneo. El fondo es una **sustancia fundamental mucopolisacárida eosinófila y** amorfa, que a menudo muestra **hemorragias** y ocasionales **células inflamatorias mononucleares**. El tratamiento consiste en la extirpación quirúrgica, que suele ser curativa.

CORRELACIÓN CLÍNICA

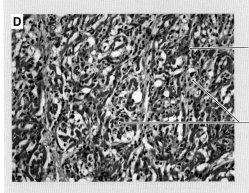

Células
musculares
cardiacas
normales
restantes

Miocardio con
linfocitos difusos

Figura 9-2D. **Miocarditis.** H&E, ×200

La **miocarditis** es una inflamación del músculo cardiaco debida a diversas causas, como agentes infecciosos, reacciones de hipersensibilidad debidas a fármacos, enfermedades autoinmunes, rechazo de trasplantes y sarcoidosis (crecimiento de pequeñas acumulaciones de células inflamatorias). Entre las etiologías infecciosas, los virus son la causa más común en Estados Unidos, en particular los **enterovirus** como los **virus Coxsackie A** y **B**. La infección viral del corazón suele provocar una reacción inmunológica con infiltración del tejido miocárdico por linfocitos (miocarditis linfocítica). Los miocitos se dañan, ya sea de modo directo por el virus o indirecto por la respuesta inmunológica. Otras formas de **miocarditis**, como la miocarditis por hipersensibilidad, presentan eosinófilos como parte de la respuesta inflamatoria. La miocarditis tiene una amplia gama de presentaciones clínicas, desde las silenciosas hasta las graves con muerte súbita.

FUNCIÓN CONDUCTORA DE IMPULSOS DEL CORAZÓN

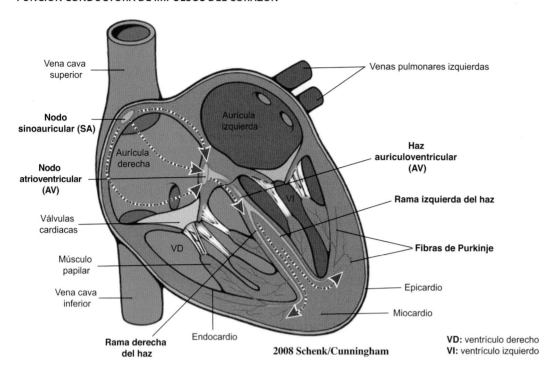

Figura 9-3.   Función conductora de impulsos del corazón.

Las contracciones de las **aurículas** y los **ventrículos** derecho e izquierdo deben coordinarse con precisión para que la sangre sea bombeada con eficacia a los pulmones para su oxigenación y luego al resto del cuerpo. Una red de fibras musculares cardiacas especialmente modificadas genera y conduce los impulsos eléctricos que proporcionan la coordinación necesaria. Esta red incluye el **nodo SA**, el **nodo AV**, el **haz AV** y las **fibras de Purkinje**. (1) El *nodo SA* está situado en la pared de la aurícula derecha, cerca de la apertura de la **vena cava superior**. El nodo SA es importante para iniciar el impulso de los latidos del corazón y controlar su frecuencia; también se le llama el "marcapasos" del corazón. (2) El *nodo AV* también está situado en la pared de la aurícula derecha, medial a la válvula AV derecha, y a lo largo de la parte inferior del tabique interauricular. (3) El *haz AV* surge del nodo AV y se divide en dos ramas (derecha e izquierda) para recorrer los lados del tabique interventricular. (4) Las *fibras de Purkinje* son las ramas terminales de las ramas derecha e izquierda del haz AV. Las fibras de Purkinje recorren la pared inferior y lateral del ventrículo y se extienden hasta los **músculos papilares**. Estas fibras son grandes células musculares cardiacas modificadas, que contienen numerosas **conexiones comunicantes** y **discos intercalares** bien desarrollados. El nodo SA genera la señal del latido, que se propaga rápido a las células musculares cardiacas adyacentes en el **miocardio** de ambas aurículas para provocar la contracción de estas. Los impulsos también son captados por el nodo AV y viajan a lo largo del haz AV. Estos impulsos pasan por las **ramas derecha** e **izquierda del haz** hasta las fibras de Purkinje de los ventrículos, donde inducen la contracción de los músculos cardiacos de los ventrículos. Existe un retraso temporal que permite que las aurículas se contraigan primero para vaciar la sangre en los ventrículos, antes de que estos se contraigan. Este retraso asegura que la sangre fluya sin problemas desde las aurículas a los ventrículos y luego a las arterias conductoras.

SINOPSIS 9-2 Estructura y funciones del corazón

- El corazón está compuesto por dos **aurículas** y dos **ventrículos**.
- La pared del corazón se compone de **endocardio** (capa interna), **miocardio** (capa muscular cardiaca) y **epicardio** (capa externa).
- El **endocardio** se compone de endotelio, subendotelio (una fina capa de tejido conjuntivo) y subendocardio. Las fibras de Purkinje se encuentran en el subendocardio.
- El **miocardio** está compuesto por fibras musculares cardiacas o miocardiocitos, la capa más gruesa del corazón; los músculos cardiacos están ramificados y conectados entre sí de manera término terminal mediante los discos intercalares que son un complejo de distintas uniones intercelulares. Las fibras musculares cardiacas requieren un elevado suministro de oxígeno.
- El **epicardio** está compuesto por mesotelio y una capa más gruesa de tejido conjuntivo, que contiene vasos coronarios, nervios y tejido adiposo.
- El **sistema de conducción** del corazón está formado por grupos de fibras musculares cardiacas especialmente modificadas, el **nodo SA**, el **nodo AV**, el **haz AV** y las **fibras de Purkinje**.

Capas de la pared cardiaca

ENDOCARDIO

A
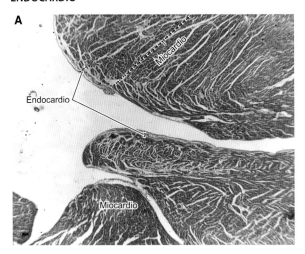

Figura 9-4A. Capas de la pared cardiaca: endocardio, ventrículo. H&E, ×68

La pared del corazón es mucho más gruesa que la de los vasos grandes y está compuesta por tres capas básicas, al igual que los vasos sanguíneos: **endocardio** (equivalente a la **túnica íntima**), **miocardio** (equivalente a la **túnica media**) y **epicardio** (equivalente a la **túnica adventicia**). El *endocardio* es la capa más interna de la pared del corazón, que recubre la luz del corazón. Esta capa está formada por el **endotelio** (epitelio escamoso simple), el **tejido conjuntivo subendotelial** y el **subendocardio**. El subendocardio está en contacto con el músculo cardiaco y contiene pequeños vasos sanguíneos coronarios, nervios y **fibras de Purkinje** en determinadas zonas. También hay algunas células adiposas dentro del tejido conjuntivo. El endocardio proporciona un revestimiento liso para las cuatro cámaras del corazón y una cubierta para las **válvulas AV**.

MIOCARDIO

B
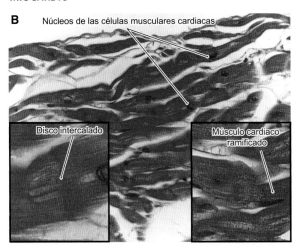

Figura 9-4B. Capas de la pared del corazón: miocardio, ventrículo. H&E, ×272; *recuadros* ×786

El **miocardio** es la capa más gruesa de la pared cardiaca y constituye la mayor parte del corazón. Está formado por **células musculares cardiacas** que se disponen en columnas ramificadas. Los extremos de las células musculares cardiacas están conectados entre sí por **discos intercalares**. El *recuadro* muestra los músculos cardiacos con sus estrías características y un disco intercalar. Estos músculos se contraen para bombear la sangre de los ventrículos del corazón y distribuirla a los tejidos y órganos del cuerpo. El miocardio de la pared del VI es el más grueso porque debe bombear la sangre a gran distancia y superar la elevada presión y resistencia de la circulación sistémica. En general, las aurículas tienen paredes más delgadas que los ventrículos. El miocardio de la aurícula derecha es el más delgado debido a la presión y resistencia relativamente bajas de la circulación sanguínea.

EPICARDIO

C
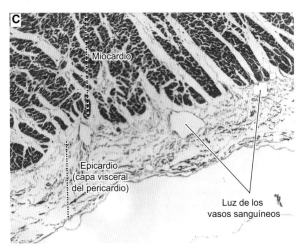

Figura 9-4C. Capas de la pared cardiaca: epicardio, ventrículo. H&E, ×68

El **epicardio** rodea el corazón. Es una capa de tejido conjuntivo que contiene nervios, vasos sanguíneos y adipocitos. La superficie interior del epicardio está conectada con el músculo cardiaco, y la superficie exterior está cubierta por el **mesotelio** que se enfrenta a la **cavidad pericárdica**. El mesotelio segrega un líquido conocido como **líquido pericárdico**, que proporciona lubricación y reduce la fricción entre el **epicardio** (pericardio **visceral**) y el **pericardio parietal** durante los movimientos causados por la contracción del corazón. El epicardio cubre y protege el corazón y permite el paso de vasos sanguíneos pequeños y nervios para proporcionar nutrientes e inervación.

El **derrame pericárdico** se refiere al exceso de líquido en la cavidad pericárdica debido a la inflamación del pericardio (**pericarditis**); el **hemopericardio** es una condición en la que la sangre queda atrapada en la cavidad pericárdica. En cualquiera de los dos casos, la compresión de las delgadas paredes de las aurículas y la vena cava puede provocar un taponamiento cardiaco y un fallo de la circulación.

FIBRAS DE PURKINJE Y DISCO INTERCALADO

A

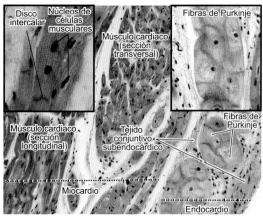

Figura 9-5A. Fibras de Purkinje y discos intercalares, ventrículo.
H&E, ×136; *recuadro (derecha)* ×198, *recuadro (izquierda)* ×229

Las **fibras de Purkinje** (**fibras conductoras de impulsos**) son grandes células musculares cardiacas modificadas que forman parte del sistema de conducción del corazón. Son ramas terminales de las ramas del haz AV, situadas en el **tejido conjuntivo subendocárdico**. Las fibras de Purkinje suelen ser de gran tamaño y se agrupan. Cada célula tiene solo uno o dos núcleos y un citoplasma pálido porque tiene menos **miofibrillas** que las células musculares cardiacas normales. Las fibras de Purkinje trabajan junto con otras estructuras conductoras de impulsos para regular los latidos del corazón al transmitir los impulsos a las **células musculares cardiacas** vecinas. Los **discos intercalares** son **complejos de unión** especializados que contienen **fascia adherente, desmosomas (mácula adherens) y conexiones comunicantes**, que proporcionan conexión y comunicación entre las células musculares cardiacas. Los discos intercalares unen las células musculares cardiacas en una unidad completa para evitar que las células musculares se separen durante la contracción. También proporcionan el **intercambio de iones** a través de las conexiones comunicantes, lo que permite que los impulsos eléctricos pasen de una célula a otra.

VÁLVULAS CARDIACAS

B

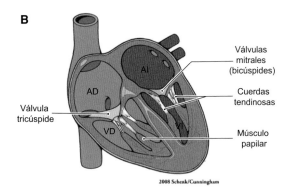

2008 Schenk/Cunningham

Figura 9-5B. Válvulas cardiacas.

Hay cuatro válvulas en el corazón: dos válvulas AV (válvulas bicúspide, o mitral, y tricúspide) entre las aurículas y los ventrículos del corazón y dos válvulas semilunares (válvulas aórtica y pulmonar) en las arterias que salen del corazón. Las válvulas AV controlan el flujo sanguíneo desde las aurículas hacia los ventrículos e impiden el flujo de sangre de vuelta a las aurículas durante la contracción ventricular. La válvula aórtica controla el flujo de sangre desde el VI hacia la aorta y evita el flujo de sangre de vuelta al VI. La válvula pulmonar controla el flujo de sangre desde el VD hacia la arteria pulmonar e impide el flujo de sangre de vuelta al VD. En general, las válvulas cardiacas se abren y se cierran para permitir que la sangre fluya a través de las aberturas y para evitar el reflujo de sangre. Las válvulas tricúspide y bicúspide, o mitral, están ancladas a las paredes ventriculares mediante unas estructuras fibrosas en forma de cuerda denominadas cuerdas tendinosas, que están unidas a los músculos papilares.

Las valvulopatías cardiacas más comunes incluyen la **valvulopatía aórtica calcificada**, la **valvitis** y la **cardiopatía reumática**. Estas enfermedades pueden provocar estenosis aórtica, regurgitación aórtica, embolia y estenosis de la válvula mitral.

C

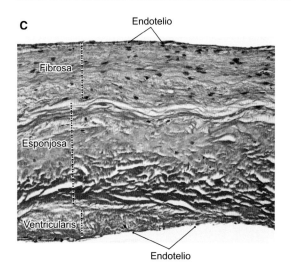

Figura 9-5C. Válvulas cardiacas, válvula aórtica. H&E, ×134

Las válvulas cardiacas están formadas por tejidos conjuntivos y ambas superficies están cubiertas por endotelio. Están compuestas por tres capas: (1) **fibrosa**, cubierta por endotelio, contiene tejido conjuntivo denso e irregular. Esta capa es continua con la superficie ventricular de las válvulas AV y la superficie arterial de las válvulas semilunares. Las válvulas AV son continuas con las cuerdas tendinosas, que proporcionan un soporte de tracción a las valvas de las válvulas. (2) La **esponjosa**, el núcleo de la válvula cardiaca, está formada por fibras de colágeno y elásticas dispuestas de forma poco precisa. Esta capa sirve de amortiguador y proporciona un soporte flexible a la válvula. (3) La **ventricularis**, o **atrialis**, es una capa de tejido conjuntivo denso con muchas fibras elásticas y de colágeno. La superficie de la ventricularis (atrialis) está cubierta por **endotelio**. La atrialis continúa con la superficie auricular de las válvulas AV, y la ventricularis continúa con la superficie ventricular de las válvulas semilunares. Aquí se muestra un ejemplo de la **válvula aórtica**. La *válvula aórtica* tiene tres cúspides y se encuentra entre el VI y la aorta.

Estructura general de las capas de los vasos sanguíneos

Arteria mediana

Vena mediana

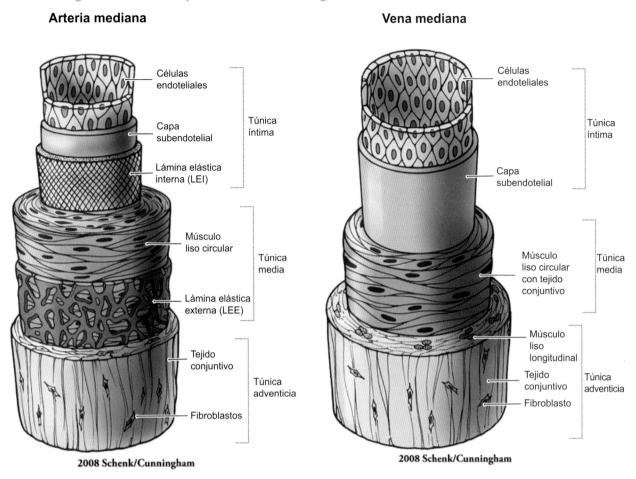

Figura 9-6. Representación de la estructura general de las capas de los vasos sanguíneos (túnicas) y comparación de una arteria mediana y una vena mediana.

Las paredes de los **vasos sanguíneos** pueden dividirse en tres **capas** (**túnicas**). La capa más interna en contacto con la sangre se denomina **túnica íntima**. Esta capa contiene endotelio y tejido conjuntivo laxo subendotelial y puede presentar una **lámina elástica interna** (LEI) en algunos vasos, en especial en las arterias. El **endotelio** es una capa de células escamosas simples que forma la superficie lisa de la luz. El **tejido conjuntivo subendotelial** es una fina capa de tejido conjuntivo laxo situada bajo el endotelio. La LEI, si está presente, es una lámina de fibras elásticas que dividen la túnica íntima de la túnica media. La capa intermedia se denomina **túnica media**. Contiene ante todo células musculares lisas dispuestas de forma circular (excepto en las arterias elásticas). La contracción y la relajación de estas células musculares lisas modifica el diámetro del vaso y afectan a la presión arterial. La capa más externa, la **túnica adventicia**, es una capa de tejido conjuntivo denso en la que predominan las fibras de colágeno y elásticas. En las grandes venas y algunas medianas, la túnica adventicia también puede contener **haces de músculo liso longitudinal**. La túnica adventicia rodea y cubre los vasos para protegerlos. En ocasiones, en la túnica adventicia de los grandes vasos se encuentran pequeños vasos sanguíneos denominados *vasa vasorum*, que proporcionan oxígeno y nutrientes a las distintas capas de la pared de los grandes vasos, ya que resulta difícil obtener nutrientes por difusión. A continuación se enlistan algunas diferencias entre una arteria mediana y una vena mediana: (1) la arteria tiene una luz más pequeña y redondeada, mientras que la vena tiene una luz más grande y de forma ovalada o irregular; (2) la arteria tiene una pared más gruesa que la vena; (3) en la arteria, la túnica media es mucho más gruesa que la túnica adventicia, pero en la vena, la túnica adventicia es mucho más gruesa que la túnica media; (4) las células musculares lisas de orientación circular forman láminas uniformes en la túnica media de la arteria; sin embargo, las células musculares lisas son menos numerosas y no forman una lámina distintiva en la vena; (5) hay algunos haces de músculo liso longitudinal en la túnica adventicia de las venas medianas en algunas localizaciones, mientras que estos haces de músculo liso son más abundantes en las venas grandes. Este patrón no se da en las arterias. Los haces de músculo liso longitudinal en la túnica adventicia de la vena se contraen para ayudar a empujar la sangre de vuelta al corazón; y (6) las válvulas están presentes en muchas venas, en especial en las venas medianas de las extremidades. Su función es evitar el reflujo gravitacional de la sangre y ayudar a que esta regrese al corazón. Las arterias no tienen válvulas (excepto las válvulas aórtica y pulmonar).

Tipos de vasos sanguíneos

Sistema arterial

**Arteria grande
(arteria elástica)** **Arteria mediana
(arteria muscular)** **Arteria pequeña** **Arteriola**

Sistema venoso

Vena grande **Vena mediana** **Vena pequeña** **Vénula**

Sistema capilar

Capilar continuo **Capilar fenestrado** **Capilar discontinuo
(sinusoidal)**

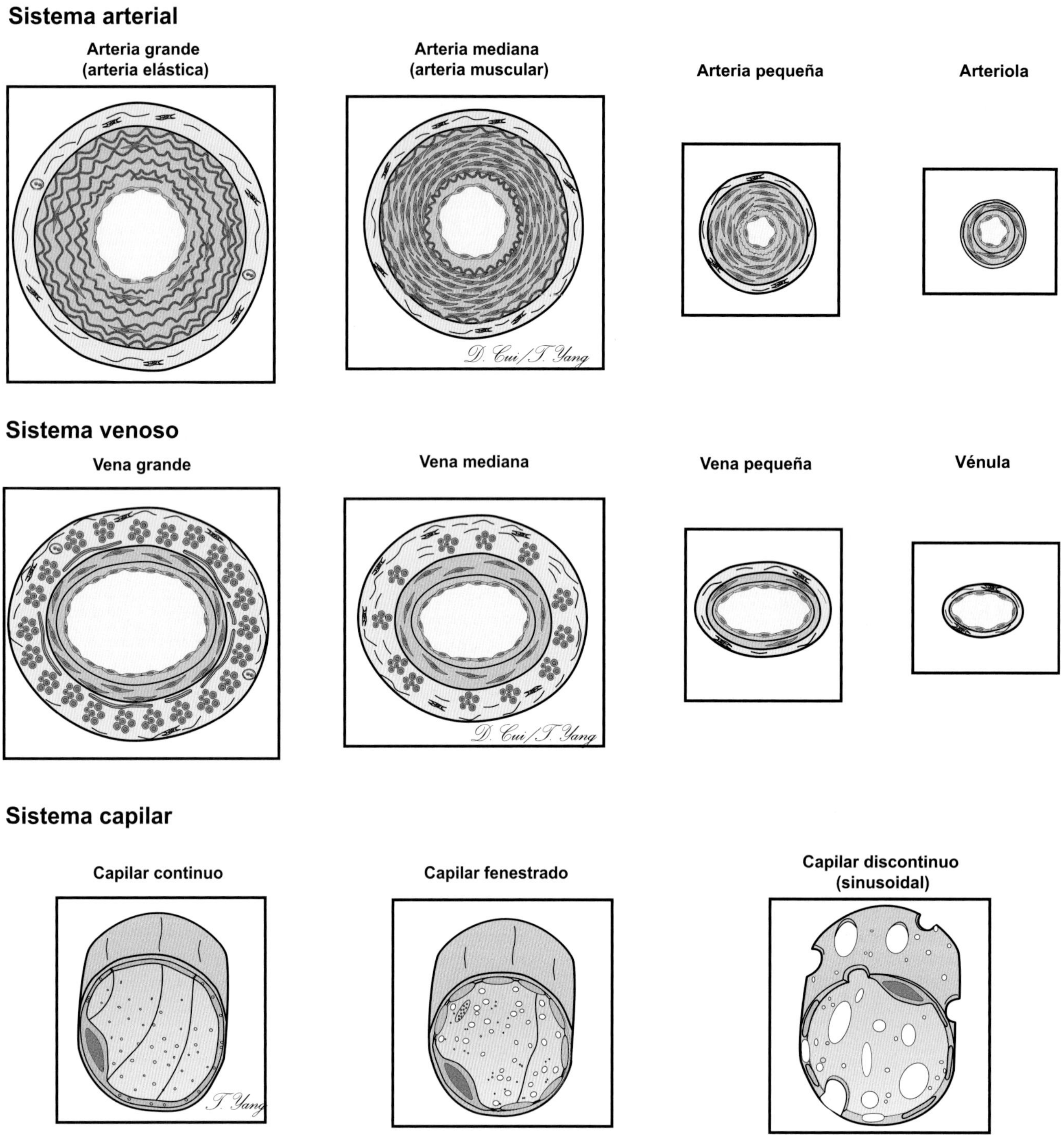

Figura 9-7. Representación de los tipos de vasos sanguíneos: arterias, venas y capilares.

Los **vasos sanguíneos** constituyen los **sistemas arterial, venoso** y **capilar**. En general, las arterias tienen luces más pequeñas y redondeadas que las venas; su túnica media es más gruesa que la túnica adventicia, y la LEI es prominente. Las venas tienen luces más grandes y planas que las arterias; en la túnica adventicia puede haber haces de músculo liso longitudinal, que es la capa más dominante en las venas grandes y algunas medianas. La túnica adventicia es mucho más gruesa en las venas que la túnica media. Para más detalles, véase también la tabla 9-1. El intercambio de gases, nutrientes y materiales se produce en los capilares. Aquí se ilustran tres tipos de capilares. Los **capilares continuos** tienen células endoteliales completas y láminas basales continuas. Los **capilares fenestrados** tienen láminas basales continuas con células endoteliales fenestradas (perforadas por pequeños poros); los **capilares discontinuos** (**sinusoidales**) tienen células endoteliales incompletas perforadas por grandes poros, y puede faltar parte del citoplasma. La lámina basal es discontinua. Los capilares discontinuos tienen huecos entre las células endoteliales y el tamaño de su luz es mucho mayor que el de los otros dos tipos. Los tamaños de los vasos sanguíneos no están dibujados a escala.

Sistema arterial

ARTERIAS GRANDES

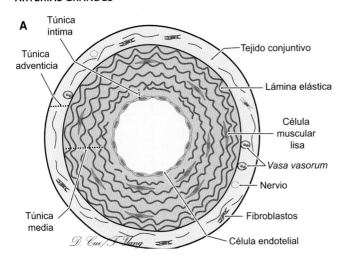

A

Túnica íntima

Túnica adventicia

Tejido conjuntivo

Lámina elástica

Célula muscular lisa

Vasa vasorum

Nervio

Fibroblastos

Túnica media

Célula endotelial

D. Cui/T. Yang

Figura 9-8A. Representación de una arteria grande/elástica (conductora).

Las **arterias grandes** (**arterias elásticas**) también se denominan **arterias conductoras**, debido a su función de conducción del flujo sanguíneo fuera del corazón. En la **túnica media** de las arterias grandes hay abundantes **láminas elásticas** (haces gruesos de fibras elásticas), que permiten que las paredes se retraigan para resistir la presión, así como mantener la presión arterial durante la diástole, cuando los ventrículos están relajados y el corazón no genera presión. Los pequeños vasos situados en la **túnica adventicia** se denominan *vasa vasorum*; suministran oxígeno y nutrientes al tejido de la pared arterial ya que la nutrición por difusión es difícil. La aorta, las arterias pulmonares y sus ramas principales son buenos ejemplos de arterias elásticas.

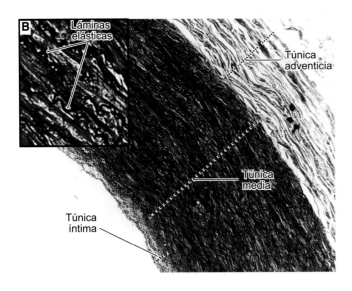

B

Láminas elásticas

Túnica adventicia

Túnica media

Túnica íntima

Figura 9-8B. Arteria grande/elástica (conductora), arteria carótida. Tinción de fibras elásticas, ×68; *recuadro* ×242

Este es un ejemplo de una **arteria grande** (**arteria elástica**) de una porción de la **arteria carótida**. La arteria carótida por lo regular tiene las características de las arterias elásticas. La **túnica media** de la pared del vaso tiene múltiples capas de **láminas elásticas** que están bien organizadas de forma concéntrica. Estas láminas elásticas son láminas de material elástico fenestrado producidas por las células musculares lisas de la túnica media. Estas células están intercaladas entre las láminas elásticas. Las láminas elásticas en este espécimen se revelan como láminas negras onduladas paralelas mediante una tinción especial para identificar fibras elásticas; las células musculares lisas no son visibles aquí con este tipo de tinción. La **túnica adventicia** de una arteria elástica está formada por fibras de tejido conjuntivo dispuestas de forma laxa. Estas fibras son ante todo **fibras de colágeno**, con un pequeño número de **fibras elásticas** que son producidas por los **fibroblastos**.

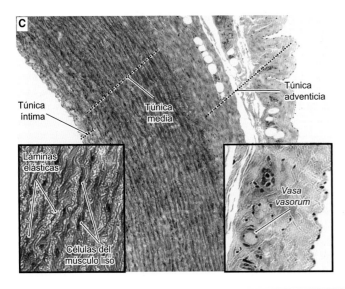

C

Túnica íntima

Túnica media

Túnica adventicia

Láminas elásticas

Células del músculo liso

Vasa vasorum

Figura 9-8C. Arteria grande/elástica (conductora), aorta. H&E, ×68; *recuadros* ×198

Se muestra un ejemplo de una **arteria grande** (aorta). Las **láminas elásticas** son de color rosa y son más difíciles de distinguir con la tinción rutinaria de hematoxilina y eosina (H&E) que con las tinciones especiales para fibras elásticas. Los núcleos oscuros de la **túnica media** pertenecen a las **células musculares lisas** (*recuadro izquierdo*), que producen la membrana elástica. Hay algunos *vasa vasorum* en la profundidad de la túnica adventicia (*recuadro derecho*), que proporcionan oxígeno y nutrientes a la túnica media y a la túnica adventicia de la pared arterial grande. En la **túnica adventicia** a veces pueden encontrarse nervios pertenecientes al sistema nervioso autónomo.

ARTERIAS MEDIAS

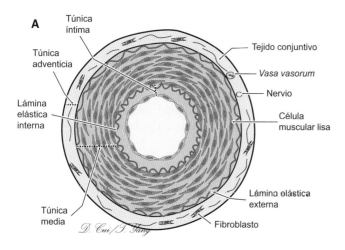

Figura 9-9A. Representación de una arteria media (muscular o de distribución).

Las **arterias medias** también se denominan **arterias musculares**, en referencia a que la pared arterial está dominada por el músculo liso. Hay entre 6 y 40 capas de células de músculo liso que forman una vaina distinta en la **túnica media**. En general, la túnica media es mucho más gruesa que la **túnica adventicia**. La **vasoconstricción** puede ser causada por la contracción del músculo liso controlada por el sistema nervioso simpático. Las láminas elásticas interna y externa son evidentes en las arterias medianas. La **LEI** separa la túnica íntima de la túnica media; la **lámina elástica externa** (LEE) separa la túnica media de la túnica adventicia. La **túnica adventicia** está compuesta por tejidos conjuntivos (fibroblastos y fibras de tejido conjuntivo). También puede haber *vasa vasorum*. Las arterias medianas, también llamadas a veces **arterias de distribución**, llevan la sangre a las arterias pequeñas en varios órganos del cuerpo.

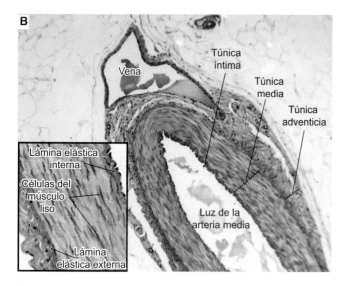

Figura 9-9B. Arteria media (arteria muscular pequeña).
H&E, ×68; *recuadro* ×207

El tamaño de las **arterias medianas** (**arterias musculares**) varía según la localización. Este es un ejemplo de un segmento pequeño, que tiene 10 a 12 capas de células musculares lisas en la **túnica media**. Las células musculares lisas están dispuestas en una **orientación circular** alrededor de la luz, entre ellas se conectan mediante **uniones comunicantes** y están rodeadas por una red de **matriz extracelular**. Esta disposición además del tipo de inervación permite que las células musculares lisas funcionen como una unidad. Cuando el músculo liso se contrae, el tamaño de la luz disminuye y la presión sanguínea aumenta, lo que mantiene el avance de la sangre desde las arterias medianas hacia las pequeñas. Las células musculares lisas de la túnica media son el objetivo de diversas **sustancias neuronales** y **endocrinas**. Tanto la LEI como la LEE son prominentes y aparecen de color rojo-rosado con la tinción de H&E.

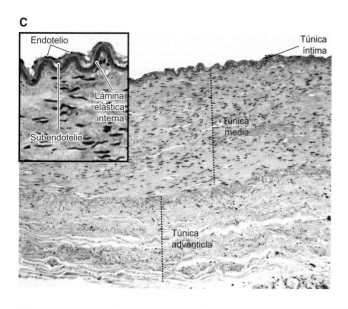

Figura 9-9C. Arteria media (arteria muscular grande).
H&E, ×68; *recuadro* ×218

Este es un ejemplo de un segmento de la **arteria media** grande, que tiene entre 20 y 40 capas de células musculares lisas. La **túnica íntima** se compone de **endotelio, tejido conjuntivo subendotelial** y una **LEI**. La fina capa de tejido conjuntivo subendotelial puede engrosarse con la edad y en la **ateroesclerosis**. La LEI es una lámina ondulada de color rosa que forma el límite entre la túnica íntima y la túnica media. En general, la **túnica media** es la capa más gruesa, compuesta por células musculares lisas. La **túnica adventicia** está compuesta por una capa de tejido conjuntivo denso irregular. En esta capa pueden encontrarse *vasa vasorum* y **fibras nerviosas**, pero no son tan prominentes como en las arterias elásticas.

Los daños en las **células endoteliales** pueden provocar varios tipos de enfermedades cardiovasculares, como la **atereosclerosis** y la **arterioesclerosis**.

ARTERIAS MEDIANAS Y PEQUEÑAS

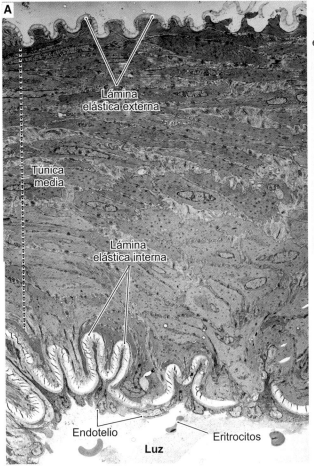

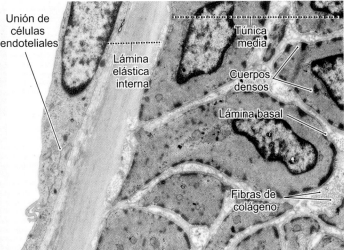

Figura 9-10A. **Arteria mediana.** TEM, ×1 000 *izquierda*; ×8 700 *arriba*

En la pared de la **arteria mediana** sana de la izquierda, la capa de **células endoteliales** escamosas se adhiere en gran medida a la prominente **lámina elástica interna,** muy ondulada. La **lámina elástica externa** también está ondulada, pero es más delgada. La gruesa **túnica media** se compone de muchas capas de células musculares lisas estrechamente apiladas. En la vista de mayor aumento de la derecha se aprecian los **cuerpos densos** y las **láminas basales** características de las células musculares lisas. El aspecto amorfo de la **lámina elástica interna** es típico de las fibras elásticas en las micrografías de transmisión de electrónes.

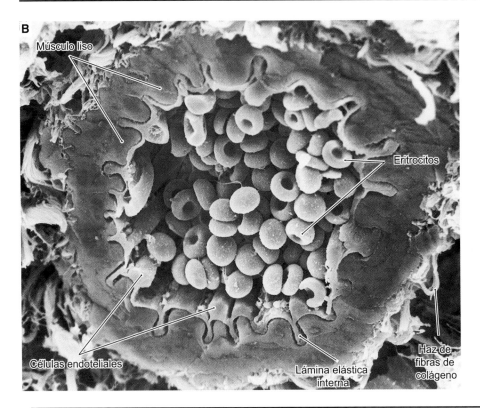

Figura 9-10B. **Arteria pequeña.** SEM, ×1 300

En esta micrografía microscópica electrónica de barrido de una **arteria pequeña,** las **células endoteliales** son en extremo escamosas y están íntimamente unidas a la **lámina elástica interna** que la interfaz entre ambas capas es indistinguible. Las **células del músculo liso** de la túnica media también están estrechamente asociadas entre sí, de modo que los límites entre las células son difíciles de discernir. La sustancia fundamental de la túnica adventicia y el tejido conjuntivo circundante se han eliminado durante el procesamiento de la muestra, de modo que solo quedan algunos **haces de fibras de colágeno.**

ARTERIAS PEQUEÑAS Y ARTERIOLAS

A   Arteria pequeña   Arteriola

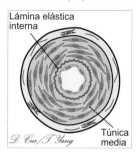
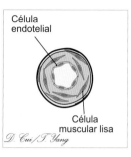

Figura 9-11A. Representación de una arteria pequeña y una arteriola.

Las **arterias pequeñas** (*izquierda*) tienen la estructura general de las arterias musculares, pero con un diámetro menor y sin LEE. La **túnica media** suele contener entre tres y seis capas de células musculares lisas. Suele haber una **LEI**, pero no es prominente. Las arterias pequeñas ayudan a controlar y modular la presión arterial. Las **arteriolas** (*derecha*) son las arterias más pequeñas, que conducen el flujo sanguíneo hacia los lechos capilares. Desempeñan un papel importante en la regulación de la presión arterial y en el control del flujo sanguíneo que entra en los capilares. Las arteriolas tienen un diámetro muy pequeño y una luz estrecha. Solo hay una o dos capas de **células musculares lisas** en las paredes arteriolares, y la túnica adventicia es apenas visible. A menudo, no hay ni capa de LEI ni capa subendotelial.

Las arterias pequeñas y las arteriolas se denominan a veces **vasos de resistencia** por su función de reducir y estabilizar la presión arterial antes de que la sangre fluya hacia la red capilar.

B

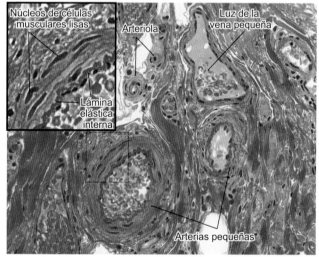

Figura 9-11B. Arterias pequeñas, intestino delgado (íleon). H&E, ×136; *recuadro* ×408

Se muestra un ejemplo de una **arteria pequeña** en la pared del intestino delgado. Las arterias pequeñas pueden encontrarse en varios tipos de tejidos y órganos en los que es necesario intercambiar oxígeno, nutrientes y otros materiales. Las arterias pequeñas tienen una túnica íntima fina y una túnica adventicia. La **túnica media**, la capa más evidente en las arterias pequeñas, contiene tres a seis capas de **células musculares lisas** dispuestas de forma circular. A menudo, hay una LEI. El músculo liso está inervado por el sistema nervioso autónomo y regula la presión arterial al causar vasoconstricción (sistema nervioso simpático) y vasodilatación (sistema nervioso parasimpático).

C

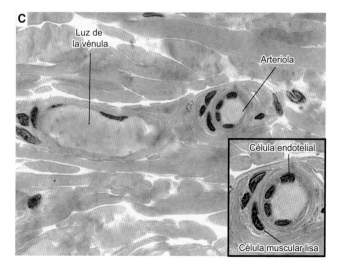

Figura 9-11C. Arteriolas, lengua. H&E, ×680; *recuadro* ×1 020

Las **arteriolas** tienen una **luz** muy pequeña y redonda (<0.5 mm de diámetro) y una o dos capas de **células musculares lisas** en la pared arteriolar. Las arteriolas son el último segmento del sistema arterial. Conectan las arterias pequeñas con la red capilar. El **endotelio** de estos vasos pequeños es capaz de percibir los cambios en la presión arterial, el flujo sanguíneo y la tensión de oxígeno y de responder a estos cambios al liberar señales, como la **endotelina (vasoconstrictor)** y el **óxido nítrico (vasodilatador)**. Estas señales regulan el tono de las células musculares lisas adyacentes. Los cambios en el tono muscular controlan el flujo sanguíneo en los capilares. Las arteriolas pueden ser distintas desde el punto de vista estructural según su ubicación. Por ejemplo, las arteriolas del pulmón no tienen una estructura idéntica a las del riñón. Aquí se muestra una vénula que acompaña a una arteriola. Las vénulas tienen paredes muy finas formadas sobre todo por endotelio. Las células musculares lisas no destacan en las vénulas.

ARTERIOLAS

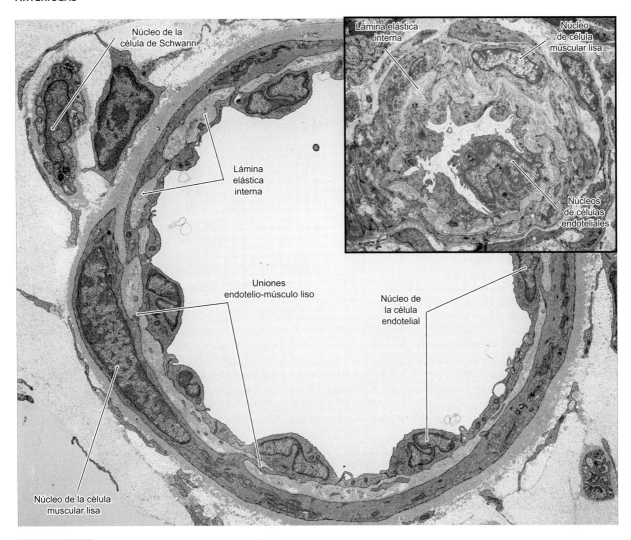

Núcleo de la
célula de Schwann

Lámina
elástica
interna

Lámina elástica
interna

Núcleo
de célula
muscular lisa

Núcleos
de células
endoteliales

Uniones
endotelio-músculo liso

Núcleo de
la célula
endotelial

Núcleo de la célula
muscular lisa

Figura 9-12. Arteriola. TEM, ×5 800; *recuadro* ×3 800

La **arteriola** de la imagen más grande se fijó en estado de dilatación, mientras que el *recuadro* muestra una arteriola un poco más pequeña que se fijó en estado de contracción. En ambos vasos, una fina lámina elástica separa el endotelio de las células musculares lisas de la túnica media. El estado de contracción de las células musculares lisas está regulado en gran medida por señales procedentes de las células endoteliales. Además de los mensajeros químicos, como el óxido nítrico y la endotelina, la señalización también puede implicar contactos directos entre las células endoteliales y las del músculo liso. La célula de la esquina superior izquierda de la micrografía más grande es una **célula de Schwann** con varios axones no mielinizados incrustados en su citoplasma.

SINOPSIS 9-3 Funciones del endotelio en los vasos sanguíneos

■ El endotelio proporciona una barrera de permeabilidad y controla la composición del líquido tisular intersticial.

■ El endotelio permite el movimiento de leucocitos, fluidos e inmunoglobulinas hacia los tejidos.

■ El endotelio se encarga de la angiogénesis en la formación y diferenciación de nuevos vasos sanguíneos.

■ El endotelio proporciona señales que regulan el tono de las células musculares lisas vasculares adyacentes que controlan la presión arterial mediante la vasoconstricción (endotelina) y la vasodilatación (óxido nítrico, prostaciclina).

■ El endotelio proporciona señales anticoagulantes (trombomodulina, óxido nitroso y prostaciclina) que inhiben la adhesión y la agregación de las plaquetas para evitar la coagulación de la sangre y permitir un flujo de sangre sin obstáculos en condiciones normales.

Cuando las células endoteliales se lesionan, reducen la producción de inhibidores plaquetarios y aumentan la liberación de estimuladores de la activación plaquetaria (p. ej., el factor de von Willebrand, la tromboplastina tisular). La exposición de la lámina basal subyacente y del tejido conjuntivo estimula aún más la adhesión y agregación de las plaquetas. Los daños en el endotelio retrasan la oxidación y la eliminación de las lipoproteínas de baja densidad, lo que provoca muchas enfermedades cardiovasculares como la **ateroesclerosis**.

MICROCIRCULACIÓN

A

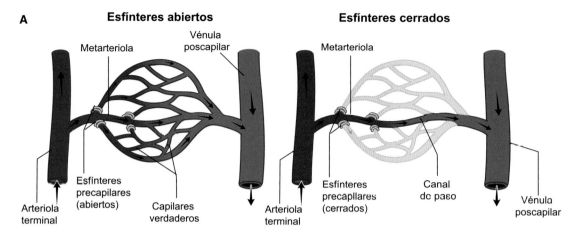

Esfínteres abiertos   **Esfínteres cerrados**

Metarteriola

Vénula poscapilar

Metarteriola

Esfínteres precapilares (abiertos)

Arteriola terminal

Capilares verdaderos

Arteriola terminal

Esfínteres precapilares (cerrados)

Canal de paso

Vénula poscapilar

Figura 9-13A.   Generalidades de la microcirculación.

El proceso de **microcirculación** implica la transferencia de sangre con abundante oxígeno y nutrientes desde las **arteriolas** a las **vénulas** a través del **lecho capilar**. Un **lecho capilar** es una red vascular de vasos diminutos que incluye las partes terminales de las **arteriolas**, las **metarteriolas**, los **capilares** y las partes iniciales de las vénulas. Las **metarteriolas** son ramas de una arteriola terminal que conectan la arteriola con el lecho capilar. Contienen **esfínteres precapilares** formados por **pericitos**, cuya función es controlar el flujo sanguíneo. (1) **Esfínteres abiertos:** los esfínteres precapilares abiertos permiten que la sangre fluya hacia el lecho capilar, favorecen el intercambio de oxígeno y nutrientes de la sangre a los tejidos y permiten que el dióxido de carbono y los productos de desecho metabólicos crucen de los tejidos a la sangre. (2) **Esfínteres cerrados:** los esfínteres precapilares cerrados solo permiten que la sangre fluya a través de las metarteriolas hacia el canal de paso y que se evite el lecho capilar. La sangre fluye directo de las arteriolas terminales a las vénulas. Este sistema de derivación directa de la sangre de las arteriolas a las vénulas es importante para mantener una temperatura corporal estable, que conserva el calor durante los cambios ambientales a temperaturas más frías. Por ejemplo, la derivación directa de la sangre entre arteriolas y vénulas dentro de la dermis de la piel reduce la pérdida de calor hacia el entorno.

CORRELACIONES CLÍNICAS

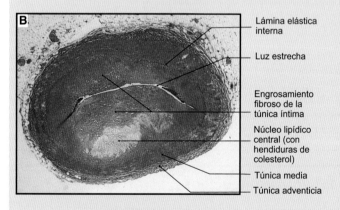

B

Lámina elástica interna

Luz estrecha

Engrosamiento fibroso de la túnica íntima

Núcleo lipídico central (con hendiduras de colesterol)

Túnica media

Túnica adventicia

Figura 9-13B.   Ateroesclerosis de la arteria coronaria. H&E, ×21

La **ateroesclerosis de la arteria coronaria (AAC)** se caracteriza por la presencia de cambios ateroscleróticos en las paredes de las arterias coronarias. Estos cambios incluyen la acumulación de lípidos, la formación de placas ateroscleróticas y el engrosamiento de la túnica íntima arterial. Con el tiempo, el flujo sanguíneo normal al músculo cardiaco se ve afectado u obstruido. La rotura de una placa ateroesclerótica favorece la formación de un coágulo de sangre, o **trombo**, que puede ocluir la luz de la arteria coronaria. Cuando el flujo sanguíneo se reduce por debajo de un determinado nivel, puede aparecer una angina (dolor torácico) e incluso un infarto de miocardio (muerte del músculo cardiaco). La AAC es una enfermedad progresiva que suele comenzar en la infancia y se manifiesta en la clínica a mediados o finales de la edad adulta. Los cambios en el estilo de vida para reducir el colesterol en sangre y controlar la hipertensión y la diabetes son importantes para prevenir la enfermedad y reducir sus graves consecuencias.

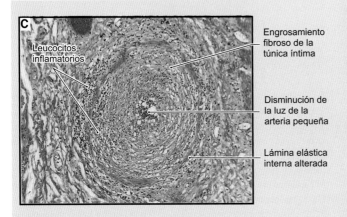

Leucocitos inflamatorios

Engrosamiento fibroso de la túnica íntima

Disminución de la luz de la arteria pequeña

Lámina elástica interna alterada

Figura 9-13C. Poliarteritis nodosa (vasculitis), arteria pequeña en el intestino. H&E, ×71

La **poliarteritis nodosa** es una **vasculitis necrosante** multisistémica de las arterias musculares de pequeño y mediano calibre en la que es característica la afectación de las arterias renales y viscerales. La poliarteritis nodosa clásica no afecta a las arterias pulmonares. La causa de la enfermedad no está clara, pero se asocia con la infección por el virus de la hepatitis B en 20 a 30% de los casos. Los síntomas pueden ser inespecíficos, lo que dificulta su diagnóstico. La fiebre, la pérdida de peso y el **malestar general** están presentes en más de 50% de los casos. Los pacientes pueden presentar fiebre, dolor de cabeza, debilidad, dolor abdominal y **mialgias**. Desde el punto de vista histológico, las arterias afectadas se caracterizan por una inflamación transmural segmentaria. Las láminas elásticas internas y externas están alteradas, lo que puede dar lugar a aneurismas y hemorragias. Los leucocitos polimorfonucleares y los leucocitos mononucleares son visibles en el infiltrado celular. Los esteroides son los principales fármacos utilizados para controlar la progresión de la enfermedad.

Sistema capilar
CAPILARES CONTINUOS

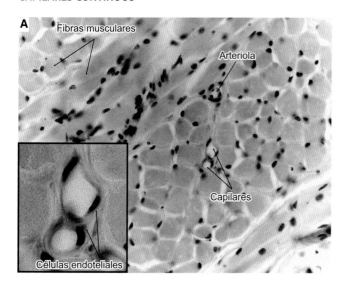

A

Figura 9-14A. **Capilares continuos, músculo esquelético.** H&E, ×272; *recuadro* ×870

Los **capilares,** los vasos más pequeños (5-10 µm de diámetro) del sistema circulatorio sanguíneo, conectan las arteriolas con las vénulas. Los capilares contienen una capa de células endoteliales con una lámina basal parcialmente envuelta por pericitos. Según la estructura de las células endoteliales y la continuidad de la lámina basal, los capilares pueden clasificarse en tres tipos: (1) **capilares continuos,** (2) **capilares fenestrados** y (3) **capilares discontinuos (sinusoidales).** Los *capilares continuos* tienen **células endoteliales completas** (sin poros), interrumpidas solo por **hendiduras intercelulares** entre las células, y una **lámina basal continua** sin interrupciones en la barrera endotelial entre el compartimento vascular y los tejidos circundantes. Estas estructuras de los capilares continuos permiten el paso de cantidades muy limitadas de materiales a través de sus paredes. Los capilares continuos pueden encontrarse en los músculos, los tejidos conjuntivos, los tejidos nerviosos, los pulmones, las glándulas exocrinas y el timo.

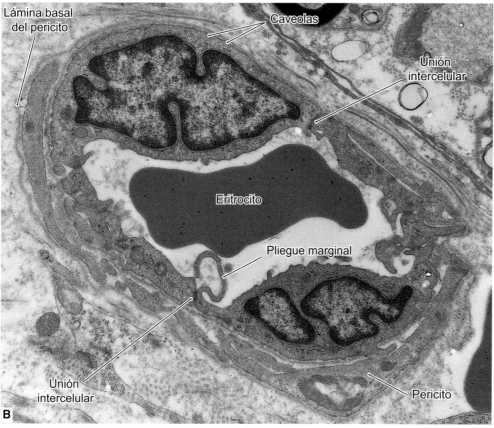
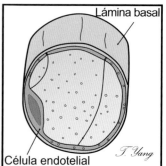

B

Figura 9-14B. **Capilar continuo, tejido conjuntivo laxo.** TEM ×5 100

El calibre de este **capilar continuo** puede deducirse del **eritrocito** que ocupa la luz. Los núcleos de dos células endoteliales son prominentes, y pueden verse porciones de **pericitos** externas a las células endoteliales. Una capa continua de citoplasma de células endoteliales forma una barrera entre la luz capilar y el compartimento tisular circundante. Las **uniones** entre las células endoteliales adyacentes pueden ser del tipo **occludens** y **adherens.** Los **pliegues marginales,** como el que se encuentra debajo del eritrocito, son características típicas de las uniones entre las células endoteliales capilares. Cada célula endotelial tiene numerosas **caveolas** debajo de su plasmalema, aunque estas estructuras son difíciles de discernir a este aumento. Las caveolas son una manifestación de la transcitosis activa de materiales entre el plasma y el espacio tisular.

CAPILARES FENESTRADOS

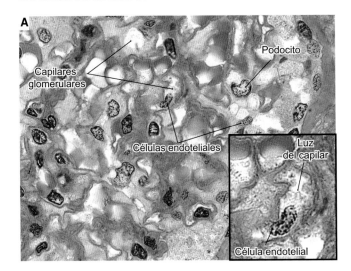

Figura 9-15A. Capilares fenestrados, riñón. H&E, ×680; *recuadro* ×1 405

Los **capilares fenestrados** tienen células endoteliales perforadas por **pequeños poros**, a menudo unidos por **diafragmas**, una membrana muy fina que atraviesa los pequeños poros. El glomérulo del riñón es una excepción, que no tiene diafragma. Las **láminas basales** bajo las células endoteliales son **continuas**. Este tipo de capilares permite el paso libre de una mayor variedad de sustancias a través de la pared capilar. Ejemplos de capilares fenestrados son los lechos capilares del intestino (donde se absorben los nutrientes), el glomérulo del riñón (donde se filtra la sangre y se forma la orina) y los capilares de los órganos endocrinos, como los de la hipófisis y el páncreas endocrino (donde se secretan y liberan hormonas en los capilares). Aquí se muestran los capilares glomerulares del riñón.

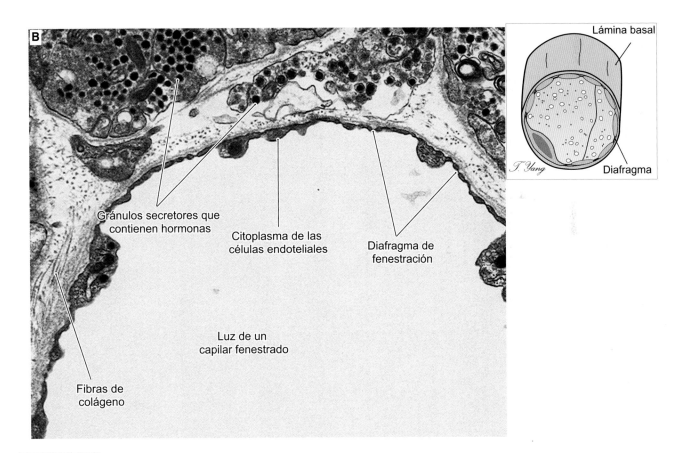

Figura 9-15B. Capilar fenestrado, hipófisis. TEM, ×14 000

La pared de este **capilar fenestrado** consiste en una fina capa de citoplasma interrumpida a intervalos frecuentes por poros circulares, denominados **fenestraciones**, de diámetro bastante consistente (~70 nm). Esto permite un movimiento más libre que el de los capilares continuos para algunas moléculas, como las **hormonas peptídicas**. Para pasar entre los compartimentos vascular y tisular intersticial, las moléculas disueltas aún deben atravesar los **diafragmas** que hacen de puente entre los poros, y las **células endoteliales** siguen produciendo una lámina basal completa en la interfaz con el tejido circundante. Los capilares fenestrados se encuentran en el tracto gastrointestinal, el riñón y las glándulas endocrinas. El vaso que se muestra en la figura se encuentra en la hipófisis anterior.

CAPILARES DISCONTINUOS

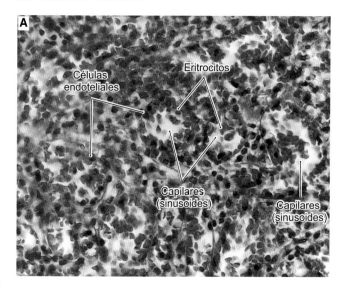

A

Células endoteliales

Eritrocitos

Capilares (sinusoides)

Capilares (sinusoides)

Figura 9-16A. Capilares discontinuos, bazo. H&E, ×274

Los **capilares discontinuos**, también denominados **capilares sinusoidales** (o **senos**), se caracterizan por sus **grandes poros**, que perforan el citoplasma de las células endoteliales, y por sus **láminas basales** incompletas o ausentes. Además, los sinusoides tienen grandes **hendiduras intercelulares** (huecos entre las células endoteliales). Estas estructuras permiten la libre circulación de proteínas, componentes plasmáticos y otros materiales. En algunos casos, incluso las células pueden atravesar la pared capilar. Este tipo de capilar tiene un gran diámetro (30-60 μm) y puede tener una forma irregular debido a una lámina basal incompleta, células endoteliales en forma de huso y estructuras fenestradas. Los capilares discontinuos pueden encontrarse en el hígado, el bazo, la médula ósea y los ganglios linfáticos.

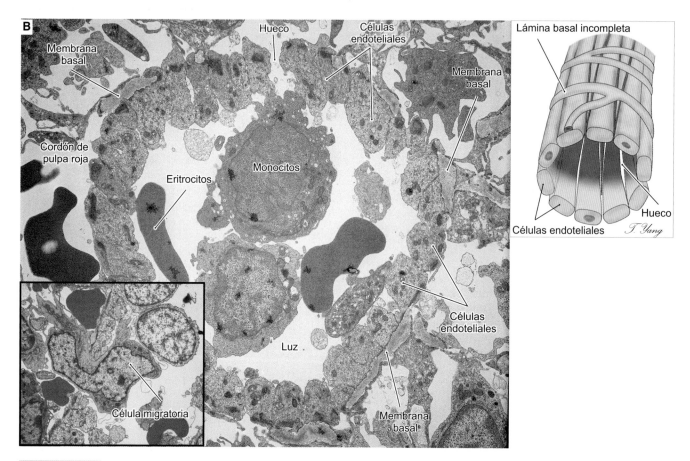

B

Membrana basal

Hueco

Células endoteliales

Membrana basal

Lámina basal incompleta

Cordón de pulpa roja

Monocitos

Eritrocitos

Células endoteliales

Hueco

Células endoteliales

J. Yang

Luz

Células endoteliales

Célula migratoria

Membrana basal

Figura 9-16B. Capilar discontinuo (sinusoidal), bazo. TEM, ×5 200; *recuadro* ×3 400

Los **capilares sinusoidales** varían mucho en apariencia, pero todos tienen como características comunes luces de gran diámetro y huecos o potenciales huecos entre las células endoteliales y a veces incluso dentro de ellas. A través de estas discontinuidades pueden pasar objetos tan grandes como las células. El capilar sinusoidal que se muestra aquí está situado en la pulpa roja del bazo, y se denomina **sinusoide de la pulpa roja**. Las células endoteliales son alargadas con el eje largo paralelo al eje largo del vaso. En la sección transversal, como se ve aquí, las células endoteliales tienen una forma casi circular. Hay **huecos** entre las células, como el que se ve en el borde superior de este ejemplo, pero muchas células endoteliales vecinas están en estrecho contacto. No obstante, como se ve en el *recuadro*, las células sanguíneas móviles y los macrófagos pueden pasar con facilidad entre las células endoteliales adyacentes debido a la escasez de uniones intercelulares y a la **membrana basal incompleta**.

Sistema venoso

VÉNULAS Y VENAS PEQUEÑAS

A   **Vénula**   **Vena pequeña**

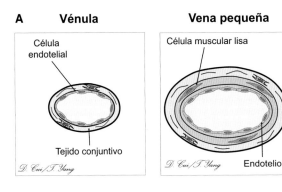

Figura 9-17A. Representación de una vénula y una vena pequeña.

El **sistema venoso** está compuesto por **vénulas**, **venas pequeñas**, **venas medianas** y **grandes venas**. Estos vasos transportan la sangre desde los capilares de los tejidos hasta el corazón. Las venas pequeñas y las vénulas tienen una estructura muy similar y a veces son difíciles de distinguir entre sí. En general, las *venas pequeñas* tienen luces más grandes y células musculares lisas más visibles que las vénulas. Las *vénulas*, las venas más pequeñas, reciben sangre de la red capilar. Tienen luces pequeñas y paredes muy finas, con una sola capa de endotelio y una pequeña cantidad de tejido conjuntivo subyacente (como los grandes capilares). Pueden tener algunas células musculares lisas dispersas en las paredes de los vasos. Las vénulas aumentan de tamaño de modo gradual hasta formar venas pequeñas. Pueden clasificarse en **vénulas poscapilares** (10-30 µm de diámetro), **vénulas colectoras** (30-50 µm) y **vénulas musculares** (50-100 µm). Las *vénulas poscapilares* se conectan directo con los capilares y drenan la sangre hacia las vénulas colectoras. Las *vénulas musculares* suelen acompañar a las arteriolas.

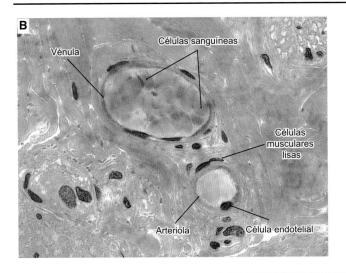

Figura 9-17B. Vénula y arteriola, colon. H&E, ×680

Esta **vénula** (**vénula muscular**) y la **arteriola** que la acompaña fueron tomadas del colon del intestino grueso. Las vénulas tienen lúmenes más grandes que las arteriolas. En las secciones histológicas, a menudo tienen células sanguíneas que permanecen dentro de la luz. Las vénulas son las venas más pequeñas; drenan la sangre de los capilares hacia las venas pequeñas. También participan en el intercambio de metabolitos con los tejidos y permiten que las células sanguíneas migren de los vasos a los tejidos (**diapédesis**). Las **vénulas poscapilares** son los principales lugares implicados en la respuesta inflamatoria; permiten que los leucocitos (glóbulos blancos) migren a los tejidos afectados en caso de inflamación o infección. Obsérvese que la arteria acompañante tiene una luz pequeña y redonda y una sola capa de **células musculares lisas**. En la luz de una muestra de arteriola hay menos **células sanguíneas** o ninguna, debido a la mayor presión y a la mayor contracción de la pared de la arteriola.

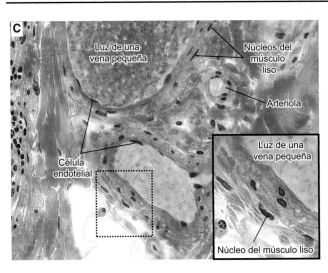

Figura 9-17C. Vena pequeña, colon. H&E, ×272; *recuadro* ×527

Las **venas pequeñas** tienen una a tres capas de **células musculares lisas** aisladas en las paredes. La túnica adventicia de las venas pequeñas es un poco más gruesa que la de las vénulas. Las venas pequeñas tienen una pared más fina y capas de **músculo liso** menos distinguibles que las arterias pequeñas. Las venas pequeñas aumentan de tamaño de modo gradual hasta convertirse en venas medianas. Los **microvasos** incluyen **arteriolas, capilares** y **vénulas** y desempeñan un papel clave en la respuesta a la inflamación. Durante una infección o una lesión tisular, las células inmunológicas (como los mastocitos y los basófilos) liberan histamina y heparina. En respuesta, el endotelio de los microvasos permite la fuga de líquido (**edema**) y la relajación de las células musculares lisas, lo que provoca la dilatación de los vasos (enrojecimiento y calor).

La **exudación** es el escape de líquido sanguíneo y proteínas de la luz del vaso al tejido intersticial cuando las uniones célula a célula del endotelio se aflojan. La **transudación** es el movimiento, debido al desequilibrio hidrostático, del líquido plasmático de la sangre desde la luz al tejido intersticial, con proteínas y células grandes filtradas por la pared endotelial normal.

VENAS MEDIANAS

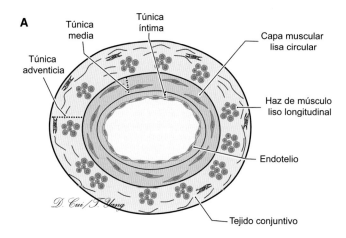

A

- Túnica media
- Túnica íntima
- Túnica adventicia
- Capa muscular lisa circular
- Haz de músculo liso longitudinal
- Endotelio
- Tejido conjuntivo

D. Cui/T. Yang

Figura 9-18A. Representación de una vena mediana.

En general, la **túnica media** de las venas es más fina que la **túnica adventicia**, y las células musculares lisas de esta capa no están tan bien organizadas como en las arterias. La **túnica adventicia** de las **venas medianas** es más prominente y mucho más gruesa que la túnica media. Las venas medianas tienen varios tamaños y características estructurales según su localización. La **túnica íntima** está formada por un **endotelio** y una fina **capa subendotelial**. La túnica media contiene unas cuantas capas de células musculares lisas dispuestas de forma circular, que no suelen formar una lámina diferenciada. En algunas zonas, las venas medianas de gran tamaño tienen una estructura similar a la de las venas grandes. Su túnica íntima es más fina y la túnica adventicia contiene menos haces de **músculo liso longitudinal** que las venas grandes. Sin embargo, esta característica no es prominente en los segmentos pequeños de las venas medianas. Las válvulas son prominentes en las venas medianas, en especial en las extremidades del cuerpo.

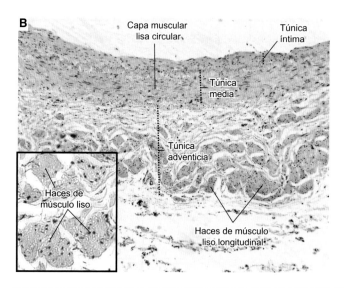

B

- Capa muscular lisa circular
- Túnica íntima
- Túnica media
- Túnica adventicia
- Haces de músculo liso
- Haces de músculo liso longitudinal

Figura 9-18B. Vena mediana, segmento de una gran vena mediana. H&E, ×68; *recuadro* ×182

Esta muestra de un segmento de una gran **vena mediana** tiene una estructura similar a la de una vena grande, pero menos haces de músculo liso longitudinal en la túnica adventicia. La **túnica íntima** es más fina que en las venas grandes, y la **túnica media** contiene varias capas de músculo liso circular. La **túnica adventicia** es la capa más gruesa y prominente en la mayoría de las venas medianas. En la túnica adventicia hay algunos **haces de músculo liso longitudinal** (*recuadro*) y tejido conjuntivo. En las extremidades, como las piernas y los brazos, hay muchas válvulas a intervalos variables en la capa más interna de las venas. Impiden el reflujo de la sangre en contra de la gravedad. Las venas transportan la sangre hacia el corazón a menor presión que las arterias y tienen una gran capacidad para albergar sangre (~65% de la sangre se encuentra en el sistema venoso); por este motivo, a veces se denominan **vasos de capacidad**.

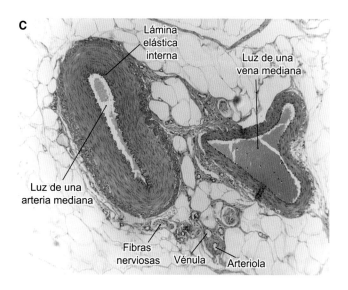

C

- Lámina elástica interna
- Luz de una vena mediana
- Luz de una arteria mediana
- Fibras nerviosas
- Vénula
- Arteriola

Figura 9-18C. Vena mediana, segmento pequeño de la vena mediana. H&E, ×68

Las **venas** que acompañan a las **arterias** se encuentran a menudo en los tejidos y órganos. Desde el punto de vista estructural, las arterias medianas tienen luces un tanto más pequeños, paredes más gruesas y una **LEI** más prominente que las venas medianas. La LEI suele estar ausente en las venas medianas. En este ejemplo, un segmento pequeño de una vena mediana con una arteria mediana asociada, la vena tiene una **luz** más grande y una pared más fina que la arteria asociada. Esta vena mediana no muestra la túnica adventicia prominente ni los haces de músculo liso longitudinal que suelen verse en las venas medianas.

GRANDES VENAS

A

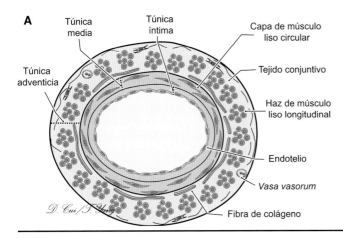

Figura 9-19A. Representación de una gran vena.

La **vena cava** y las **venas pulmonares** son las mayores venas del **sistema venoso**. Se conectan directo con el corazón. La **túnica adventicia** es la capa más prominente y distintiva de las venas grandes; contiene numerosos **haces de músculo liso** dispuestos de modo longitudinal y algunos tejidos conjuntivos (sobre todo **fibras de colágeno**). Los *vasa vasorum* también están presentes en la túnica adventicia; aportan sangre y nutrientes a la pared de la vena grande. La **túnica media** contiene unas pocas capas de células musculares lisas que están dispuestas de modo laxo y no forman una vaina distintiva. La contracción de las células musculares lisas dispuestas de manera circular en la túnica media y los haces de músculo liso dispuestos de forma longitudinal en la túnica adventicia ayudan a impulsar la sangre hacia el corazón.

B

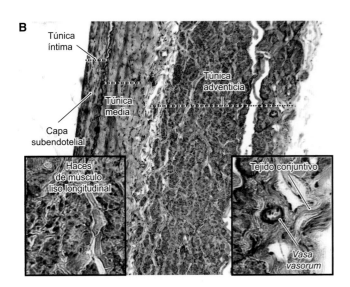

Figura 9-19B. Vena grande, vena cava. H&E, ×68; *recuadros* ×185

La **túnica íntima** de la **vena cava** está formada por una capa endotelial, una gruesa capa subendotelial (tejido conjuntivo) y una LEI. En general, la LEI no está bien desarrollada en las venas. Aunque no se suele ver en las venas, puede estar presente en algunas venas grandes. La **túnica media** contiene unas pocas capas de células musculares lisas poco organizadas; es mucho más fina en comparación con la túnica adventicia. En la **túnica adventicia** hay **haces de músculo liso** densamente organizados, que dan a la vena grande un aspecto distintivo. Hay una fina capa de tejido conjuntivo (sobre todo fibras de colágeno) entre el músculo liso circular y los haces de músculo liso longitudinal en la túnica adventicia. A la *derecha* se muestra un *vasa vasorum* y a la *izquierda* un corte transversal de los haces de músculo liso longitudinal.

C

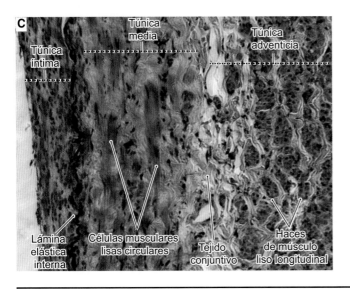

Figura 9-19C. Vena grande, vena cava. H&E, ×186

Vista a gran aumento de una **vena grande** con células musculares lisas en la **capa muscular lisa** circular de la **túnica media**. Los **haces de músculo liso longitudinal** están rodeados de fibras de colágeno en la **túnica adventicia**. Hay algunos tejidos conjuntivos (sobre todo haces de colágeno) entre el músculo liso circular y las capas lisas longitudinales. En esta figura, la **LEI** se ve con claridad entre la túnica íntima y la túnica media. Sin embargo, la LEI no suele estar presente en las venas.

TABLA 9-1   Vasos sanguíneos

Tipos de arterias y venas	Túnica íntima	Túnica media	Túnica adventicia	Tamaño (diámetro)	Funciones principales
Sistema arterial					
Arterias grandes/ elásticas (conductoras)	Endotelio; capa subendotelial (tejido conjuntivo); LEI	Abundantes membranas elásticas fenestradas; células musculares lisas intercaladas; LEE	Más delgada que su túnica media (tejido conjuntivo); *vasa vasorum* presente	> 10 mm	Conducir el flujo sanguíneo desde el corazón hasta el sistema arterial; ser capaz de retraerse (membranas elásticas) para amortiguar la presión contra la pared arterial y conservar la energía para forzar el avance de la sangre, incluso mientras el ventrículo se relaja
Arterias medianas/ musculares (distribuidoras)	Endotelio; capa subendotelial (tejido conjuntivo); LEI completa prominente	Capa abundante y gruesa de células musculares lisas (6-40 capas de células musculares); LEE prominente en las arterias medianas de mayor tamaño	Más delgada que su túnica media (tejido conjuntivo); los *vasa vasorum* no son prominentes	10-0.5 mm	Distribuir el flujo sanguíneo a las arterias pequeñas de varias partes del cuerpo; ajustar el ritmo del flujo sanguíneo mediante vasoconstricción y vasodilatación
Arterias pequeñas	Endotelio; capa subendotelial fina; LEI fina	3-6 capas de células musculares lisas; LEE ausente	Más delgada que su túnica media (tejido conjuntivo laxo); sin *vasa vasorum*	500-100 µm	Distribuir la sangre a las arteriolas y a los capilares; participar en la vasoconstricción y la vasodilatación para ajustar el flujo sanguíneo
Arteriolas	Endotelio; sin capa subendotelial; LEI no prominente	1-2 capas de células musculares lisas; sin LEE	Muy fina; una vaina de tejido conjuntivo laxo	100-30 µm	Conducción de la sangre a los lechos capilares; regulación de la resistencia; control del flujo sanguíneo a los capilares
Sistema venoso					
Vénulas (poscapilares, colectoras y musculares)	Endotelio; sin capa subendotelial; sin válvulas	Muy delgada; las células musculares lisas no son prominentes	Muy fina; capa de fibras de colágeno	10-100 µm	Drenaje de la sangre intercambiada de los capilares a las venas pequeñas; promoción de la migración de leucocitos del torrente sanguíneo al tejido inflamado; sitios primarios para la respuesta inflamatoria
Venas pequeñas	Endotelio; capa subendotelial; pocas válvulas	Delgada; 1-3 capas de células musculares lisas aisladas	Fina; capa de tejido conjuntivo	0.1-1 mm	Recoger el flujo sanguíneo de las vénulas a las venas medianas
Venas medianas	Endotelio; capa subendotelial; aumento del número de válvulas	Más gruesa que una vena pequeña; unas cuantas capas de células musculares lisas que no suelen formar una vaina distintiva	Más gruesa que su túnica media; número y tamaño variable de haces de músculo liso longitudinal mezclado con tejido conjuntivo	1-10 mm	Llevar la sangre a las grandes venas que se dirigen hacia el corazón; evitar el reflujo de la sangre
Venas grandes	Endotelio; capa subendotelial gruesa; válvulas grandes; la LEI puede estar presente	Más delgada que su capa de túnica adventicia; varias capas de células musculares lisas dispuestas de modo circular, pero que no forman una vaina distinta; algunas fibras de colágeno	Capa más gruesa en las venas grandes; compuesta por muchos haces grandes de músculo liso longitudinal; el músculo cardiaco puede estar presente cerca de las aurículas	> 10 mm	Transportar la sangre desde el sistema venoso hasta el corazón; forzar la sangre hacia el corazón mediante la constricción del músculo liso circular y longitudinal

Sistema vascular linfático

VASOS LINFÁTICOS PEQUEÑOS

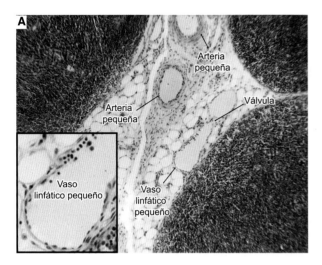

Figura 9-20A. Vasos linfáticos pequeños, ganglio linfático. H&E, ×272; *recuadro* ×767

El **sistema vascular linfático** está compuesto por **capilares linfáticos, vasos linfáticos** y **conductos linfáticos,** que recogen y drenan el líquido intersticial del tejido hacia las venas grandes (para las venas subclavias, véase cap. 10, "Sistema linfático"). La **linfa** (líquido del sistema linfático) contiene linfocitos, inmunoglobulinas, líquido extracelular, antígenos extraños y otras sustancias. Los *vasos linfáticos* transportan la linfa a lo largo de los **ganglios linfáticos.** Los *ganglios linfáticos* filtran la linfa y exponen a los linfocitos a los antígenos como parte de la respuesta inmunológica (véase cap. 10, "Sistema linfático"). Tras la filtración, la linfa se transporta a través de los vasos linfáticos grandes a los conductos linfáticos (los conductos linfáticos torácicos derechos) y por último entra en las venas subclavias y se vuelve parte del plasma sanguíneo. Un ejemplo de **vasos linfáticos pequeños** se muestra en el hilio de un ganglio linfático. Los vasos linfáticos pequeños tienen luces grandes y paredes muy finas, que están compuestas por una capa de endotelio y un poco de tejido conjuntivo con unas pocas células musculares lisas.

VASOS LINFÁTICOS GRANDES

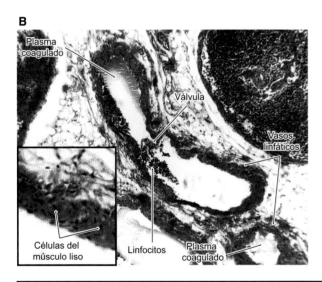

Figura 9-20B. Vasos linfáticos grandes, ganglio linfático. H&E, ×136; *recuadro* ×422

Los **vasos linfáticos grandes** tienen paredes más gruesas que los vasos linfáticos pequeños. Los vasos linfáticos grandes conforme se engrosan incrementa la cantidad de tejido conjuntivo y de **células musculares lisas.** La contracción de las células musculares lisas ayuda a hacer avanzar la linfa. Los vasos linfáticos grandes son similares de manera estructural a las venas pequeñas, salvo que tienen lúmenes más grandes y **válvulas** prominentes. Las válvulas están presentes en todos los tamaños de vasos linfáticos. Impiden que la linfa fluya hacia atrás. Los vasos linfáticos suelen distinguirse por los lúmenes que contienen grupos de linfocitos y **plasma coagulado.** Los vasos linfáticos se encuentran en la mayoría de los tejidos del cuerpo, pero no en el sistema nervioso central, la médula ósea o los tejidos duros.

CORRELACIÓN CLÍNICA

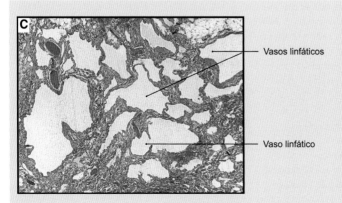

Figura 9-20C. Linfangioma, piel. H&E, ×44

El **linfangioma** es una malformación congénita del sistema linfático que afecta a la piel y los tejidos subcutáneos. Se produce con mayor frecuencia en la cabeza y el cuello. Se caracteriza por múltiples grupos de vesículas translúcidas que contienen líquido linfático que varía de transparente a rosa o rojo oscuro. Estas vesículas están separadas de la red normal de vasos linfáticos pero tienen comunicación con las vesículas linfáticas superficiales a través de canales linfáticos verticales y dilatados. Las lesiones cutáneas van desde vesículas diminutas hasta espacios quísticos y cavernosos. En la clínica, aparece como una lesión elevada, blanda, esponjosa y de color blanco rosado. Se puede optar por la escisión quirúrgica si hay estructuras vitales afectadas o para la corrección estética, pero tiene una alta tasa de recurrencia tras la cirugía.

De la histología a la patología

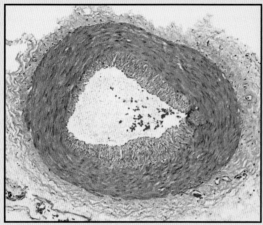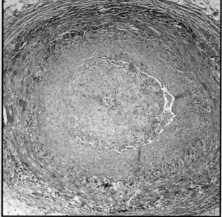

Figura 9-21. Arteria temporal normal y arteritis temporal. H&E, ×40

Arteria normal de tamaño mediano a la *izquierda*. La **arteritis temporal** de la *derecha* es una vasculitis granulomatosa de las arterias de tamaño mediano, por lo regular en la región de la cabeza y el cuello. Los cambios histológicos incluyen el engrosamiento de la íntima, a menudo con trombosis, la frag-

mentación de la *lámina elástica interna* y un infiltrado inflamatorio que incluye *linfocitos* y *células gigantes* (células formadas por la fusión de células derivadas de macrófagos). Este proceso puede afectar a la arteria oftálmica con los consiguientes síntomas visuales, como la diplopía (visión doble).

Preguntas de caso clínico

1. Los padres de un niño de 11 meses de edad con antecedentes de asma notaron que el lactante parecía tener dificultades para respirar, y también observaron que tenía fiebre. Los padres empezaron a administrar al niño tratamientos respiratorios con un nebulizador sin que se apreciara una mejora en su capacidad respiratoria. A continuación, los padres llevaron al niño a un servicio de urgencias local, donde lo encontraron hipotenso, taquicárdico (frecuencia cardiaca > 100 latidos por minuto), febril (temperatura ≥ 38° C) y con dificultad respiratoria. A pesar de los esfuerzos por estabilizar al paciente, el niño muere y se solicita una autopsia. El examen macroscópico del corazón no es notable, pero las secciones microscópicas muestran los miocitos cardiacos difusamente infiltrados con células inflamatorias con evidencia de necrosis miocítica. Los cultivos realizados en la autopsia son positivos para un virus de la familia de los enterovirus. La causa de muerte se atribuye a una miocarditis viral. ¿Cuál de los siguientes sería el tipo de célula inflamatoria predominante que se espera en el miocardio en este caso?

A. Eosinófilo.
B. Linfocitos.
C. Macrófago.
D. Mastocito.
E. Neutrófilo.

2. Una mujer de 45 años de edad con antecedentes de dolor torácico subesternal acude al servicio de urgencias con quejas de falta de aire (disnea) que ha empeorado de modo progresivo en las últimas semanas. La paciente dice despertarse por la noche «jadeando» (disnea paroxística nocturna). La exploración física revela un soplo dias-

tólico compatible con estenosis mitral. Una radiografía de tórax revela un posible agrandamiento auricular con desviación traqueal. El ecocardiograma revela una masa intracardiaca de ~6.5 cm en su mayor dimensión. La masa se reseca y se diagnostica como un mixoma. ¿En qué localización se produce la mayoría de estas lesiones?

A. Arco aórtico.
B. Aurícula izquierda.
C. Ventrículo izquierdo.
D. Aurícula derecha.
E. Ventrículo derecho.

3. Una mujer de 59 años de edad, antes asintomática y físicamente activa, acude al servicio de urgencias tras desarrollar un dolor torácico retroesternal que se irradia al cuello y al brazo izquierdo. Comenzó a experimentar dolor torácico asociado con el esfuerzo hace 2 meses, y al cesar la actividad el dolor remitió. Sin embargo, en esta ocasión el dolor es intenso e incesante. Tiene antecedentes de diabetes y dislipidemia, así como antecedentes familiares de enfermedad coronaria. Un electrocardiograma (ECG) muestra inversión de la onda T en las derivaciones V3 a V6 con desviación dinámica del segmento ST. Las constantes vitales muestran taquicardia y una presión arterial de 140/92 mm Hg. Una prueba inicial de troponina T de alta sensibilidad está elevada por encima del intervalo de referencia, y una prueba repetida 6 horas después es más alta que la prueba inicial. ¿Cuál de los siguientes diagnósticos es probable que demuestre este escenario clínico?

A. Disección aórtica.
B. Reflujo gastroesofágico.
C. Síndrome coronario agudo.
D. Taponamiento cardiaco.

10 Sistema linfático

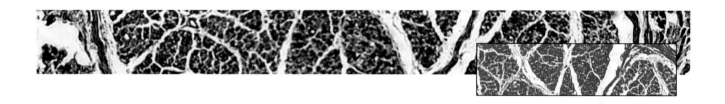

Introducción y conceptos clave del sistema linfático

Células del sistema linfático
Linfocitos B
Linfocitos T
Células nulas
Células plasmáticas
Células presentadoras de antígenos

Tejidos linfáticos y órganos linfoides
Tejidos linfáticos asociados con la mucosa
Ganglios linfáticos
Timo
Bazo

Introducción y conceptos clave del sistema linfático

El **sistema linfático** está compuesto por **linfocitos, órganos linfáticos** y **vasos linfáticos**. La estructura de los vasos linfáticos se trata en el capítulo 9, "Sistema circulatorio". Los órganos linfoides incluyen la **médula ósea** (véase cap. 8, "Sangre y hematopoyesis"), los **ganglios linfáticos**, el **timo**, el **bazo** y el **tejido linfoide asociado a mucosas (MALT)**, como las amígdalas y las placas de Peyer. La mayoría de los órganos linfoides contiene folículos linfoides o tejidos linfáticos difusos y desempeña un papel importante al proporcionar sitios para que los linfocitos entren en contacto con los antígenos; favorece la proliferación y la maduración de los linfocitos, y promueve que los linfocitos B se conviertan en células plasmáticas, que producen anticuerpos. Los órganos linfoides pueden dividirse en dos grupos: (1) los **órganos linfoides primarios**, también denominados **órganos linfoides centrales**, son los lugares en los que los linfocitos se diferencian y desarrollan la capacidad de reconocer antígenos extraños y distinguir lo que no es propio. Los órganos linfoides primarios incluyen la *médula ósea* para los linfocitos B y el *timo* para los linfocitos T. (2) Los **órganos linfoides secundarios**, también denominados **órganos linfoides periféricos**, son el lugar donde los linfocitos maduros (tanto B como T) encuentran antígenos extraños y se produce la respuesta inmunológica. Los órganos linfoides secundarios incluyen el *MALT*, los *ganglios linfáticos* y el *bazo*.

Células del sistema linfático

Los **linfocitos** pueden clasificarse en tres tipos principales según sus funciones inmunológicas: **linfocitos B** (**células B**), **linfocitos T** (**células T**) y **células nulas**. Los linfocitos B y T son los dos principales tipos de células que se encuentran en los órganos linfoides. Los linfocitos se originan en la médula ósea y se desarrollan y maduran en los órganos linfoides primarios. El reconocimiento de antígenos por parte de las células B está mediado por moléculas de Ig en sus membranas superficiales, mientras que el reconocimiento de antígenos por parte de las células T está mediado por el receptor de células T (RCT), y la activación requiere la presentación del antígeno en asociación con una molécula del complejo principal de histocompatibilidad (CPH) en la superficie de otra célula. Los genes del CPH codifican para distintas glucoproteínas que conforman a las moléculas del CPH, que permiten a los linfocitos T reconocer epítopos de antígenos y discriminar los propios de los ajenos. Hay dos tipos principales de moléculas del CPH: CPH clase I y CPH clase II. Todas las células nucleadas expresan el CPH clase I; el CPH clase II lo expresan exclusivamente las células presentadoras de antígenos profesionales. La exposición a antígenos extraños inicia la respuesta inmunológica en los órganos linfoides secundarios. Es imposible distinguir entre las células T y B en la preparación rutinaria de tejidos sin utilizar tinciones inmunohistoquímicas. Sin embargo, tienen una tendencia a residir en ciertas regiones de los órganos linfoides. Por ejemplo, la mayoría de las células B reside en los folículos linfáticos de los órganos linfoides secundarios, mientras que las células T residen en el timo, la paracorteza de los ganglios linfáticos y la vaina linfática periarterial (VLPA) del bazo. Las *células B* participan en la **respuesta inmunológica humoral**, y las *células T* están implicadas en las **respuestas inmunológicas mediadas por células**. Otras células de los órganos linfoides son las **células plasmáticas** y las **células presentadoras de antígenos**.

Linfocitos B

Los **linfocitos B** se originan a partir de células precursoras en la **médula ósea** y se convierten en **linfocitos B vírgenes o inocentes** en la médula ósea. Estos linfocitos B expresan su **inmunoglobulina de superficie (Ig)**, que les permite reconocer **antígenos no propios**. Si las células B reconocen a los antígenos propios (autoantígenos) durante el proceso de maduración, sufrirán **apoptosis** (selección negativa). Las células B vírgenes migran de la médula ósea a los **órganos linfoides secundarios** a través de la circulación sanguínea. Si no encuentran un antígeno extraño específico morirán en poco tiempo. Si se encuentran con dicho antígeno, el reconocimiento y la unión al mismo les permitirá sobrevivir y convertirse en **células B activadas** que se dividen y se diferencian en **células plasmáticas** y **células B de memoria**. Las células B de memoria tienen una larga vida y pueden vivir durante décadas en la sangre circulante en estado inactivo. Pueden diferenciarse en células plasmáticas, que producen anticuerpos para participar en la respuesta inmunológica humoral.

Linfocitos T

Los **linfocitos T** también se originan a partir de células precursoras en la médula ósea, pero no maduran en ella. Los **linfocitos Pro-T** entran en la circulación sanguínea y viajan a su **órgano linfoide primario (timo)** para terminar su maduración. Se convierten en **timocitos** en la corteza del timo y sufren un proceso de inmunocapacitación para convertirse en **células T vírgenes**. Las células T vírgenes tienen marcadores de superficie en su membrana citoplasmática y una vida corta, al igual que las células B vírgenes. Morirán si no se encuentran con un antígeno. Las células T vírgenes migran desde el timo a los órganos linfoides secundarios, donde encuentran antígenos extraños y se convierten en **células T activadas**. Una vez que las células T se activan, pueden potenciar la acción de las células T citotóxicas y los macrófagos y ayudar a acelerar la proliferación de los linfocitos B, que aumentan la producción de anticuerpos. Las células T activadas sufren una división celular para convertirse en **células T de memoria** o en **células T efectoras**.

CÉLULAS T DE MEMORIA. Tienen una vida mucho más larga que las **células T vírgenes o inocentes**. Pueden sobrevivir durante un largo periodo en estado inactivo y diferenciarse en células T efectoras para participar en una respuesta inmunológica secundaria más fuerte y rápida cuando se encuentran con el mismo antígeno por segunda vez. Las células T de memoria incluyen **células T de memoria central** y **células T efectoras de memoria**. Las *células T de memoria central* expresan moléculas de superficie como el **receptor 7 de quimiocina CCR7** y secretan **interleucina-2 (IL-2)** que estimula la proliferación de las células B. Residen en órganos linfoides secundarios, como la paracorteza de los ganglios linfáticos, y son capaces de diferenciarse en células T de memoria efectoras. Las *células T efectoras de memoria* (TEM) no expresan las moléculas de superficie CCR7, pero secretan IL-4 (para estimular las células B y aumentar la producción y liberación de **inmunoglobulina G [IgG]** y de **IgM**). Suelen migrar a un foco inflamatorio y se convierten en células T efectoras.

CÉLULAS T EFECTORAS. Incluyen **células T cooperadoras o ayudadoras**, **células T citotóxicas** y **células T reguladoras (supresoras)**. (1) Las *células T cooperadoras* tienen el marcador de superficie **CD4**, que restringe la activación a los antígenos solo si los presenta otra célula en asociación con las **moléculas clase II del CPH**. Las células T cooperadoras incluyen **células Th0, Th1** y **Th2**. Las *células Th0* pueden diferenciarse en células Th1 y Th2; las *células Th1* secretan **IL-2, interferón-γ** y **factor de necrosis tumoral** y regulan la respuesta de las células Th2; las células *Th2* secretan IL-4, IL-5, IL-6 e IL-10, que ayudan a promover la producción de anticuerpos, estimulan la proliferación de eosinófilos y mastocitos y regulan negativamente la respuesta de las células Th1. Las células T cooperadoras no eliminan de forma directa las células infectadas o los patógenos, sino que funcionan de manera indirecta para promover y activar otras células del sistema inmunológico. (2) Las *células T citotóxicas* (*CD8*) tienen el marcador de superficie CD8, que restringe la activación al antígeno solo si lo presenta otra célula en asociación con las **moléculas clase I del CPH**. Ellas matan a sus células blanco, como lo son las infectadas por virus, las tumorales y las trasplantadas (injertos). (3) Las *células T reguladoras* también se denominan **células T supresoras**. *Eliminan* las respuestas inmunológicas humorales y celulares y participan en la tolerancia inmunológica.

Células nulas

Las **células nulas** se parecen a los linfocitos pero no tienen los marcadores de superficie con los que cuentan las células B y T. Incluyen las **células troncales hematopoyéticas pluripotenciales (CTHP)** y las **células asesinas naturales** (**NK,** *natural killer*). Las *CTHP* funcionan como células troncales y pueden dar lugar a varios tipos de células sanguíneas. Las *células NK* no requieren la exposición a antígenos para activarse. Funcionan de forma similar a las células T citotóxicas, pero no tienen los marcadores de superficie CD8 o CD4. Eliminan a sus células blanco, como las células infectadas por virus y las células tumorales.

Células plasmáticas

Las **células plasmáticas** se diferencian a partir de las células B. Estas células activadas son de mayor tamaño y tienen núcleos en forma de reloj, abundante retículo endoplásmico rugoso y aparato de Golgi en el citoplasma. Producen de manera activa anticuerpos conocidos como **inmunoglobulinas** (**Igs**), que son específicos para cada tipo de antígeno.

Células presentadoras de antígenos

Estas células capturan, procesan y presentan **antígenos** a los linfocitos. La mayoría es de clase CPH II, que tiene moléculas de membrana de superficie CPH II (complejo de histocompatibilidad). Estas células presentan el antígeno a las células T. Las células presentadoras de antígenos incluyen a los **macrófagos**, las **células dendríticas**, las **células de Langerhans** y las **células B**. En general, las células B son células presentadoras y receptoras de antígenos. Presentan antígenos a las células T y también reciben antígenos, ya sea al unir el antígeno a sus receptores o a través de células presentadoras de antígenos (**células dendríticas foliculares**). Los linfocitos se activan tras recibir un antígeno.

Tejidos linfáticos y órganos linfoides

Tejidos linfáticos asociados con la mucosa

Los tejidos linfáticos difusos o folículos suelen localizarse en el tejido conjuntivo, que soporta las membranas epiteliales de las mucosas corporales. Los tejidos linfáticos que se encuentran en la mucosa de los tractos digestivo, respiratorio y genitourinario se denominan **tejidos linfáticos asociados con la mucosa** (**MALT,** del inglés *mucosa-associated lymphatic tissues*). Pueden subdividirse en **tejido linfático asociado con el intestino** (**GALT,** del inglés *gut-associated lymphatic tissues*) y **tejido linfático asociado con el bronquio** (**BALT,** del inglés *bronchus-associated lymphatic tissues*), según su localización. El *GALT* se encuentra en el tracto digestivo, como las **placas de Peyer** en el íleon y los nódulos linfáticos en el apéndice y el intestino grueso. El *BALT* se halla en las vías respiratorias, sobre todo en los bronquios y bronquiolos (véase cap. 11, "Sistema respiratorio"). Las amígdalas están cubiertas por epitelio y tienen una cápsula incompleta. La mayoría contiene folículos linfá-

ticos, pero algunas tienen tejidos linfáticos difusos. Se encuentran en la cavidad oral y en el techo posterior de la nasofaringe. Incluyen **amígdalas linguales, amígdalas palatinas** y una **amígdala faríngea**; se clasifican como MALT. El MALT atrapa las bacterias y los virus, se defiende de las infecciones y proporciona lugares donde los linfocitos se encuentran con los antígenos. Los **folículos linfáticos** se producen en la mayoría de los órganos linfoides secundarios (MALT, ganglios linfáticos y bazo). Los folículos linfáticos con un centro germinal se denominan **folículos secundarios**. El centro germinal es una prueba de la proliferación de linfocitos después de que se encuentren con el antígeno y se activen. Los folículos linfáticos contienen varios estadios de células B, y la mayoría son **linfoblastos** (linfocitos agrandados y proliferados). La **zona del manto** (periférica al centro germinal) del folículo linfático contiene linfocitos pequeños muy apretados. El exterior de los folículos suele estar rodeado de células T. Un folículo linfático sin centro germinal se denomina **folículo primario** y contiene sobre todo linfocitos B vírgenes (pequeños).

Ganglios linfáticos

Los **ganglios linfáticos** son órganos con forma de frijol que están cubiertos por una capa de tejido conjuntivo (**cápsula**). Están distribuidos por todo el cuerpo. Las regiones asociadas con grupos de numerosos ganglios linfáticos son el cuello (ganglios cervicales y anillo pericraneal), la axila (ganglios axilares), el tórax (ganglios traqueales), el abdomen (ganglios profundos), la ingle (ganglios inguinales) y el triángulo femoral (ganglios inguinales). Desempeñan un papel importante en la circulación y filtración de la linfa, en la defensa contra la invasión microbiana y en el encuentro de los linfocitos con los antígenos. Cada ganglio linfático tiene varios **vasos linfáticos aferentes** y un **vaso linfático eferente**. La linfa entra en un ganglio linfático a través de los *vasos aferentes* y fluye hacia los senos subcapsulares y los senos peritrabeculares y, a continuación, hacia los senos medulares y sale del ganglio linfático a través de un *vaso linfático eferente*. En general, un ganglio linfático puede dividirse en tres regiones: **corteza, paracorteza** y **médula**. (1) La *corteza* contiene una fila de **folículos linfáticos**; la mayoría de estos corresponde a folículos secundarios. (2) La *paracorteza* está situada entre la corteza y la médula. La mayoría de las células T se aloja aquí. En esta región se encuentran las **vénulas poscapilares del endotelio alto (HEV,** del inglés *high endothelial venules*). Las HEV son vénulas poscapilares, que tienen un revestimiento celular cuboidal en lugar del revestimiento celular endotelial común y plano. Son vénulas especializadas que permiten que los linfocitos atraviesen sus paredes para entrar en el tejido linfático. También pueden encontrarse en otros órganos linfoides, como las amígdalas. (3) La *médula* está compuesta por los **cordones** y los **senos medulares**. Los *cordones medulares* son como pequeñas islas que están rodeadas de canales linfáticos (senos medulares). Contienen linfocitos, células plasmáticas, macrófagos y células dendríticas. Los *senos medulares* son senos linfáticos. Las bacterias y los antígenos son atrapados y engullidos por las células presentadoras de antígenos (macrófagos y células dendríticas) en la médula. Las fibras reticulares forman una malla para proporcionar un soporte a la estructura y permitir que los linfocitos se muevan en los ganglios linfáticos.

Timo

El **timo** es el órgano linfoide primario para la maduración de las células T. Está situado en el mediastino superior. El timo sigue creciendo hasta la pubertad y luego se atrofia de forma gradual. En los adultos mayores, una gran parte del tejido del timo es sustituida por tejido adiposo. El timo está cubierto por una fina capa de tejido conjuntivo (**cápsula**) y tiene dos lóbulos. Cada lóbulo se compone de muchos lobulillos incompletos y en los lobulillos puede apreciarse corteza y médula. A diferencia de otros órganos linfoides, el timo no tiene folículos linfáticos. Su estroma está compuesto por un entramado de células reticulares epiteliales derivadas del endodermo. (1) La *corteza* contiene **timocitos** (células T en desarrollo), macrófagos, células dendríticas y **células reticulares epiteliales**. La maduración de las células T se produce en la corteza. (2) La *médula* contiene células T vírgenes, que se han desarrollado y han migrado a partir de los timocitos de la corteza. La médula también contiene un gran número de células reticulares epiteliales. En la médula se encuentran los **corpúsculos de Hassall** (**corpúsculos tímicos**), que están formados por **células reticulares epiteliales tipo VI** dispuestas de forma concéntrica. Existen varios tipos de células reticulares epiteliales en el timo: las *células reticulares epiteliales tipo I* a *tipo III* se encuentran en la corteza, las de *tipo IV* en la unión de la corteza y la médula, y las de *tipo V* y *VI* en la médula.

Bazo

El **bazo** es un órgano linfoide grande y muy vascularizado, situado en el cuadrante superior izquierdo del abdomen. Está cubierto por una gruesa capa de tejido conjuntivo denso (**cápsula**). El bazo no tiene corteza ni médula; está organizado en dos regiones: **pulpa blanca** y **pulpa roja**. (1) La *pulpa blanca* es un componente linfoide del bazo, compuesto por **folículos, arteriolas centrales** y una **vaina linfática periarterial** (VLPA). Los *folículos linfáticos* son a menudo folículos secundarios, que tienen centros germinales y suelen llamarse **folículos esplénicos**. Las *arteriolas centrales* atraviesan la pulpa blanca y dan lugar a senos en la zona marginal (región periférica del folículo). La arteriola central también da lugar a las arteriolas penicilares en la pulpa roja. La *VLPA* es una vaina de células T concentradas que rodea la arteriola central. (2) La *pulpa roja* es la región principal; filtra los antígenos y las partículas, engulle los eritrocitos envejecidos y sirve de depósito para los eritrocitos y las plaquetas. Se compone de **senos** y **cordones esplénicos** (**cordones de Billroth**). Los *senos esplénicos* son senos venosos (capilares discontinuos) que tienen grandes lúmenes y amplios espacios entre las células endoteliales, lo que permite el paso de proteínas y células de gran tamaño a través de las paredes de los senos. Los *cordones esplénicos* están formados por un entramado de tejido reticular, que contiene linfocitos, células plasmáticas, macrófagos y otras células sanguíneas.

Linfocitos

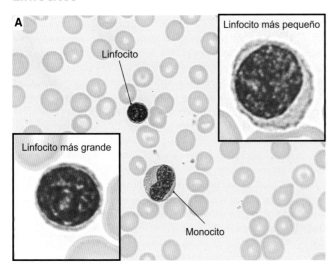

Figura 10-1A. Linfocitos. H&E, ×702; *recuadro*, ×2176

Los **linfocitos** pueden encontrarse en la circulación sanguínea y linfática, así como en los órganos linfoides. Hay muchos tipos y subtipos de linfocitos, que pueden clasificarse en tres tipos principales según sus funciones inmunológicas: **linfocitos B** (**células B**), **linfocitos T** (**células T**) y **células** *NK*. Sus tamaños varían, pero son similares entre sí desde el punto de vista morfológico. Los linfocitos B y T no pueden distinguirse entre sí con la tinción rutinaria de hematoxilina y eosina (H&E). Aquí se muestra un ejemplo de linfocitos en un frotis de sangre. Los linfocitos tienen núcleos bastante grandes y redondos con un pequeño borde de citoplasma alrededor del núcleo. Los dos *recuadros* con el mismo aumento muestran la variación de tamaño de los linfocitos. En esta muestra también se observa un **monocito**. Los monocitos se diferencian en macrófagos tisulares o formas especiales de **macrófagos**, como las células de Kupffer en el hígado, la microglía en el tejido nervioso y los osteoclastos en el tejido óseo.

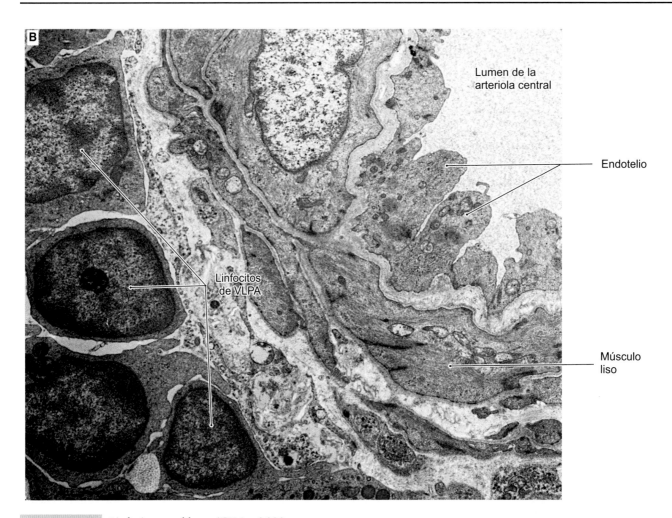

Figura 10-1B. Linfocitos en el bazo. TEM, ×8 800

Los **linfocitos** de la parte *izquierda* de este campo forman parte de las **VLPA** que rodean una **arteriola central**. Parte de la pared de la arteriola ocupa la parte central del campo, y una porción de su **luz** está a la *derecha*. Los linfocitos aquí parecen estar inactivos, a juzgar por la escasa cantidad de citoplasma y los pequeños núcleos que contienen poca **eucromatina**. Sin embargo, uno de los linfocitos muestra un pequeño nucléolo, lo que sugiere al menos un nivel basal de síntesis de proteínas. Aunque los linfocitos T y B no se distinguen de manera morfológica, la localización de estos linfocitos en la VLPA indica que son linfocitos T.

Tipo de linfocitos

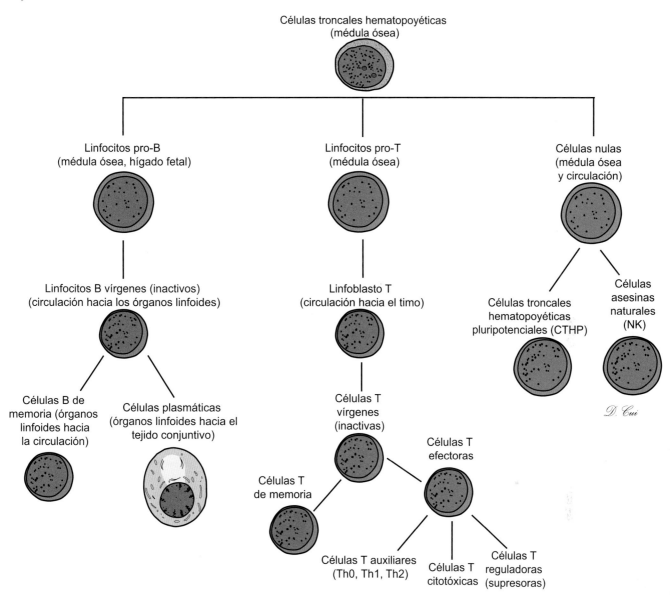

Figura 10-2. Representación de los tipos de linfocitos.

Los **linfocitos B** (**células B**), los **linfocitos T** (**células T**) y las **células nulas** son tres tipos celulares principales del sistema inmunológico. Cada una de estas células se origina a partir de células precursoras en la médula ósea. Los linfocitos B y T son los principales tipos celulares localizados en los órganos linfoides. (1) Los *linfocitos B* maduran y se convierten en linfocitos B **vírgenes** o **inocentes** (células inmunocompetentes que no se han expuesto antes a un antígeno extraño) en la médula ósea; migran a los órganos linfáticos secundarios y pueden encontrarse con antígenos. Las células B que se activan por la exposición a los antígenos se diferencian en células B de memoria y células B efectoras (células plasmáticas). (2) Las *células T* se diferencian de los linfocitos pro-T, que han migrado desde la médula ósea al timo a través del sistema circulatorio. Los **timocitos** (linfocitos en desarrollo) se diferencian en células T **vírgenes** o **inocentes** en el timo y luego migran a los órganos linfoides secundarios, donde pueden activarse por exposición a antígenos extraños. Las células T activadas pueden diferenciarse tanto en **células T de memoria** como en **células T efectoras**. Las células T efectoras incluyen **células T cooperadoras**, **células T citotóxicas** y **células T reguladoras** (**supresoras**). Las células B y T comparten algunas características comunes. Cada célula B y T está programada para responder a un determinante antigénico concreto. Cada célula B o T indiferenciada tiene una vida un tanto corta, a menos que se active por contacto con el antígeno que reconoce. Ambos tipos dan lugar a células de memoria y a células efectoras si interactúan con un antígeno ("dependientes del antígeno"). Tanto las células B como las T residen en regiones específicas de los órganos linfoides secundarios. Sin embargo, existen algunas diferencias importantes entre las células B y T. El reconocimiento de antígenos por parte de las células B está mediado por moléculas de Ig en sus membranas superficiales, mientras que el reconocimiento de antígenos por parte de las células T está mediado por el **receptor de células T (RCT)**, y la activación requiere la presentación del antígeno en asociación con una molécula de CPH en la superficie de otra célula. Por último, las células B activadas funcionan al diferenciarse en células plasmáticas secretoras de anticuerpos (respuesta inmunológica humoral), mientras que las células T activadas pueden diferenciarse en varias formas funcionales: células T auxiliares, células T citotóxicas o células T supresoras (respuestas inmunológicas mediadas por células). (3) Las *células nulas* se describen a detalle en la introducción.

MADURACIÓN DE LOS LINFOCITOS B

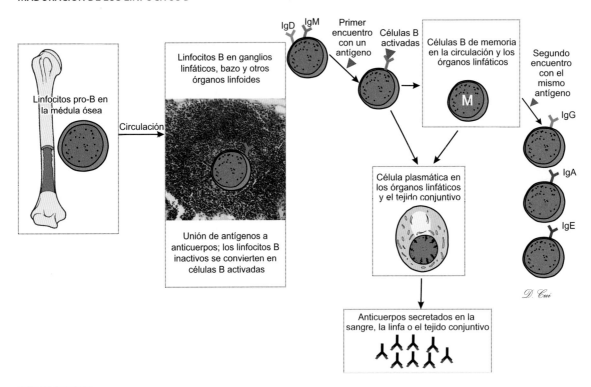

Figura 10-3. Representación de la maduración de los linfocitos B. H&E, ×83

Los **linfocitos B** (**células B**) se originan y maduran en la médula ósea. Debido a que los **linfocitos B vírgenes** o **inocentes** se diferencian de las **células precursoras** (**linfocitos pro-B**), se programan al azar para reconocer un **determinante antigénico específico**. Durante el proceso de maduración de los linfocitos B, estos se someten a una **selección negativa**, mediante la cual los linfocitos B que reconocen por casualidad antígenos propios son inducidos a sufrir **apoptosis**. Los linfocitos B vírgenes o inocentes son **células inmunocompetentes** con **anticuerpos** (**Ig**) específicos insertados en su membrana plasmática como receptores. Cada linfocito B tiene la capacidad de reconocer y responder a un **antígeno** concreto. Una vez que los linfocitos B recién madurados salen de la médula ósea, utilizan la vasculatura y su propia movilidad para recircular por los órganos linfoides periféricos (ganglios linfáticos, bazo, MALT, etc.). Este continuo deambular aumenta la probabilidad de que un linfocito se encuentre con su antígeno si este ha conseguido entrar en el organismo. Los linfocitos B vírgenes o inocentes mueren en unos días o semanas si no se encuentran con su antígeno, pero los que se reúnen con su antígeno específico en condiciones favorables se activarán. Los linfocitos B activados por el encuentro con los antígenos experimentan división y diferenciación celular. Algunos descendientes de una célula B activada se convierten en **células B de memoria**; otros se diferencian en **células B efectoras**, es decir, **células plasmáticas**, que son capaces de producir y secretar **anticuerpos**. Los anticuerpos segregados por las células plasmáticas se distribuyen en gran medida por todo el cuerpo, de modo que es poco probable que los antígenos extraños eludan la unión de los anticuerpos y los mecanismos de defensa que se activan por la unión de los anticuerpos. Las células B de memoria tienen una vida mucho más larga que las células B vírgenes o inocentes; entran en la circulación sanguínea en un estado inactivo y pueden vivir y recircular durante décadas. Si se produce un encuentro posterior con el mismo antígeno, las células B de memoria se dividen rápido y se diferencian en células plasmáticas que secretan anticuerpos en gran cantidad, lo que produce una **respuesta inmunológica secundaria** mucho más rápida y potente.

SINOPSIS 10-1 Características de los tipos de inmunoglobulinas

Hay cinco tipos de inmunoglobulinas (Ig) clasificadas por sus cadenas pesadas:
■ *IgG:* es el tipo de Ig más abundante en el suero sanguíneo y el único capaz de atravesar la placenta. Es una de las principales Ig durante la respuesta inmunológica secundaria y tiene una gran especificidad de unión al antígeno.
■ *IgA:* es el principal tipo de Ig en las secreciones externas (leche, saliva, lágrimas, sudor y moco) de las células epiteliales, incluidas las células epiteliales de las glándulas. Su función principal es proteger las superficies de las mucosas (epiteliales). Incluye las subclases IgA1 e IgA2.
■ *IgM:* es la principal Ig en la respuesta inmunológica primaria; es la más eficaz en la activación de un complemento pero con menor especificidad de unión al antígeno. Activa los macrófagos y sirve como receptor de antígenos en las superficies de las células B.
■ *IgE:* se encuentra solo en pequeñas cantidades en el suero sanguíneo; se une a los receptores Fc de los mastocitos y basófilos y desempeña un papel importante en las reacciones alérgicas y las infecciones parasitarias (véase mastocitos).
■ *IgD:* tiene una baja concentración en el suero sanguíneo; sirve junto con la IgM como receptor de antígenos en las membranas de las células B maduras.

MADURACIÓN DE LOS LINFOCITOS T

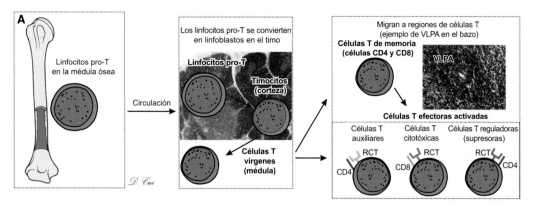

Figura 10-4A. **Representación de la maduración de los linfocitos T.** H&E, ×19 (timo); ×200 (bazo)

Las **células T** se derivan de los **linfocitos pro-T**, que migran desde la médula ósea hasta el **timo**, donde se someten a la división celular para generar un gran número de linfocitos en desarrollo (**timocitos**). A medida que los timocitos se someten al proceso de diferenciación, comienzan a expresar el **RCT** y otras proteínas de la superficie celular. Algunos de los marcadores de maduración de las células T les ayudan a reconocer e interactuar con las moléculas del **CPH**. Para sobrevivir y madurar, los timocitos deben superar **procesos de selección positiva** y **negativa**. La *selección positiva* implica la promoción de la supervivencia de solo aquellos timocitos que son capaces de interactuar a un nivel adecuado con las **moléculas del CPH propias**, una capacidad esencial para su habilidad de montar respuestas inmunológicas eficaces. La *selección negativa* implica la destrucción de los timocitos que tienen una interacción demasiado fuerte con autoantígenos; estas células tienen el potencial de contribuir a la enfermedad autoinmune y son eliminadas por los macrófagos. La selección positiva se produce en la corteza del timo y la negativa sobre todo en la médula. Se ha estimado que solo entre 1 y 2% de los timocitos sobreviven a estos procesos de selección y completan la diferenciación para convertirse en células T inmunocompetentes (células T vírgenes o inocentes). Las células T indiferenciadas abandonan la médula del timo a través de la circulación y migran a las regiones específicas de los órganos linfoides secundarios, donde pueden encontrar el **antígeno extraño** que están programadas para reconocer. Si se produce la estimulación del antígeno, las células T vírgenes se activan, sufren una división celular y dan lugar a clones compuestos por **células T de memoria** y **células T efectoras**. Las células T de memoria pueden encontrarse en la paracorteza de los ganglios linfáticos y pueden migrar a sitios inflamatorios y dar lugar a células T efectoras. Las células efectoras incluyen **células T auxiliares**, **células T citotóxicas** y **células T reguladoras** (**supresoras**). Cada célula efectora tiene un marcador de superficie **CD4** o **CD8**. Las células efectoras participan en las **respuestas inmunológicas mediadas por células**.

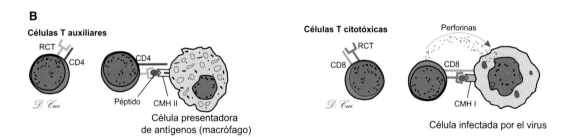

Figura 10-4B. **Representación de los marcadores de maduración de las células T auxiliares y citotóxicas.**

Cada **linfocito T** tiene en su plasmalema numerosos **RCT**, cada uno con el mismo sitio de reconocimiento de antígeno. Cada linfocito T también tiene **moléculas CD4** o **CD8** que actúan como **correceptores** esenciales con el RCT. En las primeras etapas del desarrollo de las células T, cada timocito tiene marcadores CD4+ y CD8+, y las células T maduras tienen marcadores CD4 o CD8, pero no ambos. Las **células CD8+** tienen la capacidad de reconocer y reaccionar a su antígeno específico solo si este es presentado por otra célula en asociación con el CPH clase I. Todas las células nucleadas del cuerpo expresan el CPH clase I y presentan fragmentos de péptidos sintetizados de modo interno en sus moléculas superficiales del CPH clase I. Si alguna célula del cuerpo es infectada por un virus y sintetiza proteínas virales, los fragmentos de estas proteínas se presentan como antígenos extraños por las moléculas del CPH clase I de la superficie de la célula. Si una célula infectada por el virus es encontrada por una célula T citotóxica (células CD8+) que porta RCT que reconocen uno de los antígenos virales, la célula T citotóxica se activará y destruirá la célula infectada por el virus. Las **células CD4+** reconocen su antígeno específico solo si lo presenta otra célula en asociación con el CPH clase II. El CPH clase II se expresa en las células presentadoras de antígenos. Si una célula presentadora de antígenos muestra el antígeno a un CD4+ (célula T auxiliar) que reconoce el antígeno, la célula T auxiliar se activará para proporcionar señales que promuevan la activación de otros linfocitos. La ilustración de la *izquierda* muestra células T auxiliares con el RCT y el marcador de superficie CD4. El RCT es un receptor de antígenos que es específico del péptido que está unido al surco de la molécula CPH II en el macrófago. Este péptido presenta un antígeno extraño a las células T auxiliares. La ilustración de la *derecha* muestra los marcadores RCT y CD8 en la superficie de las células T citotóxicas. El RCT de la célula T citotóxica responde al antígeno presentado en asociación con las moléculas del CPH I de las células infectadas. Una vez que la célula T citotóxica reconoce un antígeno no propio, libera **perforinas** y **enzimas** de los gránulos para eliminar las células infectadas, así como algunas células tumorales, injertadas e infectadas por virus.

ACTIVACIÓN DE LOS LINFOCITOS T AUXILIARES

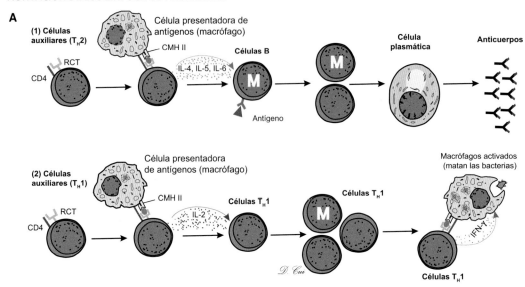

Figura 10-5A. Representación de la activación de los linfocitos T cooperadores.

El marcador de superficie **CD4** de un **linfocito T cooperador** reconoce las proteínas de superficie del **CMH II** en la **célula presentadora de antígenos**. El **RCT** se une al complejo péptido-CMH en la superficie del macrófago (u otros tipos de células presentadoras de antígenos); por tanto, los antígenos se presentan a las células T cooperadoras. Las señales de activación (proteínas secretadas, citocinas) se intercambian entre las células T auxiliares y los macrófagos. Hay dos tipos principales de células T cooperadoras: (1) las **células cooperadoras** (T$_H$2) activadas liberan una variedad de **interleucinas/citocinas** que estimulan a las **células B** para que proliferen y aumenten la población de células plasmáticas, lo que incrementa la producción de **anticuerpos**. (2) Las **células T cooperadoras** (T$_H$1) activadas liberan y se unen a la **IL-2**, lo que estimula la proliferación y la activación de las células T$_H$1 y aumenta de modo considerable su propio número. Las células T$_H$1 activadas proporcionan señales que promueven la proliferación de **células T citotóxicas** (células CD8$^+$) y la activación de los **macrófagos**. A su vez, los macrófagos activados eliminan las bacterias mediante diversos mecanismos y estimulan otros procesos inflamatorios.

CORRELACIÓN CLÍNICA

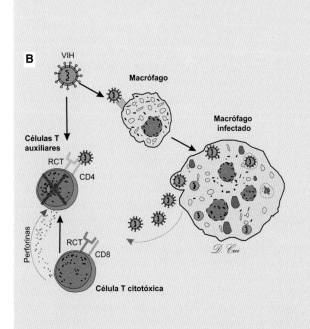

Figura 10-5B. Infección por el virus de la inmunodeficiencia humana.

La infección por el **retrovirus VIH** provoca el **síndrome de inmunodeficiencia adquirida** (**SIDA**). La infección puede ser transferida por un individuo infectado a través de la exposición a fluidos corporales como la sangre, el semen y la leche materna. Se asocia con una **disminución** progresiva del número de **células T CD4$^+$**. El estadio de la infección puede determinarse al medir el número de células T CD4$^+$ del paciente y el nivel de VIH en la sangre. El VIH infecta sobre todo a los linfocitos T cooperadores CD4$^+$, los macrófagos y las células dendríticas (células presentadoras de antígenos). El nivel bajo de células T CD4$^+$ en la sangre de los pacientes infectados por el VIH puede deberse a que (1) el virus del VIH mata de forma directa a las células T CD4$^+$ infectadas, (2) las tasas de apoptosis aumentan en las células T CD4$^+$ infectadas o (3) los linfocitos citotóxicos CD8$^+$ reconocen y matan a las células T CD4$^+$ después de que el virus las haya infectado. El virus del VIH entra en los macrófagos (también en los linfocitos T CD4$^+$), se replica en las células huésped y los nuevos virus se liberan de las células huésped. Un número muy reducido de células T CD4$^+$ provoca la pérdida de la inmunidad mediada por células. Sin la estimulación de las células T auxiliares CD4$^+$, la función de la inmunidad humoral se ve comprometida. Los pacientes con SIDA son vulnerables a las infecciones oportunistas; entre las enfermedades más comunes se encuentran la neumonía por *Pneumocystis jirovecii*, la **toxoplasmosis** y las **aftas**. Desde el punto de vista histológico, los ganglios linfáticos en la fase inicial de la infección por VIH muestran nódulos linfáticos grandes e irregulares y un mayor número de macrófagos en los centros germinales.

Tejidos linfáticos y órganos linfoides

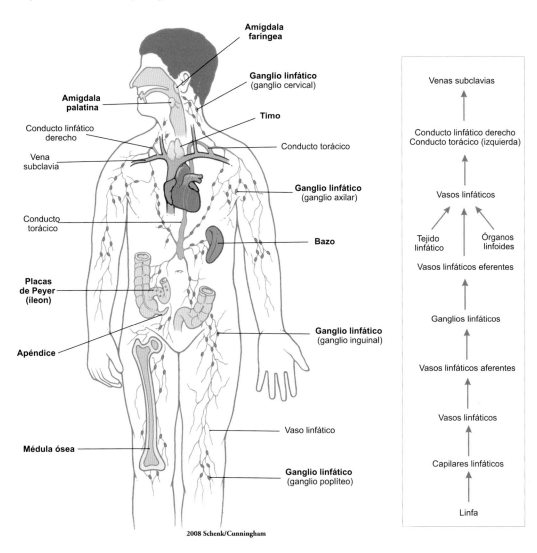

Figura 10-6. Generalidades de los órganos linfoides.

La ubicación de los principales órganos linfoides y vasos linfáticos se muestra a la *izquierda*; la ruta de drenaje linfático se muestra a la *derecha*.

Estructuras de los tejidos linfáticos y órganos linfoides

I. **Tejido linfático asociado con la mucosa**
  A. **Tejido linfático asociado con el intestino:** en la mucosa del tubo digestivo, como las placas de Peyer en el íleon y los folículos en el apéndice.

  B. **Tejido linfático asociado con los bronquios:** en la mucosa de las vías respiratorias, como el tejido linfático de los bronquios, los bronquiolos.

  C. **Amígdalas**
    1. Amígdalas palatinas
    2. Amígdalas faríngeas
    3. Amígdalas linguales

II. **Órganos linfoides**
  A. **Médula ósea** (véase cap. 9, "Sistema circulatorio")
  B. **Timo**
    1. Corteza
    2. Médula
  C. **Ganglios linfáticos**
    1. Vasos linfáticos aferentes
    2. Vasos linfáticos eferentes
    3. Corteza
    4. Paracorteza
    5. Médula
  D. **Bazo**
    1. Pulpa blanca
    2. Pulpa roja

Orientación de figuras e imágenes

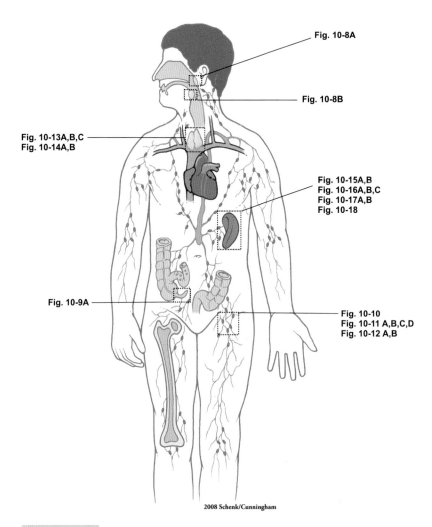

Fig. 10-8A

Fig. 10-8B

Fig. 10-13A,B,C
Fig. 10-14A,B

Fig. 10-15A,B
Fig. 10-16A,B,C
Fig. 10-17A,B
Fig. 10-18

Fig. 10-9A

Fig. 10-10
Fig. 10-11 A,B,C,D
Fig. 10-12 A,B

2008 Schenk/Cunningham

Figura 10-7.   Orientación de las ilustraciones detalladas de los órganos linfoides.

Estructuras de los órganos linfoides con números de figura

Amígdala faríngea

Figura 10-8A

Amígdala palatina

Figura 10-8B

Apéndice

Figura 10-9A

Ganglio linfático

Figura 10-9B
Figura 10-9C
Figura 10-10
Figura 10-11A
Figura 10-11B
Figura 10-11C
Figura 10-11D
Figura 10-12A

Figura 10-12B
Figura 10-12C

Timo

Figura 10-13A
Figura 10-13B
Figura 10-13C
Figura 10-14A
Figura 10-14B

Bazo

Figura 10-15A
Figura 10-15B
Figura 10-16A
Figura 10-16B
Figura 10-16C
Figura 10-17A
Figura 10-17B
Figura 10-18

Tejido linfático asociado con la mucosa (MALT)

AMÍGDALA FARÍNGEA

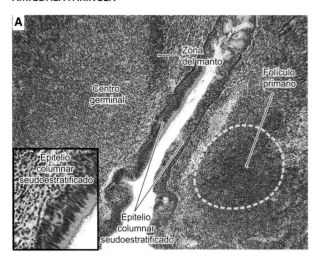

A

Zona del manto

Folículo primario

Centro germinal

Epitelio columnar seudoestratificado

Epitelio columnar seudoestratificado

Figura 10-8A. Amígdala faríngea, MALT. H&E, ×76; *recuadro* ×184

El **MALT** se refiere a los tejidos linfáticos difusos o a los folículos linfáticos agregados en la mucosa de los tractos digestivo, respiratorio y genitourinario. Los tejidos comparables son el **GALT** en el intestino y el **BALT** en el sistema respiratorio. Las amígdalas están compuestas por folículos linfáticos agregados y pertenecen al MALT. Las amígdalas incluyen las **faríngeas**, las **palatinas** y las **linguales**. La amígdala faríngea está situada en el techo de la nasofaringe. Tiene invaginaciones epiteliales, pero no criptas, y está cubierta por un **epitelio columnar seudoestratificado**. La amígdala faríngea atrapa bacterias y virus y es uno de los órganos linfoides que proporciona un entorno para que los linfocitos se encuentren con antígenos. La mayoría de las veces está formada por folículos secundarios y unos pocos folículos primarios. Un folículo secundario está compuesto por un **centro germinal** y una **zona del manto**. Las células B activadas se encuentran sobre todo en los centros germinales de los nódulos secundarios y Las células B inactivadas ante todo en los folículos primarios.

AMÍGDALA PALATINA

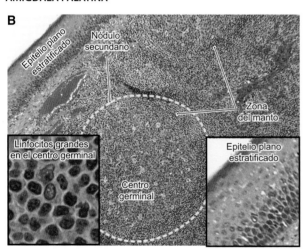

B

Epitelio plano estratificado

Nódulo secundario

Zona del manto

Linfocitos grandes en el centro germinal

Centro germinal

Epitelio plano estratificado

Figura 10-8B. Amígdala palatina, MALT. H&E, ×83; *recuadro* ×750 (*izquierda*); 197 (*derecha*)

Las **amígdalas palatinas** están emparejadas y se sitúan en las porciones posterior y lateral de la cavidad oral. Tienen 10 a 20 criptas y la parte que da a la cavidad oral está cubierta por un **epitelio plano estratificado**. Los folículos suelen estar en fila debajo del epitelio y rodean cada cripta. Protegen la entrada de los tractos respiratorio y digestivo contra la invasión de microbios. También funcionan en la recirculación de los linfocitos y proporcionan sitios para que el linfocito interactúe con los antígenos. El **centro germinal** de un folículo contiene células B de gran tamaño y células presentadoras de antígenos, donde las células B encuentran antígenos y continúan su proliferación y se convierten en células plasmáticas. La **zona del manto** del nódulo contiene sobre todo células B pequeñas e inactivas. La región periférica del folículo contiene principalmente células T.

Las amígdalas palatinas son focos comunes de infección, como la **amigdalitis aguda**, la **amigdalitis** recurrente o la **hipertrofia amigdalina** por hiperplasia linfoide. La **amigdalectomía** puede ser una opción en algunos niños con amigdalitis recurrente.

TABLA 10-1 Amígdalas

Nombre	Ubicación	Recubrimiento epitelial	Criptas	Cápsula	Nódulos linfáticos (folículos)
Amígdalas palatinas (2)	Paredes posterolaterales de la cavidad oral	Epitelio plano estratificado (no cornificado)	Sí, las criptas profundas y ramificadas dividen la amígdala en lóbulos	Cápsula de tejido conjuntivo gruesa e incompleta; cubierta de modo parcial por epitelio	Cada lóbulo contiene numerosos nódulos linfáticos, la mayoría con un centro germinal
Amígdala faríngea (adenoide) (1)	Techo posterior de la nasofaringe	Epitelio columnar ciliado seudoestratificado	No, solo invaginación epitelial	Cápsula conectiva delgada e incompleta; cubierta por epitelio	Tejidos linfáticos mayormente difusos y algunos nódulos linfáticos
Amígdalas linguales (2)	Piso posterior de la boca (superficie del tercio posterior de la lengua)	Epitelio plano estratificado (no cornificado)	Sí, cripta ancha no ramificada; el conducto de la glándula mucosa se abre en la cripta	Sin cápsula; cubierta de modo parcial por epitelio	Filas de nódulos linfáticos soportados por septos de tejido conjuntivo

APÉNDICE

A

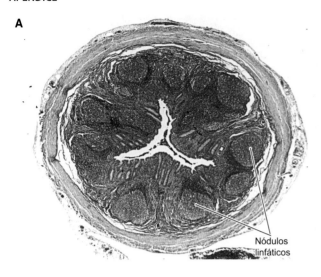

Nódulos linfáticos

Figura 10-9A. Apéndice, MALT. H&E, ×18

El **apéndice** y las **placas de Peyer** en el íleon del sistema digestivo son **GALT**. El **apéndice** es un pequeño tubo ciego que se extiende desde el ciego en el cuadrante inferior derecho del abdomen. Contiene un gran número de **nódulos linfáticos** en su lámina propia. La mayoría de los nódulos son nódulos secundarios con centros germinales. Los nódulos secundarios suelen penetrar en la submucosa.

La **apendicitis** es una enfermedad común. Suele estar provocada por infecciones bacterianas y virales que provocan una hiperplasia de los nódulos linfáticos y la obstrucción del lumen del apéndice. Los pacientes pueden experimentar dolor abdominal, que es muy probable que se localice en el **punto de McBurney** (un tercio de la distancia entre la espina ilíaca anterosuperior y el ombligo en el lado derecho) a medida que la enfermedad progresa. Los síntomas habituales son fiebre, náusea y vómito. La **apendicectomía** de urgencia es la primera opción de tratamiento para la mayoría de los casos.

CORRELACIONES CLÍNICAS

B

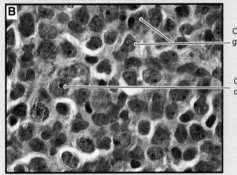

Células de linfoma grandes e irregulares

Células de linfoma con un gran nucléolo

Figura 10-9B. Linfoma difuso de células B grandes. H&E, ×1 000

El **linfoma difuso de células B grandes** (LDCBG) es el tipo más común de **linfoma no Hodgkin** (25% de todos los linfomas), caracterizado por una masa de rápido crecimiento y a menudo sintomática en un sitio ganglionar o extraganglionar.. El sitio extraganglionar más común es el tracto gastrointestinal, pero otros incluyen la piel, los tejidos blandos, el **anillo de Waldeyer**, el pulmón, el bazo y los riñones. Los pacientes pueden presentar fiebre, pérdida de peso y sudoración nocturna intensa. Desde el punto de vista histológico, las células tumorales son grandes, con **núcleos grandes**, **cromatina abierta** y **nucléolos prominentes**. El tumor crece de forma difusa. El tratamiento del LDCBG incluye una quimioterapia intensiva combinada con posible radioterapia en la zona del tumor afectada.

C

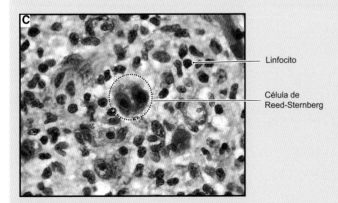

Linfocito

Célula de Reed-Sternberg

Figura 10-9C. Linfoma de Hodgkin. H&E, ×824

El **linfoma de Hodgkin**, también conocido como **enfermedad de Hodgkin**, es una de las dos principales categorías de cánceres linfoides malignos, que se caracteriza por un agrandamiento indoloro de los ganglios linfáticos, el bazo y el hígado. Los pacientes suelen presentar fiebre, sudores nocturnos, pérdida de peso inesperada y fatiga. Las células cancerosas se transforman a partir de células linfáticas normales, que residen de modo predominante en los tejidos linfáticos. En los tejidos linfáticos afectados se pueden encontrar las características **células de Reed-Sternberg**, de origen B. Estas células son grandes (20-50 μm) y contienen un citoplasma abundante, **anfófilo** y finamente granular/homogéneo con dos núcleos de imagen especular ("ojos de búho"), cada uno con un nucléolo eosinófilo y una gruesa membrana nuclear. Tanto la radioterapia como la quimioterapia son eficaces en el tratamiento del linfoma de Hodgkin. La tasa de supervivencia a 5 años es de ~90% cuando la enfermedad se detecta y se trata a tiempo.

Ganglios linfáticos

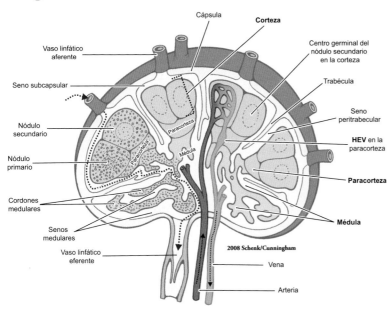

Figura 10-10. Generalidades del ganglio linfático.

Esta es una representación de un **ganglio linfático**. Está cubierto por una cápsula formada por una capa de tejido conjuntivo, que se extiende en la sustancia del ganglio para formar trabéculas. El ganglio linfático se divide en tres regiones: **corteza, paracorteza** y **médula**. (1) La *corteza* está compuesta por una fila de nódulos linfáticos; la mayoría son **nódulos secundarios** con **centros germinales**. En ocasiones pueden encontrarse nódulos primarios (sin centros germinales) en la región de la corteza. (2) La *paracorteza* se encuentra entre la corteza y la médula; la mayoría de las células T reside en esta región. Las **HEV** se localizan en la paracorteza y son los sitios por los que los linfocitos circulantes entran en el ganglio. (3) La *médula* está compuesta por los **cordones medulares** y los **senos medulares**. La linfa entra en el ganglio linfático a través de los **vasos linfáticos aferentes**; recorre los senos **subcapsulares, peritrabeculares** y **medulares**, y sale del ganglio linfático a través del **vaso linfático eferente** (siga la *línea magenta punteada*). La arteria y la vena entran y salen al pasar por el hilio del ganglio linfático.

Comparación de los flujos linfático y sanguíneo

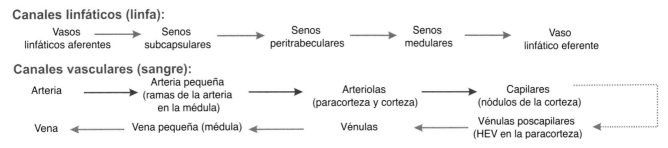

SINOPSIS 10-2 Órganos linfoides

■ En los *órganos linfoides primarios*, los linfocitos se diferencian y maduran; el órgano linfoide primario de las células B es la médula ósea; el órgano linfoide primario de las células T es el timo.

■ En los *órganos linfoides secundarios*, los linfocitos encuentran y responden a antígenos extraños; los órganos linfoides secundarios incluyen el MALT, los ganglios linfáticos y el bazo.

■ Los *nódulos linfáticos* son estructuras esféricas que contienen linfocitos acumulados. Incluyen nódulos primarios y nódulos secundarios.

■ Los *nódulos primarios* contienen ante todo células B pequeñas (inactivadas) y no tienen un centro germinal.

■ Los *nódulos secundarios* contienen sobre todo células B grandes (activadas) y tienen un centro germinal (zona clara en el centro).

■ Los *nódulos linfáticos* contienen ante todo células B.

■ El *timo*, la *paracorteza* del ganglio linfático y la *VLPA* del bazo contienen principalmente células T.

CORTEZA Y MÉDULA DEL GANGLIO LINFÁTICO

A

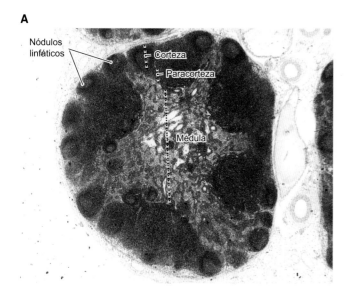

Nódulos linfáticos
Corteza
Paracorteza
Médula

Figura 10-11A. Ganglio linfático. H&E, ×43

Los **ganglios linfoides** tienen forma de frijol y son los únicos órganos linfáticos con vasos linfáticos aferentes. Este es un corte transversal de un ganglio linfático. (1) La **corteza** es la región periférica del ganglio linfático y consiste en una fila de nódulos. (2) La **médula** se tiñe de color más claro y se encuentra en la zona central; está compuesta por senos medulares y cordones medulares. (3) La **paracorteza** se encuentra entre la corteza y la médula. Los ganglios linfáticos son los principales lugares de filtración de la linfa que ingresa y son los lugares de encuentro de los linfocitos con los antígenos.

Figura 10-11B. Folículo linfático. H&E, ×100

El **seno subcapsular** transporta la linfa desde los **vasos linfáticos aferentes** al folículo y pasa por los **senos peritrabeculares** hasta los **senos medulares**. Los nódulos de la corteza constan de un **centro germinal** (células B grandes poco compactas) y una **zona del manto** (que contiene células B pequeñas muy compactas). Las células T residen sobre todo en la región de la **paracorteza**, donde interactúan con las células presentadoras de antígenos; los linfocitos entran en el ganglio linfático a través de las HEV de la región de la paracorteza.

B

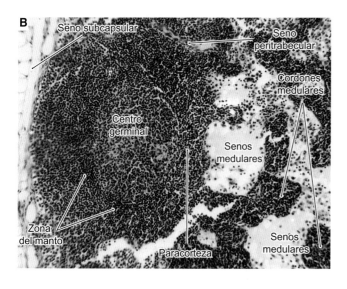

Seno subcapsular
Seno peritrabecular
Cordones medulares
Centro germinal
Senos medulares
Zona del manto
Paracorteza
Senos medulares

Figura 10-11C. Centro germinal, ganglio linfático. H&E, ×658

El **centro germinal** se compone de células B activadas en varios estados de maduración. El tamaño de las células y la forma del núcleo son variados. Las grandes células inmaduras con núcleo redondo y eucromatina dispersa son **linfoblastos** y **plasmoblastos**. Se diferencian en células B de memoria y células plasmáticas. El centro germinal también contiene **células dendríticas foliculares** (**presentadoras de antígenos**), que ayudan a pasar los antígenos a las células B. Son difíciles de reconocer en la tinción de H&E.

Figura 10-11D. Senos y cordones medulares, ganglio linfático. H&E, ×658

Aquí se muestra un **seno medular** rodeado por un **cordón medular**. Los *senos medulares* transportan la linfa hacia donde los **macrófagos** eliminan los antígenos de la linfa que fluye poco a poco. Los *cordones medulares* contienen células B, células plasmáticas, células dendríticas y macrófagos mantenidos dentro de una red de fibras reticulares.

C

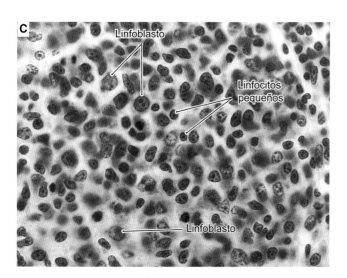

Linfoblasto
Linfocitos pequeños
Linfoblasto

D

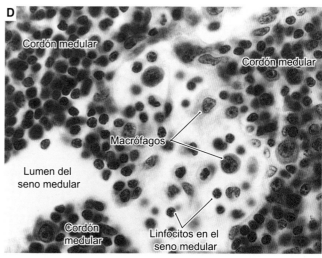

Cordón medular
Cordón medular
Macrófagos
Lumen del seno medular
Cordón medular
Linfocitos en el seno medular

VÉNULAS ENDOTELIALES ALTAS EN LA PARACORTEZA

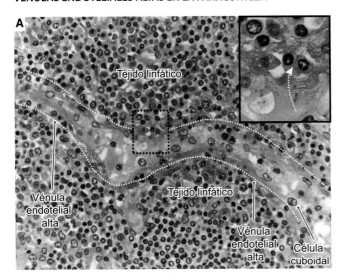

A

Tejido linfático

Vénula
endotelial
alta

Tejido linfático

Vénula
endotelial
alta

Célula
cuboidal

Figura 10-12A. Vénulas de endotelio alto (HEV), paracorteza del ganglio linfático. H&E, ×272; *recuadro* ×720

Las arterias que sirven a un ganglio linfático entran en el hilio y generan ramas que atraviesan la médula y llegan a la corteza, donde forman una red de capilares en la región del nódulo (folículo). Las vénulas poscapilares (en la región de la paracorteza) transportan la sangre desde el lecho capilar de vuelta al sistema de vénulas y salen del ganglio linfático en el hilio. Las **VEA** son venas poscapilares especializadas, que están revestidas por **células cuboidales** en vez de células endoteliales escamosas. Las superficies apicales de estas células cuboidales contienen glucoproteínas ricas que atraen receptores similares a las lectinas (L-selectina) en la superficie de los linfocitos, lo que los ayuda a detenerse y adherirse a las VEA. Los linfocitos atraviesan las VEA por **diapédesis** y entran en el ganglio linfático desde la circulación sanguínea. El *recuadro* muestra un linfocito que escapa de una VEA hacia el tejido linfático.

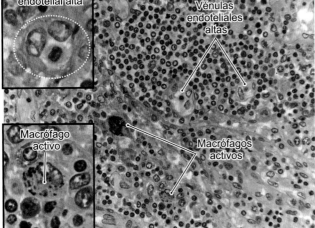

B

Vénula
endotelial alta

Vénulas
endoteliales
altas

Macrófago
activo

Macrófagos
activos

Figura 10-12B. Vénulas de endotelio alto, paracorteza del ganglio linfático. H&E, ×281; *recuadros* ×725

Las **VEA** pueden encontrarse en todos los órganos linfoides secundarios, excepto en el bazo. Son los principales sitios para las **células B** y **T indiferenciadas** que han migrado de la circulación al tejido linfático. Tras entrar en el ganglio linfático, las *células B* migran a la región de la corteza donde se diferencian en el **centro germinal**. La mayoría de las *células T* permanece en la región de la **paracorteza**, donde interactúa con las **células presentadoras de antígenos (macrófagos)**. Una vez que las células T adquieren los antígenos, liberan citocinas (IL-4, IL-5 e IL-6), que estimulan la división y maduración de las células B para que se conviertan en células B de memoria y células plasmáticas con la consiguiente producción de anticuerpos. Las células endoteliales de las VEA son células cuboidales y tienen grandes núcleos redondos u ovalados con cromatina pálida. Los *recuadros* muestran un linfocito en la sección transversal de una **VEA** (*superior*) y un **macrófago activo** en la región de la paracorteza (*inferior*).

CORRELACIÓN CLÍNICA

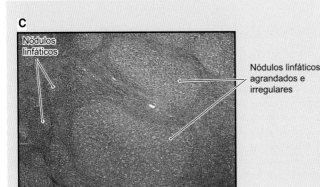

C

Nódulos
linfáticos

Nódulos linfáticos
agrandados e
irregulares

Figura 10-12C. Ganglio linfático, infección por VIH. H&E, ×40

La **infección por VIH** se asocia con una disminución progresiva de las células T auxiliares, lo que provoca una inmunosupresión. Los pacientes con infección aguda por VIH pueden presentar fiebre, **linfadenopatía, faringitis, erupción cutánea** y **mialgia.** La fase crónica de la infección por VIH puede durar meses a años y los pacientes presentan pocos síntomas. Durante la fase de crisis final, los pacientes corren un mayor riesgo de sufrir infecciones oportunistas y neoplasias. Los **ganglios linfáticos** en la fase inicial de la infección por VIH muestran una marcada **hiperplasia linfoide** folicular con folículos agrandados y de forma irregular (folículos linfáticos) y un mayor número de **macrófagos** en el **centro germinal**. Los folículos linfáticos agrandados pueden encontrarse primero en la parte superior del cuerpo, luego alrededor de los pulmones y por último alrededor del intestino. Los pacientes con una inmunidad comprometida tienen muchas probabilidades de infectarse con bacterias y otros microbios. Los medicamentos contra el VIH incluyen cuatro clases principales: **inhibidores de la transcriptasa inversa, inhibidores de la proteasa, inhibidores de la entrada y la fusión** e **inhibidores de la integrasa.**

Timo

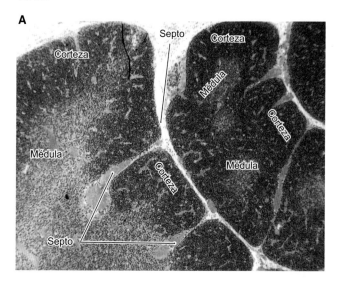

Figura 10-13A. Timo. H&E, ×46

El **timo** es un órgano linfoide primario en el que tiene lugar la maduración de las células T. El timo es grande en los niños y se atrofia de modo gradual para ser sustituido por grasa después de la pubertad. Se localiza en el mediastino superior y está dividido en unidades más pequeñas denominadas **lobulillos** por **septos** de tejido conjuntivo, que se extienden hacia el interior desde la superficie del órgano. El timo no tiene nódulos linfáticos; está organizado en **corteza** (periférica) y **médula** (centro). No hay vasos linfáticos aferentes; sus vasos linfáticos eferentes surgen de la unión corticomedular y de la médula y salen del timo en compañía de los vasos sanguíneos. Los **timocitos** (células T en desarrollo) se concentran en la región de la corteza y, a medida que se van diferenciando, descienden a la médula. Los vasos sanguíneos atraviesan los septos interlobulillares y entran en el timo en la unión de la corteza y la médula. Los capilares tímicos son capilares continuos con membranas basales gruesas. Están rodeados de células reticulares epiteliales y forman una barrera tímico-sanguínea eficaz, que impide la entrada de antígenos extraños en el timo.

CORTEZA TÍMICA

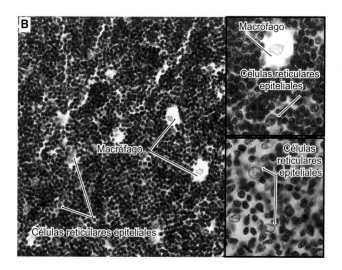

Figura 10-13B. Timo, corteza. H&E, ×278; *recuadros* ×510

La **región de la corteza** contiene **timocitos, macrófagos, células dendríticas** y **células reticulares epiteliales.** Los *macrófagos* y las *células dendríticas* son células presentadoras de antígenos; presentan antígenos propios a los *timocitos*. Solo entre 1 y 2% de los timocitos sobrevive y continúa su desarrollo. Las *células reticulares epiteliales* derivan del endodermo (los linfocitos derivan del mesodermo). Están interconectadas entre sí para formar una estructura que mantiene unidos a los linfocitos T. Tienen núcleos grandes y ovoides y procesos largos y están en contacto entre sí por medio de desmosomas. Contienen gránulos secretores y producen timosina, factor tímico sérico y la hormona timopoyetina. Estas hormonas desempeñan un papel importante en la maduración de las células T. Las células reticulares epiteliales pueden clasificarse en seis tipos según sus funciones y su localización. Los tipos I a III se localizan en la región de la corteza, y el tipo IV en la unión corticomedular. Los tipos V y VI se localizan en la médula del timo.

MÉDULA TÍMICA

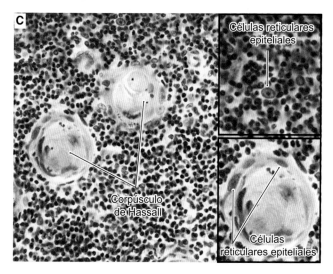

Figura 10-13C. Timo, médula. H&E, ×624; *recuadros* ×843

La **región de la médula** contiene **células T indiferenciadas (vírgenes), macrófagos** y **células reticulares epiteliales tipo V y VI.** Las *células T indiferenciadas* son células inmunocompetentes. Maduran a partir de los timocitos de la corteza y migran desde la médula a los órganos secundarios, donde se convierten en células T eficaces o de memoria si se encuentran con un antígeno extraño específico. La médula del timo es también el lugar donde las células T son eliminadas de forma selectiva por los *macrófagos*. En la médula se encuentran las *células reticulares epiteliales tipo V y VI.* Las células reticulares epiteliales tipo VI muestran varios grados de queratinización y se disponen en capas concéntricas para formar una estructura esférica llamada **corpúsculo de Hassall.** Aunque la función de los corpúsculos de Hassall no se conoce del todo, su número aumenta en los adultos mayores. Los corpúsculos de Hassall pueden utilizarse como una de las características únicas para distinguir el timo de otros órganos linfoides durante el análisis histológico del portaobjetos.

CÉLULAS RETICULARES EPITELIALES

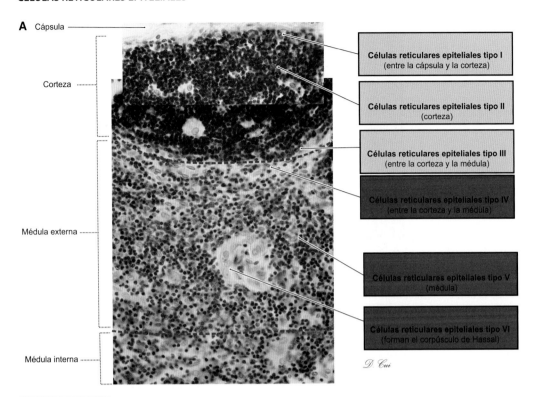

A Cápsula

Corteza

Médula externa

Médula interna

Células reticulares epiteliales tipo I
(entre la cápsula y la corteza)

Células reticulares epiteliales tipo II
(corteza)

Células reticulares epiteliales tipo III
(entre la corteza y la médula)

Células reticulares epiteliales tipo IV
(entre la corteza y la médula)

Células reticulares epiteliales tipo V
(médula)

Células reticulares epiteliales tipo VI
(forman el corpúsculo de Hassall)

D. Cui

Figura 10-14A. Tipos de células reticulares epiteliales. H&E, ×400

Las células reticulares epiteliales se derivan del endodermo. Suelen tener procesos largos y forman una malla para sostener y proteger a los timocitos. También se denominan células epiteliales tímicas y pueden dividirse en seis tipos. (1) Las **células reticulares epiteliales tipo I** se encuentran entre la corteza del timo y la cápsula y la región trabecular. Existen uniones estrechas entre las células reticulares epiteliales tipo I y entre las células tipo I y las células endoteliales que recubren los vasos corticales para formar la barrera tímico-sanguínea que impide la entrada de antígenos extraños en el timo. (2) Las **células reticulares epiteliales tipo II**, que tienen procesos largos y uniones desmosómicas, se hallan dentro de la corteza. Cada célula tiene un citoplasma grande y pálido, que está lleno de tonofilamentos (filamentos intermedios de queratina). Las células tipo II producen hormonas tímicas (timosina, timopoyetina y timulina) y promueven la maduración de las células T. (3) Las **células reticulares epiteliales tipo III** se notan entre la corteza y la médula. Están interconectadas entre sí por medio de uniones estrechas y forman una frontera entre la corteza y la médula. (4) Las **células reticulares epiteliales tipo IV** se hallan entre la corteza y la médula y ayudan a las células reticulares epiteliales tipo III a formar la unión corticomedular. (5) Las **células reticulares epiteliales tipo V** se encuentran en la médula. Son similares a las células reticulares epiteliales tipo II, ya que están interconectadas entre sí por uniones desmosómicas, pero las células tipo V forman una malla en la médula. (6) Las **células reticulares epiteliales tipo VI** son grandes y muestran varios grados de queratinización. Se disponen en capas concéntricas para formar los corpúsculos de Hassall (corpúsculos tímicos).

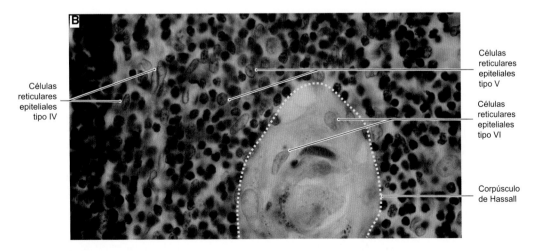

Células
reticulares
epiteliales
tipo IV

Células
reticulares
epiteliales
tipo V

Células
reticulares
epiteliales
tipo VI

Corpúsculo
de Hassall

Figura 10-14B. Células reticulares epiteliales tipo V y VI, médula del timo. H&E, ×1 000

Anatomía del bazo

A

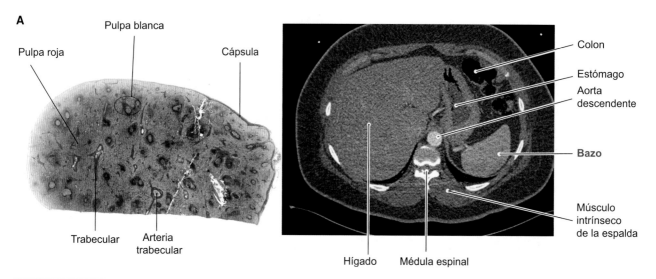

Figura 10-15A. **Generalidades de la anatomía del bazo.** H&E (*izquierda*); angiografía por tomografía computarizada (*derecha*)

El bazo es el mayor de los órganos linfoides y pesa unos 200 gramos. Mide 2.5 × 7.5 × 12.7 centímetros y tiene el tamaño aproximado de un puño cerrado. Se encuentra debajo del diafragma en el lado izquierdo del abdomen, junto a las costillas 9.ª a 11.ª. El bazo recibe una rica irrigación sanguínea de la arteria esplénica, que se ramifica desde el **tronco celiaco**. Las venas acompañan a las arterias y se unen para formar la **vena esplénica**, que drena en la **vena porta hepática**. La linfa del bazo drena en varios ganglios situados en el hilio y luego drena hacia los ganglios linfáticos celiacos a través de los **ganglios pancreático-esplénicos**. El bazo está cubierto por una gruesa capa de cápsula y contiene muchos folículos linfáticos (**folículos esplénicos**) y arterias, venas y **senos esplénicos** (**senos venosos**). El bazo sirve como **órgano hematopoyético** y forma células sanguíneas durante la etapa prenatal del bebé. En el adulto sirve como órgano linfoide y como depósito de **eritrocitos** y **plaquetas**.

La rotura del bazo puede producirse por un traumatismo, como el que ocurre en un accidente de tránsito. Los pacientes pueden tener dolor en el cuadrante superior izquierdo, dolor en el pecho izquierdo e hipotensión. La hemorragia activa y la pérdida repentina de una gran cantidad de sangre pueden convertirse en una situación de riesgo vital. Se requiere una intervención quirúrgica de urgencia que implique la extirpación del bazo (esplenectomía) para detener la hemorragia.

CORRELACIÓN CLÍNICA

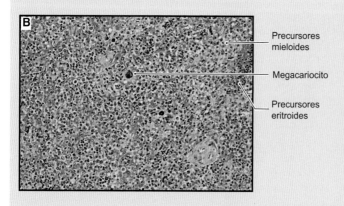

Figura 10-15B. **Hematopoyesis extramedular.** H&E, ×200

La **hematopoyesis extramedular** (HEM) se refiere a la hematopoyesis fuera del espacio medular de la médula ósea, un proceso que puede ser fisiológico o patológico. La HEM fisiológica incluye la **hematopoyesis primitiva** en el saco vitelino y la posterior **hematopoyesis definitiva** en el hígado y el bazo durante el desarrollo fetal, tras lo cual la hematopoyesis se produce en la cavidad de la médula ósea. La HEM patológica puede ocurrir en muchas condiciones, incluidas la **anemia** grave, **enfermedades óseas** como la osteopetrosis y la **enfermedad de Paget**, y trastornos mieloproliferativos como la **leucemia mielógena crónica (LMC)**, la **policitemia verdadera** y la **mielofibrosis**. La HEM patológica se produce con mayor frecuencia en el bazo y el hígado, pero puede aparecer en otros órganos y tejidos, como los ganglios linfáticos, el corazón, la piel, los pulmones y el retroperitoneo, entre otros. En el bazo, la HEM se produce sobre todo en la **pulpa roja**, y puede causar un agrandamiento del órgano (**esplenomegalia**). El tratamiento incluye el manejo de la enfermedad subyacente y la extirpación quirúrgica del bazo (**esplenectomía**).

Bazo

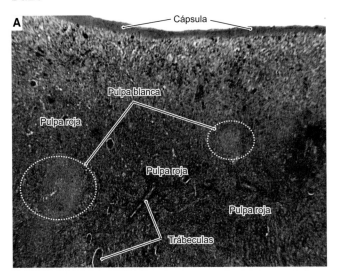

Figura 10-16A. Bazo. H&E, ×60

El **bazo** es un órgano linfoide de gran tamaño (unos 140-180 g en los seres humanos) situado en el cuadrante superior izquierdo del abdomen. Está cubierto por un **tejido conjuntivo denso** y grueso (**cápsula**), que se extiende dentro del órgano para formar trabéculas. Las **trabéculas** proporcionan un soporte estructural para las arterias y las venas, que abastecen los compartimentos (pulpa blanca y roja) del bazo. El bazo no está organizado en una corteza y una médula como los ganglios linfáticos y el timo, sino que está dividido en **pulpa blanca**, asociada con una arteria central, y **pulpa roja**, asociada con una vena y sinusoides venosos. Las funciones del bazo incluyen (1) un componente inmunológico (pulpa blanca) para activar los linfocitos y promover la producción de anticuerpos por parte de las células plasmáticas, (2) la filtración de la sangre y la destrucción de los eritrocitos envejecidos en la pulpa roja, y (3) servir de depósito de eritrocitos y plaquetas.

PULPA BLANCA

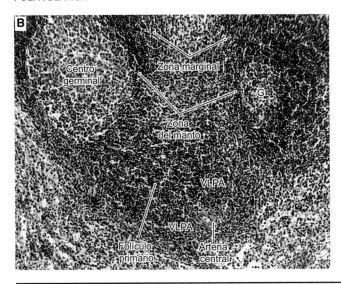

Figura 10-16B. Pulpa blanca, bazo. H&E, ×194; *recuadro* ×748

La **pulpa blanca** y la **pulpa roja** son los dos componentes básicos del bazo. La **pulpa blanca** está compuesta por una **arteria central**, una vaina linfática periarterial (**VLPA**) y un **folículo linfático**. Los folículos con **centros germinales** son nódulos secundarios (folículos) donde las células B se diferencian de forma activa en células grandes (**linfoblastos** y **linfocitos**). La región del anillo oscuro que rodea el centro germinal es la **zona del manto** donde se alojan las pequeñas células B inactivas. La zona del manto se tiñe de color oscuro debido a los linfocitos densamente empaquetados. Los folículos sin los centros germinales son folículos primarios, que contienen la mayoría de las células B inactivas. La región que rodea la pulpa blanca es la **zona marginal**, que contiene los senos marginales. (G, centro germinal).

PULPA ROJA

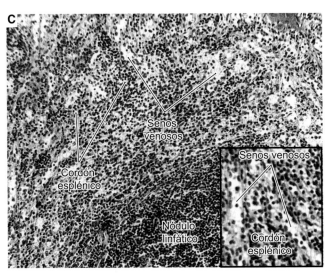

Figura 10-16C. Pulpa roja, bazo. H&E, ×256; *recuadro* ×385

La **pulpa roja** (roja porque es rica en sangre) se tiñe de color claro y contiene **cordones esplénicos** y **senos venosos** que están llenos de sangre. Los senos venosos son capilares discontinuos que tienen grandes lúmenes, láminas basales incompletas y huecos entre las células endoteliales. Estas características especiales permiten que las células sanguíneas atraviesen la pared capilar. El **cordón esplénico** es un marco de tejido reticular que contiene células B, células T, células plasmáticas, macrófagos y otras células sanguíneas. Los **macrófagos** en el cordón esplénico suelen extender sus procesos hacia el lumen de los senos para alcanzar y engullir sustancias extrañas, microbios y eritrocitos envejecidos. La pulpa roja del bazo también sirve de depósito para las plaquetas.

CIRCULACIÓN ESPLÉNICA

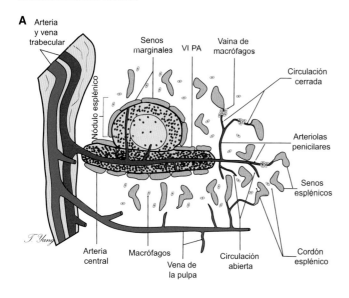

A

Arteria y vena trabecular · Nódulo esplénico · Senos marginales · VLPA · Vaina de macrófagos · Circulación cerrada · Arteriolas penicilares · Senos esplénicos · Cordón esplénico · Circulación abierta · Vena de la pulpa · Circulación abierta · Macrófagos · Arteria central

T. Yang

Figura 10-17A. Circulación esplénica.

La **arteria esplénica** entra en el bazo por el hilio y se ramifica en **arterias trabeculares**, que siguen las trabéculas hasta la pulpa blanca, donde se convierten en la **arteria central**. El tejido linfático que rodea de forma inmediata a la arteria central se denomina **VLPA**. La arteria central atraviesa la pulpa blanca y da lugar a dos vías de capilares: (1) los que irrigan los senos (**senos marginales**) alrededor del folículo linfático y (2) los que irrigan los senos de la pulpa roja. La arteria central sale de la pulpa blanca y forma varias **arteriolas penicilares** (no rodeadas de la VLPA). Las ramas de las arteriolas penicilares se denominan **capilares arteriales terminales**, que dan lugar directo a los **senos esplénicos** (**circulación cerrada**) o terminan como vasos abiertos dentro del cordón esplénico de la pulpa roja (**circulación abierta**). La circulación abierta permite que la sangre que pasa por el cordón esplénico sea filtrada por los macrófagos antes de que las células sanguíneas entren en los senos. La agregación de los macrófagos que rodean los capilares arteriales terminales se denomina **vaina de macrófagos** o **vaina de Schweigger-Seidel**.

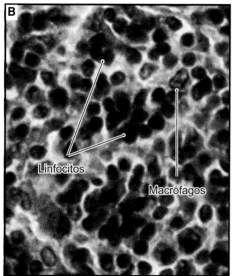

B

Linfocitos · Macrófagos

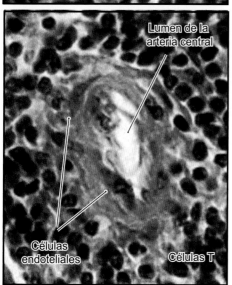

Lumen de la arteria central · Células endoteliales · Células T

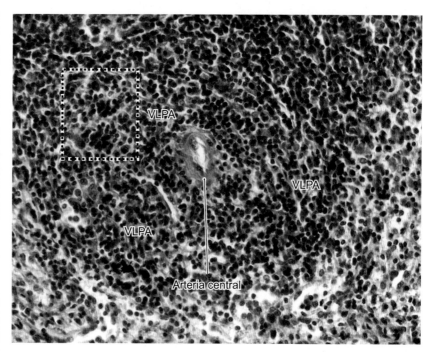

VLPA · VLPA · VLPA · Arteria central

Figura 10-17B. **Vaina linfática periarterial (VLPA), bazo.** Tinción H&E, ×564; *recuadros* ×1 727

La **arteria central**, que contribuye a mantener la **vaina linfática**, continúa a través de la pulpa blanca y se ramifica antes de abastecer los **senos marginales** (capilares). Sus ramas distales irrigan la pulpa roja. La arteria central transporta los linfocitos a los senos marginales en la **zona marginal**, donde las células B encuentran antígenos. Las células B indiferenciadas se convierten en linfocitos B de memoria y en células plasmáticas, que producen anticuerpos. Las **células T** migran a la región de la arteria central y forman múltiples capas que rodean esa arteria para formar la **VLPA**. Las células T interactúan con las células presentadoras de antígenos (el *recuadro* muestra un **macrófago**) y reciben los antígenos. Las células T activadas se someten a una proliferación para aumentar su población.

SINUSOIDE DE LA PULPA ROJA DEL BAZO

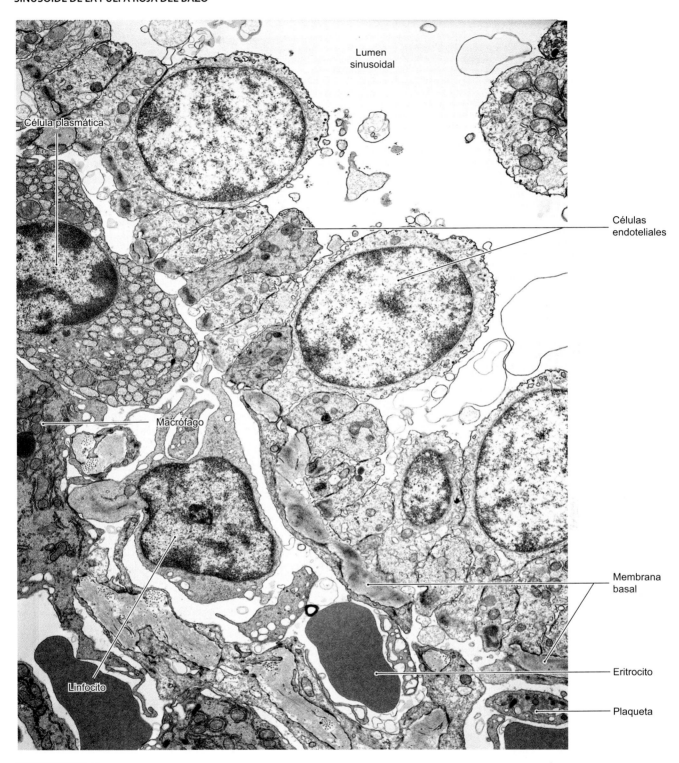

Lumen
sinusoidal

Célula plasmática

Células
endoteliales

Macrófago

Membrana
basal

Eritrocito

Linfocito

Plaqueta

Figura 10-18. Pulpa roja del bazo. TEM, ×7100

Aquí se muestra parte de la pared y el lumen de un **sinusoide de la pulpa roja** junto con un **cordón de pulpa roja** (**cordón de Billroth**) adyacente a la izquierda. El plano de sección a través del sinusoide parece ser transversal a su eje largo, como indican las diferentes formas y tamaños de los numerosos perfiles de **células endoteliales** que componen esta parte de su pared. Estas células tienen una forma tridimensional fusiforme y su eje largo es paralelo al del vaso. Unas pocas células endoteliales tienen el núcleo seccionado, pero muchas más solo muestran pequeños perfiles de citoplasma. La membrana basal del endotelio está incompleta, y aquí solo son visibles un par de trozos. Durante su vida, los elementos formados de la sangre se aprietan entre las células endoteliales para entrar y salir de los cordones de la pulpa roja. Los **macrófagos**, las **células plasmáticas** y todos los tipos de **células sanguíneas** y **plaquetas** están suspendidos en el entramado reticular del tejido del cordón de la pulpa roja.

TABLA 10-2   Órganos linfoides

Órgano	Epitelio/ cubierta de la cápsula	Corteza y médula	Cordones y senos paranasales	Región principal de las células B	Región principal de las células T	Características especiales (1) y funciones (2)
Amígdalas	Epitelio y cápsula incompletos	No	No	Folículos primarios y secundarios	Fuera de los folículos linfáticos	1. Revestimiento epitelial 2. Promueve la proliferación de las células B y la producción de IgA; defensa inmunológica contra las infecciones de las vías respiratorias superiores, donde las células B y T encuentran antígenos extraños e inician la respuesta inmunológica
Ganglios linfáticos	Cápsula (fina)	Corteza, paracorteza y médula	Cordones medulares y senos medulares	Folículos primarios y secundarios (la mayoría de los folículos es secundaria); cordones medulares	Paracorteza	1. Vasos linfáticos aferentes y senos subcapsulares 2. Filtran la linfa y recirculan las células B y T; proporcionan un lugar para que los linfocitos se encuentren con los antígenos e inicien la respuesta inmunológica
Timo	Cápsula (fina)	Corteza (sin nódulos linfáticos); médula (con corpúsculos de Hassall)	No	No	Corteza y médula	1. Células reticulares epiteliales y corpúsculos de Hassall; sin nódulos linfáticos 2. Desarrollo y maduración de las células T
Bazo	Cápsula (gruesa)	No, dispuestas en pulpa blanca y pulpa roja	Cordones esplénicos y senos venosos	Folículos secundarios (folículos esplénicos)	VLPA	1. Arterias centrales y VLPA 2. La pulpa roja filtra la sangre, elimina los eritrocitos envejecidos y actúa como depósito de eritrocitos y plaquetas; la pulpa blanca alberga linfocitos B y T, donde se encuentran con antígenos, maduran y proliferan e inician la respuesta inmunológica

---

SINOPSIS 10-3 Términos patológicos y clínicos del sistema linfático

■ Linfadenopatía: agrandamiento de los ganglios linfáticos debido a diversas causas, como linfoma, infección, enfermedad autoinmune, medicamentos y enfermedad metastásica.

■ Mialgia: dolor muscular que puede deberse a una variedad de condiciones, incluidos el ejercicio, enfermedades autoinmunes, medicamentos, infecciones y neoplasias.

■ Hiperplasia linfoide: proceso proliferativo reactivo de los tejidos linfáticos, en particular de los ganglios linfáticos, caracterizado por folículos agrandados con abundantes macrófagos dentro del centro germinal.

■ Célula de Reed-Sternberg: célula característica del linfoma de Hodgkin clásico que contiene dos núcleos o lóbulos nucleares, cada uno con un nucléolo prominente.

■ Anillo de Waldeyer: tejidos linfáticos de la nasofaringe, incluidas las amígdalas palatinas y faríngeas (adenoides) que pueden ser un lugar extraganglionar de desarrollo de linfomas.

De la histología a la patología

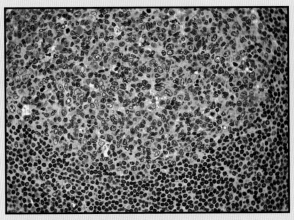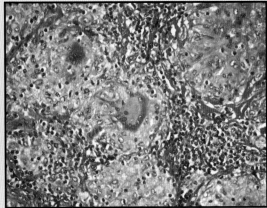

Figura 10-19. Folículo linfoide normal y granulomas no caseificantes. H&E, ×400

Nódulo linfático normal con centro germinal a la *izquierda*. **Granulomas no caseificantes** de la **sarcoidosis** a la *derecha*. Los no granulomas muestran agregados de histiocitos epitelioides, que son macrófagos modificados con células gigantes multinuclea-das. Alrededor de los histiocitos epitelioides centrales en proceso de caseificación se muestra un borde de linfocitos. Los pacientes suelen presentar hipercalcemia y niveles elevados de la enzima convertidora de angiotensina (ECA).

Preguntas de caso clínico

1. Una mujer de 26 años de edad presenta fiebre, faringitis (dolor de garganta), erupción cutánea y mialgia (dolor muscular). Se le diagnosticó una infección por virus de la inmunodeficiencia humana (VIH) hace 6 meses. La exploración física muestra un aumento de los ganglios linfáticos cervicales. Se realiza una prueba de laboratorio. ¿Cuál de las siguientes opciones es más probable que aparezca en la prueba de laboratorio?

A. Disminución del número de células T auxiliares CD4.
B. Disminución del número de eritrocitos (glóbulos rojos).
C. Aumento del número de linfocitos B.
D. Aumento del número de neutrófilos.

2. Una mujer afroamericana de 28 años de edad se queja de fatiga progresiva y falta de aire (disnea). La exploración física no presenta complicaciones, pero los estudios de laboratorio muestran un aumento del nivel de calcio sérico. Una radiografía de tórax revela un incremento de los ganglios linfáticos (linfadenopatía) en las zonas hiliares de ambos pulmones y densidades nodulares dentro de los campos pulmonares. Se obtiene una biopsia de los ganglios linfáticos hiliares y se procesa mediante una preparación táctil (el tejido de los ganglios linfáticos se toca ligeramente contra un portaobjetos de vidrio y se tiñe). El examen patológico revela linfocitos y muchos his-tiocitos, algunos de los cuales aparecen en grupos. Una porción de la biopsia de tejido se somete a cultivos de micobacterias y hongos, que al final no muestran ningún crecimiento. Los cortes microscópicos del ganglio linfático muestran numerosos granulomas con ocasionales células gigantes. No se identifica ninguna necrosis. ¿Cuál de los siguientes es el diagnóstico más probable en este caso?

A. Criptococosis.
B. Reacción a cuerpo extraño.
C. Enfermedad de Rosai-Dorfman.
D. Sarcoidosis.
E. Tuberculosis.

3. Un hombre de 19 años de edad con β-talasemia se queja de fácil fatiga y de un "corazón acelerado". El examen físico revela taquicardia (latidos rápidos), conjuntivas pálidas y un bazo palpable. Una ecografía revela esplenomegalia (28 cm). Los estudios de laboratorio muestran una hemoglobina de 3.6 g/dL (13.5-17.5 g/dL), lo que indica una anemia grave. ¿Cuál de las siguientes es la causa más probable de la esplenomegalia de este paciente?

A. Hematopoyesis extramedular.
B. Angioma de células litorales.
C. Linfoma de la zona marginal.
D. Malignidad metastásica en el bazo.

11 Sistema respiratorio

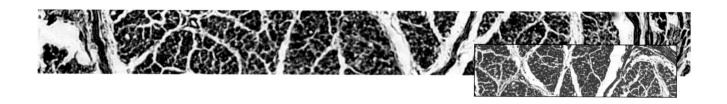

Introducción y conceptos clave del sistema respiratorio

Porción conductora
Vía aérea superior
Vía aérea inferior

Porción respiratoria
Bronquiolos respiratorios
Conductos alveolares y alveolos

Introducción y conceptos clave del sistema respiratorio

La función principal del **sistema respiratorio** es abastecer las necesidades de oxígeno del cuerpo y desechar el dióxido de carbono. Otras funciones son mantener la homeostasis y un pH normal y participar en la defensa inmunológica del organismo contra las infecciones bacterianas y virales. Desde el punto de vista anatómico, el sistema respiratorio puede dividirse en una **vía respiratoria superior** y una **vía respiratoria inferior**. De manera funcional, el sistema respiratorio puede dividirse en una **porción conductora** para el transporte de gases y una **porción respiratoria** para el intercambio de gases. La *porción conductora* incluye la *vía aérea superior* y la *vía aérea inferior*. Estas vías respiratorias conductoras incluyen la **cavidad nasal**, la **faringe**, la **laringe**, la **tráquea**, los **bronquios extrapulmonares** e **intrapulmonares**, los **bronquiolos** y los **bronquiolos terminales**. La *porción respiratoria* incluye los **bronquiolos respiratorios**, los **conductos alveolares**, los **sacos alveolares** y los **alveolos**. Los músculos respiratorios (músculos esqueléticos: intercostal externo y diafragma) desempeñan un papel importante en la producción del movimiento del aire hacia el interior y el exterior de los pulmones. Los sistemas nerviosos simpático y parasimpático inervan el músculo liso del árbol bronquial, así como las membranas mucosas y los vasos sanguíneos de los pulmones. Las fibras simpáticas provocan la **broncodilatación** (relajación de los músculos lisos bronquiales), mientras que las fibras parasimpáticas provocan la **broncoconstricción** (contracción de los músculos lisos bronquiales).

Porción conductora

Vía aérea superior

La **vía aérea superior** funciona como parte de la **porción conductora;** está formada por la **cavidad nasal**, la **nasofaringe**, la **orofaringe** y la **laringe**. En general, la vía aérea conductora está compuesta por hueso, cartílago y tejido conjuntivo común y está revestida por epitelios columnares ciliados seudoestratificados y escamosos estratificados, humedecidos con moco y otras secreciones glandulares. Los cilios de la superficie de los epitelios columnares seudoestratificados barren las partículas de la vía aérea.

CAVIDAD NASAL. Es la primera porción de la vía aérea superior. Puede dividirse en tres regiones en función de los tipos de revestimiento epitelial. (1) El **vestíbulo nasal** es la parte más anterior de la cavidad nasal y está cubierto por un epitelio plano estratificado con estrato córneo y **vibrisas** (pelos rígidos); continúa con una mucosa de epitelio plano estratificado no cornificado. (2) La **región de la mucosa nasal** está cubierta por un epitelio seudoestratificado ciliado con células caliciformes (epitelio respiratorio), que contiene células cilíndricas ciliadas, células caliciformes, células basales y células neuroendocrinas. Las células caliciformes fabrican **moco**, que atrapa las partículas de polvo y bacterias y las desplaza fuera de la fosa nasal, los senos paranasales y la nasofaringe, con la ayuda de la acción ciliar del epitelio. La mucosa nasal filtra, calienta y humecta el aire inhalado. El moco sirve como mecanismo de protección para evitar que los agentes patógenos e irritantes entren en la vía aérea. Existe una disposición vascular especial en la lámina propia de los cornetes nasales denominada **cuerpos septales** (plexos venosos y glándulas seromucosas), que se llenan de forma alternada de sangre procedente de las arterias pequeñas directo en los plexos venosos de cada lado de la cavidad nasal para ayudar a reducir el flujo de aire y aumentar el contacto del aire con la mucosa nasal. (3) La región de la mucosa olfatoria se encuentra en el techo de la cavidad nasal y está cubierta por un epitelio columnar seudoestratificado, compuesto por células olfatorias ciliadas (neuronas receptoras del olfato), células cilíndricas no ciliadas y células basales. Funciona como sitio de quimiorrecepción de olores.

NASOFARINGE y OROFARINGE. Conducen el aire desde las cavidades nasal y oral hasta la laringe. La **orofaringe** está revestida por un epitelio plano estratificado y la **nasofaringe** por un epitelio respiratorio (cilíndrico seudoestratificado) (tabla 11-1). La nasofaringe contiene glándulas seromucosas en la lámina propia. La **amígdala faríngea**, un parche no encapsulado de tejido linfático, se ubica en la cara posterior de la nasofaringe. Las **amígdalas palatinas** están situadas en la unión de la cavidad oral y la faringe oral, entre los pliegues palatogloso y palatofaríngeo, que indican el límite posterior de la cavidad oral. Las amígdalas, ricas en tejido linfático, son la primera línea de defensa contra muchos patógenos e irritantes transportados por el aire. La faringitis estreptocócica es la infección bacteriana de la vía aérea superior más frecuente en los niños.

LARINGE. Conduce el aire desde la faringe hasta la tráquea. Está sostenida por un conjunto de cartílagos de forma compleja y cubierta por un epitelio respiratorio ciliado seudoestratificado. Esta mucosa se prolonga con la de la faringe y se extiende hasta la tráquea. La laringe contiene varias estructuras, como la **epiglotis**, las **cuerdas vocales** y nueve piezas de cartílago situadas en su pared. La *epiglotis* es una estructura laminar delgada en forma de hoja; su porción central contiene una gran pieza de **cartílago elástico**. Este cartílago está unido a la raíz de la lengua y se proyecta de modo oblicuo hacia arriba por detrás de la lengua y del cuerpo hioideo. La epiglotis se sitúa delante de la entrada de la laringe y se dobla más adelante para cubrir la entrada de la laringe cuando se traga el alimento. La superficie anterosuperior de la epiglotis está cubierta por un epitelio plano estratificado no cornificado. En los niños, la epiglotis se infecta en ocasiones con *Haemophilus*. En los adultos mayores, el cartílago elástico de la epiglotis suele reducirse y ser sustituido por tejido adiposo. Las *cuerdas vocales (pliegues)*, que contienen músculo esquelético estriado y ligamentos (sobre todo fibras elásticas), están revestidas por un fino epitelio plano estratificado no cornificado, que está firmemente unido a los ligamentos vocales subyacentes. El epitelio plano estratificado protege las cuerdas vocales de la tensión mecánica. Las principales funciones de las cuerdas vocales son controlar el flujo de aire y facilitar el habla.

Vía aérea inferior

La **vía aérea inferior** incluyen la **tráquea**, los **bronquios**, los **bronquiolos** y los **bronquiolos terminales**. Cada porción de la vía aérea inferior tiene componentes tisulares únicos que facilitan el suministro de oxígeno, el intercambio de gases y los mecanismos de defensa inmunológica. La vía aérea individual disminuye su diámetro a medida que se ramifica.

TRÁQUEA. Es un tubo formado por cartílago y membrana fibromuscular, de 10 a 12 cm de longitud, con un diámetro de 2 a 2.5 cm. Se extiende desde la laringe, en el cartílago cricoides, hasta la bifurcación de los bronquios. La tráquea está revestida por un epitelio cilíndrico seudoestratificado ciliado y con células caliciformes y reforzado por 10 a 12 anillos de cartílago hialino en forma de C. Entre los dos extremos del cartílago en forma de C se encuentra una banda de músculo liso. El epitelio está compuesto por varios tipos de células, como **células caliciformes**, **células cilíndricas ciliadas**, **células basales** y, **células neuroendocrinas**, que también se denominan células del **sistema neuroendocrino difuso** (SNED). La irritación crónica del epitelio provocará un aumento de las células caliciformes y una transformación en un epitelio plano estratificado, conocida como **metaplasia escamosa**.

BRONQUIOS EXTRAPULMONARES. Son los **bronquios primarios**, que comienzan en la bifurcación de la tráquea y conducen a los pulmones derecho e izquierdo. Se denominan bronquios "extrapulmonares" porque se sitúan fuera de los pulmones. Su estructura es similar a la de la tráquea, están revestidos de epitelio respiratorio (epitelio cilíndrico seudoestratificado ciliado y con células caliciformes) y tienen cartílago hialino en forma de C. El *bronquio primario izquierdo* es más estrecho y menos vertical que el derecho y da lugar a dos bronquios secundarios (lobares). El *bronquio primario derecho* es más ancho, más corto y más vertical que el izquierdo; da lugar a tres bronquios secundarios (lobares). Esta es la razón por la que la aspiración de cuerpos extraños se produce con más frecuencia en el pulmón derecho.

BRONQUIOS INTRAPULMONARES. Son los bronquios secundarios y terciarios. Cuando los bronquios primarios (extrapulmonares) entran en los hilios de los pulmones, se convierten en los **bronquios secundarios (lobares)**, que por último se dividen en los **bronquios terciarios (segmentarios)**. Están revestidos de epitelio respiratorio y las **glándulas bronquiales (glándulas seromucosas)** se encuentran en la submucosa. Una banda de músculo liso espiral separa la lámina propia y la submucosa de los bronquios intrapulmonares. El soporte esquelético de cada bronquio intrapulmonar lo proporcionan varias placas de cartílago hialino en lugar de anillos de cartílago en forma de C. A medida que los bronquios continúan su ramificación, se produce una disminución del diámetro de la vía aérea y de la cantidad de cartílago en sus paredes. También disminuye el número de células caliciformes, glándulas y la altura de las células epiteliales. Sin embargo, la vía aérea tiende a tener mayores cantidades de músculo liso y tejidos elásticos. El músculo liso de los bronquios está inervado por los sistemas nerviosos simpático y parasimpático. En los pacientes con asma, este músculo liso se engrosa con **hiperplasia** e **hipertrofia** y sufre una contracción extensa y prolongada que provoca la reducción del diámetro luminal de la vía aérea y la dificultad para exhalar e inhalar. Las ramas bronquiales se acompañan de ramas de las arterias pulmonares, venas pulmonares, nervios y vasos linfáticos. Estas estructuras suelen viajar en capas intersegmentarias e interlobulares de tejido conjuntivo.

BRONQUIOLOS. Son las vías respiratorias más pequeñas que se derivan de los bronquios terciarios y continúan ramificándose en

bronquiolos terminales. Los bronquiolos no tienen cartílago en sus paredes. Los bronquiolos grandes están revestidos de células epiteliales columnares ciliadas y de un número cada vez menor de células caliciformes. Los bronquiolos pequeños están recubiertos de células epiteliales cuboidales ciliadas y de **células de Clara.** El número de células de Clara aumenta de modo considerable en los bronquiolos terminales, que son los más pequeños y los últimos de la porción conductora del sistema respiratorio y no tienen función de intercambio de gases. Los bronquiolos terminales dan lugar a los **bronquiolos respiratorios,** que conectan con los **conductos alveolares,** los **sacos alveolares** y los **alveolos.**

Porción respiratoria

La **porción respiratoria** de los pulmones incluye los **bronquiolos respiratorios,** los **conductos alveolares,** los **sacos alveolares** y los **alveolos.** Esta porción del sistema respiratorio no tiene cartílago y sí un número creciente de alveolos.

Bronquiolos respiratorios

Los **bronquiolos respiratorios** están revestidos por un epitelio cúbico y están interrumpidos por estructuras de paredes finas en forma de bolsa llamadas **alveolos,** que participan en el intercambio de gases. Los bronquiolos respiratorios continúan su ramificación para convertirse en conductos alveolares.

Conductos alveolares y alveolos

Los **conductos alveolares** surgen de los bronquiolos respiratorios. Tienen más alveolos y algo de epitelio cúbico en las paredes en comparación con los bronquiolos respiratorios. Terminan como bolsas ciegas con grupos de **sacos alveolares.** Un saco alveolar está compuesto por dos o más alveolos que comparten una apertura común. Los conductos alveolares y los alveolos son ricos en capilares, lo que hace que el intercambio de gases sea más eficiente. Los alveolos son bolsas de paredes finas que proporcionan la superficie respiratoria para el intercambio de gases. La pared del alveolo está formada por una delicada capa de tejido conjuntivo con fibras reticulares y elásticas cubierta por **neumocitos tipo I y II.** Los neumocitos tipo I se encuentran sobre una lámina basal, que se fusiona con la lámina basal que rodea los capilares adyacentes para formar la **barrera alveolocapilar,** una estructura importante para el intercambio de oxígeno y dióxido de carbono. Los alveolos vecinos están separados por **tabiques alveolares,** que contienen tejido conjuntivo elástico y capilares en su interior. Las luces de los alveolos vecinos pueden estar conectadas entre sí por pequeños **poros alveolares.**

NEUMOCITOS TIPO I. También se denominan **células alveolares tipo I.** Estas células cubren 95 a 97% de la superficie alveolar, mientras que los neumocitos tipo II cubren el resto de la superficie. Los neumocitos tipo I son células escamosas con un núcleo plano, condensado y ovalado. Las **uniones estrechas** entre los neumocitos tipo I ayudan a evitar el movimiento del líquido extracelular hacia los sacos alveolares. Los neumocitos tipo I no pueden dividirse; sin embargo, los neumocitos tipo II pueden proliferar y diferenciarse en neumocitos tipo I.

NEUMOCITOS TIPO II. Cubren entre 3 y 5% de la superficie alveolar y forman uniones estrechas con los neumocitos tipo I. Su citoplasma contiene numerosos **cuerpos lamelares** secretores característicos, compuestos sobre todo por **fosfolípidos** y **proteínas.** Estos componentes pueden ser liberados por exocitosis en el lumen alveolar para formar una fina película de **surfactante pulmonar.** La función del surfactante pulmonar es aumentar la distensibilidad pulmonar y reducir la tensión superficial de los alveolos para evitar que se colapsen. Los neumocitos tipo II pueden someterse a mitosis para regenerarse y también pueden formar neumocitos tipo I. El surfactante pulmonar es reciclado por los neumocitos tipo II o eliminado por los macrófagos alveolares.

MACRÓFAGOS ALVEOLARES. También se denominan **células del polvo.** Se originan en la médula ósea y circulan en la sangre como monocitos. Maduran y migran al tejido conjuntivo de los tabiques alveolares y a la luz de los alveolos desde los capilares sanguíneos. Se desplazan por las superficies epiteliales y ayudan a eliminar las partículas, así como el exceso de surfactante, de los espacios respiratorios.

Anatomía de los senos paranasales

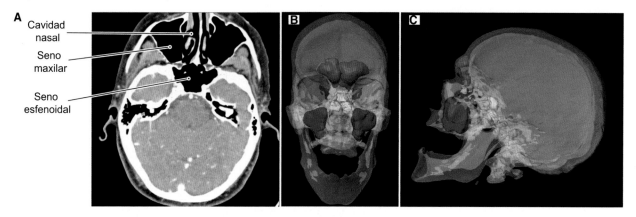

Figura 11-1. Generalidades de los senos paranasales. (A) Imagen de tomografía computarizada (TC); (B) imagen de modelo estereoscópico 3D, vista anterior; (C) imagen de modelo estereoscópico 3D, vista lateral izquierda.

Los **senos paranasales** son espacios huecos llenos de aire dentro del cráneo. Rodean la cavidad nasal y se conectan con ella. Los senos están cubiertos por una mucosa con epitelio respiratorio con alta producción de moco. Ayudan a aligerar el cráneo y contribuyen a los sonidos vocales. Hay cuatro pares: **senos maxilares, esfenoidales, etmoidales y frontales.** Los **senos maxilares** son los más grandes y están situados dentro de los maxilares, por encima de los dientes maxilares y cerca del **hueso cigomático** (mejilla). Los **senos esfenoidales** se encuentran dentro del hueso esfenoides y están separados por un tabique. Los **senos etmoidales**, que son anteriores a los senos esfenoidales, están situados dentro del hueso etmoides, entre los ojos. Los **senos frontales** están situados cerca del centro de la frente dentro del hueso frontal. Los senos maxilares (*azul*), los senos esfenoidales (*amarillo*), los senos etmoidales (*verde*) y los senos frontales (*rojo*) son visibles en las imágenes del modelo estereoscópico.

La sinusitis crónica es una inflamación persistente de los senos paranasales y del revestimiento de las fosas nasales que dura 12 semanas o más. Los pacientes pueden presentar congestión nasal, plenitud de los senos, drenaje mucopurulento nasal, dolor facial, cefalea y reducción o pérdida del sentido del olfato. Los cambios histológicos incluyen membranas mucosas edematosas, escasez de glándulas submucosas y fibrosis del estroma e infiltraciones de células mononucleares y eosinófilos. Los eosinófilos predominan en las membranas mucosas. Las imágenes de TC se caracterizan por un engrosamiento bilateral de la mucosa, y puede haber pólipos.

Anatomía de los pulmones

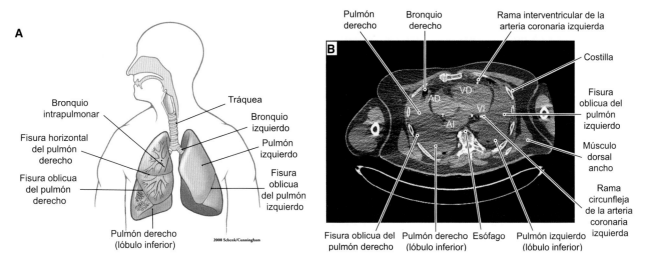

Figura 11-2A,B. Generalidades de los pulmones (*izquierda*). Imagen de angiografía por tomografía computarizada (ATC) (*derecha*).

Los **pulmones** están situados en la parte lateral del **mediastino** en el tórax. Tienen forma cónica y están unidos al **mediastino** por sus raíces. Cada pulmón está cubierto por una capa de **pleura visceral** y la pared torácica está revestida por una capa de **pleura parietal**. Entre las capas de pleura parietal y visceral hay un espacio potencial llamado **cavidad pleural** alrededor de cada pulmón. En cada cavidad pleural hay una fina capa de lubricante conocida como **líquido pleural**. En sentido anterior, el vértice del pulmón se proyecta de modo superior por encima del nivel de la **clavícula**; en sentido posterior, se encuentra a nivel de la **séptima vértebra cervical**. Las superficies inferiores de los pulmones se apoyan en el **diafragma**. El pulmón derecho tiene **dos fisuras** y **tres lóbulos**, y el izquierdo tiene una fisura y dos lóbulos. La raíz del pulmón, que contiene las **arterias pulmonares**, las **venas pulmonares** y los **bronquios**, conecta el pulmón con el **corazón** y la **tráquea** en el mediastino. Las cámaras del corazón están representadas y etiquetadas con sus abreviaturas en la imagen de ATC anterior. (AD, aurícula derecha; AI, aurícula izquierda; VD, ventrículo derecho; VI, ventrículo izquierdo).

En el **neumotórax**, el aire se filtra en el **espacio pleural**. Puede clasificarse en **neumotórax espontáneo primario**, **espontáneo secundario** y **traumático**. El **neumotórax espontáneo primario** no es causado por ningún acontecimiento externo evidente ni por una enfermedad pulmonar conocida, mientras que el **neumotórax espontáneo secundario** se presenta como una complicación de una enfermedad pulmonar subyacente. El tabaquismo y las predisposiciones genéticas, como el **haplotipo A2B40 del antígeno leucocitario humano (HLA)**, las **mutaciones de la alfa-1 antitripsina (M1M2)** y las mutaciones de la **fibrilina 1 (*FBN1*)**, pueden aumentar el riesgo de **neumotórax**. Los pacientes que presentan **disnea aguda** (falta de aire) y **dolor torácico**, en especial en aquellos con una enfermedad pulmonar subyacente y un traumatismo, deben ser evaluados para detectar un posible neumotórax.

CORRELACIÓN CLÍNICA

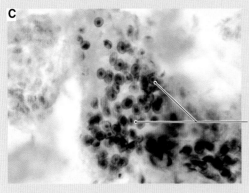

Organismos de *Pneumocystis jirovecii* en el cilindro alveolar

Figura 11-2C. *Pneumocystis*. Tinción de metenamina de plata de Grocott (GMS), ×600

La neumonía por *Pneumocystis* es causada por un organismo micótico, *Pneumocystis jirovecii*, antes llamado *Pneumocystis carinii*. Este hongo es un organismo oportunista que afecta ante todo a los individuos inmunodeprimidos, incluidos los que padecen el **síndrome de inmunodeficiencia adquirida (sida)** o los pacientes que reciben terapias inmunosupresoras. El diagnóstico tisular puede obtenerse a partir de diversas muestras, como las de lavado bronquial y las **muestras de lavado broncoalveolar**, que suelen tener un mayor rendimiento en cuanto a la demostración de los organismos. La característica citológica clásica consiste en **bloques alveolares espumosos** que contienen los organismos. Se pueden utilizar varias tinciones, incluida la tinción de metenamina de plata, para dilucidar los organismos micóticos. El tratamiento de la neumonía por *P. jirovecii* incluye oxígeno, antibióticos y esteroides si el paciente está hipóxico.

Sistema respiratorio

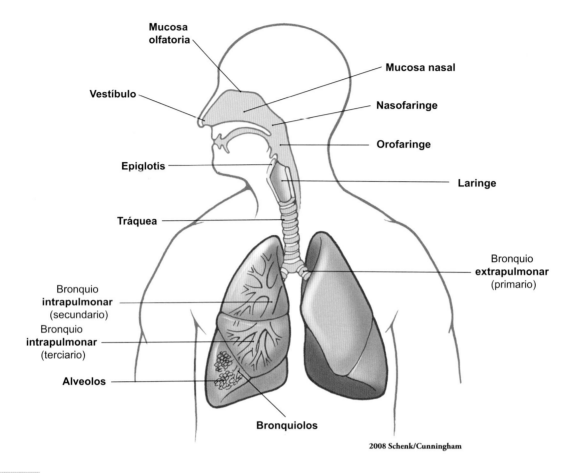

Figura 11-3. Generalidades del sistema respiratorio.

El **sistema respiratorio** desempeña la función esencial de suministrar oxígeno al cuerpo. Puede dividirse en **vía aérea superior** y **vía aérea inferior**; desde el punto de vista funcional, el sistema respiratorio también puede dividirse en una **porción conductora** y otra **respiratoria**. La **infección de la vía aérea superior** es un término común en el diagnóstico clínico. La *vía aérea superior* está formada por la **cavidad nasal**, la **nasofaringe**, la **orofaringe** y la **laringe**. Hay tres regiones en la cavidad nasal clasificadas según los tipos de revestimiento epitelial: el **vestíbulo nasal** (epitelio escamoso estratificado), la **mucosa nasal** (epitelio cilíndrico seudoestratificado ciliado) y la **mucosa olfatoria** (epitelio olfatorio especializado). La nasofaringe se continúa con la orofaringe y se extiende hasta la laringe. La laringe está compuesta por la **epiglotis**, las **cuerdas vocales (pliegues)** y un conjunto de **cartílagos** de forma compleja. La *vía aérea inferior* está formada por la **tráquea**, los **bronquios**, los **bronquiolos** y los **alveolos** de los pulmones. El soporte esquelético pasa de un **cartílago hialino en forma de C** en la tráquea y los bronquios primarios a **placas cartilaginosas** en los bronquios secundarios y terciarios. Los bronquiolos no tienen soporte cartilaginoso. Los bronquiolos terminales dan lugar a los bronquiolos respiratorios, que tienen la función de intercambio de gases junto con los alveolos.

Estructuras del sistema respiratorio

I. Porción conductora
  A. **Vía aérea superior**
    1. **Cavidad nasal**
      a. Vestíbulo nasal
      b. Mucosa nasal
      c. Mucosa olfatoria
    2. **Nasofaringe**
    3. **Orofaringe**
    4. **Laringe**
      a. Epiglotis
      b. Cuerdas vocales (pliegues)

  B. **Vía aérea inferior**
    1. **Tráquea**
    2. **Bronquios extrapulmonares** (bronquios primarios)
    3. **Bronquios intrapulmonares**
      a. Bronquios secundarios
      b. Bronquios terciarios (segmentarios)
      c. Bronquiolos
      d. Bronquiolos terminales
II. Porción respiratoria
  A. **Bronquiolo respiratorio** (comienza la porción respiratoria)
  B. **Conductos alveolares y alveolos**
  C. **Neumocitos tipo I y II**
  D. **Macrófagos alveolares**

Orientación de figuras e imágenes

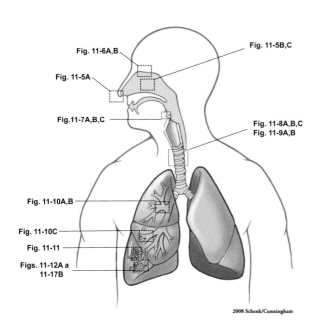

Figura 11-4. Orientación de las ilustraciones detalladas del sistema respiratorio.

Estructuras del sistema respiratorio con números de figura

Vestíbulo nasal

Figura 11-5A

Mucosa nasal

Figura 11-5B
Figura 11-5C

Mucosa olfativa

Figura 11-6A
Figura 11-6B

Epiglotis

Figura 11-7A
Figura 11-7B
Figura 11-7C

Tráquea

Figura 11-8A
Figura 11-8B
Figura 11-8C
Figura 11-9A
Figura 11-9B

Bronquios

Figura 11-10A
Figura 11-10B
Figura 11-10C

Bronquios pequeños y bronquiolos

Figura 11-11A
Figura 11-11B
Figura 11-11C

Generalidades de los bronquiolos y los alveolos

Figura 11-12A

Bronquiolos terminales

Figura 11-13A
Figura 11-13B

Bronquiolos respiratorios

Figura 11-13C

Alveolos, neumocitos tipo I y II y macrófagos

Figura 11-14A
Figura 11-14B
Figura 11-15A
Figura 11-15B
Figura 11-16A
Figura 11-16B
Figura 11-17A
Figura 11-17B
Figura 11-18A
Figura 11-18B

El **síndrome de Kartagener** es un trastorno genético caracterizado por la tríada de **sinusitis crónica, bronquiectasias** y **transposición visceral** (los principales órganos viscerales están invertidos o reflejados respecto a su posición normal). Este trastorno también se conoce como **discinesia ciliar primaria**. Los pacientes suelen presentar infecciones recurrentes del tracto respiratorio superior e inferior debido a la **anormalidad de los microtúbulos** (inhabilitación de la dineína) en los **cilios**, lo que provoca una **limpieza mucociliar** ineficaz. Así mismo, puede causar una alteración de la motilidad de los cilios en el revestimiento de las **trompas de Falopio**, lo que conduce a la infertilidad. En el caso de los hombres, las colas móviles, o flagelos, de los espermatozoides también pueden verse afectadas por este trastorno, lo que provoca una motilidad anormal de los espermatozoides e infertilidad.

Porción conductora: vía aérea superior

VESTÍBULO Y MUCOSA NASALES

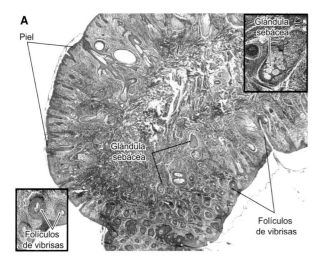

A

Piel

Glándula
sebácea

Glándula
sebácea

Folículos
de vibrisas

Folículos
de vibrisas

Figura 11-5A.   Vestíbulo nasal, nariz. H&E, ×12; *recuadros* ×42 (*izquierda*); 334 (*derecha*)

La cavidad nasal está conformada por un par de cámaras separadas por el tabique nasal; el aire que pasa por estas cámaras se humedece y calienta antes de entrar en los pulmones. Hay tres tipos de epitelios que recubren la cavidad nasal en diferentes porciones: (1) la **región del vestíbulo** está revestida por epitelio escamoso estratificado; (2) la **región de la mucosa nasal** está revestida por epitelio respiratorio, que ocupa la mayor parte de la superficie de la cavidad nasal, como los **cornetes** y la pared de la cavidad nasal, y (3) las **mucosas olfatorias** están cubiertas por un epitelio olfatorio especializado y se ocupan del sentido del olfato. La superficie externa del **vestíbulo nasal** está cubierta por la piel y su superficie interna está cubierta por un epitelio escamoso estratificado con numerosas **vibrisas** (pelos rígidos) que atrapan las partículas de polvo y evitan que entren en los pulmones. El número de vibrisas es mayor en el extremo anterior y disminuye de modo gradual en el extremo posterior del vestíbulo. Las **glándulas sebáceas** se encuentran alrededor de las raíces de los **folículos de las vibrisas.**

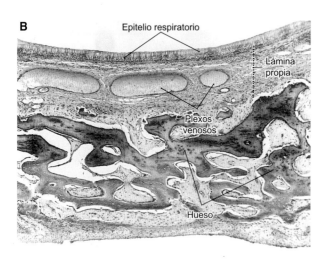

B

Epitelio respiratorio

Lámina
propia

Plexos
venosos

Hueso

Figura 11-5B.   Mucosa nasal, nariz. H&E, ×42

La **mucosa nasal** recubre la mayor parte de la cavidad nasal. Está formada por un **epitelio respiratorio** (una capa de epitelio columnar ciliado seudoestratificado) y una capa de tejido conjuntivo debajo de la **lámina propia**. La mucosa nasal está unida al hueso como soporte esquelético. El epitelio respiratorio se compone de células ciliadas, células caliciformes y células basales, así como de tipos celulares más raros, como las células endocrinas. Este tipo de epitelio recubre la mayoría de las regiones del sistema respiratorio. Hay muchos vasos sanguíneos (**plexos venosos**) en la lámina propia de la mucosa nasal; estas venas pequeñas proporcionan un rico flujo sanguíneo, que calienta el aire que pasa por la cavidad nasal antes de que el aire entre en los pulmones. Los grandes plexos venosos que se encuentran en la lámina propia de los cornetes nasales se denominan **cuerpos septales**. Las arterias pequeñas vierten la sangre directo en los plexos venosos dentro de los cornetes; esto hace que la lámina propia se hinche, lo que reduce el flujo de aire a través de la cavidad nasal y aumenta el contacto del aire con la mucosa nasal.

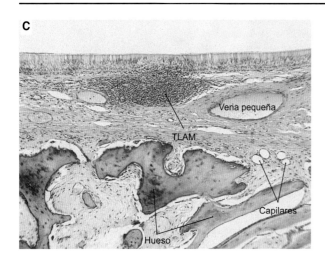

C

Vena pequeña

TLAM

Capilares

Hueso

Figura 11-5C.   Mucosa nasal, nariz. H&E, ×70

Los nódulos linfáticos o los linfocitos difusos suelen encontrarse en la lámina propia de la mucosa nasal, los bronquios y los bronquiolos. Se denominan **tejido linfático asociado con la mucosa** (**TLAM**) y suelen localizarse en el tejido conjuntivo, donde pueden infiltrarse en el epitelio (véase *recuadro*). Los tejidos linfáticos sirven de apoyo inmunológico a las membranas epiteliales húmedas de las mucosas del cuerpo y pueden encontrarse en las mucosas de otros órganos, como el apéndice y el íleon del tubo digestivo (véase cap. 10, "Sistema linfático", y cap. 15, "Tracto digestivo"). También se encuentran glándulas mucosas y mucoserosas mixtas en la lámina propia.

En respuesta a una infección de la vía aérea superior o a una reacción alérgica, la mucosa nasal puede hincharse (en especial el cornete inferior) e inflamarse, lo que bloquea el paso del aire por la cavidad nasal. Esta afección se denomina **rinitis**. Los síntomas pueden incluir la congestión o el goteo nasal; los tratamientos habituales son los antihistamínicos y los descongestionantes en píldoras y aerosoles, etc.

MUCOSA OLFATORIA

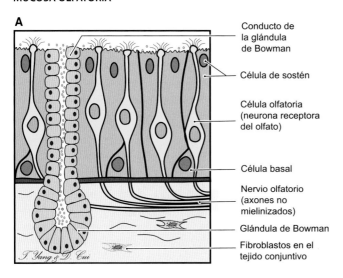

A

Conducto de la glándula de Bowman

Célula de sostén

Célula olfatoria (neurona receptora del olfato)

Célula basal

Nervio olfatorio (axones no mielinizados)

Glándula de Bowman

Fibroblastos en el tejido conjuntivo

Figura 11-6A. Representación de la mucosa olfatoria.

La **mucosa olfativa** está situada en el techo de la cavidad nasal; se compone de **células olfativas** (neuronas receptoras del olfato), **células de soporte** y **células basales** en el epitelio, y del **nervio olfatorio** (axones no mielinizados) y las **glándulas de Bowman** en la lámina propia. Las glándulas de Bowman liberan las sustancias que producen en la superficie del epitelio a través de conductos. La función principal de la mucosa olfatoria es detectar el olor. Las moléculas odorantes entran en contacto con la superficie del epitelio olfatorio de la cavidad nasal y se unen a los receptores de los cilios de las células olfatorias. Las células olfatorias transmiten las señales a través del nervio olfatorio al bulbo olfatorio y a los centros olfatorios del sistema nervioso central. Las neuronas olfatorias son capaces de proliferar después de ser dañadas.

En la clínica, la pérdida de olfato se denomina **anosmia**, y la disminución de la sensibilidad a los olores, **hiposmia**. Estos síntomas suelen asociarse con infecciones de la vía aérea superior.

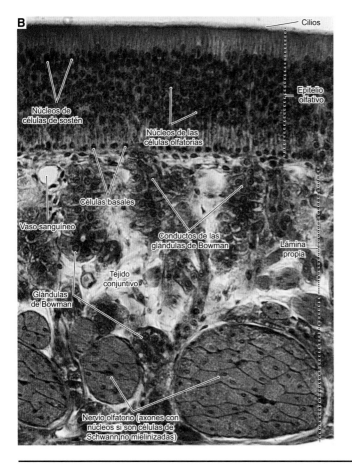

B

Cilios

Núcleos de células de sostén

Núcleos de las células olfatorias

Epitelio olfativo

Células basales

Vaso sanguíneo

Conductos de las glándulas de Bowman

Lámina propia

Tejido conjuntivo

Glándulas de Bowman

Nervio olfatorio (axones con núcleos si son células de Schwann no mielinizadas)

Figura 11-6B. Mucosa olfativa, nariz. H&E, ×326

La **mucosa olfatoria** está compuesta por un epitelio especializado (**epitelio olfatorio**) y una **lámina propia** con **glándulas de Bowman**, axones nerviosos (**nervio olfatorio**) y **vasos sanguíneos**. El epitelio olfatorio se parece a otro epitelio columnar seudoestratificado, pero contiene diferentes tipos de células: **células olfatorias** (**neuronas receptoras**), **células de soporte** (**sustentaculares**) y **células basales**. Las neuronas receptoras del olfato son células bipolares con cilios largos y no móviles, que funcionan como receptores de olores. Las células de soporte tienen forma de columna; sus núcleos son densos y ovoides y están situados en la región apical de las células. En la microscopia electrónica se pueden observar microvellosidades y una red terminal de las células de sostén. La función de estas células es proporcionar apoyo mecánico; también pueden participar en la unión o inactivación de las moléculas odorantes. Las células basales son células cortas con núcleos redondos. Se encuentran en una sola capa en la región basal del epitelio, sirven como células troncales y son capaces de proliferar y diferenciarse en los otros tipos de células del epitelio. La lámina propia de la mucosa olfatoria contiene glándulas de Bowman, **nervio olfatorio** (axones colectivos no mielinizados) y vasos sanguíneos. Las glándulas de Bowman son glándulas serosas que liberan una secreción acuosa sobre la superficie del epitelio. Estas secreciones acuosas (que contienen proteínas hidrosolubles) sirven para bañar la superficie del epitelio olfatorio y ayudan a atrapar y disolver las moléculas odorantes. El nervio olfatorio tiene axones de las neuronas receptoras del olfato.

EPIGLOTIS

A

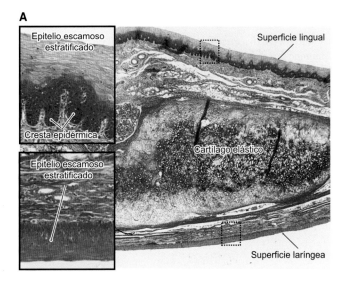

Epitelio escamoso estratificado

Cresta epidérmica

Epitelio escamoso estratificado

Superficie lingual

Cartílago elástico

Superficie laríngea

Figura 11-7A. Epiglotis, laringe. H&E, ×18; *recuadro* ×99

La **laringe** es el corto conducto que conecta la faringe con la tráquea; su función principal es producir sonidos y evitar que los alimentos o los líquidos entren en la tráquea. Las estructuras laríngeas incluyen la **epiglotis**, las **cuerdas vocales** y nueve piezas de **cartílago** situadas en su pared (incluido el cartílago tiroides, la "manzana de Adán"). La **epiglotis** es una estructura aplanada en forma de hoja con un soporte de cartílago elástico. Por lo regular, está cubierta por dos tipos de epitelios: **epitelio escamoso estratificado** en la superficie lingual que da a la orofaringe y **epitelio respiratorio** en la superficie laríngea que da a la laringe. Sin embargo, esta condición normal rara vez se encuentra, debido a la **metaplasia escamosa**, que es resultado del envejecimiento y la irritación (incluso en individuos jóvenes). El epitelio escamoso estratificado de la superficie lingual tiene la característica distintiva de las **crestas epidérmicas** en su región basal, mientras que el epitelio escamoso estratificado (metaplasia escamosa) de la superficie laríngea está aplanado en su región basal.

B

Glándula mixta (mucosa y serosa)

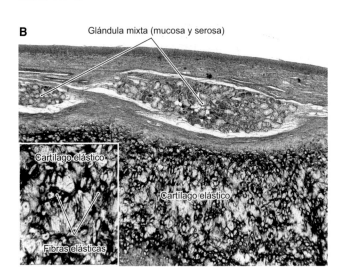

Cartílago elástico

Cartílago elástico

Fibras elásticas

Figura 11-7B. Epiglotis, laringe. Tinción de Verhoeff para fibras elásticas, ×35; *recuadro* ×105

Esta muestra de tejido de la **epiglotis** se tiñó con una tinción de Verhoeff para fibras elásticas. Las **fibras elásticas** son visibles en *negro*. Los condrocitos están incrustados con las fibras elásticas en la matriz del cartílago. El cartílago elástico tiene propiedades diferentes a las del cartílago hialino; forma el armazón y proporciona un soporte firme y elástico a la epiglotis. Hay algunas **glándulas mixtas** (la mayoría es mucosa) en la lámina propia. Estas glándulas producen mucina y un líquido acuoso en la superficie de la epiglotis. La porción inferior de la epiglotis está unida al borde del cartílago tiroides y al hueso hioides. La porción superior es libre de moverse hacia arriba al emitir sonidos y de moverse hacia abajo para cerrar la vía aérea mientras los alimentos y los líquidos pasan por la faringe. Las principales funciones de la epiglotis son impedir que los alimentos y los líquidos entren en la tráquea y cooperar con las cuerdas vocales para producir sonidos.

CORRELACIÓN CLÍNICA

C

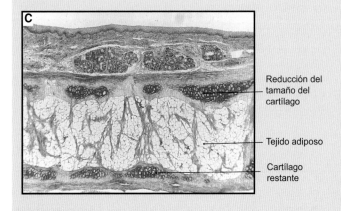

Reducción del tamaño del cartílago

Tejido adiposo

Cartílago restante

Figura 11-7C. Impacto de la edad en la epiglotis. H&E, ×21

La integridad de la **epiglotis** se ve afectada por la edad y otros factores. Desde el punto de vista estructural, las variaciones incluyen no solo el cambio de epitelio columnar seudoestratificado a epitelio escamoso estratificado (**metaplasia escamosa**), sino también la **reducción del tamaño del cartílago** debido a la sustitución de la parte central del cartílago por una gran cantidad de **tejido adiposo**. La pérdida de cartílago elástico se asocia con la pérdida de fibras elásticas en la epiglotis. Estos cambios dan lugar a una reducción de la elasticidad y la rigidez de la epiglotis. Las anomalías de la epiglotis, como la **epiglotis hipoplásica** y **bífida** asociada con el **paladar hendido** en los niños, pueden provocar atragantamientos episódicos durante la ingesta de alimentos o líquidos. La entrada recurrente de sustancias extrañas en la vía aérea puede causar una inflamación crónica de las mismas. La alimentación por sonda nasogástrica y la reparación quirúrgica de la epiglotis deformada pueden ser necesarias en los casos graves.

Porción conductora: vía aérea inferior

TRÁQUEA

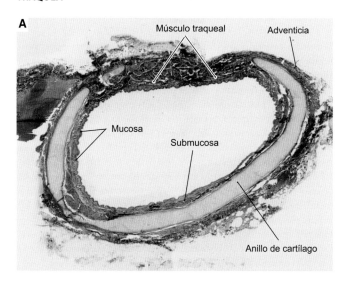

A

Músculo traqueal

Adventicia

Mucosa

Submucosa

Anillo de cartílago

Figura 11-8A. Tráquea. H&E, ×7

La **tráquea** es un tubo flexible que conecta la laringe con los bronquios primarios. Tiene una longitud de entre 10 y 12 cm, un diámetro de entre 2 y 2.5 cm y está situada justo antes del esófago. Está compuesta por **mucosa, submucosa, cartílago hialino** y **adventicia**. (1) La *mucosa* cubre la superficie interna de la tráquea y contiene el epitelio respiratorio y la delimita su lámina propia. (2) La *submucosa* contiene tejido conjuntivo, que es más denso que la lámina propia. (3) El *cartílago hialino* tiene una forma única de C (algunos animales, como la rata, pueden tener cartílago en forma de O), y hay unos 16 a 20 anillos en la tráquea. (4) La *adventicia* está compuesta por tejido conjuntivo, que cubre la superficie exterior del cartílago y conecta la tráquea con las estructuras adyacentes. En la apertura entre los extremos del cartílago se encuentran elementos de tejido conjuntivo y músculo liso, esto estabiliza la apertura.

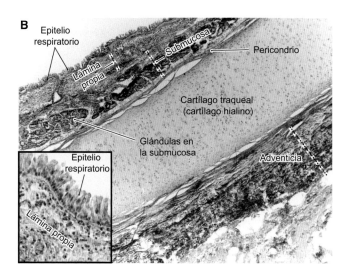

B

Epitelio respiratorio

Submucosa

Pericondrio

Lámina propia

Cartílago traqueal (cartílago hialino)

Glándulas en la submucosa

Epitelio respiratorio

Adventicia

Lámina propia

Figura 11-8B. Tráquea. H&E, ×35; *recuadro* ×146

La superficie luminal de la **tráquea** está cubierta por un **epitelio cilíndrico ciliado seudoestratificado** también llamado **epitelio respiratorio**. El epitelio y la **lámina propia** constituyen la **mucosa**. La lámina propia es una capa de tejido conjuntivo laxo que se encuentra debajo del epitelio. La **submucosa** es una capa de tejido conjuntivo denso situada entre la lámina propia y el cartílago; contiene muchas **glándulas traqueales** (**glándulas seromucosas**). La mucina y las secreciones acuosas de las glándulas traqueales llegan a través de sus conductos a la superficie del epitelio. Los anillos de cartílago hialino en forma de C (**cartílagos traqueales**) proporcionan soporte a la tráquea. Están recubiertos por **pericondrio** y en su matriz hay incrustados muchos condrocitos.

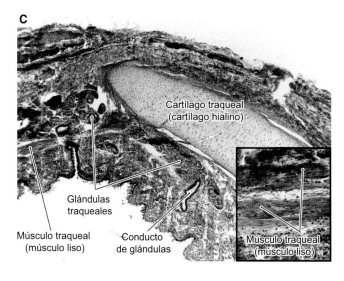

C

Cartílago traqueal (cartílago hialino)

Glándulas traqueales

Músculo traqueal (músculo liso)

Conducto de glándulas

Músculo traqueal (músculo liso)

Figura 11-8C. Músculo traqueal, tráquea. H&E, ×35; *recuadro* ×100

El **músculo traqueal** es un músculo liso situado entre los extremos abiertos de los anillos cartilaginosos en forma de C. Las fibras del músculo traqueal se unen directo al pericondrio del cartílago con el tejido conjuntivo, que estabiliza los extremos abiertos del cartílago. La contracción y la expansión del músculo liso ayudan a ajustar el flujo de aire a través de la tráquea.

Si un objeto extraño entra en la vía aérea, el músculo liso de la tráquea y los bronquios se contrae, estrechando las luces, lo que ayuda a inducir la tos. (**Reflejo de la tos:** cooperación entre la epiglotis, las cuerdas vocales, la tráquea, los bronquios, los pulmones, los músculos respiratorios y el sistema nervioso autónomo). En el **asma**, las vías respiratorias más pequeñas (bronquios y bronquiolos) se estrechan debido a la contracción excesiva del músculo liso de la vía aérea inferior en respuesta a la histamina liberada en una reacción alérgica.

EPITELIO RESPIRATORIO

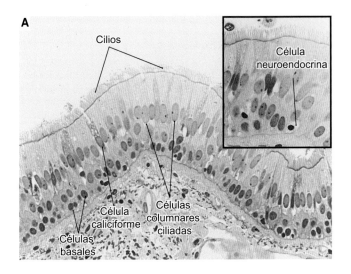

A

Cilios

Célula
neuroendocrina

Célula
caliciforme

Células
columnares
ciliadas

Células
basales

Figura 11-9A. Epitelio respiratorio, tráquea. H&E, ×284; *recuadro* ×403

El **epitelio respiratorio** es un **epitelio columnar ciliado seudoestratificado** que recubre la superficie interna del tracto respiratorio. Está compuesto por varios tipos de células: **cilíndricas ciliadas, caliciformes, basales** y **neuroendocrinas** (o **del sistema neuroendocrino difuso, SNED**). Las *células columnares ciliadas* son largas y tienen cilios largos y móviles activos, que ayudan a mover el moco y el polvo atrapado hacia la boca. Las *células caliciformes* son células en forma de copa sin cilios; segregan moco en la superficie del epitelio. El moco captura las partículas de polvo cuando el aire pasa por la tráquea. Las *células basales* son células cortas capaces de diferenciarse en otros tipos de células del epitelio. Las *células SNED* tienen un núcleo redondo y oscuro con un citoplasma claro y contienen gránulos en la región basal del citoplasma que da a la membrana basal. Estas células secretan serotonina y hormonas peptídicas que actúan como mediadores locales. Esto puede afectar a las terminaciones nerviosas, así como regular la secreción mucosa y los latidos ciliares de las células cercanas.

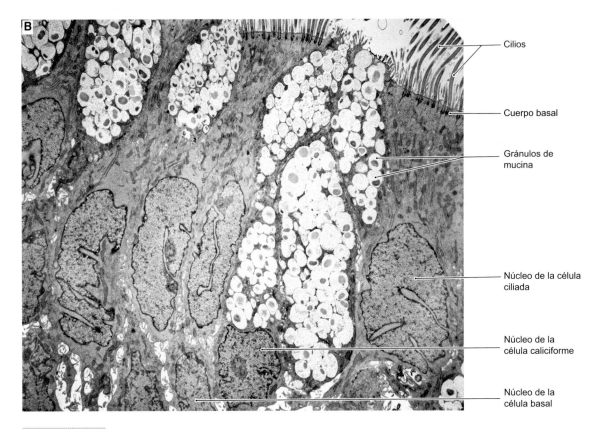

B

Cilios

Cuerpo basal

Gránulos de
mucina

Núcleo de la célula
ciliada

Núcleo de la
célula caliciforme

Núcleo de la
célula basal

Figura 11-9B. Epitelio respiratorio. TEM, ×4 200

El epitelio que recubre las fosas nasales, la tráquea, los bronquios y los bronquiolos grandes tiene una composición característica de tipos celulares dispuestos como **epitelio cilíndrico seudoestratificado**. Las **células ciliadas** y las **células caliciformes** son los tipos celulares más prominentes, y funcionan en conjunto para generar un mecanismo denominado **escalera mucociliar**, que sirve para atrapar los restos del aire en el moco y transportarlos a lo largo de la superficie hacia la cavidad oral. Los numerosos cilios que se proyectan desde la superficie apical de las células ciliadas (el tipo de célula más abundante) laten de forma coordinada para mover el material hacia la orofaringe. En la parte inferior del campo son visibles partes de **células basales**, que sirven de células madre para el remplazo de los otros tipos celulares. Aquí no se ven otros dos tipos de células que se dan en menor número en el epitelio respiratorio. Las **células de cepillo** son células cilíndricas con microvellosidades en la superficie apical. Estas células están en contacto con terminaciones nerviosas, lo que indica una función sensorial. Las **SNED** son el quinto tipo celular; son células basales cortas con pequeños gránulos citoplasmáticos que contienen moléculas de señalización.

BRONQUIOS

A

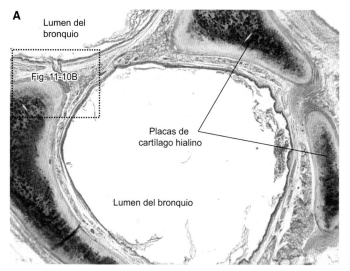

Lumen del bronquio

Fig. 11-10B

Placas de cartílago hialino

Lumen del bronquio

Figura 11-10A. Bronquio, bronquio secundario. H&E, ×11

La tráquea se bifurca para dar lugar a dos bronquios principales (**bronquios primarios**), que también se denominan **bronquios extrapulmonares** porque aún no han entrado en los pulmones. Los bronquios primarios generan los **bronquios secundarios** y continúan su división en **bronquios terciarios**. Los bronquios extrapulmonares tienen una estructura similar a la de la tráquea; el cartílago aún tiene forma de C y está revestido de epitelio cilíndrico seudoestratificado ciliado. Los bronquios que entran en el tejido pulmonar se denominan **bronquios intrapulmonares**; incluyen los **bronquios secundarios** y **terciarios** (**segmentarios**). Este es un ejemplo de un bronquio secundario, que se ha bifurcado de un bronquio primario en el hilio justo por encima de la entrada al pulmón. Grandes placas de **cartílago hialino**, que ya no tienen forma de C, sirven de soporte a los bronquios secundarios. Los bronquios también están cubiertos por epitelio respiratorio.

El bronquio primario derecho es más ancho, más corto y más vertical que el izquierdo; la **aspiración de cuerpos extraños** se produce con más frecuencia en el pulmón derecho que en el izquierdo.

B

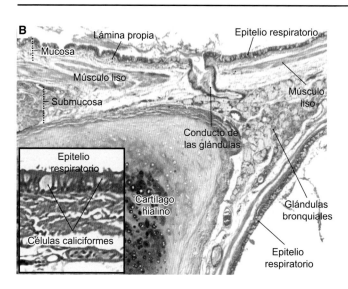

Lámina propia

Mucosa

Músculo liso

Submucosa

Epitelio respiratorio

Células caliciformes

Epitelio respiratorio

Músculo liso

Conducto de las glándulas

Cartílago hialino

Glándulas bronquiales

Epitelio respiratorio

Figura 11-10B. Bronquio, bronquio secundario. H&E, ×37; *recuadro* ×198

Los **bronquios secundarios** también se denominan **bronquios lobares**. El pulmón derecho tiene tres bronquios lobares y el izquierdo dos. El revestimiento epitelial de los bronquios secundarios es similar al de la tráquea y los bronquios primarios. En esta figura pueden verse **células caliciformes** intercaladas en el epitelio cilíndrico ciliado seudoestratificado. Hay una banda de **músculo liso** que se dispone en forma de espiral entre la **mucosa** y la **submucosa** que rodea el lumen de los bronquios. Este músculo liso está controlado por los **sistemas nerviosos simpático y parasimpático**. Las *fibras simpáticas* provocan la **relajación** del músculo liso; las *fibras parasimpáticas* hacen que el músculo liso se **contraiga**, lo que reduce el diámetro de la luz de los bronquios. Las **glándulas bronquiales** (**glándulas seromucosas**) situadas en la submucosa, y los **conductos** de estas glándulas, son visibles en esta muestra.

C

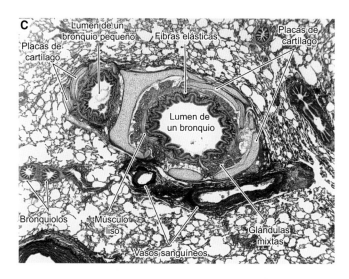

Lumen de un bronquio pequeño

Fibras elásticas

Placas de cartílago

Placas de cartílago

Lumen de un bronquio

Bronquiolos

Músculo liso

Glándulas mixtas

Vasos sanguíneos

Figura 11-10C. Bronquio, bronquio terciario. H&E, ×17

Los **bronquios secundarios** se dividen en **bronquios terciarios**, también conocidos como **bronquios segmentarios**. Estos reducen su tamaño a medida que se ramifican de forma distal dentro del pulmón. Aquí se muestran dos **bronquios terciarios**. Las superficies luminales de los bronquios terciarios están cubiertas de epitelio respiratorio; también hay **músculo liso** y glándulas submucosas. Las **fibras elásticas** son prominentes en la lámina propia y se tiñen de rojo en este ejemplo. Las **placas cartilaginosas** de los bronquios terciarios son más pequeñas que las de los bronquios secundarios. A medida que los bronquios terciarios continúan su ramificación, sus diámetros disminuyen de modo gradual; a medida que las placas cartilaginosas se vuelven más pequeñas y menos numerosas, las glándulas bronquiales y las células caliciformes también disminuyen en número.

BRONQUIOS PEQUEÑOS Y BRONQUIOLOS

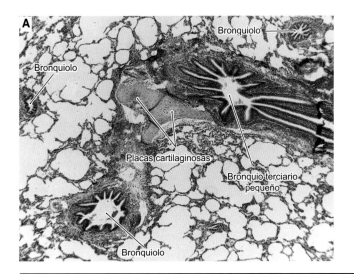

Figura 11-11A. Bronquio terciario pequeño y bronquiolos, pulmón. H&E, ×25

Aquí se muestra un **bronquio terciario pequeño** y varios tamaños diferentes de **bronquiolos**. Los bronquios terciarios pequeños tienen diámetros mucho menores que los bronquios terciarios grandes. Su cartílago hialino está reducido a unas pocas placas y el revestimiento epitelial tiene un número reducido de células caliciformes y glándulas en la capa submucosa. Estas glándulas submucosas desaparecen de modo gradual a medida que las vías respiratorias se hacen más pequeñas. Los bronquios terciarios pequeños dan lugar a vías respiratorias más pequeñas denominadas **bronquiolos**, que, debido al patrón de ramificación aleatorio de la vía aérea, aparecen en varios lugares de la sección. Las glándulas y las placas cartilaginosas de los bronquiolos han desaparecido por completo a este nivel. Los bronquiolos continúan su ramificación y disminuyen de tamaño para dar lugar a los **bronquiolos terminales**.

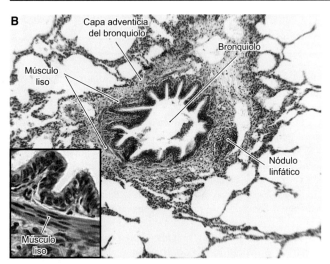

Figura 11-11B. Bronquiolos, pulmón. H&E, ×71; *recuadro* ×612

Los **bronquiolos** están revestidos por un epitelio columnar o cuboidal ciliado con un número reducido de **células caliciformes** y un número mayor de **células de Clara**. Las *células caliciformes* pueden encontrarse en ocasiones en los bronquiolos más grandes. Las *células de Clara* están presentes en los bronquiolos pequeños, y su número está muy aumentado en los **bronquiolos terminales**. Hay muchas fibras elásticas en la lámina propia, que no son fáciles de ver aquí con la tinción de hematoxilina y eosina (H&E). En el *recuadro* se muestra una capa de **músculo liso** en la pared del bronquiolo. La **capa de tejido conjuntivo** (**adventicia**) está unida a los alveolos circundantes. En la capa de tejido conjuntivo se encuentran **nódulos linfáticos** o linfocitos difusos ocasionales. El epitelio que recubre los bronquiolos cambia de células columnares a cuboidales. Cada bronquiolo da lugar a varios bronquiolos terminales al ramificarse de forma distal en el pulmón.

CORRELACIÓN CLÍNICA

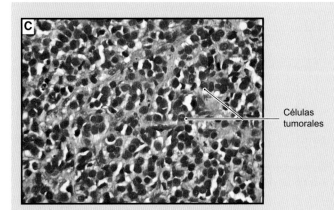

Figura 11-11C. Carcinoma neuroendocrino de células pequeñas. H&E, ×213

El **carcinoma neuroendocrino de células pequeñas** es un tumor pulmonar altamente maligno que se caracteriza por su origen en el epitelio de las vías respiratorias centrales, un rápido crecimiento, infiltración, la obstrucción gradual de las vías respiratorias y metástasis tempranas. Se asocia con **mutaciones genéticas**, la **contaminación atmosférica** y el **tabaquismo**. Es probable que los pacientes se presenten con grandes ganglios linfáticos hiliares con adenopatías mediastínicas prominentes en la tomografía computarizada u otras radioimágenes. Los síntomas incluyen pérdida de peso, tos, dolor torácico y disnea. El hígado, las glándulas suprarrenales, los huesos, la médula ósea y el cerebro son los lugares habituales de metástasis. Las **células tumorales** son redondas, pequeñas y con forma de huso y citoplasma sobrante, bordes celulares mal definidos, moldeado nuclear prominente y cromatina finamente dispersa sin nucléolos distintivos. Las células tumorales tienen cerca del doble de tamaño que los linfocitos y presentan rasgos celulares "azules" característicos. Al inicio el carcinoma de células pequeñas es muy sensible a la quimioterapia y a la radioterapia, pero pierde su sensibilidad en unos meses. El tratamiento también incluye la cirugía si el cáncer se descubre en una fase temprana.

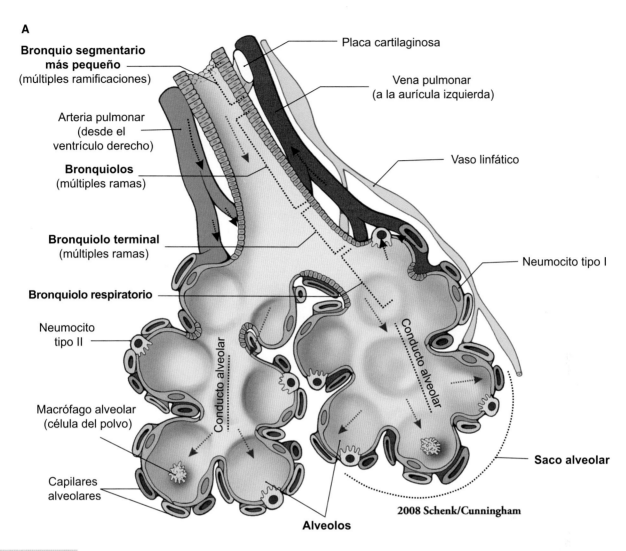

A

Bronquio segmentario más pequeño (múltiples ramificaciones)

Arteria pulmonar (desde el ventrículo derecho)

Bronquiolos (múltiples ramas)

Bronquiolo terminal (múltiples ramas)

Bronquiolo respiratorio

Neumocito tipo II

Macrófago alveolar (célula del polvo)

Capilares alveolares

Conducto alveolar

Conducto alveolar

Placa cartilaginosa

Vena pulmonar (a la aurícula izquierda)

Vaso linfático

Neumocito tipo I

Saco alveolar

2008 Schenk/Cunningham

Alveolos

Figura 11-12A. Generalidades de los bronquiolos y alveolos.

Esta es una representación de los **bronquiolos** y **alveolos**; la longitud de los diferentes tipos de bronquiolos no está dibujada a escala. Los **bronquios segmentarios** se bifurcan en **bronquiolos**, que dan lugar a muchas ramificaciones a medida que se desplazan hacia el interior del pulmón. Los bronquiolos no tienen cartílago y continúan su división en bronquiolos más pequeños. Los **bronquiolos terminales** son las partes finales de las vías respiratorias conductoras. Se extienden hacia los sacos alveolares para dar lugar a los **bronquiolos respiratorios**, que conectan con los conductos alveolares. Los bronquiolos respiratorios tienen un diámetro pequeño, están revestidos de células cuboidales y contienen un mayor número de alveolos. Los bronquiolos respiratorios marcan la transición de la porción conductora a la porción respiratoria en la que se produce el intercambio de gases. Un **conducto alveolar** es un pasillo que conecta el bronquiolo respiratorio con un saco alveolar. Los conductos alveolares están revestidos por un epitelio alveolar escamoso y por nudos de epitelio cúbico que descansan sobre las células musculares lisas. Un **saco alveolar** es el extremo ciego de un conducto alveolar e incluye una abertura común para dos o más alveolos. Los **alveolos** tienen paredes muy finas revestidas por un epitelio alveolar que contiene **neumocitos tipo I y II** (**células alveolares**). La membrana basal de los neumocitos tipo I y las células endoteliales de los capilares están fusionadas para formar la **barrera alveolocapilar.** Los neumocitos tipo I son células escamosas que recubren los alveolos. Los neumocitos tipo II son **células productoras de surfactante pulmonar** que son importantes para reducir la tensión superficial de los alveolos. Los **macrófagos alveolares**, también llamados **células del polvo**, se encuentran libres en la pared alveolar y también pueden hallarse en los tabiques de los alveolos. Las células del polvo se mueven por la superficie alveolar como aspiradoras para eliminar las partículas de polvo y otros residuos de la superficie de los alveolos y también ayudan a eliminar el exceso de tensoactivo.

CORRELACIÓN CLÍNICA

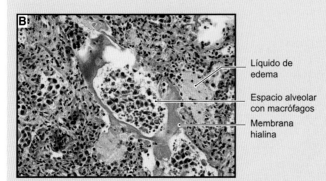

Líquido de edema

Espacio alveolar con macrófagos

Membrana hialina

Figura 11-12B. Daño alveolar difuso. Tinción de H&E, ×200

El **daño alveolar difuso (DAD)** representa el espectro de características histológicas que se observan en los casos de lesión pulmonar aguda, incluido el **síndrome de dificultad respiratoria aguda (SDRA)**. Las características clínicas del SDRA incluyen **disnea** y **taquipnea** seguidas de **cianosis, hipoxemia** e **insuficiencia respiratoria**. El SDRA puede ser el resultado de diversas afecciones, desde las que causan lesiones pulmonares directas, como la **neumonía**, la **inhalación de tóxicos** y la contusión pulmonar, hasta las **lesiones** pulmonares indirectas, como la sepsis, la toxicidad por fármacos, las transfusiones masivas y los traumatismos. Las **infecciones virales**, incluido **COVID-19**, pueden provocar SDRA y daño alveolar difuso. La activación endotelial y el daño a los **neumocitos tipo II** conducen a la acumulación de **líquido intraalveolar** y, en última instancia, a la formación de **membranas hialinas** compuestas por proteínas y restos necróticos. Además de abordar la causa subyacente, el tratamiento del SDRA incluye medidas de apoyo como la oxigenoterapia, la colocación en decúbito prono, el apoyo del ventilador, la sedación, la administración de líquidos y la oxigenación por membrana extracorpórea (OMEC).

BRONQUIOLOS TERMINALES

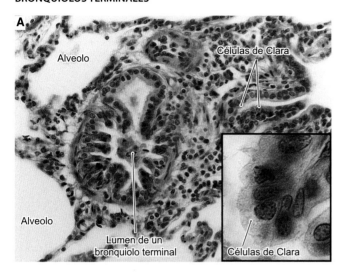

A

Alveolo

Células de Clara

Alveolo

Lumen de un
bronquiolo terminal

Células de Clara

Figura 11-13A. Células de Clara, bronquiolos terminales. H&E, ×284; *recuadro* ×1181

Las **células de Clara** son células secretoras dispersas entre las células ciliadas que a menudo se proyectan en el lumen de los bronquiolos. Son **células en forma de cúpula** sin cilios y contienen gránulos apicales (visibles solo con una tinción especial); son más abundantes en los bronquiolos terminales. Las sustancias (incluidos los **glucosaminoglucanos** y las **proteínas secretoras**) producidas por las células de Clara ayudan a formar el revestimiento del bronquiolo. Las células de Clara desempeñan un papel en las actividades **inmunomoduladoras** y **antiinflamatorias,** lo que ayuda a proteger el epitelio bronquiolar. También funcionan como células progenitoras que pueden diferenciarse en otros tipos de células epiteliales, en especial en la reparación epitelial tras una lesión de la vía aérea.

Las investigaciones han demostrado que en los **fumadores** empedernidos, las **células de Clara** están muy disminuidas y las **células caliciformes** (**productoras de moco**) están muy aumentadas en el epitelio de los bronquiolos. Estos cambios son causados por los irritantes inhalados de forma directa y por la exposición crónica a sustancias nocivas.

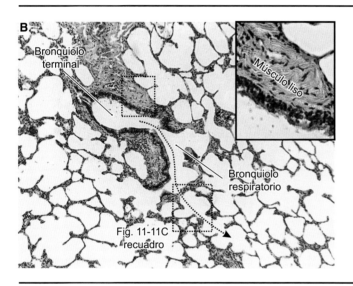

B

Bronquiolo
terminal

Músculo liso

Bronquiolo
respiratorio

Fig. 11-11C
recuadro

Figura 11-13B. Bronquiolo terminal, pulmón. H&E, ×70; *recuadro* ×179

Los **bronquiolos terminales** son el último segmento (el más distal) de la porción conductora del sistema respiratorio. Están revestidos por células cuboidales simples compuestas sobre todo por células de Clara, con algunas células ciliadas y unas pocas células basales. De modo gradual, a medida que los bronquiolos avanzan hacia la parte distal del pulmón, el epitelio cambia de células columnares a cuboidales. Los bronquiolos terminales contienen grandes cantidades de **músculo liso** en la pared de la vía aérea. Este músculo liso está controlado por los sistemas nerviosos simpático y parasimpático. En este punto, el cartílago y las glándulas submucosas están ausentes en todos los bronquiolos.

Porción respiratoria: bronquiolos respiratorios, conductos alveolares y alveolos

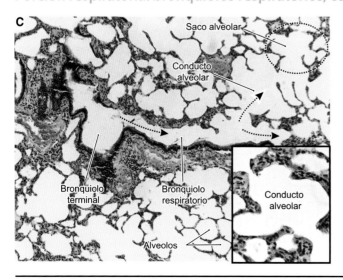

C

Saco alveolar

Conducto
alveolar

Bronquiolo
terminal

Bronquiolo
respiratorio

Conducto
alveolar

Alveolos

Figura 11-13C. Bronquiolos respiratorios, pulmón. H&E, ×71; *recuadro* ×179

Los **bronquiolos terminales** dan lugar a los **bronquiolos respiratorios,** que son las primeras vías aéreas que funcionan en el intercambio de gases. Están revestidos por células cuboidales y presentan un número creciente de alveolos. Los bronquiolos respiratorios se conectan con los **conductos alveolares,** que están revestidos por células alveolares aplanadas (neumocitos tipo I) y nudos de epitelio cúbico que se apoyan en las células musculares lisas. Cada conducto alveolar funciona de modo estructural como un corredor que conecta con varios alveolos. Cada **saco alveolar** está compuesto por dos o más alveolos que comparten una abertura común. Las flechas indican la dirección del flujo de aire, desde el bronquiolo terminal al bronquiolo respiratorio, luego al conducto alveolar y, por último, al saco alveolar.

INTERCAMBIO DE GASES Y BARRERA ALVEOLOCAPILAR

A

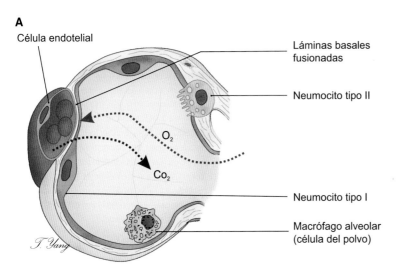

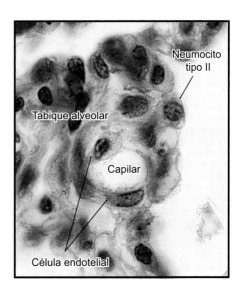

Figura 11-14A.   Alveolo e intercambio de gases. H&E, ×1 077

Un **alveolo** es la unidad terminal del sistema respiratorio. Funciona como lugar principal de intercambio de gases. Su pared está compuesta por **neumocitos tipo I** y **II**. Los *neumocitos tipo I* son células primarias que forman la estructura de las paredes alveolares y están en contacto con las paredes capilares. Los *neumocitos tipo II* son células septales, que se encuentran en el tejido conjuntivo de la unión septal. Producen un surfactante que reduce la tensión superficial del alveolo. El intercambio de gases se produce entre el alveolo y la pared capilar en una estructura denominada **barrera alveolocapilar**, que está compuesta por los **neumocitos tipo I**, las **células endoteliales del capilar** y las **láminas basales fusionadas** de estas células. El intercambio de O_2 y CO_2 se produce por difusión pasiva a través de la delgada barrera alveolocapilar. La diferencia en las tensiones de O_2 y CO_2 a través de la membrana determina la presión impulsora para la difusión de los gases. En condiciones normales, a nivel del mar, el aire tiene una concentración alta de O_2 y baja de CO_2, mientras que la sangre en los capilares pulmonares tiene una concentración baja de O_2 y alta de CO_2. La presión motriz neta forzará la salida de CO_2 de la sangre hacia el espacio alveolar y la entrada de O_2 en la sangre desde los alveolos.

B

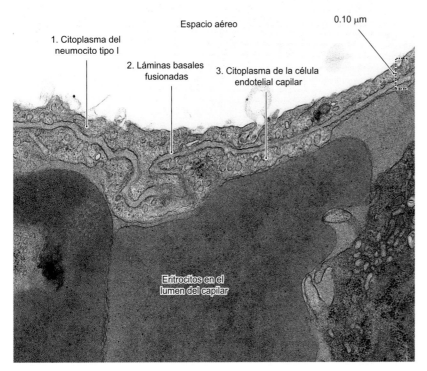

Figura 11-14B.   Barrera alveolocapilar. MET, ×27 000

Tres elementos separan el aire en los alveolos de la sangre en los capilares subyacentes: (1) El aire pasa primero por el **neumocito tipo I**, muy aplanado, con su revestimiento de **surfactante**. El citoplasma puede ser incluso más fino (25 nm) que el segmento resaltado en esta vista. (2) El elemento central son las **láminas basales fusionadas** de la célula tipo I y la célula endotelial subyacente. (3) La **célula endotelial** que recubre el capilar alveolar, al igual que la célula tipo I, tiene un citoplasma en extremo fino, por lo que el grosor total de la barrera alveolocapilar puede ser de tan solo 0.1 μm.

NEUMOCITOS TIPO I

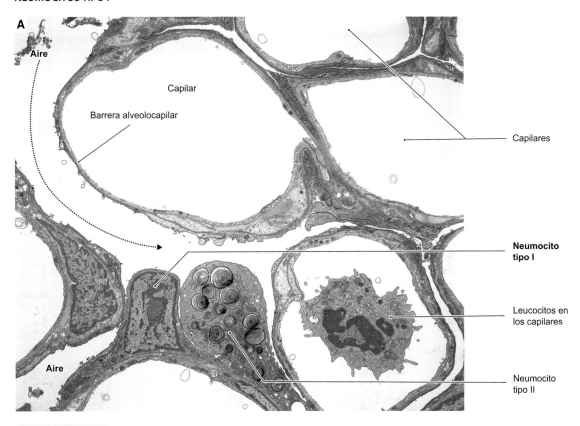

A

Aire

Capilar

Barrera alveolocapilar

Capilares

**Neumocito
tipo I**

Leucocitos en
los capilares

Aire

Neumocito
tipo II

Figura 11-15A. **Neumocitos tipo I, pulmón.** H&E, ×725; *recuadro* ×1145

Los **neumocitos tipo I** son células escamosas y constituyen entre 95 y 97% de la pared alveolar. Un pequeño porcentaje de la pared alveolar está cubierto por **neumocitos tipo II**. Cada neumocito tipo I tiene un núcleo plano y ovalado oscuro y un citoplasma muy fino. Estas células forman la **barrera alveolocapilar** junto con las células endoteliales de los capilares. Se conectan entre sí mediante **uniones herméticas** para evitar la fuga de líquido en el espacio aéreo. Los neumocitos tipo I no pueden dividirse; si se dañan, los neumocitos tipo II se diferenciarán para sustituir a las células tipo I dañadas. Entre los alveolos hay un estroma fino de tejido conjuntivo laxo (incluidos fibroblastos, fibras elásticas y reticulares) y capilares que forman los **tabiques alveolares**, que contienen una barrera alveolocapilar donde se produce el intercambio de gases. No es fácil distinguir entre los neumocitos tipo I y las células endoteliales, porque ambas son células escamosas.

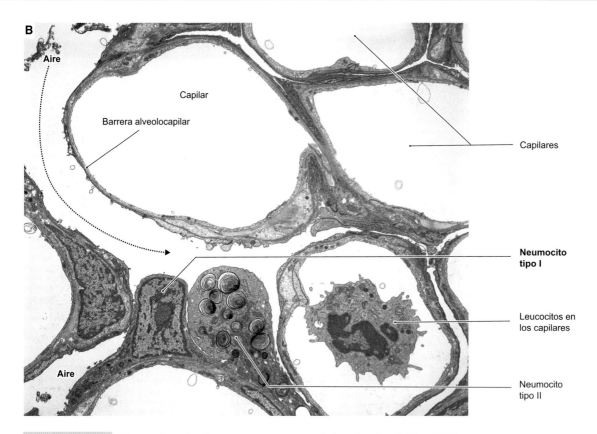

Figura 11-15B. **Neumocitos tipo I y otros componentes de los alveolos.** ME, ×5 250

Los espacios abiertos en esta vista son una mezcla de espacios llenos de aire (**alveolos**) y los lúmenes de los capilares que fueron vaciados de sangre en la preparación de la muestra. La distinción entre los espacios aéreos y los espacios sanguíneos no es evidente debido a la similitud del aspecto ultraestructural de las **células endoteliales** que recubren los capilares y los **neumocitos tipo I** que recubren la mayor parte de las superficies alveolares. Ambos tipos de células están aplanadas en extremo para producir finas láminas de citoplasma. El neumocito tipo I (célula alveolar escamosa) cubre la mayor parte (cerca de 97%) de la superficie de los alveolos. Las **células tipo II** cubren la pequeña fracción restante, y una sola célula tipo II proporciona una pista importante para distinguir los capilares de los alveolos. Junto a la célula tipo II se encuentra el núcleo de una célula tipo I. Esta es la única parte de la célula tipo I que no está en extremo aplanada. Las distintas células y estructuras del campo proporcionan un contexto para apreciar la delgadez de la **barrera alveolocapilar**.

NEUMOCITOS TIPO II

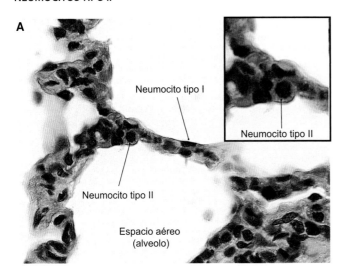

A

Neumocito tipo I

Neumocito tipo II

Neumocito tipo II

Espacio aéreo
(alveolo)

Figura 11-16A. **Neumocitos tipo II, pulmón.** H&E, ×725; *recuadro* ×1 253

Los **neumocitos tipo II** también se denominan **células septales** o **células alveolares tipo II**. Se trata de grandes células poligonales (o cuboidales) con un gran núcleo redondo. Abundan en el espacio aéreo, a menudo se sitúan en la esquina de los alveolos (**tabiques alveolares**) y constituyen entre 3 y 5% de la pared alveolar. Los neumocitos tipo II tienen **microvellosidades** en sus superficies apicales y contienen **cuerpos lamelares** en el citoplasma. Los neumocitos tipo II pueden dividirse y también regenerar los neumocitos tipo I y II. Producen un **surfactante pulmonar** (**fosfolípidos** y **proteínas**), que es importante para reducir la tensión superficial de los alveolos, lo que evita el colapso pulmonar.

Un ejemplo de falta de surfactante es el **síndrome de dificultad respiratoria (SDR)** en los neonatos prematuros. Los pulmones de estos neonatos no están lo bastante desarrollados como para producir el surfactante adecuado. Tienen dificultad para respirar y **apnea** (pausas en la respiración). El tratamiento con surfactante y el uso de un respirador mecánico son necesarios para asegurar su supervivencia.

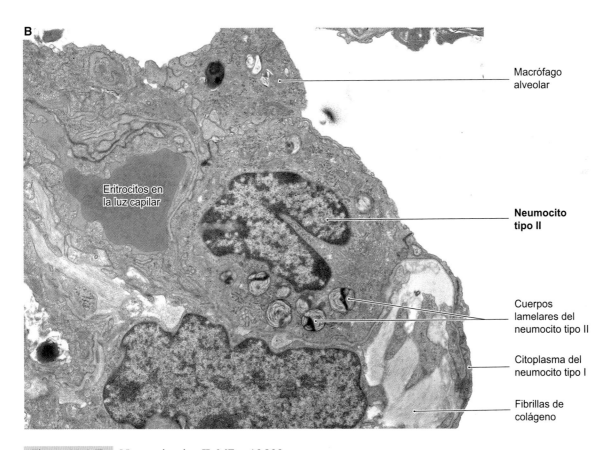

B

Macrófago
alveolar

Eritrocitos en
la luz capilar

**Neumocito
tipo II**

Cuerpos
lamelares del
neumocito tipo II

Citoplasma del
neumocito tipo I

Fibrillas de
colágeno

Figura 11-16B. **Neumocito tipo II.** ME, ×10 900

Los **neumocitos tipo II** son fáciles de identificar en las micrografías electrónicas de transmisión debido a la presencia, de **cuerpos lamelares** con sus distintivas láminas concéntricas en su citoplasma. A diferencia de las células tipo I, las de tipo II tienen una forma compacta, ovalada o cuboidal. Tienen dos funciones principales: son precursoras de las células tipo I y secretan **surfactante**, un complejo esencial de lípidos y proteínas que sirve s para reducir la tensión superficial, que evita el colapso de los alveolos. Los neumocitos tipo II están conectados a sus vecinos tipo I mediante complejos de unión. En este campo se ve parte de un **macrófago alveolar**.

MACRÓFAGOS ALVEOLARES

A

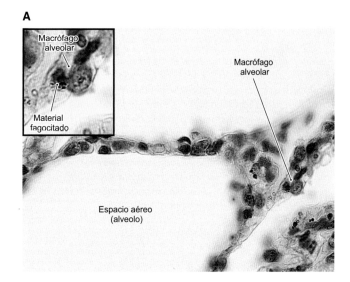

Figura 11-17A. Macrófagos alveolares, pulmón. H&E, ×725; *recuadro* ×1465

Los **macrófagos alveolares** también se denominan **células del polvo**; se encuentran en la superficie de los alveolos y en el tejido conjuntivo de los septos. Derivan de los monocitos de la sangre y migran fuera de los capilares para entrar en los alveolos. Los macrófagos alveolares tienen una forma irregular y núcleos arriñonados; a menudo contienen **material fagocitado** (de color *marrón*) en el citoplasma de las células activas. Su función es eliminar las partículas de polvo, los residuos y las bacterias de la superficie de los alveolos, y también pueden desempeñar un papel importante en el inicio y el mantenimiento de los procesos inflamatorios crónicos y en la regulación de la reparación y remodelación de los tejidos en el pulmón.

En la clínica, los **macrófagos alveolares** también pueden denominarse "células de la insuficiencia cardiaca". Durante la **insuficiencia cardiaca**, el corazón es incapaz de bombear la sangre a un volumen adecuado, y la reserva de sangre provoca un aumento de la presión en los capilares alveolares. Los eritrocitos (glóbulos rojos) se filtran entonces a los alveolos. Los macrófagos alveolares engullen estos eritrocitos. Patológicamente, las células de la insuficiencia cardiaca (macrófagos alveolares) se identifican por una tinción positiva para el pigmento de hierro (hemosiderina).

B

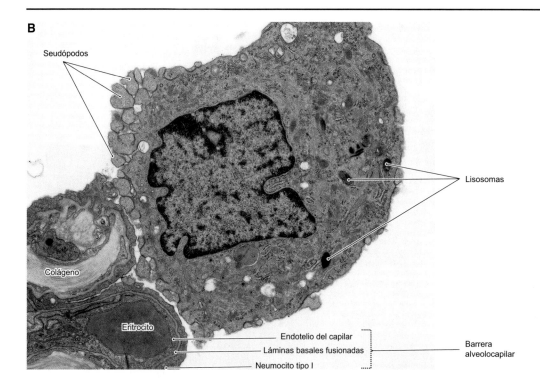

Figura 11-17B. Macrófago alveolar. ME, ×12 000

Las superficies de los alveolos son barridas de forma continua por los **macrófagos alveolares**. Al igual que los macrófagos de otros lugares, estas células proceden de **monocitos** que han salido de la circulación, en este caso a través de las paredes de los capilares pulmonares. Estas células fagocitan cualquier partícula que haya escapado a la captura en la porción conductora del sistema respiratorio. También tienen un papel en el recambio de **surfactante** producido por los neumocitos tipo II. Como es de esperar en un macrófago, el citoplasma contiene **lisosomas,** la mayoría de los cuales parece ser lisosomas primarios en la célula mostrada en esta figura. La evidencia de la motilidad de la célula se ve como extensiones de procesos citoplasmáticos (**seudópodos tipo lamelipodios**) que se extienden desde la superficie de la célula que se enfrenta a la superficie del alveolo. También puede observarse parte de la **barrera alveolocapilar**.

CORRELACIONES CLÍNICAS

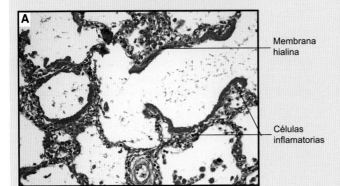

Membrana
hialina

Células
inflamatorias

Figura 11-18A. **Síndrome de dificultad respiratoria aguda.** H&E, ×1 079

El **síndrome de dificultad respiratoria aguda** (**SDRA**) es un término clínico que describe una lesión pulmonar aguda, correlacionada con la entidad patológica del **daño alveolar difuso**. El SDRA es una urgencia respiratoria que se caracteriza por un inicio agudo de dificultad respiratoria (que se desarrolla en 4-48 horas), que progresa hacia insuficiencia respiratoria. Es causado por un amplio espectro de enfermedades como la **neumonía**, las lesiones pulmonares graves, los traumatismos graves, las quemaduras, la **sepsis**, los medicamentos y el choque. El SDRA no es una enfermedad pulmonar específica, sino un espectro de cambios clínicos y patológicos que se deben a una lesión pulmonar aguda. Los hallazgos patológicos dependen del estadio de la enfermedad e incluyen (1) exceso de líquido en el intersticio y los alveolos con rotura de las estructuras alveolares; (2) proliferación de neumocitos tipo II y metaplasia escamosa e infiltración de miofibroblastos, y (3) membranas hialinas. Las **membranas hialinas** están formadas por fibrina y restos de neumocitos necróticos que recubren los espacios alveolares, como se ve en la fotomicrografía. La terapéutica incluye el uso de ventilación mecánica y el tratamiento de la enfermedad subyacente.

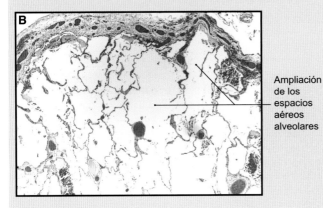

Ampliación
de los
espacios
aéreos
alveolares

Figura 11-18B. **Enfisema.** H&E, ×27

La **enfermedad pulmonar obstructiva crónica** (**EPOC**) incluye el **enfisema** y la **bronquitis crónica**. El enfisema se caracteriza por la destrucción permanente de las estructuras alveolares, la **ampliación de los espacios aéreos alveolares** distales a los bronquiolos terminales y la pérdida de elasticidad del tejido pulmonar sin fibrosis evidente. El tabaquismo es la principal causa de la enfermedad. Los signos y síntomas incluyen **respiración con labios fruncidos, cianosis central, dedos en palillo de tambor** y dificultad para respirar (**disnea**), hiperventilación, "pecho de barril" e infecciones respiratorias recurrentes. Los tratamientos incluyen dejar de fumar, agentes broncodilatadores, oxígeno suplementario y antibióticos para las infecciones respiratorias.

SINOPSIS 11-1 Términos patológicos y clínicos del sistema respiratorio

■ *Membrana hialina:* característica histológica del daño alveolar difuso en el SDRA temprano. Se trata de un exudado alveolar proteináceo en la periferia del espacio alveolar; también se observa en la enfermedad de la membrana hialina (SDR) de los neonatos.

■ *Disnea:* dificultad para respirar; puede deberse a un sinfín de causas, como la insuficiencia cardiaca congestiva (edema pulmonar), la embolia pulmonar, el asma y la EPOC.

■ *Dedos en palillo de tambor:* también llamada "osteoartropatía hipertrófica", representa el agrandamiento de la cara distal de los dedos debido a la proliferación del tejido conjuntivo y a los cambios óseos causados por muchas afecciones, incluidas las enfermedades pulmonares como la EPOC, las infecciones y las neoplasias.

■ *Asma:* enfermedad inflamatoria crónica de las vías aéreas que se manifiesta como una contracción paroxística del músculo liso de la vía aérea, lo que provoca un estrechamiento de las luces de la vía aérea en respuesta a la exposición a diversos factores desencadenantes, como los alérgenos, las infecciones y el ejercicio; el estrechamiento de la vía aérea provoca falta de aire.

■ *Metaplasia escamosa:* cambio reversible de tipos celulares maduros a epitelio escamoso, como ocurre en la mucosa respiratoria seudoestratificada ciliada cuando se expone a cambios ambientales como el humo del cigarrillo.

TABLA 11-1   Sistema respiratorio

Tracto			Epitelio	Glándulas	Apoyo al esqueleto	Músculo	Características especiales y funciones principales
Vía aérea superior							
Porción conductora	Cavidad nasal	Vestíbulo nasal	Epitelio plano estratificado	Glándulas sebáceas y sudoríparas	Cartílago hialino	Ninguno	Vibrisas presentes; bloquean las partículas grandes y los insectos pequeños
		Mucosa nasal	Epitelio respiratorio	Glándulas mucosas mixtas	Hueso y cartílago hialino	Ninguno	Los plexos venosos calientan el aire a la temperatura del cuerpo
		Mucosa olfatoria	Epitelio olfatorio especializado	Glándulas serosas (de Bowman)	Hueso	Ninguno	Las neuronas receptoras olfatorias del epitelio detectan el olor y los odorantes
	Laringe	Nasofaringe y orofaringe	Epitelio plano respiratorio y estratificado	Glándulas seromucosas (mixtas)	Hueso	Músculo esquelético	Amígdalas faríngeas y palatinas; primera línea de defensa inmunológica
		Epiglotis y cuerdas vocales	Epitelio plano y respiratorio estratificado	En su mayoría glándulas mucosas y algunas serosas o mixtas	Cartílago hialino y elástico	Músculo esquelético (vocal)	Las cuerdas vocales controlan el flujo de aire y el habla; la epiglotis impide la entrada de alimentos y líquidos en la tráquea
		Vía aérea inferior					
		Tráquea	Epitelio respiratorio	La mayoría son glándulas mucosas y algunas serosas o mixtas	Anillos de cartílago hialino en forma de C	Músculo liso (traqueal)	El músculo traqueal hace de puente entre los extremos de las aberturas del cartílago
		Bronquios extrapulmonares (primarios)	Epitelio respiratorio	Mucosas y serosas (glándulas mixtas)	Anillos de cartílago hialino en forma de C	Músculo liso	Dos bronquios primarios fuera de cada pulmón se bifurcan desde la tráquea; cartílago en forma de C
		Bronquios intrapulmonares	Epitelio respiratorio	Mucosas y serosas (glándulas mixtas)	Placas grandes y pequeñas de cartílago hialino	Banda espiral prominente de músculo liso	Los bronquios secundarios y terciarios se ramifican de forma repetida; la banda muscular lisa en espiral se encuentra entre la lámina propia y la submucosa
		Bronquiolos	Epitelio cilíndrico ciliado a cúbico simple; células de Clara presentes	Células caliciformes ocasionales en los bronquiolos grandes, pero no en los pequeños	No hay cartílago	Músculo liso	Las células de Clara están presentes
		Bronquiolos terminales	Epitelio cúbico simple ciliado; numerosas células de Clara	No hay células caliciformes en los casos normales	Ninguno	Algunos músculos lisos	Numerosas células de Clara están presentes en estas vías respiratorias conductoras más pequeñas
Porción respiratoria		Bronquiolos respiratorios	Células cuboidales simples con pocos cilios; algunas células de Clara; algunos neumocitos tipo I y II	No hay células caliciformes	Ninguno	Pocas células musculares lisas	Los alveolos interrumpen el epitelio cúbico simple; el intercambio de gases comienza aquí
		Conductos alveolares/sacos alveolares	Epitelio cúbico simple entremezclado entre los alveolos; sin células de Clara	No hay células caliciformes	Ninguno	Pocas células musculares lisas	El aire pasa a los alveolos para el intercambio de gases
		Alveolos	Neumocitos tipo I y neumocitos II	No hay células caliciformes	Ninguno	Ninguno	La barrera alveolocapilar es el lugar principal de intercambio de gases

SINOPSIS 11-2 Diferencias estructurales (de la vía aérea superior a la inferior) en el sistema respiratorio

■ El *epitelio* cambia de plano estratificado con estrato córneo a plano estratificado sin estrato córneo y luego a epitelio respiratorio.

■ El *epitelio respiratorio* cambia de epitelio respiratorio a epitelio cúbico simple y luego a epitelio plano simple (células alveolares).

■ Las *glándulas* disminuyen de modo gradual en número y desaparecen en los bronquiolos a medida que las vías aéreas se hacen más pequeñas.

■ El *soporte del esqueleto* pasa de hueso a cartílago y posteriormente desaparece en los bronquiolos.

■ El *cartílago* cambia de anillos en forma de C a grandes placas irregulares a pequeñas placas y desaparece en los bronquiolos y niveles inferiores.

■ El *músculo* cambia de esquelético a liso; el número de células musculares lisas disminuye.

De la histología a la patología

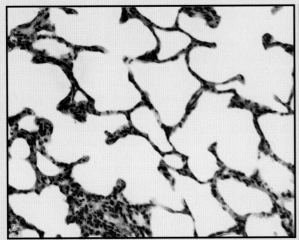
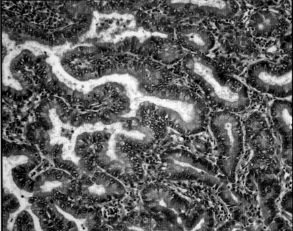

Figura 11-19.   Tejido pulmonar normal y adenocarcinoma de pulmón. H&E, ×100

Tejido pulmonar normal a la *izquierda*. **Adenocarcinoma de pulmón** a la *derecha*. El adenocarcinoma de pulmón es una de las principales neoplasias pulmonares malignas por lo regular denominadas "cáncer de pulmón". Desde el punto de vista histológico, estos tumores van desde estructuras glandulares bien diferen- ciadas y recapituladas hasta estructuras poco diferenciadas en las que predominan las láminas de células malignas con escasa evidencia de expresión glandular. La aparición de los síntomas es gradual, e incluye tos, pérdida de peso, dolor en el pecho, anorexia y hemoptisis (tos con sangre).

Preguntas de caso clínico

1. Un habitante de una residencia de adultos mayores de 72 años de edad experimenta en un inicio fiebre y tos, seguidas de disnea (falta de aire) al día siguiente. El estado respiratorio del paciente empeora y se le lleva al servicio de urgencias, donde se le toma una muestra de hisopo nasofaríngeo para realizar la prueba COVID-19 mediante la reacción en cadena de la polimerasa de transcripción inversa (RT-PCR) en tiempo real. El paciente ingresa en la unidad de cuidados intensivos médicos, donde se le intuba y se le administra oxígeno suplementario. Una TC de tórax revela opacidades pulmonares bilaterales en vidrio deslustrado y áreas de consolidación. La prueba COVID-19 es positiva. El paciente queda gravemente hipoxémico y, a pesar de todos los esfuerzos, fallece. Se realiza una autopsia que muestra derrames pleurales bilaterales con pulmones pesados y rígidos. ¿Cuál de las siguientes características histológicas es probable que muestren las secciones histológicas de los pulmones?

A. Fibrosis intersticial.
B. Membranas hialinas.
C. Paredes bronquiales engrosadas con glándulas hiperplásicas.
D. Inflamación granulomatosa caseificante.

2. Un hombre de 32 años de edad con síndrome de inmunodeficiencia adquirida (sida) y un historial de mal cumplimiento de su régimen farmacológico antirretroviral experimentó un aumento de la dificultad respiratoria y falta de aire (disnea). Se despertó con una dificultad respiratoria extrema y llamó a los servicios médicos de urgencia. Una vez en urgencias recibió oxígeno, lo que mejoró su estado respiratorio. Se ordenó una consulta de neumología, con una broncoscopia posterior que produjo una muestra de lavado broncoalveolar (LBA) para su examen citopatológico. La muestra de líquido reveló

numerosos cilindros alveolares espumosos sin que se identificara un componente celular inflamatorio significativo. Dentro de los cilindros espumosos, una tinción de plata reveló organismos redondos, con tinción oscura, ovalados, a menudo con forma de copa, de ~4 a 8 µm de diámetro, y que contenían un punto oscuro en el centro. ¿Cuál de los siguientes es el organismo causante más probable?

A. *Aspergillus fumigatus.*
B. *Candida albicans.*
C. *Cryptococcus neoformans.*
D. *Pneumocystis jirovecii.*
E. *Streptococcus pneumoniae.*

3. Un hombre de 55 años de edad con antecedente de 2 meses de tos seca progresiva, malestar y dolor torácico intermitente experimentó un episodio de hemoptisis (tos con sangre) mientras tomaba una ducha caliente. Tiene un historial de 20 paquetes de tabaco al año. Alarmado, se presentó en el servicio de urgencias de un hospital local, donde la exploración física fue, en esencia, anodina. Sin embargo, una radiografía de tórax reveló una masa sólida de 3.9 cm en la periferia del lóbulo superior del pulmón derecho. La revisión de una radiografía de tórax de hace 2 años no reveló ninguna anomalía. El paciente está programado para una lobectomía superior derecha. La muestra de pulmón fue examinada a grandes rasgos por patología y mostró una masa sólida de color canela dentro del parénquima del pulmón, que colinda con la superficie pleural. Con base en esta información, ¿cuál de los siguientes es el diagnóstico más apropiado en este paciente?

A. Adenocarcinoma.
B. Tumor carcinoide.
C. Carcinoma de células grandes.
D. Carcinoma de células pequeñas.
E. Carcinoma de células escamosas.

12 Sistema urinario

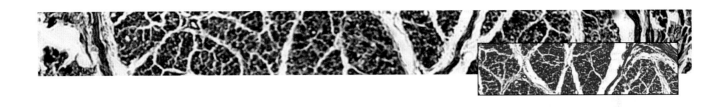

Introducción y conceptos clave del sistema urinario
Riñones
Uréteres
Vejiga urinaria
Uretra
Producción y drenaje de orina

Introducción y conceptos clave del sistema urinario

El **sistema urinario** está compuesto por dos **riñones**, dos **uréteres**, la **vejiga** y la **uretra**. Los *riñones* producen orina y los *uréteres* transportan la orina a la *vejiga*, que almacena de manera temporal y vacía la orina a través de la *uretra* hacia el exterior del cuerpo. El sistema urinario funciona para (1) filtrar la sangre y reabsorber los nutrientes; (2) controlar el equilibrio hídrico, iónico y salino del organismo; (3) mantener el equilibrio ácido-básico de la sangre; (4) excretar los desechos metabólicos (urea y ácido úrico), las toxinas y los componentes de los medicamentos; (5) segregar hormonas, como la renina y la eritropoyetina, y (6) producir calcitriol (una forma activa de la vitamina D) para ayudar al organismo a absorber el calcio de la dieta en la sangre.

Riñones

Los **riñones** son órganos con forma de frijol situados en la región abdominal posterior a cada lado de la columna vertebral. El riñón puede dividirse en la **corteza renal**, la **médula renal** y el **hilio**. La *corteza renal* está compuesta por corpúsculos renales y varios túbulos corticales, que incluyen los túbulos contorneados proximales y distales y los túbulos colectores corticales. La *médula* renal está situada en la profundidad de la corteza, y sus túbulos se extienden como **rayos medulares** en esta región. La médula comprende 10 a 18 pirámides renales; cada pirámide contiene **asas de Henle**, **conductos colectores** y **conductos papilares**. La proyección apical de una pirámide renal se denomina **papila renal**. Los conductos papilares vacían la orina en la punta de una papila renal sobre su superficie, que se denomina **área cribosa** (área perforada). Cada papila renal está rodeada por un espacio, el cáliz menor; varios cálices menores se unen para formar un cáliz mayor. Hay 2 o 3 cálices mayores por cada riñón. Los cálices mayores se unen para formar la pelvis renal, que canaliza la orina hacia el uréter. El *hilio* es la región en la parte medial del riñón donde la arteria renal, la vena renal y el uréter entran y salen del riñón. Desde el punto de vista funcional y estructural, el riñón puede dividirse en **nefrona** y **sistema colector**. La *nefrona* produce la orina. El *sis-*

tema colector ajusta la composición de la orina y la transporta a los cálices.

NEFRONA. Comprende un **corpúsculo renal**, un **túbulo contorneado proximal**, un **asa de Henle** y un **túbulo contorneado distal**.

El **corpúsculo renal** está compuesto por un **glomérulo** y una **cápsula de Bowman**. (1) Un *glomérulo* consiste en un nudo esférico de capilares, que es alimentado por una arteriola aferente y drenado por una arteriola eferente en el polo vascular. (2) La *cápsula de Bowman* consta de una **capa visceral** y una **capa parietal**. La *capa visceral* está compuesta por podocitos, que cubren los capilares de un glomérulo. Estas células tienen prolongaciones largas e interdigitadas y desempeñan un papel importante en la filtración de la sangre. Los tejidos intersticiales que rodean los capilares glomerulares contienen células denominadas **células mesangiales intraglomerulares**. La *capa parietal* de la cápsula de Bowman es una estructura esférica hueca revestida por un epitelio plano simple. El espacio entre las capas visceral y parietal de la cápsula de Bowman se denomina **espacio de Bowman**. La sangre fluye por los capilares glomerulares y su plasma es filtrado por la barrera de filtración glomerular (las láminas basales fusionadas de las células endoteliales y las proyecciones citoplásmicas de los podocitos); el filtrado se recoge en el espacio de Bowman. Así, el corpúsculo renal, en su conjunto, forma una unidad de filtración de la sangre, que permite que el agua, los desechos metabólicos, los iones y las moléculas pequeñas pasen a través de la pared capilar, pero impide que las células circulantes y las grandes proteínas plasmáticas salgan de la sangre.

Los **túbulos contorneados proximales** son tubos largos que siguen un curso serpenteante mientras drenan el filtrado de los corpúsculos renales hacia el asa de Henle. Cada uno está revestido por un epitelio cúbico simple con abundantes microvellosidades largas (borde en cepillo) que bordean la luz. Cada túbulo contorneado proximal se conecta a un corpúsculo renal en su **polo urinario**. Las células epiteliales un tanto grandes del túbulo contorneado proximal contienen muchas mitocondrias, que hacen que su citoplasma tenga un color acidófilo brillante (rosa). Los límites laterales entre las células se interdigitan, por lo que los límites entre las células adyacentes no son claros en la microscopia óptica. Sus microvellosidades largas parecen llenar gran parte del espacio dentro de la luz. Las características estructurales combinadas de los túbulos contorneados proximales contribuyen a sus funciones de transporte activo de iones y reabsorción de agua, glucosa, aminoácidos, proteínas y vitaminas del filtrado.

El **asa de Henle** es una continuación del túbulo contorneado proximal. Es una estructura en forma de U que incluye una **rama descendente** y una **rama ascendente**. La *rama descendente* está formada por una **rama descendente gruesa** (túbulo recto proximal) y una **rama descendente delgada** (segmento descendente delgado). La *rama ascendente* contiene una **rama ascendente delgada** (segmento ascendente delgado) y una **rama ascendente gruesa** (túbulo recto distal). El asa de Henle desempeña un papel crucial en la generación de un gradiente de concentración de sodio elevado en el intersticio de la médula renal. Esto permite que el agua se mueva de forma pasiva desde los conductos colectores hacia el intersticio. Algunos libros de texto de fisiología no incluyen la rama descendente gruesa (túbulo recto proximal) como parte del asa de Henle propiamente dicha porque no contribuye de forma significativa a su función fisiológica. Los túbulos rectos proximales tienen una estructura similar a la de los túbulos contorneados proximales. Los túbulos

de los segmentos delgados descendente y ascendente están revestidos por células planas y son similares entre sí desde el punto de vista estructural. La *rama descendente* es permeable al agua, al Cl⁻ y al Na⁺. Los túbulos de la rama descendente reabsorben agua y sales y reducen el volumen del filtrado que ha pasado por los túbulos contorneados proximales. La *rama ascendente* es muy activa de manera fisiológica. Es impermeable al agua y bombea Cl⁻ y Na⁺ de modo activo desde la luz hacia el intersticio medular.

Los **túbulos contorneados distales** están revestidos por células epiteliales cúbicas pequeñas y simples, que no tienen borde en cepillo. Pueden mostrar unas pocas microvellosidades cortas e irregulares en sus superficies apicales y pliegues de la membrana plasmática en su región basal a nivel de la microscopia electrónica (ME). Sus luces parecen más claras y anchas de los túbulos proximales. Los túbulos contorneados distales están situados en la corteza del riñón y están asociados en gran medida con los corpúsculos renales. En la unión entre los túbulos rectos distales y los túbulos contorneados, hay una importante estructura sensorial especializada, la **mácula densa**, que detecta y controla el contenido iónico y el volumen de agua del filtrado. La mácula densa se compone de células más largas y más compactas que otras células del túbulo distal. Esta porción del túbulo distal está situada entre las arteriolas aferentes y eferentes en el polo vascular del corpúsculo renal. Los túbulos contorneados distales eliminan Na⁺ y añaden K⁺ al filtrado si hay estimulación de aldosterona; también reabsorben iones de bicarbonato y secretan amonio para ajustar el equilibrio del pH. Los túbulos contorneados distales conectan los túbulos rectos distales (rama ascendente gruesa del asa de Henle) con los túbulos colectores. Los túbulos contorneados distales y rectos son similares entre sí de manera estructural, y se diferencian ante todo por su ubicación y recorrido.

SISTEMA COLECTOR. Está formado por **túbulos colectores corticales**, **conductos colectores** y **conductos papilares**. Los *túbulos colectores* son pequeños y están revestidos de células cúbicas. Están situados en la corteza renal, por lo que también se denominan **túbulos colectores corticales**. Drenan el filtrado de los túbulos contorneados distales hacia los **conductos colectores** de los rayos medulares, que, a su vez, drenan hacia conductos colectores más grandes en la médula. Los *conductos colectores* tienen luces más grandes que los túbulos colectores y están revestidos por células cúbicas o cilíndricas más largas. Tanto los túbulos colectores como los conductos colectores tienen un citoplasma claro y límites celulares bien definidos. Estos túbulos se vuelven muy permeables al agua bajo la influencia de la hormona antidiurética (ADH). Según los niveles de ADH, los túbulos difunden de forma pasiva un volumen variable de agua desde sus luces hacia el intersticio medular, lo que aumenta la concentración de orina. Los conductos colectores son los últimos componentes del riñón que procesan y determinan la composición final de la orina. Los *conductos papilares*, también llamados **conductos de Bellini**, son la continuación de los conductos colectores. Se encuentran en la papila de la médula renal. Varios conductos colectores se unen en un único conducto papilar, que vacía la orina en el cáliz menor en la punta de la papila renal.

SUMINISTRO VASCULAR AL RIÑÓN. Proviene de la arteria renal, que entra en el riñón en el hilio; las ramas segmentarias de la arteria renal dan lugar a las **arterias interlobulares**. Estas atraviesan las columnas renales entre las pirámides renales y dan lugar a las **arterias arciformes**, que discurren a lo largo de la unión entre la corteza y la médula del riñón y dan lugar a las **arterias interlobulillares**, que se extienden hacia la corteza para abastecer las **arteriolas aferentes**

de los corpúsculos renales. Cada arteriola aferente abastece a un glomérulo de capilares, cuya sangre es drenada por una **arteriola eferente** en el **polo vascular**. Las arteriolas eferentes de los corpúsculos de la corteza externa alimentan la **red capilar peritubular**, que abastece al tejido cortical que rodea a los túbulos corticales. Estos capilares peritubulares permiten el intercambio de gases y materiales y también reciben el líquido intersticial renal, que se reabsorbe fuera de los túbulos y vuelve al lecho vascular. Las vénulas llevan la sangre a las **venas interlobulillares** y a las **venas arciformes** de la unión corticomedular renal. Las arteriolas eferentes de los corpúsculos más profundos (yuxtamedulares) se extienden hasta la médula, donde forman unos capilares llamados **vasos rectos (vasa recta)**, que reciben el líquido intersticial (reabsorbido del filtrado) en la médula y lo devuelven a la circulación. Los vasos rectos tienen un recorrido en forma de horquilla en la médula que sigue el asa de Henle. Vuelven a la unión corticomedular para unirse a las venas interlobulillares y luego drenan en las venas arciformes. Las venas arciformes drenan la sangre hacia las venas interlobulares, que luego se fusionan para formar las ramas de las venas renales segmentarias, que a su vez se fusionan al final con la vena renal.

Uréteres

Los dos **uréteres** se encuentran en el tejido conjuntivo extraperitoneal, situados de modo lateral a cada lado de la columna vertebral. Los uréteres son túbulos largos y un tanto pequeños revestidos de **epitelio transicional** y rodeados por una fina capa de músculo liso y tejido conjuntivo. En la parte superior drenan la **pelvis renal** en forma de embudo, y en la inferior se vacían en la vejiga para penetrar en su pared posterior. Los uréteres tienen una pared mucho más fina que la de la vejiga. Como la mayoría de los órganos tubulares, la pared del uréter está compuesta por varias capas de tejidos: **mucosa, muscular** y **adventicia**.

Vejiga urinaria

La **vejiga urinaria**, órgano distensible en forma de saco situado en la cavidad pélvica, almacena la orina de forma temporal. La pared de la vejiga tiene tres aberturas, dos de ellas para la entrada de los uréteres y una para vaciar la orina en la uretra. Al igual que el uréter, la pared de la vejiga urinaria está formada por capas **mucosas, musculares** y **adventicias**, pero es mucho más gruesa, ya que tiene tres capas importantes de músculo liso en la muscular. (1) La *mucosa* está formada por un revestimiento de epitelio transicional y una capa de tejido conjuntivo (lámina propia) que contiene vasos sanguíneos y fibras nerviosas. (2) La *muscular* contiene las tres capas de músculo liso: músculo liso longitudinal interno, músculo liso circular medio y músculo liso longitudinal externo. La muscular se contrae en diferentes direcciones para permitir que la vejiga urinaria vacíe la orina. (3) La *porción externa* de la vejiga está protegida tanto por una **serosa** como por una **adventicia**, según se proyecte hacia la cavidad peritoneal. La superficie superior de la vejiga está cubierta por la *serosa*, que es una capa de tejido conjuntivo cubierta por mesotelio; la superficie inferior está cubierta por la *adventicia*, que es una capa de tejido conjuntivo sin cubierta mesotelial.

Uretra

La **uretra** es diferente en el hombre y en la mujer desde el punto de vista estructural. El extremo proximal de la *uretra masculina* está rodeado por un esfínter uretral interno (músculo liso) que funciona sobre todo para evitar que los fluidos seminales entren en la vejiga durante la eyaculación. La uretra masculina tiene unos 20 cm de longitud y está compuesta por tres segmentos: la **uretra prostática**, la **membranosa** y la **peneana** (**esponjosa**). La *porción prostática* está rodeada por la glándula prostática y está revestida por un epitelio transicional. La *porción membranosa* es un segmento corto rodeado por el músculo esquelético del esfínter externo (diafragma urogenital) y está revestida por epitelio cilíndrico seudoestratificado. La *uretra peneana* (*esponjosa*; también llamada **uretra cavernosa**) está rodeada por el cuerpo esponjoso del pene, y su revestimiento epitelial pasa de ser cilíndrico seudoestratificado a plano estratificado. En esta región hay muchas glándulas mucosas pequeñas, llamadas **glándulas de Littré**, que secretan moco para recubrir y proteger el revestimiento de la uretra.

La *uretra femenina* es corta, de unos 4 a 5 cm. Está revestida sobre todo por epitelio plano estratificado y, en algunos lugares, puede tener parches de epitelio cilíndrico seudoestratificado. Las glándulas de Littré también están presentes en la uretra femenina. El extremo proximal de la uretra femenina está rodeado de músculo esquelético (esfínter externo) donde penetra en el diafragma urogenital. El músculo del esfínter externo, tanto en el hombre como en la mujer, está inervado por los nervios pudendos; su función es controlar la retención o la salida de la orina de la vejiga urinaria a través de la uretra y ayuda a mantener la continencia urinaria. La mujer no tiene un esfínter interno.

Producción y drenaje de orina

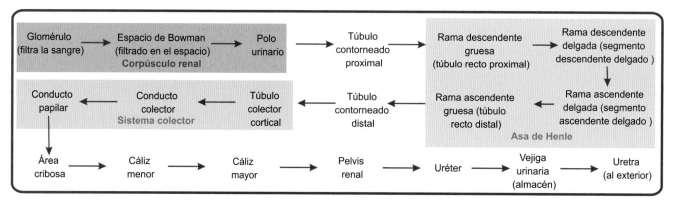

Sistema urinario

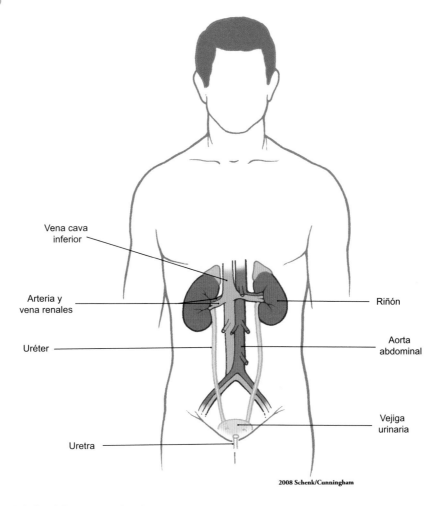

Vena cava
inferior

Arteria y
vena renales

Uréter

Uretra

Riñón

Aorta
abdominal

Vejiga
urinaria

2008 Schenk/Cunningham

Figura 12-1. Generalidades del sistema urinario.

El **sistema urinario** desempeña un papel importante en la eliminación de los desechos metabólicos y las toxinas del organismo; en el control del equilibrio hídrico e iónico y en la regulación de la presión arterial; en el mantenimiento del equilibrio ácido-básico (pH) de la sangre, y en la reabsorción y conservación de nutrientes. El sistema urinario logra estos objetivos al filtrar la sangre y producir orina. El complejo sistema de túbulos del riñón ayuda a reabsorber y reajustar el contenido de agua e iones y a excretar la orina. El sistema urinario consta de dos **riñones**, dos **uréteres**, la **vejiga urinaria** y la **uretra**. Los **riñones** son los órganos que producen la orina y cumplen las funciones esenciales antes mencionadas. Una vez producida la orina, esta pasa a través de los uréteres a la vejiga para su almacenamiento temporal, y por último sale del cuerpo a través de la uretra.

Estructuras del riñón

Estructura general del riñón:

I. **Corteza renal**
    A. Corpúsculos renales
    B. Túbulos contorneados proximales
    C. Túbulos contorneados distales
    D. Túbulos colectores corticales

II. **Médula renal (pirámides renales)**
    A. Médula externa
    B. Médula interna
    C. Papilas renales

III. **Hilio renal**
    A. Cáliz menor
    B. Cáliz mayor
    C. Pelvis renal

Unidad funcional e histológica del riñón:

I. **Nefrona**
    A. Corpúsculo renal
    B. Túbulo contorneado proximal
    C. Asa de Henle
       1. Rama descendente
          a. Rama gruesa descendente (túbulo recto proximal)
          b. Rama delgada descendente (segmento delgado descendente)
       2. Rama ascendente
          a. Rama delgada ascendente (segmento delgado ascendente)
          b. Rama gruesa ascendente (túbulo recto distal)
    D. Túbulos contorneados distales

II. **Sistema colector**
    A. Túbulo colector cortical
    B. Conductos colectores
    C. Conductos papilares

Anatomía del riñón

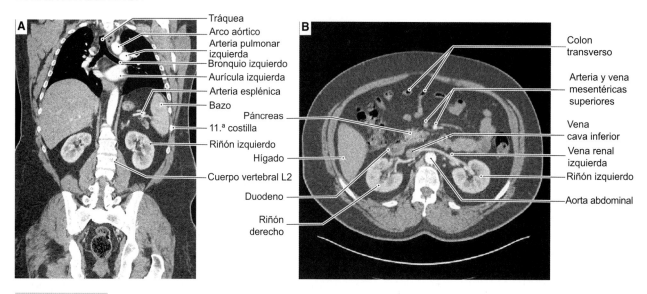

A

- Tráquea
- Arco aórtico
- Arteria pulmonar izquierda
- Bronquio izquierdo
- Aurícula izquierda
- Arteria esplénica
- Bazo
- Páncreas
- 11.ª costilla
- Riñón izquierdo
- Hígado
- Cuerpo vertebral L2
- Duodeno
- Riñón derecho

B

- Colon transverso
- Arteria y vena mesentéricas superiores
- Vena cava inferior
- Vena renal izquierda
- Riñón izquierdo
- Aorta abdominal

Figura 12-2A,B. Riñón. Angiografía por tomografía computarizada, vista coronal (*izquierda*), vista transversal o axial (*derecha*).

Los riñones son dos órganos en forma de "frijol" que se encuentran a ambos lados de la columna vertebral en el **espacio retroperitoneal**. Se hallan entre la 11ª costilla y el 2.º nivel lumbar de las vértebras. En los adultos, el tamaño medio de los riñones es de unos 10 a 13 cm de largo, 5 a 7.5 cm de ancho y 3 a 4 cm de grosor. Los riñones son órganos importantes que regulan el líquido en el cuerpo al filtrar el plasma y eliminar las impurezas de la sangre. Reciben un abundante suministro de sangre de las arterias renales, que se ramifican en la **aorta abdominal**. Las **venas renales** drenan en la **vena cava inferior**. El líquido filtrado y los productos de desecho entran en la **pelvis renal**, fluyen a través de los **uréteres** hasta la **vejiga urinaria** y salen del cuerpo en forma de orina. Muchas enfermedades pueden afectar a los riñones, como los **cálculos renales** y los **quistes renales**. La deshidratación grave, la sepsis y la hemorragia pueden provocar cambios en la presión arterial y en la circulación sanguínea y conducir a una **perfusión renal** inadecuada y a la **insuficiencia renal**.

Los quistes renales pueden ser **congénitos o adquiridos**. Las **enfermedades renales quísticas congénitas** incluyen, entre otras, la **displasia renal multiquística**, la **poliquistosis renal autosómica dominante** (adultos) y la **poliquistosis renal autosómica recesiva** (niños). Las **enfermedades renales quísticas adquiridas** incluyen los **quistes simples** y la **enfermedad renal quística asociada con la diálisis**. La **displasia renal multiquística** puede ser unilateral o bilateral, y se caracteriza por quistes de tamaño variable que dan al riñón un aspecto irregular. Desde el punto de vista histológico, el riñón afectado muestra quistes, mesénquima y cartílago con una disposición irregular de nefronas y túbulos. La **poliquistosis renal autosómica dominante** (en adultos) se caracteriza por múltiples quistes que afectan a ambos riñones debido a mutaciones en los genes *PKD1* o *PKD2*. Los riñones pueden crecer hasta alcanzar proporciones masivas mientras los pacientes desarrollan una insuficiencia renal gradual. Es importante destacar que los individuos afectados corren el riesgo de sufrir manifestaciones extrarrenales, como **aneurismas cerebrales** en el círculo de Willis que pueden provocar una hemorragia subaracnoidea en potencia mortal en caso de rotura.

CORRELACIÓN CLÍNICA

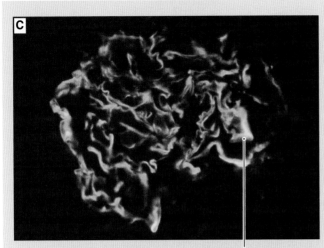

Inmunofluorescencia para IgG que muestra un patrón lineal debido a los anticuerpos contra el colágeno tipo IV en las membranas basales de los capilares glomerulares

Figura 12-2C. **Síndrome de Goodpasture.** Inmunofluorescencia para IgG, ×400

El **síndrome de Goodpasture**, también llamado **enfermedad de la membrana basal antiglomerular** (**enfermedad anti-GMB** [del inglés *glomerular basement membrane*]), afecta a los riñones y los pulmones. Es poco frecuente y se caracteriza por la presencia de anticuerpos circulantes contra dominios de **colágeno tipo IV** en las **membranas basales renales** y **alveolares**. Es más común en poblaciones caucásicas y suele mostrar una distribución bimodal con individuos de entre 30 y 60 años de edad. La etiología del síndrome es incierta, pero tiende a producirse con mayor frecuencia en personas con susceptibilidad genética y un desencadenante ambiental posterior, como fumar tabaco, la exposición a hidrocarburos y las infecciones. Los pacientes pueden presentar **síntomas renales** y **pulmonares simultáneos**, como en este caso. La **insuficiencia renal** puede tener un curso progresivo rápido. La biopsia renal suele mostrar **semilunas celulares glomerulares** con **depósitos lineales de IgG** en los **capilares glomerulares** en los estudios de inmunofluorescencia.

Suministro renal y vascular

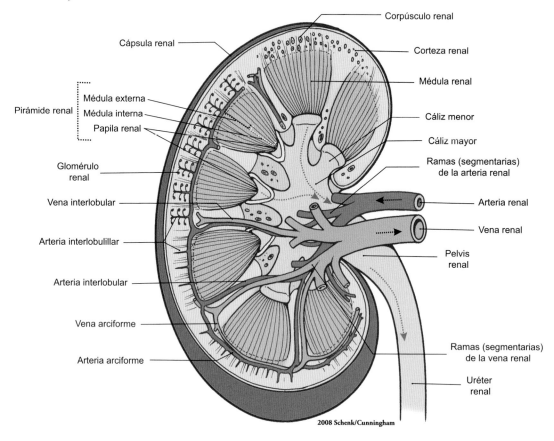

Corpúsculo renal

Cápsula renal

Corteza renal

Médula renal

Pirámide renal

Médula externa

Médula interna

Papila renal

Cáliz menor

Cáliz mayor

Glomérulo
renal

Ramas (segmentarias)
de la arteria renal

Vena interlobular

Arteria renal

Arteria interlobulillar

Vena renal

Arteria interlobular

Pelvis
renal

Vena arciforme

Ramas (segmentarias)
de la vena renal

Arteria arciforme

Uréter
renal

2008 Schenk/Cunningham

Figura 12-3. Generalidades del riñón.

El riñón puede dividirse en tres regiones: la **corteza renal**, la **médula renal** y el **hilio**. La *corteza renal* está compuesta por los **corpúsculos renales**, los **túbulos contorneados proximales** y **distales**, los **túbulos colectores corticales** y los vasos sanguíneos que irrigan la corteza renal. La *médula renal* está formada por **pirámides renales**. Las pirámides renales pueden dividirse en tres zonas: la **médula externa**, la **médula interna** y las **papilas renales**. La médula renal se compone de varios tipos de túbulos orientados en paralelo: la **rama descendente del asa de Henle** (ramas descendentes gruesa y delgada), la **rama ascendente del asa de Henle** (ramas ascendentes delgada y gruesa), los **túbulos colectores corticales**, los **conductos colectores** y los **conductos papilares**. Los conductos papilares drenan la orina hacia los **cálices menores** y luego hacia los **cálices mayores**; los cálices mayores se unen a la **pelvis renal**, que drena la orina hacia el **uréter renal**. Los vasos sanguíneos que irrigan los riñones incluyen la **arteria** y la **vena renales**, ramas de la arteria y la vena renales (**arterias** y **venas segmentarias**), arterias y venas interlobulares, arterias y venas arciformes, arterias y venas interlobulillares y arterias aferentes y eferentes. La microvasculatura está formada por los **glomérulos** del **corpúsculo renal**, los capilares peritubulares y los vasos rectos.

Suministro vascular del riñón

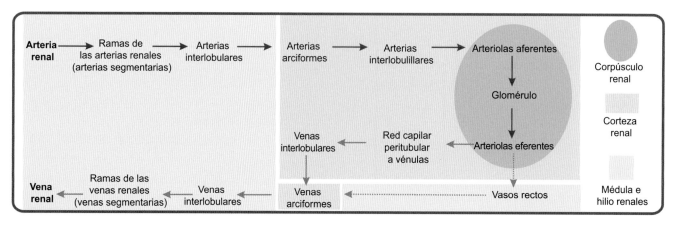

Arteria renal → Ramas de las arterias renales (arterias segmentarias) → Arterias interlobulares → Arterias arciformes → Arterias interlobulillares → Arteriolas aferentes → Glomérulo → Arteriolas eferentes

Red capilar peritubular a vénulas → Venas interlobulares

Vasos rectos

Vena renal ← Ramas de las venas renales (venas segmentarias) ← Venas interlobulares ← Venas arciformes

Corpúsculo renal

Corteza renal

Médula e hilio renales

Orientación de figuras e imágenes

Corteza y médula renales, riñón. H&E, ×11

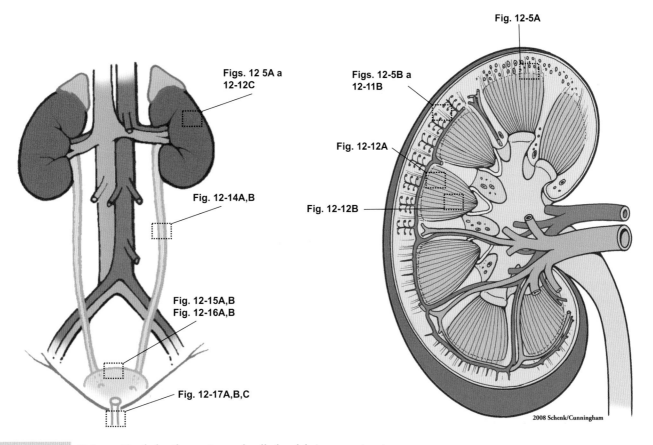

Figura 12-4. Orientación de las ilustraciones detalladas del sistema urinario.

Estructuras del sistema urinario con números de figura

Riñón

Corteza y médula renales
Figura 12-5A
Figura 12-5B
Figura 12-5C

Corpúsculos renales
Figura 12-6A
Figura 12-6B

Glomérulo y barrera de filtración
Figura 12-7A
Figura 12-7B
Figura 12-8

Rayo medular y túbulos urinarios
Figura 12-9A
Figura 12-9B

Túbulos proximales
Figura 12-10A
Figura 12-10B

Túbulos distales
Figura 12-11A
Figura 12-11B

Túbulos medulares
Figura 12-12A
Figura 12-12B
Figura 12-12C
Figura 12-12D
Figura 12-13A

Uréter
Figura 12-14A
Figura 12-14B
Figura 12-14C

Vejiga urinaria
Figura 12-15A
Figura 12-15B
Figura 12-15C
Figura 12-16A
Figura 12-16B

Uretras masculina y femenina
Figura 12-17A
Figura 12-17B
Figura 12-17C

CORTEZA Y MÉDULA RENALES

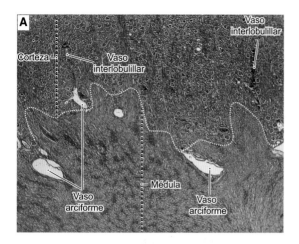

Figura 12-5A. Corteza y médula renales, riñón. H&E, ×11

Esta sección muestra la **corteza renal** y la **médula**. La *línea blanca discontinua* indica la unión entre la corteza y la médula. La diferencia de aspecto entre la corteza y la médula se debe a la disposición de los **túbulos urinarios (nefronas y conductos colectores)**. La *corteza renal* se tiñe de un tono más oscuro que la médula renal. Hay numerosos corpúsculos renales y varios túbulos contorneados en la región de la corteza. Tanto la corteza como la médula tienen un abundante suministro de sangre. Los vasos arciformes (arterias y venas) son visibles en el borde de la **unión corticomedular**. Los **vasos interlobulillares** (arterias y venas) nacen de los **vasos arciformes** y se dirigen hacia arriba (arterias) o hacia abajo (venas) en la corteza renal. La *médula renal* se compone de 10 a 18 pirámides renales. Cada pirámide contiene numerosos túbulos medulares (**asas de Henle, conductos colectores y conductos papilares**). Cada conducto papilar se abre en la superficie de la papila renal (llamada **área cribosa**), donde vacía la orina en el cáliz menor. La médula renal puede dividirse en zonas internas y externas en función de las diferencias en los tipos de túbulos que residen en ambas regiones.

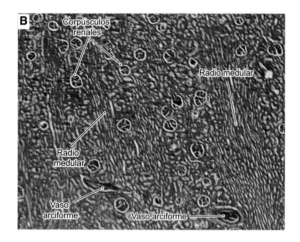

Figura 12-5B. Corteza renal, riñón. H&E, ×32

La **corteza renal** está compuesta por los **corpúsculos renales**, los **túbulos contorneados proximales** y **distales** y los **túbulos colectores corticales**. Los corpúsculos renales parecen pequeñas bolas intercaladas entre una maraña de túbulos (**laberinto cortical**) en la región de la corteza. El laberinto cortical (con sus corpúsculos) está subdividido en columnas por grupos de túbulos paralelos llamados **rayos medulares**. Los rayos medulares pertenecen a la médula renal, pero se extienden a la región de la corteza. La corteza renal contiene varios túbulos contorneados y está irrigada por las **arterias interlobulillares**, que dan lugar a las arterias aferentes. Las arteriolas aferentes irrigan los glomérulos de los corpúsculos renales; la sangre sale de los glomérulos a través de las **arteriolas eferentes**. Los túbulos corticales son abastecidos por una red capilar peritubular, que surge de las arteriolas eferentes que salen de los corpúsculos renales situados en la corteza externa. La médula renal es abastecida por los **vasos rectos**, que surgen de las arterias eferentes que salen de los corpúsculos renales en la corteza interna (yuxtamedular). Los vasos rectos siguen el asa de Henle hacia la médula y vuelven a la corteza. Tanto los **capilares peritubulares** como los **vasos rectos** convergen en la **vena interlobulillar** y luego drenan en la **vena arciforme** en la unión corticomedular.

CORRELACIÓN CLÍNICA

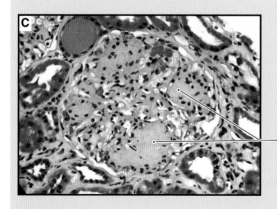

Figura 12-5C. Trastornos glomerulares: nefropatía diabética. H&E, ×216

La **nefropatía diabética**, una complicación tanto de la diabetes mellitus tipo 1 como de la tipo 2, puede provocar una insuficiencia renal crónica y es la principal causa de enfermedad renal terminal en Estados Unidos y otros países occidentales. Los principales cambios histológicos de los glomérulos en la nefropatía diabética son el **engrosamiento de la membrana basal glomerular**, la **glomeruloesclerosis difusa** y la **glomeruloesclerosis nodular**, también llamada **enfermedad de Kimmelstiel-Wilson**. A medida que la enfermedad avanza, pueden aparecer edemas (hinchazón), hipertensión, orina espumosa, fatiga, dolor de cabeza, además de náusea y vómito. Un control estricto de los valores de glucosa en sangre suele retrasar la aparición de la enfermedad. El tratamiento incluye la diálisis y el trasplante renal. La figura muestra un glomérulo renal con glomeruloesclerosis nodular, o enfermedad de Kimmelstiel-Wilson.

CORPÚSCULO RENAL

A

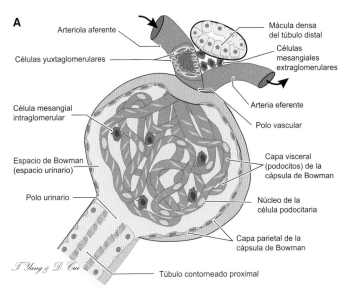

Arteriola aferente

Células yuxtaglomerulares

Célula mesangial intraglomerular

Espacio de Bowman (espacio urinario)

Polo urinario

Mácula densa del túbulo distal

Células mesangiales extraglomerulares

Arteria eferente

Polo vascular

Capa visceral (podocitos) de la cápsula de Bowman

Núcleo de la célula podocitaria

Capa parietal de la cápsula de Bowman

T. Yang & D. Cui

Túbulo contorneado proximal

Figura 12-6A. Corpúsculo renal, corteza renal.

El **corpúsculo renal** es el lugar de filtración de la sangre y la producción inicial de orina. Los principales componentes del corpúsculo renal son una trama capilar llamada **glomérulo** y un saco circundante, la **cápsula de Bowman**. La zona del corpúsculo renal por la que las arteriolas entran y salen del glomérulo se denomina **polo vascular**. Las superficies de los capilares del glomérulo están cubiertas por podocitos, que constituyen la **capa visceral** de la cápsula de Bowman. La pared externa del corpúsculo renal es un epitelio plano simple denominado **capa parietal** de la cápsula de Bowman. El líquido se filtra desde la sangre en los capilares glomerulares hacia el espacio entre las dos capas, el **espacio de Bowman**. El líquido sale a través del **polo urinario** para entrar en el **túbulo contorneado proximal**. En el tejido intersticial entre los capilares glomerulares hay células fagocíticas llamadas **células mesangiales** (o **células mesangiales intraglomerulares**). Células similares se denominan **células mesangiales extraglomerulares** cuando se localizan en el polo vascular del corpúsculo. Las **células yuxtaglomerulares** de las paredes de las arteriolas aferentes son células musculares lisas modificadas que secretan **renina** para regular la presión arterial. La **mácula densa** del túbulo distal está situada entre las arterias aferentes y las eferentes.

B

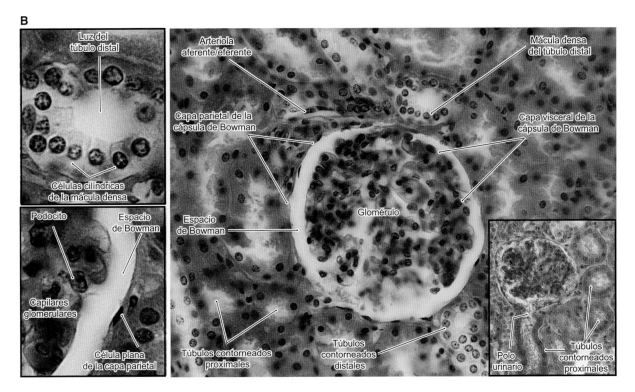

Luz del túbulo distal

Células cilíndricas de la mácula densa

Podocito

Espacio de Bowman

Capilares glomerulares

Célula plana de la capa parietal

Arteriola aferente/eferente

Capa parietal de la cápsula de Bowman

Espacio de Bowman

Túbulos contorneados proximales

Túbulos contorneados distales

Mácula densa del túbulo distal

Capa visceral de la cápsula de Bowman

Glomérulo

Polo urinario

Túbulos contorneados proximales

Figura 12-6B. Corpúsculo renal, glomérulo y cápsula de Bowman. H&E, ×402; *recuadros (izquierda)* ×921; *recuadros (derecha inferior)* ×183

En la figura se muestra un **glomérulo** alojado dentro de la **cápsula de Bowman**. El espacio más claro entre estas dos estructuras es el **espacio de Bowman**. El *pequeño recuadro superior izquierdo* muestra la **mácula densa**, una hilera de células cilíndricas densamente empaquetadas. Se trata de una estructura sensorial especial del túbulo distal que pasa cerca de las arteriolas aferentes y eferentes en el polo vascular. La mácula densa desempeña un papel en el control del contenido iónico y del volumen del filtrado. El *pequeño recuadro inferior izquierdo* muestra el espacio de Bowman entre el glomérulo y la capa parietal de la cápsula de Bowman. El *recuadro inferior derecho* muestra el **polo urinario**.

GLOMÉRULO Y BARRERA DE FILTRACIÓN

A

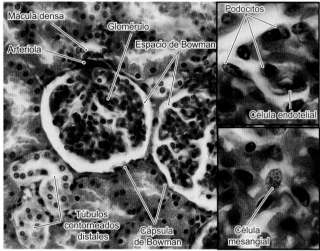

Figura 12-7A.   Glomérulo, corteza renal. H&E, ×310; *recuadros* ×841

Cada **glomérulo** está formado por una trama capilar que es alimentada por la **arteriola aferente** y drena en la **arteriola eferente**. La presión en el glomérulo debida a la resistencia de la arteria eferente proporciona la fuerza para la filtración en el **espacio de Bowman**. Los capilares glomerulares son capilares fenestrados revestidos por células endoteliales con huecos (**fenestras**) que carecen de los habituales diafragmas. Estos capilares están cubiertos por proyecciones citoplásmicas de **podocitos**. Las células endoteliales, la lámina basal y los podocitos se combinan para formar una **barrera de filtración glomerular**. Las células mesangiales intraglomerulares dentro del glomérulo proporcionan un soporte estructural, además de la fagocitosis de desechos y moléculas grandes, lo que evita que el material se acumule en la barrera de filtración. También tienen capacidad contráctil, lo que puede servir para regular el flujo sanguíneo glomerular.

B

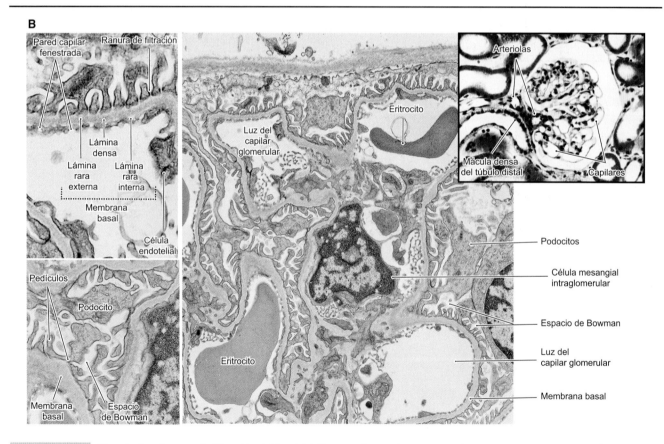

Figura 12-7B.   Glomérulo y barrera de filtración. ME, ×16 667; *recuadros, inferior izquierdo* ×29 206; *superior izquierdo* ×41 818; *superior derecho* (color), H&E × 219

La parte central de un corpúsculo renal está compuesta por un lecho de capilares, el **glomérulo,** y las células y estructuras asociadas con el glomérulo. Además de las células endoteliales de los capilares hay otros dos tipos de células, los **podocitos** y las **células mesangiales intraglomerulares.** Las células endoteliales de los capilares glomerulares fenestrados coproducen y comparten una lámina basal común con las **proyecciones citoplásmicas de los podocitos** terminales (**pedículos, pedúnculos**) que los recubren. A medida que la sangre fluye por los capilares, se forma un filtrado de plasma que atraviesa varias capas (fenestraciones del capilar, lámina basal tricapa y hendiduras de filtración entre los podocitos) para entrar en el **espacio de Bowman** (espacio urinario). Las **células mesangiales intraglomerulares,** alojadas entre los podocitos y las células endoteliales, cumplen una función de mantenimiento que no se conoce bien. El *recuadro superior izquierdo* muestra la **membrana basal** del glomérulo, los **pedículos** (proyecciones citoplásmicas de los podocitos) y el citoplasma de la **célula endotelial,** que juntos forman una **barrera de filtración** que permite el paso selectivo de agua, iones y moléculas pequeñas, pero no de moléculas grandes y células sanguíneas. El *recuadro inferior izquierdo* muestra los procesos pediculares (pedúnculos) del *podocito* en reposo en la **membrana basal** del glomérulo. El *recuadro superior derecho a color* indica las arteriolas aferentes y eferentes.

GLOMÉRULO Y PODOCITO

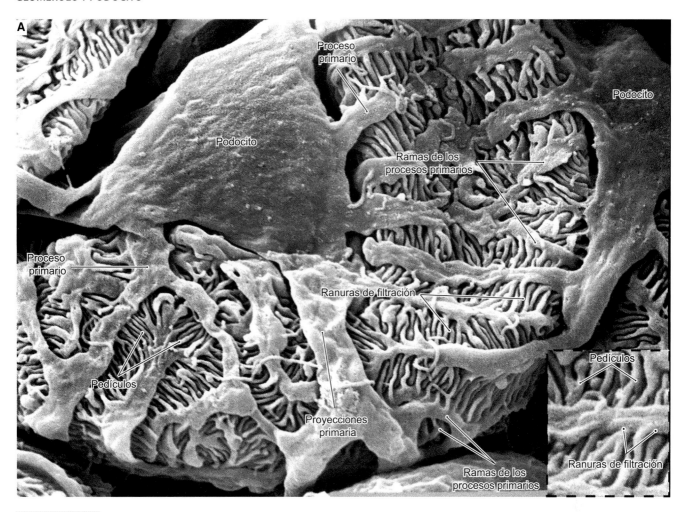

Figura 12-8A. Glomérulo y podocito. MEB, ×9 677

Esta imagen de microscopia electrónica de barrido (MEB) muestra que la superficie del **glomérulo** está cubierta en su totalidad por **podocitos** y sus **proyecciones citoplásmicas.** Cada **podocito** está compuesto por un cuerpo celular (con núcleo) y varias **proyecciones citoplásmicas.** Las pequeñas ramas terminales que cubren los capilares se denominan **procesos pediculares (pedúnculos)** o **pedículos.** Los pedículos de dos podocitos se interdigitan entre sí. Los huecos entre los pedículos adyacentes se denominan **hendiduras de filtración,** que se unen mediante los **diafragmas de la hendidura de filtración.** El núcleo interno de los pedículos está sostenido por filamentos de actina. El núcleo interno de los procesos primarios está sostenido sobre todo por microtúbulos y filamentos intermedios. Los podocitos y su disposición única son componentes importantes para establecer la barrera de filtración glomerular.

CORRELACIÓN CLÍNICA

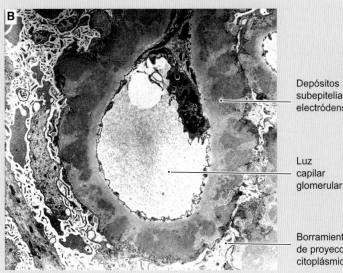

Depósitos
subepiteliales
electródensos

Luz
capilar
glomerular

Borramiento
de proyecciones
citoplásmicas

Figura 12-8B. Glomerulonefritis membranosa.
TEM, ×16 000

La **glomerulonefritis membranosa**, también llamada **glomerulopatía membranosa** o **nefropatía membranosa**, es un tipo de glomerulonefritis que se caracteriza por la acumulación de **depósitos de inmunocomplejos** en la cara externa de la **membrana basal glomerular**. Los inmunocomplejos depositados provocan una reacción inmunológica y un **engrosamiento de la membrana basal**. Esta enfermedad es la causa más común del **síndrome nefrótico** de inicio en la edad adulta. Esta fotomicrografía electrónica muestra el engrosamiento de la membrana basal capilar glomerular con **depósitos densos subepiteliales** formados por complejos inmunes. Además, las proyecciones citoplásmicas de los podocitos muestran un borrado difuso.

RADIO MEDULAR Y SISTEMA COLECTOR

A

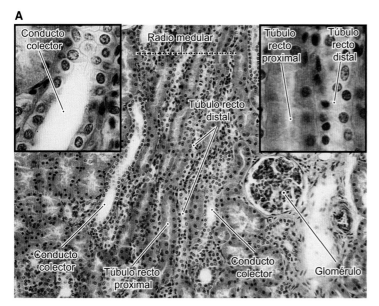

Figura 12-9A. Rayo medular, corteza renal. H&E, ×142; *recuadros* ×448

Cada **rayo medular** está compuesto por **túbulos rectos proximales**, **túbulos rectos distales** y **conductos colectores**. Estos túbulos corren paralelos entre sí dentro de un rayo medular, que separa los glomérulos en grupos. Aunque los rayos medulares se encuentran en la región de la corteza renal, son una extensión de la médula renal. Los *túbulos rectos proximales* están revestidos por células cúbicas con citoplasma acidófilo y microvellosidades largas. Los *túbulos rectos distales* y los *conductos colectores* están revestidos por células cúbicas con citoplasma claro. Sin embargo, los conductos colectores tienen una luz mayor y unos bordes celulares más definidos que los túbulos rectos distales. Los túbulos rectos proximales transportan el filtrado de los túbulos contorneados proximales a los túbulos del segmento delgado. Los túbulos rectos distales transportan el filtrado a los túbulos contorneados distales, desde donde drenan a los túbulos y conductos colectores (véase más adelante).

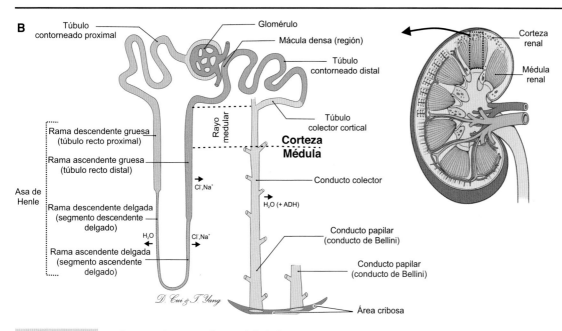

Figura 12-9B. Nefrona y sistema colector del riñón.

El riñón está compuesto por **nefronas** y un **sistema colector**. Cada *nefrona* comprende un **corpúsculo renal**, un **túbulo contorneado proximal**, un **asa de Henle** y un **túbulo contorneado distal**. El *asa de Henle*, en forma de U, conecta los *túbulos contorneados proximales* con los *distales*. El asa de Henle crea una alta concentración de solutos en el intersticio de la médula, que es esencial para controlar la concentración de orina. El *sistema colector* (*amarillo*) incluye los **túbulos colectores corticales**, los **conductos colectores** y los **conductos papilares**. Las *líneas discontinuas* indican la unión entre la corteza y la médula y la región del rayo medular en la corteza. Cuando la presión sanguínea en los capilares glomerulares está dentro de ciertos límites, el agua y algunos solutos del plasma sanguíneo son forzados a atravesar la **barrera de filtración** hacia el **espacio de Bowman** y luego hacia los **túbulos contorneados proximales**. La mayor parte de la glucosa y los aminoácidos y un gran volumen de agua y sal son reabsorbidos por los **túbulos contorneados proximales** y los **túbulos rectos** antes de que el filtrado entre en el segmento descendente delgado del **asa de Henle**. El segmento descendente delgado es altamente permeable al agua y menos permeable a la sal, por lo que el agua pasa de la luz al intersticio de la médula y vuelve a la circulación sanguínea a través de los vasos rectos. La rama ascendente delgada es impermeable al agua pero permeable a la sal, y el segmento ascendente grueso, que también es impermeable al agua, bombea de forma activa la sal al intersticio. Como resultado, la concentración de solutos aumenta hasta unas cuatro veces la cantidad normal en el intersticio de la médula profunda. Este entorno hiperosmótico impulsa el movimiento de agua desde las luces de los conductos colectores, lo que aumenta la concentración de la orina. La permeabilidad al agua en los túbulos colectores corticales y en los conductos colectores (y, por lo tanto, la concentración final de la orina) está controlada por el nivel de **ADH** liberado por la glándula hipófisis. La reabsorción de varios iones por el túbulo contorneado distal está controlada por hormonas, sobre todo la **aldosterona**. La orina final es recogida por los conductos papilares y vaciada en el **área cribosa** en el cáliz menor.

TÚBULOS PROXIMALES

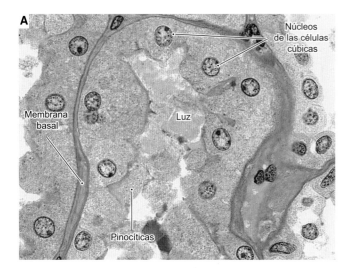

Figura 12-10A. Túbulos proximales, corteza renal. H&E, ×754

Tanto los **túbulos contorneados proximales** como los **túbulos rectos** tienen una estructura y función similares. Están revestidos por grandes **células cuboidales acidófilas** con **bordes en cepillo** formados por numerosas **microvellosidades largas**. El borde en cepillo se extiende hacia la **luz**, lo que, junto con los cambios *postmortem*, hace que la luz parezca más pequeño y lleno de material acidófilo (**borde en cepillo** y **glucocáliz**). Los túbulos proximales tienen una importante función de reabsorción. Alrededor de 65% del agua y el sodio y más de 90% de la glucosa, los aminoácidos y el bicarbonato son reabsorbidos por los túbulos contorneados proximales, que se encuentran en el laberinto cortical y están conectados al corpúsculo renal en el polo urinario. Los túbulos rectos proximales forman parte del asa de Henle.

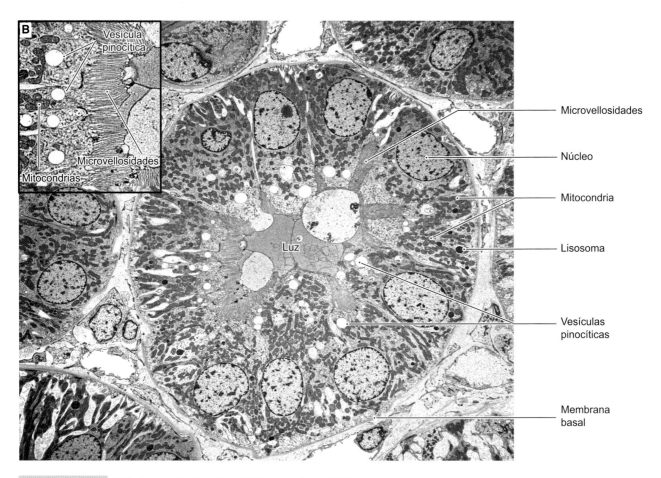

Figura 12-10B. Túbulo proximal. ME, ×4 606; *recuadro* ×9 208

Esta es una sección transversal de un **túbulo proximal**. Está revestido por células cúbicas y cilíndricas bajas con **microvellosidades** apicales que forman un **borde en cepillo**, una característica que se asocia con la función de reabsorción. Las numerosas **mitocondrias** están más concentradas en la superficie basolateral, donde apoyan las necesidades energéticas de las bombas de sodio situadas en el plasmalema expandido. Las regiones apicales de las células contienen **vesículas pinocíticas**, que reflejan la captación de proteínas que evadieron la barrera de filtración en el corpúsculo renal y pasaron al filtrado. El *recuadro* muestra microvellosidades largas y vesículas pinocíticas en la superficie apical de las células.

TÚBULOS DISTALES

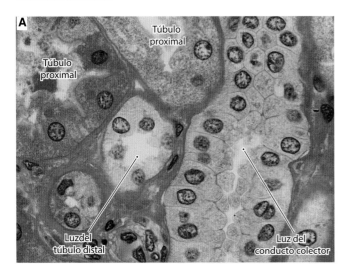

Figura 12-11A. Túbulos distales. H&E, ×739

Los **túbulos distales** están revestidos por pequeñas células cúbicas con un citoplasma débilmente eosinófilo o claro. Los límites laterales entre las células no son tan distinguibles como los del conducto colector. Los túbulos contorneados distales y los túbulos rectos tienen una estructura similar. El túbulo recto distal sale del rayo medular y se acerca al polo vascular del corpúsculo renal de la misma nefrona a la que pertenece el túbulo distal. Cuando el túbulo distal pasa junto a las arteriolas aferentes y eferentes, parte de su pared se modifica como una estructura sensorial, la **mácula densa**, que controla el contenido iónico y el volumen de agua del filtrado. Se considera que la mácula densa marca la transición del túbulo recto distal al túbulo contorneado distal. Esta figura muestra los túbulos contorneados distales en la corteza renal. Los túbulos distales funcionan ante todo para eliminar sodio y añadir iones de potasio al filtrado cuando son estimulados por la **aldosterona**, una hormona producida por la glándula suprarrenal.

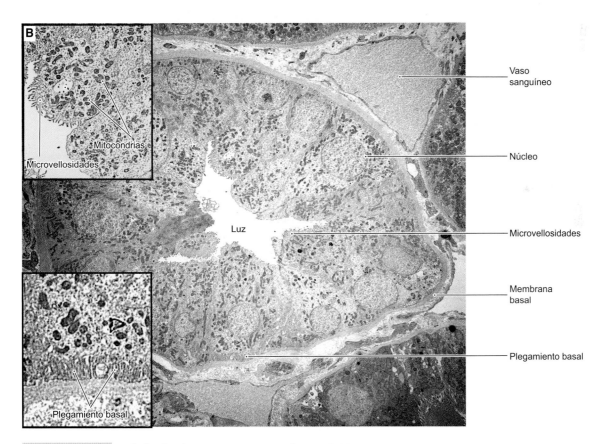

Figura 12-11B. Túbulo distal. ME, ×4 441; *recuadros* ×7 377

Se muestra un corte transversal de un **túbulo distal**, revestido por células cúbicas y cilíndricas. En contraste con el extravagante borde en cepillo de las células que recubren el túbulo proximal, estas células solo tienen unas pocas y cortas **microvellosidades**, así como núcleos situados en la base y paredes laterales fuertemente interdigitadas. En los túbulos distales hay muchas **mitocondrias** en el citoplasma, al igual que en los túbulos proximales. El *recuadro superior izquierdo* muestra microvellosidades cortas e irregulares que sobresalen en la **luz** y muchas mitocondrias debajo de ellas. El *recuadro inferior izquierdo* muestra un **núcleo** y un **plegamiento basal** (plegamiento basal de la membrana plasmática) de la célula. El plegamiento basal se debe a la ondulación de la membrana celular en la región basal de la célula. Esto aumenta la superficie de la célula y está relacionado en gran medida con las mitocondrias, que producen trifosfato de adenosina para el transporte activo de iones.

TÚBULOS MEDULARES

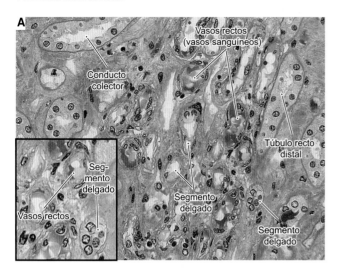

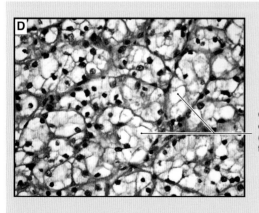

Figura 12-12A. Túbulos medulares, zona externa de la médula. H&E, ×296; *recuadro* ×435

La **médula renal** está compuesta por el **asa de Henle**, los **conductos colectores** y los **conductos papilares** (**conductos de Bellini**). Puede dividirse en una zona externa y una zona interna. Aquí se muestran los **túbulos de los segmentos delgados** y los **túbulos rectos distales** del asa de Henle y los **conductos colectores** de la zona externa. La zona interna solo contiene segmentos delgados y conductos colectores, junto con los **vasos rectos**. Los vasos sanguíneos (vasos rectos) se encuentran en toda la médula.

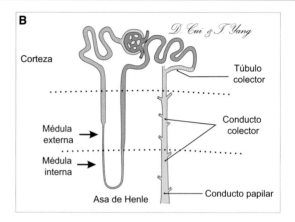

Figura 12-12B. Orientación de los túbulos renales en la corteza y la médula.

Esta ilustración muestra la orientación de los **túbulos** renales en la **corteza** y la **médula**. Las zonas exterior e interior de la médula indican los niveles de las figuras 12-12A y 12-12C.

Figura 12-12C. Túbulos medulares, zona interna de la médula. H&E, ×296; *recuadro* ×726

Esta figura muestra la zona interna de la médula. Los **conductos colectores** aumentan de tamaño de modo gradual. Aquí se ven los **túbulos del segmento delgado** y los **vasos rectos** (vasos sanguíneos).

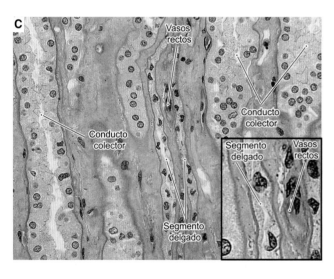

CORRELACIÓN CLÍNICA

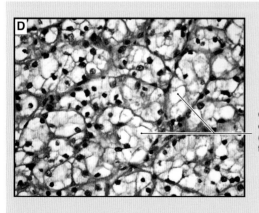

Células claras (células tumorales)

Figura 12-12D. Carcinoma de células renales (tipo de células claras). H&E, ×216

El **carcinoma de células renales**, que surge del **epitelio tubular renal**, es el cáncer renal más frecuente en los adultos. Los factores de riesgo para el desarrollo del carcinoma de células renales incluyen el **tabaquismo**, la exposición a **sustancias tóxicas**, la **insuficiencia renal crónica** y la **enfermedad quística adquirida** del riñón, así como la **predisposición genética** en varios síndromes familiares. El carcinoma renal se presenta en la clínica con hematuria, masa abdominal o dolor en el costado. El carcinoma de células renales tiende a hacer metástasis pronto, en especial en los pulmones y los huesos. En el examen macroscópico, el carcinoma de células renales está bien circunscrito, lobulado y amarillo, con áreas de hemorragia y necrosis. El carcinoma de células renales más común es el de **células claras**, cuyas células pueden estar dispuestas en cordones, nidos o túbulos. Las células son grandes y poligonales con citoplasma claro o granular. Otros tipos de carcinomas de células renales son el carcinoma papilar, el carcinoma cromófobo y el carcinoma del conducto colector. El tratamiento es principalmente la extirpación quirúrgica, con un papel menor de la inmunoterapia y la quimioterapia.

CORRELACIONES CLÍNICAS

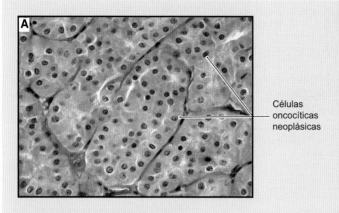

Células
oncocíticas
neoplásicas

Figura 12-13A. Oncocitoma renal. H&E, ×216

El **oncocitoma renal** es una neoplasia benigna y menos frecuente del riñón y se origina en el epitelio de los túbulos proximales. Suele ser una masa sólida y encapsulada con un realce homogéneo en las imágenes radiográficas. El examen macroscópico muestra una masa esférica con una superficie de corte de color caoba y una cicatriz central de color bronceado y carnoso. Desde el punto de vista histológico, las células tumorales son grandes con abundante citoplasma eosinófilo debido a la presencia de numerosas mitocondrias. Las células se disponen en láminas o en un patrón tubulocístico. Suele ser asintomático y se detecta como una masa renal incidental en las imágenes. Las opciones de tratamiento incluyen la escisión quirúrgica del riñón (**nefrectomía**) o la extirpación de una parte del riñón (nefrectomía parcial).

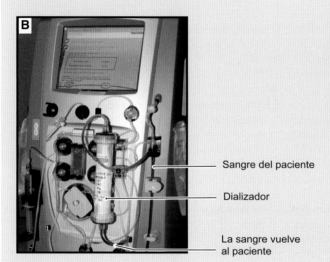

Sangre del paciente

Dializador

La sangre vuelve
al paciente

Figura 12-13B. Hemodiálisis.

La **hemodiálisis** es un tratamiento habitual para las enfermedades renales en fase terminal. El **dializador** es un recipiente que contiene miles de pequeñas fibras por las que pasa la sangre. Las fibras están formadas por membranas semipermeables con pequeños poros que permiten que los desechos y los líquidos sobrantes pasen de la sangre a una solución. Se bombea un líquido limpiador llamado **dializado** alrededor de las fibras. Los solutos y los líquidos sobrantes se eliminan del compartimento sanguíneo por difusión o ultrafiltración, según el gradiente de concentración y la diferencia de presión entre la sangre y el dializado. La sangre depurada se devuelve al organismo a través del circuito. La hemodiálisis suele realizarse tres veces por semana y puede llevarse a cabo en un centro de diálisis o en casa. El modelo ilustrado aquí se suele utilizar en las unidades de cuidados intensivos.

SINOPSIS 12-1 Términos patológicos y clínicos del sistema urinario

■ *Glomerulonefritis:* se refiere a la enfermedad glomerular primaria no relacionada con la infección de los propios riñones. Las causas de la glomerulonefritis son heterogéneas, como las infecciones virales o bacterianas; los fármacos, y las neoplasias, lo que da lugar a muchas entidades clínicas distintas, como la glomerulonefritis focal y segmentaria y la nefropatía membranosa. A menudo no se identifican las causas (glomerulonefritis idiopática).

■ *Glomerulopatía:* se refiere a la lesión glomerular secundaria como consecuencia de enfermedades sistémicas, como la diabetes mellitus y el lupus eritematoso sistémico.

■ *Glomeruloesclerosis:* cicatrización o esclerosis de los glomérulos renales en enfermedades como la nefropatía diabética y la glomeruloesclerosis segmentaria focal.

■ *Disuria:* dolor o ardor al orinar, causado con mayor frecuencia por una infección del tracto urinario que afecta a la vejiga (cistitis) o a la uretra (uretritis).

■ *Polaquiuria:* necesidad de orinar con más frecuencia de lo normal sin que aumente la producción total de orina; las causas más comunes son la infección del tracto urinario inferior y la hiperplasia prostática benigna; otras causas menos comunes son los tumores y la compresión extrínseca de la vejiga.

■ *Hematuria:* presencia de sangre en la orina, cuyas causas incluyen traumatismos, infecciones, tumores del sistema urinario, cálculos renales e hiperplasia de la glándula prostática; la hematuria puede ser microscópica o «macroscópica», es decir, visible a simple vista.

■ *Litotricia:* la litotricia extracorpórea por ondas de choque es un procedimiento para tratar los cálculos renales y ureterales mediante ondas de choque focalizadas de alta energía que atraviesan el cuerpo y rompen los cálculos en pequeños trozos que pueden pasar a la orina y ser eliminados.

■ *Tenesmo vesical:* una fuerte necesidad de orinar, a menudo provocada por una infección del tracto urinario inferior u otras causas de irritación de la vejiga, como la cistitis intersticial, que afecta sobre todo a las mujeres.

TABLA 12-1   Riñones

Estructura		Revestimiento epitelial de los túbulos	Características de los túbulos	Ubicaciones principales	Funciones principales
Nefrona					
Corpúsculo renal		Epitelio plano simple	Compuesto por el glomérulo (vasos sanguíneos cubiertos por podocitos) y la cápsula de Bowman	Corteza renal	Filtra la sangre y forma la orina
Túbulo contorneado proximal		Epitelio cúbico simple con microvellosidades largas (borde en cepillo)	Túbulo largo y muy contorneado; luz un tanto pequeña y citoplasma acidófilo; mitocondrias abundantes; numerosos pliegues de la membrana plasmática basolateral	Corteza renal	Drena el líquido del corpúsculo renal al asa de Henle; reabsorbe 70-80% de Na^+, Cl^- y agua; también reabsorbe glucosa, aminoácidos y proteínas, y produce calcitriol (forma activa de la vitamina D)
Asa de Henle	Rama descendente gruesa (*túbulo recto proximal*)	Epitelio cúbico simple con microvellosidades largas (borde en cepillo)	Similar al túbulo contorneado proximal pero más corto y recto; mitocondrias pequeñas; no hay pliegues de la membrana plasmática basolateral	Rayo medular y zona externa de la médula renal	La función de absorción es similar a la del túbulo contorneado proximal, pero menos significativa
	Rama descendente delgada (*segmento delgado descendente*)	Epitelio plano simple	Túbulo delgado y pequeño; las células epiteliales pueden revelar pliegues basolaterales y microvellosidades pequeñas	Zona exterior parcial y la mayor parte de la zona interior de la médula renal	Muy permeable al agua (pérdida de agua de la luz al intersticio); menos permeable a la sal (mantiene o puede ganar algo de Na^+ y Cl^- en la luz)
	Rama ascendente delgada (*segmento delgado ascendente*)	Epitelio plano simple	Similar al segmento descendente delgado; puede tener pliegues basolaterales y microvellosidades pequeñas	Zona interior de la médula renal	Impermeable al agua (retiene agua); alta permeabilidad a la sal (pérdida de Na^+ y Cl^- de la luz al intersticio)
	Rama gruesa ascendente (*túbulo recto distal*)	Epitelio cúbico simple con microvellosidades cortas	Túbulo recto; numerosas mitocondrias; citoplasma menos acidófilo; muchos pliegues de la membrana plasmática basolateral	Rayo medular y zona externa de la médula renal	Impermeable al agua (retiene agua); altamente permeable a la sal (pérdida de Na^+ y Cl^- del luz al intersticio)
Túbulo contorneado distal		Epitelio cúbico simple con microvellosidades cortas	Numerosas mitocondrias; pliegues de la membrana plasmática basolateral; citoplasma menos acidófilo; túbulo muy contorneado	Corteza renal	Reabsorbe Na^+ y secreta K^+, si hay estimulación de aldosterona; reabsorbe iones de bicarbonato y secreta amonio para ajustar el pH
Sistema colector					
Túbulo colector		Epitelio cúbico simple con pocas microvellosidades	Túbulo recto; citoplasma mucho menos acidófilo; más de un tipo de célula	Corteza renal	Alta permeabilidad al agua; pérdida de agua de la luz al intersticio cuando hay ADH
Conducto colector		Epitelio cúbico a cilíndrico simple	Túbulo grande y recto; citoplasma claro y límites definidos entre las células; pliegues basales bien desarrollados	Rayo medular y médula renal	Alta permeabilidad al agua; pérdida de agua de la luz al intersticio cuando hay ADH
Conducto papilar		Epitelio cilíndrico simple	Conducto corto; une el conducto colector con el cáliz menor	Punta inferior de la pirámide de la médula	Conduce la orina

Uréteres

A

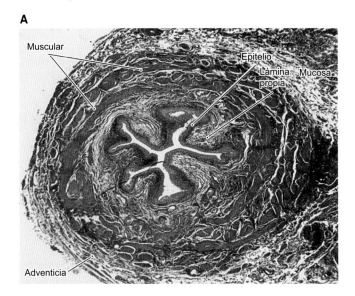

Figura 12-14A. Uréter. H&E, ×61

El **uréter** es un pequeño túbulo muscular revestido de epitelio transicional. Transporta la orina desde la pelvis renal hasta la vejiga urinaria. La pared del uréter está compuesta por **mucosa, muscular** y **adventicia**. La *mucosa* está formada por epitelio transicional y tejido conjuntivo laxo (**lámina propia**). La capa intermedia, la *muscular*, es un tanto gruesa y contiene capas musculares lisas longitudinales internas y circulares externas. Estas dos capas musculares suelen ser difíciles de distinguir. La pared del uréter se vuelve más gruesa a medida que se acerca a la vejiga. A medida que se acerca a la vejiga urinaria, el uréter puede contener también una tercera capa de músculo liso. La capa *adventicia* está compuesta por tejidos conjuntivos, fibras nerviosas y vasos sanguíneos. Proporciona protección, suministro de sangre e inervación nerviosa al uréter.

B

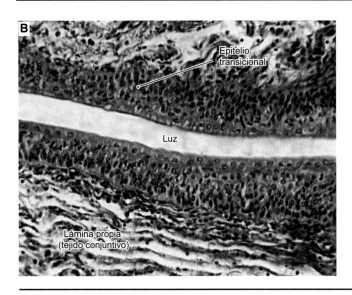

Figura 12-14B. Epitelio transicional, uréter. H&E, ×190

El **epitelio transicional** recubre las vías urinarias desde los cálices urinarios hasta la vejiga. Este tipo de epitelio puede cambiar de forma cuando se estira para adaptarse a un cambio de volumen. Las células de la capa superficial tienen un aspecto redondo y en forma de cúpula cuando la vejiga está relajada. Estas células se aplanan y las capas de células se reducen en número cuando el epitelio se estira. El epitelio transicional que recubre las vías urinarias también se denomina **urotelio**; tiene uniones estrechas y un citoplasma grueso. La **luz** del uréter aparece aquí como un espacio blanco.

CORRELACIÓN CLÍNICA

C

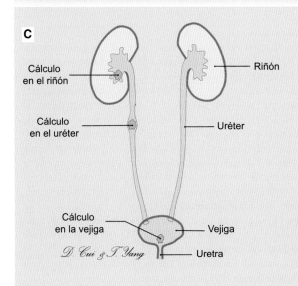

Figura 12-14C. Nefrolitiasis (cálculos renales).

La **nefrolitiasis** (**cálculos renales**) es frecuente en la práctica clínica. Los síntomas van desde un vago dolor abdominal hasta cólicos renales y hematuria cuando los cálculos pasan de la pelvis renal a la parte estrecha del uréter. La mayoría de los cálculos renales está compuesta por sales de calcio, oxalato de calcio o fosfato de calcio. Otras variantes menos comunes son el ácido úrico, el fosfato amónico de magnesio (estruvita) y los cálculos de cistina. Entre los factores de riesgo para la aparición de cálculos renales se encuentran los factores dietéticos, las anomalías metabólicas, el pH anormal de la orina, los antecedentes familiares de cálculos renales, las infecciones frecuentes del tracto urinario superior y la baja ingesta de líquidos. Los cálculos de estruvita se asocian con una infección del tracto urinario con bacterias que desdoblan la urea, como la especie *Proteus*. El tratamiento varía en función de la localización y el tamaño de los cálculos e incluye analgésicos, litotricia por ondas de choque, ureteroscopia y cirugía.

Vejiga urinaria

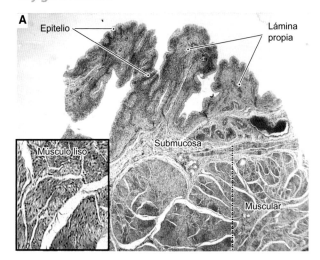

Figura 12-15A. Vejiga urinaria, pared de la vejiga. H&E, ×17; *recuadro ×82*

La **vejiga urinaria** tiene tres capas (**mucosa, muscular y adventicia/serosa**), similares a las del uréter, pero su pared es mucho más gruesa. Las gruesas capas de mucosa y muscular conforman la pared de la vejiga urinaria. La *mucosa* está compuesta por un **epitelio transicional** extensamente plegado y una **lámina propia**. Esta disposición proporciona a la vejiga la distensibilidad necesaria para almacenar la orina. La *muscular* consta de tres capas de **músculo liso**: el músculo liso longitudinal interno, el circular medio y el longitudinal externo. Estas tres capas de músculo liso están dispuestas en dos orientaciones diferentes para ayudar a la vejiga urinaria a contraerse para vaciar la orina de forma eficaz. La capa externa de la vejiga está cubierta sobre todo por *adventicia* (tejido conjuntivo); su superficie superior (libre) está cubierta por **serosa**, que es una capa de tejido conjuntivo con un revestimiento de **mesotelio**.

UROTELIO, EPITELIO TRANSICIONAL

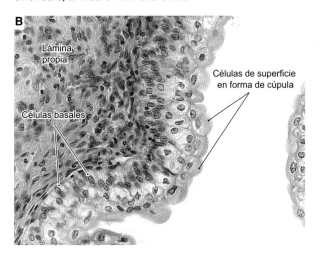

Figura 12-15B. Urotelio, pared de la vejiga. H&E, ×278

Esta figura muestra el **urotelio** (epitelio transicional) en estado de relajación. El revestimiento urotelial de la vejiga urinaria es más grueso que el del uréter. Las **células basales** tienen forma cúbica o cilíndrica, las células de la capa intermedia del urotelio son poligonales y las células superficiales tienen **forma de cúpula** y sobresalen en la luz cuando la vejiga está vacía (estado relajado). Cuando la vejiga está llena, el urotelio se estira, las células se aplanan y el grosor del urotelio se reduce de forma considerable.

CORRELACIÓN CLÍNICA

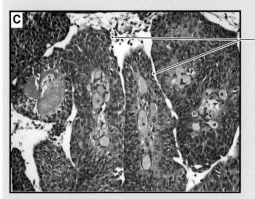

Figura 12-15C. Carcinoma urotelial (transicional). H&E, ×108

El **carcinoma urotelial** puede surgir en la vejiga urinaria, los uréteres o la pelvis renal y es el carcinoma de vejiga urinaria más común. Más de 90% de los cánceres de vejiga se origina en el epitelio transicional (**urotelio**) del sistema urinario. El carcinoma urotelial es más frecuente en hombres de edad avanzada, pero puede aparecer a cualquier edad. Los factores de riesgo son el **tabaquismo**, la exposición a las **arilaminas** y la **radiación**, el uso prolongado de ciclofosfamida y la infección por el parásito *Schistosoma haematobium*. La infección por *S. haematobium* también es un factor de riesgo para el desarrollo del **carcinoma de células escamosas** de la vejiga urinaria. Los síntomas incluyen hematuria macroscópica indolora, polaquiuria, tenesmo y disuria. Los carcinomas uroteliales suelen presentar una morfología papilar y se subdividen en bajo y alto grado según las características citológicas y la cantidad de desorden arquitectónico presente. El tratamiento incluye la resección transuretral, la quimioterapia, la inmunoterapia y la cistectomía radical. Los tumores tienen una alta tasa de recidiva tras la escisión local.

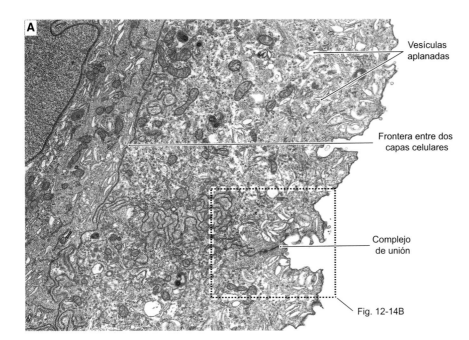

Vesículas aplanadas

Frontera entre dos capas celulares

Complejo de unión

Fig. 12-14B

Figura 12-16A. Epitelio transicional, vejiga urinaria. TEM, ×7280

Esta figura muestra la superficie del **epitelio transicional** y el límite entre las células de las capas superior y subyacente. Hay muchas **vesículas aplanadas** (vesículas de membrana) en el citoplasma de estas células. Las vesículas son más numerosas cerca de la región apical del citoplasma. Estas vesículas se forman a partir de la membrana superficial cuando la vejiga se encuentra en estado de relajación. Es importante recordar que la superficie del epitelio transicional de la vejiga es muy convulsa cuando la vejiga está vacía (relajada). Esto puede crear muchas "seudovesículas"; la mayoría de las vesículas desaparece cuando la superficie del epitelio se estira y aplana en el estado distendido. El *área delimitada* indica la figura 12-16B a mayor aumento.

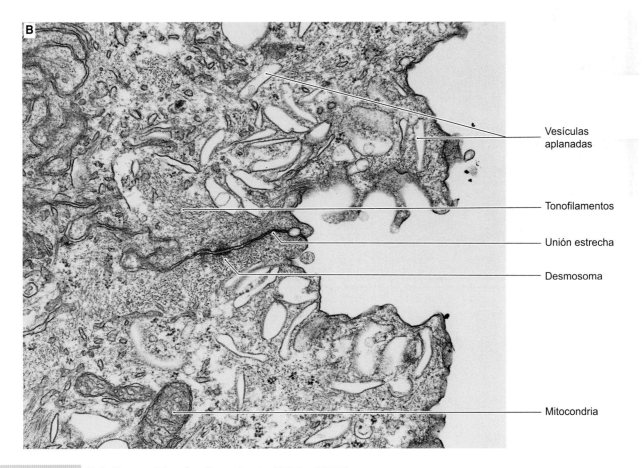

Vesículas aplanadas

Tonofilamentos

Unión estrecha

Desmosoma

Mitocondria

Figura 12-16B. Epitelio transicional, vejiga urinaria. TEM, ×35753

Se muestra una vista de mayor potencia de la superficie de las células de la capa superior del **epitelio transicional**. El **complejo de unión** indica el límite de las células vecinas. Aquí se observan las **uniones estrechas (zónula occludens)** y los **desmosomas (mácula adherens)**. Las células están llenas de **vesículas aplanadas** y **tonofilamentos**.

Uretra

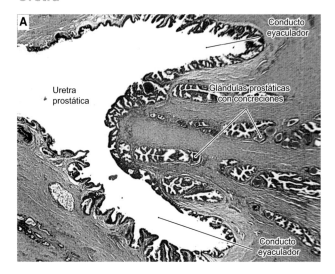

Figura 12-17A. Uretra prostática, uretra masculina. H&E, ×17

La **uretra** permite el paso de la orina desde la vejiga al exterior del cuerpo. La uretra masculina es muy diferente de la femenina. Es un tubo largo (18-20 cm) que pasa por la próstata y el pene. La uretra masculina puede dividirse en tres partes: **prostática**, **membranosa** y **peneana** (**esponjosa**) en función de su localización anatómica. Esta figura muestra un corte transversal de la **uretra prostática** que conecta con dos **conductos eyaculadores**, rodeados por la próstata. La *uretra prostática* es un segmento corto (3-4 cm), por lo general revestido por epitelio transicional. Esta porción de la uretra está rodeada de glándulas prostáticas. La *uretra membranosa* es estrecha y corta (1-2 cm) y atraviesa el saco perineal profundo. Está revestida por un epitelio cilíndrico seudoestratificado y rodeada por un músculo liso longitudinal interno y un músculo esquelético externo del esfínter uretral externo. La *uretra peneana (esponjosa)* es el segmento más largo (12-14 cm).

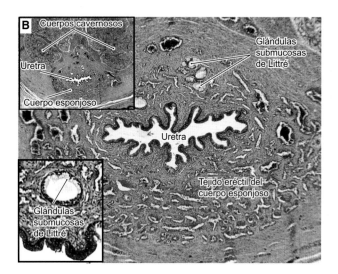

Figura 12-17B. Uretra peneana (esponjosa), uretra masculina. H&E, ×34; *recuadro* ×6 (*superior*), ×170 (*inferior*)

La **uretra del pene** también se denomina **uretra esponjosa** porque atraviesa el pene y está rodeada de **tejido eréctil** (**cuerpo esponjoso**). Los términos uretra "cavernosa" o "bulbosa" también pueden utilizarse para referirse a ella. La uretra del pene está revestida por un epitelio cilíndrico seudoestratificado. Cerca de la punta del pene, el revestimiento se convierte en epitelio plano estratificado. Esta vista muestra la uretra en el cuerpo esponjoso, rodeada de tejido eréctil esponjoso. Dentro del revestimiento de epitelio cilíndrico seudoestratificado hay grupos de células secretoras de moco, las **glándulas de Littré**. Las glándulas de Littré situadas en el epitelio se denominan **glándulas intraepiteliales de Littré**; las glándulas similares que se encuentran en la submucosa se denominan **glándulas submucosas** o **extraepiteliales de Littré**. Las secreciones de las células mucosas de estas glándulas protegen la uretra de los efectos de la orina. El *recuadro superior izquierdo* muestra la uretra asociada con el cuerpo esponjoso y los cuerpos cavernosos del pene.

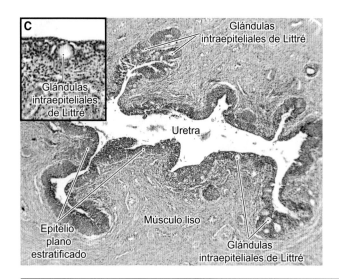

Figura 12-17C. Uretra, uretra femenina. H&E, ×34; *recuadro* ×177

La **uretra femenina** tiene una longitud de 4 a 5 cm, mucho más corta que la masculina. Transporta la orina desde la vejiga urinaria, pasa en sentido inferior por el suelo pélvico y sale anterior/superior a la abertura vaginal en el vestíbulo. En un inicio la uretra femenina está revestida por un epitelio cilíndrico seudoestratificado, que cambia a un **epitelio plano estratificado** a medida que se acerca al orificio externo de la uretra. Tiene una lámina propia gruesa con muchas fibras elásticas y plexos venosos. Las **glándulas de Littré** también están presentes en la uretra femenina. Su pared está rodeada de **músculo liso** longitudinal. La porción media de la pared de la uretra está rodeada por la capa externa del **esfínter uretral externo**, que tiene la misma función que en la uretra masculina.

De la histología a la patología

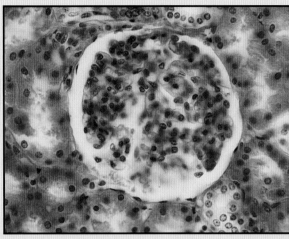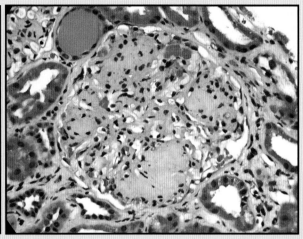

Figura 12-18.   Glomérulo normal y nefropatía diabética. H&E, ×400

Glomérulo normal a la *izquierda*. **Trastorno glomerular de la nefropatía diabética** a la *derecha*. Este trastorno es una complicación de la **diabetes mellitus**. La **hiperglucemia** activa varias vías inflamatorias, lo que conduce a la lesión de los podocitos, su mal funcionamiento, la **apoptosis** y la **depo**sición de proteínas en la matriz extracelular de la nefrona, lo que provoca la fuga de albúmina en la orina. Pueden desarrollarse **nódulos de Kimmelstiel-Wilson** y **glomeruloesclerosis**. Los pacientes pueden presentar edema, hipertensión, orina espumosa, fatiga, dolor de cabeza, náusea y vómito.

Preguntas de caso clínico

1. Un hombre de 24 años de edad, antes sano, experimenta malestar general seguido de un episodio de hemoptisis (tos con sangre) y hematuria (sangre en la orina). Alarmado, acudió al servicio de urgencias, donde se le encontró con una ligera hipertensión y disnea (falta de aire). El análisis de orina reveló hematuria con cilindros rojos. Los estudios de laboratorio indicaron un aumento del nitrógeno ureico en sangre y de la creatinina sérica. Las imágenes de tórax mostraron cambios consistentes con una hemorragia intraalveolar. Se realiza una biopsia renal y los estudios de inmunofluorescencia muestran una deposición lineal de anticuerpos IgG en los capilares glomerulares. ¿Cuál de las siguientes opciones es más probable que demuestre el escenario clínico de este paciente?

A. Enfermedad de la membrana basal antiglomerular.
B. Glomeruloesclerosis segmentaria focal.
C. Nefropatía IgA.
D. Glomerulonefritis posestreptocócica.

2. Un hombre de 66 años de edad con antecedente de 1 mes de hematuria franca indolora acude al médico para una revisión. Niega cualquier antecedente de disuria o secreción uretral. La exploración física muestra que el paciente está sano, sin linfadenopatía inguinal; el tacto rectal revela una próstata moderadamente agrandada sin nódulos discretos. En la muestra de orina aparece sangre espesa. La TC y la pielografía retrógrada indican que tanto los riñones como la próstata son normales. La cistoscopia muestra múltiples lesiones papilares pequeñas en la vejiga. La biopsia de las lesiones revela células uroteliales que carecen de la polaridad celular normal; las células contienen núcleos hipercromáticos grandes e irregulares con nucléolos prominentes. ¿Cuál de los siguientes es el diagnóstico más probable para esta paciente?

A. Adenocarcinoma.
B. Cistitis glandular.
C. Malacoplaquia.
D. Carcinoma de células escamosas.
E. Carcinoma de células uroteliales.

3. Una mujer de 66 años de edad con una larga historia de hipertensión e hipercolesterolemia se queja de erupciones cutáneas y edema de la cara y el párpado superior de reciente aparición. La paciente tiene antecedentes de 18 años de diabetes mellitus tipo 2, y se le diagnosticó retinopatía diabética hace 5 años. Ha estado empleando varios medicamentos antihipertensivos para controlar su presión arterial, sigue sobre todo una dieta baja en carbohidratos para controlar su nivel de azúcar en la sangre, y rara vez recurre a medicamentos orales para la diabetes. Sus valores de creatinina sérica han estado en torno a 1.7 mg/dL, pero ha tenido varios episodios de proteinuria leve transitoria en el último año. Los resultados de laboratorio revelan una creatinina sérica (para mujeres) de 2.5 mg/dL (normal: 0.5-0.95 mg/dL), C3 de 116 mg/dL (normal: 90-180 mg/dL), C4 de 45 mg/dL (normal: 16-47 mg/dL), y anticuerpos antimembrana basal glomerular negativos. El título de anticuerpos antinucleares (AAN) estaba mínimamente elevado: 1:80. Al asumir que se realizó una biopsia renal, ¿cuál de los siguientes es el hallazgo más probable en esta paciente?

A. Formación de media luna, con neutrófilos, macrófagos y células T.
B. Patrón lineal y anticuerpos antimembrana basal glomerular.
C. Depósitos mesangiales de IgA.
D. Expansión mesangial, engrosamiento de la membrana basal glomerular y glomeruloesclerosis.
E. Presencia de numerosas estructuras tubulorreticulares en las células endoteliales glomerulares.

13 Sistema tegumentario

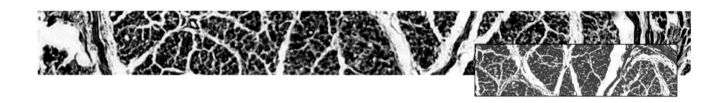

Introducción y conceptos clave del sistema tegumentario
Desarrollo de la piel
Capas de la piel
Piel gruesa frente a piel delgada
Estructuras secundarias de la piel

Introducción y conceptos clave del sistema tegumentario

La piel y sus estructuras secundarias forman el **sistema tegumentario**. La piel cubre toda la superficie del cuerpo y es el órgano más grande del cuerpo en cuanto a su peso y volumen. Las estructuras secundarias de la piel incluyen el pelo, las uñas y tres tipos de glándulas: **sebáceas, sudoríparas ecrinas** y **apocrinas**. La piel está compuesta por varios tipos de tejidos: epitelio, tejido conjuntivo, músculos, vasos sanguíneos y tejido nervioso. Las funciones de la piel incluyen (1) **protección:** la piel sirve de barrera entre los tejidos internos y el mundo exterior, a fin de prevenir el daño a los tejidos internos por traumatismos físicos, sustancias químicas tóxicas, radiación y luz solar. (2) **Prevención de la deshidratación:** la piel forma una barrera impermeable que impide la pérdida de líquidos corporales. (3) **Regulación de la temperatura corporal:** la evaporación del sudor liberado en la superficie del cuerpo por las glándulas ecrinas, así como la dilatación de la red capilar y las anastomosis arteriovenosas (derivaciones) en la piel ayudan a regular la temperatura corporal. (4) **Función somatosensorial:** los receptores sensoriales de la piel transducen la energía física del entorno del individuo en potenciales de acción que son transportados por los nervios periféricos hasta el sistema nervioso central, donde se generan las sensaciones de tacto, presión, dolor, calor, frío, vibración, etc. (5) **Función inmunológica:** las células de Langerhans y los linfocitos de la piel desempeñan funciones en la respuesta inmunológica cutánea. (6) **Producción de vitamina D:** la vitamina D, una vitamina esencial, se sintetiza a partir de precursores en la piel bajo los efectos de los esteroides y la luz solar.

Desarrollo de la piel

La piel se desarrolla a partir del **ectodermo** y el **mesodermo**. Las células epiteliales de la epidermis son *derivados del ectodermo*, mientras que las células de Langerhans, la dermis (tejido conjuntivo) y la hipodermis (tejido celular subcutáneo) se desarrollan a partir del *mesodermo*. Los melanocitos y las células de Merkel se originan en la cresta neural. Las células basales de la epidermis dan lugar a las estructuras secundarias (folículos pilosos, uñas y glándulas) de la piel.

Capas de la piel

La piel puede dividirse en dos capas básicas: la **epidermis** y la **dermis**. La *epidermis* es un epitelio plano estratificado con estrato córneo que está compuesto por cinco capas de células denominadas **queratinocitos**. (1) El **estrato basal** es la capa más profunda de la epidermis y limita con la dermis. Sobre la membrana basal se encuentra una única capa de células cuboidales o cúbicas largas. Muchas de estas células son **células troncales** que se dividen de forma activa y dan lugar a las células de las otras cuatro capas. Los queratinocitos epidérmicos se renuevan de modo constante, ya que las células del estrato superior se desprenden de manera continua y las nuevas células del estrato basal las sustituyen. Los queratinocitos tardan entre 3 y 4 semanas en terminar su ciclo de renovación. Además de las células troncales de los queratinocitos, en el estrato basal además de los queratinocitos se localizan otros dos tipos de células, los **melanocitos** y las **células de Merkel (discos de Merkel)**. Los melanocitos son células productoras de melanina que están en contacto con los queratinocitos que se encuentran justo por encima del estrato basal. Las células de Merkel que forman complejos con terminaciones nerviosas son células receptoras sensoriales que responden a estímulos táctiles continuos. (2) El **estrato espinoso** contiene grandes queratinocitos poliédricos, que se vuelven más aplanados en la parte superficial de esta capa. La membrana plasmática de las células vecinas está unida por **desmosomas (mácula adherente)**. Las **células de Langerhans** (células dendríticas presentadoras de antígenos) son un tipo celular adicional que se halla a menudo en esta capa. (3) El **estrato granuloso** contiene queratinocitos, que son células aplanadas con gránulos de queratohialina en su citoplasma. Estos gránulos tienen un aspecto basófilo en las secciones teñidas con hematoxilina y eosina (H&E). Este estrato es más prominente en la piel gruesa que en la piel delgada. (4) El **estrato lúcido** es una capa fina que solo se encuentra en la piel gruesa. Contiene unas pocas capas de células aplanadas, que están densamente empaquetadas y se hallan debajo del estrato córneo. Sus núcleos se vuelven picnóticos cuando empiezan a degenerarse. (5) El **estrato córneo** es la capa más superficial, que contiene numerosas células en extremo aplanadas y por completo llenas de filamentos de queratina polimerizada. Estas células no tienen núcleo ni orgánulos y desde el punto de vista práctico son células muertas. Las células de la superficie se desprenden de manera continua. La *dermis* es una capa de tejido conjuntivo situada en la profundidad de la epidermis. Contiene los vasos sanguíneos, los nervios y los receptores sensoriales aferentes, incluidos los corpúsculos de Meissner y las terminaciones nerviosas libres. La **hipodermis** es una capa de transición (subcutánea) por debajo de la dermis de la piel, que contiene tejido conjuntivo laxo, tejido adiposo, nervios, arterias y venas.

Piel gruesa frente a piel delgada

La **piel gruesa** solo se encuentra en algunos lugares del cuerpo, como las palmas de las manos y las plantas de los pies. Tiene una epidermis muy gruesa. El estrato córneo es en particular prominente, pues es unas 10 veces más grueso que el de la piel delgada. La piel gruesa tiene numerosas glándulas sudoríparas ecrinas, pero no cuenta con folículos pilosos, glándulas sebáceas ni glándulas sudoríparas apocrinas. En cambio, la **piel delgada**, que cubre el resto del cuerpo, tiene una epidermis fina y su estrato córneo es mucho más delgado que el de la piel gruesa. La epidermis de la piel delgada consta de solo cuatro capas; el estrato lúcido no es perceptible en la piel delgada. La piel delgada contiene los tres tipos de glándulas.

Estructuras secundarias de la piel

Las estructuras secundarias de la piel comprenden las **glándulas**, el **pelo** y las **uñas**: (1) las *glándulas* de la piel incluyen **glándulas sebáceas**, **glándulas sudoríparas ecrinas** y **glándulas sudoríparas apocrinas**. Las *glándulas sebáceas* segregan en los folículos pilosos para mantener la piel suave y húmeda y sirven de barrera para proteger la piel. Las *glándulas sudoríparas ecrinas* son importantes para regular la temperatura corporal; se encuentran tanto en la piel delgada como en la gruesa. Las *glándulas sudoríparas apocrinas* también se denominan **glándulas de olor sexual**; su función en el humano no está clara. Es posible que participen en la termorregulación y solo se encuentran en algunas regiones especiales de la piel delgada, como la axila, el pezón y las zonas perianales y genitales. (2) El *pelo* se encuentra en la piel delgada: el cuero cabelludo, la región púbica y la axila en los adultos tienen un pelo grueso más abundante que otras superficies de la piel del cuerpo. El crecimiento del pelo es discontinuo y está controlado por varias hormonas. Los folículos pilosos producen y mantienen el crecimiento del pelo. Los ciclos de crecimiento del pelo incluyen tres etapas (de temprana a tardía): la **fase anágena** (etapa de crecimiento activo, que dura de 2 a 6 años), la **fase catágena** (fase de regresión, que dura unas 3 semanas) y la **fase telógena** (etapa de reposo, que dura unos 3 meses). El tallo piloso se desprende a medida que el folículo pasa por el ciclo de crecimiento y un nuevo pelo lo sustituye. En sección transversal, un folículo piloso se parece a una cebolla, con varios anillos o capas. La parte central es el **tallo piloso**, que tiene una superficie escamosa llamada **cutícula**. El tallo piloso está rodeado por una **vaina radicular interna** (con su propia cutícula) y una **vaina radicular externa**. La vaina radicular externa está cubierta por una **vaina de tejido conjuntivo**. El extremo profundo del folículo piloso se expande en el **bulbo piloso**, que está compuesto por una **papila dérmica (papila pilosa)** y una **raíz pilosa** compuesta en su mayor parte por la **matriz del pelo**. Las células de la matriz tienen una alta capacidad proliferativa y dan lugar al tallo piloso (3) La *uña* es una placa dura translúcida y cornificada que descansa en el dorso de la punta de cada dedo. La lámina ungueal parte de la base de la uña (**matriz ungueal**) y crece sobre el lecho ungueal hacia la punta del dedo o del pie. Los componentes de la uña incluyen la **raíz de la uña (matriz ungueal)**, la **lámina ungueal**, el **eponiquio (cutícula ungueal)**, el **perioniquio (pared ungueal)** y el **hiponiquio**.

Estructura de la piel

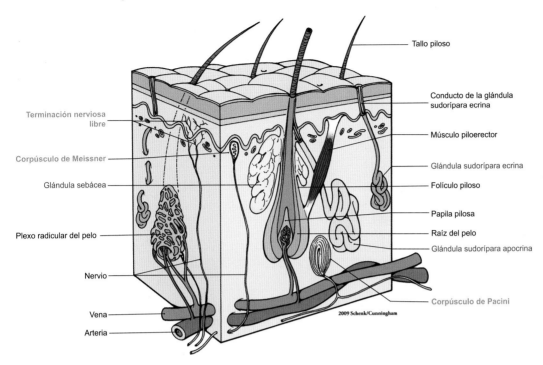

Tallo piloso

Conducto de la glándula
sudorípara ecrina

Músculo piloerector

Glándula sudorípara ecrina

Folículo piloso

Papila pilosa

Raíz del pelo

Glándula sudorípara apocrina

Corpúsculo de Pacini

Terminación nerviosa
libre

Corpúsculo de Meissner

Glándula sebácea

Plexo radicular del pelo

Nervio

Vena

Arteria

2009 Schenk/Cunningham

Figura 13-1.   **Generalidades de la estructura de la piel.**

La **piel** está compuesta por **epitelio, tejido conjuntivo, músculos, nervios, vasos sanguíneos** y **estructuras asociadas (glándulas, folículos pilosos y uñas)**. Puede dividirse en dos capas básicas: **epidermis** y **dermis**. La *epidermis* es la capa superficial de la piel. Está formada por un epitelio plano estratificado con estrato córneo. La *dermis* es una capa de tejido conjuntivo que se encuentra debajo de la epidermis. Existe una capa de transición entre la piel y el músculo subyacente denominada **hipodermis (capa subcutánea)**, que, en sentido estricto, no es un componente de la piel pero está asociada con ella en gran medida. Esta capa contiene tejido conjuntivo laxo, tejido adiposo, nervios, arterias y venas. La piel posee varias estructuras sensoriales que responden a los estímulos somatosensoriales. Entre ellas se encuentran las **terminaciones nerviosas libres** (dolor o temperatura), los **discos de Merkel** (tacto continuo) y los **corpúsculos de Meissner** (tacto). Los **corpúsculos de Paccini** (vibración) se encuentran en la capa subcutánea (hipodermis). Para conocer la función y los detalles de los receptores sensoriales, véase el capítulo 7, "Tejido nervioso". Existen varios tipos de glándulas en la piel, como las **glándulas sebáceas**, las **glándulas sudoríparas ecrinas** y las **glándulas sudoríparas apocrinas**.

Estructuras de la piel

I. **Capas de la piel**
  A. **Epidermis**
    1. Estrato córneo
    2. Estrato lúcido
    3. Estrato granuloso
    4. Estrato espinoso
    5. Estrato basal
  B. **Dermis**
    1. Capa papilar
      a. Terminaciones nerviosas libres
      b. Corpúsculos de Meissner
    2. Capa reticular
      a. Tejido conjuntivo denso
      b. Tejido adiposo
      c. Arterias y venas
II. **Hipodermis (capa subcutánea)**
    1. Tejido conjuntivo laxo
    2. Tejido adiposo
    3. Corpúsculos de Paccini
    4. Arterias y venas
    5. Nervios

III. **Estructuras secundarias**
  A. **Glándulas**
    1. Glándulas sebáceas
    2. Glándulas sudoríparas ecrinas
    3. Glándulas sudoríparas apocrinas
  B. **Pelo**
    1. Tallo piloso
    2. Folículos pilosos
  C. **Uñas**
    1. Lecho ungueal
    2. Matriz ungueal
    3. Eponiquio
    4. Hiponiquio
  D. **Receptores sensoriales**
    1. Corpúsculos de Meissner
    2. Terminaciones nerviosas libres
    3. Corpúsculos de Paccini
    4. Células de Merkel (complejos neuríticos de células de Merkel o discos de Merkel)

Suministro de sangre a la piel

A

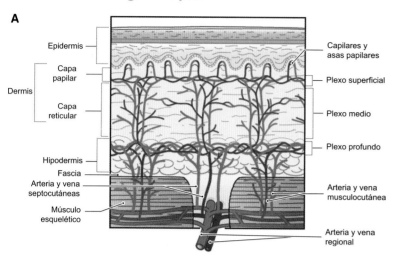

Epidermis

Capa papilar

Dermis

Capa reticular

Hipodermis

Fascia

Arteria y vena septocutáneas

Músculo esquelético

Capilares y asas papilares

Plexo superficial

Plexo medio

Plexo profundo

Arteria y vena musculocutánea

Arteria y vena regional

Figura 13-2A.   Suministro de sangre a la piel.

El suministro vascular de la piel surge de los vasos sanguíneos que atraviesan y recorren las fascias y los músculos superficiales. Las arterias forman una serie de redes dentro de la dermis. Las asas capilares se encuentran en las papilas dérmicas y drenan la sangre hacia el plexo subpapilar. La red vascular asociada con la piel incluye: (1) el **plexo subpapilar**, la red más superficial que se encuentra en las bases de las papilas, donde las arterias más pequeñas, las arteriolas, se conectan con los capilares y las vénulas desde las que pasan fluidos y nutrientes para alimentar las células epidérmicas basales. (2) El **plexo dérmico**, una red vascular situada en la capa reticular de la dermis, contiene anastomosis arteriovenosas que conectan las arteriolas directo con las vénulas y es importante para la termorregulación. (3) El **plexo subdérmico** (**plexo profundo**), situado entre la dermis y la hipodermis, proporciona ramas principales de suministro arterial a la piel y drena la sangre hacia las venas de este plexo. (4) El **plexo subcutáneo** contiene **arterias musculocutáneas, septocutáneas** y **fasciocutáneas**. Estas arterias reciben el suministro de sangre de una arteria regional y drenan la sangre del plexo subdérmico. Otros plexos capilares rodean los folículos pilosos y las glándulas asociadas. El suministro de sangre a la piel puede ser aleatorio o derivar de una fuente determinada.

Un colgajo es un tejido con un suministro de sangre persistente, que no depende de la perfusión del lecho receptor para sobrevivir. Puede ser piel, fascia, músculo, hueso o una combinación de estos tejidos. Un colgajo puede extraerse con una sola arteria y vena identificables de su ubicación original y transferirse a una nueva zona remota mientras mantenga su suministro de sangre. Los **colgajos** se utilizan para rellenar grandes defectos y recrear estructuras en la cirugía reconstructiva. Un **injerto** es un trozo de tejido que se ha desprendido de su suministro de sangre y, por tanto, debe recuperar el suministro de sangre del lecho receptor para sobrevivir. Tanto los injertos como los colgajos de piel se utilizan en la cirugía reconstructiva.

CORRELACIÓN CLÍNICA

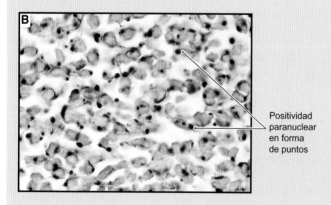

B

Positividad paranuclear en forma de puntos

Figura 13-2B.   Carcinoma de células de Merkel. Tinción inmunohistoquímica/citoqueratina 20 (CK20), ×600

El carcinoma de **células de Merkel** es un **carcinoma neuroendocrino** agresivo de la piel. Se cree que surge de las **células de Merkel**, que por lo regular son escasas en la capa basal de la epidermis. Se cree que las células de Merkel funcionan como receptores del tacto. El carcinoma de células de Merkel suele aparecer en zonas de la cabeza y el cuello expuestas al sol en los adultos mayores. En el examen histológico, los carcinomas de células de Merkel aparecen como "**pequeños tumores de células azules**" en la dermis, y por lo general no muestran un punto de conexión con la epidermis de la que proceden. Estos tumores suelen presentar una alta tasa mitótica con células apoptóticas ocasionales. Hacen metástasis en los ganglios linfáticos locales, y también pueden producirse metástasis a distancia. Según la naturaleza neuroendocrina de las células de Merkel, estos carcinomas suelen expresar marcadores neuroendocrinos como la *sinaptofisina*. En ciertas tinciones inmunohistoquímicas de citoqueratina, como la citoqueratina 20, se observa una **positividad paranuclear en forma de puntos** característica. El patólogo debe diferenciar esta entidad de los tumores que hacen metástasis en la piel, como el carcinoma de células pequeñas de pulmón.

Desarrollo de la piel

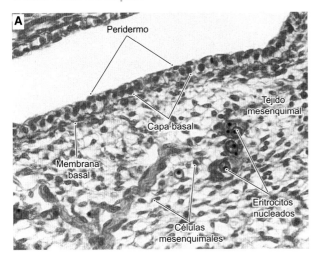

Figura 13-3A. Piel del feto (semanas 5-9). H&E, ×331

Las dos capas (**epidermis** y **dermis**) de la piel se desarrollan a partir de dos tejidos embrionarios diferentes. La *epidermis* se desarrolla a partir del **ectodermo** y la *dermis* a partir del **mesodermo**. Alrededor de 4 semanas después de la concepción, el embrión humano está cubierto por una sola capa de células ectodérmicas, que están dispuestas de forma laxa en la **membrana basal** y sobre el **tejido mesenquimal**. A las 5 semanas, la epidermis tiene dos capas de células: la capa superficial (**peridermo**) y las **capas basales**. A los 2 o 3 meses, las células basales se dividen rápido y la epidermis adquiere varias capas celulares de espesor. Al mismo tiempo, el mesénquima se diferencia en un tejido conjuntivo más maduro con vasos sanguíneos. A los 4 meses, las células de la cresta neural migran a la capa basal de la epidermis y se diferencian en melanocitos y células de Merkel. La capa de tejido conjuntivo situada bajo el epitelio se convierte en la dermis y en una capa más profunda, la hipodermis. Alrededor de los 5 meses comienzan a formarse los apéndices de la piel (folículos pilosos y glándulas). Esta sección muestra una etapa temprana del desarrollo de la piel en un embrión. Solo hay dos capas de células epiteliales en la epidermis, y los vasos sanguíneos fetales se encuentran dentro del tejido del mesénquima. En el interior de los vasos sanguíneos se muestran **eritrocitos nucleados**.

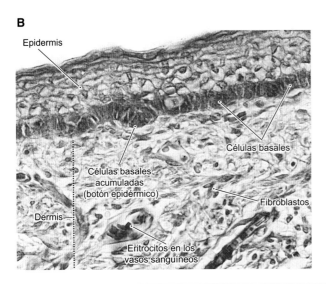

Figura 13-3B. Piel del feto (mes 5). H&E, ×438

Esta sección muestra una etapa posterior del desarrollo de la piel del feto. La epidermis ha formado múltiples capas celulares y se pueden distinguir hasta cierto punto cuatro capas de **epidermis**. Las **células basales** de la capa del estrato basal son muy activas y aparecen como células en forma de columna. El tejido mesenquimal subyacente se ha diferenciado en tejido conjuntivo (**dermis**). Hay muchos **fibroblastos** activos en la dermis. Una acumulación de células basales forma un pliegue llamado **botón epidérmico**, que se proyecta hacia la dermis. Estas células acumuladas interactuarán con la dermis y se diferenciarán en **apéndices** (**folículos pilosos** y **glándulas**).

SINOPSIS 13-1 Términos patológicos del sistema tegumentario

- *Acantosis:* engrosamiento del estrato espinoso de la epidermis, por lo regular visto en la hiperplasia epidérmica.
- *Hipergranulosis:* engrosamiento y prominencia del estrato granuloso de la epidermis, a menudo en respuesta a una irritación mecánica crónica de la piel. También puede observarse en los declives de las lesiones papilares, como la verruga vulgar o las verrugas.
- *Hiperqueratosis:* engrosamiento del estrato córneo de la epidermis. La hiperqueratosis ortoqueratósica se refiere a la hiperqueratosis sin presencia de núcleos.
- *Papilomatosis:* proyecciones en forma de dedo de la superficie epidérmica, a menudo con hiperqueratosis, que se observan en diversas afecciones, como la verruga vulgar o las verrugas.
- *Paraqueratosis:* forma de hiperqueratosis en la que los núcleos quedan retenidos en el estrato córneo, que se observa en muchas afecciones, incluida la psoriasis.
- *Espongiosis:* edema intercelular de la epidermis que se observa con frecuencia en diversas etiologías de dermatitis como la dermatitis alérgica de contacto o la dermatitis irritante.
- *Ulceración:* la discontinuidad de una superficie epitelial que incluye la epidermis o las membranas mucosas.

Capas de la epidermis

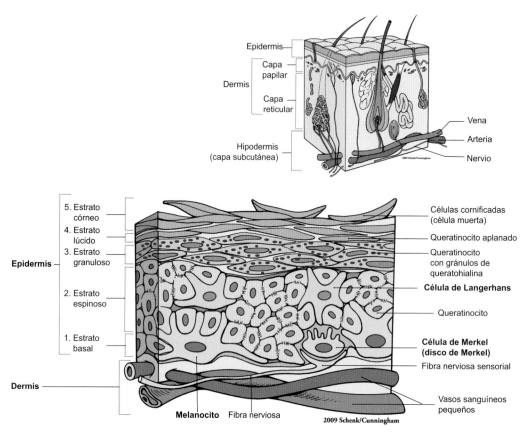

Figura 13-4. Generalidades de las capas de la epidermis.

La **epidermis** está compuesta por cinco capas celulares. (1) El **estrato basal** está compuesto por una sola capa de células cuboidales o cúbicas altas, **melanocitos** y **células de Merkel**, que también se denominan **complejos neuríticos de células de Merkel** o **discos de Merkel**. Muchas de estas células son en realidad **células troncales**; se dividen de manera continua y migran desde la capa basal hacia la superficie y dan lugar a los queratinocitos en las otras capas. (2) El **estrato espinoso** contiene queratinocitos de forma poligonal con muchos haces de tonofilamentos en su citoplasma. Estas células están interconectadas entre sí por desmosomas. Las **células de Langerhans** se encuentran a menudo en esta capa. El estrato basal y el estrato espinoso son las únicas capas con células mitóticamente activas y, en conjunto, también se denominan **capa de Malpighi**. (3) El **estrato granuloso** contiene tres a cinco capas de **queratinocitos** con núcleos aplanados. El citoplasma de las células está lleno de gránulos basófilos de queratohialina, de donde deriva su nombre. El citoplasma también contiene gránulos laminares, que pueden liberar su contenido en los espacios intercelulares para ayudar a sellar la piel, lo que evita la pérdida de agua. Esta capa es más evidente en la piel gruesa; en la piel delgada solo es visible una única capa celular. (4) El **estrato lúcido** es una capa muy fina y transparente que contiene queratinocitos con núcleos picnóticos. Esta capa solo se encuentra en la piel gruesa. (5) El **estrato córneo** es la capa superior de la epidermis. Contiene muchas capas de células aplanadas llenas de queratina madura. Se trata de **células muertas** sin núcleo ni orgánulos. Las células de esta capa, que son remplazadas de modo constante por células de capas más profundas, forman una barrera para evitar la pérdida de agua y la entrada de patógenos. Esta capa es mucho más gruesa en la piel gruesa que en la piel delgada.

SINOPSIS 13-2 Funciones de la piel

■ *Protección* del cuerpo contra la invasión de patógenos; prevención de daños en los tejidos por productos químicos tóxicos y luz ultravioleta.

■ *Prevención* de la deshidratación y de la pérdida de líquidos corporales (impermeable al agua)

■ *Regulación* de la temperatura corporal (producción y excreción de sudor, derivaciones vasculares)

■ *Sensación* de tacto, dolor, temperatura, presión y vibración; importante para la comunicación, la destreza y la prevención de lesiones.

■ *Función inmunológica* de las células de Langerhans (células presentadoras de antígenos) llevan antígenos a los linfocitos en las respuestas inmunológicas (véase cap. 10, "Sistema linfático").

■ *Producción* de vitamina D a partir de precursores bajo los efectos de los esteroides y la luz solar

QUERATINOCITOS DEL ESTRATO CÓRNEO

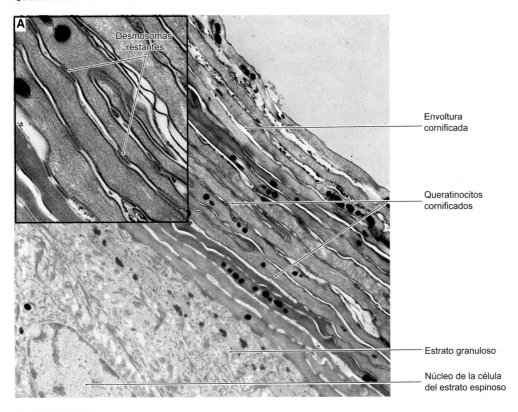

Figura 13-5A. **Estrato córneo de la epidermis, piel fina.** ME, ×8 065; *recuadro* ×21 889

El **estrato córneo** es el producto final de la proliferación y diferenciación que tienen lugar en las capas más profundas de la epidermis. Las células muertas (**células cornificadas**) del estrato córneo han perdido los orgánulos habituales y se han llenado de **queratina** madura, una red resistente de filamentos intermedios de queratina que están reticulados por la proteína filagrina. La queratina y los **desmosomas** persistentes entre las células son los responsables de la resistencia mecánica de la epidermis. A la relativa impermeabilidad de la capa córnea contribuyen una capa de involucrina unida a las superficies internas de la membrana plasmática y la presencia de lípidos secretados en los espacios entre las células. En esta muestra de piel delgada, el **estrato granuloso** solo tiene una célula de grosor, y algunos de sus rasgos característicos (**gránulos de queratohialina** y **gránulos lamelares**) no son claramente discernibles. Se pueden distinguir haces de **tonofilamentos, gránulos de melanina** y **desmosomas.**

CORRELACIÓN CLÍNICA

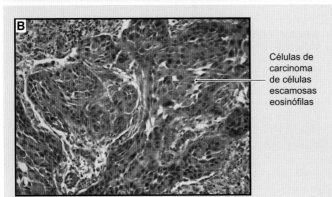

Figura 13-5B. **Carcinoma de células escamosas.** H&E, ×108

El **carcinoma de células escamosas** (CCE) es la segunda forma más frecuente de neoplasia cutánea. Se origina en los queratinocitos de la epidermis. Este carcinoma se caracteriza por una lesión rojiza o ulcerada de crecimiento lento con bordes duros y elevados. Suele encontrarse en zonas expuestas al sol, con una alta incidencia en hombres caucásicos de edad avanzada. La exposición prolongada al sol, las lesiones inflamatorias crónicas y los factores genéticos, en especial las mutaciones del *gen supresor de tumores p53*, contribuyen al desarrollo de la enfermedad. Los CCE, denominados **queratosis actínicas**, suelen surgir en lesiones premalignas de la piel dañada por el sol. Las células del carcinoma tienen núcleos agrandados e hipercromáticos con diferenciación variable, y algunas lesiones producen abundante queratina. El tratamiento incluye la escisión quirúrgica, la criocirugía, la electrocirugía, la radioterapia y el tratamiento tópico.

QUERATINOCITOS EN EL ESTRATO ESPINOSO

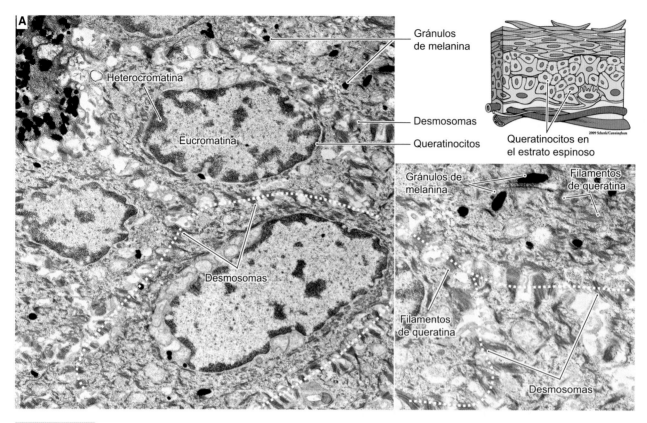

Figura 13-6A. Queratinocitos en el estrato espinoso, piel fina. ME, ×7 097 (*izquierda*); ×12 390 (*derecha*)

El **estrato espinoso** recibe su nombre por los numerosos procesos pequeños que parecen unir las células vecinas entre sí. La base de estas espinas es evidente en esta micrografía electrónica de transmisión. Cada célula está unida a sus vecinas por numerosas **máculas adherens** (**desmosomas**), y las espinas reflejan la persistencia de estas conexiones después de que se haya producido cierta contracción celular durante el procesamiento del tejido. La trama de material denso en electrones que se observa a ambos lados de cada desmosoma es un haz de **tonofilamentos** anclados en las **placas de adhesión** en las caras citoplasmáticas de los desmosomas. Los desmosomas y los haces de tonofilamentos son numerosos y se observan con más facilidad en la vista de mayor aumento del panel derecho. Como indica la extensa **eucromatina** en los núcleos de estas células, los **queratinocitos** están sintetizando proteínas de manera activa, sobre todo subunidades de **filamentos de queratina**, que funcionarán para establecer una capa de barrera resistente e impermeable en la superficie de la piel.

CORRELACIÓN CLÍNICA

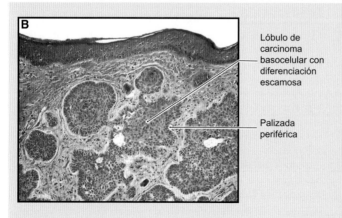

Figura 13-6B. Carcinoma de células basales. H&E, ×50

El **carcinoma de células basales** es la forma más común de neoplasia cutánea maligna. Se origina en la capa basal de la epidermis y suele aparecer en zonas expuestas al sol. Rara vez hace metástasis y, por lo general, no pone en peligro la vida del paciente si se trata a tiempo. La invasión local puede dañar los tejidos circundantes y causar problemas estéticos. La genética y la exposición prolongada a la luz ultravioleta y a los compuestos de arsénico contribuyen a la enfermedad. En la clínica, el carcinoma de células basales aparece como nódulos blancos nacarados o protuberancias cerosas en la cara o el cuello con vasos sanguíneos telangiectásicos. Los subtipos de carcinoma de células basales incluyen el **nodular**, el **superficial**, el **pigmentado** y el **fibroso**. Las características histológicas incluyen un **patrón de crecimiento lobulillar** de células basales malignas con **palizada periférica** y retracción de los lobulillos del estroma circundante. El tratamiento incluye la escisión quirúrgica, la criocirugía, el curetaje y la electrodesecación.

TIPO ESPECIAL DE CÉLULAS DE LA EPIDERMIS

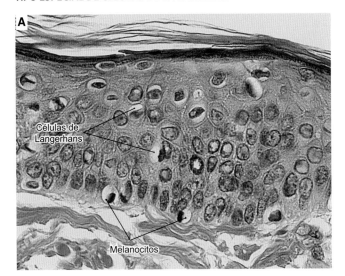

A

Células de Langerhans

Melanocitos

Figura 13-7A. Tipos especiales de células en la epidermis, piel delgada. H&E, ×281

Los **queratinocitos** constituyen la mayor parte de la epidermis, pero hay otros tipos de células: **melanocitos, células de Merkel** y **células de Langerhans**. Los tres tipos de células tienen un citoplasma claro y a veces se denominan **células claras**. Es difícil distinguirlas en secciones teñidas con H&E. Tanto los melanocitos como las células de Merkel se encuentran en el estrato basal, donde están dispersas entre las células cuboidales basales. En cambio, las células de Langerhans se suelen hallar en el estrato espinoso. Las funciones de las tres células son bastante diferentes: (1) los *melanocitos* producen gránulos de melanina y los insertan en los queratinocitos. (2) Las *células de Merkel* son células receptoras, que establecen contactos sinápticos con las terminales nerviosas sensoriales; tienen gránulos citoplasmáticos, que contienen neurotransmisores. (3) Las *células de Langerhans* son derivados de los monocitos, que desempeñan un papel importante en la captación de antígenos y su presentación a los linfocitos, con lo que participan en la respuesta inmunológica cutánea. Las células de Langerhans no realizan uniones desmosómicas con sus vecinas; de hecho, su función requiere que sean móviles para que puedan transportar cualquier antígeno capturado desde la epidermis hasta los ganglios linfáticos profundos de la piel.

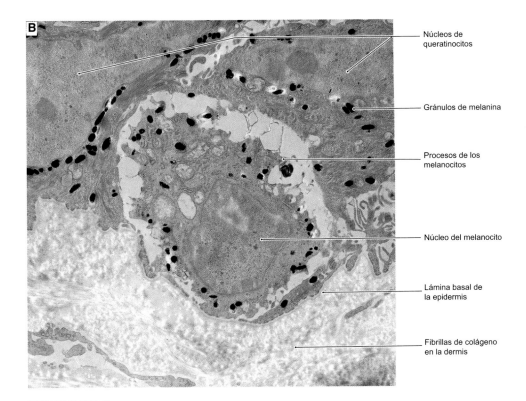

B

Núcleos de queratinocitos

Gránulos de melanina

Procesos de los melanocitos

Núcleo del melanocito

Lámina basal de la epidermis

Fibrillas de colágeno en la dermis

Figura 13-7B. Melanocito. ME, ×8 129

Los **melanocitos,** junto con las células de Merkel, son los dos tipos de células claras que se encuentran en el estrato basal de la epidermis. Las dos células no pueden distinguirse en las secciones preparadas de modo convencional para la microscopia óptica, pero cada una tiene características ultraestructurales distintivas. El melanocito genera **gránulos de melanina** y los inyecta en los **queratinocitos** cercanos. Se trata de un proceso continuo porque los queratinocitos se sustituyen de forma constante a medida que se diferencian y se desplazan hacia la superficie. La melanina protege las células, en particular el núcleo, de los efectos mutagénicos de la irradiación ultravioleta. Como se muestra en la figura, el melanocito entra en contacto con la **lámina basal** de la epidermis, pero no establece uniones desmosómicas con los queratinocitos.

FORMACIÓN DE MELANOCITOS Y MELANOSOMAS

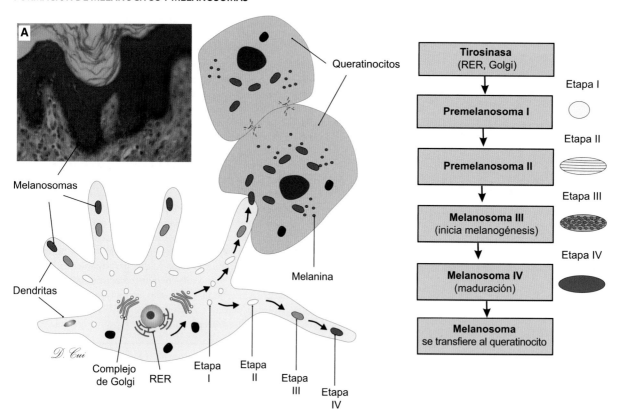

Figura 13-8A. Formación y maduración del melanosoma (melanogénesis).

Los **melanocitos** son células dendríticas que se diferencian de los **melanoblastos**, que derivan de las células de la cresta neural. Se localizan en la capa de **estrato basal** de la epidermis. Los melanocitos maduros son capaces de producir melanosomas, son orgánulos relacionados con el lisosoma que almacenan y transfieren melanina (pigmentos) a los queratinocitos. La formación y maduración de los melanosomas (melanogénesis) incluye cuatro etapas. (1) **Etapa I (premelanosoma I):** en esta etapa inicial, los primeros precursores del melanosoma son pequeñas vesículas esféricas que contienen una matriz amorfa y que se liberan de los complejos de Golgi de los melanocitos. (2) **Etapa II (premelanosoma II):** los precursores del melanosoma de segunda etapa son vesículas alargadas con una matriz fibrilar paralela. En este estadio, la melanina aún no se ha sintetizado, pero la **tirosinasa** está presente. La tirosinasa es una proteína específica de los melanocitos importante para la formación de melanina. La tirosinasa se sintetiza en el retículo endoplásmico rugoso (RER) y se empaqueta y modifica en el complejo de Golgi. Los precursores de los melanosomas en las etapas I y II no están pigmentados y se conocen como **premelanosomas**. (3) **Etapa III (melanosoma III):** en esta tercera etapa, **comienza la síntesis de melanina** en la que los melanosomas empiezan a producir melanina, y los pigmentos de melanina se depositan en las fibrillas de la matriz dentro de las grandes vesículas. Estos melanosomas son de color marrón. (4) **Etapa IV (melanosoma IV):** esta cuarta y última etapa denota la **maduración de los melanosomas** en la que estos se llenan de pigmento de melanina, y la tirosinasa ha perdido actividad en este punto. Los melanosomas maduros tienen un color entre marrón oscuro y negro en esta fase. En cuanto los melanosomas maduran, las dendritas de los melanocitos transfieren los melanosomas maduros al citoplasma y a la región perinuclear de los queratinocitos. Los gránulos de pigmento de melanina se liberan de los melanosomas dentro de los queratinocitos. La síntesis de melanina es estimulada en última instancia por la radiación ultravioleta (UV) y la hormona estimulante de los melanocitos secretada por los queratinocitos. Hay dos tipos de melanina asociados con la piel: la **eumelanina** y la **feomelanina**. La **eumelanina** es de color marrón a negro y determina el color de la piel. La feomelanina es de color amarillo a rojo y está más asociada con el color del pelo. Las funciones de la melanina incluyen la absorción de la radiación UV para proteger la piel de los daños del sol y la regulación de los iones para la pigmentación. El cáncer de piel de células basales y de células escamosas está asociado con la exposición acumulada a la radiación UV.

CORRELACIÓN CLÍNICA

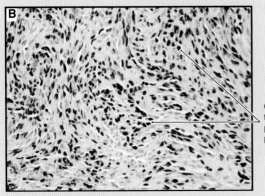

Células tumorales positivas para VHH-8

Figura 13-8B. Sarcoma de Kaposi. Inmunohistoquímica del VHH-8, ×200

El **sarcoma de Kaposi (SK)** es una neoplasia vascular que se presenta en cuatro tipos: **clásico, endémico, asociado con trasplantes** y **epidémico**, es decir, relacionado con la **infección por VIH**. Históricamente, el SK afectaba a adultos mayores en determinadas poblaciones, como las de origen mediterráneo, los judíos y los europeos del este. Todos los tipos de SK están asociados en gran medida con el **virus del herpes humano tipo 8 (VHH-8)**. El SK afecta sobre todo a la **piel**, pero también puede incidir en las **superficies mucosas** y las **vísceras**. La presentación clínica del SK es variada, pero las lesiones cutáneas suelen comenzar como **manchas rojas a moradas** que son maculares (no se elevan por encima de la piel circundante), y luego forman **placas**, que se vuelven palpables a medida que se elevan por encima de la piel circundante. Con el tiempo, las placas se convierten en **nódulos grandes**. El tratamiento de la forma de SK asociada con el VIH consiste en **terapia antirretroviral** y **quimioterapia** o **radioterapia** si las lesiones no remiten.

Piel gruesa

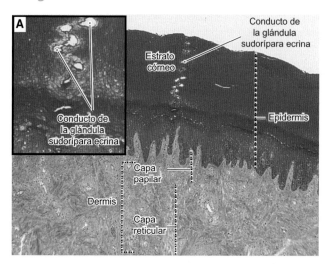

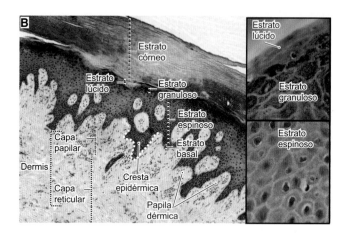

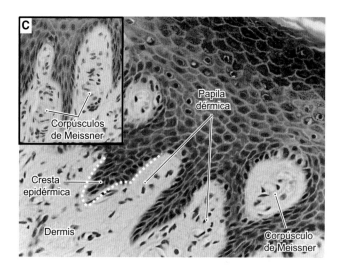

Figura 13-9A. **Piel gruesa, palma de la mano.** H&E, ×34; *recuadro* ×116

La piel puede clasificarse en **piel gruesa** y **piel delgada** en función del grosor de la epidermis. La *piel gruesa* tiene una epidermis gruesa (400-600 μm) con cinco capas celulares distintas. El **estrato córneo** es en extremo grueso en esta piel. La piel gruesa cubre las palmas de las manos y las plantas de los pies. Tiene abundantes glándulas sudoríparas ecrinas y carece de folículos pilosos. La epidermis es un epitelio plano estratificado. Al tratarse de un tejido avascular (sin flujo sanguíneo directo), los nutrientes llegan al tejido por difusión de fluidos desde la dermis (tejido conjuntivo). La dermis está compuesta por una **capa papilar** superficial, una capa de tejido conjuntivo laxo y una **capa reticular** más profunda, que es una capa gruesa de tejido conjuntivo denso e irregular. Esta sección muestra una epidermis gruesa que contiene el conducto de una **glándula sudorípara ecrina**.

Figura 13-9B. **Capas de la epidermis, palma de la mano.** H&E, ×68; *recuadros* ×422

La **epidermis** de la piel gruesa tiene cinco capas. (1) El **estrato basal** contiene una única capa de células cuboidales/cúbicas altas (**células madre**) y se asienta sobre la membrana basal. Esta capa forma una línea divisoria entre la epidermis y la dermis (*línea punteada*). (2) El **estrato espinoso** contiene 5 a 10 capas de queratinocitos poliédricos, aplanados hacia la superficie. Estas células también se denominan **células espinosas**. (3) El **estrato granuloso** contiene tres a cinco capas de queratinocitos aplanados llenos de gránulos de queratohialina, que en la figura aparecen de color azul oscuro. (4) El **estrato lúcido** es una capa muy fina que contiene queratinocitos en extremo aplanados y apretados llenos de filamentos de queratina. Sus núcleos comienzan a ser eliminados. (5) El **estrato córneo** es una capa de células muertas, no nucleadas, que forma la capa más superficial de la piel. Las células de esta capa se desprenden de forma constante y son sustituidas por otras nuevas.

Figura 13-9C. **Papila dérmica, palma de la mano.** H&E, ×272; *recuadro* ×192

El límite entre la epidermis y la dermis (*línea blanca punteada*) se expande en pliegues. La **dermis** es una capa de tejido conjuntivo que contiene **vasos sanguíneos, nervios** y **receptores sensoriales** (**terminaciones nerviosas libres** y **corpúsculos de Meissner**). La porción de la epidermis que se proyecta hacia la dermis se denomina **cresta epidérmica**, y la porción de la dermis que se proyecta hacia la epidermis se denomina **papila dérmica**. Esta característica única aumenta el área de contacto entre estas dos capas, lo que impide que la epidermis se desprenda de la dermis. La papila dérmica contiene tejido conjuntivo laxo que incluye muchos capilares, terminaciones nerviosas libres y receptores sensoriales encapsulados. Aquí se muestran los **corpúsculos de Meissner**. Las fibras nerviosas no pueden verse en las tinciones de H&E; su visualización requiere tinciones especiales (véase cap. 7, "Tejido nervioso"). Los corpúsculos de Meissner son responsables del tacto discriminativo y son más numerosos en la piel gruesa, como en la punta de los dedos. Estos receptores ayudan a distinguir, por ejemplo, diferentes monedas solo con el tacto.

Piel delgada

A

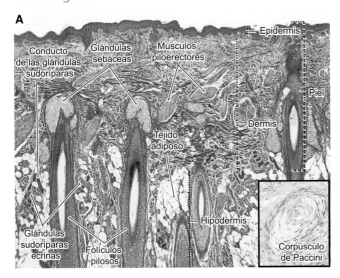

Figura 13-10A. **Piel delgada, cuero cabelludo.** H&E, ×25; *recuadro* ×84

La **piel delgada** cubre toda la superficie del cuerpo, excepto las palmas de las manos y las plantas de los pies. Tiene una epidermis delgada, en gran medida porque su estrato córneo es mucho más reducido que el de la piel gruesa. A diferencia de la piel gruesa, la piel delgada contiene **folículos pilosos** y sus **glándulas sebáceas** asociadas. Esta sección muestra la **epidermis** y la **dermis** de la piel y una capa más profunda de tejido subcutáneo llamada **hipodermis**. La hipodermis es una capa de tejido conjuntivo laxo, que contiene **tejido adiposo**, nervios, arterias y venas. Los nervios se ramifican y dan lugar a varios tipos de terminaciones nerviosas sensoriales y autónomas en la dermis. Los **corpúsculos de Paccini**, receptores sensoriales que responden a los estímulos de las vibraciones, se hallan en la hipodermis de la piel fina y gruesa. Se encuentran en muchas regiones del cuerpo, pero son más numerosos en las puntas de los dedos de las manos y de los pies que en otras zonas. La hipodermis sirve de capa de transición, y proporciona a la dermis una fijación flexible a los músculos y otras estructuras subyacentes.

B

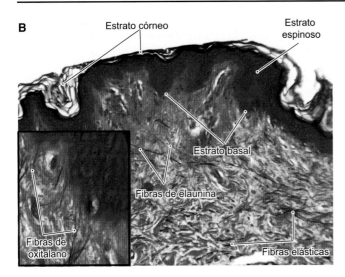

Figura 13-10B. **Piel delgada.** Tinción de fibras elásticas, ×142; *recuadro* ×487

La epidermis de la **piel fina** está formada por cuatro capas: el **estrato basal**, el **estrato espinoso**, el **estrato granuloso** y el **estrato córneo**. (El estrato lúcido está ausente en la piel delgada.) El *estrato granuloso* es muy fino, a menudo una sola capa celular, y no se distingue con facilidad en la piel fina. El *estrato córneo* es fino, pero su grosor varía de una región a otra. Esta sección se tiñe con una tinción de fibras elásticas, que muestra las fibras elásticas de la dermis. Estas fibras se vuelven muy finas hacia la epidermis. La dermis contiene fibras de colágeno tipo I y fibras elásticas, que dan a la piel flexibilidad y resistencia. El *recuadro* muestra unas fibras muy finas denominadas **fibras de oxitalano**. Las fibras elásticas pueden clasificarse en tres tipos en función de su contenido de **microfibrillas** y **elastina**: (1) **fibras elásticas**, las más grandes, que contienen de modo predominante elastina; (2) **fibras de elaunina**, de tamaño intermedio, que contienen pequeñas cantidades de elastina amorfa, y (3) **fibras de oxitalano**, las más pequeñas, que solo contienen microfibrillas.

C

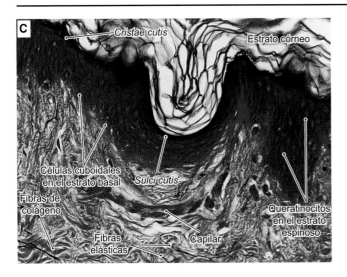

Figura 13-10C. **Estrato córneo, piel delgada.** Tinción de fibras elásticas, ×284

Los **surcos finos** (*sulci cutis*) y las **zonas elevadas** (*cristae cutis*) son la base de los distintos contornos superficiales característicos de zonas específicas tanto de la piel fina como de la piel gruesa. La orientación de los surcos varía de una región a otra. Las huellas dactilares (**dermatoglifos**) son un buen ejemplo de patrón cutáneo característico. La capa superior de la epidermis, el **estrato córneo**, está compuesta por varias capas de queratinocitos aplanados y cornificados. Estas células no tienen núcleo y están llenas de **queratina**, que ayuda a estabilizar las células contra el estrés físico. Esta capa de células se desprende de manera constante y es sustituida por células diferenciadas que se encuentran debajo. En esta sección, los amplios espacios entre las células muertas del estrato córneo son artefactos de la preparación de la muestra. Algunas de las **células cuboidales** del **estrato basal** son células troncales capaces de dividirse. Algunas células derivadas de la división de las células troncales permanecen en el estrato basal como células troncales y otras comienzan la diferenciación en el estrato espinoso. Los **queratinocitos** sufren una secuencia ordenada de diferenciación (**cornificados**) y muerte celular (**apoptosis**) a medida que ascienden hacia la superficie de la epidermis.

CORRELACIONES CLÍNICAS

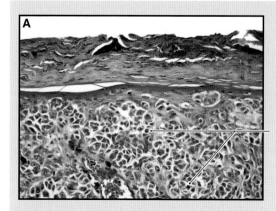

Células de melanoma (tumor)

Figura 13-11A. **Melanoma maligno.** H&E, ×198

El **melanoma** es una neoplasia cutánea maligna agresiva que se origina en los melanocitos de la piel. Se caracteriza por una importante diversidad morfológica, con lesiones cutáneas de formas irregulares y diversos grados de pigmentación. El melanoma hace metástasis a través del sistema linfático. El melanoma maligno es menos frecuente que los cánceres de células basales o los CCE, pero es la causa de la mayoría de las muertes por cáncer de piel. Los factores genéticos y la exposición al sol contribuyen al desarrollo de la enfermedad. Las formas más comunes de melanoma son el **melanoma de extensión superficial** y el **melanoma maligno nodular**. Las células del melanoma contienen núcleos grandes con contornos irregulares, a menudo con nucléolos prominentes. El tratamiento incluye la escisión quirúrgica, la quimioterapia, la radioterapia y la inmunoterapia.

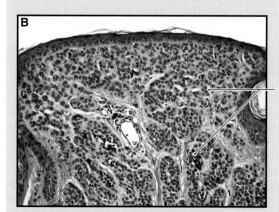

Nidos de células del nevo

Figura 13-11B. **Nevo melanocítico.** H&E, ×22

Los **nevos melanocíticos**, por lo regular denominados "lunares", pueden ser congénitos o adquiridos y están compuestos por melanocitos en **nidos** en la unión dermoepidérmica, en la dermis o en ambas. Si las células del nevo se limitan a la dermis, la lesión se denomina **nevo melanocítico dérmico**. Si las células del nevo están presentes solo en la unión dermoepidérmica, la lesión se denomina **nevo de unión**. Si las células del nevo están presentes en ambas localizaciones, se utiliza el término **nevo compuesto**. Los lunares suelen aparecer como lesiones blandas y elevadas de color bronceado a marrón en la piel expuesta o restringida al sol. Los **nevos displásicos**, que pueden transformarse en un melanoma maligno, suelen ser más grandes que la mayoría de los nevos, pueden tener bordes irregulares y variaciones pigmentarias. A la vista microscópica, los nevos displásicos pueden mostrar nidos de unión más grandes que se fusionan con los nidos adyacentes y atipia citológica. Esta imagen muestra un nevo melanocítico dérmico sin evidencia de displasia o atipia.

TABLA 13-1 Comparación entre piel gruesa y piel delgada

Tipo de piel	Epidermis	Pelo/folículos pilosos	Glándulas	Receptores sensoriales	Ubicación/ distribución	Características especiales
Piel gruesa	Cinco capas; estrato córneo grueso; estrato granuloso grueso	No	Falta de glándulas sebáceas; más glándulas sudoríparas ecrinas	Más receptores	Palmas de las manos y plantas de los pies	*Epidermis gruesa:* estrato córneo grueso; estrato lúcido presente; varias capas celulares de estrato granuloso
Piel fina	Cuatro capas; sin estrato lúcido; una sola capa de células granulosas	Presente en la mayoría de las zonas (excepto en algunos lugares, como los labios, los labios menores y el glande del pene)	Muchas glándulas sebáceas; glándulas sudoríparas ecrinas	Menos receptores	Todo el cuerpo, excepto las zonas de piel gruesa	*Epidermis fina:* estrato córneo fino; estrato lúcido ausente; una capa celular en el estrato granuloso

Estructuras secundarias

GLÁNDULAS DE LA PIEL

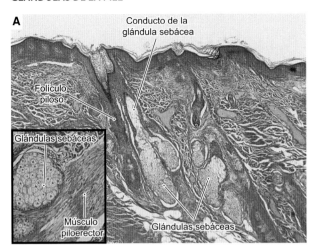

A

Conducto de la
glándula sebácea

Folículo
piloso

Glándulas sebáceas

Músculo
piloerector

Glándulas sebáceas

Figura 13-12A. Glándula sebácea, piel delgada (cuero cabelludo). H&E, ×35; *recuadro* ×66

Las **glándulas sebáceas** se encuentran en la piel fina, por lo regular asociadas con los folículos pilosos. Son más numerosas en la piel del cuero cabelludo y la cara. Las glándulas sebáceas se clasifican como **glándulas acinares ramificadas simples** (véase cap. 3, "Epitelio y glándulas"). Las células secretoras son células productoras de lípidos, dispuestas en varios acinos, que se abren en un conducto corto. Por lo regular, los conductos de las glándulas sebáceas vierten su secreción oleosa, denominada **sebo**, en un **folículo piloso**; sin embargo, los conductos a veces se abren directo en la superficie de la piel. Las glándulas sebáceas liberan sus productos por **secreción holocrina**, es decir, por desintegración de células enteras. El sebo lubrica la piel y recubre y protege los tallos del pelo para que no se debiliten. El *recuadro* muestra un acino de una glándula sebácea y un **músculo piloerector** cercano. Los músculos piloerectores son haces de células musculares lisas inervadas de forma simpática que se extienden entre los folículos pilosos y la capa papilar de la dermis. Se contraen para levantar el pelo en respuesta al frío o al miedo.

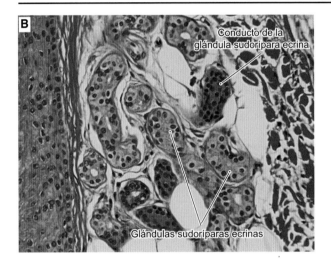

B

Conducto de la
glándula sudorípara ecrina

Glándulas sudoríparas ecrinas

Figura 13-12B. Glándula sudorípara ecrina, piel delgada (cuero cabelludo). H&E, ×248

Las **glándulas sudoríparas ecrinas** (**merocrinas**) se encuentran en la piel delgada y gruesa de la mayor parte del cuerpo. Son más numerosas en las palmas de las manos y las plantas de los pies. Las glándulas sudoríparas ecrinas producen un producto acuoso claro llamado **sudor**. Estas glándulas son glándulas tubulares simples en las que las células secretoras están dispuestas en túbulos enrollados. Estas glándulas tienen conductos largos y no ramificados, pero enrollados, que están revestidos por dos capas de células cuboidales y se abren directo a la superficie de la piel. El sudor está compuesto ante todo por agua (99%), algunos iones (K^+, Na^+ y Cl^-), residuos y productos metabólicos. La liberación de sudor en la superficie de la piel ayuda a ajustar la temperatura del cuerpo, así como a la excreción de desechos metabólicos. Las unidades secretoras de las glándulas sudoríparas ecrinas contienen tres tipos de células. (1) Las **células oscuras** son células con forma de pirámide que contienen gránulos secretores oscuros. Estas células se encuentran hacia la luz del túbulo. (2) Las **células claras** también tienen forma piramidal y no tienen gránulos secretores, pero sí características ultraestructurales de células de bombeo de iones. Están situadas hacia la membrana basal. (3) Las **células mioepiteliales** no son células secretoras. Son células contráctiles con forma de huso, que ayudan a empujar los productos secretores hacia la luz y a lo largo del mismo.

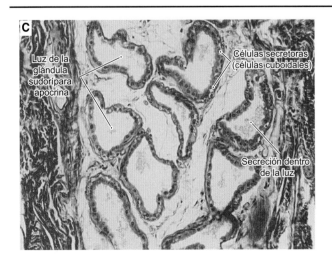

C

Luz de la
glándula
sudorípara
apocrina

Células secretoras
(células cuboidales)

Secreción dentro
de la luz

Figura 13-12C. Glándula sudorípara apocrina, labios mayores. H&E, ×248

Las **glándulas sudoríparas apocrinas** son glándulas tubulares simples enrolladas como las glándulas sudoríparas ecrinas, pero sus **luces** son más grandes (unas 10 veces más grandes que las de las glándulas sudoríparas ecrinas) y sus conductos desembocan en las regiones superficiales de los folículos pilosos. Las **células secretoras** de las glándulas apocrinas liberan sus productos al desprender parte de su citoplasma apical; esto se denomina **secreción apocrina**. Los túbulos de las glándulas están revestidos por células epiteliales cuboidales o cilíndricas, según el estadio de secreción. Estas glándulas están influidas por las hormonas y comienzan a funcionar en la pubertad. También se denominan **glándulas de olor sexual**. Su localización se limita a algunas regiones específicas de la piel delgada, como la axila, la areola (pezón) y las zonas perianal y genital. Su producto es un líquido viscoso, espeso y lechoso que contiene proteínas, amoniaco, lípidos y carbohidratos. Estos fluidos secretores son inodoros cuando se liberan, pero pueden tener un olor corporal axilar tras su degradación por las bacterias.

FOLÍCULOS PILOSOS

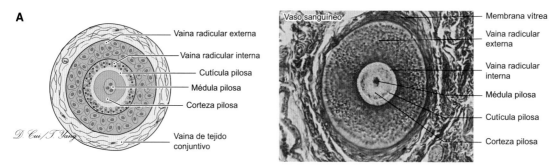

Figura 13-13A. Folículo piloso. H&E, ×95

El esquema de la *izquierda* muestra un corte transversal de un folículo piloso y a la *derecha* una fotomicrografía de un corte transversal de un folículo piloso del cuero cabelludo. Las estructuras del folículo piloso que contiene un tallo piloso incluyen (de dentro a fuera) la **médula pilosa** (núcleo delgado del tallo piloso), la **corteza pilosa** (células queratinizadas que rodean la médula), la **cutícula pilosa** (capa más externa del tallo piloso), la **vaina radicular interna** (vaina celular que se extiende desde el bulbo piloso y rodea y crece junto con el pelo), la **vaina radicular externa** (vaina celular, que es una continuación de la epidermis) y la cubierta de tejido conjuntivo llamada membrana vítrea.

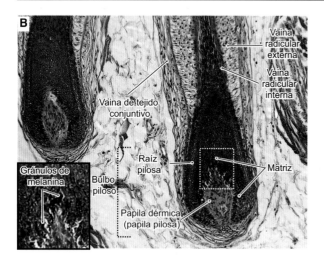

Figura 13-13B. Folículos pilosos, piel delgada (cuero cabelludo). H&E, ×78; *recuadro* ×172

Los **folículos pilosos** son las estructuras que producen el pelo y mantienen su crecimiento. Son estructuras celulares que se extienden desde la epidermis hasta la dermis o la hipodermis. La región basal del folículo piloso forma una estructura en forma de globo denominada **bulbo piloso**, que está compuesta por la raíz pilosa y la papila dérmica. La **raíz pilosa** contiene melanocitos y un grupo de células epiteliales llamado **matriz** o **matriz germinal**. Estas células tienen capacidad de división celular y dan lugar a la **vaina radicular interna** y al pelo. Las células epiteliales forman un capuchón alrededor de la **papila dérmica** (**papila pilosa**). La papila dérmica contiene capilares y fibras nerviosas que abastecen al folículo piloso. La interacción entre el bulbo piloso y la papila dérmica induce la diferenciación del folículo piloso y el crecimiento del pelo. La fotomicrografía muestra una sección longitudinal de los folículos pilosos. El *recuadro* muestra los **gránulos de melanina**, que dan color al pelo. Estos son producidos por los melanocitos en el bulbo piloso.

CORRELACIÓN CLÍNICA

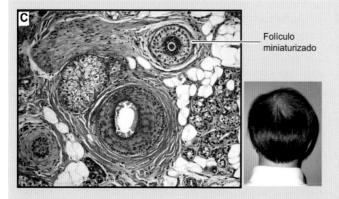

Figura 13-13C. Alopecia androgénica. H&E, ×50

La **alopecia androgénica** es la forma más común de pérdida de cabello, y afecta a entre 30 y 40% de la población adulta. Los hombres y las mujeres tienen una incidencia similar en el desarrollo de este tipo de pérdida de cabello, que se caracteriza por diversos grados de adelgazamiento parcial del cabello en las zonas del vértice y la frente del cuero cabelludo. En las mujeres, rara vez conduce a la calvicie total. En los hombres, la causa es tanto **genética** como **dependiente de los andrógenos**. Los pacientes suelen tener valores más altos de 5-alfa-reductasa y de receptores de andrógenos. La **5-alfa-reductasa** aumenta la producción de **dihidrotestosterona**, que se une a los receptores de andrógenos en los folículos susceptibles de activar los genes para miniaturizar los folículos y debilitar el crecimiento del cabello. Las opciones de tratamiento incluyen el medicamento oral **finasterida** y soluciones tópicas de minoxidil. Este corte transversal del tejido del cuero cabelludo muestra la variación del tamaño del folículo piloso con **folículos miniaturizados** y la ausencia de inflamación.

UÑAS

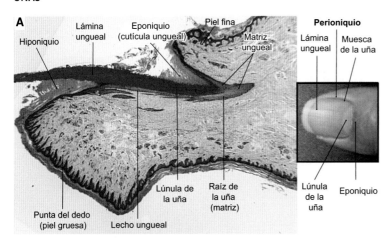

Figura 13-14A. Uña, dedo. H&E, ×17

La **uña** es una lámina translúcida, dura y cornificada que descansa en la punta de cada dedo. Incluye muchos componentes: (1) la **lámina ungueal**, la uña propiamente dicha, que es queratina dura; (2) la **raíz de la uña**, también llamada **matriz ungueal**, que se ve como la lúnula en estado vivo; (3) el **lecho ungueal**, una capa de epidermis debajo de la lámina ungueal; (4) el **eponiquio**, también llamado **cutícula ungueal**, que es la zona de unión entre la piel del dedo y la lámina ungueal y que forma un sello protector; (5) el **perioniquio (pared ungueal)**, la piel que rodea el borde de la uña; y (6) el **hiponiquio**, el sello de unión entre la lámina ungueal y la piel de la yema del dedo. Todas las zonas selladas en los bordes de la lámina ungueal protegen la delicada matriz ungueal y el lecho ungueal de la deshidratación y la infección.

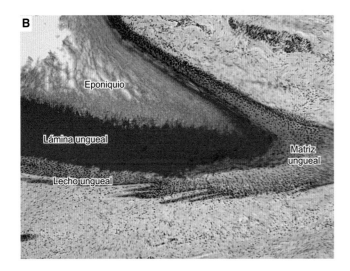

Figura 13-14B. Raíz de la uña (matriz) y lecho ungueal. H&E, ×69

La **raíz de la uña** es una capa celular y también se denomina **matriz** o **matriz germinal**. Contiene muchas capas de células epiteliales, que son responsables de la producción de la **lámina ungueal**. Estas células proliferan y se vuelven aplanadas y altamente cornificada y son empujadas por las células recién formadas. A medida que se diferencian, las células acaban perdiendo el color y la forma y pasan a formar parte de la lámina ungueal. La lámina ungueal es similar al tallo piloso, pero el patrón de formación de queratina es diferente. El lecho ungueal (equivalente a la epidermis) descansa bajo la lámina ungueal. El lecho ungueal se extiende desde la matriz ungueal hasta el hiponiquio.

Por lo regular, el **lecho ungueal** es liso y permite un crecimiento sano de las uñas y un aspecto suave. Si un lecho ungueal está infectado por **bacterias** u **hongos** se vuelve áspero, y una acumulación de materiales orgánicos de desecho puede reaccionar con la lámina ungueal y hacer que la uña se engrose y se distorsione.

CORRELACIÓN CLÍNICA

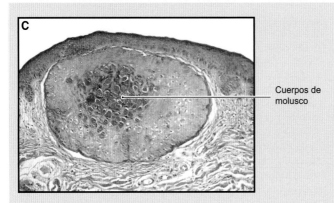

Figura 13-14C. Molusco contagioso. H&E, ×53

El **molusco contagioso** es una infección viral de la piel, causada por el virus del molusco contagioso, un miembro de la familia de los poxvirus. La enfermedad se caracteriza por pápulas perladas de color carne, en forma de cúpula, con un centro con hoyuelos. Las lesiones suelen tener entre 1 y 5 mm de diámetro y son comunes en el tronco, los brazos y las piernas. Es frecuente en la infancia y suele ser autolimitada en pacientes inmunocompetentes. En los adultos, la enfermedad suele indicar inmunodeficiencia celular. Las pápulas no suelen ser dolorosas, pero pueden picar o complicarse con una infección secundaria. El diagnóstico se basa ante todo en el aspecto clínico de las lesiones. Esta diapositiva muestra lóbulos de queratinocitos con grandes inclusiones intracitoplasmáticas eosinófilas llamadas **cuerpos de molusco** dentro del estrato granuloso y el estrato córneo. El tratamiento puede incluir terapias con láser, crioterapia o curetaje, o puede no haber ningún tratamiento.

De la histología a la patología

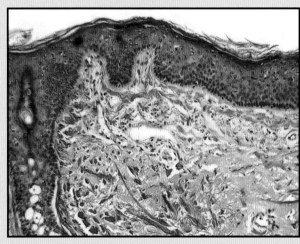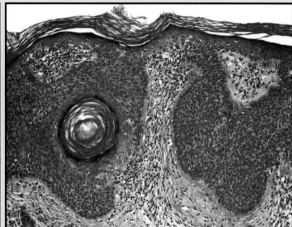

Figura 13-15. Piel delgada normal y queratosis seborreica. H&E, ×100

Piel delgada normal a la *izquierda*. **Queratosis seborreica** a la *derecha*. Este trastorno es la neoplasia benigna más común de la piel. La queratosis seborreica puede aparecer en cualquier localización, pero tiene predilección por la zona del tronco. Las lesiones pueden estar pigmentadas y su aspecto histológico es variado. Los tipos incluyen la hiperqueratósica, la clonal y la reticulada. Estas lesiones pueden mostrar signos de irritación con un pronunciado infiltrado inflamatorio. Las invaginaciones de la superficie producen quistes cornificados, que aparecen como espacios quísticos que contienen queratina.

Preguntas de caso clínico

1. Un hombre de 36 años de edad con síndrome de inmunodeficiencia adquirida (sida) nota la aparición de lesiones cutáneas de color rojo a púrpura en el cuello. Las lesiones están un poco elevadas sobre la superficie cutánea circundante. En su siguiente cita en la clínica de enfermedades infecciosas muestra las lesiones a su médico, que realiza la escisión para el examen patológico. En la histología, la lesión consiste en una proliferación de células fusiformes y espacios vasculares en forma de hendidura con hemorragia circundante en la dermis. Estas células fusiformes se disponen en ocasiones en nódulos. El patólogo realiza una inmunohistoquímica para detectar el virus asociado con la gran mayoría de estos cuadros. En este caso, ¿cuál de los siguientes virus es más probable?

A. Citomegalovirus.
B. Virus de Epstein-Barr.
C. Virus del herpes simple.
D. Virus del herpes humano tipo 8.
E. Virus del papiloma humano.

2. Una mujer blanca de 48 años de edad se muestra preocupada por una lesión cutánea en el pecho que había aumentado de tamaño de forma paulatina a lo largo de varios años, y decide acudir a un dermatólogo. La exploración física revela una lesión cutánea ovalada y pigmentada de 0.8 cm en el pecho derecho. La lesión parece exofítica (elevada sobre la superficie de la piel) y moteada de color marrón claro a oscuro con bordes discretos, y parece como si estuviera "pegada" a la piel.

Una biopsia muestra un infiltrado inflamatorio y una piel hiperqueratósica con quistes queratinizados en la epidermis. ¿Cuál de los siguientes es el diagnóstico más probable en esta paciente?

A. Queratosis actínica.
B. Nevo atípico.
C. Carcinoma de células basales.
D. Melanoma maligno.
E. Queratosis seborreica.

3. Un hombre de 75 años de edad notó la aparición de un nódulo cutáneo entre rojo y rosa en la zona de la sien derecha hace 2 meses. Desde entonces, ha aumentado de tamaño, y ahora tiene más de 1 cm de diámetro. Su dermatólogo le recomienda la extirpación completa de la lesión. Desde el punto de vista histológico, la lesión ocupa la dermis y está compuesta por nódulos de células de tamaño pequeño a mediano, que se tiñen de azul y tienen poco citoplasma. Los núcleos muestran una cromatina fina y se identifican numerosas mitosis. Se prepararon múltiples tinciones inmunohistoquímicas, y las células tumorales son positivas para marcadores neuroendocrinos como la sinaptofisina. Además, las células tumorales son positivas para la citoqueratina en un patrón paranuclear en forma de puntos. ¿Cuál de los siguientes es el diagnóstico más probable de este tumor?

A. Carcinoma de células basales.
B. Dermatofibrosarcoma protuberante.
C. Linfoma.
D. Carcinoma de células de Merkel.
E. Carcinoma de células escamosas.

14 Cavidad oral

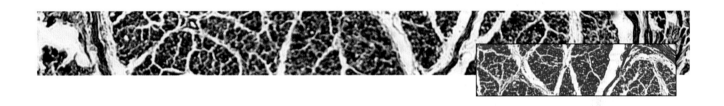

Mucosa oral
Introducción y conceptos clave para la mucosa oral
Mucosa oral y dientes

Dientes
Introducción y conceptos clave para los dientes

Mucosa oral

Introducción y conceptos clave para la mucosa oral

La **cavidad oral** se refiere a la parte interna de la boca y puede dividirse en el **vestíbulo oral** y la **cavidad oral propiamente dicha**. El *vestíbulo oral* es el espacio entre el interior de los labios, las mejillas y la superficie facial de los dientes. La *cavidad oral propiamente dicha* es el espacio entre las arcadas dentales superior e inferior, que se extiende desde la superficie interna de los dientes hasta la orofaringe. Las estructuras del interior de la cavidad oral incluyen los **labios**, las **mejillas**, la **lengua**, los **dientes**, la **encía**, los **paladares** (**duro** y **blando**), las **glándulas salivales** y las **amígdalas**. Las amígdalas se tratan en el capítulo 10, "Sistema linfático", y las glándulas salivales se tratan en el capítulo 16, "Glándulas digestivas y órganos asociados". Las estructuras de la cavidad oral están revestidas por una mucosa oral, que incluye un epitelio suprayacente y un tejido conjuntivo subyacente. La mucosa oral puede dividirse en tres tipos según las diferencias en el revestimiento epitelial, la organización del tejido conjuntivo y las funciones asociadas: **mucosa de revestimiento, masticatoria** y **especializada**.

MUCOSA DE REVESTIMIENTO. Está cubierta por un **epitelio plano estratificado no cornificado** con dos capas distintas: el **estrato basal** y el **estrato espinoso**. El epitelio de la mucosa de revestimiento es similar a la epidermis de la piel, salvo que no tiene ni estrato córneo ni lúcido, y el estrato granuloso suele estar ausente (véase cap. 13, "Sistema tegumentario"). El epitelio estratificado no queratinizado está humedecido por la saliva. Los tejidos conjuntivos de la mucosa de revestimiento pueden dividirse en **lámina propia** y **submucosa**. La *lámina propia* es una fina capa de tejido conjuntivo laxo que contiene muchas fibras elásticas y relativamente pocas fibras de colágeno. Esta capa es equivalente a la dermis de la piel y se encuentra debajo del epitelio. La *submucosa* es una capa gruesa de tejido conjuntivo, que contiene glándulas salivales menores y está unida al músculo subyacente. La mucosa de revestimiento cubre las superficies orales internas de los labios, las mejillas, el paladar blando, la superficie inferior de la lengua y el piso de la boca. Este tipo de mucosa está menos expuesta a la abrasión que la mucosa masticatoria. La mucosa de revestimiento proporciona una barrera contra la invasión de patógenos y sustancias químicas tóxicas, contiene receptores para las sensaciones y cumple funciones inmunológicas. La mucosa de revestimiento también proporciona lubricación y amortiguación mediante glándulas menores en la capa submucosa. Algunos ejemplos de la mucosa de revestimiento son el labio y la mejilla.

MUCOSA MASTICATORIA. Está cubierta por un **epitelio plano estratificado cornificado,** que está expuesto a una importante abrasión debido a la alta compresión y fricción durante la masticación. El epitelio de la mucosa masticatoria está compuesto por el **estrato basal**, el **estrato espinoso**, el **estrato granuloso** y el **estrato córneo**. Tiene una gruesa **lámina propia** que contiene una densa red de fibras de colágeno y unas pocas fibras elásticas. Esta capa no tiene submucosa y está directa y firmemente unida al hueso subyacente. La mucosa masticatoria cubre las superficies orales de la encía (encía adherida) y el paladar duro. La inyección en esta zona es difícil y dolorosa debido a su periostio sensible, su alta densidad de colágeno y su firme fijación al hueso.

MUCOSA ESPECIALIZADA. Cubre los dos tercios anteriores de la lengua y está formada por epitelio plano cornificado y no cornificado y numerosas papilas. Estas papilas pueden clasificarse en cuatro tipos: **filiformes, fungiformes, circunvaladas** y **foliadas**. La mayoría de estas papilas tiene papilas gustativas. Las *papilas filiformes* son las únicas que no tienen papilas gustativas; su función principal es ayudar a mezclar los alimentos durante la masticación. La lámina propia (tejido conjuntivo) de la mucosa especializada está unida al músculo esquelético subyacente. Estos músculos producen el movimiento voluntario de la lengua y están inervados por el nervio hipogloso (nervio craneal [NC] XII). La mucosa de revestimiento cubre la superficie inferior de la lengua. La mucosa de la lengua está dividida en dos partes por un surco en forma de V llamado **surco terminal**. Los dos tercios anteriores de la lengua se denominan **cuerpo de la lengua**. Su mucosa está inervada por el nervio facial (NC VII) y el nervio trigémino (NC V). El tercio posterior de la lengua es la **base de la lengua**. Sus papilas gustativas y su mucosa están inervadas por el nervio glosofaríngeo (NC IX). El tercio posterior de la lengua contiene las amígdalas linguales.

1. Las *papilas filiformes* son las más pequeñas y numerosas de los cuatro tipos de papilas. Cubren casi toda la superficie superior de los dos tercios anteriores de la lengua y se disponen en filas paralelas al surco terminal. Cada una de las papilas tiene forma de cono con algunos procesos de ramificación. El tejido conjuntivo forma el núcleo central de cada papila. Las papilas filiformes no tienen papilas gustativas y se extienden desde el epitelio plano estratificado no cornificado. La superficie de la papila está cornificada y expuesta a una gran abrasión.

2. Las *papilas fungiformes* son menos numerosas que las filiformes. Tienen forma de seta y están dispersas entre las papilas filiformes. Las papilas fungiformes se encuentran en la punta y en los dos bordes laterales de la lengua. Son más numerosas cerca de la punta de la lengua. Las papilas gustativas se encuentran en las superficies apicales de las papilas fungiformes.

3. Las *papilas circunvaladas* son grandes y redondas con una estructura cilíndrica aplanada. Hay entre 10 y 14 papilas dispuestas en fila a lo largo del surco terminal. Cada papila está rodeada por un surco profundo (foso), que forma un valle alrededor de la papila. Las papilas gustativas se encuentran en las paredes laterales de cada papila.

4. Las *papilas foliadas* son pliegues en forma de hoja con la parte superior plana y tienen hendiduras profundas entre las papilas. Están situadas en la superficie lateral posterior de la lengua. Son más prominentes en algunos animales (como los conejos) que en los humanos. Las papilas foliadas contienen botones gustativos en las paredes laterales de las papilas.

Mucosa oral y dientes

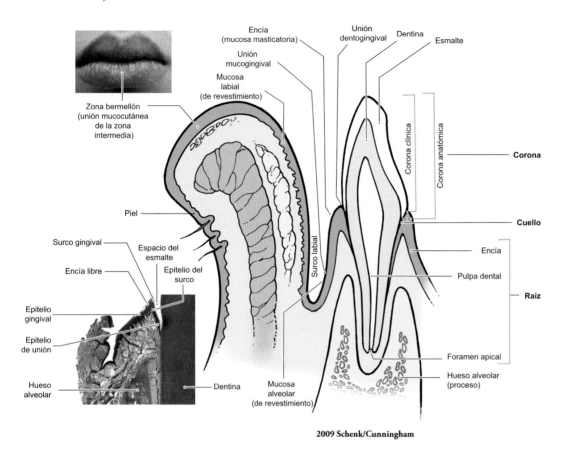

Figura 14-1. **Generalidades de la mucosa oral y los dientes.** *Abajo a la izquierda*, H&E, ×18

La **cavidad oral** está revestida por la mucosa oral, que puede dividirse en **mucosa masticatoria** (encía, paladar duro), **mucosa de revestimiento** (labios, paladar blando, mejillas, superficie inferior de la lengua, piso de la boca) y **mucosa especializada** (lengua). Esta ilustración representa el labio y un diente y la mucosa que recubre estas estructuras. El labio está cubierto de manera externa por **piel** hasta la **zona bermellón** (**zona intermedia** o **unión mucocutánea**); la zona bermellón continúa hasta la **mucosa labial**, que es la mucosa de revestimiento de la superficie interna del labio. El proceso alveolar de la mandíbula (que contiene las raíces de los dientes) está cubierto por la **mucosa alveolar** (mucosa de revestimiento) y la **encía**. La unión entre la mucosa de revestimiento y la encía adherida es la **unión mucogingival**. El diente puede dividirse en tres partes: **corona, cuello** y **raíz**. La corona es la parte del diente que sobresale en la cavidad oral y tiene dos definiciones diferentes: la **corona clínica** es la parte de la corona que es visible en la boca; la **corona anatómica** es la parte del diente cubierta por el esmalte. La raíz está cubierta por la encía o se encuentra dentro de la **cavidad ósea**. La región entre la corona y la raíz es el cuello. El **surco gingival** es el espacio entre la encía libre y el esmalte; por lo regular tiene una profundidad de 0.5 a 3.0 mm.

Si la profundidad del **surco gingival** es superior a 3 mm, estos espacios se denominan **bolsas gingivales** o **periodontales**. Estas bolsas representan una condición anormal. La acumulación de residuos y microbios en las bolsas puede causar daños en el **tejido periodontal**.

Estructuras de la mucosa oral

I. Mucosa de revestimiento (revestimiento de la superficie interna de los labios y las mejillas, el paladar blando, la superficie inferior de la lengua y el piso de la boca)
  A. **Epitelio:** epitelio plano estratificado no cornificado
  B. **Lámina propia:** tejido conjuntivo con muchas fibras elásticas y pocas fibras de colágeno
  C. **Submucosa:** tejido conjuntivo con glándulas salivales menores y sus conductos
II. Mucosa masticatoria (revestimiento de la encía y del paladar duro)

III. Epitelio: epitelio plano estratificado cornificado
  A. **Lámina propia:** tejido conjuntivo con pocas fibras elásticas y muchas fibras de colágeno densas
  B. **No hay submucosa**
IV. Mucosa especializada (lengua)
  A. **Papilas filiformes:** sin papilas gustativas
  B. **Papilas fungiformes:** papilas gustativas en la superficie apical de la papila (dulce, ácido, salado)
  C. **Papilas circunvaladas:** papilas gustativas en la pared lateral de la papila (amargo)
  D. **Papilas foliadas:** papilas gustativas en la pared lateral de la papila

Mucosa de revestimiento

LABIO

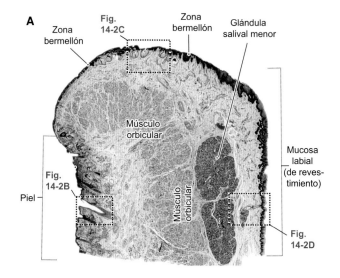

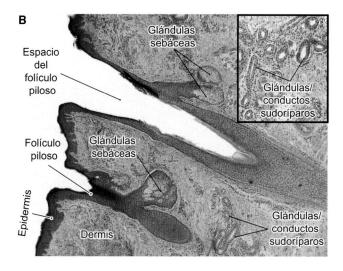

PIEL DEL LABIO (SUPERFICIE EXTERNA)

Figura 14-2A. Generalidades de la mucosa de revestimiento, labio. H&E, ×7.6

La **mucosa de revestimiento** es una mucosa húmeda que cubre el interior de la boca y está revestida por un epitelio plano estratificado no cornificado. La mucosa labial del **labio** es un ejemplo de mucosa de revestimiento. Los labios son suaves, flexibles y móviles; desempeñan un papel importante en la ingesta de alimentos, el habla y como órgano sensorial (p. ej., al besar). Los labios pueden dividirse en tres regiones: (1) la **piel fina**, que forma la superficie externa del labio; (2) la **zona bermellón**, de color rojo, también llamada **zona intermedia** o **unión mucocutánea**, y (3) la **mucosa labial** (**mucosa de revestimiento**), la superficie interna del labio. El núcleo central del labio contiene el músculo orbicular (esquelético), que está inervado por el nervio facial (NC VII) y contribuye al movimiento del labio y a las expresiones faciales.

Figura 14-2B. Piel, labio. H&E, ×33; *recuadro* ×44

Se muestra un ejemplo de la **piel** de la superficie externa del **labio**. Está cubierta por un epitelio plano estratificado cornificado. Las glándulas sebáceas de la dermis están asociadas con los folículos pilosos y hay glándulas sudoríparas. La piel del labio es como la piel fina de otros lugares y puede dividirse en epidermis y dermis.

Figura 14-2C. Zona bermellón, labio. H&E, ×33

La **zona bermellón** del **labio** está cubierta por un epitelio plano estratificado paracornificado. En el tejido conjuntivo pueden encontrarse glándulas de tipo sebáceo (**gránulos** o **manchas de Fordyce**) que no están asociadas con los folículos pilosos. Estas glándulas tienen conductos que liberan su producto oleoso directo en la superficie del labio. La zona bermellón tiene un aspecto rojo debido a la presencia de muchos vasos sanguíneos cerca de la superficie del epitelio fino y translúcido. Esta región puede volverse gruesa y forma el cojín de succión en los bebés.

Figura 14-2D. Mucosa labial (mucosa de revestimiento), labio. H&E, ×33

La **mucosa labial** es un ejemplo de **mucosa de revestimiento**, que está cubierta por un epitelio plano estratificado no cornificado y contiene muchas fibras elásticas; es muy flexible y puede estirarse. Su capa submucosa contiene muchas glándulas salivales menores (glándulas mucosas). Las glándulas salivales menores de los labios suelen denominarse **glándulas labiales**.

ZONA BERMELLÓN (INTERMEDIA)

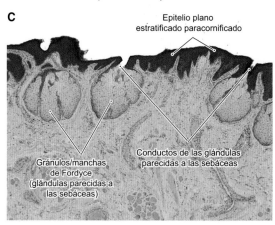

MUCOSA DE REVESTIMIENTO (SUPERFICIE INTERNA)

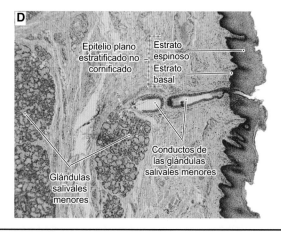

MUCOSA DE REVESTIMIENTO, MEJILLA

A

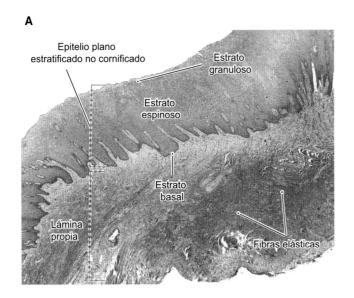

Epitelio plano estratificado no cornificado

Estrato granuloso

Estrato espinoso

Estrato basal

Lámina propia

Fibras elásticas

Figura 14-3A. Mucosa yugal (mucosa de revestimiento), mejilla. H&E, ×16

Cada **mejilla** constituye una pared lateral de la boca. La superficie interna de las mejillas está revestida por una mucosa de revestimiento conocida como **mucosa yugal**. La mucosa yugal tiene un epitelio plano estratificado no cornificado con tres capas definidas (estratos basal, espinoso y granuloso) con muchas fibras elásticas en la lámina propia y glándulas salivales menores (**glándulas bucales**) en la capa submucosa. Este ejemplo muestra el epitelio y la lámina propia de la mucosa yugal, que tiene un epitelio plano estratificado no cornificado. Hay muchas fibras elásticas en la lámina propia de la mucosa. Las fibras elásticas tienen un aspecto rosado y no se ven con facilidad con la tinción de hematoxilina y eosina (H&E). También pueden encontrarse manchas de Fordyce (glándulas parecidas a las sebáceas) en la mucosa de la mejilla. Aumentan con la edad y son más visibles en los adultos mayores.

Los **nervios linguales** y **alveolares inferiores** pasan por el surco posterior de la mejilla (entre el rafe pterigomandibular y la rama de la mandíbula). Este es un punto de referencia importante para las inyecciones de anestesia local en la boca.

CORRELACIÓN CLÍNICA

B

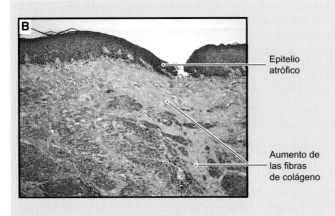

Epitelio atrófico

Aumento de las fibras de colágeno

Figura 14-3B. Fibrosis submucosa oral del labio. H&E, ×25

La **fibrosis submucosa oral** es una afección precancerosa caracterizada por una rigidez de la mucosa debida a cambios fibroelásticos de las **capas** de la **lámina propia** y la **submucosa** de la **mucosa de revestimiento**. Esto provoca una dificultad progresiva para abrir la boca. Afecta a la **mucosa yugal**, los **labios**, las **zonas retromolares**, el **paladar blando** e incluso el **esófago**. Las causas de esta afección incluyen el uso de **chiles** y **nuez de areca**, **trastornos del colágeno** y **trastornos autoinmunes**. De manera histológica, se caracteriza por un **epitelio atrófico** (adelgazado) y un **aumento de la formación de fibras de colágeno**, seguido de la presencia de densos haces de fibras de colágeno y diferentes grados de **hialinización**. La prevención y los tratamientos de la enfermedad incluyen cambios en la dieta y someterse a cirugía plástica para mejorar la función de la boca.

TABLA 14-1 COMPARACIÓN DE LAS MUCOSAS DE REVESTIMIENTO Y MASTICATORIA

Nombre de la mucosa	Epitelio	Lámina propia	Submucosa	Región de cobertura	Características especiales	Aplicación clínica
Mucosa de revestimiento	Epitelio plano estratificado no cornificado	Pocas fibras de colágeno; muchas fibras elásticas	Submucosa bien desarrollada; adherida sobre todo al músculo subyacente más que al hueso (excepto la mucosa alveolar)	Labios, mejillas, paladar blando, superficie inferior de la lengua y piso de la boca	Gruesa, suave y laxa; flexible y se puede estirar	Las inyecciones son fáciles de hacer y poco dolorosas; si se cortan, aparece una brecha que requiere sutura; la infección se extiende rápido
Mucosa masticatoria	Epitelio plano estratificado cornificado	Red densa de fibras de colágeno; pocas fibras elásticas	No hay submucosa presente; la lámina propia está directa y firmemente unida al hueso	Encía, paladar duro	Fina, rígida, densa; no se puede estirar	Las inyecciones son difíciles y dolorosas; si se corta, no se produce ninguna brecha y no es necesario suturar; la infección se extiende lento

Mucosa masticatoria

ENCÍA

A

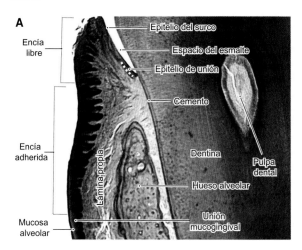

Figura 14-4A. Mucosa masticatoria, encía. H&E, ×22

La **mucosa masticatoria** cubre la encía y el paladar duro; tiene un **epitelio plano estratificado cornificado**, que está expuesto a más abrasión durante la masticación que la mucosa de revestimiento. La mucosa masticatoria carece de una capa submucosa. La lámina propia de la mucosa masticatoria está formada por una densa red de fibras de colágeno firmemente adheridas al hueso subyacente. La encía rodea el cuello del diente y cubre la parte superior del hueso alveolar en la raíz del diente. La encía puede dividirse en **encía libre** y **encía adherida**. La parte superior de la encía es *encía libre* y rodea, pero no se adhiere, al cuello del diente. Esta falta de adhesión entre el **epitelio del surco** de la encía libre y el esmalte crea un espacio denominado **surco gingival**, o **surco gingival libre** (por lo regular de 0.5 a 3 mm de profundidad). La *encía adherida* se fija con firmeza a los tejidos duros subyacentes (hueso alveolar, cemento y borde del esmalte). El borde gingival-mucoso se denomina **unión mucogingival** (entre la encía adherida y la mucosa alveolar), donde el epitelio pasa de no cornificado a cornificado y el color cambia de rosa brillante (mucosa alveolar) a rosa pálido (encía).

PALADAR DURO

B

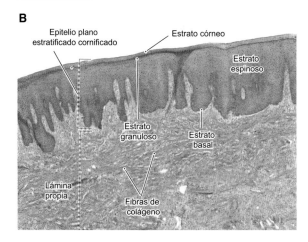

Figura 14-4B. Mucosa masticatoria, paladar duro. H&E, ×35

El **paladar duro** forma el techo de la boca y está cubierto por una mucosa masticatoria con epitelio plano estratificado cornificado y una lámina propia densa. Tiene una capa más (**estrato córneo**) que la mucosa de revestimiento. Las fibras de colágeno de la lámina son gruesas y densas y se unen con firmeza al periostio del hueso subyacente. El periostio está formado por un tejido conjuntivo denso que recubre el hueso y contribuye a la formación del mismo (véase cap. 5, "Cartílago y hueso"). La mayor parte del paladar duro carece de capa submucosa. Sin embargo, la región posterior cerca del proceso alveolar puede presentar una capa submucosa que contiene glándulas mucosas menores. El paladar duro ayuda de forma significativa a la masticación y al habla.

El **paladar hendido** es un defecto de nacimiento en el que hay una fisura en el paladar duro que se debe a que dos partes del paladar no se fusionan durante el desarrollo facial. Esta afección afecta la calidad del habla (el individuo es incapaz de pronunciar ciertos sonidos) y también provoca problemas de alimentación.

CORRELACIÓN CLÍNICA

C

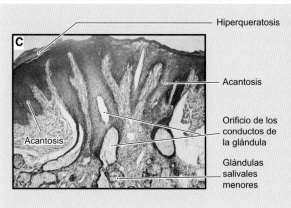

Figura 14-4C. Estomatitis nicotínica. H&E, ×25

La **estomatitis nicotínica**, que no es una afección precancerosa, se caracteriza por una **lesión blanca** en la mucosa oral del **paladar duro** de la boca. Las causas de esta afección se asocian con el consumo prolongado de **tabaco**, en especial de pipa, y al consumo de bebidas calientes. La lesión tiene un aspecto de **adoquín** blanco o "**barro seco**" debido a la excesiva producción de **queratina**. El paladar duro puede tener un aspecto gris o blanco y contener muchas pápulas un tanto elevadas con rojo en su centro. Desde el punto de vista histológico, la mucosa escamosa muestra **hiperqueratosis** (engrosamiento del estrato córneo) y **acantosis** (sobrecrecimiento del estrato espinoso). Dejar de fumar por completo suele ayudar a disminuir y resolver la afección en unas 2 semanas. Si la lesión persiste, puede ser necesario un seguimiento estrecho.

Mucosa especializada

LENGUA

A

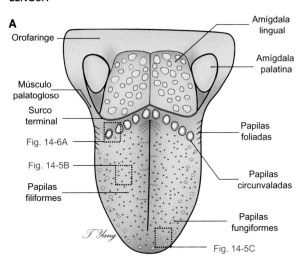

Orofaringe

Amígdala lingual

Amígdala palatina

Músculo palatogloso

Surco terminal

Fig. 14-6A

Fig. 14-5B

Papilas filiformes

Papilas foliadas

Papilas circunvaladas

Papilas fungiformes

Fig. 14-5C

T. Yang

Figura 14-5A. Generalidades de la lengua.

La superficie inferior de la **lengua** y el piso de la boca están cubiertos por una mucosa de revestimiento con un epitelio plano estratificado no cornificado. La superficie superior de la lengua está cubierta por una mucosa especializada con numerosas papilas que se proyectan, incluidas **papilas filiformes, fungiformes, circunvaladas** y **foliadas.** La mucosa especializada está unida al músculo esquelético subyacente. La lengua tiene un núcleo central de músculo esquelético, que controla los movimientos de la lengua y está inervado por el nervio hipogloso (NC XII). La base de la lengua está unida al piso de la boca. La superficie del tercio posterior de la lengua tiene receptores somatosensoriales y papilas gustativas que están inervados por el nervio glosofaríngeo (NC IX). Los dos tercios anteriores de la lengua tienen receptores somatosensoriales que están inervados por el nervio trigémino (NC V), y sus papilas gustativas están inervadas por la rama de la cuerda del nervio facial (NC VII). La lengua desempeña un papel importante en el habla, el gusto y el movimiento y **deglución** de los alimentos.

PAPILAS FILIFORMES

B

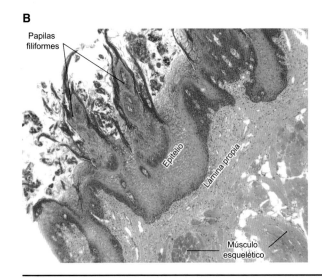

Papilas filiformes

Epitelio

Lámina propia

Músculo esquelético

Figura 14-5B. Papilas filiformes, lengua. H&E, ×35

Las **papilas filiformes** son papilas delgadas, de forma cónica, con superficies externas cornificadas. Son las más numerosas pero de menor tamaño de los cuatro tipos de papilas. Las papilas filiformes suelen estar agrupadas en filas y cubren toda la superficie superior de los dos tercios anteriores de la lengua (antes del surco terminal). Cada papila filiforme tiene un núcleo central de tejido conjuntivo con varias ramificaciones de pequeñas papilas. Son las únicas papilas que no tienen papilas gustativas. Las puntas de las papilas filiformes están cornificadas, lo que indica que están expuestas a la abrasión durante la masticación. Como no tienen papilas gustativas, sus funciones principales son ayudar a masticar y mezclar los alimentos. La capa submucosa está ausente en la lengua; la mucosa de la lengua está unida en gran medida al músculo esquelético subyacente para permitir un control óptimo del bolo alimenticio.

PAPILAS FUNGIFORMES

C

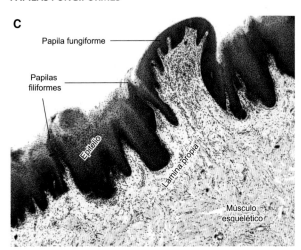

Papila fungiforme

Papilas filiformes

Epitelio

Lámina propia

Músculo esquelético

Figura 14-5C. Papilas fungiformes, lengua. H&E, ×44

Las **papilas fungiformes** tienen forma de hongo y son bastante más numerosas que las filiformes. Suelen ser un poco más largas que las papilas filiformes que las rodean. Cada papila fungiforme tiene una a cinco papilas gustativas en su superficie superior. Estas papilas gustativas están inervadas por la rama de la cuerda timpánica del nervio facial (NC VII), que se une a la rama lingual del nervio trigémino (NC V). Las papilas fungiformes están cubiertas por un epitelio plano estratificado no cornificado. Se distribuyen en la punta y en los dos lados de la lengua. En general, las papilas gustativas tienen cinco sensaciones gustativas: dulce, amargo, umami, salado y ácido. Las sensaciones salada y ácida están asociadas con canales iónicos; las otras tres sensaciones gustativas están vinculadas con receptores acoplados a proteínas G.

PAPILAS CIRCUNVALADAS

A

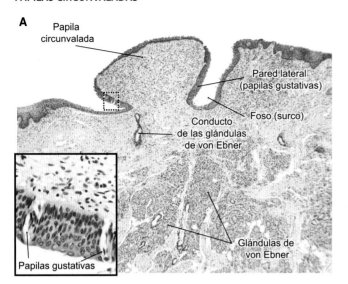

Papila circunvalada

Pared lateral (papilas gustativas)

Foso (surco)

Conducto de las glándulas de von Ebner

Glándulas de von Ebner

Papilas gustativas

Figura 14-6A. Papilas circunvaladas, lengua. H&E, ×34; *recuadro* ×181

Las **papilas circunvaladas** también se denominan **papilas valladas**. Están dispuestas en una sola fila, que contiene entre 10 y 14 papilas que están situadas justo antes del **surco terminal**. Cada papila circunvalada tiene forma cilíndrica y está rodeada por un surco llamado **foso**. Los conductos de las **glándulas de von Ebner** (glándulas salivales serosas menores) se abren y drenan productos serosos en el surco; esto ayuda a limpiar los restos de comida en el surco y ayuda a la detección del gusto. La mayoría de las glándulas salivales menores de la cavidad oral son glándulas mucosas o mixtas; las glándulas de von Ebner son las únicas glándulas serosas puras. Los botones gustativos de las papilas circunvaladas están situadas en las paredes laterales del surco. Estos botones gustativos son sobre todo **receptores de amargura** y están inervados por el nervio glosofaríngeo (NC IX).

PAPILAS FOLIADAS

B

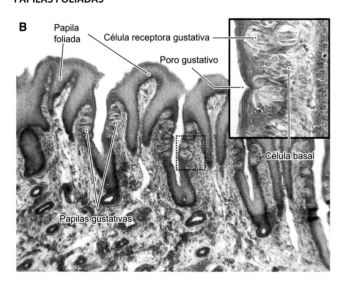

Papila foliada

Célula receptora gustativa

Poro gustativo

Célula basal

Papilas gustativas

Figura 14-6B. Papilas foliadas y papilas gustativas, lengua. H&E, ×68; *recuadro* ×222

Las **papilas foliadas** están situadas en la superficie lateral posterior de la lengua. Este tipo de papila no está bien desarrollada en los humanos, pero se encuentra con frecuencia en los animales; se ilustra en esta figura a partir de tejido de conejo.

En general, las **papilas gustativas** son estructuras ovulares incrustadas en el epitelio plano estratificado no cornificado de las papilas de la lengua. También pueden encontrarse en el paladar de la cavidad oral y en la mucosa de la orofaringe y la epiglotis. Cada papila gustativa se compone de 40 a 60 **células receptoras gustativas** alargadas con microvellosidades en la región apical, que se extienden hacia el **poro gustativo**. El extremo basal de la papila gustativa entra en contacto con una fibra nerviosa aferente. El poro gustativo es una pequeña abertura que permite que las moléculas gustativas entren en contacto con las células receptoras gustativas. Las células receptoras gustativas tienen una vida de 1 a 2 semanas, y las nuevas células gustativas surgen de las células basales en la región lateral basal de la papila gustativa. El *recuadro* muestra las papilas gustativas.

TABLA 14-2 COMPARACIÓN DE LAS PAPILAS LINGUALES

Nombre	Recubrimiento epitelial	Papilas gustativas	Ubicación	Función principal
Papilas filiformes	Epitelio plano estratificado cornificado	Sin papilas gustativas	2/3 anteriores de la lengua	Ayudan a masticar y mezclar los alimentos
Papilas fungiformes	Epitelio plano estratificado no cornificado	Yemas gustativas situadas en la superficie apical de las papilas	Punta y dos lados de la lengua	Quimiorreceptor que detecta el sabor
Papilas circunvaladas	Epitelio plano estratificado no cornificado	Yemas gustativas situadas en la superficie lateral de las papilas	En una fila en forma de V justo antes del surco terminal	Quimiorreceptor que detecta el sabor
Papilas foliadas	Epitelio plano estratificado no cornificado	Yemas gustativas situadas en la superficie lateral de las papilas	Superficie lateral posterior de la lengua	Quimiorreceptor que detecta el sabor

Dientes

Introducción y conceptos clave para los dientes

Los **dientes** son estructuras prominentes en la cavidad oral. Pueden dividirse en **dientes maxilares** (superiores) y **mandibulares** (inferiores). La raíz del diente está rodeada por el hueso alveolar (proceso alveolar o arco alveolar), que forma una cavidad para sostener y apoyar cada diente. El hueso alveolar de los dientes maxilares forma parte del maxilar superior; el hueso alveolar de los dientes mandibulares forma parte de la mandíbula. Hay dos grupos de dientes: los **primarios** (de leche) y los **permanentes**. Los dientes primarios acaban por ser sustituidos por los permanentes. En los adultos hay 32 dientes permanentes que incluyen dos **incisivos**, un **canino**, dos **premolares** y tres **molares** en cada uno de los cuatro cuadrantes de las arcadas maxilar y mandibular. Cada diente puede dividirse en tres partes: la **corona**, el **cuello** y la **raíz**. La *corona* del diente está cubierta por el esmalte y se extiende por encima de la encía; la forma de la corona es única en los diferentes tipos de dientes y se adapta a sus funciones. El *cuello* del diente es la unión entre la corona y la raíz. La región donde se unen el esmalte y el cemento se denomina **unión cemento-esmalte (UCE)**. La *raíz* del diente está cubierta por el cemento y rodeada por el hueso alveolar. Un diente tiene una o más raíces; el ápice es el extremo de la raíz. El **foramen apical** es una pequeña abertura por la que los nervios y los vasos sanguíneos entran y salen de la pulpa dental.

DESARROLLO DE LOS DIENTES (ODONTOGÉNESIS). Tiene dos orígenes diferentes: el tejido ectodérmico y el tejido mesenquimal derivado de la cresta neural. El epitelio oral deriva del tejido ectodérmico, que da lugar a la lámina dental, y más adelante se convierte en el órgano del esmalte. La papila dental deriva del tejido mesenquimal y da lugar a la futura pulpa dental. El órgano del esmalte, la papila dental y el saco dental (folículo) en su conjunto se describen como un **germen dental**, que de modo eventual forma un diente. La iniciación de los gérmenes dentales se produce a lo largo del epitelio oral de las prominencias (procesos) maxilares y mandibulares. Los gérmenes dentales pasan por **fases de iniciación** (desarrollo de la lámina dental e iniciación de los gérmenes dentales), **fases de morfogénesis** (movimiento celular y constitución de la forma del diente) y **fases de histogénesis** (formación del tejido duro y desarrollo de la raíz del diente). Aunque el desarrollo del diente es un proceso continuo, la odontogénesis puede dividirse en varias etapas basadas en la forma del germen dental y la formación de la estructura del diente. Estas **etapas** incluyen las de **iniciación, brote, capuchón, campana** y **aposición** (corona). Cuando se está formando la cavidad oral primitiva, el primer arco faríngeo genera las **prominencias** o los **procesos maxilares** y **mandibulares** (arcos dentales en desarrollo), que dan lugar a los futuros maxilares superior e inferior.

1. *Etapa de iniciación:* alrededor de las 6 o 7 semanas de desarrollo, algunas células epiteliales orales de la superficie de las prominencias maxilares y mandibulares aumentan la actividad de proliferación, se engrosan e invaginan en el tejido mesenquimal subyacente para formar la **banda epitelial primaria**.
2. *Etapa de brote:* entre las 8 y 9 semanas, la banda epitelial primaria da lugar a la **lámina vestibular** y a la **lámina dental**. La lámina vestibular forma una hendidura que se convierte en el vestíbulo entre la mejilla y el diente; la lámina dental forma una estructura en forma de U y se desarrolla en las yemas dentales (órganos del esmalte y tejido mesenquimal), que se convierten

en dientes primarios de leche. El desarrollo de los dientes permanentes se produce a partir de las yemas dentales secundarias, que brotan de las yemas dentales primarias.

3. *Etapa de capuchón:* alrededor de las 10 u 11 semanas, el órgano del esmalte aparece en forma de capuchón y las células mesenquimales condensadas bajo el órgano del esmalte forman la papila dental.
4. *Etapa de campana:* entre las 12 y las 14 semanas, el órgano del esmalte sigue creciendo en forma de campana, y las células del órgano del esmalte se diferencian en cuatro capas celulares distinguibles: el **epitelio del esmalte externo**, el **epitelio del esmalte interno**, el **retículo estrellado** y el **estrato intermedio**. Al mismo tiempo, la papila dental crece y ayuda a modelar la forma de la corona del diente. Las células de la papila dental se diferencian en grupos celulares externos e internos. Las células externas de la papila dental se convertirán en odontoblastos que producirán la futura dentina; las células internas se convertirán en los futuros tejidos de la pulpa dental.
5. *Etapa de aposición (corona/campana tardía):* cerca de las 18 y 19 semanas, a partir del borde incisivo de las puntas de las cúspides y en dirección a la futura UCE o cérvix, las células del germen del diente continúan su diferenciación; las células epiteliales del esmalte interno se han convertido en preameloblastos, que inducen a las células externas de la papila dental a convertirse en odontoblastos y comienzan a producir la matriz dentinaria en la región de la corona del diente. Este material se denomina **predentina** y, tras sufrir una calcificación, se convertirá en dentina. Cuando se forma la dentina, induce a los preameloblastos a diferenciarse y convertirse en ameloblastos activos, que producen el esmalte. De este modo, ha comenzado la producción tanto de la matriz del esmalte como de la dentina para la corona del diente. Cuando se han formado los dos tejidos duros, la dentina y el esmalte, y se ha completado la forma de la corona, empieza a desarrollarse la raíz del diente. A continuación, el diente comienza a erupcionar en la cavidad oral para dejar espacio al crecimiento de la raíz del diente.

ESMALTE, DENTINA Y PULPA DENTAL. Son componentes de los dientes. El **esmalte** es el tejido más duro del cuerpo. La unidad morfológica básica del esmalte es la **varilla**, también llamada **prisma**, que está compuesta por una cabeza y una cola. Las varillas están dispuestas en un complejo tridimensional, perpendicular a la **unión dentina-esmalte (UDE)**. Se extienden desde la UDE hasta la superficie del esmalte. El esmalte proporciona un sello para la dentina y crea una superficie fuerte para la masticación. La corona del diente está cubierta por el esmalte y la raíz del diente está cubierta por el cemento. La **dentina** rodea y forma las paredes de la pulpa dental. Está compuesta por numerosos **túbulos dentinarios, procesos odontoblásticos** y la **matriz dentinaria** y es el segundo tejido más duro del cuerpo. El núcleo central del diente está ocupado por la **pulpa dental**, que está formada por tejido conjuntivo mucoso laxo que contiene vasos sanguíneos y fibras nerviosas.

PERIODONTO. Se refiere a las estructuras que rodean y soportan la raíz del diente e incluye el **cemento**, el **LPD** y el **hueso alveolar**. El *cemento* es una fina capa de tejido duro que cubre la dentina de la raíz. El *LPD* es el tejido conjuntivo denso y fibroso que une el cemento al hueso alveolar. El *hueso alveolar*, también llamado **proceso alveolar**, forma parte del maxilar y la mandíbula. Sostiene y protege la raíz del diente. Incluye la **cresta alveolar**, el **hueso alveolar propiamente dicho** y el **hueso de soporte**.

Dientes

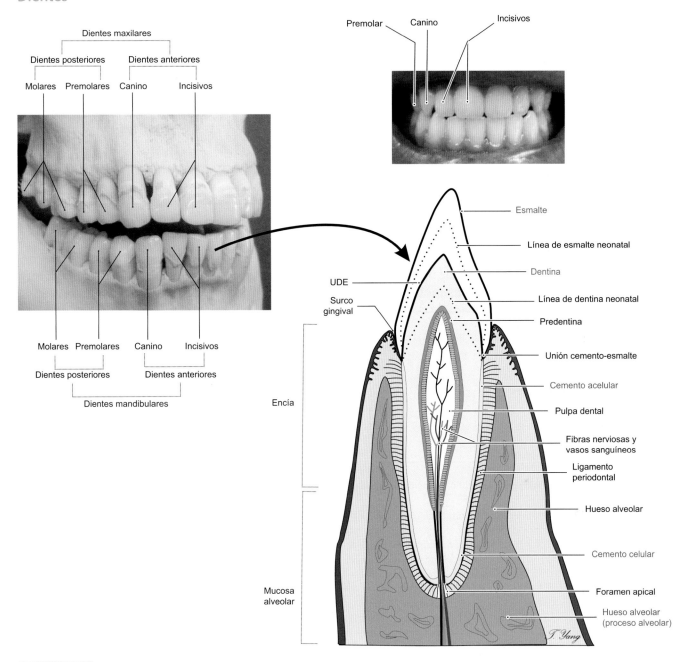

Figura 14-7. Generalidades de los dientes.

Hay dos conjuntos de **dientes** que se forman durante la vida de una persona: 20 **dientes primarios** (de leche) y los **dientes secundarios** (adultos). Los dientes secundarios acabarán sustituyendo a los primarios. Los dentistas suelen llamar a los dientes secundarios **dientes permanentes**. En un adulto hay 32 dientes permanentes. Cada uno de los cuatro cuadrantes incluye dos **incisivos**, un **canino**, dos **premolares** y tres **molares** en las arcadas dentales mandibular y maxilar (*izquierda*). El diente está compuesto por varios tipos de tejidos duros: la **dentina**, el **esmalte**, el **cemento** y el **hueso alveolar**. El núcleo central de cada diente es una cámara que contiene la **pulpa dental** formada por tejido conjuntivo mucoso con un abundante suministro de fibras nerviosas y vasos sanguíneos. Cada diente tiene una **corona**, un **cuello** y una **raíz**. La corona del diente está cubierta por el esmalte, el tejido más duro que se encuentra en el cuerpo; el cuello es la unión entre la corona y la raíz, y la superficie de la raíz está cubierta por el cemento, que se conecta al hueso alveolar por el **ligamento periodontal**. La unión entre el esmalte y el cemento es la **UCE**, y el límite entre la dentina y el esmalte es la **unión dentina-esmalte (UDE)**.

Desarrollo de los dientes (odontogénesis)

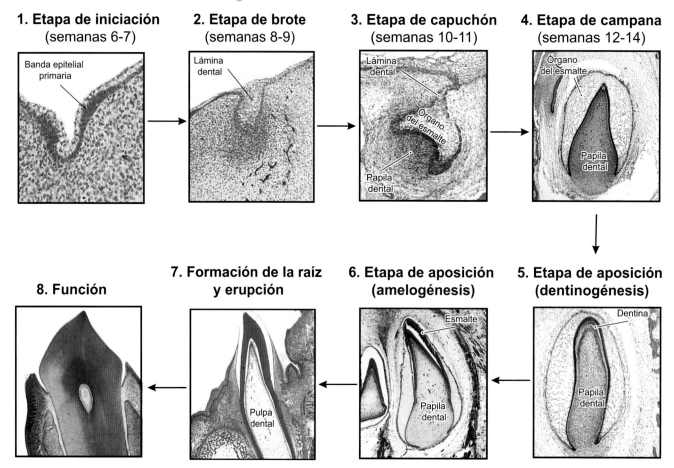

1. Etapa de iniciación
(semanas 6-7)

Banda epitelial primaria

2. Etapa de brote
(semanas 8-9)

Lámina dental

3. Etapa de capuchón
(semanas 10-11)

Lámina dental

Órgano del esmalte

Papila dental

4. Etapa de campana
(semanas 12-14)

Órgano del esmalte

Papila dental

8. Función

7. Formación de la raíz y erupción

Pulpa dental

6. Etapa de aposición (amelogénesis)

Esmalte

Papila dental

5. Etapa de aposición (dentinogénesis)

Dentina

Papila dental

Figura 14-8. Generalidades del desarrollo de los dientes (odontogénesis). H&E, ×5 a ×128

El **desarrollo de los dientes** también se denomina **odontogénesis**. El diente deriva de dos tipos de tejidos: el **ectodermo** (epitelio oral) y los tejidos **mesenquimales**, algunos de los cuales se originan en la cresta neural. El epitelio oral crea una estructura en forma de U llamada **lámina dental**, que se convierte en un **órgano del esmalte**. El tejido mesenquimal se desarrolla en una **papila dental** y también forma un saco dental (folículo), que rodea la papila dental y el órgano del esmalte. El órgano del esmalte, la papila dental y el saco dental (folículo) se describen de manera colectiva como un **germen dental**. El desarrollo del diente es un proceso continuo y puede describirse en varias etapas (como instantáneas) basadas en la forma de los gérmenes dentales: **etapas** de **iniciación, brote, capuchón, campana** y **aposición**. Las ilustraciones representan el proceso de desarrollo de los dientes. (1) *Etapa de iniciación:* las células epiteliales orales en proliferación se engrosan y forman una banda epitelial primaria. (2) *Etapa de brote:* la lámina dental (derivada de la banda epitelial primaria) forma una estructura en forma de U (yema dental). (3) *Etapa de capuchón:* el órgano del esmalte se desarrolla en una estructura en forma de capuchón. Al mismo tiempo, el tejido mesenquimal se condensa y forma la papila dental. (4) *Etapa de campana:* el órgano del esmalte sigue creciendo hasta adquirir una forma de campana con cinco capas celulares distintas. (5) *Etapa de aposición (dentinogénesis):* los odontoblastos comienzan a formar dentina en la región de la corona. (6) *Etapa de aposición (amelogénesis):* tras la formación de una capa de dentina en la corona del diente, comienza la creación del esmalte (producido por los ameloblastos). (7) *Formación de la raíz y erupción:* cuando la forma de la corona y la dentina y el esmalte de la corona se han completado, el diente comienza a desarrollar su estructura radicular (cemento, LPD). Durante este proceso, el diente entra de modo gradual en la cavidad oral. (8) *Función:* el desarrollo de la raíz del diente y sus estructuras asociadas continúa hasta que el diente es funcional.

ETAPA DE BROTE

A

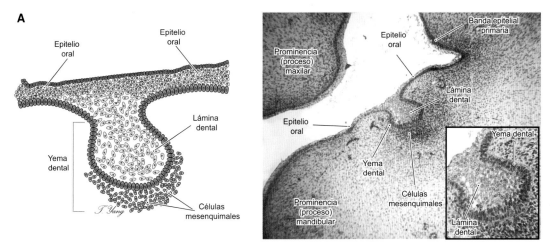

Figura 14-9A. Etapa de brote, semanas 8-9. H&E, ×72; *recuadro* ×140

La **etapa de brote** es una continuación de la **etapa de iniciación** en la que el epitelio oral que prolifera y se engrosa forma la **banda epitelial primaria**. En la etapa de brote, el germen dental forma una estructura similar a una yema que está rodeada por células mesenquimales que proliferan y se acumulan. La combinación de la lámina dental y los tejidos mesenquimales condensados se denomina **yema dental** y se desarrolla en un diente primario. Las **prominencias maxilar** y **mandibular** dan lugar a los futuros maxilares superior e inferior.

Durante la etapa de brote, cualquier alteración puede causar la formación de dientes anormales, como la **microdoncia** (dientes anormalmente pequeños) y la **macrodoncia** (dientes anormalmente grandes).

ETAPA DE CAPUCHÓN

B

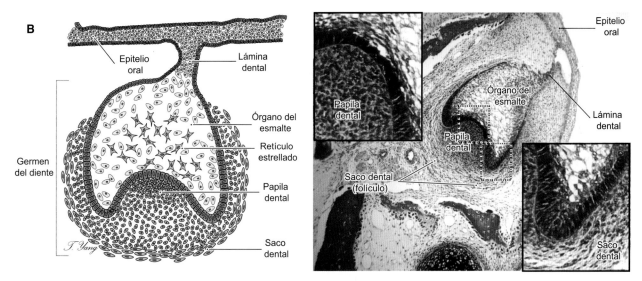

Figura 14-9B. Etapa de capuchón, semanas 10-11. H&E, ×72; *recuadro* ×204

La **etapa de capuchón** es una continuación de la etapa de brote y es el resultado del agrandamiento y el crecimiento desigual de la yema dental. En esta etapa se forma el órgano del esmalte y se adhiere a la lámina dental restante. La base del órgano del esmalte se vuelve cóncava y aparece como una estructura en forma de capuchón con células mesenquimales debajo. Estas células mesenquimales se condensan, y crean una **papila dental** que formará la futura pulpa dental. Otras capas de células mesenquimales que rodean el órgano del esmalte y la papila dental se denominan **saco dental** (**folículo dental**). En esta etapa, la morfogénesis y la formación del germen dental están en curso. La proliferación y el movimiento celular determinan la forma del diente.

Una alteración durante la etapa de capuchón del desarrollo del diente puede causar la **fusión** clínica del diente (dos gérmenes dentales adyacentes se fusionan y se desarrollan en un gran diente macrodóntico) o la **gemación** (un germen dental se desarrolla en dos dientes, que comparten una única pulpa pero tienen dos coronas) y *dens invaginatus* (o *dens in dente*, que significa "diente dentro de un diente").

ETAPA DE CAMPANA

A

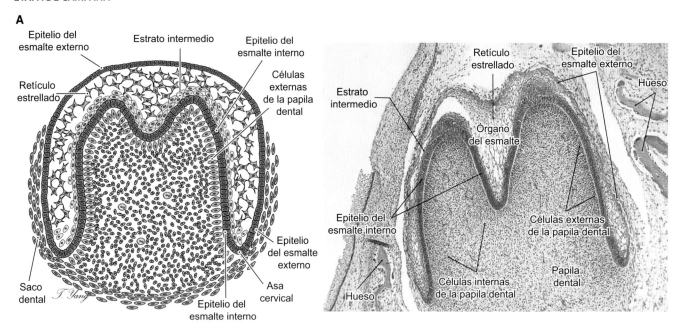

Figura 14-10A. Etapa de campana, semanas 12-14. H&E, ×72

La **etapa de campana** es una continuación de la etapa de capuchón. El germen del diente experimenta una morfogénesis, proliferación y diferenciación adicionales. En esta etapa, el órgano del esmalte se separa de la lámina dental y pierde la conexión con el epitelio oral. La lámina dental se degenera de modo gradual. Sin embargo, el órgano del esmalte sigue su diferenciación y forma cuatro capas celulares: el **epitelio del esmalte interno**, el **estrato intermedio**, el **retículo estrellado** y el **epitelio del esmalte externo**. También pueden encontrarse algunos tipos de células en la etapa de capuchón posterior. La papila dental se diferencia y forma las **células externas** e **internas de la papila dental** cerca de la base del órgano del esmalte. A medida que el germen del diente sigue su crecimiento, las *células externas* de la papila dental se diferenciarán en futuros **odontoblastos**; las *células internas* de la papila dental se diferenciarán en futuros tejidos de la pulpa dental.

B

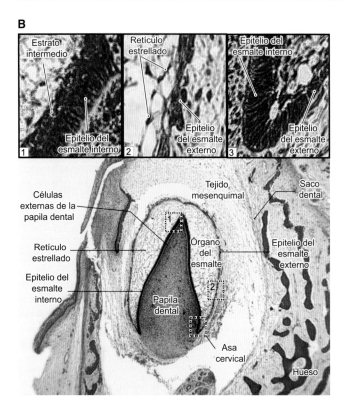

Figura 14-10B. Etapa de campana, capas celulares. H&E, ×37; *recuadros* ×472

Durante el proceso de diferenciación del órgano del esmalte en la **etapa de campana** se distinguen cuatro capas celulares. (1) El **epitelio del esmalte interno** es una hilera de células columnares que contienen un ARN rico y son mucho más largas en la región de la punta, donde ocurrirá la formación inicial del esmalte en la etapa de aposición. El epitelio del esmalte interno se diferencia y más adelante se convierte en ameloblastos. (2) El **estrato intermedio** está compuesto por dos o tres capas de células escamosas o cuboidales y se encuentra entre el retículo estrellado y el epitelio del esmalte interno. Las células de esta capa son ricas en **fosfatasa alcalina**, que ayuda al epitelio del esmalte interno a producir esmalte. (3) El **retículo estrellado** se encuentra dentro del órgano del esmalte. También puede estar presente en la etapa de capuchón, pero está más desarrollado en la etapa de campana. Las células del retículo estrellado tienen forma de estrella y muchos procesos celulares interconectados entre sí para formar una red dentro del órgano del esmalte. Los espacios extracelulares del retículo estrellado son grandes y están llenos de un material fluido y esponjoso. Estas células contienen **glucosaminoglucanos** y **fosfatasa alcalina** y tienen **desmosomas** y **uniones comunicantes** entre las células. El retículo estrellado desempeña un papel en el mantenimiento de la forma del diente y en la protección del tejido dental subyacente. (4) El **epitelio del esmalte externo** está compuesto por células cuboidales y es la capa más externa del órgano del esmalte. Esta capa celular separa el órgano del esmalte de los tejidos mesenquimales cercanos. Sirve de barrera protectora y también ayuda a mantener la forma del órgano del esmalte. El epitelio del esmalte interno y el epitelio del esmalte externo se unen para formar el asa cervical.

ETAPA DE APOSICIÓN

A

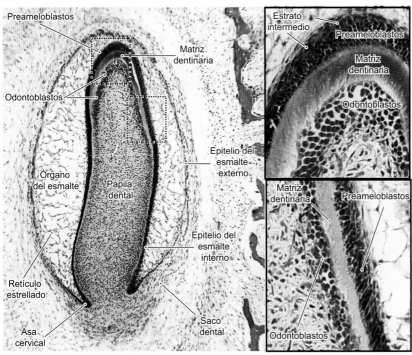

Figura 14-11A. Etapa de aposición (corona/campana tardía), dentinogénesis. H&E, ×76; *recuadros* ×315

Durante la **etapa de aposición** (**corona/campana tardía**), se produce la inducción entre los tejidos **ectodérmico** (órgano del esmalte) y **mesenquimal** (papila dental). El epitelio del esmalte interno del órgano del esmalte se ha convertido en **preameloblastos**, que inducen a las células externas de la papila dental a diferenciarse en **odontoblastos**. Cuando los odontoblastos llegan a ser maduros y activos, tienen una forma columnar y comienzan a secretar matriz dentinaria (**predentina**), que es el primer tejido duro que se forma durante el desarrollo del diente. La formación de la dentina se denomina **dentinogénesis**. La corona del diente se desarrolla mucho antes que la raíz del diente. La dentina de la corona se produce primero como **predentina** por los odontoblastos. La predentina pronto se calcifica y se denomina **dentina**. El asa cervical está formada por el epitelio del esmalte interno y el epitelio del esmalte externo. Junto con el saco dental, el asa cervical contribuye al desarrollo de futuras estructuras radiculares.

B

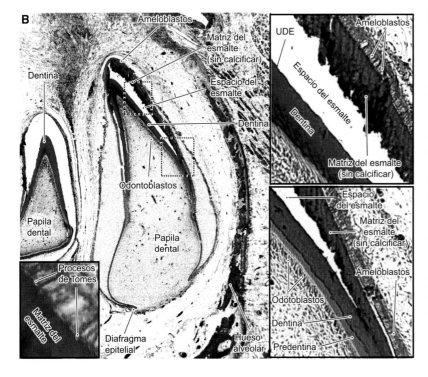

Figura 14-11B. Etapa de aposición (corona/campana tardía), amelogénesis. H&E, ×19; recuadros (*derecha*) ×104; recuadro (*izquierda*) ×354

La formación de la dentina de la corona induce a los preameloblastos a diferenciarse y convertirse en **ameloblastos**. Los ameloblastos activos son células columnares y sus núcleos están situados hacia el estrato intermedio. Segregan de forma activa la matriz del esmalte con la ayuda del estrato intermedio. La matriz del esmalte recién secretada, en contacto con la matriz dentinaria, forma la UDE. Al mismo tiempo, los ameloblastos y los odontoblastos se retiran de la UDE a medida que avanza la deposición de la matriz. La formación del esmalte se desplaza hacia el exterior (hacia el órgano del esmalte), y la formación de la dentina se desplaza hacia el interior (hacia la pulpa dental). El proceso de formación del esmalte se denomina **amelogénesis**. Durante la amelogénesis, se desarrollan procesos cónicos, conocidos como **procesos de Tomes**, en la superficie secretora (apical) de los ameloblastos. En la etapa de aposición, los dos tipos de tejidos duros (dentina y esmalte) comienzan a formarse en la corona del diente. Estos dos tipos de tejidos duros se forman a un ritmo regular.

DESARROLLO DE LA RAÍZ Y ERUPCIÓN DEL DIENTE

A

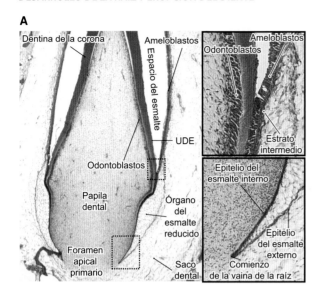

Figura 14-12A. Desarrollo de la raíz del diente. H&E, ×29; (*superior*) *recuadro* ×160; (*inferior*) *recuadro* ×90

El **desarrollo de la raíz** comienza una vez que se ha completado la forma de la corona. En él intervienen tres estructuras: la **vaina radicular epitelial**, el **saco dental (folículo)** y la **papila dental**. La formación de la dentina procede de la corona a la raíz. La formación de la raíz comienza en la **vaina radicular epitelial (vaina radicular epitelial de Hertwig)**, que se desarrolla a partir del asa cervical. Los epitelios del esmalte interno y externo del **asa cervical** se extienden para formar la vaina radicular. La vaina radicular epitelial crece alrededor de la papila dental. Se dobla en un ángulo de 45 grados y se denomina **diafragma epitelial**. El diafragma epitelial encierra de modo gradual la papila dental con la excepción del **foramen apical**. La vaina radicular es importante para dar forma a la raíz. Induce a la capa celular externa de la papila dental a diferenciarse en odontoblastos, que producen la dentina radicular. Cuando se ha formado la dentina radicular, las células mesenquimales del saco dental entran en contacto con la superficie de la dentina radicular e inducen a estas células a diferenciarse en cementoblastos, que producen el cemento. Los fibroblastos, que se diferencian del saco dental, comienzan a formar el LPD.

B

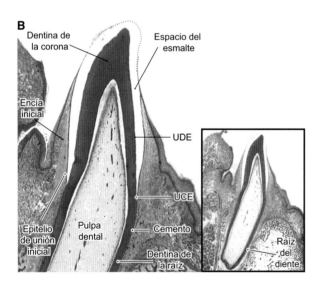

Figura 14-12B. Erupción del diente. H&E, ×14; *recuadro* ×5

A medida que la longitud de la raíz aumenta, se necesita espacio adicional para el crecimiento de la raíz, y el diente se desplaza y erupciona de forma gradual en la cavidad oral. Por lo tanto, la **erupción del diente** y el crecimiento de la raíz se producen al mismo ritmo. La formación de la raíz del diente incluye la **dentinogénesis de la raíz** (formación de la dentina de la raíz), la **cementogénesis** (formación del cemento), la **formación de la pulpa**, la **formación del LPD** y el **desarrollo del hueso alveolar**. La corona del diente atraviesa la cripta ósea, el epitelio dental y el epitelio oral para emerger en la cavidad oral. A medida que el diente se desplaza de manera vertical, el hueso suprayacente es absorbido de modo gradual por los osteoclastos. El **epitelio dental** (epitelio del esmalte externo, retículo estrellado, estrato intermedio y ameloblastos) se comprime en una fina capa denominada **epitelio del esmalte reducido (EER)**. El epitelio oral se fusiona con el EER y se degenera de forma gradual, lo que permite que la corona del diente entre en la cavidad oral. El **epitelio de unión inicial** se crea durante el movimiento y la erupción del diente; más adelante se convierte en el **epitelio de unión**, y forma un sello entre la encía y el esmalte. En una tinción de H&E normal, el esmalte altamente calcificado desaparece debido al proceso de descalcificación durante la preparación del tejido.

CORRELACIÓN CLÍNICA

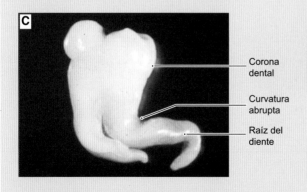

Figura 14-12C. Dilaceración.

La **dilaceración** es una anomalía del desarrollo del diente en la que se produce una **curvatura abrupta** entre la corona y la raíz de un diente. Las posibles causas de esta condición son un **traumatismo** en el **diente primario predecesor** y **alteraciones en el desarrollo** del **germen del diente primario**. La dilaceración puede ocurrir en cualquier diente, pero es más común en los **terceros molares mandibulares**, los **segundos premolares maxilares** y los **segundos molares mandibulares**. El examen visual puede encontrar una dilaceración de la corona, pero la radiografía es la herramienta más adecuada para diagnosticar una dilaceración de la raíz. Las dilaceraciones pueden estar asociadas con algunos síndromes, como el **síndrome de Smith-Magenis**, un trastorno cromosómico que produce un conjunto de rasgos físicos, conductuales y de desarrollo característicos. Las dilaceraciones pueden complicar la preparación de la cavidad, la preparación del conducto radicular y otros tratamientos.

CORRELACIONES CLÍNICAS

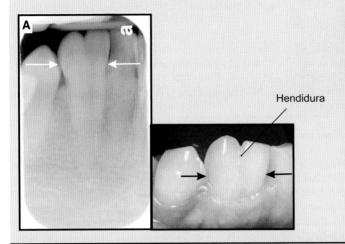

Hendidura

Figura 14-13A. Gemación, incisivo.

La **gemación** es una variación de la estructura dental que se produce cuando dos dientes se desarrollan a partir de la misma yema, lo que deriva en una **corona dental más grande de lo común**, pero con un **número normal de dientes**. La gemación es el resultado de una alteración que se produce en la **etapa de capuchón**. Durante la etapa de capuchón, el germen del diente experimenta una morfogénesis temprana y comienza a crear la forma del diente. La gemación representa la división infructuosa de un solo germen dental en dos gérmenes dentales. Hay una hendidura profunda en la superficie del diente, que da la apariencia de dos coronas. La radiografía de la izquierda muestra dos coronas (*flechas*) que comparten una raíz. En ocasiones, las radiografías pueden mostrar dos cámaras pulpares y conductos radiculares independientes. La causa de la gemación se desconoce.

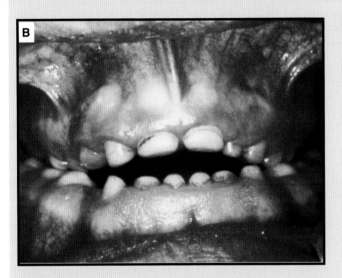

Figura 14-13B. Amelogénesis imperfecta.

La **amelogénesis imperfecta** es un grupo de trastornos hereditarios que afectan a la **formación del esmalte dental** en las **etapas de aposición** y **maduración**. Los dientes están cubiertos por un esmalte fino y defectuoso o carecen de cobertura de esmalte. Las mutaciones en diferentes genes pueden afectar a las proteínas del esmalte, como la **amelogenina**, que participa en la mineralización del esmalte. Las formas más comunes de amelogénesis imperfecta incluyen los tipos **hipoplásico** e **hipocalcificado**. En la forma hipoplásica, los dientes no tienen una cantidad suficiente de esmalte, mientras que en la forma hipocalcificada, la cantidad de esmalte es normal, pero es blando y se desgasta con facilidad. Los dientes afectados suelen tener un color **amarillo-marrón** y **azul-grisáceo** y son vulnerables a la caries, los daños y la pérdida dentales. Las **coronas completas** mejoran el aspecto de los dientes y los protegen de los daños.

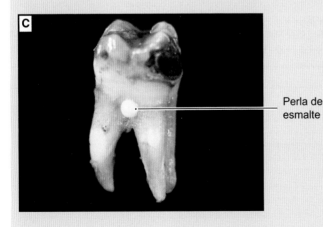

Perla de esmalte

Figura 14-13C. Perla de esmalte.

La **perla de esmalte** es una **formación ectópica** de **esmalte** que suele encontrarse cerca de la UCE entre las raíces dentales. La causa de esta anomalía puede ser la falla localizada de la **vaina radicular epitelial de Hertwig** para separarse de la dentina. La perla de esmalte es el resultado de una alteración durante las **etapas de aposición** o **maduración** durante el desarrollo del diente. Una perla de esmalte puede provocar una **enfermedad periodontal** debido a la extensión de una bolsa periodontal. Desde el punto de vista histológico, las perlas de esmalte tienen un **epitelio del esmalte reducido** y están rodeadas de **cemento** normal. Las radiografías pueden revelar estas alteraciones. Las perlas de esmalte no se pueden eliminar mediante el raspado, pero se pueden pulir para restaurar la forma normal del diente. Aquí se muestra una perla de esmalte en un molar.

Esmalte

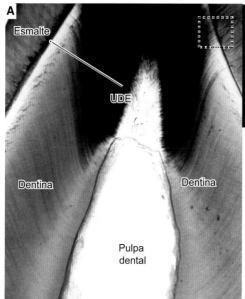

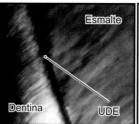

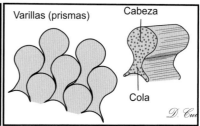

Figura 14-14A. **Esmalte, diente.** Muestra fundamental, ×17; *recuadro* ×46

El **esmalte** es el tejido más duro del cuerpo y está muy mineralizado. Está compuesto por 96% de material inorgánico en forma de hidroxiapatita (cristales de fosfato de calcio), 1% de material orgánico y 3% de agua. El esmalte cubre la dentina de la corona para que la superficie del diente sea fuerte y adecuada para la masticación y para sellar y proteger la dentina. El esmalte no puede renovarse una vez que se ha completado su formación, ya que es producido por los ameloblastos, que desaparecen tras la erupción del diente. Sin embargo, el esmalte puede reforzarse con flúor. Esta muestra fundamental presenta el esmalte, la dentina y la UDE. La unidad morfológica básica del esmalte es la **varilla** (**prisma**). Cada varilla tiene una cabeza y una cola y está fuertemente empaquetada con cristales de hidroxiapatita. Las varillas están dispuestas en un complejo tridimensional y por lo general están orientadas de forma perpendicular a la UDE.

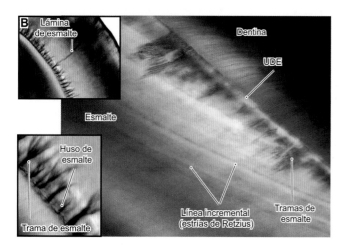

Figura 14-14B. **Estructuras del esmalte, diente.** Muestra fundamental, ×68; *recuadro* (*superior*) ×13; *recuadro* (*inferior*) ×62

Las **líneas de crecimiento incremental** del **esmalte**, también llamadas **estrías de Retzius**, pueden encontrarse en secciones transversales (bandas) o longitudinales (arcos) del esmalte maduro. Estos patrones reflejan los cambios en el ritmo de secreción del esmalte. La **línea neonatal** es mucho más prominente que las estrías. Es un punto de referencia que indica la transición entre el esmalte producido antes del nacimiento y el esmalte producido después del nacimiento. Esta línea se produce por un cambio metabólico que ocurre en el nacimiento. Hay tres defectos del esmalte: (1) las **tramas de esmalte** son áreas hipomineralizadas llenas de material orgánico en la UDE y hacia la superficie; (2) las **láminas de esmalte** son defectos hipomineralizados, delgados y en forma de lámina que pueden atravesar todo el esmalte y por lo regular son causados por grietas, y (3) los **husos de esmalte** son líneas delgadas en forma de aguja que se extienden desde la UDE hasta el esmalte y se deben a procesos odontoblásticos atrapados en el esmalte durante la amelogénesis temprana.

CORRELACIÓN CLÍNICA

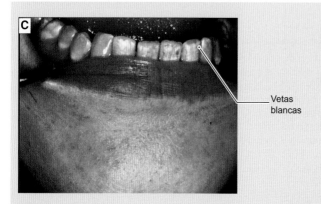

Figura 14-14C. **Fluorosis del esmalte.**

La **fluorosis del esmalte** es el término general para los cambios en el esmalte causados por la ingesta excesiva de **flúor** durante el desarrollo de los dientes (antes de los 8 años de edad). El flúor ayuda a prevenir y controlar la caries dental, pero una ingesta excesiva de flúor durante el desarrollo de los dientes puede provocar la **hipomineralización** de la superficie del **esmalte**. Estos cambios se caracterizan por vetas difusas, opacas y blancas que recorren el esmalte de manera horizontal. Son comunes las manchas con superficies de esmalte ásperas e irregulares. Se cree que el mecanismo de esta enfermedad es un efecto tóxico inducido por el flúor en los **ameloblastos** durante la formación del esmalte. La prevención consiste en controlar la ingesta de flúor, y los tratamientos incluyen el **blanqueo** y la **microabrasión del esmalte**.

DENTINA

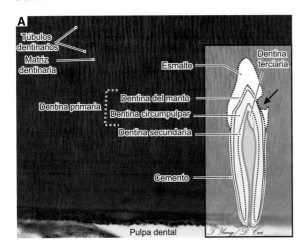

Figura 14-15A. Dentina, diente. H&E, ×284

La **dentina**, que forma la mayor parte del diente, está cubierta por el esmalte en la corona y el cemento en la raíz. Está compuesta por 70% de materiales inorgánicos (hidroxiapatita), 20% de componentes orgánicos (colágeno tipo I y proteoglucanos) y 10% de agua. La dentina es más dura que el hueso y el cemento, pero más débil que el esmalte. La dentina puede clasificarse en tres tipos: (1) la **dentina primaria**, depositada antes de que se haya completado la formación de la raíz del diente y la erupción del diente, incluye la **dentina del manto** (en la UDE) y la **dentina circumpulpar**; (2) la **dentina secundaria**, producida después de que se ha completado la erupción del diente y la formación de la raíz, se deposita muy lento y se encuentra debajo de la dentina primaria, y (3) la **dentina terciaria** (**reparadora**) se produce en respuesta a lesiones (caries [*flecha*], perforación o atrición). La dentina terciaria es producida solo por los odontoblastos que son estimulados de manera directa cuando el diente se lesiona. Este tipo de dentina tiene pocos túbulos dentinarios, en su mayoría irregulares, que proporcionan un sello para evitar que las bacterias y las moléculas dañinas invadan la pulpa dental. La dentina tiene tres componentes básicos: **túbulos dentinarios**, **matriz dentinaria** y **procesos odontoblásticos**.

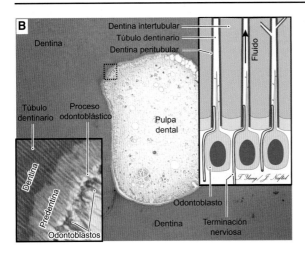

Figura 14-15B. Dentina y túbulos dentinarios, diente. H&E, ×35; *recuadro* ×359

La **dentina** es producida por los odontoblastos, y la formación de la dentina continúa a lo largo de la vida. Durante el proceso de dentinogénesis, los cuerpos celulares de los odontoblastos retroceden, pero sus procesos citoplasmáticos permanecen y se incrustan en la matriz dentinaria mineralizada. Cada proceso odontoblástico reside en un canal estrecho, el túbulo dentinario, que está revestido por dentina peritubular altamente calcificada y atraviesa cerca de la mitad del grosor de las capas de dentina. La matriz dentinaria, entre los túbulos dentinarios, se denomina **dentina intertubular** y está menos mineralizada que la dentina peritubular. Los túbulos dentinarios van desde la superficie de la pulpa dental hasta la UDE. Estos túbulos son más grandes cerca de la pulpa y más ramificados cerca de la UDE. Cada túbulo dentinario contiene un proceso odontoblástico a mitad de camino hacia la UDE; el resto del espacio está lleno de líquido. Las fibras nerviosas del dolor se extienden desde la pulpa dental hasta la parte interna del túbulo dentinario.

En determinadas circunstancias, como en los **dientes sensibles,** la exposición de la dentina a ráfagas de aire o la ingesta de sustancias frías, calientes o dulces provoca un movimiento del líquido en los túbulos dentinarios. Este movimiento produce una alteración mecánica que activa las terminaciones nerviosas de las fibras del dolor, lo que induce un dolor intenso (**teoría hidrodinámica**).

CORRELACIÓN CLÍNICA

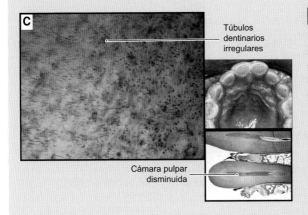

Figura 14-15C. Dentinogénesis imperfecta. H&E, ×329; *recuadro (inferior)* ×2

La **dentinogénesis imperfecta** es un trastorno genético autosómico dominante del desarrollo de los dientes causado por mutaciones en el **gen de la sialofosfoproteína de la dentina.** Los dientes afectados suelen ser de color **azul-grisáceo** o **amarillo-marrón** y **translúcidos.** La dentinogénesis imperfecta se clasifica en los **tipos I-III.** El *tipo I* se asocia con la **osteogénesis imperfecta,** en la que los huesos son frágiles y se fracturan con facilidad y las cámaras pulpares están disminuidas. Los defectos del colágeno tipo I también se relacionan con la dentinogénesis imperfecta tipo I. El *tipo II* se caracteriza por la **disminución de las cámaras pulpares** y puede asociarse con una pérdida de audición progresiva. El *tipo III* tiene **cámaras pulpares grandes.** Los pacientes sufren frecuentes **fracturas y desgaste del esmalte.** Las coronas completas mejoran el aspecto de los dientes y los protegen de los daños. De forma histológica, los **túbulos dentinarios** son **irregulares** y tienen un diámetro **mayor de lo normal,** y puede haber **matriz no calcificada.**

CORRELACIONES CLÍNICAS

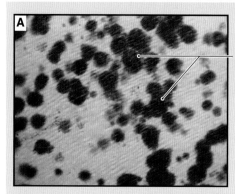

Defecto de calcificación en la dentina

Figura 14-16A. **Raquitismo resistente a la vitamina D.** H&E, ×476

El **raquitismo resistente a la vitamina D**, por lo regular conocido como **raquitismo hipofosfatémico ligado al cromosoma X**, se caracteriza por resistencia al tratamiento convencional con vitamina D, disminución de la reabsorción de fosfato por los túbulos renales, anomalías en los huesos y los dientes, **osteomalacia e hipocalcemia.** Se trata de un trastorno autosómico dominante ligado al cromosoma X. Los pacientes con trastornos de raquitismo no responden al tratamiento con altas dosis de vitamina D. Los signos incluyen raquitismo, baja estatura, arqueo de las extremidades inferiores, convulsiones, insuficiencia cardiaca congestiva y defectos dentales que incluyen **defectos de calcificación en la dentina, cámaras pulpares agrandadas, pulpitis y necrosis pulpar.** El tratamiento con 1,25-vitamina D (que no depende de los mecanismos hormonales normales ni de los sistemas de órganos para activarse) más una terapia controlada de fosfatos puede mejorar la condición.

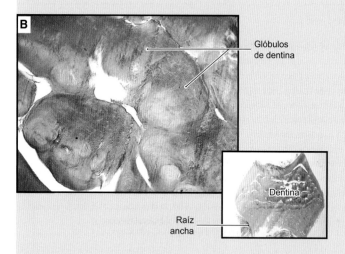

Glóbulos de dentina

Dentina

Raíz ancha

Figura 14-16B. **Displasia de la dentina.** H&E, ×35; *recuadro* ×7

La **displasia de la dentina** es un trastorno dental autosómico dominante. Los dientes de este trastorno se denominan a veces **dientes sin raíz,** porque suelen tener raíces muy cortas y cónicas. La displasia de la dentina puede clasificarse en los **tipos I y II.** El *tipo I,* también llamado **tipo radicular,** se caracteriza por **raíces cortas y obliteración pulpar.** El *tipo II,* también llamado **tipo coronal,** se caracteriza por una **pulpa en forma de "tubo de cardo".** Desde el punto de vista radiográfico, en la displasia de la dentina suele observarse una extensión de la cámara pulpar hacia la raíz. Son frecuentes los cálculos pulpares y la constricción repentina de la cámara pulpar. La displasia de la dentina tipo II comparte algunas similitudes con la **dentinogénesis imperfecta** tipo II, pero en la displasia de la dentina, la dentición permanente tiene un color normal o solo una ligera decoloración. Desde el punto de vista histológico, los **glóbulos de dentina** y los **túbulos dentinarios desorganizados** son característicos de esta enfermedad. La *imagen de la izquierda* muestra glóbulos de dentina; la *imagen de la derecha* muestra una fotografía a baja potencia de una displasia de la dentina.

TABLA 14-3 TEJIDOS DUROS DENTALES

Nombre del tejido	Células productivas	Inorgánico (mineral) %	Orgánico %	Agua %	Secuencia de formación del tejido duro	Secuencia de formación de células productivas	Actividad	Origen embriológico
Dentina	Odontoblastos	70	20	10	Primero	Odontoblastos en segundo lugar	De por vida	Papila dental (mesodermo)
Esmalte	Ameloblastos	96	3	1	Segundo	Ameloblastos en primer lugar	Antes de la erupción del diente	Órgano del esmalte (ectodermo)
Cemento	Cementoblastos	65	23	12	Tercero	Cementoblastos en tercer lugar	De por vida	Saco dental/ folículo (mesodermo)
Hueso alveolar	Osteoblastos	60	25	15	—	—	De por vida; responder a las tensiones y al estrés	Mesodermo

Pulpa dental

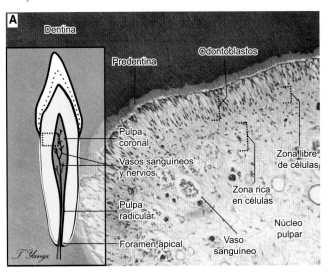

Figura 14-17A. Pulpa dental. H&E, ×136

La **pulpa dental** es un tejido conjuntivo celular laxo y especializado que llena la cámara pulpar en el núcleo central y los conductos radiculares del diente. Los fibroblastos son las células más numerosas de la pulpa; producen fibras de tejido conjuntivo (sobre todo colágeno tipo I y III, fibronectina y elastina) y sustancia fundamental. Mantienen la matriz pulpar. Las segundas células más numerosas son los **odontoblastos** (que producen dentina). En la pulpa pueden encontrarse otras células de defensa, como **macrófagos** y **linfocitos**. En una pulpa normal **no se hallan mastocitos** ni **adipocitos (células grasas)**. La pulpa contiene muchos vasos sanguíneos y fibras nerviosas, que entran y salen por el foramen apical. La mayoría de las fibras nerviosas son fibras aferentes; son fibras C o Aδ, y ambas llevan información sobre el dolor a través del sistema trigeminal hasta el cerebro. Las fibras eferentes son fibras nerviosas autónomas e inervan el músculo liso de los vasos sanguíneos. La pulpa dental desempeña un papel importante en la producción de dentina y en el suministro de nutrientes y de información sensorial para la dentina.

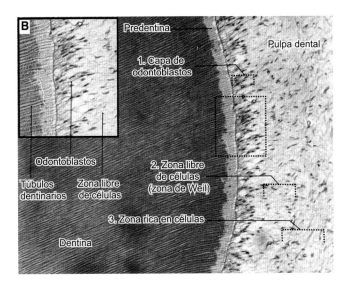

Figura 14-17B. Pulpa dental. H&E, ×136; *recuadro* ×190

La **pulpa dental** se deriva del tejido mesenquimal que forma la papila dental durante el desarrollo del diente. La papila se convierte en pulpa en el diente maduro. La pulpa puede dividirse en cuatro zonas desde la periferia hasta el centro. (1) La **capa de odontoblastos** forma una capa celular única a lo largo del borde periférico de la pulpa. Estas células tienen procesos que se extienden hacia la dentina. (2) La **zona libre de células**, también llamada **zona de Weil**, está justo debajo de la capa de odontoblastos. Esta capa tiene fibras, procesos celulares, axones y capilares que la atraviesan, pero no contiene núcleos celulares. (3) La **zona rica en células** está debajo de la zona libre de células y tiene muchas células y núcleos de células densamente empaquetados en filas. Esta capa tiene fibroblastos, células mesenquimales indiferenciadas, plexos neurales y capilares. Si algunos odontoblastos mueren, las células mesenquimales indiferenciadas de esta capa se diferenciarán en nuevos odontoblastos. (4) La **pulpa propiamente dicha (núcleo pulpar)** es la parte central de la pulpa y contiene vasos sanguíneos y nervios dentro del tejido conjuntivo laxo y mucoso. Las capas de las zonas libres y ricas en células son más visibles en la región **pulpar coronal** que en la **radicular**.

CORRELACIÓN CLÍNICA

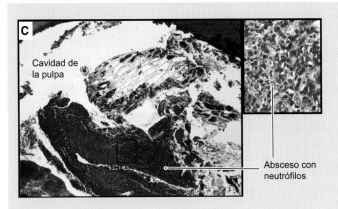

Figura 14-17C. Absceso pulpar. H&E ×23; *recuadro* ×168

El **absceso pulpar** se refiere a un absceso que afecta al tejido pulpar de un diente. Los abscesos pulpares suelen ser secuelas de la caries dental, pero también pueden desarrollarse en dientes que no presentan lesiones detectables. Los abscesos pulpares también pueden producirse después de un trabajo de restauración. Se caracterizan por un dolor intenso e intermitente que puede intensificarse cuando el paciente se reclina. Los tejidos periapicales pueden no estar implicados, y el diente afectado puede no mostrar ninguna diferencia con respecto a otros dientes sanos en las pruebas de percusión o presión. El tratamiento incluye la realización de endodoncias e incluso la extracción del diente.

Periodonto

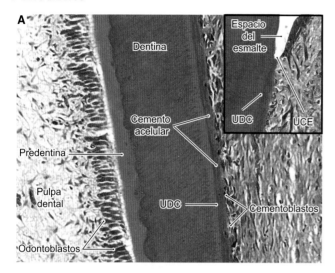

Figura 14-18A.   Cemento acelular, región cervical de la raíz del diente. H&E, ×181; *recuadro* ×158

El **periodonto** incluye el **cemento**, el **LPD** y el **hueso alveolar**. Estas estructuras rodean y sostienen el diente en la cavidad dental. El cemento es una fina capa de tejido duro (matriz calcificada) que no tiene un suministro directo de sangre. Cubre la dentina y sella los túbulos dentinarios en la región de la raíz. El cemento es más grueso en el ápice de la raíz que en la región del cuello y puede dividirse en **cemento acelular** y **celular**. El cemento acelular no tiene cementocitos incrustados dentro de la matriz y suele encontrarse en los dos tercios cervicales de la raíz, unido a la dentina. La unión entre la dentina y el cemento se denomina **unión dentina-cemento (UDC)**, y la unión entre el cemento y el esmalte es la **UCE**. Hay tres formas de UCE: (1) el cemento se superpone al esmalte (60%); (2) el cemento se une al extremo del esmalte (30%), y (3) hay un hueco entre el cemento y el esmalte (10%).

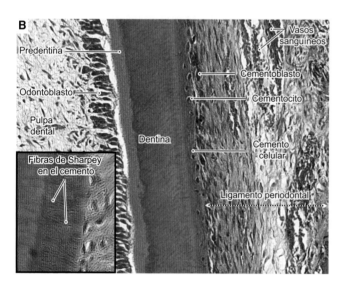

Figura 14-18B.   Cemento celular, región apical de la raíz del diente. H&E, ×181; *recuadro* ×408

El **cemento celular** suele encontrarse en el tercio apical de la raíz del diente y es similar al hueso con una matriz intercelular calcificada. Durante el proceso de formación del cemento, algunos cementoblastos quedan atrapados en la matriz, y cada uno está rodeado por una laguna. Estos **cementoblastos** se convierten entonces en **cementocitos**. La matriz del cemento celular se deposita más rápido que la del cemento acelular. El **cemento acelular** tiene una tasa de formación más lenta y su formación continúa durante toda la vida. El crecimiento más lento del cemento permite que las fibras (**fibras de Sharpey**, *recuadro de la izquierda*) del LPD queden atrapadas en la matriz del cemento para formar la unión del diente. El cemento es mucho más resistente a la reabsorción que los huesos. Esta característica ayuda a mantener la integridad de la raíz y evita la exposición de la dentina radicular, lo cual es importante cuando los dientes se mueven durante los procedimientos de ortodoncia.

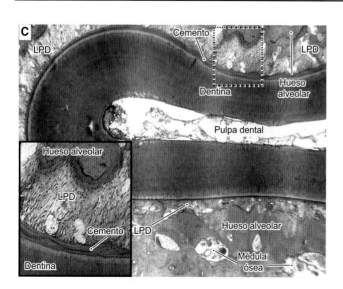

Figura 14-18C.   Ligamento periodontal y hueso alveolar. H&E, ×34; *recuadro* ×72

El **ligamento periodontal (LPD)** es un tejido conjuntivo fibroso y denso con un suministro directo de nervios y sangre. Se encuentra entre el cemento y el hueso alveolar, que rodea la raíz del diente. Los fibroblastos son las principales células responsables de la formación del LPD. El LPD sostiene la raíz del diente al formar una fuerte unión entre el cemento y el hueso alveolar mediante **fibras de Sharpey**. Las funciones del LPD son proporcionar información sensorial sobre el dolor y la presión, proveer señales al hueso alveolar sobre la remodelación ósea y mantener la posición del diente en la arcada dental. El **hueso alveolar** (también llamado **proceso alveolar**) rodea y sostiene la raíz del diente y forma parte del maxilar y la mandíbula. Se remodela de manera constante y es construido por los osteoblastos y absorbido por los osteoclastos. El hueso alveolar tiene las características generales de los huesos. Está formado por huesos compactos y esponjosos (véase cap. 5, "Cartílago y hueso").

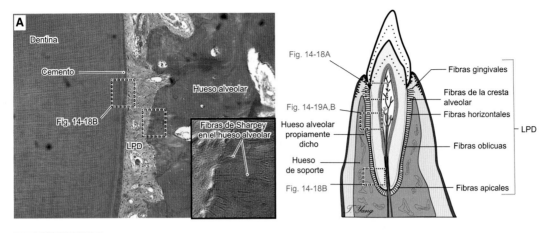

Figura 14-19A. Ligamento periodontal y hueso alveolar, raíz del diente. H&E, ×68; *recuadro* ×408

El **cemento** y el **ligamento periodontal (LPD)** se derivan del saco dental. Durante la formación de la raíz, algunas fibras del LPD quedan atrapadas dentro del cemento y el hueso alveolar. Estas **fibras de Sharpey** tienden un puente entre el cemento y el hueso alveolar y sirven para suspender el diente dentro de la cavidad alveolar. Las principales fibras del LPD se organizan en varios grupos en función de su orientación y localización: **fibras apicales, oblicuas, horizontales, de la cresta alveolar, interradiculares y gingivales.** Las fibras interradiculares solo están presentes entre los dientes multirradiculares. Las fibras gingivales fijan la encía al tejido duro del diente. El **hueso alveolar** proporciona soporte y protección a la raíz del diente; incluye el **hueso alveolar propiamente dicho** y el **hueso de soporte.** El *hueso alveolar propiamente dicho* es una fina capa de hueso compacto que recubre la cavidad del diente y tiene fibras de Sharpey incrustadas; se remodela de modo constante para adaptarse a los esfuerzos y tensiones. El *hueso de soporte* está compuesto por **hueso compacto** y **hueso esponjoso.** El *hueso compacto* forma la placa cortical, que proporciona resistencia a la superficie. El *hueso esponjoso* constituye el núcleo central del hueso alveolar y contiene la médula ósea.

CORRELACIÓN CLÍNICA

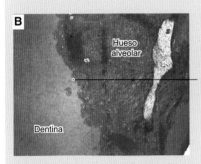

Figura 14-19B. Anquilosis dental. H&E, ×68

La **anquilosis dental** es la fusión de una superficie radicular mineralizada con el hueso alveolar circundante. Se caracteriza por un típico sonido metálico de percusión y la pérdida del **espacio del LPD** en las radiografías. Se cree que la causa de la anquilosis es la inflamación periapical y la posterior reparación del tejido. La anquilosis es más frecuente en los **dientes de leche** y suele provocar la **impactación** de un **diente permanente** subyacente. La impactación de los incisivos es mucho menos común que en los terceros molares mandibulares. Esta diapositiva muestra la impactación de un **incisivo central** con pérdida focal del LPD del incisivo.

SINOPSIS 14-1 TÉRMINOS PATOLÓGICOS Y CLÍNICOS PARA LA CAVIDAD ORAL

■ *Microdoncia:* dientes desproporcionadamente pequeños (las alteraciones se producen en la etapa de brote).

■ *Macrodoncia:* dientes desproporcionadamente grandes (las alteraciones se producen en la etapa de brote).

■ *Dens invaginatus (dens in dente):* anomalía del desarrollo en la formación del diente en la etapa de capuchón en la que el epitelio se invagina en el espacio pulpar para formar esmalte y dentina, lo que crea un "diente dentro de un diente" como se muestra en la imagen radiográfica.

■ *Desalineación:* situación en la que los dientes están demasiado apretados y mal colocados.

■ *Caries dental:* destrucción bacteriana de los dientes, incluidos la erosión del esmalte y el daño del tejido pulpar.

■ *Hipersensibilidad:* condición dolorosa, en especial al tacto, al dulce y a las bebidas frías, causada por la dentina expuesta.

■ *Enfermedad periodontal:* afección inflamatoria crónica de los tejidos gingivales y periodontales circundantes. El sarro y la placa bacteriana son las principales causas de la enfermedad.

■ *Gingivitis:* infección e inflamación del tejido gingival.

■ *Periodontitis:* infección e inflamación que afecta al periodonto, caracterizada por gingivitis, destrucción del hueso alveolar y del ligamento periodontal, y formación de bolsas periodontales.

■ *Pulpitis:* inflamación del tejido pulpar de un diente.

■ *Lesiones blancas:* lesiones en la mucosa de la cavidad oral que tienen una capa blanca, como la leucoplasia.

■ *Lesiones rojas:* lesiones rojas crónicas de la mucosa oral en las que las estructuras vasculares subyacentes se hacen más visibles (como en la eritroplasia).

De la histología a la patología

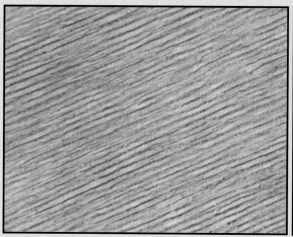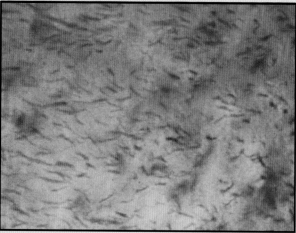

Figura 14-20.   Dentina normal y dentinogénesis imperfecta. H&E, ×400.

Dentina normal a la *izquierda*. La **dentinogénesis imperfecta** de la *derecha* es causada por mutaciones en el gen de la sialofosfoproteína de la dentina. Los pacientes sufren frecuentes fracturas y desgaste del esmalte. Los dientes afectados suelen ser translúcidos y de color azul-grisáceo o amarillo-marrón, y las cámaras pulpares están disminuidas. Desde el punto de vista histológico, los túbulos dentinarios son irregulares y tienen un diámetro mayor de lo normal, y puede haber una matriz no calcificada.

Preguntas de caso clínico

1. Un niño de 9 años de edad con un desarrollo dental deficiente es llevado a la clínica por su madre. El historial revela que el niño ha tenido varios episodios de fractura ósea en los últimos 2 años. La exploración física revela un niño sano y bien alimentado con dientes color amarillo-marrón, esmalte fino y defectuoso, y un tinte azul en la esclerótica. La radiografía confirma algunas de sus fracturas múltiples anteriores. ¿Cuál de las siguientes anomalías es más probable que tenga este niño?

A. Amelogénesis imperfecta.
B. *Dens invaginatus.*
C. Dentinogénesis imperfecta.
D. Fluorosis del esmalte.
E. Anquilosis dentales.

2. Un niño de 9 años de edad que recién ha emigrado de Nepal se presenta en la clínica para una revisión. El examen de su cavidad oral revela manchas y picaduras en los dientes, caracterizadas por vetas blancas difusas, opacas y horizontales en el esmalte. ¿Cuál de los siguientes es el diagnóstico más probable en este caso?

A. Amelogénesis imperfecta.
B. Displasia del esmalte.
C. Fluorosis del esmalte.
D. Hipoplasia del esmalte.
E. Intoxicación por plomo.

3. Un hombre de 45 años de edad que tiene un historial de 26 años de fumar cigarrillos (1 paquete al día) acude a una revisión. Se queja de dolor de garganta y tos, en especial durante el invierno. La exploración física muestra una lesión blanca en la mucosa oral del paladar duro. La lesión tiene un aspecto de adoquín con apariencia de barro seco. La radiografía de tórax y otras pruebas de laboratorio resultan normales. ¿Cuál de los siguientes es el diagnóstico más probable para su lesión oral?

A. Histoplasmosis.
B. Estomatitis nicotínica.
C. Carcinoma oral de células escamosas.
D. Cáncer de paladar.

15 Tubo digestivo

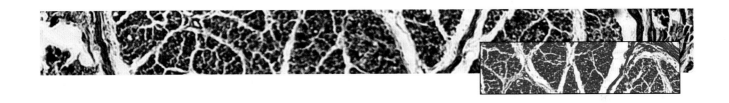

Introducción y conceptos clave del tubo digestivo

El **aparato digestivo** está compuesto por la **cavidad oral**, el **tubo digestivo** y las **glándulas digestivas** con sus órganos asociados. La "cavidad oral" se trata en el capítulo 14; las "glándulas digestivas y los órganos asociados" se tratan en el capítulo 16. El tubo digestivo se trata en este capítulo. Incluye el **esófago**, el **estómago**, el **intestino delgado** y el **intestino grueso**. El tubo digestivo es una continuación de la cavidad oral, y sus funciones principales son ingerir alimentos y digerirlos a medida que pasan por el tubo. En este proceso, se absorben los nutrientes y el agua, y se preparan los materiales de desecho para su eliminación del organismo. Cada sección del tubo digestivo tiene sus propias características histológicas, que están relacionadas en gran medida con la función de esa parte del tubo, aunque hay algunas características comunes: (1) los órganos del tubo digestivo son todos huecos; (2) están compuestos por cuatro capas generales de túnica: mucosa, submucosa, muscular externa y adventicia o serosa; (3) están inervados por la porción entérica del sistema nervioso autónomo, también conocido como **sistema nervioso entérico** (o "segundo cerebro"); (4) incluyen epitelio, tejido conjuntivo, músculo, vasos sanguíneos y linfáticos, nódulos linfáticos y fibras nerviosas, y (5) contienen glándulas en la lámina propia o submucosa.

Generalidades del tubo digestivo

Según su organización histológica, la pared del tubo digestivo puede dividirse en cuatro túnicas.

1. La *mucosa* es la capa más interna de la pared digestiva. Incluye el **epitelio**, la **lámina propia** y la **capa muscular de la mucosa**. El *epitelio* consiste en un epitelio cilíndrico simple que recubre la mayor parte del tubo y un epitelio plano estratificado que recubre los dos extremos, el esófago y el canal anal. La *lámina propia* es un tejido conjuntivo laxo que contiene abundante sustancia fundamental, muchas fibras y numerosas células de tejido conjuntivo como fibroblastos, macrófagos, mastocitos, células plasmáticas y leucocitos (véase cap. 4, "Tejido conjuntivo"). En la lámina propia se encuentran varios tipos de glándulas según la región del tubo digestivo. La *capa muscular de la mucosa* es una capa muy fina de músculo liso, que constituye el límite entre la mucosa y la submucosa. Suele estar dispuesta en una capa circular interna y longitudinal externa. Sin embargo, la capa muscular de la mucosa varía en diferentes regiones, y a menudo es difícil distinguir entre las capas musculares.
2. La *submucosa* es una capa gruesa de tejido conjuntivo denso irregular. Esta capa contiene vasos sanguíneos, vasos linfáticos y **plexos submucosos (de Meissner)**, que contienen fibras nerviosas y neuronas del sistema nervioso entérico. En algunas regiones del tubo digestivo, esta capa se caracteriza por tener glándulas mucosas o nódulos linfáticos.
3. La *capa muscular externa* está compuesta por dos o tres capas musculares oblicuas, circulares y longitudinales, que varían de una región a otra. La mayor parte de la capa muscular externa está formada por fibras musculares lisas, pero los esófagos superior y medio contienen algo de músculo esquelético. Los **plexos mientéricos (de Auerbach)** (fibras nerviosas y neuronas del sistema nervioso entérico) están situados entre las capas musculares. Inervan y controlan la contracción de la capa muscular externa.

4. La *serosa* y la *adventicia* son revestimientos de la pared más externa del tubo digestivo. La mayoría de las partes del tubo digestivo está cubierta por la **serosa**, una fina capa de tejido conjuntivo laxo revestido por el **mesotelio**. El mesotelio produce un líquido lubricante que reduce la fricción durante el movimiento de los órganos entre sí (véase cap. 3, "Epitelio y glándulas"). La serosa es la capa visceral del peritoneo y cubre la pared del tubo digestivo donde se conecta con el mesenterio en la cavidad peritoneal (órganos intraperitoneales). La **adventicia** es una capa de tejido conjuntivo laxo sin mesotelio que cubre la región superior del esófago, parte del duodeno y la parte inferior del tubo digestivo, como el recto y el canal anal. La adventicia cubre las regiones del tubo digestivo en las que está conectado a otros órganos o a la pared corporal (p. ej., los órganos retroperitoneales).

Esófago

El **esófago** es la parte superior del tubo digestivo que conecta la cavidad oral con el estómago. La función principal del esófago es proporcionar el paso de los alimentos desde la boca hasta el estómago. La superficie luminal del esófago está revestida por un epitelio plano estratificado no cornificado. En la submucosa del esófago se encuentran unas glándulas mucosas llamadas **glándulas esofágicas**. La capa muscular externa está formada por dos capas de músculo: la circular interna y la longitudinal externa. En la capa muscular externa del esófago se encuentran tanto fibras musculares esqueléticas como lisas. Las proporciones de fibras musculares esqueléticas y lisas son diferentes en las distintas regiones del esófago. El esófago puede dividirse en tres regiones: el **esófago superior**, el **esófago medio** y el **esófago inferior**.

1. El *esófago superior* conecta la orofaringe con el esófago medio. Este segmento contiene numerosas glándulas esofágicas en la submucosa. Estas glándulas segregan moco para lubricar la pared del esófago y que los alimentos pasen fácilmente. El esófago superior solo contiene fibras musculares esqueléticas en la capa muscular externa. Son fibras musculares voluntarias y están inervadas por el **nervio glosofaríngeo (nervio craneal [NC] IX)**.
2. El *esófago medio* tiene una mucosa similar a la del esófago superior. Las glándulas esofágicas de la submucosa son menos numerosas que en el esófago superior. La capa muscular externa contiene tanto músculos esqueléticos como lisos.
3. El *esófago inferior* conecta el esófago con el cardias del estómago. Esta región contiene un gran número de glándulas mucosas en la lámina propia y la submucosa, que se denominan **glándulas cardiacas esofágicas** y producen secreciones mucosas para proteger la parte inferior del esófago de los daños causados por el reflujo de los jugos gástricos ácidos del estómago. El esófago inferior solo contiene fibras musculares lisas en la capa muscular externa. Estas están controladas por las ramas entéricas del **nervio vago (NC X)**.

Estómago

El **estómago** es un órgano hueco en forma de "J" (saco). Almacena los alimentos de forma temporal, los mezcla con el jugo gástrico e inicia el procesamiento de los alimentos al descomponerlos en sustancias más simples que son más fáciles de digerir. El estómago puede dividirse en **cardias, fondo, cuerpo y píloro**. La superficie interna del estómago está revestida por un epitelio cilíndrico simple compuesto sobre todo por células mucosas superficiales. El epitelio superficial del estómago se invagina en la lámina propia para formar **fosas gástricas**. Estas fosas sirven como conductos para las glándulas de la lámina propia, que varían de una región a otra del estómago.

1. La *región cardiaca* se conecta con el esófago inferior en la unión esofagogástrica, que se caracteriza por un cambio del epitelio plano estratificado no cornificado del esófago al epitelio cilíndrico simple del estómago. Un anillo de músculo liso engrosado llamado **esfínter gastroesofágico (esfínter esofágico inferior)** o **esfínter cardiaco** rodea la abertura en la unión del esófago inferior y la región cardiaca del estómago. Este músculo liso se contrae para evitar que el contenido ácido del estómago entre en el esófago. Las glándulas de la lámina propia del cardias se denominan **glándulas cardiacas** y son glándulas tubulares ramificadas con porciones secretoras enrolladas. La glándula cardiaca contiene ante todo **células secretoras de moco** y algunas **células madre, células enteroendocrinas** y, en ocasiones, **células parietales**. Las células secretoras de moco producen principalmente moco y lisozimas. El moco protege la pared del estómago de los jugos gástricos ácidos; las lisozimas destruyen las membranas bacterianas, lo que previene las infecciones bacterianas.

2. Las *regiones fúndica y corporal* forman las porciones más grandes del estómago. Su mucosa tiene características histológicas similares, incluidas fosas gástricas cortas y glándulas tubulares largas y ramificadas en la lámina propia. Las **glándulas** se denominan **fúndicas** o **gástricas** tanto en el fondo como en las regiones del cuerpo. Las glándulas gástricas contienen sobre todo **células parietales y principales**, junto con algunas **células troncales, del cuello de la mucosa** y **enteroendocrinas**. Las **células parietales** son más numerosas en las regiones superiores de las glándulas; estas células producen grandes cantidades de **ácido clorhídrico (HCl)**, lo que crea un entorno ácido para facilitar la digestión. Las células parietales también segregan el **factor intrínseco (FI)**, necesario para la absorción de la **vitamina B$_{12}$**. Las **células principales** están situadas en las regiones más inferiores de las glándulas; segregan enzimas precursoras como el **pepsinógeno**, que es activado por el HCl y se convierte en pepsina. La pepsina ayuda a descomponer las proteínas (en especial el colágeno proteico) en compuestos más simples y absorbibles. Las células principales también segregan precursores de las **lipasas**, que ayudan a la digestión de los lípidos.

3. La *región pilórica* es el extremo inferior del estómago, que conecta con el duodeno. Su mucosa es similar a la del cardias, con fosas gástricas largas y porciones secretoras cortas y enrolladas. Un anillo circular de músculo liso denominado **esfínter del píloro (válvula pilórica)** rodea el extremo de la región del píloro. Esta válvula controla la entrada del contenido del estómago en el duodeno. Las glándulas de la lámina propia del píloro se denominan **glándulas pilóricas** y contienen ante todo células secretoras de moco y dos tipos especiales de células enteroendocrinas: **células secretoras de gastrina (células G)** y **células secretoras de somatostatina (células D)**. Estas células enteroendocrinas regulan la secreción gástrica (HCl).

Intestino delgado

El **intestino delgado** es un órgano hueco de diámetro pequeño que suele tener entre 6 y 7 m de longitud. Es el principal lugar de absorción de nutrientes. Las características más importantes del intestino delgado son las **vellosidades** y las **microvellosidades**, que aumentan la superficie de absorción. En la lámina propia del intestino delgado se encuentran unas glándulas intestinales llamadas **glándulas (criptas) de Lieberkühn**. Las vellosidades se proyectan en la luz del intestino; las glándulas de Lieberkühn se abren a la mucosa en la

base de las vellosidades. El intestino delgado puede dividirse en tres partes: el **duodeno**, el **yeyuno** y el **íleon**.

1. El *duodeno* es el segmento más corto del intestino delgado, de unos 20 a 25 cm de longitud. Tiene unas pequeñas aberturas llamadas **papilas duodenales** (*menor* y *mayor*), que permiten la entrada del jugo pancreático y la bilis en el tubo digestivo. Su estructura general es similar a la de otras partes del intestino delgado. Sin embargo, las **glándulas de Brunner** (glándulas secretoras de moco) en la submucosa son una característica única del duodeno.

2. El *yeyuno* es mucho más largo que el duodeno, con unos 2.5 m de longitud (dos quintas partes del resto del intestino delgado). Tiene vellosidades largas y un número algo mayor de células caliciformes. No tiene glándulas de Brunner ni placas de Peyer.

3. El *íleon* es el segmento más largo, de unos 4 m de longitud (tres quintas partes del resto del intestino delgado). Tiene vellosidades cortas con un número mucho mayor de células caliciformes en la superficie de la mucosa. Hay grupos de nódulos linfáticos en la lámina propia del íleon; a veces se extienden hasta la capa submucosa. Estos grupos de nódulos linfáticos se denominan **placas de Peyer** y son exclusivos del íleon.

Intestino grueso

El **intestino grueso** es un órgano hueco con un diámetro relativamente grande en comparación con el intestino delgado y tiene una longitud de alrededor de 1.5 m. Es la última región del tubo digestivo y es el principal lugar de absorción de agua y sales. También forma, almacena y elimina las heces. La mayoría de las regiones del intestino grueso tiene túnicas similares a las del intestino delgado, pero no hay vellosidades en la mucosa. En el intestino grueso hay un gran número de **células caliciformes**. Estas células producen moco, que ayuda a la formación de las heces y protege y lubrica la superficie de la pared intestinal. El intestino grueso incluye el **ciego**, el **apéndice**, el **colon**, el **recto** y el **canal anal**.

1. El *ciego* es la región más proximal del intestino grueso. Es una pequeña bolsa ciega del intestino grueso donde el íleon se conecta con el colon ascendente. Un músculo esfínter, un engrosamiento de la capa muscular de la mucosa, se denomina **válvula ileocecal** y está situado en la unión del íleon y el ciego. Impide que el contenido del intestino grueso retroceda hacia el intestino delgado.

2. El *apéndice* es un pequeño tubo ciego que se adhiere a la pared posterior-medial del ciego. Tiene la estructura general de la túnica del intestino y una pequeña luz irregular. Hay muchos nódulos linfáticos en la lámina propia.

3. El *colon* es el segmento más largo del intestino grueso. Incluye el **colon ascendente**, el **colon transverso**, el **colon descendente** y el **colon sigmoide**. La mitad proximal del colon es responsable de la mayor parte de la absorción de agua y sal; la mitad distal del colon solo tiene una pequeña función de absorción y se dedica sobre todo a procesar y almacenar las heces. El colon no tiene vellosidades; tiene una superficie más lisa que el intestino delgado. Las células absorbentes cilíndricas y las células caliciformes recubren la mucosa. Las glándulas del intestino grueso, las glándulas (criptas) de Lieberkühn, contienen sobre todo **células caliciformes, cilíndricas, enteroendocrinas** y **células madre**. También pueden encontrarse nódulos linfáticos en la lámina propia. La capa muscular externa consta de capas circulares internas de músculo; la capa de músculo liso longitudinal externo se convierte en tres *taeniae coli*.

4. El *recto* y el *canal anal* son los últimos segmentos del intestino grueso. La unión entre el recto y el canal anal se llama "unión anorrectal". La mucosa del recto es similar a la del colon, pero tiene menos glándulas de Lieberkühn. La función principal del **recto** es el almacenamiento temporal de las heces. Los receptores sensoriales del recto envían señales al cerebro cuando es necesario evacuar las heces. El **canal anal** es el extremo distal del intestino grueso. La mayor parte de este canal está revestida por epitelio plano estratificado, aunque puede haber epitelio cúbico simple en la unión anorrectal. Pueden encontrarse glándulas sebáceas y folículos pilosos en el orificio anal o cerca de él. Hay muchas venas en la lámina propia y la submucosa del canal anal. El término **hemorroides** se refiere a la condición en la que estas venas se hinchan e inflaman de manera crónica en las regiones rectal y anal.

Anatomía del tubo digestivo

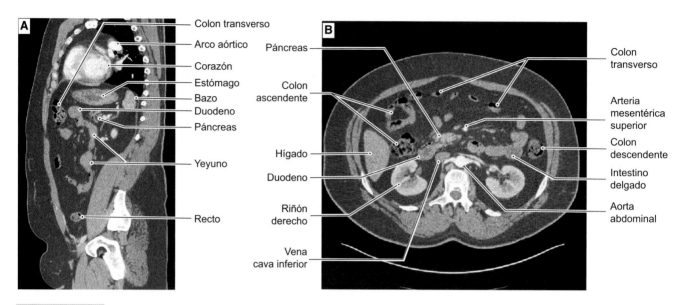

Figura 15-1A,B. **Tubo digestivo.** Angiografía por tomografía computarizada, *izquierda* (vista sagital), *derecha* (vista transversal o axial).

El **tubo digestivo** puede dividirse en tres regiones: el **intestino anterior**, el **intestino medio** y el **intestino posterior**, en función del desarrollo embrionario. El **intestino anterior** incluye la porción distal del esófago, el estómago, la primera parte (superior) del duodeno, la segunda parte (descendente) del duodeno hasta el nivel de la papila duodenal mayor (también conocida como ampolla de Vater, que es la apertura del conducto biliar común y del conducto pancreático principal en la segunda parte del duodeno), el hígado y el páncreas. El **intestino medio** incluye la porción distal de la segunda parte del duodeno por debajo del nivel de la papila duodenal mayor, las partes tercera (horizontal) y cuarta (ascendente) del duodeno, el yeyuno, el íleon, el ciego, el colon ascendente y los dos tercios proximales del colon transverso. El **intestino posterior** incluye el tercio distal del colon transverso, el colon descendente, el colon sigmoide y el recto. El suministro de sangre al tubo digestivo se origina en el **tronco celiaco**, la **arteria mesentérica superior** y la **arteria mesentérica inferior**, todas ellas ramas de la aorta abdominal. El **intestino anterior** recibe sobre todo sangre del **tronco celiaco**, el intestino medio de la **arteria mesentérica superior** y el **intestino posterior** de la **arteria mesentérica inferior**. El tubo digestivo, también llamado **tubo gastrointestinal**, se refiere a las estructuras musculares que se extienden desde la boca hasta el ano, incluidos la **cavidad oral**, el **esófago**, el **estómago**, el **intestino delgado** y el **intestino grueso**. El tubo digestivo permite el consumo de alimentos (comer) y bebidas (beber), la masticación (masticar) y el procesamiento de los alimentos, la absorción de nutrientes y agua, y el paso de los productos de desecho (heces) al exterior del cuerpo a través del proceso de defecación. La **cavidad oral** ayuda a ingerir los alimentos. Las glándulas salivales de la cavidad oral ayudan a hidratar la mucosa oral, equilibrar el nivel de pH de la boca, limpiar la cavidad oral y controlar el crecimiento bacteriano oral. Durante la ingesta, la secreción de saliva aumenta, lo que ayuda a descomponer los trozos grandes de comida para facilitar la digestión. La cavidad oral se abre en la orofaringe, una estructura que se encuentra entre la cavidad oral y el comienzo de la tráquea y el esófago. El **esófago** ayuda a trasladar la comida y la bebida al estómago. El esófago vacía su contenido en el **estómago**, que está situado en la parte superior izquierda de la cavidad abdominal, junto al diafragma. El estómago ayuda a almacenar y digerir los alimentos y a producir el factor intrínseco que es esencial para la absorción de la vitamina B_{12} en el intestino delgado. El **intestino delgado** comienza con el duodeno en el píloro del estómago. El **duodeno** es una estructura en forma de C que puede dividirse en cuatro partes: superior, descendente, horizontal y ascendente. El duodeno se curva alrededor de la cabeza del páncreas, y el conducto biliar común y el conducto pancreático principal se conectan a la parte descendente del duodeno, donde la bilis y las enzimas pancreáticas se secretan en el intestino delgado para ayudar a digerir los alimentos. La parte más distal (ascendente) del duodeno conecta con el **yeyuno**, que, a su vez, conecta con el **íleon**. El intestino delgado ayuda a digerir y absorber 90% de los nutrientes consumidos. El **intestino grueso** comienza al final del íleon y termina en el ano. Está formado por el **ciego**, el **colon ascendente**, el **colon transverso**, el **colon descendente**, el **colon sigmoide**, el **recto** y el **ano**. El **apéndice**, unido al ciego, a veces puede inflamarse y causar **apendicitis**. El intestino grueso ayuda a reabsorber agua, absorber vitaminas y almacenar las heces antes de la defecación.

CORRELACIÓN CLÍNICA

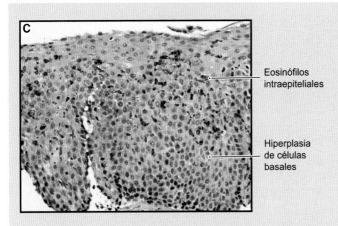

C

Eosinófilos intraepiteliales

Hiperplasia de células basales

Figura 15-1C. Esofagitis eosinofílica. H&E, ×200

La **esofagitis eosinofílica (EEO)** es una enfermedad inflamatoria alérgica del esófago caracterizada por la presencia de eosinófilos dentro del **epitelio plano estratificado (eosinófilos intraepiteliales)**. La EEO afecta a niños y adultos, y los síntomas que presenta son **náusea, vómito, dolor, disfagia (dificultad para tragar)** y **retención de alimentos.** Los lactantes pueden tener dificultades para alimentarse. La EEO tiende a producirse en individuos con otros trastornos alérgicos como el asma, las alergias alimentarias y las alergias ambientales. El examen endoscópico del esófago puede mostrar **anillos esofágicos, surcos** y **edema.** En casos graves, puede producirse una estenosis luminal. El examen histológico suele revelar **hiperplasia de células basales, eosinófilos intraepiteliales** (≥ 15 por campo de alta potencia) y **microabscesos eosinófilos** ocasionales en las partes superior, media e inferior del esófago. En la **enfermedad por reflujo gastroesofágico (ERGE)**, los eosinófilos suelen limitarse al esófago inferior. El tratamiento incluye pruebas de alergia, modificación de la dieta y esteroides tópicos. En los casos graves, pueden ser necesarios esteroides sistémicos, y la dilatación puede requerirse en pacientes con estenosis.

Tubo digestivo

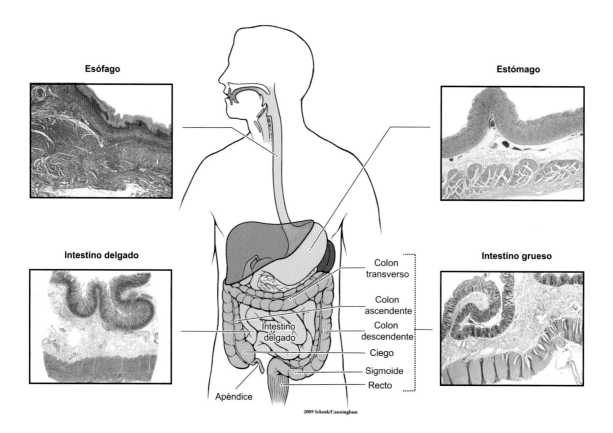

Figura 15-2. Generalidades del tubo digestivo. H&E, ×5 a ×6

El **tubo digestivo**, también llamado **canal alimentario**, incluye el **esófago**, el **estómago**, el **intestino delgado** y el **intestino grueso**. (1) El *esófago* transporta los alimentos hasta el estómago. Su superficie luminal está revestida por un epitelio plano estratificado no cornificado y contiene glándulas mucosas en la **lámina propia**. Tiene músculos esqueléticos y lisos en la **capa muscular externa**. (2) El *estómago* almacena y digiere de modo temporal los alimentos. Su superficie luminal está revestida por un epitelio columnar simple y contiene glándulas gástricas en la lámina propia. Tiene tres capas de músculo liso en la muscular externa. (3) El *intestino delgado* digiere y absorbe carbohidratos, proteínas y lípidos. Este intestino incluye el **duodeno**, el **yeyuno** y el **íleon**. La superficie luminal está revestida por un epitelio cilíndrico simple y contiene las glándulas (criptas) de Lieberkühn en la lámina propia. Hay dos capas de músculos lisos (circular interna y longitudinal externa) en la capa muscular externa. (4) El *intestino grueso* incluye el **ciego**, el **apéndice**, el **colon**, el **recto** y el **canal anal**. Las principales funciones del intestino grueso son la absorción tanto de un gran volumen del agua que entra en él (90%) como de electrolitos (p. ej., Na$^+$ y Cl$^-$) y la formación de las heces. La mayor parte del intestino grueso está revestida por un epitelio cilíndrico simple, pero el epitelio plano estratificado recubre el canal anal. Las glándulas de Lieberkühn se encuentran en la lámina propia. La capa muscular externa contiene una capa interna de músculo liso circular y una capa externa de músculo liso longitudinal, que forma tres ***taeniae coli***. En general, la submucosa del tubo digestivo es una capa de tejido conjuntivo gruesa que contiene vasos sanguíneos, vasos linfáticos y **plexos submucosos (de Meissner)** formados por fibras nerviosas y cuerpos celulares neuronales del **sistema nervioso entérico**. Los **plexos mientéricos (de Auerbach)** situados en la capa muscular externa también son componentes del sistema nervioso entérico.

Tubo digestivo

I. **Esófago**
   A. Esófago superior (músculo esquelético)
   B. Esófago medio (combinación de músculos esquelético y liso)
   C. Esófago inferior (músculo liso)
II. **Estómago**
   A. Cardias
   B. Fondo
   C. Cuerpo
   D. Píloro

III. **Intestino delgado**
   A. Duodeno
   B. Yeyuno
   C. Íleon
IV. **Intestino grueso**
   A. Ciego
   B. Apéndice
   C. Colon (ascendente, transverso, descendente y sigmoide)
   D. Recto
   E. Canal anal

Orientación de figuras e imágenes

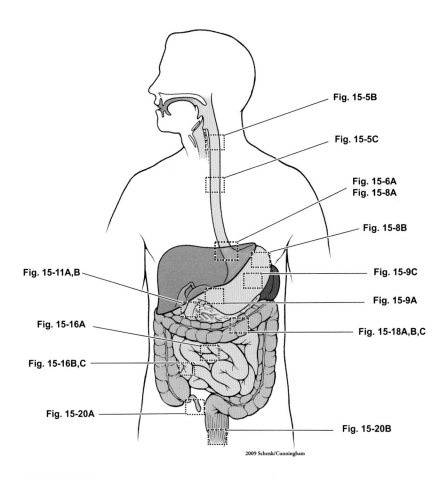

Fig. 15-5B

Fig. 15-5C

Fig. 15-6A
Fig. 15-8A

Fig. 15-8B

Fig. 15-11A,B

Fig. 15-9C

Fig. 15-9A

Fig. 15-16A

Fig. 15-18A,B,C

Fig. 15-16B,C

Fig. 15-20A

Fig. 15-20B

2009 Schenk/Cunningham

Figura 15-3. Orientación de las ilustraciones detalladas del tubo digestivo.

Tubo digestivo con números de figuras

Esófago
Figura 15-5A
Figura 15-5B
Figura 15-5C
Figura 15-6A
Figura 15-6B
Figura 15-6C

Estómago
Figura 15-7
Figura 15-8A
Figura 15-8B
Figura 15-8C
Figura 15-9A
Figura 15-9B
Figura 15-9C

Intestino delgado
Figura 15-10
Figura 15-11A
Figura 15-11B
Figura 15-11C
Figura 15-12A
Figura 15-12B

Figura 15-13A
Figura 15-13B
Figura 15-14A
Figura 15-14B
Figura 15-15A
Figura 15-15B
Figura 15-15C
Figura 15-16A
Figura 15-16B
Figura 15-16C

Intestino grueso
Figura 15-17
Figura 15-18A
Figura 15-18B
Figura 15-18C
Figura 15-19A
Figura 15-19B
Figura 15-19C
Figura 15-20A
Figura 15-20B
Figura 15-20C
Figura 15-21A
Figura 15-21B

Túnicas del tubo digestivo

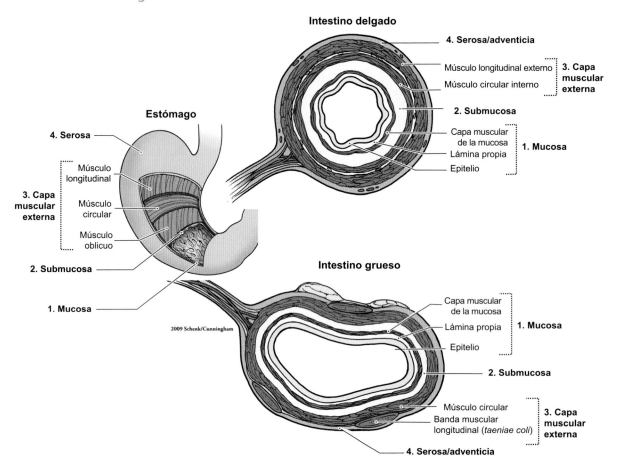

Figura 15-4. Generalidades de la pared del tubo digestivo.

La **pared** del **tubo digestivo** puede dividirse en varias túnicas (capas) básicas según su organización histológica. (1) **Mucosa:** epitelio, lámina propia y capa muscular de la mucosa. El epitelio está compuesto por células cilíndricas simples en la mayor parte del tubo digestivo, excepto por las células escamosas estratificadas del esófago y el canal anal. La lámina propia es una capa de tejido conjuntivo laxo que se encuentra debajo del epitelio. La capa muscular de la mucosa es una fina capa de músculo liso; marca el límite entre la mucosa y la submucosa. (2) **Submucosa:** tejido conjuntivo denso irregular con vasos sanguíneos, vasos linfáticos y **plexos submucosos (plexos de Meissner).** En esta capa puede haber glándulas mucosas. (3) **Capa muscular externa:** dos o tres capas de músculo liso. También puede incluir músculo esquelético como en el esófago. Hay vasos sanguíneos y **plexos mientéricos (de Auerbach)** que se encuentran entre las capas musculares. (4) **Serosa/adventicia:** la capa más externa se denomina *serosa* si está compuesta por tejido conjuntivo laxo con vasos sanguíneos y nervios que la atraviesan y está cubierta por **mesotelio.** Se denomina *adventicia* si está cubierta por una capa de tejido conjuntivo sin revestimiento de mesotelio. La serosa cubre los órganos dentro de las cavidades abdominales o pélvicas (intraperitoneal), mientras que la adventicia cubre los órganos y sirve de cápsula y fijación entre los órganos o entre un órgano y la pared corporal (retroperitoneal).

Túnicas (capas) del tubo digestivo

I. **Mucosa**
   A. Epitelio
   B. Lámina propia
   C. Capa muscular de la mucosa
II. **Submucosa**
   A. Puede haber glándulas mucosas y nódulos linfáticos
III. **Capa muscular externa**
   A. Capa muscular circular interna

   B. Capa m muscular longitudinal externa
   C. Capa uscular oblicua (estómago)
IV. **Serosa/adventicia**
   A. Serosa: capa más externa compuesta de tejido conjuntivo cubierto por mesotelio
   B. Adventicia: capa más externa compuesta por tejido conjuntivo sin cubierta de mesotelio

Esófago

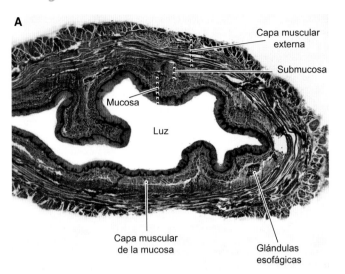

A

Capa muscular externa

Submucosa

Mucosa

Luz

Capa muscular de la mucosa

Glándulas esofágicas

Figura 15-5A. Generalidades del esófago. H&E, ×11

El **esófago** puede dividirse en tres regiones: los **esófagos superior, medio** e **inferior**. El esófago es un tubo largo que conecta la orofaringe con el estómago. Al igual que otras partes del tubo digestivo, el esófago tiene **mucosa, submucosa, capa muscular externa** y **adventicia/serosa**. (1) La *mucosa* se compone de **epitelio, lámina propia** y **capa muscular de la mucosa**. La mucosa del esófago tiene pliegues que se extienden hacia la luz. El epitelio plano estratificado cubre la superficie interna del esófago. La **capa muscular de la mucosa** está compuesta por una sola capa de músculo liso longitudinal. (2) La *submucosa* contiene glándulas mucosas llamadas **glándulas esofágicas**, que secretan moco y proporcionan una lubricación que ayuda a la deglución. (3) La *capa muscular externa* está compuesta por dos capas de músculo organizadas en capas **circular interna** y **longitudinal externa**. (4) La pared más externa del esófago suele estar cubierta por *adventicia*, pero el esófago inferior está cubierto por *serosa*.

ESÓFAGO SUPERIOR

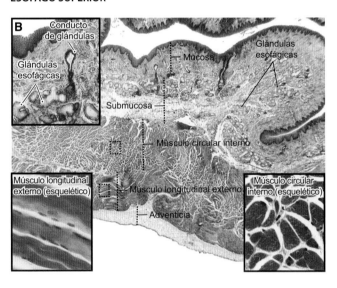

B

Conducto de glándulas

Glándulas esofágicas

Mucosa

Glándulas esofágicas

Submucosa

Músculo circular interno

Músculo longitudinal externo (esquelético)

Músculo longitudinal externo

Músculo circular interno (esquelético)

Adventicia

Figura 15-5B. Esófago superior. H&E, ×17; (*recuadro superior*) ×40; (*recuadros inferiores*) ×216

El **esófago superior**, que conecta con la orofaringe, es el primer segmento del esófago. La capa muscular externa del esófago superior contiene dos capas de **músculo esquelético**. El músculo esquelético es un músculo voluntario que ayuda a iniciar la deglución. Este músculo está inervado por el nervio glosofaríngeo. La **capa muscular externa** del esófago tiene componentes musculares distinguibles, que varían en las distintas regiones. El esófago superior tiene músculo esquelético, el esófago medio tiene una mezcla de músculos esqueléticos y lisos, y el esófago inferior solo tiene músculo liso en la capa muscular externa. La capa muscular externa desempeña un papel importante en la producción de las contracciones del esófago que transportan los alimentos desde la cavidad oral hasta el estómago. El principal movimiento del esófago es el **peristaltismo** (ondas de contracción involuntaria), como en otras partes del tubo digestivo. El inicio de la deglución es voluntario porque la parte superior del esófago solo contiene fibras musculares esqueléticas en la capa muscular externa.

ESÓFAGO MEDIO

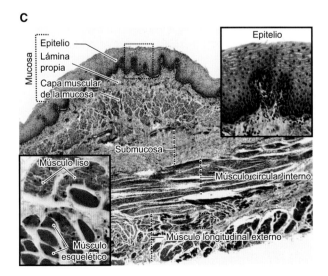

C

Mucosa

Epitelio

Lámina propia

Capa muscular de la mucosa

Epitelio

Submucosa

Músculo liso

Músculo circular interno

Músculo esquelético

Músculo longitudinal externo

Figura 15-5C. Esófago medio. H&E, ×34; *recuadros* (*izquierda*) ×208, (*derecha*) ×116

La **mucosa** del esófago está cubierta por una gruesa capa de **epitelio plano estratificado no cornificado**, que refleja su función de resistencia a la abrasión y a la fricción. El epitelio del esófago se renueva de forma continua mediante células basales que migran y se diferencian de la capa basal. La mayor parte del tubo digestivo está cubierta por un **epitelio cilíndrico simple**; solo los dos extremos (esófago y canal anal) están cubiertos por un epitelio plano estratificado. La **capa muscular externa** del **esófago medio** contiene una combinación de **fibras musculares esqueléticas** y **lisas**, que se organizan en haces musculares circulares interiores y longitudinales exteriores. Cada fibra muscular esquelética es más grande, tiene **múltiples núcleos** situados de manera periférica y se tiñe de un color más oscuro que la fibra muscular lisa. Cada fibra muscular lisa tiene un **único núcleo** situado en el centro de la fibra muscular.

ESÓFAGO INFERIOR (UNIONES ESOFAGOGÁSTRICAS)

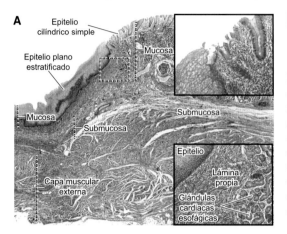

A
Epitelio cilíndrico simple
Epitelio plano estratificado
Mucosa
Mucosa
Submucosa
Submucosa
Capa muscular externa
Epitelio
Lámina propia
Glándulas cardiacas esofágicas

Figura 15-6A. Esófago inferior, unión esofagogástrica (esófago a la *izquierda*; estómago a la *derecha* de la ilustración). H&E, ×11; recuadros (*superior*) ×57; (*inferior*) ×45

El **esófago inferior** se une al estómago en la **unión esofagogástrica**. El esófago está revestido por un epitelio plano estratificado y la región cardiaca del estómago, por un epitelio cilíndrico simple. El cambio en el epitelio de revestimiento refleja el cambio de función de un conducto para el transporte de alimentos a un órgano de digestión. La capa muscular externa del esófago inferior está compuesta por dos capas de fibras musculares lisas, que están controladas por el nervio vago. También se encuentran glándulas mucosas en la lámina propia del esófago inferior (*recuadro derecho*). Estas glándulas se denominan **glándulas cardiacas esofágicas**. Producen moco para proteger la pared epitelial del esófago del reflujo de los jugos gástricos ácidos procedentes del estómago.

En algunos pacientes, el epitelio del esófago inferior (epitelio plano estratificado) cambia a un epitelio similar al del estómago (epitelio cilíndrico simple). Este cambio patológico se denomina **metaplasia**. Se debe a la irritación química a largo plazo causada por el **reflujo gastroesofágico**.

CORRELACIONES CLÍNICAS

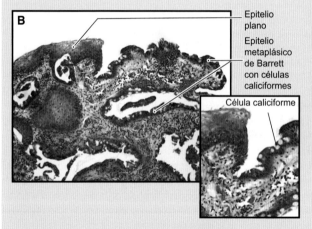

B
Epitelio plano
Epitelio metaplásico de Barrett con células caliciformes
Célula caliciforme

Figura 15-6B. Esófago de Barrett. H&E, ×48; *recuadro* ×82

El **esófago de Barrett** es una complicación crónica de la **enfermedad por reflujo gastroesofágico** (**ERGE**), caracterizada por la **metaplasia** del epitelio plano estratificado del esófago inferior en un **epitelio glandular** especializado **con células caliciformes**. Los pacientes con esófago de Barrett tienen un mayor riesgo de desarrollar **adenocarcinoma** (cáncer de esófago) del esófago distal. Los síntomas más comunes son ardor de estómago, dificultad para tragar y pérdida de peso. En la endoscopia, el esófago de Barrett aparece como "lenguas" de color salmón de la mucosa que se extienden de modo proximal desde la unión esofagogástrica. Esta fotomicrografía muestra el **epitelio glandular metaplásico** con **células caliciformes** que han sustituido al epitelio plano normal y las células inflamatorias (sobre todo linfocitos y células plasmáticas) que infiltran el tejido conjuntivo.

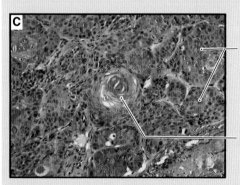

C
Carcinoma de células escamosas
Perla de queratina

Figura 15-6C. Carcinoma de esófago. H&E, ×97

El **carcinoma de esófago** es una **neoplasia maligna** que se origina en las células epiteliales que recubren la superficie interna del esófago. En todo el mundo, el **carcinoma de células escamosas** es el tipo más común de cáncer de esófago, y está asociado con el consumo de alcohol y tabaco en Estados Unidos (EUA) y Europa, y sustancias mutágenas y deficiencias nutricionales en las zonas menos desarrolladas del mundo. En EUA, el **adenocarcinoma** del esófago inferior es cada vez más frecuente y representa alrededor de 50% de los cánceres de esófago. El principal factor de riesgo conocido para el desarrollo del adenocarcinoma es la **ERGE crónica** que provoca el **esófago de Barrett**, un cambio **metaplásico** en la mucosa escamosa del esófago distal hacia un epitelio de tipo glandular con células caliciformes. El cáncer de esófago se caracteriza por una dificultad progresiva para tragar, pérdida de peso, fatiga y dolor en el pecho. Los cambios patológicos incluyen **ulceraciones, masas exofíticas** y engrosamiento y estrechamiento de la luz. El tratamiento incluye cirugía (**esofagectomía**) y quimioterapia. Esta fotomicrografía muestra un carcinoma de células escamosas moderadamente diferenciado con producción focal de queratina en el centro, llamada **perla de queratina**.

Estómago

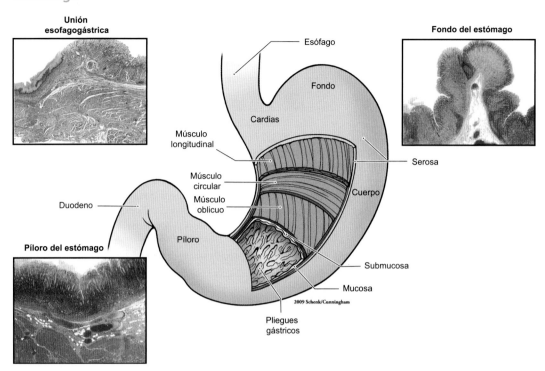

Figura 15-7. **Generalidades del estómago.** H&E, *recuadros (superior izquierdo)* ×5; *(inferior izquierdo)* ×9; *(derecha)* ×7

El **estómago** es un órgano hueco en forma de "J". Conecta el **esófago** y el **duodeno** del intestino delgado. El estómago inicia la digestión de los alimentos y los almacena de modo temporal. Puede dividirse en cuatro partes: el **cardias**, el **fondo**, el **cuerpo** y el **píloro**. Desde el punto de vista histológico, el tejido estomacal puede distinguirse por sus **glándulas mucosas** (glándulas en la mucosa). (1 y 2) El *cardias se* conecta con el esófago y el *píloro* con el duodeno. Estos dos extremos del estómago tienen características histológicas similares. Las glándulas mucosas del cardias y del píloro se denominan **glándulas cardiacas** y **glándulas pilóricas,** de forma respectiva. Ambas contienen muchas **células secretoras de moco** y producen moco, que es un material espeso y gelatinoso que recubre la superficie del estómago y lo protege del líquido gástrico ácido. Las células secretoras de moco aportan un pequeño volumen a los jugos gástricos. (3 y 4) El *fondo* y el *cuerpo* del estómago forman la parte más grande del estómago (alrededor de dos tercios). Las glándulas mucosas de esta región se denominan **glándulas fúndicas (gástricas).** Estas glándulas están compuestas sobre todo por **células parietales** y **principales,** que producen grandes volúmenes de jugos gástricos. En la base de las glándulas gástricas se encuentra un pequeño número de varios tipos de **células enteroendocrinas.** Los jugos gástricos contienen ante todo **agua, HCl, moco, pepsina, FI, renina** y **lipasa.** Se trata de un fluido muy ácido que desempeña un papel importante en la digestión de los alimentos.

Estómago

I. **Cardias**
   A. Glándulas cardiacas
   B. Células secretoras de moco (producen moco y lisozima)
II. **Fondo y cuerpo**
   A. Glándulas fúndicas (gástricas)
   B. Células del cuello de la mucosa (segregan moco)
   C. Células parietales (secretan HCl y FI gástrico)

D. Células principales (secretan pepsinógeno, renina y lipasa)
   E. Células enteroendocrinas (neuroendocrinas difusas; liberan, p. ej., gastrina, histamina y serotonina)
III. **Píloro**
   A. Glándulas pilóricas
   B. Células secretoras de moco (producen moco y lisozima)
   C. Células enteroendocrinas
   D. Células G (segregan gastrina)
   E. Células D (liberan somatostatina)

SINOPSIS 15-1 Células parietales y células principales

Las **células parietales** están situadas en la parte superior del fondo y del cuerpo del estómago. Son células grandes y redondas con canalículos intracelulares (red secretora) y microvellosidades. Las células parietales secretan iones de hidrógeno (H⁺) e iones de cloruro (Cl⁻) del ácido gástrico para formar ácido clorhídrico (HCl) y factor intrínseco (FI) gástrico. La secreción de HCl es estimulada por la **gastrina** e inhibida por la **somatostatina** liberada por las **células enteroendocrinas.**

Las **células principales** se encuentran en la parte inferior del fondo y del cuerpo del estómago. Son pequeñas células cilíndricas con núcleos situados en la base de las células. Segregan **pepsinógeno, precursores de la renina** y **lipasa.** En un entorno de pH bajo proporcionado por el HCl, el pepsinógeno se convierte en pepsina, que sirve como la principal enzima digestiva del estómago, al descomponer las proteínas en polipéptidos.

REGIONES DEL ESTÓMAGO

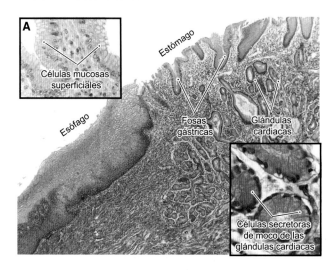

Figura 15-8A. Región cardiaca, unión esofagogástrica.
H&E, ×34; *recuadros (izquierda)* ×192, *(derecha)* ×331

La superficie interna del estómago está revestida por un **epitelio cilíndrico**, que forma una vaina secretora y está compuesto por células secretoras de moco llamadas **células mucosas superficiales**. Estas células cubren toda la superficie interna del estómago y también recubren la superficie de las **fosas gástricas**. Las fosas gástricas son invaginaciones del epitelio y están rodeadas por la lámina propia. Este es un ejemplo de la **región cardiaca** del estómago en la **unión esofagogástrica**. La lámina propia (tejido conjuntivo) contiene **glándulas cardiacas**. Estas son **glándulas tubulares ramificadas** y están compuestas por células secretoras de moco. Las secreciones de las glándulas cardiacas desembocan directo en las fosas gástricas. Las glándulas cardiacas están formadas por **células mucosas**, cuyo aspecto es similar al de las células mucosas superficiales. Tienen núcleos posicionados de modo basal y un citoplasma ligeramente teñido.

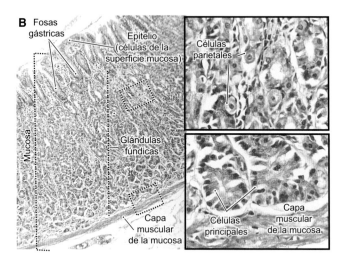

Figura 15-8B. Región fúndica del estómago. H&E, ×51; *recuadros* ×245

La superficie de la **región fúndica** del estómago está cubierta por **células mucosas superficiales**, que producen moco para proteger el epitelio del jugo gástrico ácido. Las glándulas fúndicas de la lámina propia son diferentes de las glándulas cardiacas pero similares a las glándulas del cuerpo del estómago. Las glándulas fúndicas contienen **células troncales, células del cuello de la mucosa, células parietales** y **células principales**. Las **células troncales** pueden diferenciarse en otros tipos de células de las glándulas. Las **células parietales** son células grandes y redondas con núcleos situados en el centro (aspecto de "huevo frito"). Su citoplasma se tiñe más pálido que el de las células principales. Las células parietales son más numerosas en la mitad superior de las glándulas fúndicas *(recuadro superior)*. Las **células principales** son pequeñas, cilíndricas y con un citoplasma teñido de color oscuro. Sus núcleos suelen estar situados en la base de las células. Las células principales son más numerosas en la mitad inferior de las glándulas fúndicas *(recuadro inferior)*.

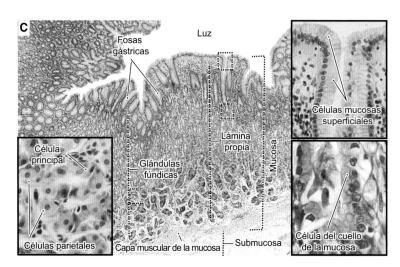

Figura 15-8C. Región del cuerpo del estómago.
H&E, ×34; *recuadros (izquierdo)* ×232; *(superior derecho)* ×164; *(inferior derecho)* ×394

Desde el punto de vista histológico, el **cuerpo** y el fondo del estómago son similares entre sí, y sus glándulas son idénticas. Se denominan **glándulas fúndicas (gástricas)**. Las **células del cuello de la mucosa** suelen encontrarse entre las células parietales en la región del cuello de las glándulas gástricas. Segregan **moco ácido**. Las **células parietales** secretan grandes cantidades de **HCl** y **FI gástrico**. Estas células también se denominan **células oxínticas (formadoras de ácido)**. Las **células principales** suelen denominarse **células zimógenas** o **pépticas**; su citoplasma contiene **gránulos de zimógeno**. Segregan **pepsinógeno** y precursores de la **renina** y la **lipasa**. En el cuello y la base de las glándulas gástricas también pueden encontrarse **células enteroendocrinas**. Liberan moléculas endocrinas (p. ej., serotonina, gastrina, histamina). Estas células tienen un aspecto similar al de las células enteroendocrinas del intestino delgado. También pueden encontrarse células madre en las regiones del cuello de las glándulas gástricas.

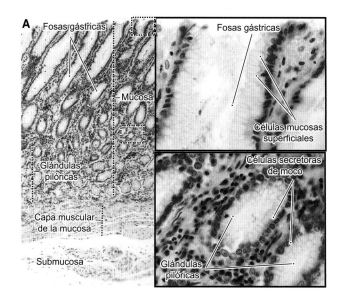

Figura 15-9A. Región pilórica del estómago. H&E, ×68; *recuadros* ×283

El **píloro** es la última región del estómago y se conecta con el duodeno. La mucosa del píloro tiene **fosas gástricas** profundas. Las **glándulas pilóricas**, compuestas ante todo por **células secretoras de moco**, vierten sus productos de secreción en la base de las fosas gástricas. Estas células secretoras de moco se tiñen de color pálido y tienen núcleos situados en la base, al igual que las células de las glándulas cardiacas. Producen moco para proteger el epitelio del píloro de las secreciones gástricas ácidas. En la base de las glándulas pilóricas se encuentran dos tipos de **células enteroendocrinas**. Las **células G** liberan **gastrina**, que estimula a las células parietales a secretar **HCl**. Otro tipo de célula enteroendocrina, llamada **célula D**, libera **somatostatina**, que inhibe la liberación de **gastrina** por parte de las células G. Estos dos tipos de células enteroendocrinas también se encuentran en la mucosa del duodeno. El *recuadro superior* muestra una **fosa gástrica** y **células mucosas superficiales** en la porción superior de la mucosa. El *recuadro inferior* muestra **glándulas pilóricas** y **células secretoras de moco** en una porción inferior de la mucosa. Ambos tipos de células tienen núcleos posicionados de modo basal y un citoplasma claro que contiene gránulos secretores.

CORRELACIONES CLÍNICAS

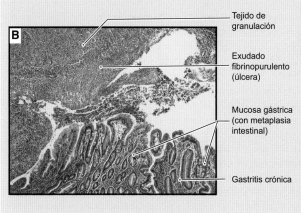

Figura 15-9B. Úlcera gástrica (úlcera péptica). H&E, ×19

Las **úlceras pépticas** son **lesiones crónicas de la mucosa** que se producen en el tubo gastrointestinal. El **duodeno** y el **estómago** son los lugares más comunes de las **úlceras**. Entre las causas de estas úlceras se encuentran la infección por *Helicobacter pylori*, el uso prolongado de antiinflamatorios no esteroides y corticoesteroides, y el tabaquismo. El ardor o dolor epigástrico, la hemorragia e incluso la perforación son los signos y síntomas habituales de las úlceras pépticas. Desde el punto de vista morfológico, las úlceras pépticas suelen ser pequeñas, de forma redonda a ovalada, de menos de 4 cm de diámetro, con márgenes bien definidos y sin elevación, y con una base limpia y lisa. Desde el punto de vista histológico, se observa una fina capa de **restos fibrinoides necróticos** con **infiltración de neutrófilos**, bajo la cual se encuentra el **tejido de granulación**. Los tratamientos incluyen el uso de antagonistas de los receptores H_2; antibióticos; inhibidores de la bomba de protones, y cirugía para los casos graves y refractarios. Hay que tener cuidado para diferenciar las úlceras benignas de los adenocarcinomas malignos, que pueden aparecer ulcerados. Esta imagen muestra la transición de la mucosa gástrica a la úlcera, en la que se aprecia una superficie **fibrinopurulenta** con tejido de **granulación** subyacente. La mucosa gástrica revela una **gastritis crónica** con células plasmáticas dentro de la lámina propia y **metaplasia intestinal** (nótense las células caliciformes).

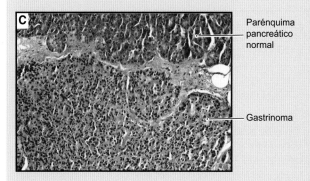

Figura 15-9C. Gastrinoma (síndrome de Zollinger-Ellison). H&E, ×97

Los **gastrinomas**, también llamados **síndrome de Zollinger-Ellison**, son neoplasias productoras de la hormona **gastrina**, que suelen aparecer en el **duodeno** y el **páncreas**. La **hipersecreción** de gastrina por parte del tumor conduce a la **hipergastrinemia**, lo que provoca una producción excesiva de **ácido gástrico**. Los pacientes presentan síntomas de úlcera péptica, con hallazgos clínicos como **sensibilidad epigástrica**, sangrado y perforación. Los hallazgos patológicos incluyen **hiperplasia** de las **células parietales** que producen el ácido gástrico dentro de la mucosa del **estómago**. Las células tumorales se asemejan a las células endocrinas pancreáticas, están bien diferenciadas y contienen péptidos de gastrina dentro de los gránulos secretores. Los inhibidores de la bomba de protones y la extirpación quirúrgica del tumor son la primera opción de tratamiento para este síndrome. Esta imagen muestra el **parénquima pancreático normal** (*parte superior*) y un **gastrinoma** bien circunscrito (*parte inferior*). Obsérvense las **células neoplásicas** relativamente uniformes dentro del gastrinoma.

Intestino delgado

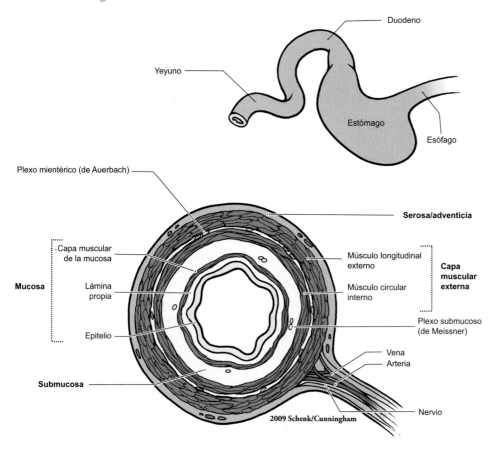

Figura 15-10. Generalidades del intestino delgado.

El **intestino delgado** es un órgano tubular muy largo, de unos 6 a 7 m de longitud, con un diámetro un tanto pequeño. Conecta el estómago con el intestino grueso y puede dividirse en tres regiones según su anatomía y función. (1) El **duodeno**, la región más proximal del intestino delgado, es un segmento corto en forma de C de unos 20 a 25 cm de longitud. Las glándulas mucosas, llamadas **glándulas de Brunner**, solo están presentes en el duodeno. Las secreciones biliares y pancreáticas entran en el duodeno a través de sus sistemas de conductos. (2) El **yeyuno** constituye unas dos quintas partes del resto del intestino delgado. Tiene un diámetro mayor y una pared más gruesa que el íleon. El yeyuno tiene vellosidades largas y no tiene glándulas de Brunner ni placas de Peyer. (3) El **íleon** es la porción más distal del intestino y constituye unas tres quintas partes del intestino delgado. Tiene una pared más delgada y menos vellosidades que el yeyuno, además de grupos de nódulos linfáticos, llamados **placas de Peyer**, en la lámina propia. Esta ilustración muestra las túnicas (capas) generales del intestino delgado. Al igual que las demás partes del tubo digestivo, el intestino delgado consta de una mucosa (epitelio, lámina propia y capa muscular de la mucosa), submucosa, capa muscular externa y serosa/adventicia. Entre las dos capas de la muscular externa se ilustran varios **plexos mientéricos (de Auerbach)**; los plexos submucosos (de Meissner) se encuentran en la capa submucosa.

Intestino delgado

I. **Duodeno**
   A. Mucosa
   B. Submucosa (glándulas de Brunner)
   C. Capa muscular externa
   D. Serosa/adventicia

II. **Yeyuno**
   A. Mucosa
   B. Submucosa
   C. Capa muscular externa
   D. Serosa

III. **Íleon**
   A. Mucosa (placas de Peyer)
   B. Submucosa (las placas de Peyer pueden extenderse hasta esta capa)
   C. Capa muscular externa
   D. Serosa

Tipos de células en el intestino delgado
Vellosidades: células absorbentes columnares y células caliciformes
Glándulas (criptas) de Lieberkühn: células absorbentes, caliciformes, de Paneth, enteroendocrinas y células troncales

DUODENO

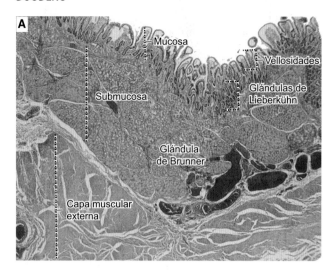

Figura 15-11A. Duodeno, intestino delgado. H&E, ×14

El **duodeno** conecta con el estómago. La **mucosa** del duodeno está compuesta por **epitelio cilíndrico simple, lámina propia** y **capa muscular de la mucosa**. Las *células epiteliales* que recubren la superficie de las vellosidades y las **glándulas de Lieberkühn** incluyen células de absorción, células caliciformes, células de Paneth, células enteroendocrinas y células madre. La *lámina propia* es una capa de tejido conjuntivo laxo que forma el núcleo de las vellosidades y contiene varios tipos de células de tejido conjuntivo, como fibroblastos, células plasmáticas, macrófagos y algunos leucocitos. La *capa muscular de la mucosa* es una fina capa de músculo liso. La **submucosa** es una capa de tejido conjuntivo denso que contiene glándulas mucosas denominadas **glándulas de Brunner**, que producen moco para proteger la pared duodenal del jugo gástrico ácido procedente del estómago. La **capa muscular externa** está formada por dos capas de músculo liso: una capa circular interna y una capa longitudinal externa. La capa externa del duodeno está cubierta en su mayor parte por serosa; las zonas en las que está unido a otros órganos están cubiertas por adventicia.

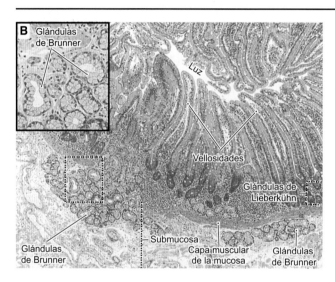

Figura 15-11B. Duodeno, intestino delgado. H&E, ×45; *recuadro* ×112

Se muestra un ejemplo de la **mucosa** y **submucosa** del **duodeno**. Entre la lámina propia y la submucosa hay una fina **capa muscular de la mucosa**. Las **vellosidades** en forma de dedos se proyectan en la luz. Las **glándulas de Brunner** están distribuidas en la submucosa y se extienden hacia la lámina propia de la mucosa. Producen moco que protege al epitelio del **HCl** secretado en el estómago. También secretan gran cantidad de **iones de bicarbonato**, que neutralizan el jugo gástrico ácido del estómago. En las glándulas de Lieberkühn del duodeno también se encuentran dos tipos de **células enteroendocrinas** asociadas con la regulación de la secreción gástrica: (1) las **células G** que liberan **gastrina**, que estimula la secreción de HCl de las células parietales, y (2) las **células D** que liberan **somatostatina**, que inhibe la liberación de gastrina. Las células G y D se encuentran de modo predominante en el píloro del estómago, pero también se hallan en el duodeno.

Si las células de Brunner no son capaces de producir suficiente moco e iones de bicarbonato a largo plazo, puede desarrollarse una **úlcera duodenal (de Brunner)**.

CORRELACIÓN CLÍNICA

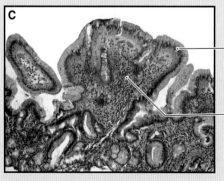

Mucosa gástrica metaplásica con pérdida de células caliciformes

Vellosidad roma y ensanchada con inflamación

Figura 15-11C. Duodenitis péptica. H&E, ×48

La **duodenitis péptica** es un proceso inflamatorio provocado por la exposición crónica de la **mucosa duodenal** a niveles elevados de ácido gástrico y suele darse en la primera porción del duodeno, el **bulbo duodenal**. Los síntomas de la duodenitis péptica incluyen dolor epigástrico y **dispepsia**. Las características histológicas incluyen el aplanamiento, o embotamiento, de las vellosidades que suelen tener forma de dedo, el **aumento de las células inflamatorias** dentro de la lámina propia, la **hiperplasia de la glándula de Brunner**, la **hiperplasia de la cripta** y la **metaplasia foveolar gástrica del epitelio**. La metaplasia a un tipo de epitelio foveolar gástrico es una respuesta protectora adaptativa al aumento de los niveles de ácido. *H. pylori* puede encontrarse en la mucosa metaplásica como se observa en el estómago. Con el tiempo, puede producirse una úlcera duodenal por duodenitis péptica. Esta fotomicrografía muestra la mucosa duodenal con la sustitución completa del epitelio normal con células caliciformes por el **epitelio foveolar gástrico**. Obsérvese el ensanchamiento y la distorsión de las vellosidades, así como el aumento de las **células inflamatorias** en la **lámina propia**.

ABSORCIÓN: PLIEGUES DEL INTESTINO DELGADO

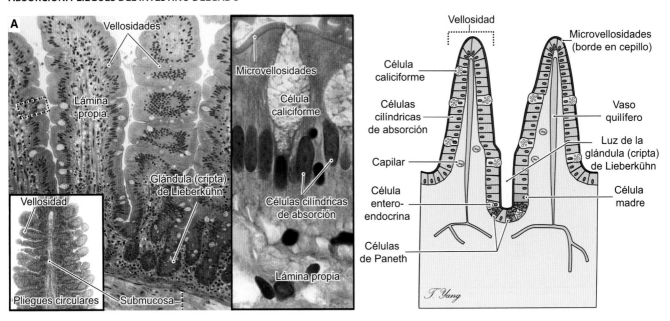

Figura 15-12A. **Pliegues circulares, vellosidades y microvellosidades.** H&E, ×124; *recuadro (izquierda)* ×15, *(derecha)* ×882

El intestino delgado es un tubo largo con tres niveles de pliegues que aumentan la superficie de absorción. (1) Los **pliegues circulares (válvulas de Kerckring)** son pliegues gruesos que involucran la mucosa y la submucosa y que se proyectan hacia la luz (*recuadro izquierdo*). (2) Las **vellosidades** son pliegues más pequeños que los pliegues circulares y solo afectan a la mucosa. El núcleo central de cada vellosidad está formado por la lámina propia; los nutrientes asimilados de la luz por las células absorbentes son transportados a la lámina propia. La lámina propia contiene un **vaso quilífero central** (un vaso linfático cegado) y muchos capilares que participan en el transporte de los nutrientes absorbidos. (3) Las **microvellosidades** se encuentran en las superficies apicales de las células absorbentes columnares, lo que aumenta la superficie a nivel celular. Aparecen como un borde rosado en la microscopia óptica y forman un **borde en cepillo**. El dibujo de la *derecha* muestra varios tipos de células dispuestas en el epitelio de la mucosa. Estas células incluyen **células absorbentes de forma cilíndrica (enterocitos), células caliciformes, células de Paneth** y **células enteroendocrinas.** También se ilustran los **vasos quilíferos centrales.**

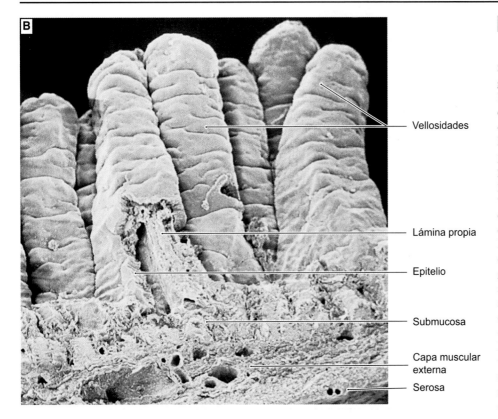

Figura 15-12B. **Vellosidades del intestino delgado.** MEB, ×170

Se muestra un ejemplo de una imagen de microscopia electrónica de barrido que muestra las **vellosidades** en forma de dedo que se extienden desde la pared intestinal y se proyectan hacia la luz. Cada vellosidad está compuesta por mucosa (**epitelio** y **lámina propia**). La lámina propia (tejido conjuntivo) forma el núcleo central de la vellosidad. El epitelio cilíndrico simple con microvellosidades y células caliciformes reviste la forma externa de las vellosidades. Las vellosidades son estructuras únicas en el intestino delgado; no se encuentran ni en el estómago ni en el intestino grueso. Son más largas en el duodeno y más cortas en el íleon. Se reducen de modo gradual en longitud y dimensiones desde las regiones proximales hasta las distales del intestino delgado. También se muestran la **submucosa** y la **capa muscular externa.** La capa más externa de la pared intestinal es la **serosa.**

CÉLULAS DE ABSORCIÓN Y CÉLULAS CALICIFORMES

A

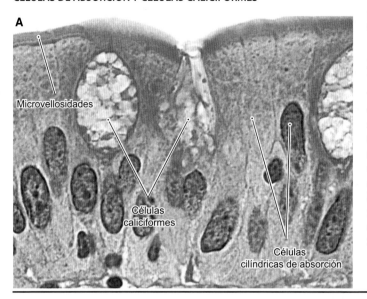

Figura 15-13A. Células cilíndricas de absorción y caliciformes del intestino delgado. H&E, ×1 422

Las **células cilíndricas de absorción** del intestino delgado también se denominan **enterocitos** o **células de absorción del intestino**. Son largas y de forma cilíndrica: los núcleos de forma ovalada se encuentran en la región basal de las células. Son las células predominantes en el epitelio del intestino delgado. Las superficies apicales de las células están cubiertas por **microvellosidades**, que están recubiertas de **glucocáliz**. Las microvellosidades aumentan la superficie celular para la absorción. Las **células caliciformes** están intercaladas entre las células absorbentes. Son **glándulas unicelulares** con una forma caliciforme característica. Las células caliciformes son células secretoras de moco y su número aumenta de modo gradual desde las porciones proximales (duodeno) hasta las distales (íleon) del intestino delgado.

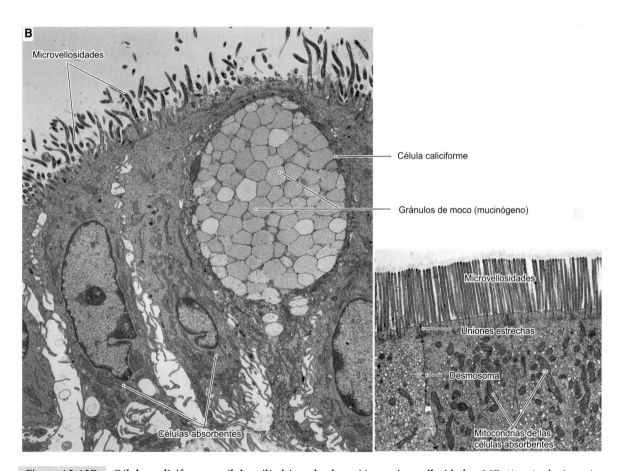

Figura 15-13B. Células caliciformes, células cilíndricas de absorción y microvellosidades. ME, (*izquierda*, intestino grueso) ×4 831, (*derecha*, intestino delgado) ×6 906

Hay numerosas **mitocondrias** en el citoplasma apical de las **células cilíndricas de absorción**. Los **complejos de unión** se encuentran entre las células vecinas cerca de la luz, y las **microvellosidades** están presentes en las superficies apicales de las **células de absorción**. También se muestra una **célula caliciforme** con muchos **gránulos secretores de moco** en el citoplasma. Estos gránulos contienen **mucinógeno** y se liberan en la superficie del epitelio por **exocitosis**. Durante la exocitosis, el mucinógeno se hidrata y forma mucina, cuyo volumen se expande en gran medida después de ser liberado de la célula caliciforme.

CÉLULAS DE PANETH Y CÉLULAS ENTEROENDOCRINAS

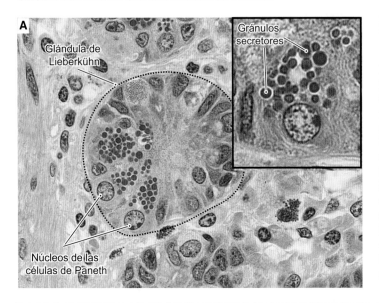

A

Gránulos secretores

Glándula de Lieberkühn

Núcleos de las células de Paneth

Figura 15-14A. Células de Paneth, intestino delgado. H&E, ×702; *recuadro* ×1 488

Las **células de Paneth** tienen núcleos posicionados de forma basal y contienen **gránulos acidófilos-secretores** en la región apical del citoplasma. Estos gránulos aparecen de color rojo brillante en las tinciones de hematoxilina y eosina (H&E). Las células de Paneth se encuentran en la base de las **glándulas (criptas) de Lieberkühn.** Sus gránulos secretores contienen **lisozimas, factor de necrosis tumoral-α** y **defensinas (criptidinas).** Se trata de enzimas antibacterianas que ayudan a regular la flora bacteriana normal del intestino. Las células de Paneth son **células secretoras de proteínas** y tienen un **retículo endoplásmico rugoso (RER)** y **complejos de Golgi** bien desarrollados. Al igual que otras células epiteliales, las células de Paneth derivan de células madre situadas en la base de las glándulas intestinales de Lieberkühn. Una glándula de Lieberkühn se indica con la *línea discontinua* de la izquierda. Su luz está lleno de material de secreción y no es fácil de ver.

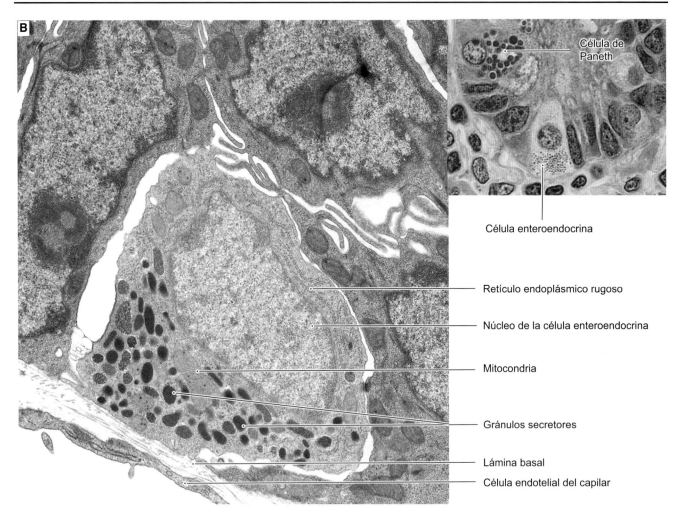

B

Célula de Paneth

Célula enteroendocrina

Retículo endoplásmico rugoso

Núcleo de la célula enteroendocrina

Mitocondria

Gránulos secretores

Lámina basal

Célula endotelial del capilar

Figura 15-14B. Células enteroendocrinas, intestino delgado. ME, ×10 611; (color) ×1 028

Hay muchos tipos de **células enteroendocrinas,** también llamadas **células neuroendocrinas difusas,** en el tubo digestivo. Se reconocen como **células liberadoras de hormonas,** y los distintos tipos de células enteroendocrinas tienen un aspecto similar. Suelen hallarse en la base de las glándulas de Lieberkühn y tienen muchas mitocondrias, RER abundantes y complejos de Golgi bien desarrollados. Sus gránulos secretores se encuentran en el citoplasma basal. Cada tipo de célula enteroendocrina libera una hormona concreta.

SEGUNDO CEREBRO EN EL INTESTINO (SISTEMA NERVIOSO ENTÉRICO)

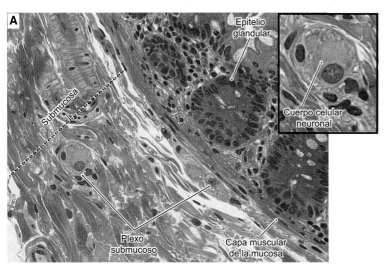

Figura 15-15A. Plexo submucoso/de Meissner, intestino delgado. H&E, ×272; *recuadro* ×544

El sistema nervioso entérico es capaz de funcionar de forma independiente, aunque suele estar influido por los sistemas nerviosos parasimpático y simpático. Los dos tipos de ganglios del sistema nervioso entérico se encuentran en la pared del tubo digestivo. (1) Los **plexos submucosos (plexos de Meissner)** se encuentran en la capa submucosa. (2) Los **plexos mientéricos (plexos de Auerbach)** se hallan entre las dos capas de la capa muscular externa. Este es un ejemplo de plexo submucoso en la submucosa de la pared del intestino delgado. Los plexos submucosos son pequeños grupos dispersos de cuerpos celulares neuronales (neuronas sensoriales y motoras e interneuronas) y fibras nerviosas no mielinizadas. Los axones de las neuronas sensoriales reciben señales mecánicas y químicas del epitelio glandular; los axones de las neuronas motoras inervan la capa muscular de la mucosa y el epitelio glandular.

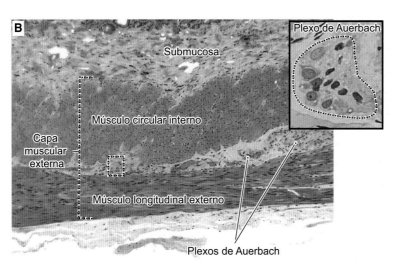

Figura 15-15B. Capa muscular externa, intestino delgado. H&E, ×68; *recuadro* ×354

Este es un ejemplo de la **capa muscular externa** del intestino delgado, que contiene dos capas de músculo liso. (1) **Capa muscular circular interna:** cuando las fibras musculares lisas de esta capa se contraen, el diámetro de la luz del intestino delgado disminuye. (2) **Capa muscular longitudinal externa:** esta capa rodea la capa muscular circular interna. Cuando las fibras musculares lisas de esta capa se contraen, la longitud del intestino se reduce. Estas dos capas musculares trabajan en conjunto para realizar sucesivas oleadas de movimientos involuntarios denominados **peristaltismo,** que obligan al contenido digestivo a desplazarse hacia abajo en el intestino grueso. Los músculos circulares internos y longitudinales externos están inervados por los axones de las neuronas de los **plexos mientéricos/de Auerbach** del sistema nervioso entérico.

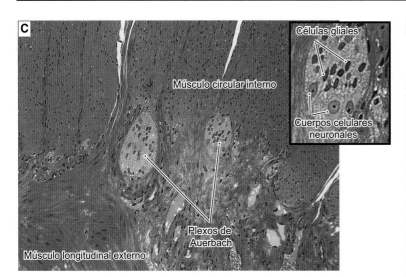

Figura 15-15C. Plexo mientérico/de Auerbach, capa muscular externa del intestino delgado. H&E, ×136; *recuadro* ×317

Los **plexos mientéricos (plexos de Auerbach)** se encuentran entre el músculo circular interno y las capas musculares longitudinales externas. Los plexos mientéricos (de Auerbach) son mucho más grandes que los plexos submucosos. El *recuadro* muestra varios **cuerpos celulares neuronales** y **células gliales entéricas** rodeados de tejidos conjuntivos en un plexo mientérico. Las neuronas tanto de los plexos submucosos como de los plexos mientéricos tienen forma multipolar. Al igual que los plexos submucosos, pueden estar poco o nada encapsulados y contienen fibras nerviosas no mielinizadas y neuronas ganglionares pertenecientes sobre todo al sistema nervioso entérico. El sistema nervioso entérico coordina los reflejos peristálticos, que evocan ondas de contracción y relajación de la pared intestinal, lo que desplaza el contenido hacia el ano, y también regula las células enteroendocrinas.

YEYUNO E ÍLEON

A

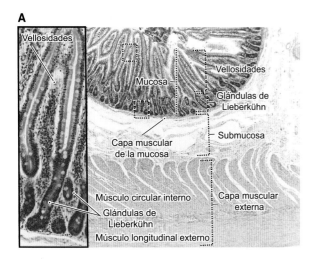

Figura 15-16A. Yeyuno, intestino delgado. H&E, ×34; *recuadro* ×103

El **yeyuno** es un segmento del intestino delgado situado entre el duodeno y el íleon. Su estructura general y sus capas son similares a aquellas de las demás regiones del intestino delgado. Contiene **mucosa, submucosa, capa muscular externa** y **serosa**. El yeyuno no tiene **glándulas de Brunner** ni **placas de Peyer**. Las células del epitelio de la mucosa son similares a las del epitelio de otras regiones del intestino delgado. Las células caliciformes aumentan de modo constante en número a lo largo de todo el intestino delgado, desde el duodeno hasta el íleon. Las células de Paneth se encuentran a menudo en la base de las **glándulas de Lieberkühn** (*recuadro inferior*). Las glándulas de Lieberkühn son glándulas intestinales (glándulas tubulares simples) que se extienden desde los espacios entre las bases de las vellosidades hasta la lámina propia.

B

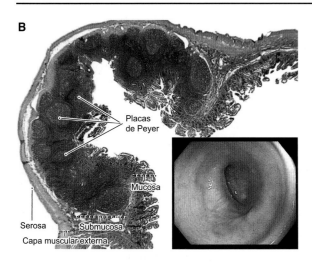

Figura 15-16B. Íleon con placas de Peyer, intestino delgado. H&E, ×13

El **íleon** es el segmento más largo del intestino delgado y constituye las tres quintas partes de los 6 a 7 m de longitud que lo componen. Una de las características únicas del íleon es la presencia de grupos de nódulos linfáticos llamados **placas de Peyer**. Estos son más numerosos en la porción distal del íleon. Pueden encontrarse algunos nódulos linfáticos aislados en otras partes del tubo digestivo, pero no en grupos de nódulos como las placas de Peyer. Las **vellosidades** del íleon son más cortas y pequeñas que en otras partes del intestino delgado. El número de **células caliciformes** está muy aumentado en el íleon. El *recuadro* muestra una imagen endoscópica del íleon con su superficie relativamente lisa.

La vitamina K se absorbe tanto en el yeyuno como en el íleon, pero la vitamina B_{12} solo se absorbe en el íleon (en especial en el íleon terminal). La absorción de la vitamina B_{12} requiere el acoplamiento con el factor intrínseco gástrico, que es producido por las células parietales del estómago; estas dos sustancias se asocian íntimamente con la pared del íleon. Si una gran parte del estómago o del íleon se extirpa mediante cirugía, puede producirse una **deficiencia de vitamina B_{12}**, lo que provoca **anemia megaloblástica** y **síntomas neurológicos**.

C

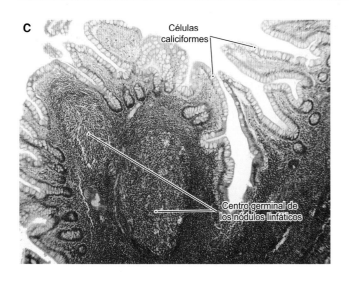

Figura 15-16C. Mucosa del íleon, intestino delgado. H&E, ×68

Este es un ejemplo de la **mucosa** del **íleon** que muestra numerosas **células caliciformes** en el epitelio superficial. En esta sección, dos nódulos linfáticos se localizan en la lámina propia. Estos nódulos linfáticos tienen **centros germinales** y son, por lo tanto, nódulos linfáticos secundarios. Estos nódulos pueden extenderse hasta la submucosa. Los nódulos linfáticos y las placas de Peyer son lugares en los que los linfocitos pueden interactuar con los antígenos y, por lo tanto, desempeñan un papel importante en la función inmunológica. Las células B indiferenciadas (linfocitos B) que se encuentran en estas manchas linfoides están preparadas y esperan la exposición a epítopos únicos. Cuando son estimuladas por un antígeno específico de la mucosa intestinal, se diferencian en células plasmáticas y células B de memoria. En respuesta, las células plasmáticas producen grandes cantidades de inmunoglobulinas ([Ig], anticuerpos), en especial IgA para combatir la infección de la mucosa. Las células B de memoria viven en las **placas de Peyer** para conservar la inmunidad frente a un antígeno específico.

Intestino grueso

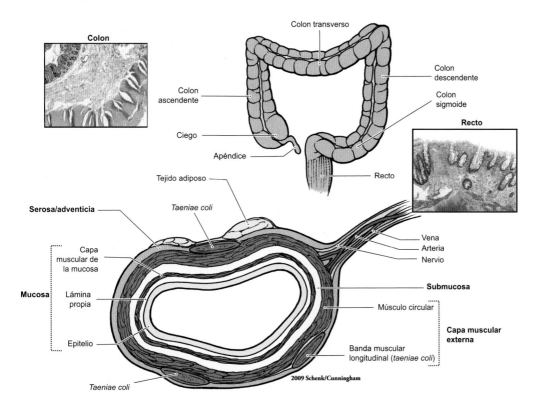

Figura 15-17. Generalidades del intestino grueso. H&E (*izquierda*), ×14; (*derecha*) ×36

El **intestino grueso** conecta el intestino delgado con el canal anal. Mide alrededor de 1.5 m de largo, y es mucho más corto que el intestino delgado. Está formado por el **ciego**, el **apéndice**, el **colon**, el **recto** y el **canal anal**. (1) El *ciego* es una pequeña bolsa ciega del intestino grueso, en la unión del íleon y el colon ascendente. El íleon y el ciego están separados por la **válvula ileocecal**, que impide que las heces retrocedan hacia el intestino delgado. (2) El *apéndice* es un tubo de extremo ciego muy corto y de pequeño diámetro que se adhiere a la pared posterior-medial del ciego. Contiene agregados de nódulos linfáticos en la lámina propia. (3) El *colon* es la parte más larga del intestino grueso e incluye los cólones ascendente, transverso, descendente y sigmoide. (4) El *recto* conecta el colon sigmoide con el canal anal. (5) El *canal anal* está rodeado de forma externa por una capa de músculo esquelético llamada **esfínter exterior**. La unión entre el recto y el canal anal se denomina **unión anorrectal**, también llamada **línea dentada**, que marca el cambio del epitelio de transición de epitelio cilíndrico simple a epitelio plano estratificado. El intestino grueso tiene la misma estructura general de mucosa, submucosa, capa muscular externa y serosa/adventicia que el intestino delgado. Sin embargo, el intestino grueso tiene una gran luz (excepto el apéndice) y un gran número de células caliciformes que recubren la superficie de la mucosa. Tiene criptas (glándulas intestinales) pero no vellosidades, y la capa muscular longitudinal externa de la capa muscular externa se convierte en tres bandas estrechas llamadas *taeniae coli*. Las funciones del intestino grueso incluyen la absorción de agua y sales y la formación, almacenamiento y eliminación de las heces.

Intestino grueso

I. **Ciego**
  A. Mucosa (criptas/glándulas; sin vellosidades)
  B. Submucosa
  C. Capa muscular externa (músculo circular interno; *taeniae coli*)
  D. Serosa
II. **Apéndice**
  A. Mucosa (nódulos linfáticos agregados)
  B. Submucosa
  C. Capa muscular externa (músculos circular interno y longitudinal externo)
  D. Serosa
III. **Colon: porciones ascendente, transversal, descendente y sigmoide**
  A. Mucosa (criptas/glándulas; sin vellosidades)

  B. Submucosa
  C. Capa muscular externa (músculo circular interno; *taeniae coli*)
  D. Serosa/adventicia
IV. **Recto**
  A. Mucosa
  B. Submucosa
  C. Capa muscular externa (músculos circular interno y longitudinal externo)
  D. Adventicia
V. **Canal anal**
  A. Mucosa (plana estratificada)
  B. Submucosa
  C. Capa muscular externa (esfínteres internos y externos)
  D. Adventicia

COLON

A

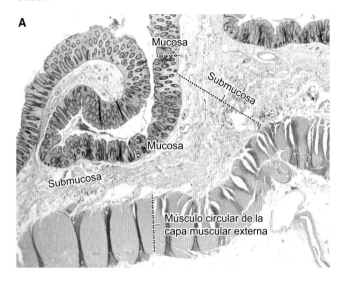

Mucosa

Submucosa

Mucosa

Submucosa

Músculo circular de la capa muscular externa

Figura 15-18A. Colon, intestino grueso. H&E, ×15

El **colon** es la parte más larga del intestino grueso. Contiene el **colon ascendente**, el **colon** transverso, el **colon descendente** y el **colon sigmoide**. El colon recibe el contenido digestivo del intestino delgado y absorbe un gran volumen de agua y electrolitos del contenido. Las bacterias del colon producen grandes cantidades de vitaminas K y B_{12}, pero su absorción es limitada. El colon también forma y almacena las **heces**, la materia de desecho que sobra tras el proceso de digestión. El movimiento del contenido en el intestino grueso es más lento que en el intestino delgado, pues tarda de 8 a 15 h en trasladar el **quimo** (masa espesa y semifluida) desde el ciego hasta el recto, donde se almacenan las heces. La **mucosa** del colon tiene una superficie lisa (sin vellosidades) y contiene glándulas de Lieberkühn. La **submucosa** contiene vasos sanguíneos, vasos linfáticos y fibras nerviosas, así como plexos submucosos, pero no hay glándulas. La **capa muscular externa** incluye el **músculo circular** (*mostrado aquí*). El músculo longitudinal está agrupado en tres bandas denominadas ***taeniae coli***. Los plexos mientéricos (de Auerbach) se encuentran entre estas dos capas musculares.

B

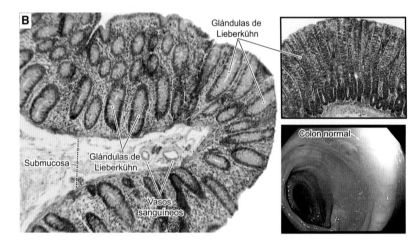

Glándulas de Lieberkühn

Submucosa

Glándulas de Lieberkühn

Vasos sanguíneos

Colon normal

Figura 15-18B. Colon, intestino grueso. H&E, ×68 (*izquierda*); tinción de la mucosa, ×44 (*superior derecha*)

Las **glándulas de Lieberkühn** son glándulas intestinales de forma tubular recta y están situadas en la lámina propia de la mucosa. Las glándulas de Lieberkühn del intestino grueso son similares a las del intestino delgado, pero no contienen células de Paneth. Están compuestas por un gran número de células caliciformes, células cilíndricas de absorción y algunas células enteroendocrinas. Debajo de la lámina propia se encuentra una fina capa muscular de la mucosa, que forma parte de la mucosa. La *imagen superior derecha* muestra las células caliciformes, que aparecen de color rojo debido a la tinción de la mucosa.

C

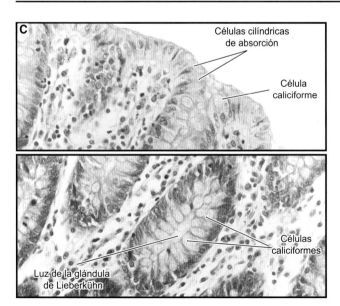

Células cilíndricas de absorción

Célula caliciforme

Células caliciformes

Luz de la glándula de Lieberkühn

Figura 15-18C. Mucosa del colon, intestino grueso. H&E, ×272

Parte superior: la parte superior y la superficie de la **mucosa** del colon están formadas por **células cilíndricas de absorción** y **células caliciformes**. Estas células de absorción desempeñan un papel importante en la absorción de agua y electrolitos. El agua entra en las células de absorción totalmente por difusión. La mayor parte de la absorción de agua se produce en el colon, en especial en el colon proximal. Las células caliciformes producen **moco**, que protege la pared del intestino grueso, pega la materia fecal y lubrica el paso. La superficie del intestino grueso es mucho más lisa que la del intestino delgado porque **no hay vellosidades**. *Parte inferior:* la parte inferior de la mucosa del colon contiene glándulas tubulares rectas, las **glándulas de Lieberkühn**, que se cortan en sección transversal en esta figura. La mayoría de las células de estas glándulas es caliciforme con núcleos posicionados de forma basal. Los gránulos secretores (mucinógenos) situados en los extremos apicales de las células aparecen aquí de color blanco. También se pueden encontrar células enteroendocrinas y células troncales. Las células troncales se hallan en la base de las glándulas (criptas) de Lieberkühn y pueden diferenciarse de otros tipos celulares de los epitelios. Las células de Paneth no están presentes en el intestino grueso.

CORRELACIONES CLÍNICAS

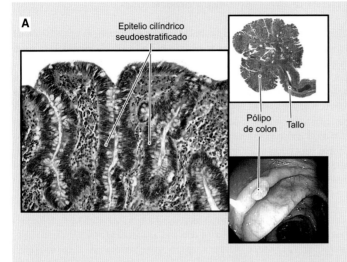

A Epitelio cilíndrico seudoestratificado

Pólipo de colon Tallo

Figura 15-19A. Pólipos de colon. H&E, ×97; *recuadro (superior)* ×1.3

Los **pólipos de colon** son masas de tejido que crecen en la superficie interna de la mucosa y sobresalen en la luz del colon. Los pólipos pueden contener un **tallo** o ser **sésiles**, sin tallo. Existen varios tipos de pólipos, los más comunes son los **adenomatosos** y los **hiperplásicos**. Los pólipos adenomatosos son neoplasias benignas, que se subdividen según sus características morfológicas en **adenomas tubulares, adenomas tubulovellosos** y **adenomas vellosos**. Aunque los pólipos adenomatosos son en sí mismos benignos, debe considerarse que tienen potencial maligno, ya que en ellos puede surgir un adenocarcinoma. Los **pólipos hiperplásicos**, que son comunes en el colon descendente y el recto, se consideran benignos con un riesgo mínimo de progresión a cáncer. Los **seudopólipos** pueden observarse en la enfermedad intestinal inflamatoria, en especial en la colitis ulcerosa. Los pólipos pueden extirparse durante la colonoscopia mediante resección endoscópica de la mucosa y enviarse para su evaluación patológica. Estas imágenes muestran un **adenoma tubular pedunculado** y grande *(recuadro)* y una vista de mayor potencia del **epitelio adenomatoso** con **seudoestratificación** de las células de la cripta.

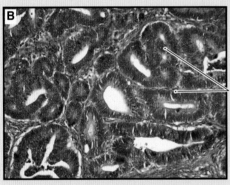

B Adenocarcinoma (glándulas malignas)

Figura 15-19B. Cáncer colorrectal. H&E, ×97

El **cáncer colorrectal** es una **neoplasia maligna** del colon o del recto. Entre los factores de riesgo se encuentran la genética, la enfermedad inflamatoria intestinal (en especial la colitis ulcerosa), los pólipos adenomatosos, las dietas ricas en grasas y bajas en fibra y el consumo excesivo de carne roja. El **adenocarcinoma** es el tipo más común de cáncer de colon (98% de los casos) y surge del **epitelio glandular de la mucosa**, a menudo en pólipos adenomatosos. Los carcinomas colorrectales invaden las capas de la pared intestinal y hacen metástasis de modo predominante a través del sistema linfático. Según la localización, los cánceres colorrectales pueden ser asintomáticos durante años. Los síntomas que se presentan pueden ser un cambio en los hábitos intestinales debido a la obstrucción del intestino, sangre en las heces o anemia por deficiencia de hierro. La resección quirúrgica es la primera opción para el cáncer en fase inicial, aunque puede considerarse la quimioterapia. Esta fotomicrografía muestra un **adenocarcinoma** de colon moderadamente diferenciado que infiltra la capa muscular propia.

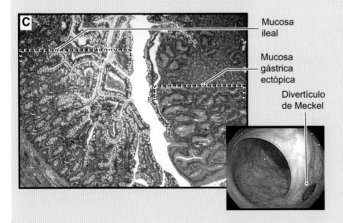

C Mucosa ileal

Mucosa gástrica ectópica

Divertículo de Meckel

Figura 15-19C. Divertículo de Meckel. H&E, ×19

El **divertículo de Meckel** es una anomalía congénita que se caracteriza por la existencia de una bolsa en el intestino delgado debido a la falta de cierre o **involución** del conducto vitelino. Como verdadero divertículo, contiene las tres capas (mucosa, submucosa y muscular propia) de la pared intestinal normal y se encuentra en la cara antimesentérica del intestino. Los **divertículos de Meckel** se dan en 2% de la población, suelen estar situados a menos de 60 cm de la válvula ileocecal y tienen una longitud de unos 2 cm. Algunos divertículos de Meckel contienen **restos heterotópicos** de mucosa pancreática o gástrica. La mayoría de las personas con un divertículo de Meckel es asintomática. Puede producirse una hemorragia, una inflamación, una ulceración péptica y una perforación, lo que produce signos y síntomas similares a los de la apendicitis. La cirugía es el tratamiento adecuado para los pacientes sintomáticos. Esta imagen muestra la sección de un divertículo de Meckel en la que se observa una mucosa ileal normal con células caliciformes en el lado izquierdo y una **mucosa gástrica ectópica** en el lado derecho. Esta mucosa gástrica aumenta el riesgo de perforación debido a la elaboración de ácido.

APÉNDICE Y UNIÓN ANORRECTAL

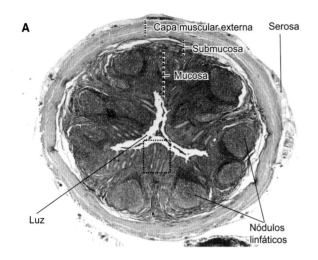

A

Capa muscular externa
Serosa
Submucosa
Mucosa

Luz

Nódulos
linfáticos

Figura 15-20A. Apéndice y ciego. H&E, ×17

El **apéndice** es una estructura tubular en forma de dedo, de unos 10 cm de longitud, que se extiende desde el ciego hasta la válvula ileocecal. El **ciego** es el primer segmento del intestino grueso, donde se conecta con el íleon. Los intestinos delgado y grueso están separados por la **válvula ileocecal**. El apéndice tiene una luz pequeña e irregular y muchos nódulos linfáticos en la mucosa. Aunque su papel en la digestión no está claro, puede participar en la función inmunológica y ayudar a mantener la flora bacteriana normal en el intestino grueso. El epitelio del apéndice es un epitelio cilíndrico simple, y los nódulos linfáticos se localizan en la lámina propia de la mucosa, que puede extenderse hasta la submucosa. La capa muscular externa contiene músculos lisos circulares internos y longitudinales externos.

La **apendicitis** suele ser el resultado de una infección bacteriana y puede desarrollarse de forma lenta o aguda. Un signo cardinal es el dolor en el cuadrante abdominal inferior derecho o cuando se aplica presión en el **punto de McBurney**. El tratamiento más habitual es la extirpación quirúrgica del apéndice.

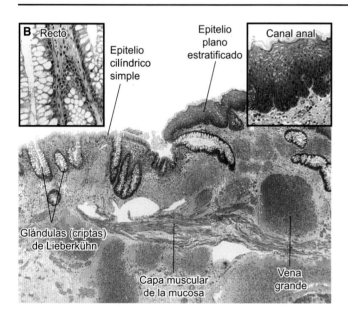

B Recto
Epitelio
cilíndrico
simple
Epitelio
plano
estratificado
Canal anal

Glándulas (criptas)
de Lieberkühn

Capa muscular
de la mucosa
Vena
grande

Figura 15-20B. Unión anorrectal. H&E, ×34; *recuadros (izquierda)* ×131, *(derecha)* ×87

La unión entre el recto y el canal anal se denomina **unión anorrectal**. El **recto** conecta el colon sigmoide con el canal anal. El recto es la porción más distal del intestino grueso y funciona sobre todo para almacenar las heces hasta su eliminación. La mucosa del recto es similar a la del colon, pero tiene menos glándulas intestinales de Lieberkühn. El **canal anal** es una continuación del intestino grueso y presenta pliegues longitudinales (**columnas anales**) en la vista general. La mucosa del canal anal está cubierta por un epitelio plano estratificado. La lámina propia contiene muchas venas grandes (plexo venoso). La capa muscular de la mucosa es visible en esta figura. La capa muscular externa contiene capas de músculo liso circular interno y longitudinal externo (*no se muestra aquí*). El músculo liso circular interno se engrosa y forma el **esfínter anal interno**. El esfínter anal externo rodea el canal anal. Es una capa gruesa de músculo esquelético que controla de manera voluntaria la eliminación de las heces. A la *izquierda* en la fotomicrografía está el extremo distal del recto; a la *derecha* la porción proximal del canal anal. En el extremo distal del canal anal pueden encontrarse glándulas sebáceas y apocrinas.

CORRELACIÓN CLÍNICA

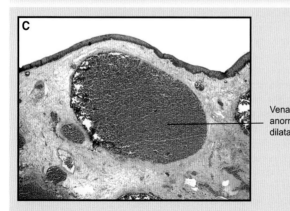

C

Vena
anorrectal
dilatada

Figura 15-20C. Hemorroides. H&E, ×19

Las **hemorroides** son **venas hinchadas** e **inflamadas** en la **región anal**, en la profundidad de la mucosa anal, y se clasifican en *hemorroides internas* y *externas*, en función de si las hemorroides están por encima (internas) o por debajo (externas) de la **unión anorrectal** (**línea dentada/pectínea**). Entre las causas se hallan los embarazos repetidos, el estreñimiento y la hipertensión portal. Los síntomas más comunes son el sangrado, el picor y el dolor. Desde el punto de vista patológico, las hemorroides son venas varicosas de paredes finas que se extienden hasta la **capa submucosa**. Con el tiempo puede producirse una **trombosis** (coagulación) con la consiguiente formación de infartos y fisuras. Los tratamientos incluyen la extirpación quirúrgica de las hemorroides, la terapia de coagulación y un procedimiento en el que se utiliza una banda de goma para atar las hemorroides. Esta fotomicrografía muestra la mucosa escamosa anal con las **venas anorrectales dilatadas** subyacentes.

CORRELACIONES CLÍNICAS

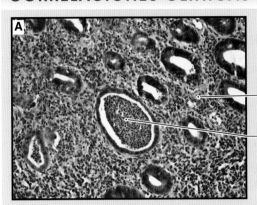

Inflamación
aguda y
crónica

Absceso
de la cripta

Figura 15-21A. Colitis ulcerosa. H&E, ×97

La **colitis ulcerosa** es una **enfermedad inflamatoria del intestino** que provoca **úlceras** en el revestimiento del **colon** y el **recto**, caracterizada por exacerbaciones intermitentes que se alternan con una remisión sintomática completa. Los principales síntomas son dolor abdominal, diarrea, anemia, pérdida de peso, sangrado por el recto y expulsión de mucosidad. Desde el punto de vista patológico, la **inflamación** se limita de modo predominante a la **mucosa** y la **submucosa**, a diferencia de la **enfermedad de Crohn**, que es transmural. A grandes rasgos, la colitis ulcerosa produce úlceras poco profundas y **seudopólipos**. Las características histológicas incluyen **colitis aguda** y **crónica**, **abscesos de las criptas**, **atrofia de las glándulas** y pérdida de mucina en las **células caliciformes**. El tratamiento incluye fármacos antiinflamatorios e inmunosupresores para controlar los síntomas y lograr la remisión. El riesgo de desarrollar un adenocarcinoma es alto en los pacientes con colitis ulcerosa, por lo que es necesario realizar una **colonoscopia** de vigilancia con **biopsia** para detectar la displasia temprana del epitelio glandular. La extirpación quirúrgica del colon es necesaria en los casos graves refractarios o en los que se detecta una displasia grave o un adenocarcinoma.

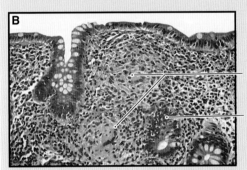

Granulomas no
caseificantes

Criptitis

Figura 15-21B. Enfermedad de Crohn. H&E, ×97

La **enfermedad de Crohn** es una **enfermedad inflamatoria autoinmune crónica** del **tubo gastrointestinal** que puede afectar cualquier sitio, desde la cavidad oral hasta el ano, pero que afecta sobre todo al **intestino delgado distal** y al **colon**. La enfermedad de Crohn se caracteriza por una inflamación asimétrica y segmentaria que se extiende a través de la pared intestinal (**transmural**) desde la **mucosa** hasta la **serosa**. Suele afectar zonas del intestino separadas por áreas no implicadas o lesiones «**saltadas**». Los síntomas incluyen dolor abdominal, diarrea, vómito y pérdida de peso. Los cambios patológicos incluyen infiltración de neutrófilos y células mononucleares en la mucosa, ulceración, fisuras en la mucosa, fístulas, adherencias serosas, abscesos, **seudopólipos** y granulomas no caseificantes. El tratamiento se centra en el alivio de los síntomas mediante agentes inmunosupresores para evitar recaídas y complicaciones. Esta imagen muestra la mucosa colónica con agotamiento de las células caliciformes, **granulomas no caseificantes** dentro de la lámina propia, inflamación crónica y neutrófilos que invaden las células de la cripta.

SINOPSIS 15-2 Términos patológicos y clínicos del tubo digestivo

■ *Metaplasia intestinal:* cambio reversible de un epitelio a un epitelio de tipo intestinal; puede observarse en la gastritis crónica cuando hay células caliciformes en la mucosa gástrica; se considera un factor de riesgo para el desarrollo de adenocarcinoma gástrico.

■ *Dispepsia:* término general que designa el dolor abdominal o la indigestión asociados con la ingesta de alimentos.

■ *Metaplasia gástrica:* cambio reversible de un tipo de epitelio del esófago o del intestino a un epitelio de tipo gástrico; se observa en la duodenitis péptica cuando el revestimiento epitelial normal con células caliciformes es sustituido por una mucosa gástrica de tipo foveolar en respuesta a la exposición a niveles elevados de ácido gástrico.

■ *Seudopólipo:* se encuentra en casos de enfermedad intestinal inflamatoria crónica; consiste en montículos polipoides de mucosa creados por epitelio glandular en regeneración; no se consideran verdaderos pólipos, de ahí su nombre.

■ *Absceso de la cripta:* conjunto de neutrófilos presente en el interior de una cripta de colon, por lo general asociado con una enfermedad inflamatoria intestinal, en particular con una colitis ulcerosa.

■ *Criptitis:* indicador de colitis aguda; se aprecia de manera histológica por la infiltración de neutrófilos con las células de la cripta del colon.

TABLA 15-1 Tubo digestivo

Regiones	Mucosa (epitelio, lámina propia, capa muscular de la mucosa)	Submucosa (plexos submucosos presentes en esta capa)	Capa muscular externa (plexos mientéricos presentes entre las capas musculares lisas)	Serosa/ adventicia	Funciones principales
Esófago					
Esófago superior	Plano estratificado no cornificado	Glándulas esofágicas	Músculos esqueléticos circular interno y longitudinal externo	Adventicia	Transporta bolo alimenticio
Esófago medio	Plano estratificado no cornificado	Glándulas esofágicas	Músculos esqueléticos y lisos circulares internos y longitudinales externos mixtos	Adventicia	Transporta bolo alimenticio
Esófago inferior	Plano estratificado no cornificado; glándulas cardiacas esofágicas en la lámina propia	Glándulas esofágicas	Músculos lisos circular interno y longitudinal externo	Serosa	Transporta bolo alimenticio
Estómago (rugosidades y fosas gástricas)					
Cardias	Células mucosas superficiales y fosas gástricas; células secretoras de moco de las glándulas cardiacas en la lámina propia	No hay glándulas	Músculos lisos oblicuo interno, circular medio y longitudinal externo	Serosa	Añade moco y lisozima; mezcla los alimentos por peristaltismo
Fondo y cuerpo	Células de revestimiento superficial y fosas gástricas; células parietales y principales de las glándulas gástricas en la lámina propia	No hay glándulas	Músculos lisos oblicuo interno, circular medio y longitudinal externo	Serosa	Igual que el anterior; añade jugo gástrico ácido (p. ej., HCl, moco, enzimas); procesa los alimentos en quimo
Píloro	Células de revestimiento superficial y fosas gástricas; células secretoras de moco de las glándulas pilóricas en la lámina propia	No hay glándulas	Músculos lisos oblicuo interno, circular medio y longitudinal externo	Serosa	Añade moco; mezcla los alimentos y pasa el quimo al duodeno
Intestino delgado (vellosidades y criptas)					
Duodeno	Células de absorción y caliciformes cilíndricas; células de Paneth, enteroendocrinas, caliciformes y absorbentes en las glándulas (criptas) de Lieberkühn	Glándulas de Brunner	Músculos lisos circular interno y longitudinal externo	Serosa/ adventicia	Permite que la bilis y el jugo pancreático entren en el intestino delgado; libera mucosidad; regula el ritmo de vaciado del estómago; absorción
Yeyuno	Similar a la anterior	No hay glándulas	Músculos lisos circular interno y longitudinal externo	Serosa	Absorción de carbohidratos, proteínas, lípidos y vitamina K
Íleon	Similar a la anterior con aumento de células caliciformes; placas de Peyer en la lámina propia	Las placas de Peyer pueden extenderse hasta esta capa	Músculos lisos circular interno y longitudinal externo	Serosa	Similar a la anterior; absorción de vitaminas K y B_{12} y sales biliares
Intestino grueso (criptas, sin vellosidades)					
Ciego/ colon	Células caliciformes y cilíndricas de absorción; células caliciformes y enteroendocrinas en las glándulas de Lieberkühn	No hay glándulas	Músculo liso circular interno; la capa de músculo liso longitudinal externo se convierte en tres *taeniae coli*	Serosa/ adventicia	Absorción de agua y electrolitos; formación de heces
Recto	Similar a la anterior; menos glándulas de Lieberkühn	No hay glándulas	Músculos lisos circular interno y longitudinal externo	Adventicia	Almacenar las heces; los receptores sensoriales avisan al cerebro de la necesidad de evacuar
Canal anal	Plano estratificado no cornificado a cornificado	Glándulas sebáceas (porción distal); venosas	Músculos lisos circular interno (engrosado para convertirse en el esfínter interno) y longitudinal externo delgado	Adventicia	Esfínter interno y esfínter externo (músculo esquelético); se relajan para liberar las heces

Nota: el epitelio cilíndrico simple recubre la mayor parte del tubo digestivo, incluidos el estómago y los intestinos delgado y grueso. Sin embargo, no recubre el esófago ni el canal anal.

De la histología a la patología

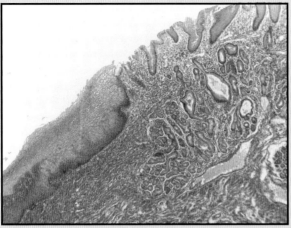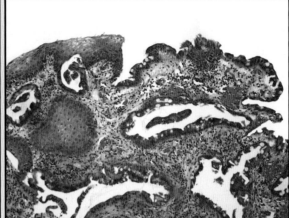

Figura 15-22. Unión esofagogástrica normal y esófago de Barrett. H&E, ×100

Unión esofagogástrica normal a la *izquierda*. **Esófago de Barrett** a la *derecha*. El esófago de Barrett es una complicación de la **enfermedad por reflujo gastroesofágico (ERGE)**, caracterizada por la metaplasia del epitelio plano estratificado del esófago inferior en un epitelio glandular especializado con **células caliciformes**. Las células caliciformes no suelen estar presentes en la mucosa del esófago y el estómago.

Preguntas de caso clínico

1. Una mujer de 20 años de edad acude a la clínica por un dolor abdominal intenso de varias horas de duración. Antes de llegar tuvo indigestión y náusea, y vomitó. Es soltera y no tiene actividad sexual. Su temperatura es de 38.8 °C. La exploración física presenta sensibilidad abdominal. Las pruebas de laboratorio mostraron un aumento del recuento de leucocitos y se diagnosticó apendicitis. Durante la cirugía, el cirujano observó que el apéndice estaba intacto y sin ninguna inflamación. ¿Cuál de las siguientes situaciones es más probable que esté relacionada con la enfermedad de la paciente?

A. Cáncer de ciego.
B. Pólipo de colon.
C. Úlcera duodenal.
D. Divertículo de Meckel.
E. Absceso rectal.

2. Un joven afroamericano de 15 años de edad fue llevado al pediatra por sus padres por un dolor abdominal crónico. El historial reveló que los síntomas incluían diarrea, pérdida de peso y vómito. Las biopsias tomadas durante la colonoscopia muestran el colon infiltrado por neutrófilos y células mononucleares, ulceración y granulomas no caseificantes. ¿Cuál de los siguientes es el diagnóstico más probable para este paciente?

A. Displasia de colon.
B. Pólipo de colon.
C. Neoplasia colorrectal.
D. Enfermedad de Crohn.
E. Colitis ulcerosa.

3. Un niño de 8 años de edad con antecedentes de asma experimenta dolor abdominal, náusea, vómito, dificultad para tragar y la sensación de que la comida está atascada en la garganta. El médico de atención primaria del niño lo remite a un gastroenterólogo pediátrico, que realiza una endoscopia gastrointestinal superior que revela surcos lineales y anillos continuos desde el esófago proximal hasta el esófago distal. ¿Cuál de los siguientes hallazgos histológicos es probable que revelen las biopsias del esófago?

A. Eosinófilos intraepiteliales en el esófago proximal y distal.
B. Eosinófilos intraepiteliales solo en el esófago distal.
C. Linfocitos intraepiteliales.
D. Neutrófilos intraepiteliales con *Candida*.

16

Glándulas digestivas y órganos asociados

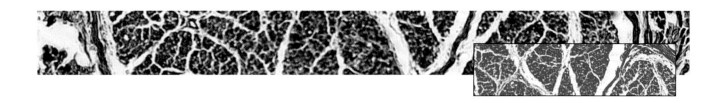

Introducción y conceptos clave de las glándulas digestivas y los órganos asociados

Las **glándulas digestivas** y los **órganos asociados** incluyen las **glándulas salivales principales**, el **páncreas**, el **hígado** y la **vesícula biliar**. Estos órganos están situados fuera de la pared del tubo digestivo. Sus productos secretores llegan al tubo digestivo a través de un sistema de conductos.

Glándulas salivales principales

Las **glándulas salivales principales** producen saliva y la vierten en la cavidad oral. La saliva es 99% agua y contiene proteínas, enzimas, glucosa, colesterol, urea, ácido úrico, iones (p. ej., Na^+, K^+, Ca^{2+}, HCO_3^-) y agentes antibacterianos (lactoferrina, lisozima e IgA).

La saliva es producida por las células serosas y mucosas de las glándulas salivales. Desempeña importantes funciones de ayuda a la digestión, lubricación, protección, amortiguación, curación de heridas, mantenimiento de la integridad del epitelio esofagogástrico, percepción del gusto y endurecimiento del esmalte de los dientes. Hay tres glándulas salivales principales: la **parótida**, la **submandibular** y la **sublingual**. Estas son glándulas pareadas y tienen estructuras similares de unidades secretoras (ácinos) y sistemas de conductos, incluidos los conductos intralobulares (conductos intercalados y estriados), interlobulares, lobulares y un conducto principal.

1. La *glándula parótida* es la mayor de las tres glándulas salivales principales. Esta glándula está rodeada por una cápsula de tejido conjuntivo. Su unidad secretora está compuesta solo por células serosas, que producen un fluido acuoso proteináceo.

2. La *glándula submandibular* es la segunda glándula salival más grande. Esta glándula está rodeada por una cápsula de tejido conjuntivo. Es una glándula mixta, aunque la mayoría de sus células es serosa. La unidad secretora está compuesta por células serosas y mucosas. En la glándula submandibular hay **semilunas serosas** (células serosas sobre las células mucosas).

3. La *glándula sublingual* es la glándula salival más pequeña. Esta glándula no está rodeada por una cápsula de tejido conjuntivo. También es una glándula mixta, pero de modo predominante es mucosa. Los ácinos por completo serosos son escasos, pero es frecuente la presencia de semilunas serosas. Los conductos estriados no son tan evidentes como en los otros dos tipos de glándulas salivales.

Páncreas

El **páncreas** tiene **porciones endocrinas y exocrinas**. La *porción endocrina* (**islotes de Langerhans**) secreta hormonas reguladoras de la glucosa en sangre (**insulina, glucagón, somatostatina y polipéptido pancreático**), que se liberan en el torrente sanguíneo (véase cap. 17, "Sistema endocrino"). La *porción exocrina* produce **secreciones pancreáticas** (**jugo**), que son transportadas por los **conductos pancreáticos**. La mayoría de estas secreciones va al **conducto pancreático principal**, que se une a la **ampolla hepatopancreática** (**ampolla de Vater**) y luego entra en el duodeno a través de la **papila duodenal mayor** (**papila de Vater**). La ampolla está rodeada por un músculo liso llamado **esfínter de la ampolla** (**esfínter de Oddi**). Una pequeña parte de la secreción pancreática es transportada por el conducto pancreático accesorio y entra en el duodeno a través de la papila duodenal menor. El sistema de conductos pancreáticos incluye conductos intralobulares, interlobulares y un conducto principal. El páncreas no tiene conductos estriados, y los conductos intralobulares más pequeños son los conductos intercalados. Las porciones iniciales de los conductos intercalados están revestidas por **células centroacinares**. Las secreciones pancreáticas iniciales (enzimas) son producidas por las **células acinares pancreáticas**, y un gran volumen de líquido (agua, sodio y bicarbonato) es añadido por las células de los conductos intercalados. Las secreciones pancreáticas contienen enzimas para digerir proteínas, carbohidratos y grasas. Los principales componentes son el **agua**, el **sodio**, los **iones de bicarbonato**, el **tripsinógeno**, el **quimotripsinógeno**, la **procarboxipolipeptidasa**, la **amilasa**, la **lipasa**, la **colesterol esterasa**, la **fosfolipasa** y las **nucleasas**. Las principales enzimas para digerir las **proteínas** son el tripsinógeno, el quimotripsinógeno y la procarboxipolipeptidasa; la principal enzima para digerir los **carbohidratos** es la amilasa; y las principales enzimas para digerir las **grasas** son la lipasa, la colesterol esterasa y la fosfolipasa. Las nucleasas degradan los ácidos nucleicos. Cuando las enzimas digestivas pancreáticas son sintetizadas por primera vez por las células del páncreas, se encuentran en una fase inactiva. Se activan cuando ingresan al duodeno y entran en contacto con la **enterocinasa** en el **glucocáliz**. El glucocáliz es un material polimérico extracelular (glucoproteína) que recubre la superficie de las microvellosidades del intestino delgado.

Hígado

El **hígado** también desempeña funciones **endocrinas y exocrinas**. Su *función endocrina* consiste en sintetizar y liberar al torrente sanguíneo proteínas plasmáticas como el **fibrinógeno**, la **protrombina**, las **lipoproteínas** y las **albúminas**. Su *función exocrina* es la producción de **bilis**. La bilis es importante para emulsionar y degradar la grasa en moléculas más pequeñas y para transportar los desechos fuera del cuerpo. Contiene **agua, sales biliares, bilirrubina, colesterol, ácidos grasos, lecitina y electrolitos**. La bilis es producida por los **hepatocitos** y es recogida por los **canalículos biliares**; drena en el conducto hepático, luego en el conducto quístico y al final entra en la vesícula biliar. Otras funciones del hígado son la desintoxicación; la participación en el **metabolismo** de los **lípidos**, los **carbohidratos** y las **proteínas**, y el almacenamiento de **hierro**, **sangre**, **glucógeno**, **triglicéridos** (gotas de lípidos) y **vitaminas A, D y B$_{12}$**. El hígado es abastecido por las **venas portas** y las **arterias hepáticas** en las **tríadas portales**. Las arterias hepáticas transportan sangre rica en oxígeno y las venas portas llevan sangre con alto contenido en nutrientes a los **sinusoides hepáticos** a través de sus ramas (arteriolas hepáticas y vénulas portas). Los hepatocitos no están en contacto directo con el torrente sanguíneo. Un pequeño espacio entre el hepatocito y el endotelio de los sinusoides se denomina **espacio perisinusoidal** o **espacio de Disse**. El endotelio discontinuo de los sinusoides permite que las proteínas, los nutrientes, los desechos y los componentes del plasma (pero no las células sanguíneas) de los sinusoides hepáticos entren en el espacio de Disse. Los hepatocitos absorben los nutrientes y transportan los desechos, como la **bilirrubina**, a la bilis. Las venas centrales recogen la sangre intercambiada de los sinusoides y drenan en las venas sublobulares y luego en las grandes venas hepáticas. La estructura básica del hígado incluye el **lóbulo clásico**, el **lóbulo portal** y el **ácino hepático**.

Vesícula biliar

La **vesícula biliar** es un órgano en forma de pera, similar a un saco, asociado en gran medida con el hígado. Almacena, concentra y libera la bilis. Cuando el músculo liso (capa muscular) de la vesícula se contrae, la bilis sale de la vesícula a través del conducto quístico hacia el conducto biliar. Este se une a la **ampolla hepatopancreática** y drena hacia el duodeno en la **papila duodenal mayor**. La pared de la vesícula biliar está compuesta por tres capas: (1) **mucosa**, que incluye epitelio (epitelio cilíndrico simple) y lámina propia; (2) **muscular**, que contiene haces de músculo liso entrelazado y se contrae en respuesta a la **colecistoquinina**, que es liberada por las **células enteroendocrinas** del intestino delgado (el músculo liso de la vesícula biliar se extiende desde el cuerpo hasta el cuello, donde se conoce como **válvula espiral de Heister** y es vital para controlar el flujo de la vesícula), y (3) **serosa/adventicia**, una capa conjuntiva con un revestimiento de mesotelio (serosa) o sin mesotelio (adventicia). La mayor parte de la superficie externa de la vesícula biliar está cubierta por la **serosa**, que es continua con el peritoneo que cubre el hígado. Una pequeña región de la vesícula biliar está cubierta por **adventicia**, que une la vesícula biliar al hígado.

Sistema de conductos de las glándulas salivales

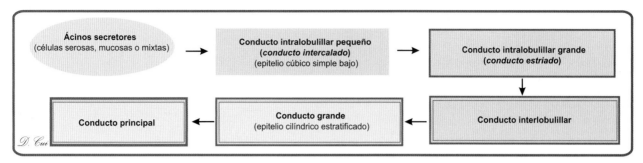

Anatomía de las glándulas digestivas

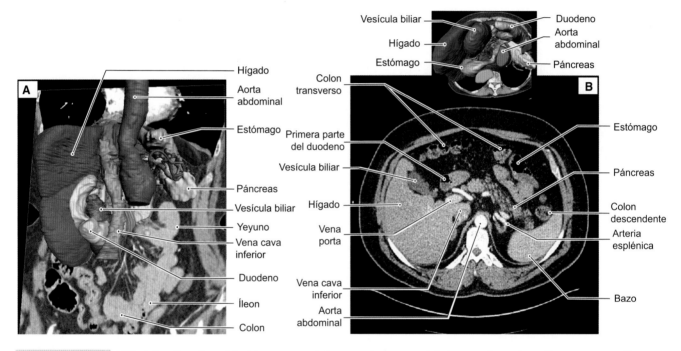

Figura 16-1A,B. Glándulas digestivas. Modelo estereoscópico con vista coronal de imagen de angiografía por tomografía computarizada (ATC) (A), vista transversal (ATC) y modelo estereoscópico (B).

El **tubo gastrointestinal (GI)** contiene varias **glándulas**, como las **salivales**, las **gástricas**, el **hígado**, la **vesícula biliar** y el **páncreas**. Las **glándulas salivales** incluyen las **glándulas salivales parótidas**, las **glándulas salivales sublinguales** y las **glándulas salivales submandibulares**. Las **glándulas salivales parótidas** están situadas bajo la piel que cubre la superficie lateral y posterior de la mandíbula, por delante de las orejas. Los **conductos parotídeos** desembocan en el vestíbulo de la boca a la altura de los segundos molares superiores. Las **glándulas salivales sublinguales** están situadas debajo de la membrana mucosa del suelo de la cavidad oral. El conducto principal de la glándula sublingual drena en la **papila sublingual** o se une al conducto submandibular. Numerosos conductos de la porción anterior de la glándula sublingual se abren en el **pliegue sublingual**. Las glándulas submandibulares están situadas en el suelo de la boca a lo largo de las superficies internas de la **mandíbula**. Desembocan en la boca detrás de los dientes, a ambos lados del **frenillo lingual**. Las glándulas gástricas están situadas en la lámina propia de la mucosa del estómago y se abren en las bases de las fosas gástricas formadas por el epitelio. El **hígado** es el órgano visceral más grande del cuerpo humano, que se encuentra en las zonas **abdominales hipocóndrica** y **epigástrica** derecha. El **hígado** puede dividirse en **cuatro lóbulos: izquierdo, derecho, caudado** y **cuadrado**. La **vesícula biliar** se encuentra en un hueco en la superficie posterior del lóbulo derecho. Es un órgano hueco que recoge y almacena la bilis. El **páncreas** se halla en la parte posterior del estómago; la cabeza del páncreas está rodeada por el **duodeno**, mientras que su cola se extiende hasta el **bazo**. El **conducto pancreático principal** y el **conducto biliar** se unen cerca de la **cabeza del páncreas** y desembocan en la **parte descendente del duodeno**.

CORRELACIÓN CLÍNICA

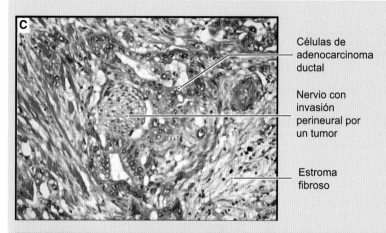

Células de adenocarcinoma ductal

Nervio con invasión perineural por un tumor

Estroma fibroso

Figura 16-1C. **Adenocarcinoma pancreático.** H&E, ×200

El **adenocarcinoma pancreático** (**cáncer de páncreas**) es una neoplasia maligna del páncreas. Los cánceres de páncreas exocrinos son mucho más frecuentes que los endocrinos. Alrededor de 95% de los **cánceres exocrinos** es un **adenocarcinoma** que surge del epitelio de los conductos pancreáticos. Los factores de riesgo para el desarrollo del adenocarcinoma de páncreas son la **pancreatitis crónica**, el tabaquismo, la **diabetes mellitus** y la **predisposición genética** a la enfermedad. Este cáncer se caracteriza por un dolor en la parte superior del abdomen que se irradia a la espalda, una gran pérdida de peso e ictericia. En muchos casos, el tumor se encuentra en una fase avanzada cuando aparecen los síntomas. Desde el punto de vista patológico, los **adenocarcinomas ductales** muestran glándulas pequeñas infiltradas que están revestidas por **células poco cilíndricas** y que **contienen mucina**. El **antígeno CA19-9** es un marcador tumoral que de manera característica está elevado en los pacientes con cáncer de páncreas. Aunque no es específico de este tumor, es valioso tanto en el diagnóstico del cáncer de páncreas como en la vigilancia de la recurrencia en pacientes tras la resección quirúrgica. La resección quirúrgica es el único tratamiento potencialmente curativo. El uso de quimiorradioterapia adyuvante puede aumentar la tasa de supervivencia.

Glándulas digestivas y órganos asociados

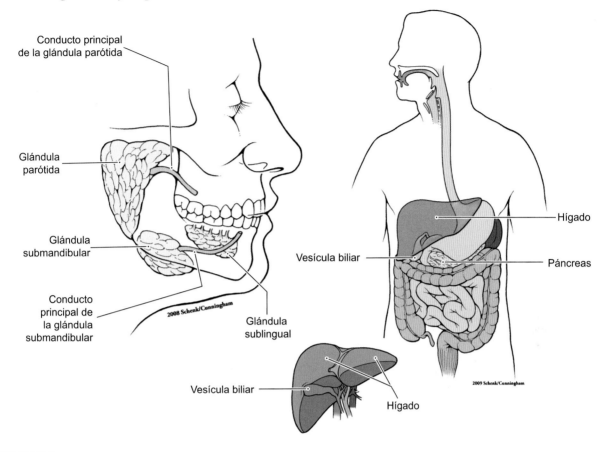

Figura 16-2. Generalidades de las glándulas digestivas y los órganos asociados.

Las **glándulas digestivas principales** son las **glándulas salivales**, el **páncreas** y el **hígado**. Aunque la **vesícula biliar** no es una glándula, está relacionada en gran medida con el hígado y el sistema digestivo. Las glándulas digestivas y la vesícula biliar se encuentran fuera del tubo digestivo. Sus conductos llevan sus productos (**saliva**) a la cavidad oral o a la luz del duodeno del intestino delgado (**secreciones pancreáticas y bilis**). Las *glándulas salivales* incluyen las **glándulas salivales principales** y las **glándulas salivales menores**. Las **glándulas parótidas, submandibulares** y **sublinguales** son las tres glándulas salivales principales. Estas glándulas son serosas o mixtas (tanto serosas como mucosas). La mayoría de las glándulas salivales menores son glándulas mucosas o mixtas, y solo las glándulas de von Ebner son por completo serosas. Para más detalles sobre la clasificación de las glándulas, véase el capítulo 3, "Epitelio y glándulas". El *páncreas* incluye una **porción endocrina** (islotes de Langerhans) y una **porción exocrina**. La *porción endocrina* segrega hormonas al torrente sanguíneo (véase cap. 17, "Sistema endocrino"), mientras que la *porción exocrina* tiene conductos que transportan productos enzimáticos a la luz del duodeno. El *hígado* produce **bilis**, que es transportada por el sistema de conductos biliares a la vesícula biliar. El hígado también contribuye al metabolismo de los lípidos, los carbohidratos y las proteínas; almacena hierro, glucógeno, triglicéridos y vitaminas A, D y B_{12}, y desintoxica ciertas sustancias tóxicas de la sangre. La *vesícula biliar* almacena, concentra y libera la bilis en el duodeno.

Glándulas digestivas y órganos asociados

I. Glándulas salivales principales
   A. Glándulas parótidas (serosas)
   B. Glándulas submandibulares (mixtas, serosas de modo predominante)
   C. Glándulas sublinguales (mixtas, mucosas de modo predominante)

II. Páncreas
   A. Porción exocrina
   B. Porción endocrina (islotes de Langerhans)

III. Hígado
   A. Vena central
   B. Tríada portal
   C. Lobulillos del hígado
      1. Lobulillo clásico
      2. Lobulillo portal
      3. Ácinos hepáticos

IV. Vesícula biliar
   A. Mucosa
   B. Capa muscular
   C. Serosa

Orientación de figuras e imágenes

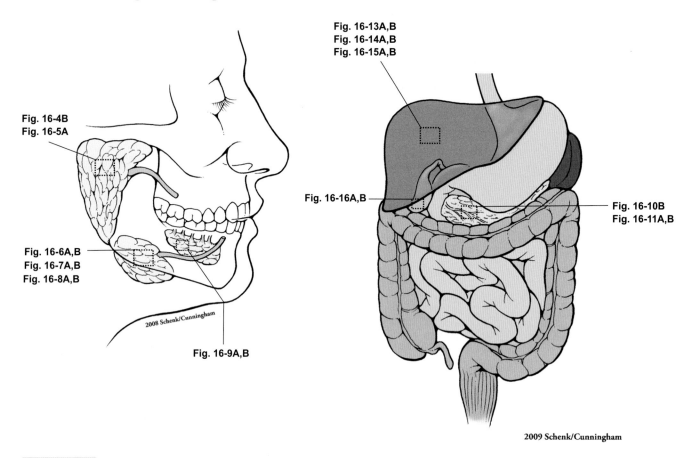

Figura 16-3. Orientación de las ilustraciones detalladas de las glándulas digestivas y los órganos asociados.

Glándulas digestivas y órganos asociados con números de figura

Glándulas parótidas
   Figura 16-4B
   Figura 16-5A
   Figura 16-5B
   Figura 16-5C

Glándulas submandibulares
   Figura 16-6A
   Figura 16-6B
   Figura 16-7A
   Figura 16-7B
   Figura 16-8A
   Figura 16-8B

Glándulas sublinguales
   Figura 16-9A
   Figura 16-9B
   Figura 16-9C

Páncreas
   Figura 16-10A
   Figura 16-10B
   Figura 16-10C
   Figura 16-11A
   Figura 16-11B

Hígado
   Figura 16-12
   Figura 16-13A
   Figura 16-13B
   Figura 16-13C
   Figura 16-14A
   Figura 16-14B
   Figura 16-15A
   Figura 16-15B
   Figura 16-17A

Vesícula biliar
   Figura 16-16A
   Figura 16-16B
   Figura 16-17B

Glándulas salivales

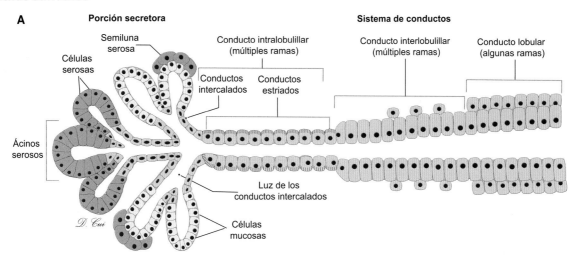

A

Porción secretora

Semiluna serosa

Células serosas

Conducto intralobulillar (múltiples ramas)

Conductos intercalados

Conductos estriados

Ácinos serosos

Luz de los conductos intercalados

Células mucosas

D. Cui

Sistema de conductos

Conducto interlobulillar (múltiples ramas)

Conducto lobular (algunas ramas)

Figura 16-4A. Generalidades de las glándulas salivales principales.

Las **glándulas parótidas, submandibulares** y **sublinguales** son muy similares entre sí desde el punto de vista estructural, aunque producen diversas secreciones. Cada unidad de las glándulas salivales puede dividirse en una **porción secretora** y un **sistema de conductos**. La *porción secretora* contiene **células serosas, células mucosas** o una **combinación** de ambas. Estas células secretoras están dispuestas en ácinos que se asemejan a uvas en un tallo (conducto intercalado). Varias células serosas forman un capuchón, llamado **semiluna serosa**, en la cara externa de las células mucosas; esta disposición puede encontrarse en las glándulas mixtas. Una cápsula (capa densa de tejido conjuntivo) rodea toda la glándula. Los septos de tejido conjuntivo penetran en la glándula y la subdividen en **lóbulos** y **lobulillos**. El *sistema de conductos* incluye **conductos intralobulillares** (localizados dentro de los lobulillos), **conductos interlobulillares** (fuera o entre los lobulillos), **conductos lobulares** y un **conducto principal**. Los *conductos intralobulillares* incluyen **conductos intercalados** y **conductos estriados**. El *conducto principal* vacía los productos de secreción (saliva) en la cavidad oral.

GLÁNDULAS PARÓTIDAS

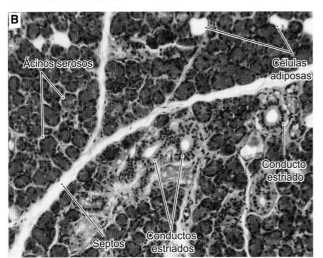

B

Ácinos serosos

Células adiposas

Conducto estriado

Septos

Conductos estriados

Figura 16-4B. Glándula parótida. H&E, ×130.

Las **glándulas parótidas** son glándulas pareadas y son las más grandes de las glándulas salivales principales. Están localizadas en la parte anterior y debajo de la mitad inferior de la oreja, y en la parte superior, posterior y profunda de la rama de la mandíbula. El **conducto principal** de cada glándula parótida pasa por la mejilla y se abre en la cavidad oral cerca del segundo diente molar superior. Las glándulas parótidas están compuestas por **ácinos** y **conductos serosos**. Se clasifican como **glándulas acinares compuestas (ramificadas)** en función de la forma de sus conductos y unidades secretoras. Esta fotomicrografía muestra **conductos estriados (conductos intralobulillares)** situados en los lobulillos. Los conductos estriados están revestidos por células cúbicas (o cilíndricas)) más largas con núcleos situados en el centro. Los septos de tejido conjuntivo dividen la glándula en pequeños lobulillos, y hay algunas células adiposas distribuidas entre los ácinos serosos. Cada ácino está formado por varias células serosas con núcleos oscuros situados en la base.

CORRELACIÓN CLÍNICA

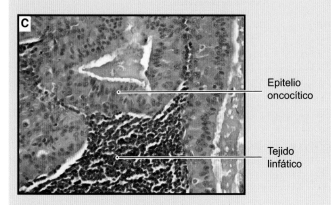

Epitelio
oncocítico

Tejido
linfático

Figura 16-4C.   Tumor de Warthin. H&E, ×400

El **tumor de Warthin** (cistadenoma papilar linfomatoso) es una **neoplasia benigna** de la glándula parótida. En la clínica, se presenta como una inflamación indolora en la zona de la glándula parótida, y tiene una fuerte asociación con el consumo de cigarrillos. El aspecto histológico es llamativo y único, con **múltiples espacios quísticos** y **formaciones papilares** dentro de un **estroma linfático**. Los quistes y las áreas papilares están formados por células epiteliales eosinófilas que producen un epitelio de dos capas. La capa basal es cúbica y la luminal es cilíndrica. Estas células epiteliales se describen como **oncocíticas** y, tras el examen ultraestructural, revelan abundantes mitocondrias. La escisión quirúrgica con un margen adecuado se considera curativa.

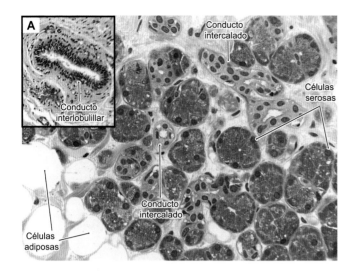

Figura 16-5A. Glándulas parótidas. H&E, ×295; *recuadro* ×97

Las **glándulas parótidas** solo contienen células secretoras serosas. Hay algunas células adiposas repartidas por la glándula. Los tres tipos de glándulas salivales tienen sistemas de conductos similares. Aquí se muestran los conductos intercalados; tienen una luz pequeña y están revestidos por células cúbicas inferiores con núcleos situados en la base. El *recuadro* muestra un gran conducto interlobulillar revestido por **células cilíndricas estratificadas** y rodeado por una gran cantidad de tejido conjuntivo. El diámetro de los conductos aumenta de modo gradual desde los conductos intercalados hasta los grandes conductos interlobulillares, y sus células de revestimiento aumentan en altura y en número de capas. El conducto principal (**conducto de Stensen**) de la glándula parótida atraviesa los músculos buccinadores y se abre frente a los molares superiores secundarios. Los tres tipos de glándulas salivales reciben inervación **parasimpática**. La glándula parótida está inervada por el **nervio glosofaríngeo** (**nervio craneal [NC] IX**).

CORRELACIONES CLÍNICAS

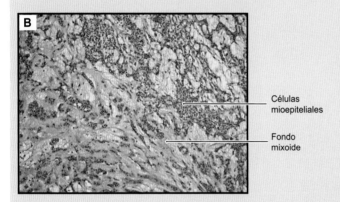

Figura 16-5B. Adenoma pleomórfico. H&E, ×55

El **adenoma pleomórfico**, también llamado **tumor mixto benigno**, es el tumor benigno más frecuente de las glándulas salivales. La mayoría, cerca de 80%, se produce en la glándula parótida, sobre todo en el lóbulo superficial, y son adenomas pleomórficos benignos. El tumor también puede afectar a las glándulas submandibulares, sublinguales y salivales menores. Se caracteriza por una masa parotídea de crecimiento lento, móvil e indolora. La mayoría de los pacientes no es consciente del tumor durante años. La masa en sí suele estar bien delimitada, pero puede tener un aspecto nodular. De manera histológica, la neoplasia está compuesta por **células** epiteliales y **mioepiteliales** en un **fondo condromixoide**. La biopsia con aguja fina es útil para el diagnóstico del adenoma pleomórfico. Después de la cirugía, estos adenomas pueden reaparecer. El rápido crecimiento de una masa en la misma zona después de la cirugía puede significar una transformación maligna del adenoma residual, denominada **adenoma expleomórfico**. Esta fotomicrografía muestra nidos de **células mioepiteliales** en un **fondo mixoide**.

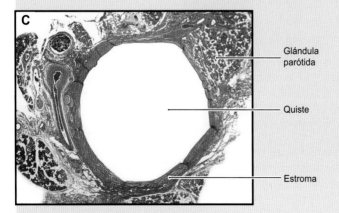

Figura 16-5C. Quiste parotídeo. H&E, ×11

Un **quiste parotídeo** es una cavidad cerrada llena de líquido que se produce dentro del parénquima de la glándula parótida y suele ser causada por un traumatismo, infecciones, cálculos en la glándula salival o tumores. El examen físico suele revelar un bulto o una hinchazón indolora. A medida que el quiste aumenta de tamaño, puede interferir con la masticación, la deglución y el habla. Además, los quistes parotídeos pueden infectarse. De forma histológica, el quiste está revestido por un epitelio y la cavidad está llena de líquido o moco. El **estroma** circundante muestra una fibrosis densa y puede estar infiltrado por agregados de linfocitos, como se muestra en esta diapositiva. Si es necesario, se recomienda la extirpación quirúrgica del quiste.

GLÁNDULAS SUBMANDIBULARES

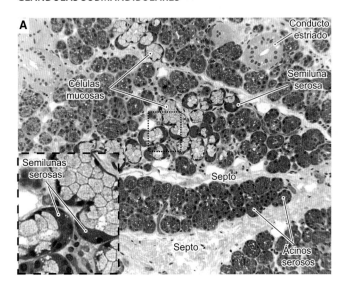

A

Conducto estriado

Células mucosas

Semiluna serosa

Semilunas serosas

Septo

Septo

Ácinos serosos

Figura 16-6A. Glándulas submandibulares. H&E, ×136; *recuadro* ×408

Las **glándulas submandibulares** también son glándulas pareadas. Son más pequeñas que las parótidas, pero más grandes que las sublinguales. Cada glándula submandibular está dividida en **lóbulos superficiales** (**grandes**) y **profundos** (**pequeños**) y está situada bajo el suelo de la cavidad oral, junto a la mandíbula. El **conducto principal** de la glándula submandibular drena la **saliva** hacia la cavidad oral en las **carúnculas sublinguales** a ambos lados del frenillo lingual. Las glándulas submandibulares son glándulas mixtas que de modo predominante contienen **células serosas** pero también algunas **células mucosas**. Se clasifican como **glándulas tubuloacinares compuestas** (**ramificadas**). Las células serosas están dispuestas en muchos ácinos, y las células mucosas están dispuestas como ácinos o estructuras tubulares, que pueden tener tapones de células serosas (**semilunas serosas**). Las glándulas submandibulares están inervadas por **fibras nerviosas parasimpáticas** procedentes de ramas del **nervio facial** (**NC VII**).

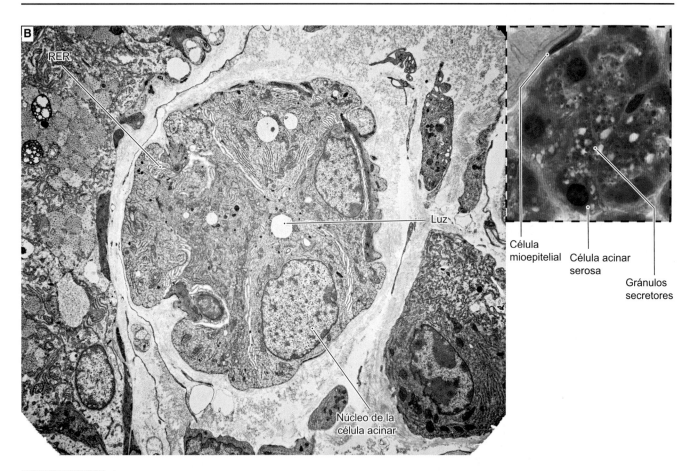

B

RER

Luz

Célula mioepitelial

Célula acinar serosa

Gránulos secretores

Núcleo de la célula acinar

Figura 16-6B. Ácino seroso, glándula submandibular. ME, ×3 937; *recuadro* (*color*), H&E, ×1 079

Se muestran varias **células acinares serosas** dispuestas en un **ácino** y que comparten una luz común. Las luces serosas son más pequeñas que las de un ácino mucoso. Cada célula secretora tiene un núcleo bastante grande y numerosas cisternas de **retículo endoplásmico rugoso** (**RER**) en la parte basal del citoplasma. Estas características indican su síntesis proteica activa. Los **gránulos secretores** suelen estar localizados en la región apical de las células (*recuadro en color*). Los gránulos secretores no se ven en esta micrografía electrónica porque ya se han eliminado de estas células en particular. El *recuadro* muestra un ácino con células secretoras que tienen núcleos redondos situados en la base y muchos gránulos secretores en las porciones apicales de las células secretoras. Una **célula mioepitelial** con un núcleo plano está presente en esta figura, situada debajo de la célula serosa. Es una célula contráctil y contiene **miosina de músculo liso**. Las células mioepiteliales se contraen y mueven los productos secretores hacia el conducto intercalado.

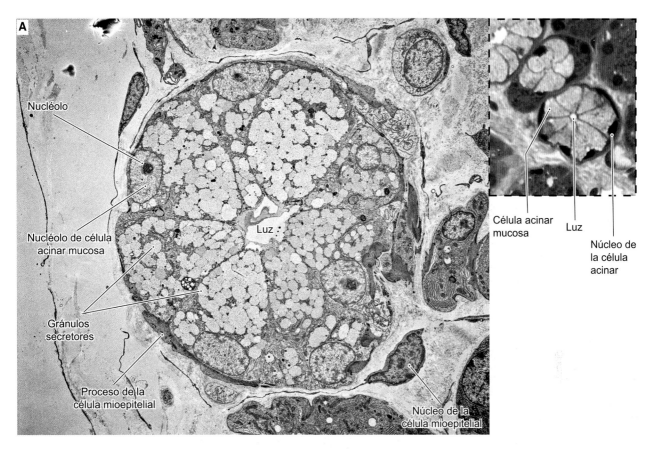

Figura 16-7A. **Ácino mucoso, glándula submandibular.** ME, ×6 818; *recuadro (color)* H&E, ×598

Este es un ejemplo de un **ácino mucoso**, que muestra numerosos **gránulos secretores** grandes en la región apical de las células. Estos gránulos contienen **mucinas**, que se sintetizan dentro de las células. Los núcleos de las células mucosas están aplanados y se encuentran contra la membrana basal. Las células mucosas tienen menos RER que las serosas. Las **células mioepiteliales** comparten la membrana basal con las células mucosas. Las células mioepiteliales tienen largos **procesos celulares** que pueden contraerse, lo que favorece que las células mucosas depositen sus productos de secreción en la luz de los conductos intercalados.

CORRELACIÓN CLÍNICA

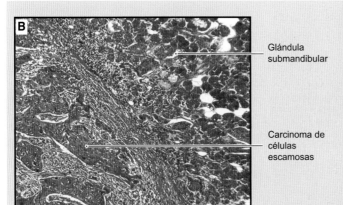

Figura 16-7B. **Carcinoma de células escamosas de la lengua.** H&E, ×83

El **carcinoma de células escamosas de la lengua** es una **neoplasia oral maligna** que representa el cáncer intraoral más común. Suele ser asintomático en los primeros estadios, pero en los últimos son frecuentes el dolor local, la dificultad para tragar y la **disfagia**. En la clínica, la **neoplasia** puede aparecer como una úlcera roja o blanca que no cicatriza o como una masa exofítica, que se encuentra con mayor frecuencia en la cara lateral de la lengua. Esta imagen muestra un carcinoma de células escamosas en el suelo de la boca que invade las glándulas submandibulares. Los principales factores de riesgo del carcinoma de células escamosas oral y lingual son el **consumo de tabaco** y de **alcohol**, la **irritación crónica** y la **masticación de tabaco**. Desde el punto de vista patológico, las células cancerosas muestran núcleos grandes, irregulares y de coloración oscura. Este cáncer tiende a hacer metástasis a través del sistema linfático. Las opciones de tratamiento son la extirpación quirúrgica del tumor primario y de los ganglios linfáticos relacionados, la quimioterapia y la radioterapia.

CONDUCTO ESTRIADO

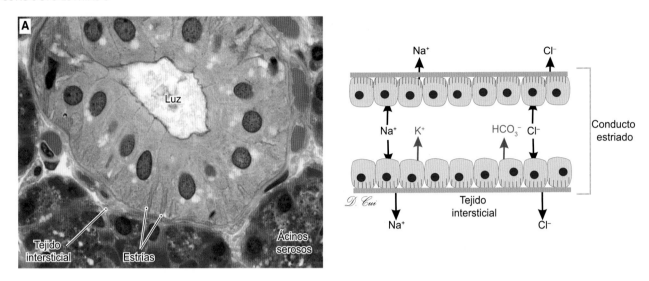

Figura 16-8A. Conducto estriado, glándula submandibular. H&E, ×845

Los **conductos estriados** están revestidos por **células cúbicas** o **cilíndricas simples** con **núcleos situados en el centro**. Su citoplasma presenta **estrías** en la región basolateral, de ahí su nombre. Las estrías se deben a hendiduras profundas en la membrana plasmática (**pliegues basolaterales**), que aumentan la superficie ocupada por las bombas que participan en el **transporte de iones** y **fluidos**. Los pliegues contienen muchas **mitocondrias** que proporcionan trifosfato de adenosina para el transporte activo. Los **conductos estriados** recogen la **saliva primaria** (producida por las células acinares) de los **conductos intercalados**. La función principal de los conductos estriados es la modulación del **pH** y la **composición iónica** de la saliva. Los conductos estriados eliminan la luz de los **iones Na⁺ y Cl⁻** de la saliva primaria y transportan estos iones a los tejidos intersticiales. Los conductos estriados también bombean **K⁺ y HCO₃⁻** al líquido salival. Esto da lugar a una **saliva alcalina hipotónica** (saliva secundaria), que pasa de los conductos estriados a los conductos interlobulillares, luego al conducto principal, y al final entra en la cavidad oral. La saliva desempeña importantes funciones: humedece y limpia la cavidad oral, ayuda a reparar los tejidos orales, influye en el pH (**amortiguación**) de la cavidad oral, estimula las papilas gustativas, ayuda a digerir los alimentos, contribuye a la mineralización y al endurecimiento del esmalte de los dientes posdentados y destruye las bacterias por acción antimicrobiana.

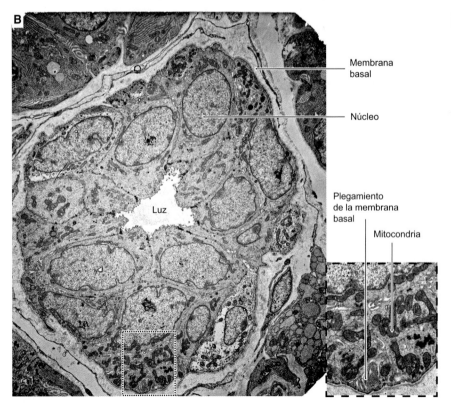

Figura 16-8B. Conducto intralobulillar, glándula submandibular. ME, ×3 382; *recuadro* ×6 779

El conducto que se muestra en esta figura parece estar en la transición entre un **conducto intralobulillar estriado** y un **conducto interlobulillar**. Algunas de las células de revestimiento, como la que se muestra en el *recuadro*, tienen características de un conducto estriado en el sentido de que hay extensos **pliegues basolaterales** que contienen numerosas mitocondrias. Estas son las mismas características que explican las estrías eosinófilas que se observan en estas células en las secciones teñidas con hematoxilina y eosina (H&E) para microscopia óptica.

GLÁNDULAS SUBLINGUALES

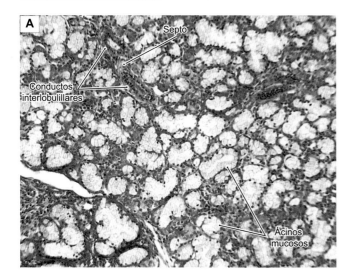

Figura 16-9A. Glándulas sublinguales. H&E, ×123

Las **glándulas sublinguales** son las más pequeñas de las tres glándulas salivales principales. Son glándulas emparejadas y están situadas en el fondo de la cavidad oral, antes de las glándulas submandibulares. Están cubiertas por la mucosa oral, pero no tienen una cápsula (tejido conjuntivo denso) que las encierre como las otras dos glándulas salivales principales. Las glándulas sublinguales tienen entre 8 y 20 conductos pequeños, que se abren en la cresta del pliegue sublingual en el suelo de la cavidad oral. Son **glándulas mixtas** y contienen **células secretoras serosas** y **mucosas**, pero de modo predominante mucosas. Al igual que en las glándulas submandibulares, hay **semilunas serosas**; las glándulas sublinguales también se clasifican como **glándulas tubuloacinares compuestas (ramificadas)**. En la figura se señalan dos conductos intralobulares situados dentro de los septos de tejido conjuntivo. Las glándulas sublinguales están inervadas por fibras nerviosas parasimpáticas procedentes de ramas del **nervio facial (NC VII)**.

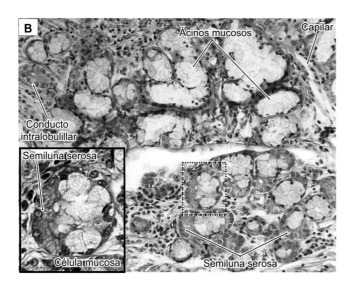

Figura 16-9B. Glándula sublingual. H&E, ×179; *recuadro* ×408

Las **células mucosas** constituyen la mayoría de las células de las **glándulas sublinguales** y están distribuidas por toda la glándula. Algunas células mucosas pueden estar cubiertas por células serosas (**semilunas serosas**); en raras ocasiones pueden estar presentes ácinos serosos completos. Las células mucosas se tiñen más claras que las serosas y a menudo se disponen en una estructura tubular alargada (**ácinos mucosos**) con una luz aplanada o redonda. Estas células mucosas tienen núcleos oscuros situados en el extremo basal de las células. Los núcleos de las células mucosas son más pequeños y planos que en las células serosas. Los grandes conductos intralobulillares de las glándulas sublinguales son cortos y las estrías de los conductos no son tan evidentes. Los pequeños conductos intralobulillares (**conductos intercalados**) son similares a los de las otras dos glándulas salivales principales; reciben las secreciones directo de las células secretoras.

CORRELACIÓN CLÍNICA

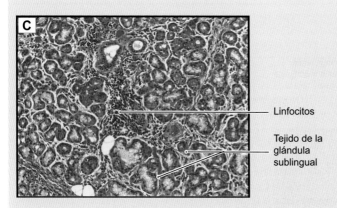

Figura 16-9C. Sialadenitis. H&E, ×109

La **sialadenitis** es la inflamación de los tejidos salivales o de las glándulas salivales causada por lesiones, infecciones virales o bacterianas, enfermedades autoinmunes o cálculos dentro de los conductos de las glándulas salivales. La obstrucción de los conductos debida a cálculos (**sialolitiasis**) puede dar lugar a un agrandamiento doloroso de la glándula y a un **absceso**, la mayoría de las veces debido a bacterias como *Staphylococcus aureus*. Los hallazgos histológicos en la sialadenitis aguda muestran la infiltración del parénquima glandular por abundantes neutrófilos. La causa más común de sialadenitis viral es la parotiditis, que suele afectar a las glándulas parótidas. El **síndrome de Sjögren** es una enfermedad autoinmune caracterizada por **infiltrados linfocíticos** periductales y periacinares, formación de nódulos linfáticos, fibrosis periductal y destrucción de las glándulas. Esta imagen muestra una sialadenitis crónica con un infiltrado linfocítico dentro del parénquima glandular.

Páncreas

A

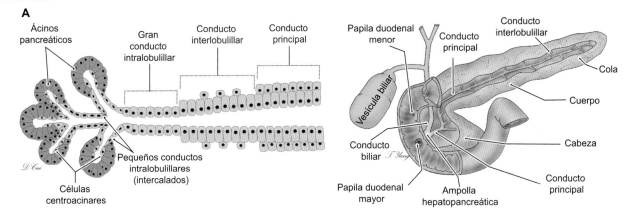

Figura 16-10A. Representación del sistema de conductos pancreáticos exocrinos.

El **páncreas** es una glándula alargada que se encuentra en su mayor parte en la zona posterior del estómago. Puede dividirse en **cabeza, cuerpo y cola.** El conducto pancreático comienza en la cola del páncreas, pasa por el cuerpo y entra en la cabeza del páncreas. La mayoría de las secreciones pancreáticas exocrinas es transportada por el **conducto principal,** que se une al conducto biliar de la vesícula biliar en la **ampolla hepatopancreática** y vacía las secreciones en el duodeno a través de la **papila duodenal mayor.** Una pequeña parte de la secreción pancreática se libera en el duodeno a través de la papila duodenal menor. La porción exocrina de la glándula tiene un sistema de conductos similar al de las glándulas salivales principales, excepto que el páncreas no tiene conductos estriados ni conductos lobulares. Los productos secretores se liberan en las porciones más pequeñas de los conductos intercalados, formados por células centroacinares, y luego se drenan en los conductos intralobulillares, interlobulillares y, por último, en el conducto principal.

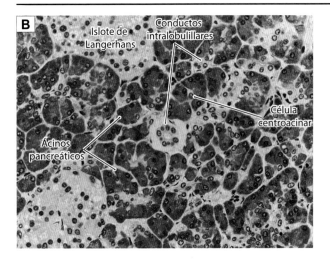

Figura 16-10B. Páncreas exocrino y endocrino. H&E, ×272

El **páncreas** consta de **porciones exocrinas** y **endocrinas.** El *páncreas exocrino* tiene muchas células secretoras serosas, que se tiñen de oscuro, como en las glándulas salivales principales. Estas células secretoras suelen denominarse **células acinares pancreáticas** y se disponen en forma de ácinos. Cada célula acinar pancreática tiene un núcleo redondo y su citoplasma contiene muchos **gránulos de zimógeno.** Estas células secretan enzimas que ayudan a la digestión de proteínas, lípidos y carbohidratos. El páncreas está inervado por fibras nerviosas parasimpáticas de la rama derecha del **nervio vago (NC X).** El *páncreas endocrino,* conocido como **islotes de Langerhans,** se encuentra dentro del páncreas exocrino. Los islotes producen las hormonas **insulina** y **glucagón,** que se liberan en el torrente sanguíneo para regular el nivel de glucosa en sangre. La porción endocrina de la glándula no tiene un sistema de conductos (véase cap. 17, "Sistema endocrino").

CORRELACIÓN CLÍNICA

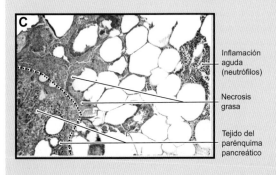

Inflamación aguda (neutrófilos)

Necrosis grasa

Tejido del parénquima pancreático

Figura 16-10C. Pancreatitis aguda. H&E, ×50

La **pancreatitis aguda** es una enfermedad inflamatoria aguda del páncreas que se caracteriza por un fuerte dolor en la parte superior del abdomen, náusea y vómito, además de una elevación de las **enzimas pancreáticas,** la **amilasa** y la **lipasa en suero.** La pancreatitis aguda puede ser causada por la **hipertrigliceridemia,** la ingestión de alcohol, las infecciones, los traumatismos, los medicamentos y los **cálculos biliares.** Los cálculos biliares pueden bloquear el conducto pancreático, lo que provoca la **autodigestión** del parénquima pancreático por las enzimas liberadas debido a la alteración de las membranas celulares. Los cambios patológicos incluyen edema intersticial y peripancreático, necrosis grasa con **saponificación,** infiltración inflamatoria de neutrófilos y **necrosis** del **parénquima pancreático.** Según la gravedad de la enfermedad, el tratamiento incluye el control del dolor, líquidos intravenosos, succión nasogástrica y reducción de la ingesta de alimentos. En casos muy graves, puede ser necesaria la extirpación quirúrgica del tejido dañado. Esta imagen muestra una pancreatitis aguda con **necrosis grasa,** un infiltrado inflamatorio agudo formado por neutrófilos y parénquima pancreático inflamado.

PÁNCREAS EXOCRINO

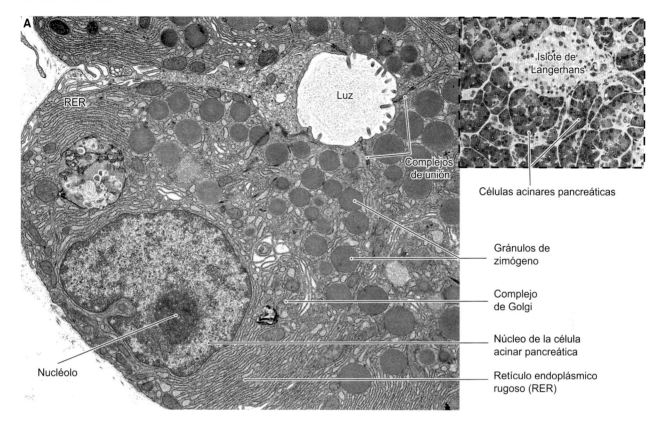

RER

Luz

Islote de Langerhans

Complejos de unión

Células acinares pancreáticas

Gránulos de zimógeno

Complejo de Golgi

Núcleo de la célula acinar pancreática

Retículo endoplásmico rugoso (RER)

Nucléolo

Figura 16-11A. Células acinares pancreáticas. ME, ×9 509; *recuadro (color)*, H&E, ×157

Las **células acinares pancreáticas** son células sintetizadoras de proteínas y contienen muchos **gránulos secretores** (**zimógenos**) en la región apical del citoplasma y abundantes **RER** en el citoplasma basal de las células. Se observa un **complejo de Golgi** cerca del núcleo de la célula. En la región apical de las células acinares se encuentra una **luz**, donde se liberan gránulos de zimógeno. Varios **complejos de unión** cerca de la luz indican los límites fusionados entre las células acinares vecinas. La *fotomicrografía en color del recuadro* muestra las células pancreáticas dispuestas en los **ácinos** como una unidad secretora. Estas células tienen núcleos posicionados de modo basal.

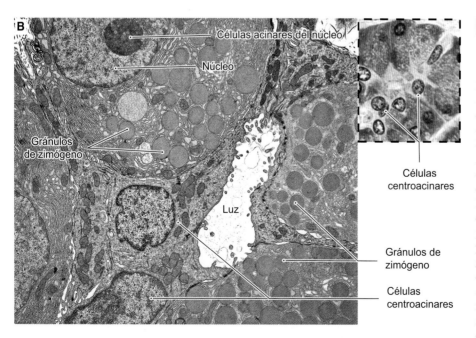

Células acinares del núcleo

Núcleo

Gránulos de zimógeno

Luz

Células centroacinares

Gránulos de zimógeno

Células centroacinares

Figura 16-11B. Células centroacinares, páncreas. ME, ×5 891; *recuadro (color)*, H&E, ×628

Las **células centroacinares** no son células que sinteticen proteínas y no tienen las características de síntesis y secreción activa de las proteínas. Tienen muchas **mitocondrias** pero no mucho RER. Estas células forman las porciones iniciales de los **conductos intercalados** y están situadas en el centro de cada **ácino**, de ahí su nombre. Las células centroacinares, junto con los conductos intercalados, desempeñan un papel en el transporte de las **secreciones pancreáticas primarias**. También segregan un gran volumen de líquido (con alto contenido en **sodio** y **bicarbonato**) en las secreciones pancreáticas para ayudar a neutralizar el contenido ácido de los alimentos que entran en el duodeno desde el estómago.

Hígado

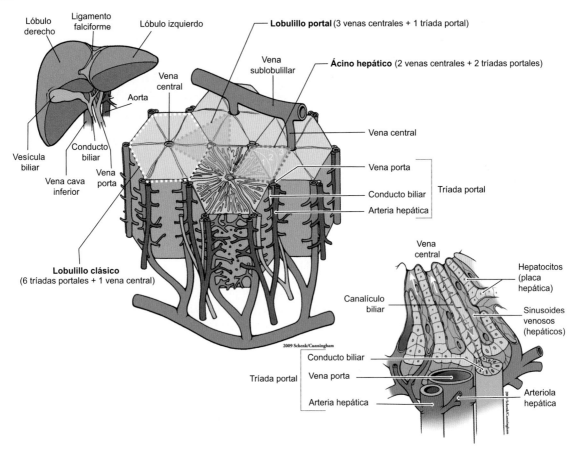

Figura 16-12. Generalidades del hígado.

El **hígado** es la glándula más grande y el mayor órgano visceral del cuerpo. Tiene lóbulos izquierdo y derecho y está cubierto por una fina cápsula llamada **cápsula de Glisson**. El hígado está situado en los cuadrantes superior derecho y superior izquierdo de la cavidad abdominal. El hígado contiene numerosos **hepatocitos** dispuestos en placas; entre estas placas hepáticas discurren **sinusoides venosos (sinusoides hepáticos)**. El hígado tiene un rico suministro vascular; recibe sangre tanto de las **venas portas** como de la **arteria hepática**. Los productos de secreción y los desechos salen del hígado por tres vías: (1) el **sistema venoso hepático**, en el que la sangre drena desde los sinusoides hepáticos (*flechas blancas en la vista detallada de arriba*) a la vena central, luego a la vena sublobulillar y al final a las grandes venas hepáticas; (2) el **sistema de conductos para la bilis**, en el que la bilis drena desde los canalículos biliares (*flecha verde en la vista detallada de arriba*) a los conductos biliares, desde los conductos a los conductos hepáticos, que luego se unen al **conducto quístico** de la vesícula biliar, y (3) el **sistema de vasos linfáticos**, en el que la linfa del hígado drena en los vasos linfáticos hepáticos y pasa a través de los ganglios linfáticos cerca del hígado para luego drenar en el conducto torácico. El hígado tiene muchos lobulillos. Estos pueden clasificarse en tres tipos según su estructura y función. (1) El **lobulillo clásico** (*forma de hexágono*) es la forma tradicional de describir los lobulillos del hígado con base en la dirección del flujo sanguíneo. Cada lobulillo contiene seis tríadas portales y una vena central; la sangre fluye desde las tríadas portales hacia una vena central. (2) El **lobulillo portal** (*forma triangular*) hace hincapié en las funciones exocrinas del hígado (producción de la bilis). Esta clasificación se basa en la dirección del flujo biliar. Cada lobulillo contiene tres venas centrales y una tríada portal en el centro. La bilis es producida por los hepatocitos y entra en los canalículos biliares para luego drenar en el conducto biliar de la tríada portal. (3) El **ácino hepático** (*forma de diamante*), que incluye dos venas centrales y dos tríadas portales en cada lobulillo. Esta clasificación se basa en el nivel de oxígeno en sangre, el suministro de nutrientes y la actividad metabólica. Es un concepto importante para la patología hepática. El ácino hepático puede subdividirse en tres zonas: **zona 1**, **zona 2** y **zona 3**.

SINOPSIS 16-1 Funciones del hígado

■ *Función exocrina:* secreción de bilis en el duodeno para ayudar a digerir las grasas y eliminar los productos de desecho, como la bilirrubina y el exceso de colesterol. Los principales componentes de la bilis son el agua, las sales biliares, la bilirrubina, el colesterol, los ácidos grasos, la lecitina y los electrolitos.

■ *Función endocrina:* síntesis de la mayoría de las proteínas plasmáticas, como el fibrinógeno, la protrombina, las lipoproteínas y las albúminas, y su liberación al torrente sanguíneo.

■ *Metabolismo y desintoxicación:* descomposición de proteínas, sustancias tóxicas y muchos fármacos; oxidación y conjugación de toxinas, estrógenos y otras hormonas, y eliminación a través de la bilis o la orina.

■ *Almacenamiento:* almacenamiento de hierro; sangre; glucógeno; triglicéridos (gotas de lípidos), y vitaminas A, D y B_{12}.

ÁCINO HEPÁTICO Y TRÍADA PORTAL

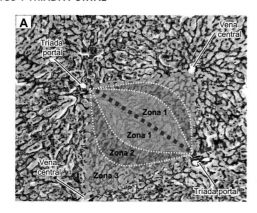
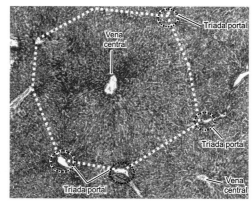

Figura 16-13A. **Ácinos del hígado.** Tinción de plata, ×89 (*izquierda*); H&E, ×42 (*derecha*)

Izquierda: se muestra un ejemplo de la arquitectura y el patrón general del **hígado**. Los hepatocitos están sostenidos por una red de fibras reticulares (*negro*). La *línea punteada roja* indica una porción del lobulillo clásico. El **ácino hepático** en forma de diamante (*línea punteada azul*) está situado entre dos venas centrales y dos tríadas portales. El ácino hepático tiene tres zonas. La **zona 1** está más cerca de las tríadas portales y recibe la mayor parte del flujo sanguíneo de las venas portas y las arterias hepáticas de las tríadas portales. Los hepatocitos de esta zona tienen más probabilidades de sobrevivir que las células de la zona 3 en caso de suministro insuficiente de oxígeno y nutrientes en el hígado, como en el caso de la insuficiencia cardiaca. Sin embargo, los hepatocitos de la zona 1 también están expuestos primero a las toxinas transmitidas por la sangre y tienen más probabilidades de sufrir daños que las células de la zona 3. La **zona 3** está lejos de las tríadas portales y cerca de las venas centrales; tiene un suministro de oxígeno y nutrientes deficiente, pero también está menos expuesta a las toxinas transmitidas por la sangre. En caso de insuficiencia cardiaca, los hepatocitos de la zona 3 carecen de oxígeno y son los primeros en aparecer necróticos. La **zona 2** tiene una respuesta intermedia al oxígeno y a las toxinas.

Derecha: esta imagen muestra el patrón general de organización del hígado a menor aumento. El lobulillo clásico está indicado por la línea blanca punteada.

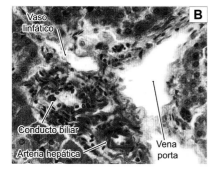

Figura 16-13B. **Tríada portal, hígado.** H&E, ×277

Seis tríadas portales componen un lobulillo clásico con forma de hexágono. Cada tríada portal está compuesta por una **vena porta**, una **arteria hepática** y un **conducto biliar**. Estas estructuras están rodeadas de tejido conjuntivo, que suele contener un **vaso linfático**. (1) La *vena porta* tiene una luz grande y una pared vascular delgada. Las ramas (vénulas portas) de la vena porta alimentan los sinusoides hepáticos. (2) La *arteria hepática* tiene una luz pequeña y una pared de músculo liso de 2 a 3 capas celulares de espesor. También tiene ramas (arteriolas hepáticas), que alimentan los sinusoides hepáticos. Los sinusoides hepáticos, por tanto, reciben sangre glucosérica de la vena porta y sangre oxigenada de la arteria hepática. (3) El *conducto biliar* está revestido por células cúbicas con núcleos oscuros y redondos. El conducto biliar recoge la bilis de los canalículos biliares y la drena en el conducto hepático.

CORRELACIÓN CLÍNICA

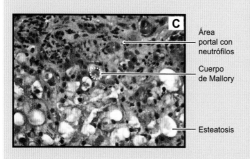

Figura 16-13C. **Hígado graso alcohólico (esteatosis).** H&E, ×186

El **hígado graso alcohólico**, o esteatosis, suele ser una afección hepática asintomática y reversible asociada con el consumo de alcohol leve a moderado, en la que los lípidos se acumulan dentro de los hepatocitos. La esteatosis grave puede derivar en **hepatomegalia** y niveles séricos de bilirrubina y fosfatasa alcalina ligeramente elevados. A grandes rasgos, el hígado graso tiene un aspecto amarillo y grasiento, comparado con el aspecto rojo-marrón normal de los tejidos hepáticos. El abuso crónico del alcohol, en particular las borracheras, puede provocar **hepatitis alcohólica**, una enfermedad inflamatoria del hígado caracterizada por molestias abdominales, malestar, hepatomegalia y pruebas hepáticas anormales. Los casos graves pueden causar una insuficiencia hepática fulminante. Las características histológicas de la hepatitis alcohólica incluyen un **infiltrado neutrofílico, edema** y **necrosis** de los hepatocitos y la presencia de **cuerpos de Mallory**, que son acumulaciones celulares de filamentos intermedios de citoqueratina. Algunos pacientes evolucionan hacia una **cirrosis alcohólica** caracterizada por nódulos de hepatocitos en regeneración con septos fibrosos intercalados. Esta imagen muestra **fibrosis portal**, infiltración por neutrófilos, cambios grasos y cuerpos de Mallory.

HEPATOCITOS Y SINUSOIDES HEPÁTICOS

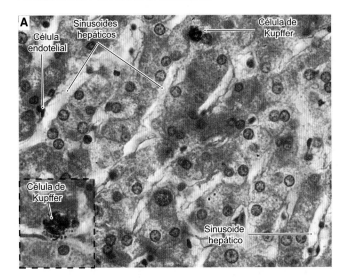

Figura 16-14A. Hepatocitos y sinusoides hepáticos, hígado. H&E, ×523; *recuadro* ×593

Los **hepatocitos** son grandes células poligonales con núcleos redondos situados en el centro de las células. Estas células tienen numerosas funciones que incluyen la modificación y el almacenamiento de los nutrientes ingeridos, la producción de muchas proteínas sanguíneas, el metabolismo de los fármacos y la secreción exocrina de sales biliares. Esta vista de mayor aumento muestra los hepatocitos dispuestos en placas de una o dos células de grosor. Los **sinusoides hepáticos** están situados entre las placas de hepatocitos. Las células endoteliales que recubren los sinusoides son discontinuas, lo que permite que las proteínas y otros materiales atraviesen las paredes de los sinusoides. Las **células de Kupffer** son macrófagos especializados del hígado. Su forma es irregular con núcleos ovoides y a menudo tienen materiales ingeridos en su citoplasma, lo que les hace distinguirse de los hepatocitos y otras células. Se desplazan a lo largo de la superficie luminal de los sinusoides hepáticos y eliminan (**fagocitan**) los desechos y los eritrocitos dañados del torrente sanguíneo.

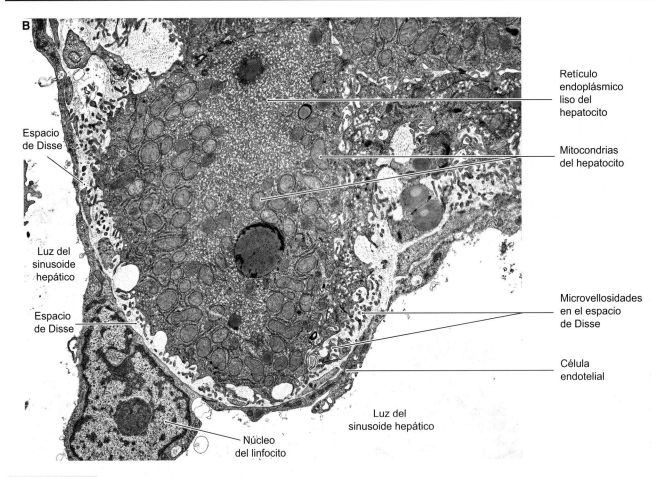

Figura 16-14B. Espacio de Disse, hepatocito. ME, ×7 991

En la figura se muestra el **espacio perisinusoidal** conocido como **espacio de Disse**. Este espacio está formado por las superficies de los hepatocitos y las células endoteliales del sinusoide hepático. En la luz del sinusoide hepático se observa el núcleo de un linfocito. El espacio de Disse contiene muchas **microvellosidades**, que son prolongaciones de la superficie del hepatocito. Los hepatocitos contienen muchas **mitocondrias** y mucho **retículo endoplásmico liso** (**REL**). No están en contacto directo con el torrente sanguíneo; el espacio de Disse proporciona un entorno para el intercambio de proteínas, plasma y otros materiales entre los hepatocitos y la sangre en el sinusoide hepático. El espacio perisinusoidal de Disse también es el principal compartimento extracelular del que deriva la linfa hepática.

HEPATOCITOS Y CANALÍCULOS BILIARES

A

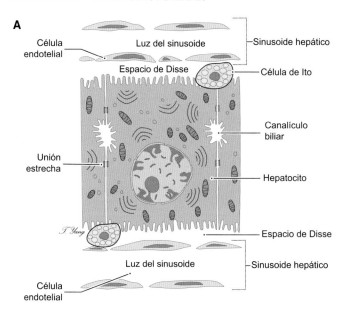

Figura 16-15A. Representación de los canalículos biliares y los hepatocitos.

Los **canalículos biliares** son espacios intercelulares ampliados, situados entre dos **hepatocitos** adyacentes. Reciben la bilis después de ser producida por los hepatocitos y la transportan a los conductos biliares. La pared del **sinusoide hepático** está revestida por un endotelio delgado y discontinuo. Los sinusoides hepáticos transportan sangre rica en glucosa y oxígeno para abastecer a los hepatocitos a través del **espacio de Disse**. Este es el espacio entre las células endoteliales del sinusoide hepático y los hepatocitos. Las microvellosidades cortas de los hepatocitos se extienden en el espacio de Disse; las células que almacenan grasa, llamadas **células de Ito** o **células estrelladas hepáticas**, también se encuentran en el espacio. Estas células contienen muchas gotas de lípidos o vacuolas en su citoplasma, que almacenan vitamina A.

La **ictericia** es una afección en la que la piel y la esclerótica se vuelven de un color amarillo intenso. Es el resultado de un alto nivel de bilirrubina en el torrente sanguíneo. Por lo regular, los hepatocitos eliminan la bilirrubina de la sangre y luego la modifican y la excretan en la bilis. Cuando se libera un exceso de bilirrubina en el torrente sanguíneo (debido a la destrucción de un gran número de eritrocitos), o se interrumpe la eliminación de la bilirrubina (como en el caso de las enfermedades hepáticas o los cálculos biliares), puede aparecer la ictericia.

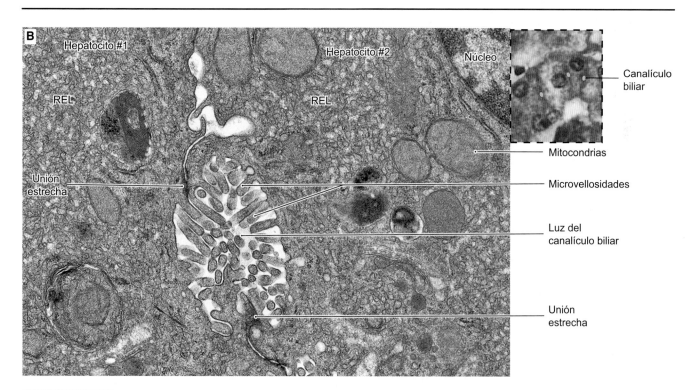

Figura 16-15B. Canalículo biliar, hepatocitos. ME, ×6 380; *recuadro (color)*, H&E, ×618

Esta imagen muestra la luz de un **canalículo biliar** entre dos **hepatocitos** vecinos. Una pequeña luz del canalículo está llena de las **microvellosidades** de los dos hepatocitos. Una pequeña porción del núcleo, perteneciente a uno de los hepatocitos, es visible en la esquina superior derecha. El **REL** y las mitocondrias se muestran en el citoplasma de ambos hepatocitos. Las **uniones estrechas** (**zónula occludens**) sellan cada lado del canalículo biliar, lo que impide que la bilis inicial se escape del canalículo. La *fotomicrografía en color del recuadro* muestra los bordes rosados entre los hepatocitos vecinos. Las posiciones de los **canalículos biliares** se indican con *círculos pequeños* en los bordes rosados. Los canalículos biliares son los canales más pequeños que recogen la bilis en las placas de los hepatocitos.

Vesícula biliar

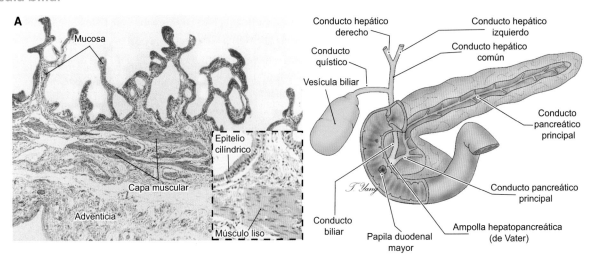

Figura 16-16A. **Vesícula biliar.** H&E, ×34; *recuadro* ×99

La **vesícula biliar** es un órgano en forma de pera que almacena, concentra y libera bilis. Se conecta directo con el conducto quístico, que es una extensión de la vesícula biliar. La bilis de los conductos hepáticos derecho e izquierdo desemboca en el conducto hepático común, que conecta con el conducto quístico y entra en la vesícula biliar. La vesícula biliar libera bilis en respuesta a la **colecistoquinina**. La vesícula biliar tiene una pared fina, compuesta por tres capas. (1) La **mucosa** es la capa más interna, revestida por un epitelio cilíndrico simple, con muchas microvellosidades en las superficies apicales y una lámina propia (tejido conjuntivo laxo) debajo del epitelio. La mucosa tiene muchos pliegues ramificados. (2) La **capa muscular** está formada por haces de fibras musculares lisas entrelazadas orientadas de modo longitudinal y oblicuo. La contracción de estas fibras musculares ayuda a vaciar la bilis a través del conducto quístico hacia el conducto biliar. La **válvula espiral de Heister** (músculo liso del cuello de la vesícula biliar) controla la apertura o el cierre de la vesícula. El conducto biliar se une al conducto pancreático en la ampolla hepatopancreática, y la bilis entra en el duodeno a través de la papila duodenal mayor. (3) La **serosa** es un tejido conjuntivo que cubre la mayor parte de la vesícula biliar. Contiene mesotelio y es continua con la cubierta del hígado. La **adventicia** une la vesícula biliar al hígado y carece de mesotelio.

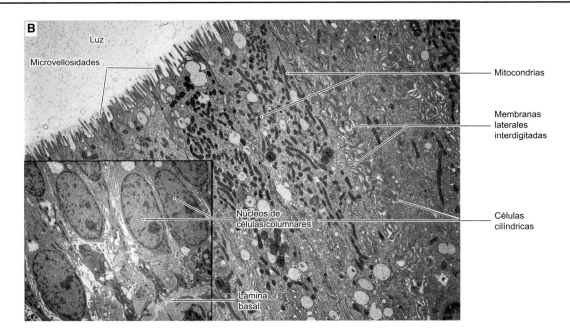

Figura 16-16B. **Células epiteliales que recubren la vesícula biliar.** ME, ×5 291; *recuadro* ×2 278

Hay muchas **microvellosidades** cortas en las superficies apicales de las células cilíndricas que recubren la **vesícula biliar**. Las numerosas microvellosidades indican la función de estas células, que es absorber el agua de la bilis en la luz y transportarla al tejido intersticial. La concentración de la bilis es una de las principales funciones de la vesícula biliar. Las **membranas laterales interdigitadas** en los bordes laterales de las células cilíndricas son típicas de las células transportadoras de agua. En el citoplasma de estas células hay muchas **mitocondrias** y son más numerosas en la región superior. El *recuadro* muestra la región basal del epitelio. Los núcleos de forma ovalada se encuentran cerca de la lámina basal.

CORRELACIONES CLÍNICAS

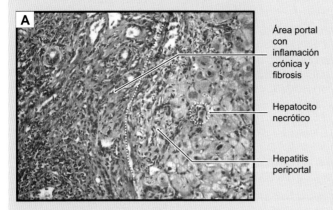

Área portal con inflamación crónica y fibrosis

Hepatocito necrótico

Hepatitis periportal

Figura 16-17A. Hepatitis C. H&E, ×53

La **hepatitis C** es una enfermedad infecciosa del hígado causada por el **virus de la hepatitis C**, que puede provocar **hepatitis crónica** y **cirrosis**. El virus de la hepatitis C se transmite sobre todo por contacto sanguíneo. Los signos y síntomas habituales pueden ser fatiga, náusea, falta de apetito, dolores musculares y articulares, ictericia, fiebre baja y sensibilidad en el hígado. En algunos pacientes, la enfermedad es auto-limitada, pero en otros se vuelve crónica con graves consecuencias. En las últimas fases de la enfermedad, puede producirse una **cirrosis** con la consiguiente insuficiencia hepática y ascitis. Los cambios patológicos en el hígado incluyen la **expansión del tracto portal** con **linfocitos, fibrosis portal, hepatitis periportal, esteatosis** (cambio graso) e **inflamación del parénquima lobulillar.** Con el tiempo, la fibrosis se vuelve marcada, ya que rodea nódulos de hepatocitos en regeneración para producir cirrosis hepática. Las opciones de tratamiento incluyen inyecciones de interferón-α pegilado, el fármaco antiviral ribavirina y el trasplante de hígado. Esta imagen muestra un área portal y hepatocitos adyacentes con **fibrosis portal** y un infiltrado inflamatorio linfocítico junto con **hepatitis periportal** (o **necrosis "fragmentaria"**) y hepatocitos necróticos dispersos.

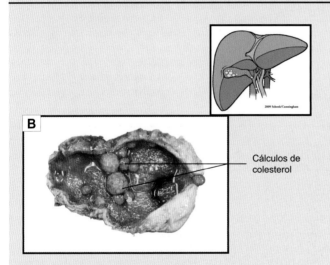

Cálculos de colesterol

Figura 16-17B. Cálculos biliares.

Los **cálculos biliares** son una enfermedad en la que se forman piedras en la vesícula biliar o en los conductos biliares. Hay dos tipos principales de cálculos biliares: **cálculos de colesterol** y **cálculos de pigmento.** Los *cálculos de colesterol* son mucho más frecuentes que los de *pigmento* en los países occidentales y en Estados Unidos. Entre los factores de riesgo de los cálculos biliares se encuentran el sexo femenino, la obesidad, los anticonceptivos orales y el hecho de ser descendiente de europeos del norte, mexicanos o nativos americanos. La mayoría de los pacientes es asintomática hasta que los cálculos obstruyen los **conductos biliares quísticos** o **comunes**, lo que provoca un dolor intenso, denominado **cólico biliar**, debido a la contracción del músculo liso del conducto contra el cálculo. El dolor es de tipo cólico (en forma de onda) debido a la naturaleza intermitente de la contracción. Los cálculos biliares pueden causar una **colecistitis** aguda o crónica, y la obstrucción de la **ampolla hepatopancreática** (**ampolla de Vater**) puede provocar una **pancreatitis aguda.** El tamaño de los cálculos biliares puede variar desde el de un grano de arena hasta el de una pelota de golf. Los cálculos de colesterol son de color amarillo pálido, radiolúcidos y grandes (1-3 cm), mientras que los cálculos de pigmento son negros, radiopacos y más pequeños (< 1 cm). La extirpación quirúrgica abierta o laparoscópica de la vesícula biliar es el tratamiento más común para los cálculos biliares. Esta fotografía macroscópica presenta una muestra de colecistectomía fresca que contiene múltiples **cálculos de colesterol.**

SINOPSIS 16-2 Términos patológicos y clínicos de las glándulas digestivas y los órganos asociados

■ *Sialolitiasis:* la presencia de sialolitos o piedras dentro de los conductos de las glándulas salivales; puede causar una obstrucción que da lugar a secreciones inspiradas e hinchazón, así como a una infección.

■ *Autodigestión:* en referencia a la pancreatitis aguda, la destrucción de los tejidos pancreáticos y de los tejidos adiposos circundantes por la liberación de enzimas pancreáticas como resultado del daño a las células exocrinas del páncreas.

■ *Saponificación:* en referencia a la pancreatitis aguda, la necrosis de los tejidos adiposos por las enzimas pancreáticas lipolíticas liberadas como resultado del daño a las células exocrinas del páncreas; los ácidos grasos libres reaccionan con el calcio para formar sales insolubles.

■ *Cuerpo de Mallory:* acumulación intracelular de filamentos intermedios de queratina que se observa en los hepatocitos en casos de hepatitis alcohólica.

■ *Hepatitis periportal:* también llamada **necrosis "fragmentaria"** en casos de hepatitis; el proceso inflamatorio en un área portal transgrede la placa limitante e involucra a los hepatocitos circundantes, lo que causa lesión y muerte celular.

De la histología a la patología

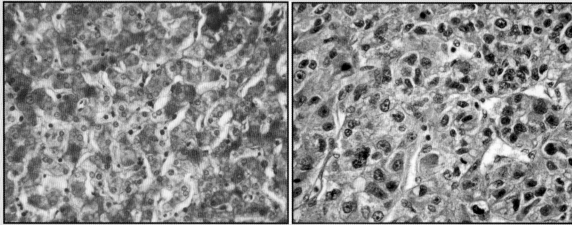

Figura 16-18. Hígado normal y carcinoma hepatocelular. H&E, ×400

Hígado normal a la *izquierda*. El **carcinoma hepatocelular (CHC)** de hígado a la *derecha*, también conocido como hepatoma, es la neoplasia maligna primaria más común del hígado. Se conocen muchas causas de CHC, pero las más comunes son las infecciones crónicas por hepatitis B o C, la cirrosis alcohólica, las toxinas y una forma de hepatitis llamada esteatohepatitis no alcohólica (EHNA). En los pacientes con hepatitis, el control rutinario de la alfa-fetoproteína en sangre puede servir para vigilar el desarrollo de un CHC. El CHC puede ser solitario, multifocal o difuso, y es frecuente la invasión de estructuras vasculares intrahepáticas.

Preguntas de caso clínico

1. Un hombre afroamericano de 67 años de edad descubrió que la parte blanca de sus ojos (esclerótica) se había vuelto amarilla de modo gradual durante las últimas 2 semanas. Además, había estado experimentando malestar y dolor abdominal central superior durante unos 2 meses con una pérdida de peso involuntaria de 9 kilogramos en los últimos 6 meses. Los ojos del paciente estaban notablemente ictéricos, y la evaluación de laboratorio mostró una bilirrubina elevada. El paciente fue enviado a una tomografía computarizada, que mostró una masa de 3.8 cm en la cabeza del páncreas. Una biopsia con aguja del páncreas reveló un adenocarcinoma ductal infiltrante del páncreas. ¿Cuál de los siguientes marcadores tumorales está elevado de manera característica en pacientes con adenocarcinoma de páncreas?

A. Alfa-fetoproteína.
B. Antígeno CA19-9.
C. Antígeno CA125.
D. Gonadotropina coriónica humana.
E. Fosfatasa alcalina placentaria.

2. Un hombre de 54 años de edad, con un largo historial de tabaquismo, nota una masa indolora que se agranda de modo gradual en el lado derecho de la cara, delante de la oreja. A lo largo de varios meses, la masa va en aumento, por lo que pide una cita para ver a un médico. La exploración física revela una masa algo móvil en la región de la glándula parótida derecha. La palpación de la masa no provoca una respuesta de dolor por parte del paciente. El médico sugiere la extirpación de la masa, por lo que el paciente es remitido a un cirujano. Se extirpa el tumor y se envía a patología, donde el examen macroscópico revela una masa bien circunscrita dentro de la glándula parótida que parece quística y exuda un líquido con la consistencia y el color del aceite de motor usado. Desde el punto de vista histológico, la masa contiene múltiples áreas quísticas de distintos tamaños situadas dentro del tejido linfático. Las áreas quísticas están revestidas por un epitelio formado por dos capas de células eosinófilas, una capa basal cuboidal y una capa luminal columnar. Con base en la presentación clínica y el examen patológico, ¿cuál de los siguientes es el diagnóstico más probable de esta lesión?

A. Carcinoma de células acínicas.
B. Carcinoma mucoepidermoide.
C. Adenoma pleomórfico.
D. Carcinoma de células escamosas.
E. Tumor de Warthin.

17 Sistema endocrino

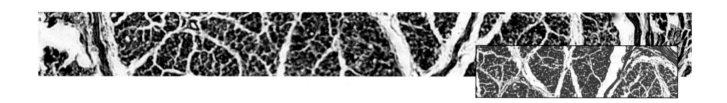

Preguntas de caso clínico

Introducción y conceptos clave del sistema endocrino

El **sistema endocrino** está relacionado en gran medida con el **sistema nervioso** y se parece mucho a este en algunos aspectos. El *sistema nervioso* envía mensajes relacionados con la sensación, el pensamiento y el control motor mediante señales electroquímicas (**potenciales de acción**) que son transportadas por neuronas y axones. El *sistema endocrino* envía mensajes para controlar y regular la actividad metabólica del cuerpo mediante señales químicas (**hormonas**) que son liberadas por las células secretoras endocrinas y transportadas por el sistema circulatorio sanguíneo. El sistema endocrino incluye (1) **glándulas endocrinas**, como la hipófisis, las glándulas tiroides y paratiroides, las glándulas suprarrenales y la glándula pineal; (2) **grupos de células endocrinas** localizadas en los órganos, como los **islotes de Langerhans** en el páncreas, y (3) **células endocrinas aisladas** en ciertos tejidos, como las **células neuroendocrinas (SNED)** en el epitelio de los tractos respiratorio y digestivo (véanse caps. 11, "Sistema

respiratorio", y 15, "Tubo digestivo"). Los órganos endocrinos que se analizan en este capítulo son la hipófisis, las glándulas paratiroides, las glándulas suprarrenales y el páncreas endocrino (islotes de Langerhans). Otros órganos endocrinos, como los testículos y los ovarios, se tratan en los capítulos 18, "Aparato reproductor masculino", y 19, "Aparato reproductor femenino".

Las secreciones endocrinas (hormonas) llegan a los órganos diana a través de la red capilar del sistema vascular, en lugar de hacerlo a través de una serie de conductos como en el sistema exocrino. El **hipotálamo** controla el momento de la liberación de las hormonas, y actúa como centro de mando, al controlar la actividad de la **hipófisis**, que funciona como una glándula maestra, que libera hormonas para controlar otras glándulas y órganos endocrinos. Los órganos o tejidos que son activados por las hormonas liberadas se denominan **órganos** o **tejidos diana**. Las células del órgano/tejido diana tienen **receptores** apropiados, que son capaces de reconocer y responder a hormonas específicas.

Las hormonas pueden dividirse en tres clases en función de su estructura:

1. Las **hormonas esteroideas** son hormonas lipídicas que tienen la estructura de anillo característica de los esteroides (lípidos terpenoides) y se forman a partir del colesterol. Algunos ejemplos de estas hormonas son los estrógenos, la testosterona, la cortisona y la aldosterona.

2. Las **hormonas peptídicas** están compuestas por aminoácidos y suelen producirse por la hidrólisis parcial de las proteínas. La mayoría de las hormonas de este tipo es secretada por la hipófisis (p. ej., la hormona adrenocorticotrópica [ACTH], la hormona estimulante de la tiroides [TSH], la hormona foliculoestimulante [FSH], la prolactina y las hormonas del crecimiento) y las glándulas paratiroides (hormona paratiroidea [PTH] o parathormona).

3. Las **hormonas aminas** se derivan del aminoácido tirosina. Algunos ejemplos son la triyodotironina (T_3) y la tiroxina (T_4) liberadas por la tiroides y las hormonas catecolaminas (adrenalina/epinefrina y noradrenalina/norepinefrina) segregadas por la médula suprarrenal.

Hipófisis

La **hipófisis** es un órgano neuroendocrino situado en el interior del cráneo y que se considera parte del cerebro. Consta de dos divisiones: la **adenohipófisis** (lóbulo anterior) y la **neurohipófisis** (lóbulo posterior). La hipófisis produce varios tipos de hormonas que actúan sobre numerosos órganos diana, muchos de los cuales también segregan hormonas. La secreción de la hipófisis está controlada y regulada por las **hormonas liberadoras** e **inhibidoras** secretadas por el hipotálamo o por las señales del sistema nervioso procedentes de los núcleos hipotalámicos, incluidos los núcleos paraventriculares, supraópticos y arqueados. El propio hipotálamo recibe señales de muchas zonas del cerebro, como la amígdala, el hipocampo, el tegmento del tronco cerebral y las cortezas infralímbica y cingular. El hipotálamo mantiene la homeostasis corporal al regular la producción de las hormonas hipotalámicas, que, a su vez, controlan la secreción de las hormonas hipofisiarias de la hipófisis.

ADENOHIPÓFISIS. También llamada **hipófisis anterior**, es la división anterior de la glándula y deriva del ectodermo del techo de la cavidad oral en desarrollo (**bolsa de Rathke**). Está compuesta por tejido glandular. La adenohipófisis puede dividirse en tres regiones según su posición anatómica: la **pars distalis**, la **pars tuberalis** y la **pars intermedia**, tres clases basadas en su estructura.

1. La **pars distalis** es el cuerpo principal de la adenohipófisis, que contiene vasos sanguíneos, una red de capilares y dos tipos principales de células secretoras sostenidas por una red de tejidos conjuntivos reticulares. Estas células secretoras se clasifican en **cromófobas** y **cromófilas**. Las cromófobas no aceptan una tinción de manera eficaz, por lo que aparecen claras en la tinción de tricrómico de Mallory. Estas son células indiferenciadas pero capaces de diferenciarse en cromófilas. Las cromófilas incluyen **basófilas** y **acidófilas**.

2. Las **basófilas** aparecen de color azul en la tinción de Mallory e incluyen tres subtipos de células secretoras de hormonas: **corticotropas**, **tirotropas** y **gonadotropas**. Estas células producen varias hormonas, como la **ACTH**, la **TSH**, la **FSH** y la **hormona luteinizante (LH)**. Estas hormonas estimulan varios órganos diana, como la corteza de las glándulas suprarrenales, la tiroides, los testículos y los ovarios. La secreción de hormonas por parte de las células de la adenohipófisis está controlada por las hormonas liberadoras e inhibidoras del hipotálamo. Las *corticotropas* son estimulados por la hormona liberadora de corticotropina (CRH) del hipotálamo. Las *tirotropas* son estimuladas por la hormona liberadora de tirotropina. Las *gonadotropas* son estimuladas por la hormona liberadora de gonadotropina.

3. Las **acidófilas** aparecen de color rojo en la tinción de Mallory y contienen dos subtipos de células secretoras de hormonas: **somatótropas y mamotropas**. Las *somatotropas* secretan somatotropina (hormona del crecimiento), que estimula al hígado a producir el **factor de crecimiento similar a la insulina (IGF-1)** que promueve el crecimiento de los cartílagos y los huesos, la deposición de proteínas y la reproducción celular. Las *mamotropas* segregan **prolactina**, que aumenta el tamaño de las glándulas mamarias y promueve la producción de leche.

4. La **pars tuberalis** es el cuello de la adenohipófisis; envuelve el tallo infundibular de la hipófisis. Contiene una rica red de capilares y algunas células basófilas cilíndricas bajas que suelen estar dispuestas en cordones.

5. La **pars intermedia** se encuentra entre la pars distalis y la pars nervosa. Contiene células foliculares cuboidales y quistes coloides denominados **quistes de Rathke**, que están revestidos por células foliculares. Los quistes de Rathke derivan del ectodermo de la porción dorsal de la **bolsa de Rathke**; estos quistes se consideran los restos de la bolsa de Rathke que estaba presente durante el desarrollo. Las células secretoras pueden estar implicadas en la producción de la **hormona estimulante de los melanocitos (MSH)**. Estas células muestran un citoplasma ligeramente basófilo.

NEUROHIPÓFISIS. Se deriva de la superficie inferior del diencéfalo en desarrollo. Se considera tejido nervioso. Puede dividirse en el **tallo infundibular**, la **eminencia media** y la **pars nervosa**.

1. El **tallo infundibular** conecta la eminencia media con la pars nervosa.

2. La **eminencia media** conecta la porción inferior del hipotálamo con el tallo infundibular de la neurohipófisis. Contiene largos axones que transportan la **hormona antidiurética (ADH)** y la **hormona oxitocina** producidas por los núcleos del hipotálamo. Estos axones pasan por la eminencia media y terminan en la pars nervosa. En la eminencia media se encuentran axones cortos y largos provenientes del hipotálamo que liberan hormonas neosecretoras (hormonas liberadoras e inhibidoras hipotalámicas). Estas hormonas son transportadas a través del sistema porta hipofisiario desde el plexo capilar primario hasta el plexo capilar secundario, lo que regula la secreción de las células secretoras de la adenohipófisis.

3. La **pars nervosa** es el cuerpo principal de la neurohipófisis. Contiene un plexo capilar fenestrado, pituicitos (células gliales) así como fibras axónicas y dilataciones axonales llamadas cuerpos de Herring. Los **pituicitos** proporcionan apoyo y nutrición a los axones de las neuronas. Las terminaciones terminales de los axones están llenas de gránulos neurosecretores que se denominan **cuerpos de Herring**. Las hormonas neurosecretoras que se liberan en la pars nervosa son la **ADH** o **vasopresina**, la **hormona oxitocina** y las **neurofisinas**.

Glándula tiroides

La **glándula tiroides** tiene dos lóbulos que se sitúan en la parte inferior del cartílago tiroides y en la parte anterior de la tráquea. Contiene folículos tiroideos que producen T_3 y T_4, que regulan el metabolismo corporal. Las **células parafoliculares** situadas entre los folículos se conocen como **células claras** (**células C**) y producen la hormona **calcitonina**. Esta hormona se libera en respuesta a un alto nivel de calcio en la sangre e inhibe la actividad de los osteoclastos. La calcitonina interviene en el metabolismo del calcio y el fósforo. Disminuye las concentraciones de calcio en sangre y tiene efectos opuestos a la parathormona o PTH.

Glándulas paratiroides

Suelen ser cuatro pequeñas **glándulas paratiroides**, que por lo regular están situadas en la parte posterior de la glándula tiroides. Están formadas por **células principales** y **células oxífilas**. Las células principales son células productoras de hormonas que secretan **parathormona**, también llamada **PTH**, que se libera en respuesta a los bajos niveles de calcio en la sangre y promueve de manera indirecta la proliferación y la actividad de los osteoclastos, que eliminan el hueso. La PTH también inhibe la actividad de los osteoblastos, que ayudan a construir hueso nuevo.

La PTH promueve los osteoclastos de forma indirecta al estimular a los osteoblastos para que produzcan el **factor de diferenciación de los osteoclastos**, también conocido como **RANKL**, que estimula a los precursores (monocitos) a diferenciarse y fusionarse para convertirse en osteoclastos multinucleares. El aumento del número de osteoclastos provoca una resorción ósea activa, lo que hace que se libere más Ca^{++} en la sangre. La PTH también afecta a los túbulos distales del riñón para aumentar los niveles de calcio en la sangre al potenciar la reabsorción de calcio de los túbulos distales.

Glándulas suprarrenales

Las **glándulas suprarrenales** se encuentran en las puntas superiores de los riñones, en la parte posterior de la cavidad abdominal. Las glándulas suprarrenales pueden dividirse en **corteza** y **médula**. La *corteza* tiene tres zonas (de externa a interna): la **zona glomerulosa**, la **zona fasciculada** y la **zona reticular**. Las células de la corteza producen varias hormonas corticoesteroides, incluidos **mineralocorticoides**, **glucocorticoides** y **andrógenos débiles** (véase tabla 17-1). La *médula* contiene **neuronas ganglionares** y **células cromafines**. Las células cromafines producen **adrenalina** (**epinefrina**) y **noradrenalina** (**norepinefrina**). Estas hormonas se conocen como **hormonas catecolaminas**.

Glándula pineal

La **glándula pineal** está situada en el interior del cráneo y se encuentra por encima del colículo superior del mesencéfalo. Se considera parte del epitálamo del cerebro. Contiene **pinealocitos**, **células neurogliales** y estructuras calcificadas denominadas **cuerpos arenáceos** (*corpora arenacea*). Los cuerpos arenáceos proceden de la materia orgánica de la glándula pineal y son ricos en calcio y fosfato. La glándula pineal tiene un abundante suministro de sangre. Los pinealocitos, neuronas modificadas que producen **melatonina**, son las células predominantes en la glándula pineal. La melatonina es una hormona importante en la regulación del ciclo diurno y nocturno llamado **ritmo circadiano**.

Páncreas endocrino (islotes de Langerhans)

Hay muchos **islotes de Langerhans** intercalados en la parte exocrina del páncreas. Los islotes de Langerhans contienen **células alfa**, **beta**, **delta** y **células polipeptídicas pancreáticas** (**PP**). Estas células secretoras de hormonas producen **glucagón**, **insulina**, **somatostatina** y **polipéptido pancreático**, hormonas importantes en la regulación de las concentraciones de glucosa en sangre.

Órganos endocrinos y orientación de figuras/imágenes

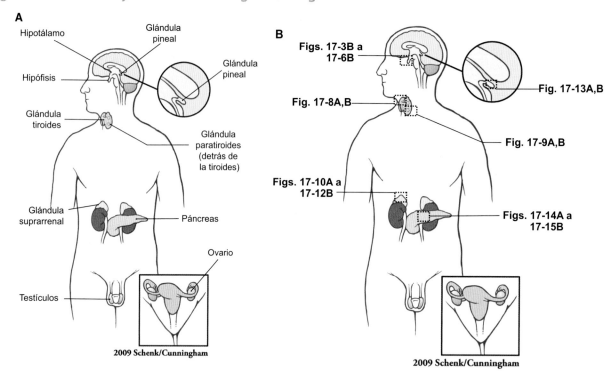

Figura 17-1. Generalidades y orientación de las ilustraciones detalladas de los órganos endocrinos.

La ilustración de la *izquierda* muestra la ubicación de los **órganos endocrinos**, que incluyen la **hipófisis**, la **glándula pineal**, la **glándula tiroides**, las **glándulas paratiroides**, las **glándulas suprarrenales**, el **páncreas endocrino** (islote de Langerhans), los **testículos** (véase cap. 18, "Aparato reproductor masculino") y los **ovarios** (véase cap. 19, "Sistema reproductor femenino"). La *hipófisis* y la *glándula pineal* son órganos neuroendocrinos; se encuentran dentro del cráneo y se consideran parte del cerebro. La *glándula tiroides* tiene dos lóbulos y está situada en la parte inferior del cartílago tiroides y anterior a la tráquea. Hay cuatro *glándulas paratiroides* situadas detrás (parte posterior) de la glándula tiroides. Las *glándulas suprarrenales* y el *páncreas* se localizan en la cavidad abdominal. El *islote de Langerhans* es la parte endocrina del páncreas. Los *ovarios* y los *testículos* producen hormonas relacionadas con el sexo y también forman parte del sistema reproductor; los detalles se tratan en los capítulos 18 y 19. La ilustración de la *derecha* muestra la orientación de las ilustraciones detalladas de los órganos endocrinos presentadas en diferentes figuras.

Órganos endocrinos con números de figura

Hipófisis
Figura 17-2
Figura 17-3A
Figura 17-3B
Figura 17-3C
Figura 17-4A
Figura 17-4B
Figura 17-5A
Figura 17-5B
Figura 17-6A
Figura 17-6B
Figura 17-7A,B,C

Glándula tiroides
Figura 17-8A
Figura 17-8B
Figura 17-8C

Glándulas paratiroides
Figura 17-9A
Figura 17-9B

Figura 17-9C

Glándulas suprarrenales
Figura 17-10A
Figura 17-10B
Figura 17-11A
Figura 17-11B
Figura 17-12A
Figura 17-12B

Glándula pineal
Figura 17-13A
Figura 17-13B
Figura 17-13C

Páncreas endocrino (islote de Langerhans)
Figura 17-14A
Figura 17-14B
Figura 17-15A
Figura 17-15B
Figura 17-16

Hipófisis

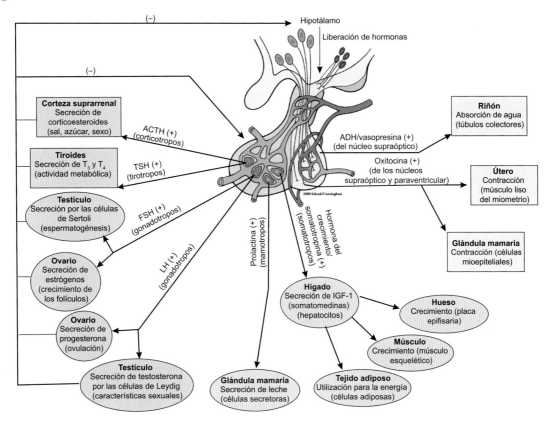

Figura 17-2. Generalidades de la regulación hormonal por la hipófisis.

Las hormonas liberadas por las **basófilas** en la **adenohipófisis** de la **hipófisis** incluyen **ACTH, TSH, FSH y LH**. La *ACTH* es sintetizada por las **corticotropas**, que son estimulados por la CRH del hipotálamo. La ACTH es sintetizada por las **tirotropas**, que estimulan la corteza suprarrenal para producir corticoesteroides (glucocorticoides, andrógenos) e influyen de manera indirecta en la aldosterona. La *TSH* también es sintetizada por las **tirotropas**; estimula la producción de T$_3$ y T$_4$ por la tiroides. La *FSH* y la *LH* son secretadas por las **gonadotropas**; estas hormonas promueven los caracteres sexuales secundarios y estimulan el desarrollo de los folículos ováricos (ovario) y de la espermatogonia (testículo). Las hormonas liberadas por las **acidófilas** incluyen la prolactina y la hormona del crecimiento. La prolactina es segregada por las **mamotropas** (**lactotropas**) y estimula las glándulas mamarias para producir leche. La hormona del crecimiento (somatotropina) es segregada por las **somatotropas**; estimula al hígado para que produzca **IGF-1**, también conocido como **somatomedinas**, que promueve la deposición de proteínas, la reproducción celular y el crecimiento de cartílagos y huesos, y mejora la utilización de las grasas para obtener energía al aumentar los ácidos grasos en el torrente sanguíneo. Las hormonas liberadas por la neurohipófisis incluyen la **ADH** (o **vasopresina**) y la **oxitocina**, que son producidas por neuronas cuyos cuerpos celulares se encuentran en el hipotálamo. La *ADH* favorece la absorción de agua por los túbulos y conductos colectores. La *oxitocina* estimula la contracción de las fibras musculares lisas del miometrio del útero.

Hipófisis

I. **Adenohipófisis (hipófisis anterior)**
   A. Pars distalis
      1. Cromófobas
      2. Cromófilas
         a. *Acidófilas:* somatotropas (segregan la hormona del crecimiento), mamotropas/lactotropas (segregan prolactina)
         b. *Basófilas:* corticotropas (secretan ACTH), tirotropas (secretan TSH), gonadotropas (secretan FSH y LH)
   B. Pars tuberalis: gonadotropas (secretan FSH y LH)
   C. Pars intermedia
      1. Quistes de Rathke (quistes que contienen coloides)
      2. Células basófilas/melanotropas (secretan MSH)

II. **Neurohipófisis (hipófisis posterior)**
   A. Tallo neural (infundibular)
   B. Eminencia media
   C. Pars nervosa
      1. Cuerpos de Herring (contienen gránulos neurosecretores)
      2. Hormonas neurohipofisiarias: ADH (segregada por neuronas cuyos cuerpos celulares se encuentran en el núcleo supraóptico), **oxitocina** (segregada por neuronas cuyos cuerpos celulares se hallan en los núcleos supraóptico y paraventricular)

Abreviaturas
ACTH: hormona adrenocorticotrópica
TSH: hormona estimulante de la tiroides
FSH: hormona foliculoestimulante
LH: hormona luteinizante
MSH: hormona estimulante de los melanocitos

ANATOMÍA DE LA HIPÓFISIS

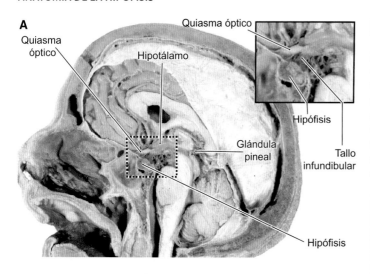

A

Quiasma óptico

Quiasma óptico

Hipotálamo

Hipófisis

Glándula pineal

Tallo infundibular

Hipófisis

Figura 17-3A. Anatomía de la hipófisis.

La **hipófisis** es una pequeña glándula con forma de frijol, de alrededor de 1 cm de diámetro, situada en la parte inferior del **hipotálamo** y separada de este por el **diafragma de la silla turca** a través del cual pasa el **tallo infundibular** (**infundíbulo**). La hipófisis se encuentra dentro de la silla turca. En la fotografía y en el *recuadro* se aprecian varias estructuras circundantes importantes. La hipófisis está situada en la parte inferior y ligeramente caudal al **quiasma óptico**; se trata de una relación anatómica en especial importante y que se aplica a la medicina clínica.

Un **tumor hipofisiario**, a medida que se agranda, puede incidir en las fibras que cruzan el quiasma óptico, lo que provoca déficits en el campo visual. Esto casi siempre deriva en **hemianopía bitemporal**, una pérdida de los campos visuales temporales de ambos ojos. Los tumores hipofisiarios también pueden provocar otros déficits del campo visual.

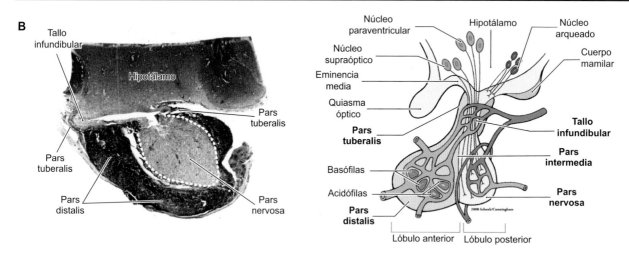

B

Tallo infundibular

Hipotálamo

Pars tuberalis

Pars tuberalis

Pars distalis

Pars nervosa

Núcleo paraventricular

Hipotálamo

Núcleo arqueado

Núcleo supraóptico

Cuerpo mamilar

Eminencia media

Quiasma óptico

Pars tuberalis

Tallo infundibular

Pars intermedia

Basófilas

Acidófilas

Pars nervosa

Pars distalis

Lóbulo anterior   Lóbulo posterior

2008 Schenk/Cunningham

Figura 17-3B. Hipófisis. Tricromía de Mallory y H&E, ×10

La **hipófisis** está asociada en gran medida con el hipotálamo; puede dividirse en dos regiones según su origen embrionario: la **adenohipófisis** (**hipófisis anterior**) y la **neurohipófisis** (**hipófisis posterior**). La adenohipófisis surge del **ectodermo** de la **bolsa de Rathke** (techo de la cavidad oral en desarrollo). Incluye la **pars distalis**, la **pars tuberalis** y la **pars intermedia**. La neurohipófisis se diferencia del ectodermo neural de la superficie inferior del diencéfalo en desarrollo. Incluye la **eminencia media**, el **tallo infundibular** y la **pars nervosa**, y contiene axones cuyos cuerpos celulares se localizan en el hipotálamo.

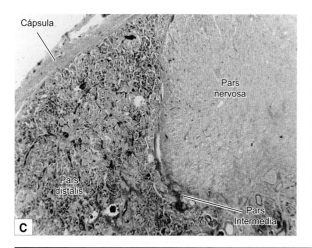

C

Cápsula

Pars nervosa

Pars distalis

Pars intermedia

Figura 17-3C. Hipófisis. Tricrómica de Mallory y H&E, ×31

La **adenohipófisis** (**hipófisis anterior**) con su cápsula de tejido conjuntivo se muestra a la *izquierda* de la fotomicrografía. Se tiñe de rojo-azul porque contiene **cromófilas** (acidófilas y basófilas) y **cromófobas**. La pars nervosa de la **neurohipófisis** (**hipófisis posterior**) es tejido nervioso; se muestra a la *derecha*. Contiene **axones**, **pituicitos** y **capilares**. Su coloración es mucho más clara que la de la adenohipófisis. Los cuerpos celulares de estos axones se encuentran en los **núcleos supraóptico** y **paraventricular** del **hipotálamo**. Estas neuronas tienen largos axones que se extienden desde el hipotálamo hasta la neurohipófisis de la hipófisis. Los axones contienen gránulos neurosecretores compuestos por dos tipos de hormonas: **oxitocina** (núcleos supraóptico y paraventricular) y **ADH** (núcleo supraóptico). Las terminaciones dilatadas de los axones se conocen como **cuerpos de Herring**.

ADENOHIPÓFISIS (HIPÓFISIS ANTERIOR)

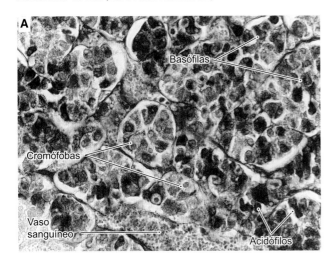

Figura 17-4A. **Pars distalis, adenohipófisis (hipófisis anterior).** Tricrómica de Mallory y H&E, ×281

La **pars distalis**, la mayor parte de la **adenohipófisis**, contiene dos tipos principales de células: **cromófobas** y **cromófilas**. Las *cromófobas* se denominan así porque el citoplasma no absorbe las tinciones de sales de cromo, mientras que el citoplasma de las *cromófilas* sí absorbe las sales de cromo. En una muestra teñida con tricrómica de Mallory, las cromófilas pueden dividirse en **acidófilas** y **basófilas** según la tinción (roja o azul, de forma respectiva) de los gránulos del citoplasma. La composición celular global es de alrededor de 50% de cromófobas, 15% de basófilas y 35% de acidófilas. Los gránulos acidófilos son característicos de las células que segregan hormonas polipeptídicas, como la hormona del crecimiento (**somatotropas**) o la prolactina (**mamotropas**), y los gránulos basófilos son característicos de las células que segregan hormonas glucoproteicas, como la TSH (**tirotropas**), la LH y la FSH (**gonadotropas**). Las **corticotropas**, que secretan moléculas de la familia de la proopiomelanocortina, también tienen gránulos basófilas. En esta fotomicrografía, los cromófilos tienen un citoplasma pálido, los basófilos tienen gránulos de color azul en su citoplasma y los acidófilos tienen gránulos de color rojo.

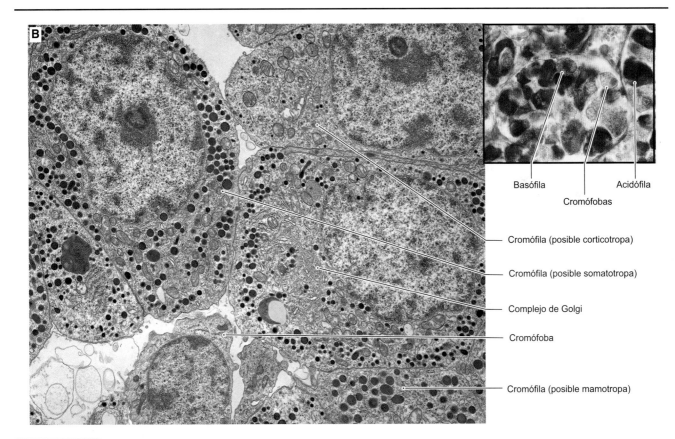

Figura 17-4B. **Células de la pars distalis, hipófisis anterior.** ME, ×7 700; *recuadro (color)* tricrómica de Mallory y H&E, ×423

Los cinco tipos de células secretoras de hormonas (**cromófilas**) de la hipófisis anterior se identifican con mayor fiabilidad mediante inmunocitoquímica, al utilizar anticuerpos contra la hormona u hormonas específicas que segrega cada tipo celular. Sin embargo, un experto también puede identificar los tipos de células con base en el tamaño, la densidad y la distribución de los gránulos secretores en las micrografías electrónicas de transmisión. Esta imagen tiene una **cromófoba** aparente y al menos tres tipos diferentes de **cromófilas**. Nótense las diferencias en las características de los gránulos en las tres cromófilas que se han etiquetado. Obsérvese también que los núcleos de los cromófilas tienen **nucléolos** y una cantidad considerable de **eucromatina**, características de las células que sintetizan **polipéptidos** de manera activa. En los cromófilos también se observa una cantidad moderada de **retículo endoplásmico rugoso (RER)** y **complejos de Golgi** prominentes. El rico lecho capilar de la adenohipófisis está formado por capilares fenestrados, una característica que permite el fácil movimiento de los factores liberadores y las hormonas entre el plasma sanguíneo y las células endocrinas. Las proporciones relativas de los tipos celulares específicos varían de manera significativa según la ubicación específica dentro del lóbulo anterior.

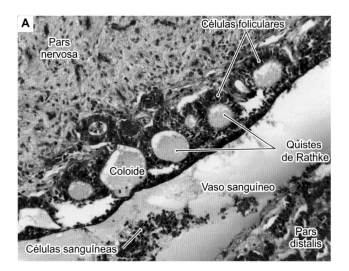

A

Pars nervosa

Células foliculares

Quistes de Rathke

Coloide

Vaso sanguíneo

Células sanguíneas

Pars distalis

Figura 17-5A.   Pars intermedia, hipófisis anterior.
Tricrómica de Mallory y H&E, ×127

La **pars intermedia** se origina en el ectodermo de la **bolsa de Rathke** y forma parte de la adenohipófisis. Esta estructura en forma de banda se encuentra entre la **pars distalis** y la **pars nervosa**. Tiene el mismo origen embrionario que la pars distalis. La pars intermedia contiene quistes coloides denominados **quistes de Rathke**, que están revestidos por células foliculares cúbicas o cilíndricas. Estas células están asociadas con la formación de **MSH** en el feto. Esta fotomicrografía muestra varios quistes llenos de coloide (quistes de Rathke). La mayoría de las células de la pars intermedia se asemeja a **células basófilas** (**melanotropas**). Un vaso sanguíneo separa la pars intermedia y la pars distalis.

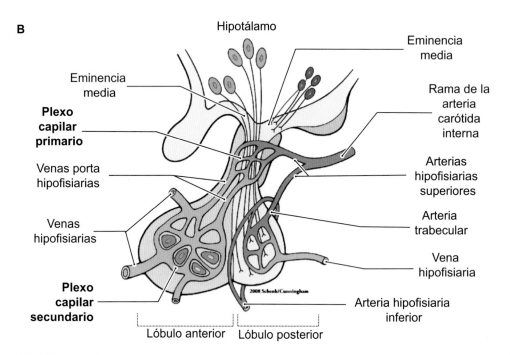

B

Hipotálamo

Eminencia media

Eminencia media

Plexo capilar primario

Venas porta hipofisiarias

Venas hipofisiarias

Plexo capilar secundario

Rama de la arteria carótida interna

Arterias hipofisiarias superiores

Arteria trabecular

Vena hipofisiaria

Arteria hipofisiaria inferior

2008 Schenk/Cunningham

Lóbulo anterior   Lóbulo posterior

Figura 17-5B.   Suministro de sangre de la hipófisis.

Las **arterias hipofisiarias superiores,** que nacen de la arteria carótida interna y de la arteria comunicante posterior del círculo de Willis, irrigan la pars tuberalis, el tallo infundibular (neural) y la eminencia media. La *zona sombreada más oscura* indica el **plexo capilar primario,** que recibe sangre de las arterias hipofisiarias superiores, drena sangre hacia las venas portales hipofisiarias que abastecen al **plexo capilar secundario** (*zona sombreada blanca*) y, por último, drena hacia las venas hipofisiarias. Tanto el plexo capilar primario como el secundario contienen capilares fenestrados. La circulación sanguínea portal (de los plexos capilares primarios a los secundarios) transporta hormonas neurosecretoras desde la eminencia media hasta la pars distalis, donde estimulan o inhiben a las basófilas y acidófilas para que produzcan hormonas. La pars nervosa recibe sangre sobre todo de las **arterias hipofisiarias inferiores,** que nacen de la arteria carótida interna. Esta arteria también recibe sangre de la arteria trabecular, que surge de la arteria hipofisiaria superior. Las hormonas liberadas por los **cuerpos de Herring** entran en la circulación sanguínea a través de los plexos capilares de las arterias hipofisiaria inferior y trabecular.

NEUROHIPÓFISIS (HIPÓFISIS POSTERIOR)

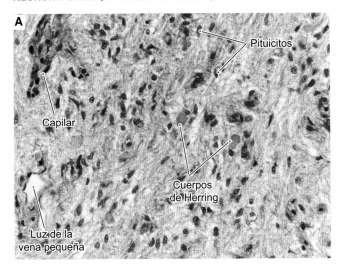

A

Pituicitos

Capilar

Cuerpos
de Herring

Luz de la
vena pequeña

Figura 17-6A. Pars nervosa, neurohipófisis (hipófisis posterior). Tinción tricrómica de Masson, ×281

La **neurohipófisis** es una prolongación del diencéfalo e incluye la **eminencia media**, el **tallo infundibular** y la **pars nervosa**. La eminencia media es el lugar de terminación de los axones cortos que transportan factores de los núcleos arqueados que regulan la actividad de las células de la **adenohipófisis**. Los axones largos de los **núcleos supraóptico** y **paraventricular** del hipotálamo pasan por el **tallo infundibular** y terminan en la **pars nervosa**, que contiene **axones no mielinizados, terminales de axones, pituicitos y capilares.** Los precursores de las hormonas (**ADH/vasopresina** y **oxitocina**) y las proteínas transportadoras (**neurofisinas**) se sintetizan en los cuerpos celulares neuronales de los dos núcleos hipotalámicos y se transportan a través de los axones del tallo infundibular hasta las terminaciones de los axones en la pars nervosa, donde se completa el procesamiento y se produce la secreción junto a los capilares fenestrados. Los **cuerpos de Herring** son grandes terminaciones axónicas dilatadas que están llenas de gránulos neurosecretores acumulados. Los **pituicitos** son células gliales que proporcionan soporte y nutrición a los axones de las neuronas.

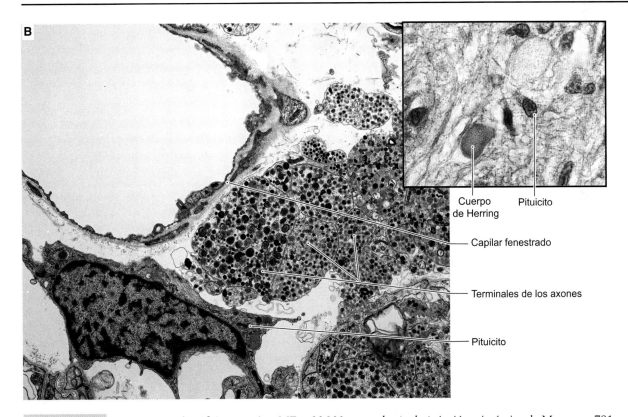

B

Cuerpo
de Herring   Pituicito

Capilar fenestrado

Terminales de los axones

Pituicito

Figura 17-6B. **Pars nervosa, hipófisis posterior.** ME, ×30 000; *recuadro (color)* tinción tricrómica de Masson, ×791

En esta micrografía electrónica pueden verse los principales componentes del **lóbulo posterior.** Las **terminales** de las neuronas secretoras de hormonas se ven como perfiles llenos de vesículas y rodeados de membrana de formas y tamaños muy variados. Los perfiles más grandes y distendidos aparecen como **cuerpos de Herring** en secciones ordinarias de microscopia óptica. Las vesículas se han transportado en **axones no mielinizados** hasta este lugar desde los **núcleos supraóptico** y **paraventricular** del **hipotálamo**, donde se construyeron en los cuerpos celulares neuronales. La **ADH** o la **oxitocina** se liberan cuando los potenciales de acción se conducen desde el hipotálamo en respuesta a las señales neuronales que actúan sobre los cuerpos celulares y las dendritas del hipotálamo. Las dos hormonas secretadas solo tienen una corta distancia de difusión para alcanzar la pared de un **capilar fenestrado.** No hay cuerpos celulares neuronales en el lóbulo posterior, por lo que es probable que cualquier núcleo que se vea en el lóbulo posterior pertenezca a células endoteliales de capilares o a **pituicitos**, como es el caso del núcleo en esta vista. Al igual que los astrocitos en otras partes del sistema nervioso central, los pituicitos tienen procesos que contactan con los procesos nerviosos y las paredes de los capilares.

CORRELACIONES CLÍNICAS

Normal

Prolactinoma–H&E

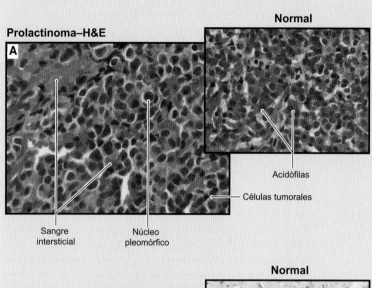

Sangre intersticial

Núcleo pleomórfico

Acidófilas

Células tumorales

Normal

Prolactinoma–inmunocitoquímica

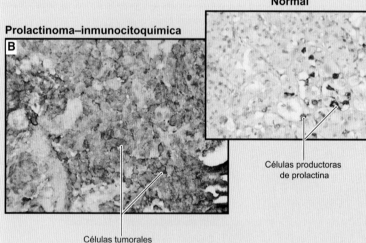

Células tumorales

Células productoras de prolactina

Figura 17-7A,B. Adenoma hipofisiario. A. H&E, (*izquierda*) ×213; (*derecha*) ×154. B. Inmunocitoquímica, (*izquierda*) ×213; (*derecha*) ×154

Los **adenomas hipofisiarios** son tumores benignos de la hipófisis anterior. En la clínica, pueden dividirse en formas no secretoras y secretoras. Antes, los adenomas se clasificaban por sus propiedades de tinción, el grado en que tomaban las tinciones de hematoxilina y eosina. Se clasificaban como **adenomas basófilos, acidófilos o cromófilos**. Sin embargo, con las técnicas inmunocitoquímicas modernas, las células tumorales pueden clasificarse por el tipo de hormona que producen. Algunas células no se marcan con ningún anticuerpo, y sus tumores se denominan **adenomas de células nulas**. Los tumores hipofisiarios pueden comprimir el hipotálamo, los nervios craneales o el quiasma óptico. En los pacientes que sufren una compresión del nervio óptico se suele observar una **hemianopía bitemporal**. Se cree que las mutaciones desempeñan un papel en el desarrollo de los tumores. Desde el punto de vista patológico, los tumores se componen de células poligonales uniformes dispuestas en láminas o cordones. Carecen de una red reticular de tejido conjuntivo de soporte y muestran **monomorfismo**. El tratamiento incluye terapia farmacológica e intervención quirúrgica, según el tipo y el tamaño de los tumores. A. El **prolactinoma** carece de acidófilas y tiene células tumorales con **núcleos pleomórficos** (núcleos de tamaño variable). El tejido normal de la pars distalis de la hipófisis muestra acidófilas individuales o en racimos intercalados entre basófilas y cromófilas (*derecha*). B. Las membranas celulares de las **células tumorales productoras de prolactina** se han teñido de marrón mediante una reacción inmunocitoquímica. La mayoría de las células de esta muestra es célula tumoral. Por el contrario, en la muestra de tejido normal mostrada a la *derecha*, solo se tiñe un pequeño número de células productoras de prolactina.

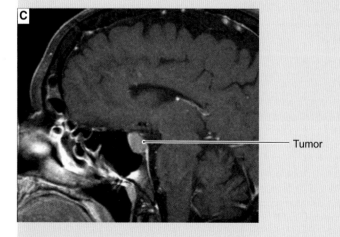

Tumor

Figura 17-7C. Adenoma hipofisiario en la resonancia magnética.

Los **tumores hipofisiarios**, denominados **adenomas**, pueden clasificarse según su tamaño, estado secretor, histología y cuadro clínico general del paciente. En cuanto al tamaño, pueden ser **microadenomas**, que miden menos de 1 cm (cerca de 50% de todos los tumores en el momento del diagnóstico) y pueden ser difíciles de extirpar, y **macroadenomas**, que miden más de 1.0 cm de diámetro, y pueden causar déficits relacionados con el desequilibrio hormonal o la compresión de estructuras adyacentes. La clasificación según el estado de secreción puede reflejar, por ejemplo, un exceso de **cortisol** (**enfermedad de Cushing**) o **prolactina** (**prolactinoma**) o la sobreproducción de la **hormona del crecimiento** (**gigantismo o acromegalia**). La resonancia magnética puede reflejar daños en el hipotálamo, el quiasma, el nervio o los conductos ópticos, o un aumento de la presión intracraneal. La clasificación histológica se basa en la demostración de determinados tipos de células anormales en las muestras de biopsia.

Glándula tiroides

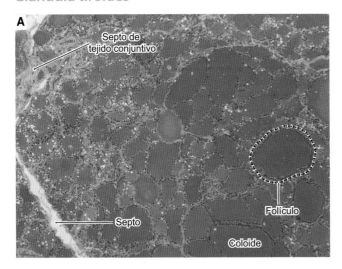

A
- Septo de tejido conjuntivo
- Septo
- Folículo
- Coloide

Figura 17-8A. Folículos tiroideos, glándula tiroides. H&E, ×70

La **glándula tiroides** deriva del endodermo en desarrollo del agujero ciego de la lengua; tiene dos lóbulos y es una de las principales glándulas endocrinas. Los **septos** de tejido conjuntivo dividen la glándula tiroides en lobulillos. Cada lobulillo está formado por numerosos **folículos tiroideos**, que son los principales componentes funcionales de la glándula; sintetizan y liberan T_3 y T_4. Cada folículo está lleno de **coloide**, que es una sustancia gelatinosa que contiene proteína tiroglobulina que es precursora de las hormonas T_3 y T_4. Las células foliculares son cúbicas, pero dependiendo del plano de corte y el estado funcional del folículo pueden observarse aplanadas o cilíndricas.

Las hormonas tiroideas desempeñan un papel importante en la regulación de la actividad metabólica basal del organismo. El **yodo** es necesario para la formación de tiroxina; la **deficiencia de yodo** puede conducir al desarrollo de **bocios tiroideos**.

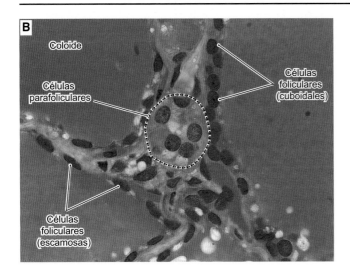

B
- Coloide
- Células parafoliculares
- Células foliculares (cuboidales)
- Células foliculares (escamosas)

Figura 17-8B. Células parafoliculares, glándula tiroides. H&E, ×702

Otro tipo de célula endocrina localizada entre los folículos de la glándula tiroides se denomina **célula parafolicular**. Estas células también se denominan **células claras** o **células C** y suelen estar situadas dentro de los septos de tejido conjuntivo intersticial. Las células parafoliculares producen **calcitonina**, que inhibe la reabsorción de tejido óseo por parte de los osteoclastos, lo que disminuye las concentraciones de calcio en sangre. Los niveles elevados de calcio en sangre estimulan a las células parafoliculares a secretar calcitonina. Las células parafoliculares son células un tanto grandes con núcleos redondos y citoplasma pálido. Pueden encontrarse dispersas debajo de las células foliculares o en pequeños grupos en el tejido conjuntivo intersticial entre los folículos, como se muestra en la figura.

La **enfermedad de Graves** es un ejemplo de **hipertiroidismo** en el que las células foliculares segregan cantidades excesivas de hormonas tiroideas. En el **hipotiroidismo**, las glándulas tiroides producen valores bajos anormales de hormonas tiroideas, como en la **tiroiditis de Hashimoto**.

CORRELACIÓN CLÍNICA

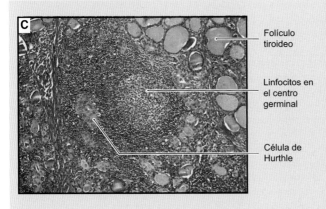

C
- Folículo tiroideo
- Linfocitos en el centro germinal
- Célula de Hurthle

Figura 17-8C. Tiroiditis de Hashimoto. H&E, ×55

La **tiroiditis de Hashimoto** es una enfermedad autoinmune crónica, caracterizada por el aumento de tamaño de la glándula tiroides (**bocio**) y la falla gradual de la función tiroidea. La tiroiditis de Hashimoto es la causa más común de hipotiroidismo en Estados Unidos y afecta sobre todo a las mujeres. Se cree que los autoanticuerpos contra los antígenos tiroideos, la susceptibilidad genética y los factores ambientales desempeñan un papel en el desarrollo de la enfermedad. Los signos y síntomas relacionados con el hipotiroidismo incluyen fatiga, mayor sensibilidad al frío, piel pálida, estreñimiento, dolor y debilidad muscular y aumento de peso. De manera histológica, los linfocitos infiltrantes forman folículos linfoides (nódulos linfáticos) con centros germinales dentro del parénquima tiroideo. Algunas células del folículo tiroideo muestran transformación en **células de Hurthle** con abundante citoplasma eosinófilo. El tratamiento de la enfermedad es la terapia de sustitución de la hormona tiroidea. La intervención quirúrgica puede estar indicada si el agrandamiento de la glándula tiroides provoca la compresión de las vías respiratorias.

Glándulas paratiroides

A

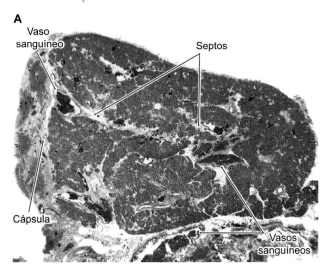

Vaso sanguíneo

Septos

Cápsula

Vasos sanguíneos

Figura 17-9A. Generalidades de las glándulas paratiroides. H&E, ×37

Las cuatro pequeñas **glándulas paratiroides** se suelen encontrar en la superficie posterior de la glándula tiroides y están separadas de esta por una cápsula de tejido conjuntivo. Los septos de tejido conjuntivo con vasos sanguíneos dividen cada glándula paratiroides en muchos lóbulos incompletos. Las glándulas paratiroides se derivan del endodermo de la bolsa faríngea 3 (las glándulas paratiroides inferiores) y de la bolsa 4 (las glándulas paratiroides superiores). Hay dos tipos de células en las glándulas paratiroides: las **células principales** y las **células oxífilas**. En las glándulas paratiroides de los adultos mayores es frecuente encontrar adipocitos.

B

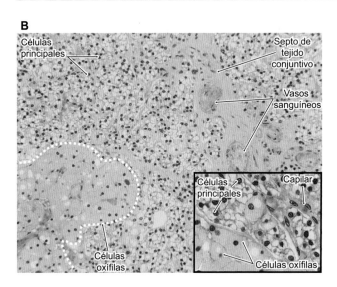

Células principales

Septo de tejido conjuntivo

Vasos sanguíneos

Células principales

Capilar

Células oxífilas

Células oxífilas

Figura 17-9B. Células principales y células oxífilas de las glándulas paratiroides. H&E, ×139; *recuadro* ×296

Las **células principales** son más pequeñas y numerosas que las **células oxífilas**. Están distribuidas por todas las glándulas y son las células más importantes de las glándulas paratiroides. Cada *célula principal* tiene un núcleo grande y redondo con una pequeña cantidad de citoplasma claro. Estas células principales producen **PTH**, también llamada **parathormona**, que se secreta en respuesta a los bajos niveles de calcio en la sangre. La PTH promueve de forma indirecta la proliferación de los osteoclastos y aumenta su actividad de absorción del tejido óseo para incrementar las concentraciones de calcio en la sangre. Las *células oxífilas* son células grandes con un citoplasma acidófilo (rosa), como se muestra en la imagen. Cada célula tiene un núcleo pequeño y una gran cantidad de citoplasma que contiene numerosas mitocondrias. Las células oxífilas suelen estar dispuestas en racimos; también pueden encontrarse células individuales dispersas entre las células principales. Las células oxífilas aparecen en la pubertad y su número aumenta con la edad. Sus funciones no están claras.

CORRELACIÓN CLÍNICA

C

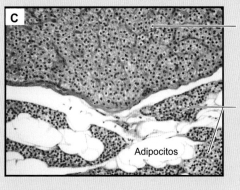

Adenoma compuesto por células principales

Glándula paratiroides normal con tejido adiposo

Adipocitos

Figura 17-9C. Adenoma paratiroideo. H&E, ×96

Los **adenomas paratiroideos** son **neoplasias** benignas de la glándula paratiroides que representan la causa más común de **hiperparatiroidismo primario**, en el que se produce una sobreproducción autónoma de la hormona paratiroidea. El aumento de esta hormona deriva en la elevación del calcio en la sangre (**hipercalcemia**), que puede causar estreñimiento, cálculos renales, problemas neuropsiquiátricos y enfermedades óseas como la **osteítis fibrosa quística**. La mayoría de los casos es asintomática y se descubre de forma incidental cuando se detecta la hipercalcemia en los análisis de sangre de rutina. Casi todos los casos son esporádicos, pero algunos pueden estar relacionados con enfermedades hereditarias como la **neoplasia endocrina múltiple** (NEM1 y NEM2). Por lo regular, los adenomas paratiroideos son solitarios, mientras que la hiperplasia paratiroidea suele afectar a las cuatro glándulas. A grandes rasgos, estos adenomas están bien circunscritos con una superficie de corte de color rojo a marrón. Desde el punto de vista histológico, un adenoma está envuelto por una cápsula, suele estar compuesto por **células principales monomórficas** y tiende a comprimir el tejido paratiroideo normal circundante. El tratamiento definitivo es la extirpación quirúrgica de la glándula paratiroides que contiene el adenoma.

Glándulas suprarrenales (glándulas adrenales)

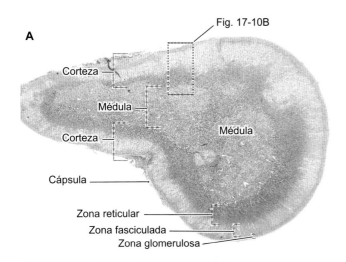

A

Fig. 17-10B

Corteza

Médula

Médula

Corteza

Cápsula

Zona reticular

Zona fasciculada

Zona glomerulosa

Figura 17-10A. Generalidades de las glándulas suprarrenales. H&E, ×7

La **glándula suprarrenal** cubre la región apical de cada riñón. También se denomina **glándula adrenal**. Cada glándula suprarrenal está cubierta por una **cápsula** de tejido conjuntivo y tiene una **corteza** y una **médula**. La *corteza* de la glándula suprarrenal se deriva del **mesodermo** y puede dividirse en tres zonas: la **zona glomerular**, la **zona fasciculada** y la **zona reticular**. Las células productoras de hormonas en la corteza segregan varios tipos de hormonas: **mineralocorticoides, glucocorticoides** y **andrógenos débiles**. La *médula* de la glándula suprarrenal deriva de la **cresta neural** y contiene cuerpos celulares de las **neuronas ganglionares simpáticas** y sus axones, así como **células cromafines**, que sintetizan y liberan **adrenalina (epinefrina)** y **noradrenalina (norepinefrina)**.

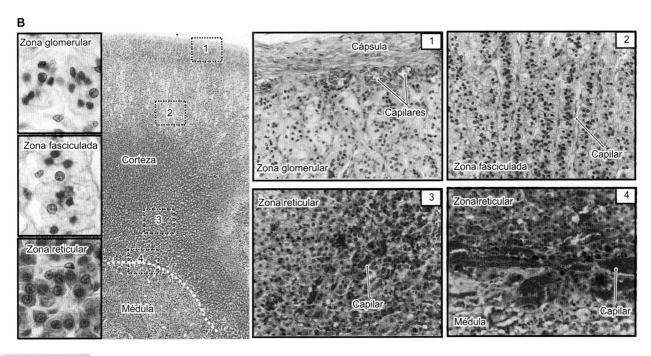

B

Zona glomerular

Zona fasciculada

Zona reticular

Corteza

Médula

1

2

3

4

Cápsula

Capilares

Zona glomerular

Zona fasciculada

Capilar

Zona reticular

Capilar

Zona reticular

Médula

Capilar

Figura 17-10B. Corteza de la glándula suprarrenal. H&E, *izquierda* ×41, *izquierda (recuadros)* ×466; *derecha (4 paneles)* ×163

La **corteza** de la glándula suprarrenal contiene muchas células glandulares. Estas células están dispuestas en cordones, que están formados por células secretoras de hormonas. Los capilares corren paralelos a estos cordones. (1) La **zona glomerular** se encuentra debajo de la cápsula de tejido conjuntivo y está formada por células secretoras que contienen gotas de lípidos (**vacuolas**) y un citoplasma de color pálido. Estas células están dispuestas en grupos redondos u ovoides (como los glomérulos); secretan **mineralocorticoides**, sobre todo **aldosterona**, que controlan el equilibrio electrolítico al actuar sobre los túbulos distales del riñón para aumentar el Na⁺ y disminuir la absorción de K⁺. (2) La **zona fasciculada** contiene células secretoras de hormonas que segregan **glucocorticoides** (ante todo **cortisol** y **corticosterona**). Los glucocorticoides estimulan la síntesis de glucógeno en el hígado; aumentan el metabolismo de los carbohidratos, las grasas y las proteínas, y suprimen la respuesta inmunológica al ralentizar la circulación de las células inmunológicas (**linfocitos**). La ACTH estimula la producción de glucocorticoides. Las células de la zona fasciculada contienen muchas gotas de lípidos, lo que hace que el citoplasma tenga un aspecto claro y vacuolado. Estas células están dispuestas en largos cordones en los que los núcleos celulares están apilados unos junto a otros con su citoplasma pálido frente a los capilares. (3) La **zona reticular** es adyacente a la médula. Sus células secretoras contienen solo unas pocas gotas de lípidos y su citoplasma se tiñe de color oscuro y tiene un aspecto acidófilo. Las células están dispuestas en cordones anastomosados, que se entremezclan con los capilares circundantes. Estas células secretoras secretan **andrógenos** (sobre todo dehidroepiandrosterona), que pueden convertirse en testosterona o estrógeno. La ACTH también estimula la secreción de los andrógenos suprarrenales. (4) Aquí se muestra la **unión** entre la **zona reticular** y la **médula**. Hay muchos vasos sanguíneos que separan la zona reticular de la corteza y la médula. Las células de la médula se tiñen más claras que las de la zona reticular. Los *recuadros de la izquierda* muestran una vista de alta potencia de las células secretoras de hormonas en las zonas glomerular, fasciculada y reticular de la corteza de la glándula suprarrenal. Los *paneles de la derecha* muestran las regiones de la glándula suprarrenal indicadas por los *recuadros punteados*.

CORTEZA SUPRARRENAL

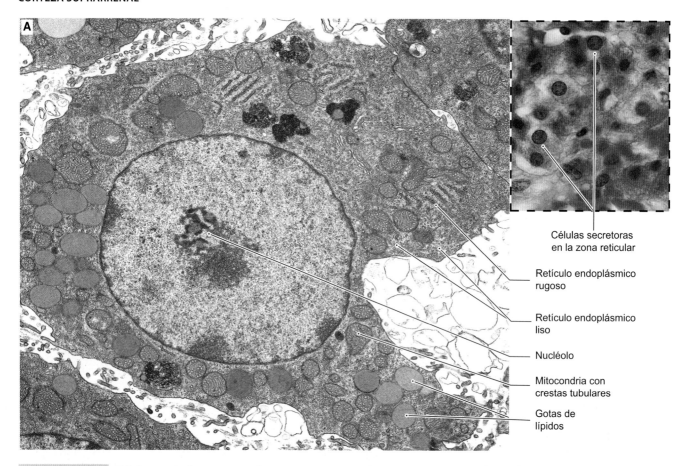

Células secretoras
en la zona reticular

Retículo endoplásmico
rugoso

Retículo endoplásmico
liso

Nucléolo

Mitocondria con
crestas tubulares

Gotas de
lípidos

Figura 17-11A.   **Células corticales suprarrenales, corteza suprarrenal.** ME, ×11 500; *recuadro (color)* H&E, ×680

Las **células de la corteza suprarrenal** tienen características comunes a todas las células que sintetizan y secretan hormonas esteroides. Los tres componentes más destacados del citoplasma son la abundancia de **retículo endoplásmico liso (REL)**, las **mitocondrias** que tienen unas **crestas tubulares** peculiares y las **gotas de lípidos**. El **colesterol**, precursor de las hormonas esteroides, se almacena en forma de ésteres en las gotas de lípidos. Las enzimas necesarias para la síntesis de las hormonas esteroides se encuentran en el REL y en la membrana mitocondrial interna, por lo que la producción de hormonas es una función cooperativa de estos dos orgánulos. Aunque estas células no secretan hormonas protéicas, la síntesis de proteínas es necesaria para mantener la estructura y la función. Esto se refleja en el prominente nucléolo y en los parches de RER.

CORRELACIÓN CLÍNICA

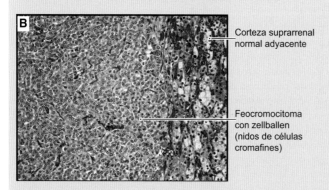

Corteza suprarrenal
normal adyacente

Feocromocitoma
con zellballen
(nidos de células
cromafines)

Figura 17-11B.   Feocromocitoma. H&E, ×96

Los **feocromocitomas** son **neoplasias** de la médula suprarrenal caracterizadas por la producción de **catecolaminas**, como la **adrenalina** y la **noradrenalina**, que provocan una hipertensión importante, a menudo episódica, en los pacientes afectados. La mayoría de los feocromocitomas es esporádica, pero alrededor de 10% se asocia con síndromes familiares como **NEM (tipos 2A** y **2B)** y **von Hippel-Lindau**. Algunos feocromocitomas son bilaterales y, aunque la mayoría se da en adultos, alrededor de 10% se presenta en niños. A grandes rasgos, casi todos estos tumores están bien circunscritos y su tamaño oscila entre unos pocos gramos y kilogramos. Desde el punto de vista microscópico, los feocromocitomas pueden tener un aspecto diverso, desde células fusiformes hasta células grandes y extrañas. Las células suelen estar dispuestas en nidos o paquetes celulares denominados **zellballen**. Las características histológicas por sí solas no separan de forma fiable los tumores benignos de los malignos; por lo tanto, es necesario demostrar la presencia de metástasis para determinar la malignidad. El tratamiento definitivo es la extirpación quirúrgica del tumor.

MÉDULA SUPRARRENAL

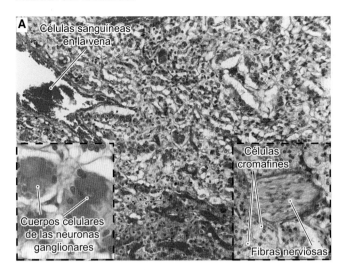

A

Células sanguíneas en la vena

Cuerpos celulares de las neuronas ganglionares

Células cromafines

Fibras nerviosas

Figura 17-12A. Médula suprarrenal. H&E, ×140; *recuadro (izquierda)* ×340; *recuadro (derecha)* ×158

La **médula suprarrenal** deriva de la cresta neural; su origen embrionario es diferente al de la corteza suprarrenal. Las células de la médula suprarrenal incluyen **células cromafines** y **neuronas ganglionares**. En la médula se encuentran grandes vasos sanguíneos (**venas**); estos vasos drenan la sangre fuera de la glándula suprarrenal. Las células cromafines son células neuroendocrinas de forma irregular, predominantes en la médula suprarrenal; tienen núcleos redondos con citoplasma de color pálido, como se muestra en la imagen. Tienen numerosos gránulos de secreción plasmática que se tiñen con intensidad con sales de cromo; por ello, se denominan **células cromafines**. Estas células secretan las hormonas **catecolaminas adrenalina** (**epinefrina**) y **noradrenalina** (**norepinefrina**) en respuesta al estrés. Las neuronas del ganglio simpático tienen grandes cuerpos celulares que están rodeados de células de soporte, como se muestra en el *recuadro de la izquierda*. La médula suprarrenal está inervada por los nervios preganglionares simpáticos.

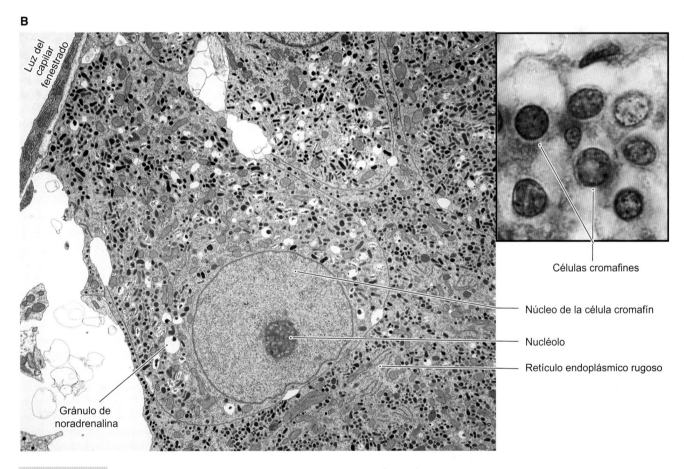

B

Luz del capilar fenestrado

Células cromafines

Núcleo de la célula cromafín

Nucléolo

Retículo endoplásmico rugoso

Gránulo de noradrenalina

Figura 17-12B. Células de la médula suprarrenal. ME, ×5 700; *recuadro (color)* H&E, ×1 632

Las **células de la médula suprarrenal** sintetizan y secretan **adrenalina** (**epinefrina**) y **noradrenalina** (**norepinefrina**), con la adrenalina como el principal producto. Estas **catecolaminas** se sintetizan a partir del aminoácido **tirosina** mediante una serie de reacciones que se producen en el **citosol** y dentro de los gránulos del citoplasma. En la generación de los gránulos, junto con las enzimas, las proteínas de empaquetamiento y las proteínas de membrana, participan el RER y el **complejo de Golgi**, por lo que estas células tienen un sistema similar al de una célula sintetizadora de proteínas, aunque su producto no sea una proteína. Los gránulos varían mucho en tamaño y aspecto, lo que refleja en parte el estado actual de actividad (síntesis, almacenamiento) y en parte la catecolamina (adrenalina, noradrenalina) almacenada en el gránulo. Los gránulos que almacenan noradrenalina (norepinefrina) son los grandes perfiles electrotransparentes que contienen una pequeña partícula densa en electrones en el borde de la cavidad. Al igual que las células de la corteza, las células de la médula suprarrenal están asociadas en gran medida con las paredes de los capilares fenestrados. Sin embargo, el borde del vaso en la *esquina superior izquierda* de esta vista no muestra las fenestraciones.

Glándula pineal

A

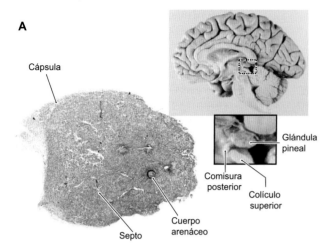

Cápsula

Glándula pineal

Comisura posterior

Colículo superior

Cuerpo arenáceo

Septo

Figura 17-13A.   Generalidades de la glándula pineal. H&E, ×5

La **glándula pineal** es una glándula neuroendocrina con forma de piña de unos 8 mm de longitud que produce **melatonina** y está cubierta por una cápsula de piamadre. La glándula pineal forma parte del epitálamo (una estructura diencefálica) que se extiende de forma caudal desde su fijación inmediata superior a la comisura posterior hasta la cisterna superior (cuadrigémino). Es superior a los colículos del mesencéfalo. La secreción de melatonina es estimulada por la oscuridad e inhibida por la luz. El nivel de esta hormona aumenta durante el sueño. Los septos conectivos dividen la pineal en lobulillos poco definidos. Esta glándula contiene **pinealocitos, células neurogliales** y **vasos sanguíneos**. En la glándula pineal también puede haber concreciones calcificadas denominadas **cuerpos arenáceos** (también llamadas **arena cerebral**), en especial en adultos mayores.

Las **calcificaciones** (**cuerpos arenáceos**) dentro de la glándula pineal aumentan con la edad. Estas calcificaciones aparecen de color blanco en la tomografía computarizada y en la resonancia magnética, y los radiólogos y neurólogos suelen utilizarlas como punto de referencia natural.

B

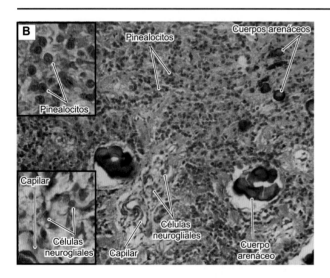

Pinealocitos

Cuerpos arenáceos

Pinealocitos

Capilar

Células neurogliales

Células neurogliales

Capilar

Cuerpo arenáceo

Figura 17-13B.   Pinealocitos y cuerpos arenáceos de la glándula pineal. H&E, ×140; *recuadros* ×363

La **glándula pineal** está compuesta por dos tipos de células: los **pinealocitos** y las **células neurogliales**. Los *pinealocitos* son neuronas modificadas, que tienen núcleos redondos u ovoides con un citoplasma de color pálido que contiene gránulos llenos de **melatonina**. Los pinealocitos sintetizan **melatonina**, que es importante en la regulación de los **ritmos circadianos** (ciclos diurnos y nocturnos). Son más grandes que las células neurogliales y tienen un largo proceso citoplasmático que se extiende hasta los capilares; sus gránulos secretores se liberan en los capilares. Las *células neurogliales* son células de soporte con núcleos pequeños y oscuros. También se denominan **astrocitos pineales** o células intersticiales y suelen encontrarse cerca de los capilares. Las partículas del cuerpo arenáceo adoptan varios tamaños, como se muestra en esta figura; su función se desconoce. Otras funciones de la glándula pineal pueden estar relacionadas con la promoción del sueño y el desarrollo sexual; la mejora del estado de ánimo y la ralentización del proceso de envejecimiento, y, tal vez, con la inhibición del crecimiento de algunos tumores.

CORRELACIÓN CLÍNICA

C

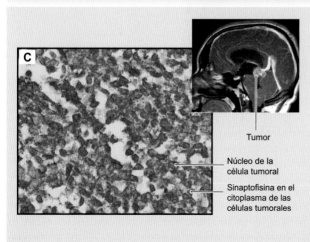

Tumor

Núcleo de la célula tumoral

Sinaptofisina en el citoplasma de las células tumorales

Figura 17-13C.   Pineoblastoma. Preparación inmunohistoquímica para sinaptofisina, ×198

El **pineoblastoma** es un tumor maligno agresivo en niños, que surge en la glándula pineal. Debido a que suele estar formado por láminas celulares que carecen de un patrón arquitectónico, se describe como un **pequeño tumor de células azules**. El término **embrionario** también se utiliza para enfatizar el estado de desarrollo rudimentario del tumor, aunque en algunos tumores las células comienzan a mostrar diferenciación en neuronas, o células gliales, o incluso bastones y conos. Los primeros estadios de dicha especialización pueden detectarse antes de cualquier alteración arquitectónica. La **sinaptofisina** es una proteína asociada con las sinapsis. Un anticuerpo contra esta proteína marcadora, conjugado con la enzima peroxidasa, crea un metabolito coloreado allí donde la sinaptofisina aparece en el citoplasma o las membranas celulares. En la imagen de la *izquierda*, un compuesto marrón marca las **células tumorales** que contienen sinaptofisina. Los tratamientos de los tumores pueden formularse de manera individual en función de los distintos componentes celulares.

Páncreas endocrino

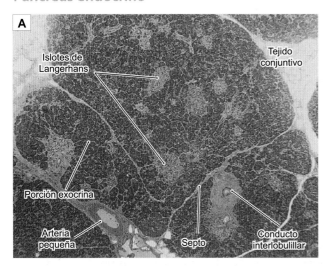

A

Islotes de
Langerhans

Tejido
conjuntivo

Porción exocrina

Arteria
pequeña

Septo

Conducto
interlobulillar

Figura 17-14A. Islotes de Langerhans, páncreas endocrino. H&E, ×39

El páncreas tiene componentes **endocrinos** y **exocrinos**. El *componente endocrino* consiste en los **islotes de Langerhans,** que son grupos de células endocrinas dentro de una red capilar. Hay numerosos islotes de Langerhans de color pálido repartidos por todo el páncreas, y cada uno de ellos está rodeado por un componente *exocrino* eosinófilo del páncreas, como se muestra aquí. Un septo de tejido conjuntivo divide el páncreas en lobulillos. Dos conductos interlobulillares, rodeados por el tejido conjuntivo, pertenecen al páncreas exocrino, del que transportan secreciones. El páncreas endocrino no tiene conductos; las hormonas (**insulina** y **glucagón**) segregadas por los islotes de Langerhans se liberan en los capilares y de ahí pasan a la circulación sanguínea. El glucagón desempeña un papel importante en la regulación de las concentraciones de glucosa en sangre. La insulina estimula la entrada de glucosa en muchas células, acción que regula el metabolismo de los carbohidratos y disminuye los valores de glucosa en sangre. El glucagón potencia la síntesis y la liberación de glucosa del hígado a la sangre, con lo que aumenta las concentraciones de glucosa en sangre.

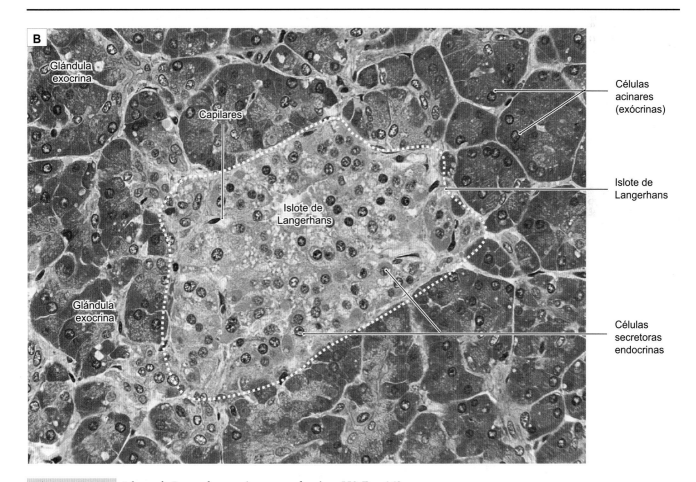

B

Glándula
exocrina

Capilares

Islote de
Langerhans

Glándula
exocrina

Células
acinares
(exócrinas)

Islote de
Langerhans

Células
secretoras
endocrinas

Figura 17-14B. Islotes de Langerhans, páncreas endocrino. H&E, ×462

Hay cuatro tipos de células endocrinas en los **islotes de Langerhans: células alfa, beta, delta** y **PP.** Es difícil distinguirlas en la tinción de hematoxilina y eosina (H&E). Sin embargo, las células beta suelen estar distribuidas por todo el islote; por lo regular, los otros tres tipos de células se encuentran en la periferia de los islotes. Las *células alfa* secretan **glucagón,** las *células beta* secretan **insulina,** las *células delta* secretan **somatostatina** y **gastrina,** y las *células PP* secretan **polipéptido pancreático.** La secreción de *insulina* se produce en respuesta a concentraciones elevadas de glucosa en sangre; la secreción de *glucagón* se produce en respuesta a valores más bajos de glucosa en sangre.

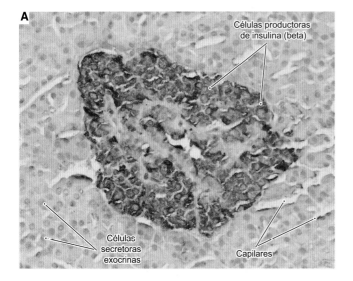

A

Células productoras
de insulina (beta)

Células
secretoras
exocrinas

Capilares

Figura 17-15A. Células de los islotes pancreáticos, islotes de Langerhans. Tinción inmunocitoquímica/insulina, ×189

Este es un ejemplo de un **islote de Langerhans** preparado con una tinción inmunocitoquímica especial para la insulina. Las células de color marrón son **células productoras de insulina** y son las que predominan en los islotes de Langerhans. Las células productoras de insulina, también llamadas **células beta**, están distribuidas por todo el islote pancreático. La contratinción de fondo es la hematoxilina, que hace que las células pancreáticas endocrinas aparezcan de color azul claro con núcleos teñidos de azul más oscuro.

La **diabetes mellitus tipo 1** es el tipo de diabetes más común en la infancia y la adolescencia (65% del total de casos). Se caracteriza por la deficiencia de insulina y la aparición repentina de **hiperglucemia grave, cetoacidosis diabética** y muerte si los pacientes se quedan sin tratamiento con insulina. Los síntomas también incluyen **poliuria, polidipsia, letargo** y **pérdida de peso.** La principal causa de la enfermedad es la destrucción autoinmune de las células beta secretoras de insulina en los islotes de Langerhans por parte de las células T y los mediadores humorales (factor de necrosis tumoral, interleucina-1, óxido nítrico). Las opciones de tratamiento dependen en gran medida de las preferencias del paciente y el médico, e incluyen dosis basales de insulina más dosis que se ajustan antes de las comidas de insulina de acción corta o análogos de insulina de acción rápida.

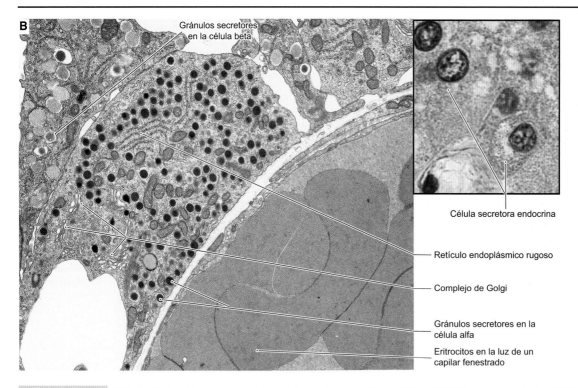

B

Gránulos secretores
en la célula beta

Célula secretora endocrina

Retículo endoplásmico rugoso

Complejo de Golgi

Gránulos secretores en la
célula alfa

Eritrocitos en la luz de un
capilar fenestrado

Figura 17-15B. Células de los islotes pancreáticos, islotes de Langerhans. ME, ×13 000; *recuadro (color)* H&E, ×1 632

Las **células de los islotes pancreáticos**, al igual que otros tipos de células endocrinas, están asociadas en gran medida con **capilares fenestrados o sinusoidales.** Los gránulos de cada uno de los cuatro tipos principales de células tienen aspectos característicos ligeramente diferentes en las micrografías electrónicas. Los perfiles de dos células distintas son visibles en esta vista. La célula adyacente a la pared del capilar parece ser una **célula alfa (secretora de glucagón)** con gránulos pequeños o medianos electrondensos rodeados por un pequeño halo electronlúcido. El perfil de la *parte superior izquierda* parece pertenecer a una **célula beta (secretora de insulina)** con gránulos más grandes a electrondensos con un halo electronlúcido. Los núcleos de las células no están presentes en esta vista, pero nótese que el citoplasma de la célula alfa presenta características típicas de una célula sintetizadora y secretora de polipéptidos. Tanto el RER como un gran **complejo de Golgi** son fáciles de observar.

CORRELACIÓN CLÍNICA

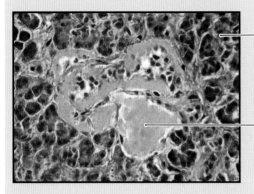

Páncreas exocrino

Amiloide que sustituye al islote de Langerhans

Figura 17-16. Diabetes mellitus tipo 2. H&E, ×195

La **diabetes mellitus tipo 2** se caracteriza por una **hiperglucemia** con concentraciones de **insulina** normales o elevadas, en contraste con la **diabetes tipo 1**, en la que la hiperglucemia se asocia con una producción de insulina escasa o nula. En la diabetes tipo 2, la insulina está presente, pero los tejidos sensibles a la insulina, como el músculo esquelético y los tejidos adiposos, manifiestan resistencia a la acción de la insulina. Los defectos en la función de las **células beta** también contribuyen al proceso de la enfermedad. La diabetes tipo 2 suele tener un inicio insidioso y afectar a los adultos. Los factores de riesgo incluyen aquellos genéticos y una fuerte asociación con la obesidad. Alrededor de 85% de la diabetes tipo 2 está asociada con la obesidad. En la clínica, los pacientes presentan sobre todo **poliuria** y **polidipsia** debido a la hiperglucemia. La hiperglucemia crónica conduce a la aceleración de la ateroesclerosis y al daño de los vasos sanguíneos pequeños, que afecta a los ojos (**retinopatía**), los riñones (**nefropatía**) y los nervios (**neuropatía**). Al principio de la enfermedad, los islotes de Langerhans se vuelven hiperplásicos para producir más insulina. Más adelante, se vuelven atróficos y se depositan **amiloides**. El tratamiento incluye la modificación de la dieta y el ejercicio para inducir la pérdida de peso y el uso de medicamentos hipoglucemiantes orales. Algunos pacientes pueden necesitar insulina en una fase avanzada de la enfermedad debido a la pérdida progresiva de células beta.

SINOPSIS 17-1 Términos patológicos del sistema endocrino

■ *Hemianopía bitemporal:* déficit del campo visual que se caracteriza por la pérdida de ambos campos visuales temporales, la mayoría de las veces debido a la compresión del quiasma óptico por un tumor o quiste hipofisiario.

■ *Bocio:* término general que designa el aumento de tamaño de la glándula tiroides; las causas más comunes son el bocio multinodular benigno, el bocio tóxico difuso y la tiroiditis.

■ *Osteítis fibrosa quística:* lesión ósea quística que se observa en pacientes con hiperparatiroidismo debido al aumento de la actividad de los osteoclastos y la resorción ósea causada por la elevación de la hormona paratiroidea.

■ *Polidipsia:* término que describe a los pacientes con sed excesiva, por lo regular observada en la diabetes mellitus cuando la hiperglucemia provoca una diuresis osmótica de líquidos con la consiguiente deshidratación y sed.

■ *Poliuria:* término que describe la micción excesiva, a menudo observada en la diabetes mellitus cuando la hiperglucemia produce una diuresis osmótica de líquidos con la consecuente deshidratación y polidipsia secundaria.

■ *Amiloide:* glucoproteínas extracelulares caracterizadas desde el punto de vista físico por las ultraestructuras fibrilares y desde el químico por la respuesta a reacciones de tinción especiales.

TABLA 17-1 Órganos endocrinos

Nombre de la glándula	Células productoras de hormonas	Hormona producida	Tejidos y órganos diana	Funciones principales
Hipófisis				
Acidófilas: (hipófisis anterior)	*Acidófilas:* Somatotropas	Hormona del crecimiento Somatotropina	Hígado (primario); hueso, músculo y tejido adiposo (secundario)	Estimular el crecimiento del cuerpo
	Mamotropas	Prolactina	Glándula mamaria	Estimular las glándulas mamarias para que produzcan leche
	Basófilas: Corticotropas	ACTH y corticotropina	Corteza suprarrenal	Estimular la secreción de glucocorticoides y andrógenos
	Tirotropas	TSH	Glándula tiroides	T_3 y T_4
	Gonadotropas	FSH	Ovarios	Estimular el desarrollo de los ovocitos y promover la secreción de estrógenos
		LH	Testículos	Estimular los testículos para que produzcan esperma
Neurohipófisis (hipófisis posterior)	Células neurosecretoras del hipotálamo	Vasopresina/ADH	Túbulos colectores del riñón; músculo liso de las arteriolas	Promover la permeabilidad de los túbulos colectores al agua
		Oxitocina	Útero, glándula mamaria	Estimular la contracción del útero y de la glándula mamaria
Glándula tiroides				
	Células foliculares	T_3 y T_4	La mayoría de los tejidos del cuerpo	Aumentar la tasa metabólica; influir en el crecimiento y desarrollo del cuerpo
	Células parafoliculares	Calcitonina	Hueso	Inhibir la actividad de absorción de los osteoclastos y reducir la concentración de calcio en la sangre
Glándula paratiroides				
	Células principales	PTH	Hueso; intestino delgado; riñón	Incrementar la actividad de absorción de los osteoclastos y aumentar la concentración de calcio en la sangre
Glándula suprarrenal				
Corteza suprarrenal	Células secretoras en la zona glomerular	Mineralocorticoides (aldosterona)	Túbulos renales del riñón	Influir en el equilibrio de la sal y el agua al promover la reabsorción de Na^+ y agua en los túbulos renales y la secreción de K^+
	Células secretoras en la zona fasciculada	Glucocorticoides (cortisol o hidrocortisona; corticosterona)	Hígado; células inmunológicas (como linfocitos T y B y macrófagos); músculo y tejido adiposo	Intervenir en el metabolismo de los carbohidratos y en la estimulación de la gluconeogénesis en el hígado; son inmunosupresores; reducir la captación de glucosa en los músculos y el tejido adiposo
	Células secretoras en la zona reticular	Andrógenos débiles (dehidroepiandrosterona, androstenediona)	Testículos; glándulas uterinas y mamarias; otros tejidos, como hueso, pelo, etc.	Como andrógenos débiles, pueden convertirse en testosterona o estrógeno; contribuyen a las características sexuales y la reproducción
Médula suprarrenal	*Células cromafines:* células secretoras de adrenalina	Adrenalina (epinefrina)	Corazón; vaso sanguíneo; hígado y adipocitos	Aumentar la frecuencia cardiaca y el gasto cardiaco; constreñir los vasos sanguíneos de los órganos y aumentar el flujo sanguíneo al corazón y al músculo esquelético
	Células secretoras de noradrenalina	Noradrenalina (norepinefrina)		Aumentar la liberación de glucosa y ácidos grasos en la sangre; dilatar las pupilas y preparar el cuerpo para la acción
Glándula pineal				
	Pinealocitos	Melatonina Serotonina	Hipotálamo	Regular los ritmos circadianos; favorecer el sueño y controlar la actividad sexual; mejorar el estado de ánimo y retrasar el proceso de envejecimiento
Páncreas endocrino				
	Alfa	Glucagón	Hígado; glándulas gástricas; páncreas exocrino	Regular los valores de glucosa en sangre; estimular la secreción de la glándula gástrica; inhibir la secreción pancreática exocrina
	Beta	Insulina		
	Delta	Somatostatina		
	Células PP	Polipéptido pancreático		

ACTH, hormona adrenocorticotrópica; ADH, hormona antidiurética; células PP, células productoras del polipéptido pancreático; FSH, hormona foliculoestimulante; LH, hormona luteinizante; PTH, hormona paratiroidea; T_3, triyodotironina; T_4, tiroxina; TSH, hormona estimulante de la tiroides.

De la histología a la patología

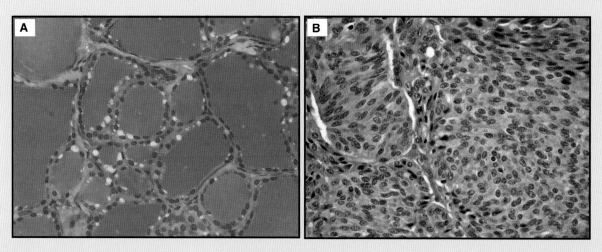

Figura 17-17.   Glándula tiroides normal y carcinoma medular. H&E, ×400

Glándula tiroides normal a la *izquierda*. **Carcinoma medular** a la *derecha*. El carcinoma medular es una neoplasia neuroendocrina maligna de la glándula tiroides que surge de las células parafoliculares (células C) que producen calcitonina. La mayoría de los pacientes busca ayuda médica debido a una masa que aumenta de tamaño en el cuello, pero en ocasiones pueden presentar síntomas paraneoplásicos por la elaboración de **hormonas polipeptídicas** como el **péptido intestinal vasoactivo (PIV)** y la serotonina. A pesar de la producción de **calcitonina**, la mayoría de los pacientes no experimenta **hipo**calcemia. A grandes rasgos, el carcinoma medular tiene un aspecto entre gris y bronceado con bordes infiltrantes sin cápsula tumoral. El aspecto histológico es bastante variable, con **células poligonales a fusiformes dispuestas en nidos, cordones** y **folículos**. Algunos tumores pueden producir amiloide, que aparece como un material amorfo eosinófilo que, cuando se tiñe con rojo congo, aparece de color verde manzana bajo luz polarizada. La mayoría de los casos esporádicos y familiares de carcinoma medular implica mutaciones puntuales en el retículo endoplásmico rugoso (RER) de sus células.

Preguntas de caso clínico

1. Una mujer sana de 56 años de edad está intentando obtener un seguro de vida y debe presentar una muestra de sangre para su análisis. Los resultados de un perfil metabólico básico eran normales con la excepción del calcio, que era de 12.1 mg/dL (normal: 8.6-10.2 mg/dL). Pide cita con su internista, que comprueba la hipercalcemia y que también nota que su concentración de fósforo sérico es de 2.1 mg/dL (normal: 2.7-4.5 mg/dL). Para ayudar a dilucidar la causa de la hipercalcemia, el médico pide un nivel de hormona paratiroidea (PTH) en plasma, que es de 210 pg/mL (normal: 11-72 pg/mL). Una TC del cuello revela una masa discreta y bien circunscrita en la región de la glándula paratiroides inferior izquierda. Una exploración con radionúclidos confirma la localización de la masa y no revela un aumento de la captación en las otras tres glándulas. Con base en esta información, ¿cuál de las siguientes es la causa más probable de la hipercalcemia?

A. Suplemento excesivo de calcio.
B. Exceso de suplementos de vitamina D.
C. Adenoma paratiroideo.
D. Carcinoma paratiroideo.
E. Hiperplasia paratiroidea.

2. Una mujer de 45 años de edad notó un bulto en la parte anterior del cuello situado a la izquierda de la línea media. El bulto aumentó de tamaño de forma progresiva en el transcurso de varios meses, pero la paciente no buscó atención médica hasta que empezó a tener dificultad para tragar (disfagia). Durante la exploración, el médico palpó un nódulo firme en el lóbulo izquierdo de la glándula tiroides. La ecografía de la tiroides reveló una masa sólida de 3.7 cm que afectaba a la cara medial del lóbulo izquierdo de la glándula tiroides. Se programó una intervención quirúrgica, en la que se extirparon el lóbulo izquierdo de la glándula tiroides y el istmo. El examen macroscópico de la muestra de tiroides reveló una masa de color canela con bordes infiltrantes. El examen histológico mostró células poligonales a fusiformes con abundante citoplasma dispuestas en nidos. ¿Cuál de los siguientes es el diagnóstico más apropiado en este caso?

A. Adenoma.
B. Carcinoma anaplásico.
C. Carcinoma folicular.
D. Carcinoma medular.
E. Carcinoma papilar.

18

Sistema reproductor masculino

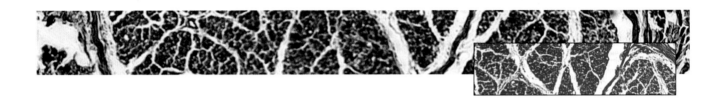

Introducción y conceptos clave del sistema reproductor masculino

Testículos
Conductos genitales intratesticulares
Conductos genitales extratesticulares
Glándulas genitales accesorias
Pene

Introducción y conceptos clave del sistema reproductor masculino

El **sistema reproductor masculino** se compone de (1) un par de **testículos** donde tiene lugar la espermatogénesis; (2) una serie de **conductos genitales** que incluyen los **conductos genitales intratesticulares** y los **conductos genitales extratesticulares** (cuya función es transportar los espermato-zoides desde los testículos hasta su destino); (3) tres glándulas genitales accesorias principales: la **glándula prostática**, las **vesículas seminales** y las **glándulas bulbouretrales**, y (4) el **pene,** que es el órgano copulador masculino. Las principales funciones del sistema reproductor masculino son la producción de espermatozoides, la fecundación del óvulo en el tracto reproductor femenino, la producción de hormonas sexuales (testosterona) para desarrollar y mantener las características sexuales secundarias del hombre y la realización de la actividad sexual (copulación).

Testículos

Los **testículos** están formados por numerosos **túbulos seminíferos** contorneados que están revestidos por un **epitelio seminífero** sostenido por una membrana basal. El epitelio seminífero alberga varios estadios de **células espermatogénicas (espermatogonias, espermatocitos y espermátides)**, que están protegidas, nutridas y apoyadas por las **células de Sertoli**. Las células de Sertoli también producen **líquido testicular**, hormona antimülleriana, proteína de unión a andrógenos (ABP, *androgen-binding protein*), etc. Entre los túbulos seminíferos hay un tejido conjuntivo laxo que contiene un tipo especial de células llamadas **células intersticiales de Leydig**. Estas células producen sobre todo la hormona **testosterona** que promueve la **espermatogénesis** y el desarrollo de los órganos sexuales masculinos, así como el mantenimiento de los caracteres sexuales masculinos secundarios. El testículo está cubierto por la **túnica albugínea** (cápsula), la **túnica vaginal** (saco mesotelial) y una capa externa de piel delgada y arrugada, el **escroto**. La espermatogénesis tiene lugar en el epitelio seminífero de los túbulos.

Conductos genitales intratesticulares

Los **conductos genitales intratesticulares** se encuentran dentro de los testículos, incluidos los **túbulos rectos**, la **red testicular** y los **conductos eferentes**.

1. *Túbulos rectos:* son túbulos cortos y rectos revestidos por un **epitelio cúbico simple**. Transportan los espermatozoides recién producidos en el líquido testicular desde los túbulos seminíferos hasta la red testicular en el mediastino del testículo.
2. *Red testicular:* es un laberinto de túbulos anastomosados con una luz irregular y está revestido por un **epitelio cúbico simple** (fig. 18-14C). Esta red de túbulos interconectados conduce los espermatozoides y el líquido testicular hacia los conductos eferentes.
3. *Conductos eferentes:* estos túbulos contorneados están revestidos de manera alternativa por dos tipos de células: **células cúbicas no ciliadas** y **células cilíndricas ciliadas**. Los conductos eferentes absorben parte del líquido testicular y trasladan los espermatozoides a la cabeza del epidídimo.

Conductos genitales extratesticulares

Los **conductos genitales extratesticulares** situados fuera del testículo incluyen el **conducto epidídimo**, el **conducto deferente**, los **conductos eyaculadores** y la **uretra**. Estos conductos son túbulos pareados, excepto la uretra, que es un solo túbulo.

1. *Conducto epidídimo:* cada **conducto epidídimo** es un tubo muy enroscado (de unos 6 m de longitud) que tiene tres regiones: **cabeza, cuerpo y cola**. Están revestidos por un **epitelio cilíndrico seudoestratificado** con **estereocilios largos** que absorben grandes volúmenes de líquido testicular de la luz y secretan diversas sustancias, entre ellas la **glicerofosfocolina**, que inhibe la capacitación de los espermatozoides en el tracto reproductor masculino. La cola del epidídimo es la región donde los espermatozoides maduran y se almacenan.
2. *Conducto deferente:* cada **conducto deferente** es un tubo largo que discurre en parte dentro de un cordón espermático. Su extremo proximal conecta con la cola del epidídimo. La por-

ción distal se ensancha y se conoce como **ampolla**. Tras su unión con el conducto de la **vesícula seminal**, el **conducto deferente** sigue su curso para formar el **conducto eyaculador**. El conducto deferente está revestido por un **epitelio cilíndrico seudoestratificado** y rodeado por una gruesa capa muscular formada por tres capas de músculo liso.
3. *Conductos eyaculadores:* los dos **conductos eyaculadores** están rodeados por la glándula prostática. Son tubos rectos, revestidos de **epitelio cilíndrico seudoestratificado** y **cilíndrico simple**. Los conductos eyaculadores se abren en la **uretra prostática** en el **colículo seminal**. El colículo seminal es una elevación mediana del ***verum montanum***, la porción de la uretra prostática masculina donde se abren los conductos.
4. *Uretra:* la uretra es un tubo largo (unos 20 cm) revestido por varios tipos de **epitelio**. Es un conducto común compartido por el sistema urinario y el sistema reproductor en el hombre. Puede dividirse en tres regiones: las **uretras prostática, membranosa y esponjosa (peneana)**. La *uretra prostática*, revestida por un **epitelio de transición**, está conectada con la vejiga en su extremo proximal y pasa por la glándula prostática. La uretra prostática es más ancha que otras partes de la uretra y tiene dos conductos eyaculadores que se abren en la uretra. La corta *uretra membranosa* está revestida por un epitelio cilíndrico seudoestratificado; es la parte intermedia y más estrecha de la uretra. La uretra membranosa conecta la uretra prostática con la uretra esponjosa. La *uretra esponjosa*, también llamada **uretra peneana**, está revestida por un epitelio cilíndrico estratificado. Atraviesa el pene y es el segmento más largo de la uretra.

Glándulas genitales accesorias

Las **glándulas genitales accesorias** son glándulas exocrinas que incluyen la **glándula prostática**, las **vesículas seminales** pareadas y las **glándulas bulbouretrales**. (1) La **glándula prostática** es un conjunto de unas 40 glándulas tubuloalveolares pequeñas revestidas por un **epitelio cilíndrico simple** y sostenidas por un estroma de tejido conjuntivo. Las **secreciones prostáticas** contienen **enzimas proteolíticas, fosfatasa ácida, ácido cítrico, fibrinolisina** y **lípidos**. (2) Cada **vesícula seminal** tiene un único tubo convoluto con una mucosa ramificada y plegada revestida por un **epitelio cilíndrico seudoestratificado**. El epitelio se apoya en una fina capa de tejido conjuntivo que está rodeada por dos capas de músculo liso (**capa muscular**). La vesícula seminal produce líquido seminal que contiene **fructosa, prostaglandinas, flavinas, fosforilcolina, vitamina C** y **proteínas**. El **semen** es una mezcla de líquido seminal, secreción prostática, espermatozoides y líquido testicular. (3) Las **glándulas bulbouretrales** son un pequeño par de glándulas revestidas por un **epitelio cilíndrico simple**. Producen un líquido **preeyaculador** (preseminal) que lubrica la uretra antes de la eyaculación.

Pene

El **pene** es un órgano genital externo que consta de tres cilindros de **tejido eréctil**, que incluyen los **cuerpos cavernosos** (dos) y el **cuerpo esponjoso** (uno). El cuerpo esponjoso contiene la uretra en su centro. El pene tiene un suministro de sangre único (arterias dorsales, profundas y helicoidales) y un drenaje (venas superficiales, derivaciones arteriovenosas) que se correlacionan con su erección.

Sistema reproductor masculino

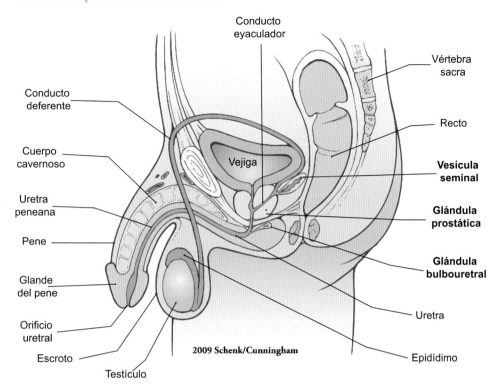

Figura 18-1. Generalidades del sistema reproductor masculino.

El **sistema reproductor masculino** incluye los **testículos**, los **conductos genitales**, las **glándulas genitales accesorias** y el **pene**. Hay dos *testículos* donde se producen la espermatogénesis y las hormonas sexuales (testosterona). Los *conductos genitales* incluyen los **conductos genitales intratesticulares** y **extratesticulares**. Los *conductos genitales intratesticulares* comprenden los **túbulos rectos**, la **red testicular** y los **conductos eferentes**, que se encuentran en el interior de los testículos. Los *conductos genitales extratesticulares* abarcan el **conducto epidídimo**, el **conducto deferente**, el **conducto eyaculador** y la **uretra**. Las *glándulas genitales accesorias* incluyen tres glándulas principales: las **vesículas seminales**, la **glándula prostática** y las **glándulas bulbouretrales**. Dos conductos eyaculadores se reúnen con la **uretra prostática** antes de que esta siga su curso a través del diafragma urogenital como **uretra membranosa** y luego a través del pene como **uretra peneana**. El *pene* está compuesto por tres cilindros de tejido eréctil esponjoso que incluyen los dos cuerpos cavernosos y el cuerpo esponjoso (que contiene la uretra).

Estructuras del sistema reproductor masculino

I. **Testículos**
    A. Túnica testicular
       1. Túnica vaginal
       2. Túnica albugínea
       3. Túnica vascular
       4. Mediastino testicular
       5. Células especiales (células intersticiales de Leydig)
    B. Túbulos seminíferos
       1. Células espermatogénicas
       2. Células de Sertoli
II. **Conductos genitales**
    A. Conductos genitales intratesticulares
       1. Túbulos rectos
       2. Red testicular
       3. Conductos eferentes
    B. Conductos genitales extratesticulares
       1. Conducto epidídimo
       2. Conducto deferente con cordón espermático
       3. Conductos eyaculadores
       4. Uretra (prostática, membranosa y uretra esponjosa/peneana)
III. **Glándulas genitales accesorias**
    A. Glándula prostática
    B. Vesículas seminales
    C. Glándulas bulbouretrales
IV. **Pene**
    A. Túnica albugínea
    B. Cuerpo cavernoso
    C. Cuerpo esponjoso y uretra esponjosa/peneana

Orientación de figuras e imágenes

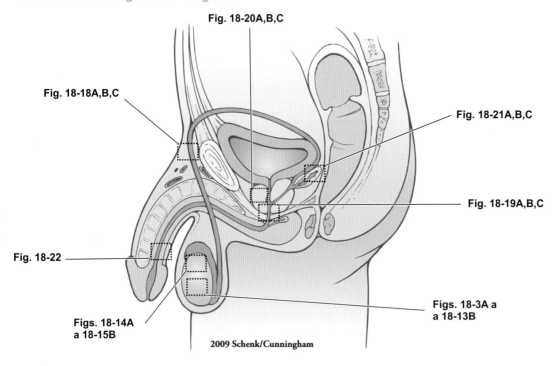

Fig. 18-20A,B,C

Fig. 18-18A,B,C

Fig. 18-21A,B,C

Fig. 18-19A,B,C

Fig. 18-22

Figs. 18-3A a
a 18-13B

Figs. 18-14A
a 18-15B

2009 Schenk/Cunningham

Figura 18-2.   Orientación de las ilustraciones detalladas del sistema reproductor masculino.

Estructuras del sistema urinario con números de figura

Testículos:
   Túbulos seminíferos
   Figura 18-3A
   Figura 18-3B
   Figura 18-3C
   Figura 18-4A
   Figura 18-4B
   Figura 18-5
   Figura 18-6A
   Figura 18-6B
   Figura 18-7
   Figura 18-8

   Espermatogénesis
   Figura 18-9
   Figura 18-10
   Figura 18-11A,B
   Figura 18-12A,B
   Figura 18-13A,B

Conductos genitales intratesticulares:
   Túbulos rectos
   Figura 18-14A
   Figura 18-14B

   Red testicular
   Figura 18-14C

   Conductos eferentes
   Figura 18-15A
   Figura 18-15B
   Figura 18-15C

Conductos genitales extratesticulares:
   Conducto epidídimo
   Figura 18-16
   Figura 18-17A
   Figura 18-17B

   Conducto deferente y cordón espermático
   Figura 18-18A
   Figura 18-18B
   Figura 18-18C

   Conductos eyaculadores
   Figura 18-19A
   Figura 18-19B

   Uretra prostática
   Figura 18-19C

Glándulas genitales accesorias:
   Glándula prostática
   Figura 18-20A
   Figura 18-20B
   Figura 18-20C

   Vesículas seminales
   Figura 18-21A
   Figura 18-21B
   Figura 18-21C

Pene:
   Figura 18-22

Testículos

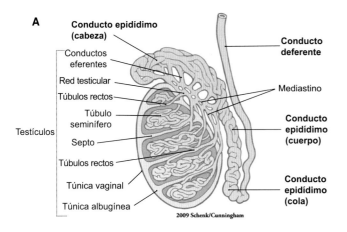

A

Conducto epidídimo (cabeza)
Conducto deferente
Conductos eferentes
Red testicular
Túbulos rectos
Mediastino
Túbulo seminífero
Testículos
Septo
Conducto epidídimo (cuerpo)
Túbulos rectos
Túnica vaginal
Conducto epidídimo (cola)
Túnica albugínea

2009 Schenk/Cunningham

Figura 18-3A. Generalidades de los testículos.

Cada **testículo** está compuesto por muchos **túbulos seminíferos** contorneados. La parte anterior de los testículos está cubierta por un saco cerrado de peritoneo llamado **túnica vaginal** (saco mesotelial). La **túnica albugínea** es una gruesa capa de cápsula (tejido conjuntivo denso) que rodea y divide el testículo en pequeños lóbulos; el tejido conjuntivo continúa en la parte posterior y se hace más grueso y forma la masa de tejido conjuntivo orientada de modo vertical llamada **mediastino**. El mediastino contiene la **red testicular**, que consiste en un laberinto de pequeños canales que recogen los espermatozoides de los **túbulos rectos**. El **conducto epidídimo** es un único conducto largo y muy enroscado que recibe los espermatozoides de los **conductos eferentes**. El epidídimo se divide en tres partes: la cabeza, el cuerpo y la cola. La cola del epidídimo se conecta con el **conducto deferente**. Los testículos desempeñan un papel importante en la producción de esperma y la secreción de testosterona (hormona sexual).

TÚBULOS SEMINÍFEROS

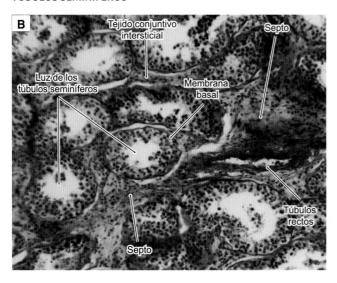

B

Tejido conjuntivo intersticial
Septo
Luz de los túbulos seminíferos
Membrana basal
Túbulos rectos
Septo

Figura 18-3B. Túbulos seminíferos del testículo. H&E, ×122

Los **túbulos seminíferos** son los principales componentes funcionales de los testículos. Cada uno de los cientos de túbulos seminíferos de cada testículo es un túbulo muy enrollado revestido por un **epitelio germinal (seminífero)** estratificado que contiene **células espermatogénicas** en distintos estadios. El epitelio seminífero se apoya en la membrana basal. Se muestran secciones transversales de algunos túbulos seminíferos y un septo de tejido conjuntivo. Los **túbulos rectos** se encuentran en los septos de tejido conjuntivo. El tejido conjuntivo entre los túbulos vecinos, que contiene pequeños vasos y células endocrinas, se denomina **tejido conjuntivo intersticial**.

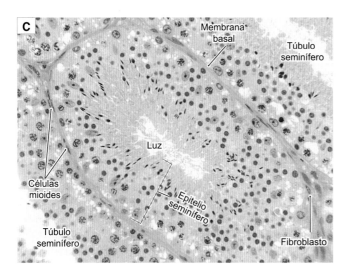

C

Membrana basal
Túbulo seminífero
Luz
Epitelio seminífero
Células mioides
Túbulo seminífero
Fibroblasto

Figura 18-3C. Túbulo seminífero. H&E, ×281

Este es un ejemplo de **túbulo seminífero** único, formado por epitelio germinal y su membrana basal. El túbulo seminífero está rodeado por un tejido conjuntivo muy delgado que contiene algunos fibroblastos. Otro tipo de célula, la **célula mioide**, tiene el aspecto de las células musculares lisas, con núcleos planos y alargados. Estas células rodean los túbulos seminíferos y se contraen para favorecer el movimiento del líquido testicular en el que están suspendidos los espermatozoides. Los túbulos seminíferos vecinos están en estrecho contacto entre sí. Los distintos estadios de las células espermatogénicas son la **espermatogonia**, los **espermatocitos** (primarios y secundarios) y las **espermátides** (tempranas, intermedias y tardías). Están presentes en seis combinaciones específicas diferentes de tipos de células que definen los estadios del ciclo del epitelio seminífero.

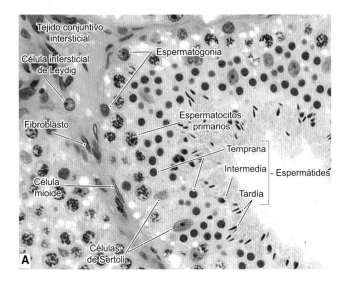

Figura 18-4A. Células de los túbulos seminíferos.
H&E, ×458

En los **túbulos seminíferos** hay dos tipos de **células**: las **espermatogénicas** (germinales) y las **de soporte** (de Sertoli). Las *células espermatogénicas* están formadas por:

1. *Espermatogonia:* estas células tienen núcleos redondos u ovalados y se localizan cerca de la membrana basal. Pueden subdividirse en células **tipo A** y **tipo B**. Las *células tipo A* son células troncales que se dividen poco a poco y dan lugar a las *células tipo B*.

2. *Espermatocitos:* estos derivados de las células B de la espermatogonia sufren la meiosis. Se desplazan hacia la luz y pueden dividirse en **espermatocitos primarios (primera división meiótica)** y **secundarios (segunda división meiótica)**. Los *espermatocitos primarios* en profase son los que más se ven en las secciones. Sus grandes núcleos contienen filamentos de cromosomas condensados. Los *espermatocitos secundarios* completan la segunda división meiótica muy rápido, por lo que rara vez se ven.

3. *Espermátides:* estas células tienen pequeños núcleos interfásicos que van de esféricos a delgados y alargados. Pueden clasificarse como **espermátides tempranas, intermedias** o **tardías,** con base sobre todo en el aspecto del núcleo.

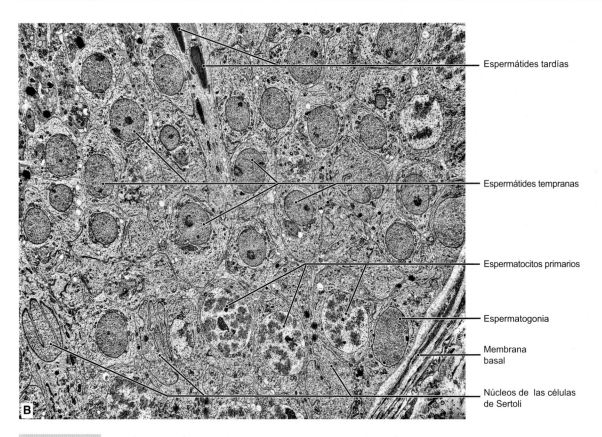

Figura 18-4B. Epitelio seminífero. ME, ×4 600

Esta vista a bajo aumento muestra casi todo el espesor del **epitelio seminífero**. Las **células de Sertoli** son las células no germinales que organizan el epitelio y lo dividen en dos compartimentos, **basal** y **adluminal**. El único tipo de célula del *compartimento basal* es la **espermatogonia**, que, al igual que las células de Sertoli, está en contacto con la membrana basal. Este parche de epitelio parece estar en el estadio uno de los seis estadios (asociaciones celulares) del epitelio seminífero. El *compartimento adluminal* contiene tres cohortes de células, cada una en un estadio diferente de la **espermatogénesis**. Las células menos avanzadas son los **espermatocitos primarios** en la profase de la meiosis I. Los cromosomas de estas células diploides han comenzado a condensarse y los pares homólogos se han alineado en complejos sinaptonémicos. Las **espermátides tempranas**, que aparecen como células pequeñas e indiferenciadas, predominan en las regiones medias y superficiales del epitelio. El tercer tipo celular, el más avanzado, es la **espermátide tardía**. Se pueden ver las cabezas de algunas rodeadas por el citoplasma de una célula de Sertoli.

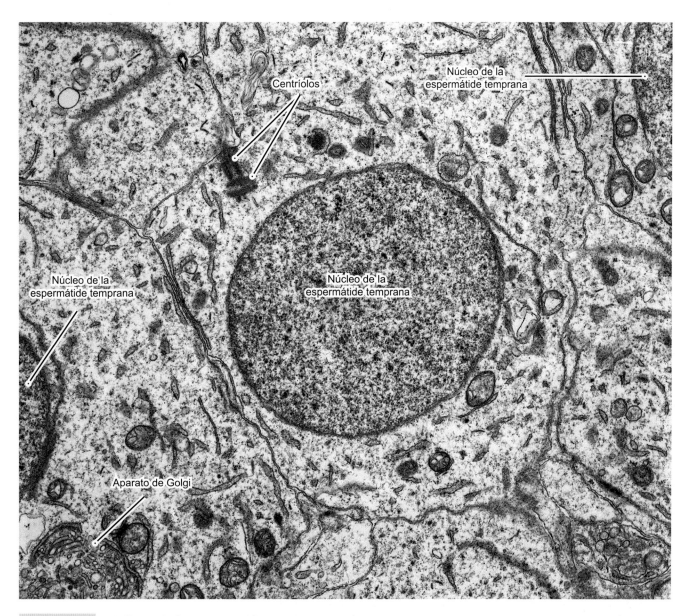

Figura 18-5. Epitelio seminífero, espermátide temprana. ME, ×17 000

La finalización de la **meiosis II** por parte de los **espermatocitos secundarios** produce **espermátides**. Se trata de células haploides que no se dividen pero que experimentan la **espermiogénesis**, es decir, la diferenciación morfológica en **espermatozoides**. Las células de esta imagen son **espermátides tempranas** que aún no han adquirido muchas de las especializaciones de los espermatozoides. El núcleo interfásico del centro es todavía esférico y la cromatina aún no está muy condensada. El **aparato de Golgi**, visible en la célula de la *izquierda*, será el lugar de desarrollo de la vesícula acrosomal y, en última instancia, del acrosoma, que formará una tapa en un lado del núcleo. Obsérvese que el plano de sección pasa por el centrosoma de la célula central con su par de **centríolos**. Uno de los miembros del par organizará el desarrollo del flagelo con su axonema de microtúbulos. El otro centríolo participará en la primera división de clivaje si el espermatozoide fecunda un **ovocito secundario**. Esta **espermátide** está unida a sus cohortes por puentes citoplasmáticos, aunque esto no es evidente en esta imagen. Como todas las células que participan en la espermatogénesis, las espermátides están incrustadas en los procesos citoplasmáticos de las células de Sertoli.

CÉLULAS DE SERTOLI

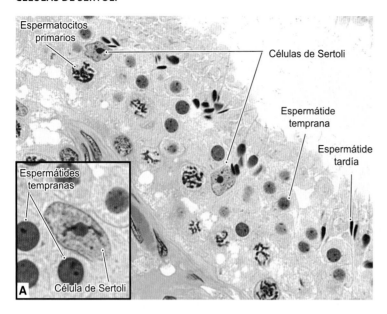

Espermatocitos primarios

Células de Sertoli

Espermátide temprana

Espermátide tardía

Espermátides tempranas

Célula de Sertoli

A

Figura 18-6A. Células de Sertoli, túbulos seminíferos. H&E, ×732; *recuadro* ×1 603

Las **células de Sertoli** tienen núcleos pálidos de forma ovalada o irregular, y a menudo están presentes los nucléolos. Son células cilíndricas irregulares con muchos procesos citoplasmáticos plegados que forman compartimentos para las células espermatogénicas. Forman **uniones estrechas (zónula occludens)** con las células de Sertoli vecinas, lo que proporciona una barrera hematotesticular para proteger las células espermatogénicas de ser dañadas por reacciones autoinmunes. Las células de Sertoli controlan las hormonas, los nutrientes y otras sustancias que pasan por los compartimentos y mantienen el entorno ideal para la **espermatogénesis**. Desempeñan un papel importante en el apoyo, la protección y la nutrición de las células espermatogénicas, así como en la secreción de líquido testicular (rico en fructosa) para ayudar a transportar los espermatozoides fuera de los túbulos seminíferos. También secretan **ABP, hormona antimülleriana** y las **hormonas inhibina** y **activina**.

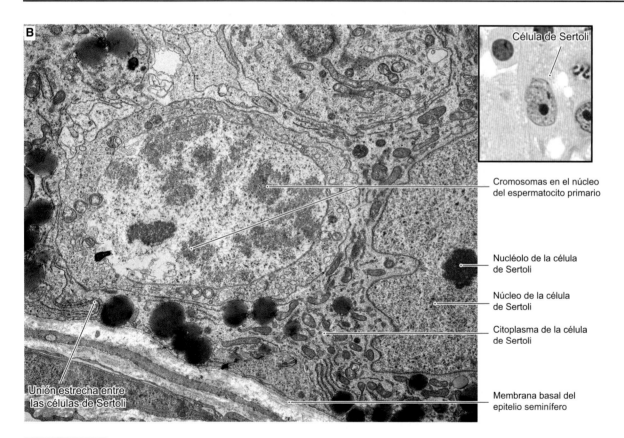

B

Célula de Sertoli

Cromosomas en el núcleo del espermatocito primario

Nucléolo de la célula de Sertoli

Núcleo de la célula de Sertoli

Citoplasma de la célula de Sertoli

Unión estrecha entre las células de Sertoli

Membrana basal del epitelio seminífero

Figura 18-6B. Célula de Sertoli y espermatocito primario, epitelio seminífero. ME, ×7 900; *recuadro (color)* H&E, ×1 005

Las **células de Sertoli**, las únicas células somáticas del epitelio seminífero, son células dinámicas con una larga lista de funciones de apoyo a la **espermatogénesis**. Sus procesos envuelven y apoyan a las células germinales a lo largo de los numerosos estadios de la meiosis y la espermiogénesis. En esta vista, las extensiones citoplasmáticas de la célula de Sertoli (con su núcleo en el borde izquierdo) envuelven al **espermatocito primario** que ha entrado en la **profase de la meiosis I** y lo aíslan del **compartimento basal** para que no sea accesible al sistema inmunológico. Obsérvese también el ejemplo de los **complejos de unión** (incluidas las **uniones estrechas**) que acoplan las células de Sertoli adyacentes y, por tanto, establecen un entorno controlado y especializado en apoyo de las células que están experimentando la espermatogénesis. Otras funciones de las células de Sertoli son la secreción de líquido testicular, la concentración de andrógenos y la fagocitosis de los cuerpos residuales desechados por las espermátides tardías cuando completan la espermiogénesis.

CÉLULAS INTERSTICIALES DE LEYDIG

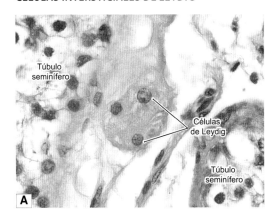

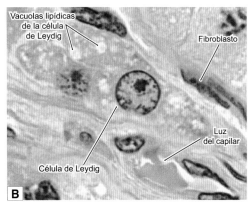

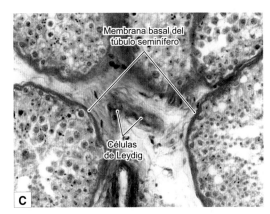

Figura 18-7.   Células intersticiales de Leydig. H&E, *izquierda* ×263; *derecha* ×2016; tinción con hematoxilina de hierro, ×237

Las **células intersticiales de Leydig** se encuentran en el tejido intersticial (conjuntivo) cerca de los capilares sanguíneos y entre los túbulos seminíferos. Estas células tienen núcleos redondos y un citoplasma teñido de color pálido con gotas de lípidos (vacuolas lipídicas) en la región periférica del citoplasma, lo que les da un aspecto burbujeante (como muchas células productoras de esteroides). Estas células contienen abundante retículo endoplásmico liso, que contribuye a la producción de hormonas esteroides. Las células intersticiales de Leydig derivan del mesodermo y suelen ser de gran tamaño (unos 20 μm de diámetro) en comparación con otras células del tejido conjuntivo. Son las células endocrinas que producen una importante hormona sexual masculina, la **testosterona**. La testosterona desempeña un papel importante en el desarrollo y el mantenimiento de las características sexuales masculinas, la estimulación del crecimiento muscular y óseo y el aumento de la densidad ósea. Las glándulas suprarrenales y los ovarios también producen una pequeña cantidad de testosterona en la mujer.

SINOPSIS 18-1   Funciones de las células de Sertoli

■ *Apoyo:* proporcionar apoyo físico y nutrición para los diferentes estadios de las células espermatogénicas.
■ *Protección:* formar la **barrera hematotesticular** mediante uniones estrechas entre células de Sertoli adyacentes que protegen a las células espermatogénicas de la destrucción autoinmune; también controlan las hormonas, los nutrientes y otras sustancias que se transportan dentro y fuera de los túbulos seminíferos.
■ *Fagocitosis:* eliminar los **cuerpos residuales** tras el desprendimiento del exceso de citoplasma de las espermátides durante la maduración de los espermatozoides.
■ *Secreción:* (1) secretar y liberar fluidos ricos en fructosa (líquido testicular) para ayudar a nutrir y trasladar los espermatozoides desde los túbulos seminíferos al epidídimo; (2) secretar **hormona antimülleriana** para evitar que se desarrollen oviductos desde el conducto mülleriano en las primeras etapas del embrión masculino; (3) secretar **proteína de unión a andrógenos (ABP)** para mantener la concentración de testosterona en los túbulos seminíferos, lo que promueve la espermatogénesis; (4) secretar el **factor neurotrófico derivado de las células gliales (FNDG)** para promover la supervivencia y la diferenciación de las espermátides (el FNDG es más conocido por favorecer el desarrollo de las neuronas), y (5) producir las hormonas **inhibina** y **activina** para proporcionar retroalimentación negativa y positiva al hipotálamo, a fin de regular la secreción de la hormona foliculoestimulante (FSH) por parte de la hipófisis.

SINOPSIS 18-2   Funciones de la testosterona

Las **células intersticiales de Leydig** segregan **testosterona**, que es la principal hormona sexual masculina. Entre sus funciones se encuentran las siguientes:
■ Promover el desarrollo de los órganos sexuales masculinos en el desarrollo fetal temprano.
■ Promover las características sexuales masculinas, como el crecimiento de la barba y el vello axilar, el agrandamiento de la laringe y la profundización de la voz.
■ Aumentar el crecimiento muscular, el grosor de la piel y la secreción de las glándulas sebáceas.
■ Promover el crecimiento óseo y aumentar la densidad ósea.
■ Aumentar el metabolismo basal y la energía física.
■ Promover la espermatogénesis.

Regulación hormonal en el aparato reproductor masculino

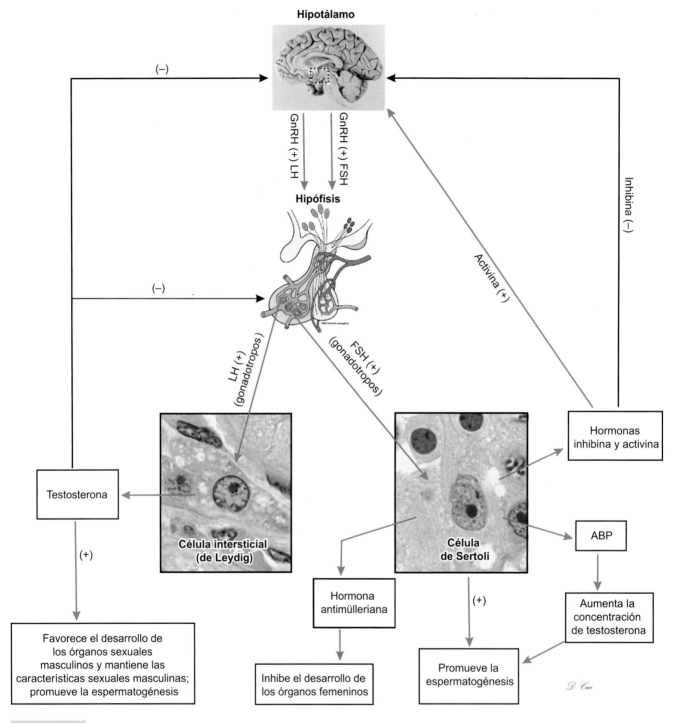

Figura 18-8. Regulación hormonal de las células testiculares (células intersticiales de Leydig y células de Sertoli). H&E, ×1 005

El núcleo preóptico del hipotálamo segrega la **hormona liberadora de gonadotropina (GnRH)**, que estimula a la hipófisis para que produzca y libere la **hormona luteinizante (LH)** y la **FSH**. La secreción de **testosterona** por parte de las **células intersticiales de Leydig** es estimulada por la **LH** producida por los **gonadotropos** en la **adenohipófisis** de la hipófisis. Un nivel excesivo de **testosterona** envía una retroalimentación negativa al hipotálamo para inhibir la producción de **GnRH**, lo que provoca una disminución de la secreción de LH en la hipófisis. Las **células de Sertoli** que liberan **ABP** son estimuladas por la **FSH**, que estimula su producción. Las células de Sertoli también segregan la **hormona antimülleriana**, así como las **hormonas inhibina** y **activina**. La **hormona inhibina** suprime y la **activina** estimula la producción de GnRH, que influye en la producción de FSH por parte de los gonadotropos en la adenohipófisis de la hipófisis.

Espermatogénesis

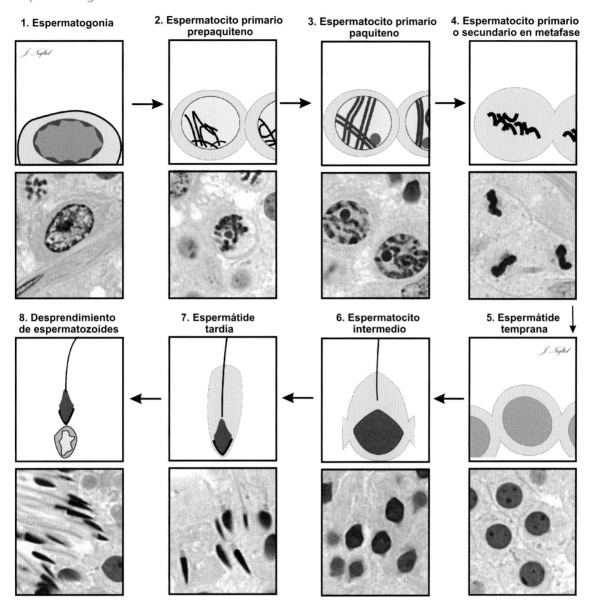

Figura 18-9. Generalidades de las células espermatogénicas de fácil identificación en el epitelio seminífero. H&E, ×1496

La **espermatogénesis** implica una secuencia ordenada de cambios a medida que las células pasan por la **mitosis** (**espermatogonia**), la **meiosis** (**espermatocitos**) y la **espermiogénesis** (**espermátides**). En esta figura solo se ilustran los ocho estadios más fáciles de identificar debido a su carácter distintivo y a su adecuada abundancia en las secciones ordinarias. Las *espermatogonias* pueden identificarse por su posición (en contacto con la membrana basal) y sus núcleos ovalados en interfase con el eje largo paralelo a la membrana basal. Los *espermatocitos primarios* pasan por varios subestados de la profase I, pero, en este caso, los subestados más tempranos se denominan **prepaquitenos**. Los cromosomas que se condensan en los **espermatocitos primarios prepaquitenos** tienden a agruparse en un borde de la envoltura nuclear. En cambio, los cromosomas emparejados de los **espermatocitos primarios paquitenos** forman bandas anchas que llenan el núcleo. Los *espermatocitos primarios paquitenos* son abundantes en las secciones, porque es la fase de la meiosis de mayor duración. Después de que un espermatocito primario complete la paquitenia, los pasos restantes de la meiosis I y la meiosis II (por parte de los espermatocitos secundarios hijos) se completan muy rápido, por lo que es más difícil encontrar ejemplos de células en estas fases de la meiosis en las secciones. Las células que se encuentran en la metafase I o en la metafase II son las más llamativas y fáciles de localizar. Los productos de la meiosis II son las *espermátides*. Estas células haploides comienzan como **espermátides tempranas**, reconocibles por sus pequeños núcleos esféricos en interfase. La primera evidencia clara de que la espermiogénesis está en marcha es un cambio en la forma del núcleo, que pasa de ser esférico a tener una forma de diamante ancho; una célula con un núcleo así puede designarse como **espermátide intermedia**. Cuando el núcleo ha adquirido la forma puntiaguda y el aspecto denso de un espermatozoide, pero sigue insertado profundo en el epitelio, la célula puede denominarse **espermátide tardía**. Por último, los núcleos de los **espermatozoides que se desprenden** pueden reconocerse con facilidad, porque forman una fila en la superficie del epitelio y recubren una capa de cuerpos residuales.

ESPERMATOGÉNESIS Y ESTADIOS DEL EPITELIO SEMINÍFERO

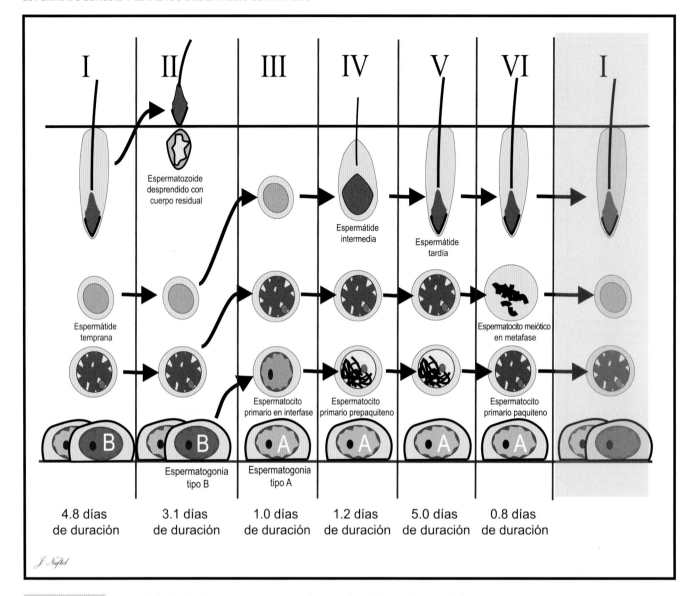

Figura 18-10. Generalidades de la espermatogénesis y los estadios del epitelio seminífero.

Si se examinan pequeños parches de **epitelio seminífero**, se observa que hay seis agrupaciones recurrentes de estadios de gametos en desarrollo que pueblan el epitelio. Estas agrupaciones (asociaciones) representan los estadios recurrentes por los que pasa un parche de epitelio a lo largo del tiempo, y su existencia indica que los numerosos estadios de la **espermatogénesis** proceden con un calendario muy rígido. Si se pudiera controlar la composición de un trozo de epitelio a lo largo del tiempo, se vería que, a medida que las cohortes de células germinales comienzan y completan la espermatogénesis dentro del epitelio, el propio epitelio cambiará de aspecto y contendrá las seis agrupaciones diferentes de células germinales en desarrollo. La capacidad de reconocer los estadios del ciclo del epitelio ha permitido realizar experimentos sencillos que han revelado algunas dinámicas importantes de la espermatogénesis. Así, el tiempo necesario para que un parche de epitelio complete los seis estadios de un ciclo es de 16 días, y puede deducirse que en cada ciclo de 16 días un solo parche de epitelio liberará un grupo de nuevos **espermatozoides** durante un breve periodo cuando alcance el final del **estadio II**. Asimismo, el final del estadio II es el único momento del ciclo de 16 días en el que una nueva cohorte o generación de espermatocitos primarios entrará en el **compartimento adluminal** para iniciar la **meiosis I**. El tiempo necesario para que una nueva **espermatogonia tipo B** genere espermatozoides completos es de 56 días.

ESTADIOS DEL EPITELIO SEMINÍFERO

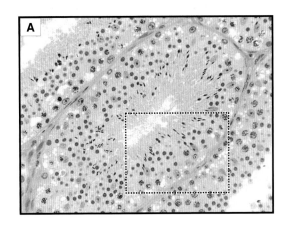

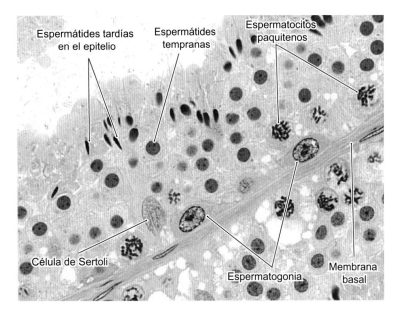

Figura 18-11A. Epitelio seminífero en estadio I. H&E, *izquierda* ×207; *derecha* ×747

El **epitelio seminífero en estadio I** se muestra a bajo aumento (*izquierda*), y una representación detallada de la región se indica en el *recuadro* (*derecha*). El epitelio seminífero en estadio I se caracteriza por lo siguiente: (1) las **espermatogonias** se localizan en la membrana basal; tanto las **espermatogonias tipo A** como las **tipo B** están presentes, aunque los dos tipos no se distinguen con facilidad en las secciones teñidas con hematoxilina y eosina (H&E). (2) Hay una capa de **espermatocitos primarios paquitenos**. Aunque algunas de estas células están cerca de la membrana basal, no están en contacto directo con ella. (3) Una capa prominente de **espermátides tempranas** redondas e indiferenciadas se ha desplazado hacia la superficie del epitelio. (4) Las **espermátides tardías** tienen sus cabezas insertadas profundamente en el epitelio.

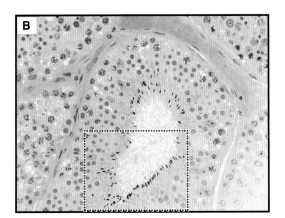

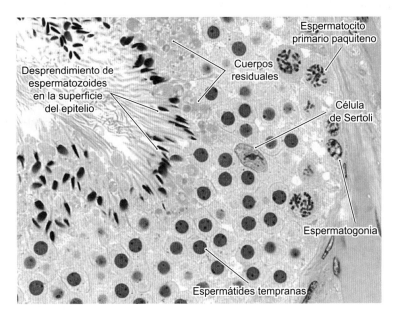

Figura 18-11B. Epitelio seminífero en estadio II. H&E, *izquierda* ×207; *derecha* ×747

El **epitelio seminífero en estadio II** se muestra a bajo aumento (*izquierda*), y una representación detallada de la región se indica en el *recuadro* (*derecha*). La composición de la célula espermatogénica en estadio II del epitelio seminífero es similar a la del estadio I. Los rasgos más característicos de este estadio son los siguientes: (1) los **espermatozoides desprendidos** (espermátides muy tardías) han completado la diferenciación y están en proceso de deshacerse de su exceso de citoplasma. (2) Las pequeñas masas de citoplasma sobrante que se han liberado se denominan **cuerpos residuales** y están presentes en el borde luminal del epitelio, debajo de las cabezas de los espermatozoides desprendidos. (3) Estos espermatozoides que se desprenden se colocan en una fila en la superficie del epitelio, listos para ser liberados del epitelio a la luz. (4) Hay **espermátides tempranas** con núcleos redondos y espermatocitos primarios paquitenos. (5) Hay **espermatogonias tipo A** y **B**.

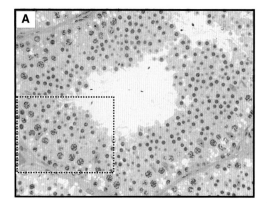

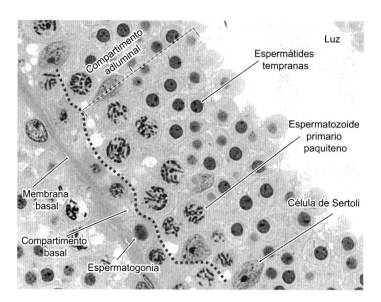

Figura 18-12A. Epitelio seminífero en estadio III. H&E, *izquierda* ×207; *derecha* ×747

El **epitelio seminífero en estadio III** se muestra a bajo aumento (*izquierda*), y una representación detallada de la región se indica en el *recuadro* (*derecha*). El estadio III tiene una composición de células espermatogénicas similar a la del estadio II, excepto por la ausencia de los espermatozoides que se desprenden en la superficie y la presencia añadida de una nueva generación de espermatocitos primarios cerca de la membrana basal (no se aprecia con facilidad). Este estadio se caracteriza por lo siguiente: (1) hay una ausencia de **espermatozoides desprendidos,** que han sido liberados en la luz para suspenderse en el líquido testicular y transportarse a lo largo de los conductos genitales. (2) Las **espermátides tempranas** con núcleos redondos se han desplazado a la superficie del epitelio. (3) Existe la presencia continua de una generación (cohorte) de **espermatocitos primarios** en el estadio paquiteno de la profase I. (4) Una nueva generación de espermatocitos primarios se ha desplazado del **compartimento basal** al **adluminal,** aunque es difícil distinguirlos. Los compartimentos se crean mediante **uniones estrechas** de las **células de Sertoli** vecinas. El *compartimento basal* está situado en el lado de la membrana basal de las uniones estrechas entre las **células de Sertoli,** y contiene espermatogonias. El *compartimento adluminal* está situado por encima de las uniones y hacia la luz y contiene espermatocitos y espermátides. Las uniones estrechas establecen una **barrera hematotesticular** que impide que las inmunoglobulinas entren en el compartimento adluminal. Los espermatocitos primarios recién formados salen del compartimento basal y entran en el compartimento adluminal por el crecimiento de los procesos extendidos desde las células de Sertoli locales.

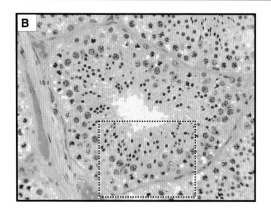

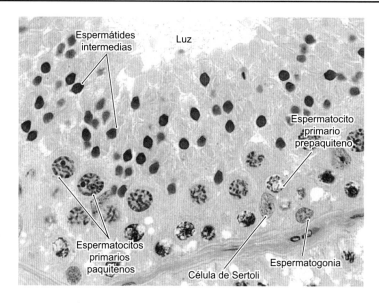

Figura 18-12B. Epitelio seminífero en estadio IV. H&E, *izquierda* ×207; *derecha* ×747

El **epitelio seminífero en estadio IV** se muestra a bajo aumento (*izquierda*), y una representación detallada de la región se indica en el *recuadro* (*derecha*). El estadio IV difiere del estadio III sobre todo en la progresión de la generación de espermátides tempranas (en el estadio III) a espermátides intermedias (en el estadio IV). El estadio IV tiene la siguiente composición: (1) **espermátides intermedias** con núcleos en forma de diamante o irregulares; (2) una generación de espermatocitos primarios en el **paquiteno** de la profase I; (3) una generación separada de espermatocitos primarios en una fase temprana (**prepaquiteno**) de la profase I, y (4) **espermatogonias tipo A** en el compartimento basal.

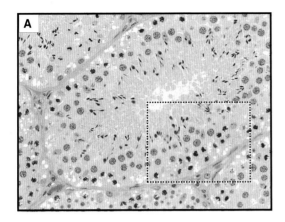

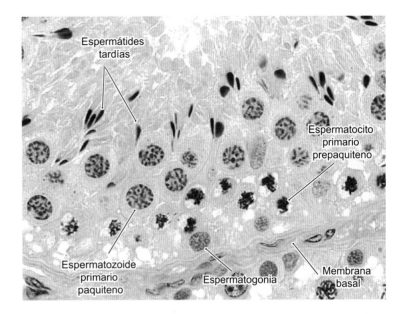

Figura 18-13A. Epitelio seminífero en estadio V. H&E, *izquierda* ×207; *derecha* ×747

El **epitelio seminífero en estadio V** se muestra a bajo aumento (*izquierda*), y una representación detallada de la región se indica en el *recuadro* (*derecha*). En este ejemplo, el estadio V presenta espermátides tardías recién desarrolladas y dos generaciones de espermatocitos primarios. El estadio V se caracteriza por lo siguiente: (1) no hay espermátides tempranas ni intermedias; solo hay **espermátides tardías**. El citoplasma de cada espermátide tardía se extiende desde el núcleo puntiagudo hacia la luz. (2) Hay dos generaciones (tanto **paquitenos** como **prepaquitenos**) de **espermatocitos primarios**. (3) Las **espermatogonias tipo A** están presentes, como siempre, en el compartimento basal.

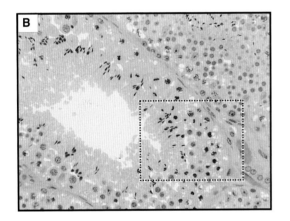

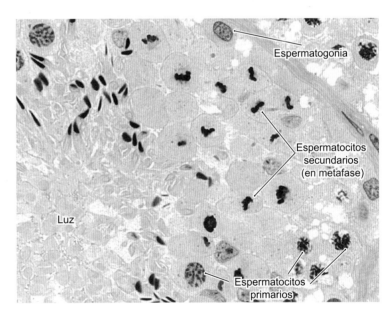

Figura 18-13B. Epitelio seminífero en estadio VI. H&E, *izquierda* ×207; *derecha* ×747

El **epitelio seminífero en estadio VI** se muestra a bajo aumento (*izquierda*), y una representación detallada de la región se indica en el *recuadro* (*derecha*). El rasgo más característico del estadio VI es la presencia de **metafases de espermatocitos primarios** o **secundarios**, que solo están presentes en este estadio. Los espermatocitos secundarios interfásicos también aparecen en el estadio VI, pero rara vez son evidentes. Las características de este estadio son las siguientes: (1) las **espermátides tardías** están presentes en el epitelio cerca de la luz. (2) Los **espermatocitos** se dividen con sus cromosomas agrupados en el centro del citoplasma. (3) Existe una generación separada de espermatocitos primarios en **profase**, aunque no se distinguen con facilidad. (4) Hay **espermatogonias tipo A**. Se trata de un estadio muy activo durante el cual cada miembro de la cohorte más antigua de espermatocitos primarios completa la primera división meiótica para producir dos espermatocitos secundarios y, en un tiempo muy corto, cada espermatocito secundario completa la segunda división meiótica para producir dos espermátides.

Conductos genitales intratesticulares

A

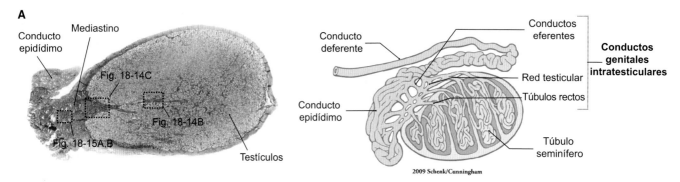

Figura 18-14A. Conductos genitales intratesticulares. H&E, ×6

La serie de conductos que transportan los espermatozoides desde los túbulos seminíferos hasta el exterior del cuerpo masculino se denominan **conductos genitales**. Incluyen **conductos genitales intratesticulares** y **extratesticulares**. Los *conductos genitales intratesticulares* se refieren a los conductos del interior de los testículos. Están compuestos por los **túbulos rectos**, la **red testicular** y los **conductos eferentes**. Los *conductos genitales extratesticulares* incluyen el **conducto epidídimo**, el **conducto deferente**, los **conductos eyaculadores** y la **uretra**.

TÚBULOS RECTOS Y RED TESTICULAR

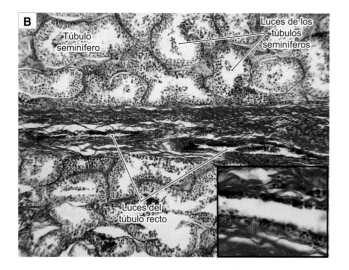

Figura 18-14B. Túbulos rectos. H&E, ×71; *recuadro* ×210

Los **túbulos rectos** son túbulos cortos (de alrededor de 1 mm) y rectos que transportan los espermatozoides desde los túbulos seminíferos hasta la red testicular. Cada túbulo recto está revestido por una sola capa de células epiteliales cúbicas y se apoya en una capa de tejido conjuntivo denso. Se encuentra en el septum (tejido conjuntivo) y se abre en la red testicular en el mediastino. La porción terminal de los túbulos seminíferos está revestida por células de Sertoli. Las células germinales de los túbulos seminíferos se reducen de modo gradual en número cerca de los túbulos rectos y desaparecen en la porción terminal. Los **espermatozoides** son empujados hacia delante por el flujo del líquido testicular a través de los túbulos rectos y hacia la **red testicular**. El ejemplo muestra dos segmentos de un túbulo recto.

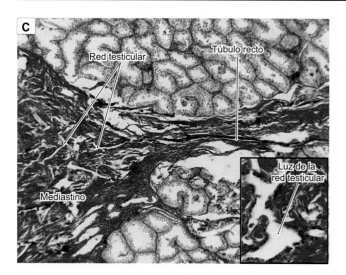

Figura 18-14C. Red testicular. H&E, ×35; *recuadro* ×163

La **red testicular** es una red de túbulos interconectados situada en el mediastino. Estos túbulos tienen una luz irregular y están revestidos por un epitelio cúbico simple y sostenidos por un tejido conjuntivo denso. Este ejemplo muestra la porción terminal del túbulo recto que se abre en el túbulo de la red testicular.

CONDUCTOS EFERENTES

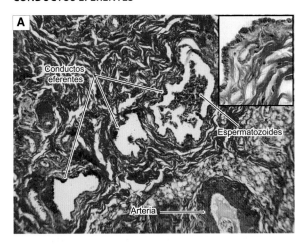

Figura 18-15A. Conductos eferentes. H&E, ×68; *recuadro* ×234

Hay entre 15 y 20 túbulos de **conductos eferentes** que van desde la red testicular en el mediastino hasta la cabeza del epidídimo. Los conductos eferentes están revestidos por dos tipos de células epiteliales: **células cúbicas no ciliadas** con **microvellosidades (células absorbentes)** y **células cilíndricas ciliadas.** Se distribuyen de forma alternativa en la superficie luminal de los conductos eferentes. El epitelio de los conductos eferentes está sostenido por una fina capa de tejido conjuntivo; debajo de ella hay una fina capa de músculo liso circular que se contrae para mover el líquido testicular y los espermatozoides hacia el conducto epidídimo (*recuadro*). Las células musculares lisas están intercaladas con algunas fibras elásticas. La capa muscular se hace más gruesa a medida que se acerca al conducto epidídimo.

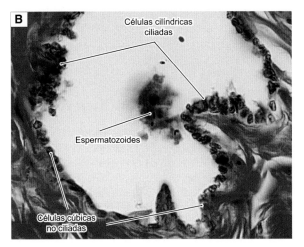

Figura 18-15B. Conductos eferentes. H&E, ×463

Se muestra un ejemplo de **conductos eferentes** a gran aumento. Las **células cúbicas no ciliadas** tienen una función de absorción, al captar el exceso de líquido testicular secretado por los túbulos seminíferos y aumentar la concentración de espermatozoides en la luz de los conductos eferentes. Las **células cilíndricas ciliadas** de los conductos eferentes tienen una función móvil, y arrastran tanto los espermatozoides como el líquido testicular hacia el epidídimo.

CORRELACIÓN CLÍNICA

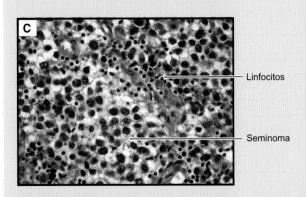

Figura 18-15C. **Seminoma de testículo.** H&E, ×192

La mayoría de los tumores de los testículos surge del epitelio germinal de los túbulos seminíferos; por lo tanto, este grupo se denomina **tumores de células germinales,** y pueden dividirse en **seminomas.** Todos los demás tumores de células germinales se denominan **no seminomatosos;** entre ellos se incluyen el **coriocarcinoma,** el **carcinoma embrionario,** el **tumor del saco vitelino** y el **teratoma.** Los seminomas son el tumor de células germinales más común de los testículos y es más probable que se presenten en su forma pura, ya que los tumores de células germinales suelen contener múltiples tipos de tumores (**tumores mixtos de células germinales**). Los tumores de células germinales tienden a surgir de lesiones *in situ* del epitelio germinal denominadas **neoplasias de células germinales intratubulares (NCGI).** La incidencia del seminoma alcanza su máximo en la cuarta y quinta décadas de la vida. La **criptorquidia** y la **disgenesia gonadal** son factores de riesgo para los tumores de células germinales. Los pacientes presentan un agrandamiento indoloro de los testículos. A grandes rasgos, los seminomas clásicos son circunscritos y carnosos. Desde el punto de vista histológico, el seminoma clásico consiste en láminas de células grandes con bordes celulares y nucléolos definidos, infiltradas con **linfocitos.** Estas células suelen ser positivas para la **fosfatasa alcalina placentaria** en las preparaciones inmunohistoquímicas. Debido a la posibilidad de diseminación a través de los planos fasciales, no se recomienda la biopsia. Los seminomas son muy sensibles a la radiación y a la quimioterapia.

Conductos genitales extratesticulares

CONDUCTO EPIDÍDIMO

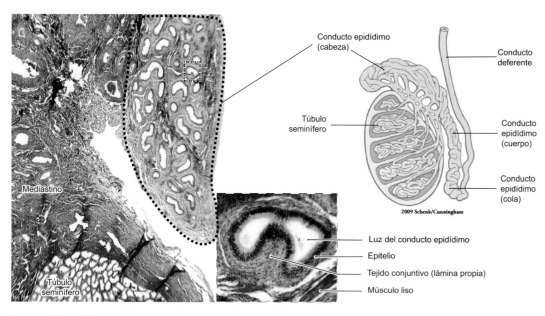

Figura 18-16. Conducto epidídimo. H&E, ×11; *recuadro* ×75

Este es un ejemplo del **conducto epidídimo** en la región de la cabeza. El conducto epidídimo es un tubo único muy enroscado de unos 4 a 5 m de longitud. Conecta los **conductos eferentes** con el **conducto deferente**. El conducto epidídimo está revestido por un epitelio cilíndrico seudoestratificado con estereocilios largos y está sostenido por tejido conjuntivo (lámina propia) y una capa muscular lisa circular en su pared. El conducto epidídimo puede dividirse en tres regiones: **cabeza, cuerpo** y **cola**. La *cabeza* del conducto epidídimo, también llamada **región inicial**, recibe los espermatozoides de los conductos eferentes. Los espermatozoides de la cabeza del conducto epidídimo son débiles e incapaces de funcionar de forma eficaz en la fecundación. Atraviesan la región del *cuerpo* con la ayuda de la contracción del músculo liso de la pared del conducto epidídimo y se almacenan en la región de la *cola*, donde los espermatozoides sufren la maduración. La maduración de los espermatozoides está condicionada por las hormonas andrógenas. El último paso de la maduración se denomina **capacitación** y solo se produce después de que los espermatozoides entren en el tracto reproductor femenino. La capacitación permite a los espermatozoides penetrar en el óvulo y fecundarlo.

La **epididimitis** es una inflamación del epidídimo. Las causas más comunes son las infecciones por *Chlamydia trachomatis*, *Escherichia coli* y *Neisseria gonorrhoeae*. En el hombre, la **uretritis** (una inflamación de la uretra) suele estar asociada con la epididimitis. La epididimitis crónica puede provocar infertilidad, ya que los espermatozoides se almacenan y maduran en la cola del conducto epidídimo.

Vía de conducción de los espermatozoides a través de los conductos genitales

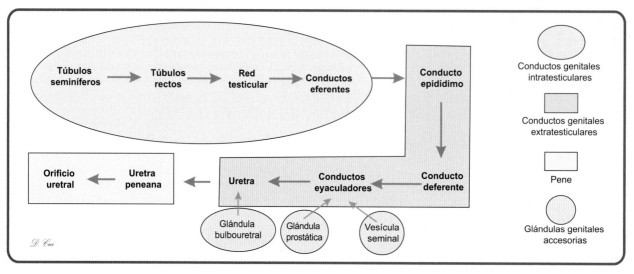

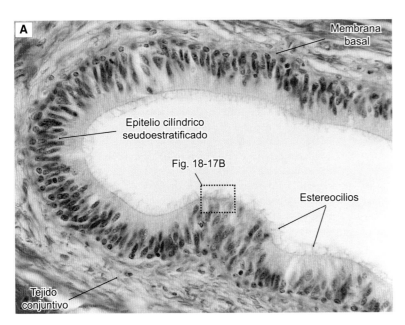

Figura 18-17A. Epitelio del conducto epidídimo. H&E, ×305

El **epitelio del conducto epidídimo** es un **epitelio cilíndrico seudoestratificado** compuesto por **células basales** y **células principales**. Las *células basales* son cortas con núcleos redondos; son células troncales y son capaces de diferenciarse en células principales. Las *células principales* son células cilíndricas con núcleos alargados y estereocilios apicales (microvellosidades largas, de 10 μm o más de longitud, que funcionan en la absorción pero no tienen función móvil). Absorben grandes volúmenes de líquido testicular. Las células principales también desempeñan un papel importante en la secreción de glicerofosfocolina, que inhibe la **capacitación** de los espermatozoides prematuros en el tracto reproductor masculino. Por lo regular, la capacitación solo se produce después de que los espermatozoides entren en el tracto reproductor femenino.

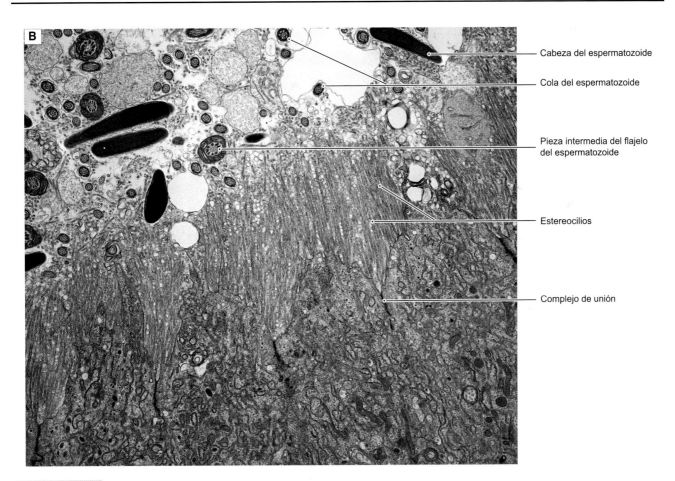

Figura 18-17B. Epitelio del conducto epidídimo. ME, ×5 900

La vista se limita a una parte de la luz y a los extremos apicales de las células epiteliales cilíndricas que forman la pared del **conducto epidídimo**. Los **complejos de unión** entre las células epiteliales vecinas sellan el contenido de la luz del compartimento intersticial subyacente al epitelio. Las microvellosidades en extremo largas (**estereocilios**) son un reflejo de la gran cantidad de líquido testicular que reabsorbe el conducto epidídimo. La luz es el lugar de almacenamiento y maduración final de los espermatozoides que han sido entregados al epidídimo por el flujo del líquido testicular. Obsérvense las secciones orientadas al azar a través de las **cabezas**, la **pieza intermedia del flajelo del espermatozoide** y las **colas** de los **espermatozoides** en la luz.

CONDUCTO DEFERENTE Y CORDÓN ESPERMÁTICO

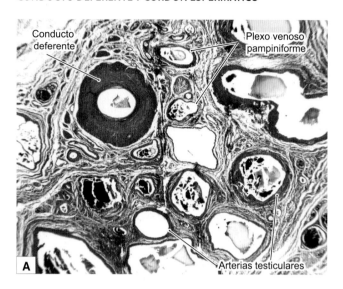

Figura 18-18A. Conducto deferente, cordón espermático. H&E, ×11

El **conducto deferente** (*vas deferens*) está formado por tubos bilaterales que continúan desde las colas del **conducto epidídimo** izquierdo y derecho. Cada conducto mide entre 30 y 40 cm de largo y está rodeado por una gruesa pared de músculo liso. Cada conducto deferente reside dentro de un **cordón espermático** en su recorrido desde los testículos a través de la pared abdominal hasta el pene. La porción distal del conducto deferente se agranda y se denomina **ampolla**. El cordón espermático contiene el **conducto deferente**, la **arteria testicular**, el **plexo venoso pampiniforme**, los **nervios** y los **vasos linfáticos** dentro del tejido conjuntivo.

El cordón espermático es un cordón vascular muy largo que contiene los vasos testiculares que proporcionan el suministro de sangre a los testículos. Si se presenta una **torsión testicular** (torsión del cordón espermático), puede producirse un dolor testicular agudo y una necrosis del tejido testicular debido a la interrupción del suministro de sangre de las arterias o, con más frecuencia, debido a un infarto venoso.

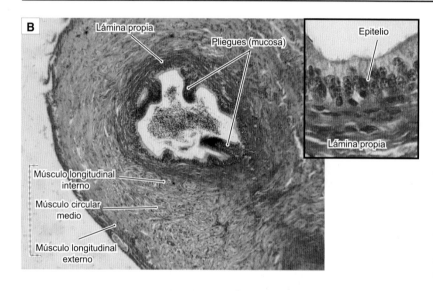

Figura 18-18B. Conducto deferente. H&E, ×69; *recuadro* ×476

El revestimiento del **conducto deferente**, al igual que el del epidídimo, es un epitelio cilíndrico seudoestratificado. El conducto deferente se caracteriza por los pliegues de la mucosa en forma de dedo que se extienden hacia la luz. La capa muscular gruesa contiene músculo longitudinal interno, músculo circular medio y músculo longitudinal externo, aunque estas capas musculares no son fáciles de distinguir entre sí. El músculo longitudinal externo está cubierto por una adventicia (capa de tejido conjuntivo). El músculo liso del conducto deferente está inervado de manera profusa por fibras nerviosas simpáticas posganglionares, que inician la eyaculación cuando se activan. El *recuadro* muestra el epitelio cilíndrico seudoestratificado con estereocilios del conducto deferente.

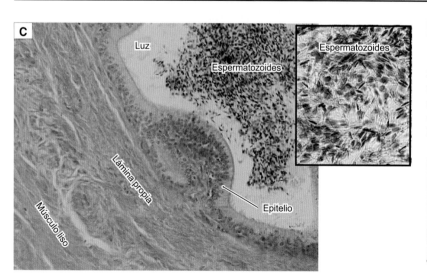

Figura 18-18C. Conducto deferente. Tinción de Van Gieson, ×139; *recuadro* ×476

Se muestra un ejemplo de **conducto deferente** con la tinción de van Gieson. Los núcleos de los espermatozoides son de color marrón a negro y se encuentran en la luz del conducto deferente. El músculo liso se halla debajo de la lámina propia.

La **vasectomía** (**deferentectomía**) es un procedimiento quirúrgico menor para la esterilización del hombre, en el que se suelen seccionar y sellar ambos lados de la porción proximal del conducto deferente. El procedimiento impide que los espermatozoides entren en la uretra del pene.

CONDUCTO EYACULADOR Y URETRA PROSTÁTICA

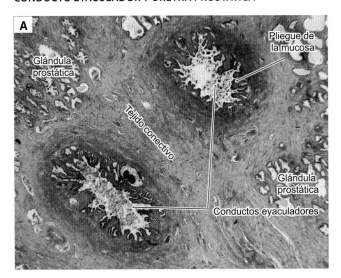

A

Glándula prostática

Pliegue de la mucosa

Tejido conectivo

Glándula prostática

Conductos eyaculadores

Figura 18-19A. Conducto eyaculador, glándula prostática. H&E, ×11

La ampolla del conducto deferente continúa tras unirse con el conducto de la vesícula seminal para formar el **conducto eyaculador**. Los dos conductos eyaculadores atraviesan la glándula prostática para unirse a la uretra. Cada conducto eyaculador es un tubo corto y recto (de 1 a 2 cm de longitud) y tiene una pared delgada revestida por **epitelio cilíndrico seudoestratificado** (o **simple**) sostenida por tejido conjuntivo. El músculo liso está presente en el segmento inicial pero desaparece en la mayoría de los conductos eyaculadores. En esta figura se muestra un ejemplo de los dos conductos eyaculadores dentro de la glándula prostática, rodeados de grandes cantidades de tejido conjuntivo. La mucosa forma muchos pliegues que se extienden hacia la luz. Esta puede contener **concreciones prostáticas** (material de secreción de la glándula prostática a menudo visto en adultos mayores de sexo masculino).

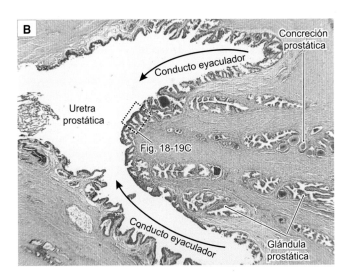

B

Concreción prostática

Conducto eyaculador

Uretra prostática

Fig. 18-19C

Conducto eyaculador

Glándula prostática

Figura 18-19B. Conducto eyaculador, glándula prostática. H&E, ×34

Los **conductos eyaculadores** penetran en la glándula prostática y se abren en la **uretra prostática**, en el **colículo seminal** (también llamado *verum montanum*), en la pared posterior de la uretra prostática. Esta porción de la uretra tiene una mucosa gruesa y pliegues poco profundos, como se muestra en la imagen. La función de los conductos eyaculadores es transportar los espermatozoides y el líquido seminal hacia la uretra prostática. La uretra incluye tres partes: la **uretra prostática** (parte proximal, cerca de la vejiga), la **uretra membranosa** (parte intermedia) y la **uretra peneana** (**esponjosa**; parte distal). Las concreciones prostáticas, también llamadas **cuerpos amiláceos**, están presentes en la luz de la glándula prostática que se muestra aquí.

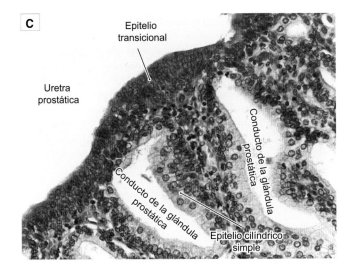

C

Epitelio transicional

Uretra prostática

Conducto de la glándula prostática

Conducto de la glándula prostática

Epitelio cilíndrico simple

Figura 18-19C. Epitelio de la uretra prostática. H&E, ×272

En el lugar en el que los dos conductos eyaculadores se unen con la uretra prostática, el epitelio pasa de ser cilíndrico simple o seudoestratificado al epitelio transicional característico del sistema urinario. A continuación se muestra un ejemplo de **epitelio de la uretra prostática** a mayor aumento; está tomado del *recuadro punteado* indicado en la figura 18-19B. El epitelio del conducto de la glándula prostática es un epitelio cilíndrico simple con núcleos redondos. Las secreciones prostáticas llegan a la uretra prostática a través de numerosos conductos pequeños de la glándula prostática.

Glándulas genitales accesorias

GLÁNDULA PROSTÁTICA

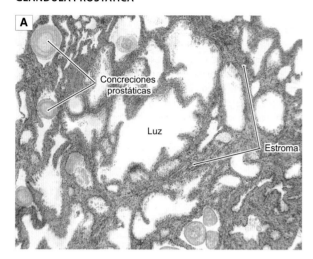

A

Concreciones prostáticas

Luz

Estroma

Figura 18-20A. Glándula prostática. H&E, ×34

La **glándula prostática** es similar a una castaña en tamaño y forma. Rodea la porción inicial de la uretra urinaria (**uretra prostática**) donde la uretra sale de la vejiga. La glándula prostática está atravesada por los dos **conductos eyaculadores** y la **uretra**. Contiene muchas **glándulas tubuloalveolares** muy **ramificadas** (**glándulas tubuloalveolares compuestas**; unas 30-50). Cada glándula tiene un conducto que vierte sus productos en la **uretra prostática**. La mucosa de la glándula prostática está muy plegada y revestida por un epitelio cilíndrico simple, que se apoya en un estroma (delgada capa de fibras de tejido conjuntivo con muchas células musculares lisas). Este es un ejemplo de la glándula prostática con su característica luz irregular que puede contener **concreciones prostáticas**. Estas concreciones también se conocen como **cuerpos amiláceos** y son más prominentes en los hombres de edad avanzada; se componen de material secretado por la glándula prostática.

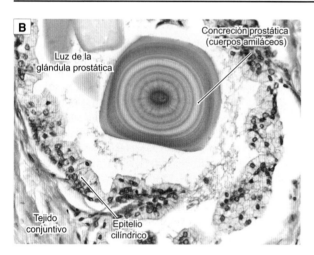

B

Concreción prostática (cuerpos amiláceos)

Luz de la glándula prostática

Tejido conjuntivo

Epitelio cilíndrico

Figura 18-20B. Glándula prostática. H&E, ×272

Se muestra una luz de la **glándula prostática** que alberga una **concreción prostática** (**cuerpo amiláceo**). Se trata de secreciones prostáticas calcificadas que suelen presentar anillos concéntricos. Estas estructuras aumentan en número con la edad. La secreción de la glándula prostática contiene **enzimas proteolíticas, fosfatasa ácida, ácido cítrico, fibrinolisina** y **lípidos**. Las células epiteliales tienen forma cilíndrica con núcleos redondos situados en la base. La glándula prostática produce secreciones que desembocan en la uretra para mezclarse con los **espermatozoides** y el **líquido de la vesícula seminal** para formar el semen. La secreción prostática desempeña un papel importante al licuar el semen coagulado, ayudar a expulsar los espermatozoides y aumentar su movilidad y tasa de supervivencia una vez que el semen se ha trasladado al tracto reproductor femenino.

CORRELACIÓN CLÍNICA

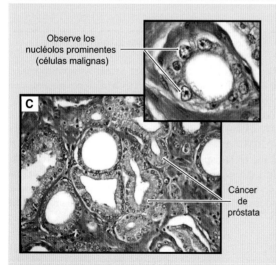

Observe los nucléolos prominentes (células malignas)

C

Cáncer de próstata

Figura 18-20C. Cáncer de próstata. H&E, ×96; *recuadro* ×164

El **cáncer de próstata** es el más frecuente en los hombres y suele afectar a los mayores de 50 años de edad. Puede observarse en hombres más jóvenes, pero es inusual antes de los 40 años. La etiología del cáncer de próstata es esquiva, pero entre los factores de riesgo conocidos se encuentran los antecedentes familiares positivos, la raza afroamericana, las influencias hormonales androgénicas y los factores ambientales. La mayoría de los cánceres de próstata es un adenocarcinoma que surge del componente glandular de la próstata. Los pacientes pueden manifestar síntomas urinarios, como dificultad para iniciar o detener el chorro de orina, o **disuria** (dolor al orinar). Otros pacientes pueden presentar primero dolor óseo debido a una enfermedad metastásica avanzada. A muchos pacientes se les diagnostica el cáncer de próstata mediante programas de cribado que utilizan el tacto rectal y la **prueba de antígeno prostático específico** (PSA, *prostate specific antigen*) en suero, además de una biopsia con aguja si está indicada. Desde el punto de vista histológico, el aspecto del cáncer de próstata es muy variado, desde **estructuras tubulares bien formadas** hasta **células malignas** individuales infiltradas. Los cánceres de próstata se clasifican de manera histológica según el **sistema de Gleason**, del 1 (bien diferenciado) al 5 (mal diferenciado). El tratamiento del cáncer de próstata puede incluir quimioterapia, manipulación hormonal, radioterapia (haz externo e implantes radiactivos) o prostatectomía radical. Para algunos pacientes, en especial los adultos mayores, la espera vigilante puede ser una alternativa razonable.

VESÍCULAS SEMINALES

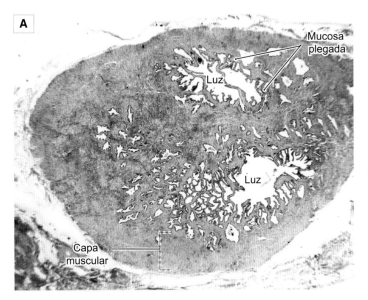

Mucosa plegada

Luz

Luz

Capa muscular

Figura 18-21A. Vesículas seminales. H&E, ×11

Las **vesículas seminales** son glándulas pareadas que se desarrollan a partir del conducto deferente. Cada vesícula seminal está formada por un único tubo muy enroscado con un conducto que se conecta a la porción terminal (**ampolla**) del **conducto deferente**. La ampolla del conducto deferente es continua con el conducto eyaculador. La mucosa de las vesículas seminales está muy ramificada y plegada y revestida en su mayor parte por un epitelio cilíndrico seudoestratificado. El epitelio está sostenido por una delgada capa de tejido conjuntivo (**lámina propia**), y debajo de ella se encuentra la **capa muscular** compuesta por **músculo liso circular interno** y **longitudinal externo**. La contracción de la capa muscular empuja la secreción seminal hacia el conducto eyaculador durante la eyaculación.

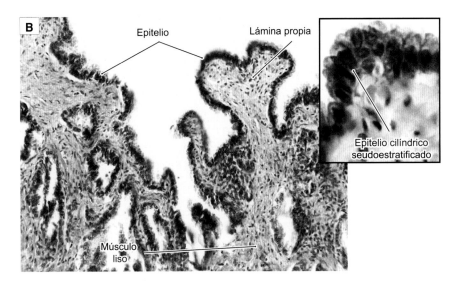

Epitelio

Lámina propia

Epitelio cilíndrico seudoestratificado

Músculo liso

Figura 18-21B. Vesícula seminal. H&E, ×278; *recuadro* ×635

Este es un ejemplo de la mucosa de la **vesícula seminal**. Se muestra el **epitelio cilíndrico seudoestratificado no ciliado** (*recuadro*), la **lámina propia** subyacente y algunas **fibras musculares lisas**. El epitelio de la vesícula seminal varía de simple a cilíndrico seudoestratificado. La mucosa aparece ramificada y plegada. El epitelio contiene células basales y células secretoras con abundante retículo endoplásmico rugoso y complejos de Golgi bien desarrollados.

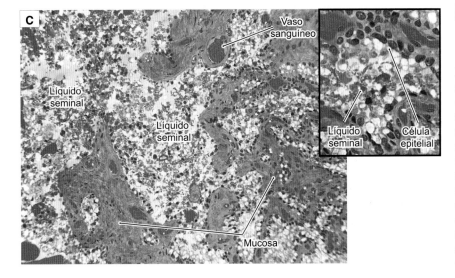

Vaso sanguíneo

Líquido seminal

Líquido seminal

Líquido seminal

Célula epitelial

Mucosa

Figura 18-21C. Vesícula seminal con líquido seminal. H&E, ×139; *recuadro* ×328

Las **vesículas seminales** producen grandes volúmenes de **líquido seminal**, que contribuye a cerca de 70% del volumen del semen. El líquido seminal contiene **fructosa** y otros **azúcares, prostaglandinas, flavinas, fosforilcolina, moco, vitamina C** y **proteínas**. La *fructosa* proporciona una fuente de energía para la motilidad de los espermatozoides; las *flavinas*, también conocidas como **pigmento lipocromo**, añaden un color amarillento al líquido seminal y tienen una fuerte cualidad fluorescente bajo la luz ultravioleta. El *recuadro* muestra el epitelio seminal y el líquido seminal (material viscoso) al llenar la luz de una vesícula seminal.

Pene

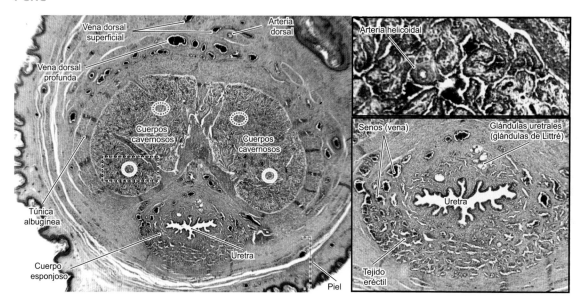

Figura 18-22. Generalidades del pene. H&E, ×13; *recuadro (superior)* ×67; *recuadro (inferior)* ×26

El **pene** está compuesto por tres cilindros de tejido eréctil: los dos **cuerpos cavernosos** y el **cuerpo esponjoso,** como se muestra a la *izquierda.* Cada *cuerpo cavernoso* está rodeado por una **túnica albugínea** (tejido conjuntivo grueso y denso); el *cuerpo esponjoso* está rodeado por una delgada capa de tejido conjuntivo con algunas fibras musculares lisas. La **uretra peneana** (**esponjosa**) está encerrada en el centro del cuerpo esponjoso y se extiende hasta el extremo terminal (**glande**) del pene. Cada cilindro contiene tejido eréctil compuesto por una red trabecular de venas (**senos**) rodeada de colágeno, fibras elásticas y células musculares lisas. Los tres cilindros, con su túnica albugínea, están rodeados por una **piel fina** sin pelo que contiene arterias, venas, nervios y tejido conjuntivo y está cubierta por epitelio plano estratificado. Los dos *círculos rojos* indican la posición de las **arterias profundas;** los *círculos amarillos* indican la posición de las **arterias helicoidales** en los cuerpos cavernosos.

El pene es abastecido por las **arterias dorsales,** y la sangre drena hacia las **venas dorsales.** Una disposición especial de los vasos sanguíneos denominada **derivación arteriovenosa** (**A-V**) permite que la sangre fluya directo de las arterias a las venas. En estado de erección, la derivación arteriovenosa se cierra, lo que hace que la sangre sea forzada desde las **arterias helicoidales** hacia los senos (espacios cavernosos) del tejido eréctil (*recuadro superior derecho*). La dilatación de los senos produce la **erección del pene.** La erección es activada por la estimulación parasimpática a través de los nervios espinales y las neuronas motoras parasimpáticas sacras preganglionares de la médula espinal (S2-S4). La fotomicrografía *inferior derecha* muestra la uretra peneana rodeada de **tejido eréctil** y **senos** (**venas**) llenos de sangre. Las **glándulas uretrales** (**glándulas de Littré**) son glándulas mucosas en la submucosa de la uretra peneana, también llamadas **glándulas parauretrales** (**periuretrales**). La secreción de las glándulas uretrales lubrica la uretra y contribuye al semen durante la eyaculación.

La condición clínica denominada **disfunción eréctil** se caracteriza por la incapacidad de producir o mantener la erección del pene. Esto ocurre debido a la insuficiencia de dilatación de los senos del tejido eréctil. Las causas son variadas, como los trastornos hormonales, los problemas neurológicos, la hipertensión, los factores psicológicos, el tabaquismo y el consumo de alcohol.

SINOPSIS 18-3 Términos clínicos y patológicos del aparato reproductor masculino

■ *NCGI:* lesiones intratubulares o *in situ* no invasivas dentro de los túbulos seminíferos que dan lugar a la mayoría de los tumores de células germinales del testículo del adulto; la NCGI se encuentra a menudo adyacente a los tumores de células germinales del testículo en el examen histológico.

■ *Criptorquidia:* falta de descenso, o descenso incompleto, de un testículo, desde la cavidad abdominal al escroto; el testículo puede permanecer intraabdominal o encontrarse en el canal inguinal; un testículo no descendido es un factor de riesgo para el desarrollo de tumores testiculares.

■ *Disgenesia gonadal:* desarrollo anormal de las gónadas con las consiguientes alteraciones en el desarrollo sexual; la disgenesia gonadal es un factor de riesgo para el desarrollo de tumores testiculares; la gónada subdesarrollada suele denominarse "gónada rayada".

■ *PSA:* proteína sintetizada por las células epiteliales de la próstata; los valores elevados de PSA en suero se asocian con procesos benignos como la hipertrofia prostática benigna, así como con el adenocarcinoma de próstata; la prueba de PSA se utiliza como examen de detección del cáncer de próstata, así como marcador tumoral en pacientes con antecedentes de cáncer de próstata que han recibido tratamiento.

De la histología a la patología

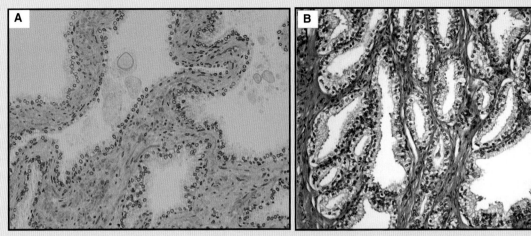

Figura 18-23.   Glándulas prostáticas normales e hiperplasia prostática benigna. H&E, ×100

Glándulas prostáticas normales a la *izquierda*. **Hiperplasia prostática benigna (HPB)** a la *derecha*. La HPB es un trastorno común que suele observarse en hombres mayores de 50 años de edad. Los signos y síntomas de la HPB suelen limitarse al tracto urinario inferior, que incluye frecuencia de la micción, nicturia, disuria inicial, urgencia y chorro urinario débil. El examen histológico de las muestras de HPB revela una hiperplasia con glándulas prostáticas apiñadas e hiperplásicas.

Preguntas de caso clínico

1. Un hombre de 32 años de edad se presentó con una masa testicular que aumentaba de tamaño desde hacía 8 meses. También se quejó de dolor abdominal de aparición lenta, debilidad y entumecimiento en la extremidad inferior derecha durante 3 meses. El paciente gozaba de buena salud hasta que se produjo este episodio, y nunca había sido operado. La exploración física reveló una masa no sensible de 6 cm en el testículo derecho y sensibilidad en el cuadrante inferior derecho. La linfadenopatía inguinal era palpable. El nivel de α-fetoproteína humana estaba dentro del rango normal. La ecografía mostró una masa de 6 cm de diámetro. La TC corporal mostró una lesión retroperitoneal de 12 cm que abarcaba la aorta y la vasculatura renal y empujaba el riñón derecho de manera lateral. No se encontraron lesiones metastásicas por encima del diafragma. Se realizó una orquiectomía derecha, seguida de quimioterapia. ¿Cuál es el diagnóstico más probable para esta paciente?

A. Absceso testicular.
B. Coriocarcinoma testicular.
C. Hidrocele testicular.
D. Seminoma testicular.
E. Tuberculosis testicular.

2. Un hombre de 62 años de edad fue remitido para una evaluación adicional de la retención urinaria. El paciente tenía antecedentes de hipertensión y obesidad, y fumaba 15 cigarrillos al día. Tomaba captopril, un inhibidor de la enzima convertidora de angiotensina (ECA) para su presión arterial. Los resultados de la exploración física mostraron una presión arterial de 148/94 y una próstata en extremo agrandada en el tacto rectal. Las pruebas de laboratorio revelaron una ligera proteinuria (30 mg/dL) sin hematuria. El antígeno prostático específico (PSA) y la α-fetoproteína estaban un tanto elevados (5.60 y 52.5 ng/mL, de forma respectiva). La TC mostró una masa de ~10 cm en la pelvis, que parecía provenir de la próstata. No se identificaron signos de metástasis en otras partes del sistema urinario. Se realizó una prostatectomía radical 3 días más tarde, y la muestra de la prostatectomía se fijó durante 24 horas antes de seccionarla y procesarla. El examen patológico reveló estructuras tubulares bien formadas con células moderadamente diferenciadas que mostraban nucléolos prominentes. ¿Cuál es el diagnóstico más probable para este paciente?

A. Hiperplasia prostática benigna.
B. Adenocarcinoma de próstata.
C. Sarcoidosis prostática.
D. Prostatitis.
E. Carcinoma urotelial.

19 Sistema reproductor femenino

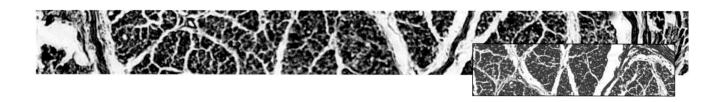

Introducción y conceptos clave del sistema reproductor femenino

El **sistema reproductor femenino** comprende los **ovarios**, las **trompas de Falopio**, el **útero**, la **vagina**, los **genitales externos** y las **glándulas mamarias**. Los *genitales externos* (**vulva**) incluyen los **labios menores**, los **labios mayores**, el **monte de Venus**, el **clítoris** y el **vestíbulo**. Los caracteres sexuales secundarios femeninos aparecen en la pubertad, junto con el ciclo menstrual mensual. Este ciclo de cambios en el sistema reproductor está influido por las interacciones entre el hipotálamo, la hipófisis, los ovarios y el útero; los eventos relacionados ocurren de forma periódica durante cada ciclo menstrual, que está influido por las hormonas, entre ellas la **hormona foliculoestimulante (FSH)**, la **hormona luteinizante (LH)**, los **estrógenos** y la **progesterona**. Estas hormonas provocan cambios en los órganos reproductores femeninos y sus funciones, promueven el desarrollo de los folículos y los ovocitos, y producen un entorno ideal para la fecundación, la implantación y el crecimiento del feto. El sistema reproductor femenino desempeña un papel importante en la **producción** y **regulación** de las hormonas femeninas (estrógeno y progesterona) y en el desarrollo y mantenimiento de las características sexuales femeninas.

Ovarios

Los **ovarios** son estructuras pareadas, con forma de almendra, situadas en la parte superior de la cavidad pélvica. Su tamaño y posición varían según la edad y el estado reproductivo de la mujer. Los ovarios están suspendidos por el **mesovario** del ligamento ancho y están unidos al útero por el ligamento del ovario. Cada ovario tiene una **corteza** y una **médula**. La *corteza* contiene numerosos **folículos en desarrollo** en diversas fases, así como **estructuras posovulatorias**, un **cuerpo lúteo** y varios **cuerpos** *albicans*. Cada folículo en desarrollo contiene un **ovocito**. La *médula* se compone de tejido conjuntivo laxo y de vasos sanguíneos, fibras nerviosas y vasos linfáticos.

1. *Folículos primordiales:* en la etapa más temprana del desarrollo folicular, los **folículos primordiales** descansan en la periferia de la corteza. Cada folículo primordial está formado por un **ovocito primario** rodeado por una sola capa de células planas de soporte llamadas **células foliculares**. El **ovocito** es pequeño (unos 20-30 µm) y se encuentra en la profase (**dictioteno**) de la meiosis I. El núcleo del ovocito tiene un aspecto pálido y contiene cromatina descondensada.

2. *Folículos primarios:* en la pubertad, los folículos primordiales comienzan a crecer, el ovocito incrementa su tamaño y las células foliculares de soporte también aumentan de tamaño y se convierten en células cúbicas. Estas células foliculares se denominan ahora **células de la granulosa**. Cuando el ovocito del **folículo primario** está rodeado por una sola capa de células de la granulosa, el folículo se denomina **folículo primario unilaminar**. A medida que el ovocito aumenta de tamaño, las células de la granulosa acumulan más capas, y el folículo se denomina **folículo primario multilaminar**. La **zona pelúcida**, una capa gelatinosa entre el ovocito y las células de la granulosa, aparece por primera vez en el folículo primario multilaminar.

3. *Folículos secundarios:* a medida que las células de la granulosa siguen su proliferación, el tamaño del folículo aumenta y se desarrollan espacios llenos de líquido folicular (**folículos líquidos**) entre las células. Estos espacios se fusionan para convertirse en un único y gran espacio llamado **antro**. Las células del estroma que cubren el folículo se desarrollan en una capa llamada **teca folicular**. La teca folicular está bien desarrollada en el **folículo secundario**, e incluye la **teca interna** y la **teca externa**.

4. *Folículo de Graaf (preovulatorio):* en su fase final, el folículo alcanza un tamaño máximo de hasta 25 mm (2.5 cm). Este folículo tiene un gran antro lleno de folículos líquidos. Ha alcanzado su fase de madurez y está preparado para liberar el ovocito

(**ovulación**). El ovocito ha alcanzado su máximo tamaño y está incrustado en un montón de células de la granulosa que sobresalen en el antro. Las células de la granulosa que están en contacto inmediato con el ovocito se denominan *corona radiata* y permanecen con el ovocito en el momento de la ovulación. El **folículo de Graaf** sobresale de la superficie del ovario. En respuesta a un aumento repentino del nivel de LH (**oleada de LH**), el ovocito reanuda la división meiótica, se detiene como **ovocito secundario** y entonces se produce la ovulación.

5. *Estructuras posovulatorias:* tras la ovulación, el resto del folículo de Graaf se convierte en el **cuerpo lúteo** y continúa la producción de hormonas esteroides. Si ocurren la fecundación y la implantación, el cuerpo lúteo permanecerá activo y seguirá la generación de progesterona durante los primeros 6 meses de embarazo. Si la fecundación no ocurre, el cuerpo lúteo se degenera al cabo de 10 a 14 días y se convierte en el **cuerpo** *albicans*.

Trompas de Falopio (oviductos)

Las trompas uterinas (de Falopio), también llamadas oviductos, son tubos pareados, musculares y abiertos que reciben el óvulo y proporcionan un entorno ideal para la fecundación. Cada **trompa de Falopio** tiene cuatro regiones: el **infundíbulo**, la **ampolla**, el **istmo** y la **porción intramural**. La fecundación suele producirse en la ampolla de la trompa de Falopio. La pared de la trompa de Falopio tiene una **mucosa** que contiene células ciliadas y células secretoras (en forma de clavija) en su epitelio, una **capa muscular** y una cubierta exterior de **serosa**.

Útero

El **útero** es un órgano muscular con forma de pera que se conecta a las dos trompas de Falopio y a la vagina a través del cuello uterino. Es el lugar de **implantación** y **placentación**. La *implantación* es la fijación del **blastocisto** a la pared uterina; la *placentación* es el establecimiento de una **placenta** que nutre al embrión y al feto en desarrollo a través del **cordón umbilical**. El útero tiene una pared gruesa, formada por **endometrio** (mucosa), **miometrio** (capa muscular) y **serosa**. El útero puede dividirse en tres regiones: el **fondo**, el **cuerpo** y el **cuello uterino**. El endometrio experimenta los siguientes cambios morfológicos y funcionales durante el ciclo menstrual.

1. *Fase menstrual:* es la fase inicial (días 1-4 del ciclo). La capa funcional del endometrio se desprende y sangra unas 2 semanas después de la ovulación si no se produce la fecundación.

2. *Fase proliferativa:* tras la fase menstrual (días 5-14 del ciclo), la capa funcional del endometrio se recupera y se reconstruye. Sus glándulas aparecen rectas y su superficie es lisa.

3. *Fase secretora:* en esta fase (días 15-28 del ciclo), el endometrio se prepara para la implantación. El endometrio se engrosa y las glándulas aparecen enroscadas con grandes luces y un aspecto característico de dientes de sierra. En estos cambios influye

sobre todo la **progesterona**. Si un **blastocisto** se incrusta en el endometrio (**implantación**), el desarrollo de la placenta se produce en poco tiempo.

Vagina

La **vagina** es un tubo muscular que conecta el cuello uterino con los genitales externos. Se compone de **mucosa**, **capa muscular** y **adventicia** y funciona como órgano copulador y vía de parto.

Glándulas mamarias

Las **glándulas mamarias** son glándulas exocrinas emparejadas situadas bajo la piel del pecho. Estas glándulas pueden clasificarse como **glándulas tubuloalveolares compuestas**. En la mujer, las glándulas mamarias sufren cambios morfológicos y funcionales en respuesta a las hormonas femeninas (**estrógeno, progesterona**). Al final del embarazo, las glándulas mamarias se preparan para producir leche (**lactancia**) para el recién nacido.

SINOPSIS 19-1 Términos clínicos y patológicos del sistema reproductor femenino

■ *Endofítico:* término para describir un proceso que crece hacia dentro, como una neoplasia que crece en el interior de un órgano.

■ *Exofítico:* término para describir un proceso que crece hacia el exterior, como una neoplasia que crece de manera externa en un órgano o dentro la luz de un órgano.

■ *Hemoperitoneo:* sangre dentro de la cavidad peritoneal debido a diversas causas, como un traumatismo, la rotura de un tumor o la rotura de un embarazo ectópico.

■ *Menorragia:* se refiere a un sangrado uterino excesivo o prolongado a intervalos regulares durante la menstruación; algunas causas son los leiomiomas uterinos, la anovulación y la disfunción ovárica, el desequilibrio hormonal, la tendencia a la hemorragia y las neoplasias.

■ *Metrorragia:* se refiere a una hemorragia uterina a intervalos irregulares, a menudo en momentos entre los periodos menstruales esperados; las causas pueden ser similares a las de la menorragia e incluyen el desequilibrio hormonal, las neoplasias, los pólipos uterinos y la tendencia al sangrado.

■ *Nuliparidad:* término utilizado para describir que nunca se ha dado a luz a un hijo; por el contrario, una mujer que ha dado a luz a dos o más hijos se denomina *multípara*.

Anatomía de los órganos femeninos

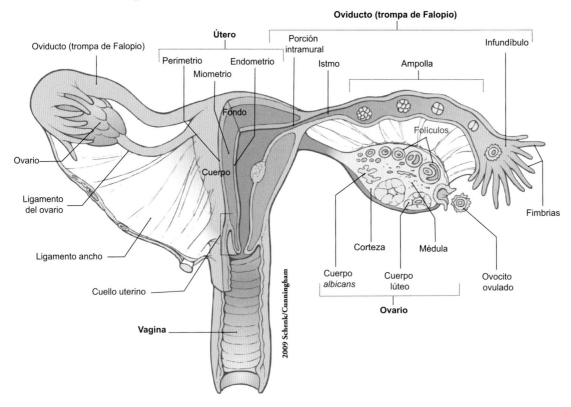

Figura 19-1. Generalidades de los órganos femeninos.

El **sistema reproductor femenino** se encarga de la reproducción y de la secreción de hormonas femeninas que mantienen las características sexuales de la mujer. Está formado por dos **ovarios**, dos **trompas de Falopio**, el **útero**, la **vagina**, los **genitales externos** y dos **glándulas mamarias**. Cada *ovario* tiene una **médula** y una **corteza** que contienen diferentes etapas de los **folículos en desarrollo**, el **cuerpo lúteo** y el **cuerpo albicans**. La trompa uterina (de Falopio) es un tubo muscular que capta y transporta el ovocito ovulado y funciona como lugar normal de fecundación. Puede dividirse en **infundíbulo, ampolla, istmo y porciones intramurales**. El *útero* es una cámara de paredes gruesas que puede dividirse en tres regiones: el **fondo**, el **cuerpo** y el **cuello uterino**. El *fondo* y el *cuerpo* del útero se componen de **endometrio, miometrio y serosa**; el endometrio sufre grandes cambios durante el ciclo menstrual. La mucosa del *cuello uterino* no sufre cambios estructurales durante el ciclo menstrual; sin embargo, las secreciones de la mucosa cambian en función de las concentraciones hormonales durante el ciclo menstrual. La mayoría de los órganos femeninos sufre algún grado de cambio durante el ciclo menstrual en respuesta a los cambios en los valores de varias hormonas.

Estructuras del sistema reproductor femenino

I. **Ovarios**
   A. Corteza (contiene folículos ováricos y tejido conjuntivo)
      1. Folículos primordiales (en reposo)
      2. Folículos primarios (en crecimiento)
      3. Folículos secundarios (antrales)
      4. Folículo de Graaf
      5. Cuerpo lúteo (estructura posovulatoria)
      6. Cuerpo *albicans* (estructura posovulatoria)
   B. Médula (contiene tejido conjuntivo laxo, vasos sanguíneos, vasos linfáticos y fibras nerviosas)
II. **Trompas de Falopio** (contienen mucosa, capa muscular y serosa)
   A. Infundíbulo
   B. Ampolla
   C. Istmo
   D. Porción intramural

III. **Útero** (contiene endometrio, miometrio y serosa)
   A. Ciclo menstrual
      1. Fase proliferativa
      2. Fase secretora
      3. Fase menstrual
IV. **Cuello uterino** (contiene mucosa, glándulas cervicales ramificadas, tejido conjuntivo denso y algunas células musculares lisas)
   A. Orificio interno (apertura del cuello uterino)
   B. Canal endocervical (porción entre el útero y el orificio externo)
   C. Orificio externo (apertura del ectocérvix)
   D. Ectocérvix (porción que se proyecta en la vagina)
V. **Vagina** (contiene mucosa, capa muscular y adventicia)
VI. **Glándula mamaria**
   A. Glándulas tubuloalveolares compuestas
   B. Senos galactóforos
   C. Conductos galactóforos
   D. Pezón

Orientación de figuras e imágenes

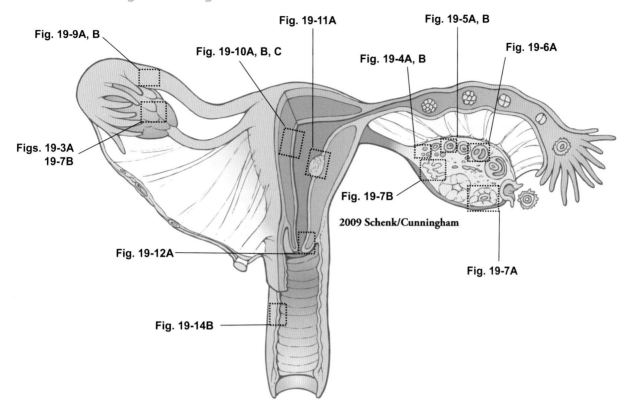

Figura 19-2. Orientación de las ilustraciones detalladas del sistema reproductor femenino.

Estructuras del sistema reproductor femenino con números de figura

Ovarios
Figura 19-3A
Figura 19-3B
Figura 19-4A
Figura 19-4B
Figura 19-5A
Figura 19-5B
Figura 19-6A
Figura 19-6B
Figura 19-7A
Figura 19-7B
Figura 19-7C

Trompa de Falopio (oviducto)
Figura 19-9A
Figura 19-9B

Útero
Figura 19-10A
Figura 19-10B
Figura 19-10C
Figura 19-11A
Figura 19-11B

Figura 19-12A
Figura 19-12B
Figura 19-12C

Cuello uterino
Figura 19-13A
Figura 19-13B

Placenta
Figura 19-14A
Figura 19-14B

Cordón umbilical
Figura 19-15A

Vagina
Figura 19-15B

Glándulas mamarias
Figura 19-16A
Figura 19-16B
Figura 19-16C
Figura 19-17A
Figura 19-17B

Ovarios

A

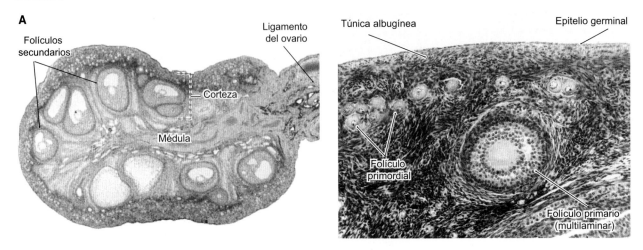

Figura 19-3A. Generalidades del ovario. H&E, *izquierda* ×17; *derecha* ×129

Los **ovarios** son órganos pareados cubiertos por un mesotelio simple, por lo general cúbico (a veces llamado **epitelio germinal**) y una túnica albugínea (tejido conjuntivo). Cada ovario se divide en una **corteza** y una **médula**. La *corteza* contiene varias etapas de los folículos, como los **folículos primordiales**, los **folículos primarios**, los **folículos secundarios** y, en ocasiones, los **folículos de Graaf**. También puede contener el **cuerpo lúteo**, una glándula endocrina temporal formada por componentes de un folículo ya ovulado. Un cuerpo lúteo degenerado persiste en el ovario como **cuerpo *albicans***. La mayoría de los folículos se degenera (sufre **atresia**) antes de la ovulación y se denominan entonces **folículos atrésicos**. La *médula* contiene tejido conjuntivo con vasos sanguíneos, fibras nerviosas y vasos linfáticos.

ETAPAS DE LOS FOLÍCULOS OVÁRICOS

B

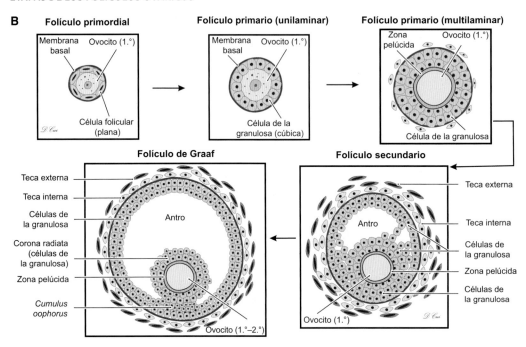

Figura 19-3B. Desarrollo de los folículos ováricos.

Esta ilustración muestra los **folículos ováricos** desde las primeras hasta las últimas etapas: el **folículo primordial** (**en reposo**), el **folículo primario** unilaminar, el **folículo primario** multilaminar (**en crecimiento**), el **folículo secundario** (**antral** o **vesicular**) y el **folículo de Graaf** (**preovulatorio**). Cada uno de estos folículos contiene un **ovocito primario** (1 grado), que es un óvulo inmaduro. Un **ovocito secundario** se forma poco antes de la ovulación, cuando el ovocito completa la primera división meiótica. El ovocito secundario no sufre la segunda división meiótica a menos que se produzca la fecundación. Obsérvese que los folículos no están dibujados a escala; un folículo de Graaf (preovulatorio) tiene un diámetro ~1 000 veces superior al de un folículo primordial.

FOLÍCULOS PRIMORDIALES

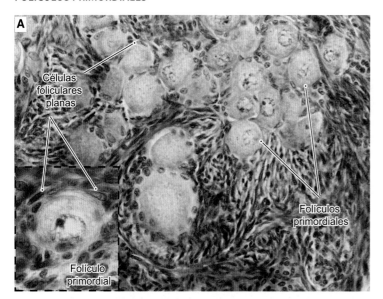

Figura 19-4A. Folículos primordiales, ovario.
H&E, ×290; *recuadro* ×110

Los **folículos primordiales** son los tipos de folículos más pequeños y numerosos de la corteza del ovario. Cada uno contiene una **célula germinal (ovocito primario)** en estado de reposo que puede persistir hasta 50 años. El ovocito primario está rodeado por una capa de **células planas** llamadas **células foliculares**, que son células somáticas que sostienen al ovocito. El ovocito tiene un aspecto pálido y un núcleo grande con un nucléolo prominente. En el momento del nacimiento hay alrededor de un millón de folículos en los ovarios; sin embargo, solo unos pocos cientos de estos folículos llegan a ser maduros. Los folículos comienzan a crecer en la pubertad, y hay una pérdida constante de folículos a lo largo de los años reproductivos. En la menopausia solo quedan unos pocos folículos.

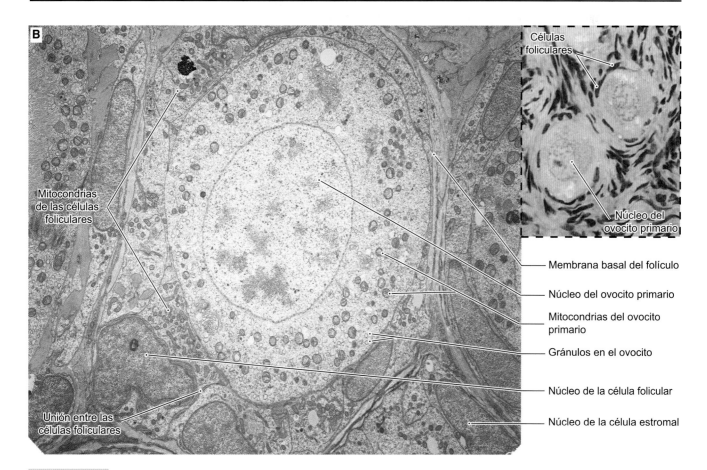

Figura 19-4B. Folículo primordial. ME, ×3 900; *recuadro* (*color*) H&E, ×500

El **ovocito primario** situado en el centro de este **folículo primordial** parece estar en la interfase del ciclo celular, pero está detenido en el **dictioteno** de la profase I de la meiosis. Lo que parecen ser parches de heterocromatina en el núcleo son tétradas descondensadas de modo parcial compuestas por cromosomas homólogos emparejados. El ovocito ha estado en la profase de la meiosis I antes del nacimiento del individuo. Las células foliculares forman un epitelio plano simple que rodea al ovocito. Obsérvese que estas células se adhieren con fuerza a la superficie del ovocito. De hecho, hay uniones entre el ovocito y las células foliculares, aunque aquí no son fáciles de identificar. Las células foliculares vecinas también están conectadas por complejos de unión, y hay una lámina basal entre las células foliculares y el tejido intersticial circundante de la corteza ovárica.

FOLÍCULOS PRIMARIOS

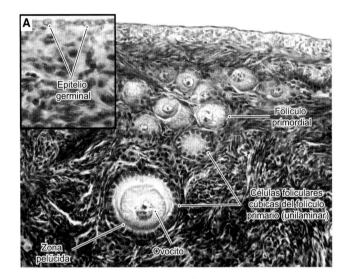

Epitelio
germinal

Folículo
primordial

Células foliculares
cúbicas del folículo
primario (unilaminar)

Zona
pelúcida

Ovocito

Figura 19-5A. Folículos primarios, ovario. H&E, ×202; *recuadro ×438*

Los **folículos primarios** se desarrollan a partir de los folículos primordiales. Cada folículo primario está formado por un **ovocito primario** y **células foliculares cúbicas**. Estas células foliculares se alargan (de células planas a células cúbicas), y sus capas celulares incrementan de modo gradual a medida que el folículo sigue su crecimiento. En esta etapa, las células foliculares se denominan **células de la granulosa**, porque su citoplasma empieza a tener un aspecto granular. Los folículos primarios pueden clasificarse en **folículos primarios unilaminares** y **folículos primarios multilaminares**. El *folículo primario unilaminar* tiene una sola capa de células de la granulosa cúbicas con un ovocito más pequeño. El *folículo primario multilaminar* tiene varias capas de células de la granulosa cúbicas que rodean a un ovocito relativamente grande. A medida que el ovocito aumenta su tamaño, la **zona pelúcida** emerge como una capa amorfa entre la superficie de los ovocitos y las células de la granulosa circundantes. En el exterior de la membrana basal de las células de la granulosa hay células estromales que se aplanan y se convierten en una vaina que rodea el folículo; esta capa se denomina **teca folicular**.

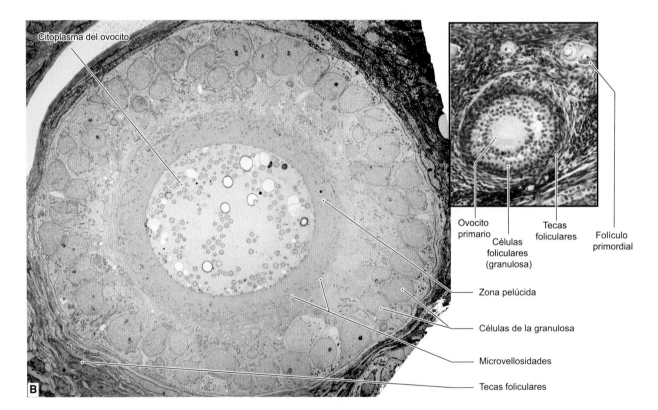

Citoplasma del ovocito

Ovocito
primario

Células
foliculares
(granulosa)

Tecas
foliculares

Folículo
primordial

Zona pelúcida

Células de la granulosa

Microvellosidades

Tecas foliculares

Figura 19-5B. Folículo (primario) en crecimiento. ME, ×3 200; *recuadro (color)*; H&E, ×152

El **ovocito** en el centro de este **folículo en crecimiento** se ha seccionado fuera del centro para que no se muestre el núcleo. Aunque el ovocito ha comenzado a crecer, todavía está detenido en la profase de la meiosis I. Obsérvense las vesículas unidas a la membrana en el citoplasma del ovocito; estas participarán en la reacción de los gránulos corticales si el ovocito es fecundado. Las células foliculares que rodeaban al ovocito han proliferado y se han transformado en **células de la granulosa**. En esta etapa, la granulosa comprende unas dos capas de células cúbicas. Las células de la granulosa internas ya no tienen un contacto estrecho y suave con la superficie del ovocito porque se ha desarrollado una capa de material extracelular amorfo, la **zona pelúcida**. A medida que las células de la granulosa proliferen, se acumularán varias capas de células y, al final, se desarrollará un espacio lleno de líquido, el **antro**. También se producen cambios en el estroma adyacente al folículo en crecimiento. Las células del estroma (**fibroblastos**) se han concentrado y aplanado contra la lámina basal de la granulosa. Estas **células de la teca folicular** adquirirán propiedades de células sintetizadoras de hormonas esteroides si el desarrollo del folículo continúa.

FOLÍCULOS SECUNDARIOS Y DE GRAAF

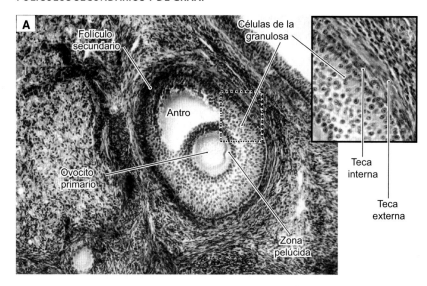

Figura 19-6A. Folículos secundarios, ovario. H&E, ×108; *recuadro* ×211

El **folículo secundario** se desarrolla a partir del crecimiento continuo del **folículo primario multilaminar**. Entre las células de la granulosa del folículo secundario aparecen espacios llenos de **líquido folicular** (**folículos líquidos**). Estos espacios se fusionan de modo gradual para formar un único y gran espacio llamado **antro**. La **zona pelúcida** es distinta y la teca folicular (que rodea el folículo) se convierte en las **tecas interna** y **externa**. La *teca interna* es la capa vascular interna que contiene células secretoras cúbicas (productoras de esteroides). Estas células secretan **andrógenos**, que se difunden hacia las células de la granulosa, donde se convierten en **estrógenos** en respuesta a la FSH. La *teca externa* es una capa de tejido conjuntivo externa que contiene sobre todo colágeno y algunas células planas pequeñas mezcladas con algunas células musculares lisas.

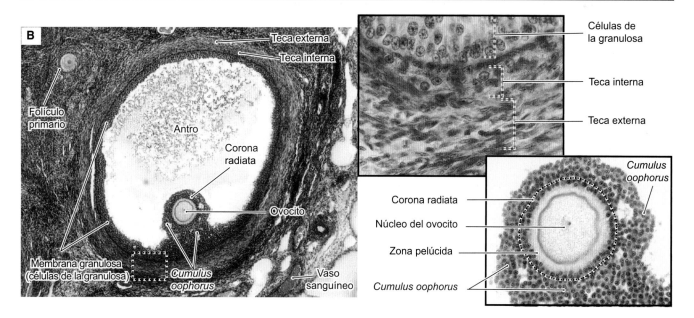

Figura 19-6B. Folículos de Graaf, ovario. H&E, ×54; *recuadro* (*superior*) ×429; *recuadro* (*inferior*) ×178

El **folículo de Graaf** es un folículo maduro; también se denomina **folículo preovulatorio**. En esta etapa, el folículo ha crecido hasta alcanzar un gran tamaño (unos 25 mm) y sobresale de la superficie del ovario. La disminución del número de células de la granulosa y el aumento del volumen de líquido en el **antro** hacen que el ovocito se sitúe en la periferia del folículo. La **membrana granulosa** está formada por múltiples capas celulares de células de la granulosa que recubren la pared interna del antro. Algunas células de la granulosa forman un montículo llamado *cumulus oophorus*, que sostiene y aloja al ovocito. Las células de la granulosa internas del *cumulus oophorus* forman una capa única llamada **corona radiata**, que rodea de inmediato al ovocito. A medida que el folículo crece, la mayoría de las células de la granulosa se desprende de modo gradual del *cumulus oophorus*, pero la corona radiata permanece en contacto con el ovocito. Al final, el ovocito, con la corona radiata, flota con libertad en el antro antes de la ovulación. El ovocito permanece como ovocito primario en el folículo de Graaf hasta que la secreción hipofisiaria de LH aumenta de forma repentina (**oleada de LH**); esto estimula al ovocito primario para que complete la **primera división meiótica** y se convierta en **ovocito secundario**. El ovocito secundario con la corona radiata y el **cuerpo polar** (de la primera división ovocitaria) se liberan del folículo de Graaf del ovario. Una vez que el ovocito secundario llega a la **ampolla** de la **trompa uterina** (de Falopio) se produce la **segunda división meiótica**, si ocurre la fecundación. Un espermatozoide debe penetrar la corona radiata y la zona pelúcida para completar el proceso de fecundación. El *recuadro superior* muestra la **teca folicular** (**teca interna** y **teca externa**). El *recuadro inferior* presenta el ovocito rodeado de células de la granulosa.

El **ciclo ovárico** está bajo el control de las hormonas **FSH** y **LH** producidas por los **gonadotropos** de la **hipófisis anterior**. La *FSH* estimula la producción de **estrógenos** y el crecimiento folicular; la *LH* estimula la división meiótica del **ovocito primario**, la **ovulación** y el desarrollo del **cuerpo lúteo**. Los **estrógenos** desempeñan un papel importante en la estimulación del crecimiento del folículo al promover la proliferación de las **células de la granulosa**, y también estimulan las glándulas mamarias para que se preparen para la **lactancia**.

ESTRUCTURAS POSOVULATORIAS: EL CUERPO LÚTEO Y EL CUERPO *ALBICANS*

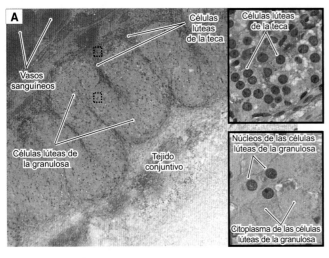

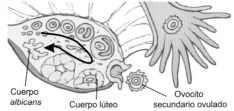

Cuerpo *albicans*

Cuerpo lúteo

Ovocito secundario ovulado

Figura 19-7A. Cuerpo lúteo, ovario. H&E, ×36; *recuadros ×363*

Tras la ovulación, la porción restante (pared) del folículo de Graaf se transforma en el **cuerpo lúteo** (cuerpo amarillo). La pared del cuerpo lúteo está plegada y contiene **células lúteas de la granulosa** (derivadas de las células de la granulosa) y **células lúteas de la teca** (procedentes de la teca interna). Las *células lúteas de la granulosa* son largas y tienen un citoplasma pálido; tienen características de células productoras de hormonas esteroides, y producen sobre todo **progesterona**. Las *células lúteas de la teca* son más pequeñas pero también tienen características de células secretoras de hormonas esteroides; estas células secretan ante todo progesterona y andrógenos.

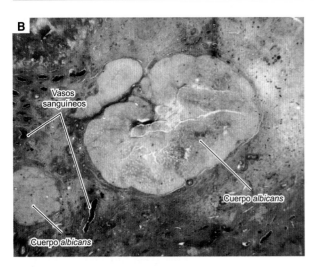

Figura 19-7B. Cuerpo *albicans*, ovario. H&E, ×34

En ausencia de fecundación, el **cuerpo lúteo** solo está activo durante un corto periodo (10-14 días); después se degenera, disminuye su tamaño y forma una estructura denominada **cuerpo *albicans***. El cuerpo *albicans* está formado por un tejido conjuntivo denso que aparece como una cicatriz blanca; su tamaño disminuye de modo gradual y permanece en el ovario durante meses o años. Sin embargo, si se producen la fecundación y la implantación, el cuerpo lúteo es rescatado de la degeneración por la **hormona gonadotropina coriónica humana (hCG)** procedente de la **placenta**. Durante el embarazo, el cuerpo lúteo permanecerá activo hasta que la placenta asuma la secreción de progesterona. El cuerpo lúteo se degenera alrededor de la semana 12 de embarazo. La formación del cuerpo lúteo es estimulada por la **oleada de LH**.

CORRELACIÓN CLÍNICA

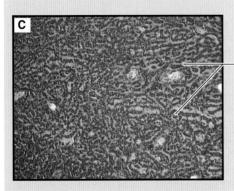

Tumor de células de la granulosa con células neoplásicas dispuestas en cordones

Figura 19-7C. Tumor de células de la granulosa. H&E, ×52

El **tumor de células de la granulosa** del ovario es una **neoplasia** compuesta por células de la granulosa del ovario y, en ocasiones, por células de la teca. Los tumores de células de la granulosa pueden surgir a cualquier edad y se dividen en tipos **juveniles** y **adultos**. Estos tumores pueden producir un exceso de **estrógenos**, lo que puede provocar **pubertad precoz, hiperplasia endometrial** y **cáncer de endometrio**. Los síntomas pueden incluir dolor abdominal, **hemoperitoneo** con hipotensión y simular un embarazo ectópico en pacientes jóvenes debido a la rotura del tumor. Desde el punto de vista histológico, las células tumorales son pequeñas y cúbicas y pueden estar dispuestas en una variedad de patrones, por ejemplo, sólidos, trabeculares y en forma de cordón. Las células tumorales a menudo contienen un surco que se asemeja a un grano de café. En los tumores bien diferenciados pueden ser visibles pequeñas estructuras foliculares denominadas **cuerpos de Call-Exner**. El comportamiento de los tumores de células de la granulosa es variable y puede adoptar un curso agresivo en algunas pacientes. La **histerectomía abdominal total** y la **salpingooforectomía bilateral** son los tratamientos de elección en la fase inicial.

Regulación hormonal y ciclo reproductivo femenino

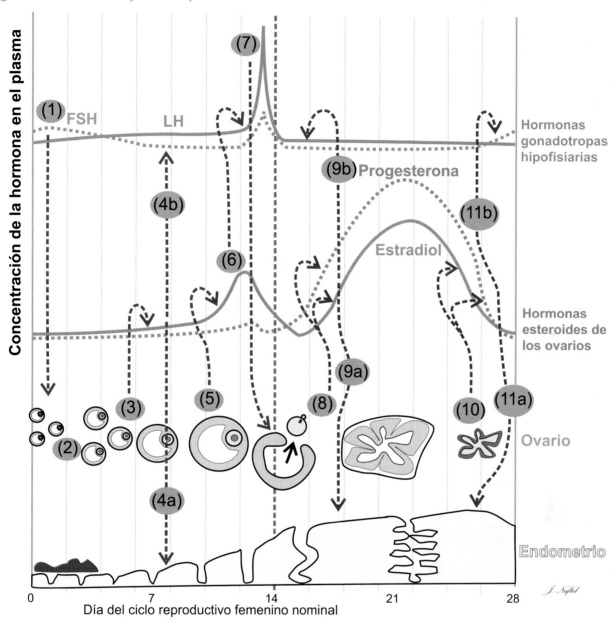

Figura 19-8. Eventos del ciclo reproductivo femenino.

La siguiente secuencia de eventos se refiere a los eventos numerados y marcados en *rojo* en el diagrama. (1) Al principio del **ciclo reproductivo femenino,** hay niveles crecientes de **hormonas gonadotrópicas** procedentes de la hipófisis anterior, sobre todo de **FSH.** (2) Este aumento promueve el reclutamiento ovárico de una cohorte de folículos antrales para proceder a un desarrollo avanzado y luego la selección de un único folículo dominante alrededor del día 6. (3) Estos folículos secretan hormonas esteroides, sobre todo estrógenos, que (4a) promueven la reconstrucción del endometrio (**fase proliferativa**) y (4b) ejercen una retroalimentación negativa sobre la secreción de FSH por parte de los gonadotropos hipofisiarios. (5) En la última parte de la **fase folicular,** el folículo dominante secreta cantidades crecientes de estrógenos (y, en menor medida, de progesterona). (6) Cuando los estrógenos circulantes alcanzan un nivel umbral (alrededor de 200 pg/mL) durante unas 36 horas, los gonadotropos hipofisiarios son estimulados para aumentar de forma repentina la secreción de hormonas gonadotrópicas, sobre todo de LH. (7) Esta **oleada de LH** de la hipófisis provoca la maduración final del folículo dominante que culmina con la ovulación (unas 40 horas después del inicio de la oleada de LH) y la formación del **cuerpo lúteo** a partir de los componentes restantes del folículo. (8) El cuerpo lúteo secreta progesterona y estrógenos. (9a) Esto induce un cambio en el endometrio de la fase proliferativa a la **fase secretora.** (9b) Mientras tanto, la secreción de gonadotropinas se reduce en gran medida, tal vez debido a los efectos negativos de retroalimentación de los altos niveles de progesterona y estrógeno provenientes del cuerpo lúteo. (10) Sin el apoyo de la LH, el cuerpo lúteo falla después de unos 10 días, y los valores de hormonas esteroides caen. (11a) Esta pérdida de apoyo de hormonas esteroides deriva en cambios degenerativos en el endometrio que culminan en la **menstruación.** (11b) La caída de la progesterona también libera a los gonadotropos hipofisiarios de la retroalimentación negativa con el resultado de que la secreción de FSH comienza a aumentar hacia el final del ciclo, y esto inicia otra ronda de reclutamiento de folículos.

Trompa de Falopio

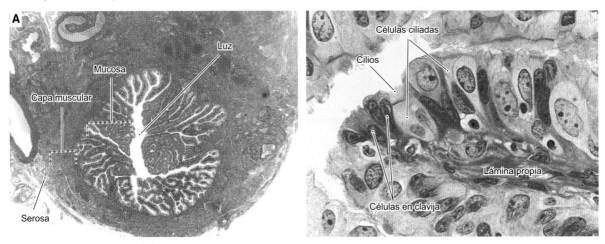

Figura 19-9A. Trompa de Falopio (oviducto). H&E, *izquierda* ×17; *derecha* ×680

La **trompa uterina (de Falopio)** también se llama **oviducto**. Puede dividirse en cuatro regiones: el **infundíbulo**, la **ampolla**, el **istmo** y la **porción intramural**. El *infundíbulo* es una abertura en forma de embudo que tiene una franja de extensiones en forma de tentáculo llamadas **fimbrias**. La *ampolla* tiene una luz un tanto grande y laberíntica donde suele tener lugar la fecundación. El *istmo* es una porción estrecha de la **trompa de Falopio**, cercana al útero. La *porción intramural* es el segmento terminal y se encuentra dentro de la pared uterina. La pared de la trompa de Falopio está formada por una **mucosa** (epitelio cilíndrico simple y lámina propia), una **capa muscular** (músculo liso circular interno y longitudinal externo) y **serosa**. El epitelio de la trompa de Falopio contiene **células ciliadas** y **células intercalares no ciliadas también llamadas en clavija**. Las células varían de tamaño según la estimulación hormonal. La trompa de Falopio proporciona un entorno ideal para la fecundación del ovocito y el desarrollo inicial del embrión, así como para el transporte del **cigoto** (ovocito fecundado) al útero. A la *izquierda*, una vista a bajo aumento de la ampolla; a la *derecha*, una vista a mayor aumento de la mucosa. Las *células ciliadas* ayudan a arrastrar el ovocito hacia el útero. Cada célula ciliada tiene un aspecto pálido con muchos cilios en su superficie apical. Estas células tienen un núcleo grande y una buena cantidad de citoplasma. Las *células en clavija* son células secretoras que producen secreciones con alto contenido de nutrientes para nutrir y proteger al ovocito y promover la fecundación. Son de tamaño pequeño y están intercaladas entre las células ciliadas.

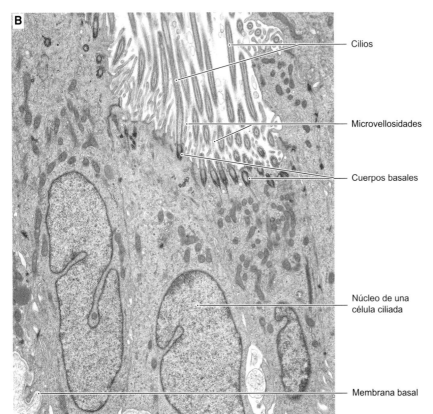

Figura 19-9B. Células epiteliales que recubren la trompa de Falopio (oviducto). ME, ×8 900

El **epitelio cilíndrico simple** que recubre la **trompa de Falopio** (oviducto) está compuesto por dos tipos de **células** (**ciliadas** y **células intercalares no ciliadas también llamadas en clavija**); aquí solo se muestran las *células ciliadas*. Estas células ciliadas funcionan, junto con el músculo liso de la capa muscular, para mezclar el contenido (**gametos**) de la luz y transportar el ovocito y el cigoto a una velocidad controlada con precisión a lo largo de la luz de la trompa de Falopio. El número y la actividad de los cilios varían en respuesta a los cambios en los niveles de las hormonas esteroides a lo largo del ciclo reproductivo, y alcanzan un pico en el momento de la ovulación cuando los estrógenos dominan. Obsérvese que estas células también tienen numerosas **microvellosidades**, lo que sugiere una función adicional de absorción.

Útero

FASE DEL ENDOMETRIO

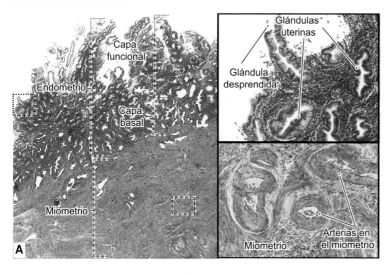

Figura 19-10A. Fase menstrual del endometrio, útero (días 1-4 del ciclo). H&E, ×13; *recuadros* ×93

La pared del **útero** incluye el **endometrio**, el **miometrio** y la **serosa**. El endometrio, la mucosa del útero, está compuesto por un epitelio superficial y **glándulas uterinas** tubulares simples dentro de un estroma de tejido conjuntivo. El endometrio está formado por la **capa basal** y la **capa funcional**. La capa funcional está cerca de la luz y sufre cambios durante el ciclo menstrual. En la **fase menstrual**, la capa funcional se desprende como resultado de la **isquemia** y la **necrosis** causadas por la contracción de las arterias enrolladas. Esto ocurre cuando no se produce la fecundación y el cuerpo lúteo se atrofia, lo que provoca la disminución de los niveles de **estrógeno** y **progesterona**. La fase menstrual es la etapa inicial del ciclo menstrual; el endometrio comenzará a recuperarse al final de la fase menstrual.

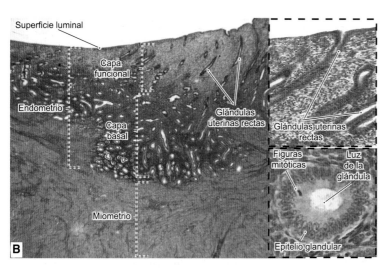

Figura 19-10B. Fase proliferativa del endometrio, útero (días 5-14 del ciclo). H&E, ×18; *recuadro (superior)* ×68; *recuadro (inferior)* ×293

La **fase proliferativa** sigue a la fase menstrual. El epitelio, las glándulas uterinas y el tejido conjuntivo de la capa funcional se reconstruyen mediante la proliferación y diferenciación de las células que permanecieron en la capa basal. En esta fase, las glándulas uterinas son rectas y tienen luces estrechas, como se muestra en la figura; la superficie del endometrio es lisa. El revestimiento epitelial de las glándulas uterinas suele aparecer como **epitelio cilíndrico seudoestratificado** debido a la proliferación de las células de revestimiento. En ocasiones se observan **figuras mitóticas** (*recuadro*). Las glándulas se abren a la superficie luminal del útero. Durante la fase proliferativa, los cambios en el endometrio son impulsados por los **estrógenos** que producen las células de la granulosa de los folículos en desarrollo.

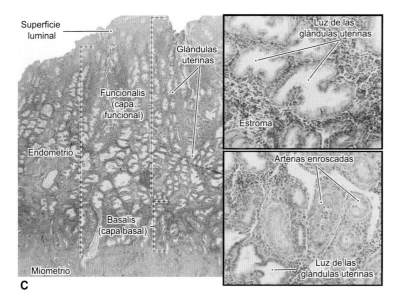

Figura 19-10C. Fase secretora del endometrio, útero (días 15-28 del ciclo). H&E, ×14; *recuadros* ×89

La **fase secretora** comienza poco después de que se produzca la ovulación. Está influida por la **progesterona** producida por el cuerpo lúteo. En esta fase, el endometrio se vuelve más grueso (6-7 mm), y las glándulas uterinas están enrolladas y tienen grandes luces saculadas. El *recuadro superior* muestra glándulas tortuosas con grandes luces irregulares en forma de diente de sierra. El *recuadro inferior* presenta las arterias enroscadas que se encuentran en el estroma endometrial. Estas arterias enroscadas también se denominan **arterias espirales** y se extienden de forma transitoria desde la basalis hasta la funcionalis del endometrio. Las arterias enroscadas surgen de las arterias arqueadas del miometrio. Durante la fase de secreción, estas arterias espirales se vuelven alargadas y muy enrolladas y se extienden hacia la funcionalis del endometrio. Las arterias arqueadas también derivan en arterias rectas que irrigan la basalis de modo permanente.

SUMINISTRO DE SANGRE AL ÚTERO

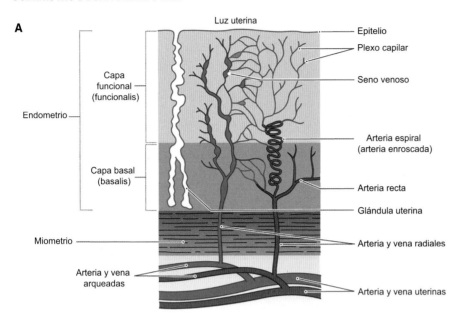

Figura 19-11A. Suministro de sangre al endometrio y al útero.

La **arteria uterina** se ramifica desde el tronco anterior de la **arteria iliaca interna**; da lugar a la **arteria arqueada**, y esta a su vez deriva en la **arteria radial** que suministra sangre al **miometrio** del útero. Las **arterias rectas** y las **arterias espirales** se ramifican desde la arteria radial y suministran sangre al **endometrio**. Las **arterias espirales**, también llamadas **arterias enroscadas**, responden a la hormona progesterona y crecen rápido en la capa funcional del endometrio durante la **fase secretora**, cuando el nivel de progesterona es elevado. En la **fase menstrual**, cuando el nivel de progesterona desciende, las **arterias espirales** se contraen y provocan isquemia y necrosis, y la **capa funcional** del **endometrio** se desprende. La **arteria recta** que irriga al endometrio no se modifica durante el ciclo menstrual. El intercambio de oxígeno y nutrientes se produce a través del **plexo capilar**, y la sangre drena hacia el **seno venoso**, luego hacia las **venas radiales** y después hacia las **venas uterinas**.

El **embarazo ectópico** es un **embarazo extrauterino**. La mayoría de los embarazos ectópicos se produce en la **trompa de Falopio**, pero otros tipos posibles de embarazos ectópicos son el **cervical**, el **intersticial**, el **intramural**, el **ovárico** y el **abdominal**. Los **embarazos intrauterinos y extrauterinos** pueden producirse al mismo tiempo, aunque es poco frecuente. La rotura de un **embarazo ectópico** puede causar una hemorragia en potencia mortal. Un embarazo ectópico común aparece entre 6 y 8 semanas después del último periodo menstrual normal. Los signos y síntomas típicos son el dolor abdominal repentino y la hemorragia vaginal. Los síntomas al principio de un embarazo ectópico pueden ser menos frecuentes porque los niveles de **progesterona, estradiol** y **gonadotropina coriónica humana** (hCG) suelen ser más bajos que en un embarazo normal. La ecografía ayuda a diagnosticar un embarazo ectópico, pero en el caso de una hemorragia grave, es posible que el tiempo no permita a los médicos realizar más pruebas y se deba llevar a cabo una intervención quirúrgica de urgencia.

CORRELACIÓN CLÍNICA

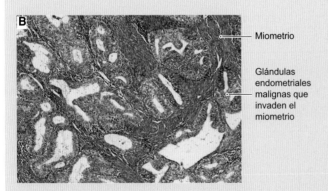

Figura 19-11B. Adenocarcinoma de endometrio. H&E, ×100

El **adenocarcinoma de endometrio** es un tumor maligno que surge del **epitelio glandular del endometrio** y suele aparecer en mujeres posmenopáusicas. Los adenocarcinomas endometriales se dividen a grandes rasgos en los **tipos I** y **II**. La mayoría de los adenocarcinomas **tipo I** es de tipo histológico endometrioide debido a su parecido con las glándulas endometriales proliferativas, en especial los ejemplos bien diferenciados. Estos **adenocarcinomas** suelen surgir en el fondo de una hiperplasia endometrial como proliferación de las **glándulas endometriales**. Algunos factores de riesgo del adenocarcinoma tipo I son los estrógenos sin oposición, la obesidad, la diabetes, el tabaquismo y la infertilidad. Los adenocarcinomas endometriales **tipo II** tienden a producirse en el contexto de la **atrofia endometrial**. Suelen estar mal diferenciados y son del tipo seroso agresivo. El tratamiento consiste en la histerectomía radical, la disección de los ganglios linfáticos y, en algunos casos, la quimioterapia.

IMPLANTACIÓN

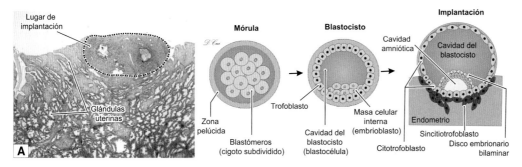

Figura 19-12A. Implantación, endometrio del útero. H&E, ×8

Después de que un óvulo haya sido fecundado con éxito por un espermatozoide en la ampolla de la trompa uterina (de Falopio), el **cigoto** (ovocito fecundado) sufre una división celular mitótica (**escisión**) y se convierte en una estructura multicelular denominada **mórula**. La mórula se convierte en el **blastocisto**, que es transportado al útero. El proceso de fijación del **blastocisto** en el endometrio del útero se denomina **implantación**. La implantación se produce al final de la fase secretora; durante este periodo el endometrio también se denomina **endometrio premenstrual** (días 25-28). La implantación suele producirse en la pared posterior del cuerpo del útero. Si la implantación tiene éxito, el trofoblasto se diferencia en dos capas celulares: una **capa** interna **de citotrofoblasto** y una **capa** externa **de sincitiotrofoblasto**. El sincitiotrofoblasto se adhiere al endometrio del útero y lo invade, y comienza el proceso de placentación. La **hCG** secretada por la placenta estimula el **cuerpo lúteo** para que permanezca activo y continúe la secreción de **estrógeno** y **progesterona** durante el embarazo. La fotomicrografía de la *izquierda* muestra un lugar de implantación encerrado en el tejido conjuntivo del endometrio.

CORRELACIONES CLÍNICAS

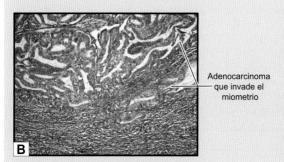

Figura 19-12B. Adenocarcinoma de endometrio. H&E, ×48

El **adenocarcinoma de endometrio** es la forma más común de cáncer de endometrio, y representa ~80% de los casos. La mayoría de los casos de adenocarcinoma endometrial surge en un contexto de niveles elevados de **estrógenos** sin oposición a la acción de la **progesterona**, lo que provoca una **hiperplasia endometrial**. Sin embargo, algunos casos surgen en mujeres posmenopáusicas con atrofia del endometrio. El exceso de estrógenos o la falta de oposición puede deberse a la anovulación crónica, la obesidad, los tumores de células de la granulosa ovárica o la ingesta de hormonas exógenas. En la fase inicial, el cáncer suele ser asintomático. Los síntomas más comunes son sangrado vaginal, **menorragia**, **metrorragia** y dolor abdominal bajo. Desde el punto de vista histológico, el cáncer se caracteriza por la presencia de células que se asemejan a las células glandulares del endometrio y van desde las bien diferenciadas con formación de glándulas hasta las mal diferenciadas con láminas sólidas de **células neoplásicas**. La biopsia de endometrio se utiliza en gran medida en el diagnóstico del cáncer. Las opciones de tratamiento incluyen la extirpación quirúrgica del útero, la radioterapia y la quimioterapia.

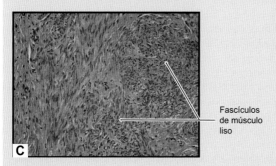

Figura 19-12C. Leiomioma uterino. H&E, ×95

El **leiomioma uterino**, o **fibroma**, es una neoplasia benigna, derivada de las células musculares lisas del miometrio uterino. Los leiomiomas representan la neoplasia benigna más frecuente en las mujeres y se dan con mayor frecuencia en las afroamericanas. Los leiomiomas se producen en los años reproductivos, cuando los niveles de estrógenos son elevados, y tienden a remitir durante la menopausia. La mayoría de las pacientes con miomas es asintomática, pero, a medida que el tumor aumenta de tamaño, los síntomas pueden incluir sangrado anormal, menorragia, dolor abdominal bajo y aumento de la frecuencia urinaria. A grandes rasgos, los leiomiomas están bien circunscritos y pueden estar en localizaciones subserosas, intramurales o submucosas. Pueden ser únicos pero a menudo son múltiples y pueden llegar a ser bastante grandes. La superficie de corte suele ser de color blanco a bronceado, con una apariencia verticilada y abultada. Desde el punto de vista histológio, las células tumorales aparecen como células musculares lisas bien diferenciadas, de forma fusiforme, a menudo con un aumento de la matriz extracelular, como **colágeno**, **proteoglucano** y **fibronectina**. Los leiomiomas rara vez se convierten en su contraparte maligna, los **leiomiosarcomas**, que suelen desarrollarse *de novo*. Las opciones de tratamiento incluyen la **histerectomía**, la **miomectomía** (extirpación del mioma) y la terapia hormonal.

CUELLO UTERINO

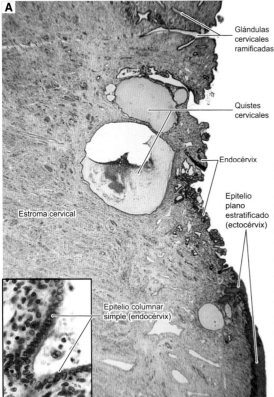

Glándulas cervicales ramificadas

Quistes cervicales

Endocérvix

Epitelio plano estratificado (ectocérvix)

Estroma cervical

Epitelio columnar simple (endocérvix)

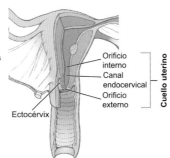

Orificio interno
Canal endocervical
Orificio externo
Ectocérvix
Cuello uterino

Figura 19-13A. Cuello uterino. H&E, ×17; *recuadro* ×350

La parte inferior del útero forma el **canal cervical,** que desemboca en la vagina. El **orificio interno** es la apertura del canal endocervical al útero; el **orificio externo** es la apertura al canal vaginal. La superficie del **endocérvix** está revestida por un epitelio cilíndrico simple, formado por células secretoras de moco (*recuadro*); el **ectocérvix** está revestido por un epitelio plano estratificado. El cuello uterino contiene glándulas mucosas con ramificaciones largas conocidas como **glándulas cervicales;** cuando estas glándulas se obstruyen, forman quistes cervicales (**quistes de Naboth**). La secreción del cuello uterino cambia según la fase del ciclo menstrual; sin embargo, la mucosa del cuello uterino no se desprende como el endometrio del útero. El **estroma cervical** se compone de tejido conjuntivo denso mezclado con una pequeña cantidad (aproximadamente 15%) de músculo liso. Por lo regular, el cuello uterino tiene un canal estrecho; sin embargo, durante el parto, la dilatación del cuello uterino permite que el bebé pase por el canal.

La **zona de transformación (transición) cervical** es el área de la mucosa cervical entre la **unión escamocolumnar** original y la unión escamocolumnar restaurada o nueva que se forma a través de los procesos de metaplasia escamosa y epitelización escamosa. La mayoría de los **carcinomas cervicales** surge en esta zona, y es importante que se tomen muestras de esta área durante el cribado con una **citología de Papanicolaou.**

CORRELACIÓN CLÍNICA

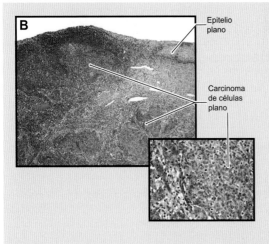

Epitelio plano

Carcinoma de células plano

Figura 19-13B. Cáncer de cuello uterino. H&E (*superior izquierda*), ×20; (*inferior derecha*), ×115

El **cáncer de cuello uterino** es una neoplasia maligna del cuello uterino, la mayoría de las cuales es un **carcinoma de células escamosas.** Los factores de riesgo son el inicio temprano de la actividad sexual, la multiplicidad de parejas sexuales y la exposición al **virus del papiloma humano (VPH).** El carcinoma de células escamosas invasivo está precedido por lesiones precursoras denominadas **neoplasia intraepitelial cervical,** en las que hay cambios epiteliales displásicos. La mayoría de las lesiones intraepiteliales está relacionada con la infección por el VPH. La introducción del cribado mediante la **prueba de Papanicolaou,** o "Pap", ha reducido de forma drástica la incidencia de las lesiones cervicales invasivas. Los síntomas del cáncer de cuello uterino incluyen hemorragias vaginales anormales, hemorragias poscoitales y flujo vaginal. Desde el punto de vista histológico, el cáncer suele surgir en la **zona de transformación cervical** y puede mostrar una ulceración superficial con patrones de crecimiento **endofítico** o **exofítico.** El cáncer puede propagarse por invasión directa a los tejidos y órganos cercanos o hacer metástasis por vía hematógena o linfática. Gardasil, una vacuna contra ciertos tipos de VPH, se utiliza en mujeres jóvenes para prevenir la infección por el virus. Las opciones de tratamiento incluyen la extirpación quirúrgica del útero (histerectomía), la radioterapia y la quimioterapia.

Placenta

A

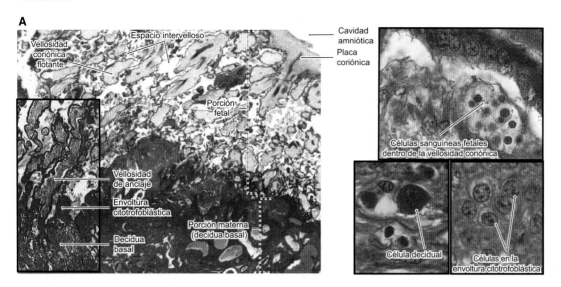

Figura 19-14A. **Generalidades de la placenta.** H&E, *izquierda* ×13; *recuadro izquierdo* ×55; *derecha (superior)* ×704; *derecha (inferior)* ×748

La **placenta** está formada por la **porción materna** y la **porción fetal**. Es un órgano temporal que sirve de puente para el intercambio de gases, nutrientes, hormonas y otros materiales entre la circulación sanguínea materna y la fetal. La *porción materna* es la **decidua basal**. La *porción fetal* está formada por la **placa coriónica**, las **vellosidades coriónicas** y la **envoltura citotrofoblástica**. La sangre fetal fluye dentro de los vasos sanguíneos de las vellosidades coriónicas; la sangre materna está contenida en el espacio intervelloso. La barrera placentaria impide que la sangre fetal se mezcle con la materna. La decidua basal se forma cuando los fibroblastos estromales del endometrio se transforman en células deciduales en el lugar de implantación. El sincitiotrofoblasto invade los vasos sanguíneos maternos y sustituye el músculo liso de las paredes de los vasos. Los sincitiotrofoblastos también recubren la superficie del espacio intervelloso. El citotrofoblasto forma una interfaz (**envoltura citotrofoblástica**) entre los tejidos materno y fetal.

B

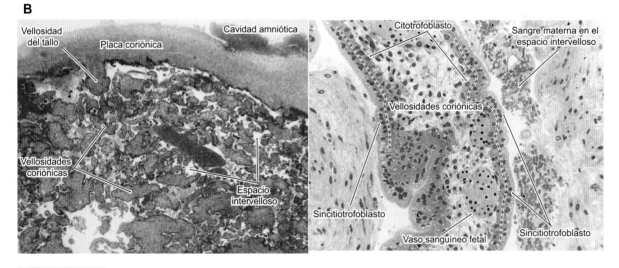

Figura 19-14B. **Porción fetal de la placenta.** H&E, *izquierda* ×18; *derecha* ×136

La placa coriónica está formada por tejido conjuntivo y forma la pared de la cavidad amniótica; contiene arterias y venas coriónicas. Las vellosidades coriónicas pueden clasificarse en función de sus fases de desarrollo: (1) las **vellosidades coriónicas primarias** son vellosidades recién formadas en una fase temprana (alrededor de la segunda semana de implantación) y están conformadas solo por una capa de trofoblastos. (2) Las **vellosidades coriónicas secundarias** se desarrollan al final de la segunda semana, cuando el tejido mesenquimal crece dentro de las vellosidades y forma un núcleo mesenquimal dentro de la envoltura trofoblástica. (3) Las **vellosidades coriónicas terciarias** se desarrollan en la tercera semana, momento en el que se forman la sangre y los vasos sanguíneos del feto dentro de las vellosidades coriónicas. Al final de la tercera semana, la sangre fetal comienza a fluir, y el intercambio de gases y nutrientes tiene lugar entre la sangre fetal y la materna por difusión a través de la barrera placentaria. La **barrera placentaria** está compuesta por el **sincitiotrofoblasto**, el **citotrofoblasto**, el **tejido conjuntivo** de la **vellosidad**, el **endotelio** del **capilar fetal** y las **membranas basales** del trofoblasto y el endotelio. El sincitiotrofoblasto produce la hormona **hCG**, que desempeña un papel importante en el mantenimiento del embarazo mediante la estimulación del **cuerpo lúteo** para que segregue **progesterona**.

Cordón umbilical

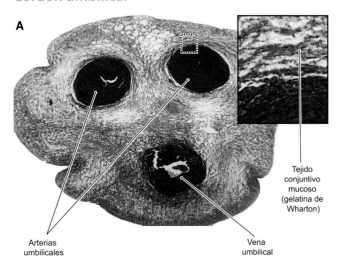

A

Arterias
umbilicales

Vena
umbilical

Tejido
conjuntivo
mucoso
(gelatina de
Wharton)

Figura 19-15A.   Cordón umbilical. H&E, ×12; *recuadro* ×79

El **cordón umbilical** es una estructura en forma de cuerda que conecta al feto en desarrollo con la placenta. Contiene dos **arterias umbilicales** y una **vena umbilical**. Estos vasos transportan el oxígeno y los nutrientes de la madre al feto y los productos de desecho fuera del feto. Los vasos sanguíneos están rodeados de un **tejido conjuntivo mucoso (gelatina de Wharton)**. Las arterias umbilicales llevan la **sangre fetal desoxigenada** a la placenta a través de las arterias y las vellosidades coriónicas. Tras el intercambio de gases y nutrientes con la sangre materna, la **sangre oxigenada** es transportada desde las venas coriónicas hasta la vena umbilical, que devuelve la sangre al feto.

La **funisitis** es una inflamación del cordón umbilical que con frecuencia acompaña a la **corioamnionitis** (inflamación de las membranas del feto). La funisitis suele producirse después de las 20 semanas de gestación, a menudo debido a una infección bacteriana. Los neutrófilos migran a través de los vasos umbilicales y pueden entrar en la gelatina de Wharton. Otra posible complicación en el embarazo es el **nudo umbilical**. En casos graves, la obstrucción del suministro de sangre puede provocar la muerte del feto.

Vagina

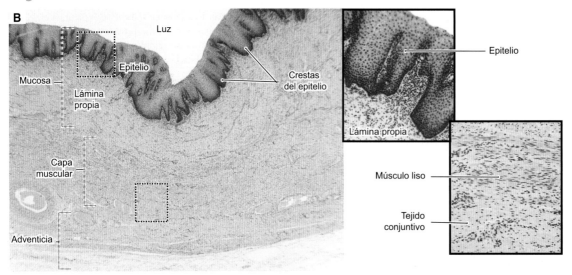

B

Luz

Mucosa

Epitelio

Lámina
propia

Capa
muscular

Adventicia

Crestas
del epitelio

Epitelio

Lámina propia

Músculo liso

Tejido
conjuntivo

Figura 19-15B.   Vagina. H&E, ×41; *recuadro (superior)* ×63; *recuadro (inferior)* ×74

La **vagina** es un órgano tubular que conecta el cuello uterino con los genitales externos. La pared de la vagina está formada por la **mucosa**, la **capa muscular** y la **adventicia**. La *mucosa* comprende un **epitelio plano estratificado no cornificado** y una **lámina propia** subyacente (tejido conjuntivo denso irregular con muchas **fibras elásticas**). La *capa muscular* contiene ante todo músculo liso longitudinal y algunos haces de músculo liso oblicuo. La *capa adventicia* se compone de tejido conjuntivo denso (cerca de la capa muscular) y de tejido conjuntivo laxo (capa externa). La vagina está humedecida por las secreciones cervicales y tiene muchas terminaciones nerviosas sensoriales en la parte inferior, cerca de la entrada. El epitelio de la vagina sufre un cambio mínimo durante el ciclo menstrual. Hay numerosas fibras elásticas en el tejido conjuntivo y **crestas** (pliegues) en la mucosa, que permiten que el canal vaginal se expanda durante las relaciones sexuales y durante el parto.

La **prueba de Papanicolaou** es un método de diagnóstico muy importante que se utiliza para detectar los primeros signos de **cáncer de cuello uterino**. Las células de la superficie epitelial de la vagina y el cuello uterino se recogen con un cepillo y una espátula mientras la vagina está abierta por un espéculo. El examen de estas células de la muestra proporciona información valiosa para detectar cambios precancerosos que pueden requerir tratamiento.

Glándulas mamarias

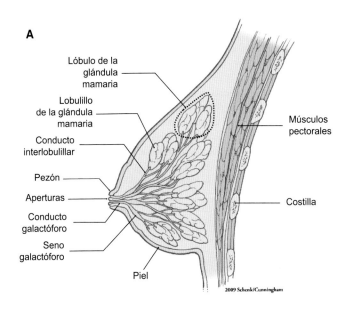

A

Lóbulo de la glándula mamaria

Lobulillo de la glándula mamaria

Conducto interlobulillar

Pezón

Aperturas

Conducto galactóforo

Seno galactóforo

Piel

Músculos pectorales

Costilla

2009 Schenk/Cunningham

Figura 19-16A. Generalidades de la glándula mamaria.

En los humanos hay dos **glándulas mamarias** multilobuladas, una situada en el tejido conjuntivo de cada mama. Estas glándulas exocrinas producen leche después del embarazo. Cada glándula se conforma de 15 a 25 lóbulos de **glándulas tubuloalveolares compuestas**. Cada lóbulo está separado de los demás por tejido conjuntivo denso y tejido adiposo y se abre en un **conducto galactóforo**. Los alvéolos secretores producen leche y la drenan en los **conductos intralobulillares** y luego en los **interlobulillares**. Los conductos interlobulillares se funden en los **senos galactóforos**, desde los que la leche se vacía en los **conductos galactóforos** (15-25). Las glándulas mamarias femeninas comienzan a agrandarse durante la pubertad y sufren cambios en diferentes momentos en función de los niveles hormonales (**estrógeno, progesterona, prolactina** y **lactógeno placentario humano**).

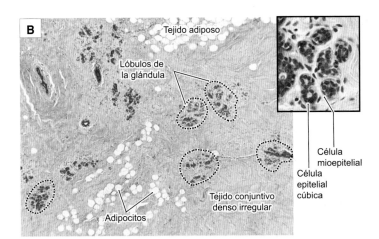

B

Tejido adiposo

Lóbulos de la glándula

Célula mioepitelial

Célula epitelial cúbica

Tejido conjuntivo denso irregular

Adipocitos

Figura 19-16B. Glándula mamaria inactiva (en reposo). H&E, ×41; *recuadro* ×359

Un ejemplo de **glándula mamaria en reposo** muestra una gran cantidad de tejido conjuntivo denso irregular y tejido adiposo con pequeños lobulillos de glándula mamaria. El tejido glandular contiene sobre todo **conductos intralobulillares**, revestidos por **células epiteliales cúbicas** y **células mioepiteliales** subyacentes (*recuadro*). La glándula mamaria en reposo solo tiene unos pocos alveolos secretores, algunos conductos intralobulillares no desarrollados, conductos interlobulillares, senos galactóforos y conductos galactóforos.

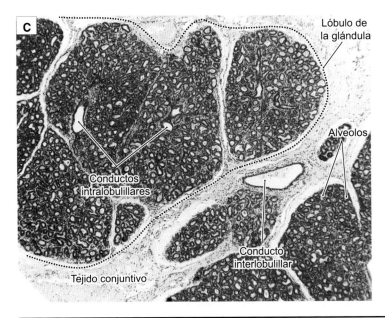

C

Lóbulo de la glándula

Alveolos

Conductos intralobulillares

Conducto interlobulillar

Tejido conjuntivo

Figura 19-16C. Glándula mamaria activa (durante el embarazo). H&E, ×41

Un ejemplo de **glándula mamaria durante el embarazo** muestra grandes lobulillos y una cantidad relativamente pequeña de tejido conjuntivo interlobulillar. El tejido glandular contiene muchos **alveolos** proliferados y **conductos intralobulillares**. Un gran conducto interlobulillar se encuentra dentro del tejido conjuntivo que se muestra aquí. Cuando las glándulas mamarias comienzan a secretar leche (**lactancia**), las luces de los alveolos y los conductos se dilatan y se llenan de leche. La leche contiene muchas gotas de lípidos y proteínas (caseínas, lactoalbúmina e inmunoglobulina A), así como lactosa, iones, vitaminas y agua. La secreción de leche inicia por los cambios hormonales: disminución de **estrógenos** y **progesterona** y aumento de **prolactina** tras el parto y la pérdida de la placenta. La leche es liberada por el **reflejo de eyección de la leche** cuando es estimulada por la succión.

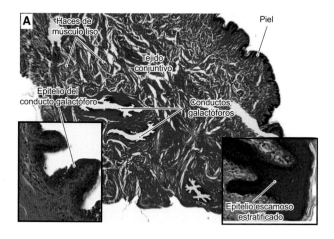

Figura 19-17A. Pezón, glándula mamaria. H&E, ×11; *recuadro izquierdo* ×146; *recuadro derecho* ×136

El **pezón** es una pequeña proyección en el centro de la mama. Contiene 15 a 25 aperturas de **conductos galactóforos** dentro de su tejido conjuntivo y haces de músculo liso. Está cubierto por piel delgada y rodeado por la **areola** (piel pigmentada). El pezón tiene muchas terminaciones nerviosas sensoriales que reciben estimulación durante la **succión**. Esta estimulación provoca la liberación de **oxitocina** de la pars nervosa de la hipófisis; la oxitocina estimula la contracción de las células mioepiteliales de la glándula mamaria. Esta contracción empuja la leche fuera de los alveolos y conductos y a través de los conductos galactóforos hasta la superficie del pezón. Este proceso se denomina **reflejo de eyección de la leche**. Los conductos galactóforos que se muestran aquí son de la porción proximal de los conductos cerca de los senos galactóforos.

CORRELACIONES CLÍNICAS

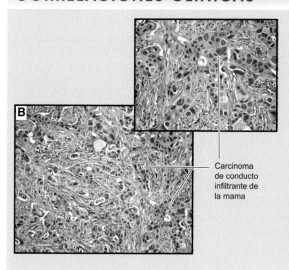

Figura 19-17B. Adenocarcinoma de mama (cáncer de mama). H&E, *izquierda (inferior)* ×44; *derecha (superior)* ×71

El **carcinoma de conducto infiltrante**, o **carcinoma ductal invasivo**, es el **adenocarcinoma de la mama (cáncer de mama)** más común; no cuenta con características que permitan clasificarlo en tipos especiales de carcinoma de mama, como los **carcinomas lobulillar, tubular** y **mucinoso**. Los factores de riesgo para el desarrollo del cáncer de mama son el sexo femenino, el aumento de la edad, los antecedentes familiares, la larga vida reproductiva, la **nuliparidad** y la presencia de lesiones mamarias proliferativas o hiperplasia ductal. Casi 5% de los cánceres de mama está relacionado con mutaciones genéticas específicas, como el *BRCA1* y el *BRCA2*. Los signos y síntomas más comunes son una masa mamaria palpable, una secreción sanguinolenta del pezón, un cambio en el tamaño o la forma de la mama, un hoyuelo en la piel, un pezón invertido, una descamación de la piel del pezón y un enrojecimiento o picaduras en la piel de la mama. Las mamografías y los exámenes de mama se utilizan para detectar el cáncer de mama. La biopsia se realiza en las lesiones sospechosas para determinar el diagnóstico del tejido. Desde el punto de vista histológico, el cáncer de mama varía desde estructuras glandulares bien formadas hasta láminas de células poco diferenciadas. La clasificación histológica del cáncer de mama se basa en la formación de túbulos, el **pleomorfismo** nuclear y la tasa mitótica. El tratamiento incluye la extirpación quirúrgica del tumor (**tumorectomía**), la extirpación de toda la mama (**mastectomía**) y de los ganglios linfáticos, la radioterapia, la quimioterapia y la terapia hormonal.

Carcinoma de conducto infiltrante de la mama

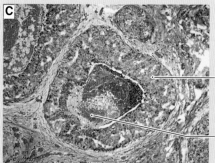

Células de carcinoma ductal *in situ* dispuestas en un patrón cribiforme

Comedonecrosis central

Figura 19-17C. Carcinoma ductal *in situ*. H&E, ×100

El **carcinoma ductal *in situ*** (CDIS) representa el adenocarcinoma ductal de la mama confinado en el aparato ductal sin transgresión de la membrana basal e invasión del estroma fibroso adyacente. La mayoría de los **CDIS** es el resultado de cambios en los conductos que comienzan como una proliferación de células ductales, que con el tiempo pueden mostrar signos de **atipia celular** y al final convertirse en CDIS, el precursor del carcinoma ductal invasivo. El **CDIS** puede subdividirse en grado bajo, moderado y alto en función de la disposición celular y el grado de atipia. El CDIS de grado alto suele mostrar una necrosis en el centro de la luz del conducto denominada **comedonecrosis**. A menudo se forman **microcalcificaciones** en este material necrótico. Los patrones celulares incluyen sólido, cribiforme, papilar, **micropapilar** y **comedocarcinoma**. El tratamiento del CDIS puede ser conservador (**tumorectomía con radiación**) si la enfermedad está localizada, pero puede ser necesaria la mastectomía en caso de enfermedad extensa.

De la histología a la patología

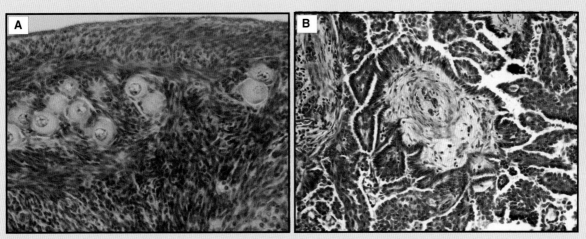

Figura 19-18. Ovario normal a la izquierda (A). Carcinoma seroso a la derecha (B). H&E, ×100

Ovario normal a la *izquierda*. **Carcinoma seroso** a la *derecha*. El carcinoma seroso es la neoplasia maligna más común del ovario y surge del epitelio de la superficie del ovario. En la clínica, los tumores de ovario a menudo no se manifiestan hasta que han alcanzado un tamaño considerable. Los síntomas incluyen dolor abdominal, problemas gastrointestinales y urológicos, así como distensión abdominal. A menudo, los tumores ováricos malignos ya han hecho metástasis en el momento del diagnóstico. Desde el punto de vista histológico, el **carcinoma seroso** muestra una arquitectura papilar y diversos grados de diferenciación. Los cuerpos de psammoma, láminas concéntricas calcificadas, suelen estar presentes pero no son específicos de esta neoplasia. El tratamiento consiste en intervención quirúrgica, quimioterapia y radiación. Los tumores epiteliales de ovario suelen expresar el marcador tumoral CA125, que es útil para el seguimiento de las pacientes después del tratamiento en busca de indicios de recidiva.

Preguntas de caso clínico

1. Una mujer de 45 años de edad acude a su ginecólogo para su examen ginecológico y mamario anual. La paciente tiene un historial de cambios fibroquísticos proliferativos que incluyen quistes ductales, fibrosis estromal e hiperplasia epitelial de los conductos. Durante el examen de las mamas, el médico observa mamas por lo general nodulares, pero no se palpan masas discretas sospechosas de malignidad. Se envía a la paciente a realizar una mamografía y el radiólogo nota numerosas microcalcificaciones, cuya naturaleza es preocupante para la malignidad. Se programa una biopsia de mama estereotáctica para evaluar la naturaleza del tejido asociado con las microcalcificaciones. ¿Cuál de los siguientes es el diagnóstico más apropiado en este caso?

A. Carcinoma ductal *in situ.*
B. Cambios fibroquísticos.
C. Carcinoma de conducto infiltrante.
D. Carcinoma lobulillar invasivo.
E. Carcinoma lobulillar *in situ.*

2. Una mujer de 68 años de edad con una historia de dolor abdominal progresivo y aumento del perímetro abdominal acude a su médico familiar. La exploración física revela un abdomen protuberante, que es más prominente en el lado izquierdo. La palpación del abdomen produce dolor. El médico solicita una TC de abdomen y pelvis, que revela una masa quística y sólida de 32 cm en la pelvis izquierda que se extiende hacia arriba en el abdomen. La paciente es remitida a un cirujano ginecológico que la cita para una laparotomía exploratoria.

En la intervención, el cirujano encuentra una masa quística en la región del anexo izquierdo (ovario y trompa). La masa se extirpa y se envía de inmediato a patología para una consulta intraoperatoria. El examen posterior de la cavidad abdominal revela nódulos en múltiples superficies serosas. El examen macroscópico de la masa revela múltiples quistes que contienen líquido acuoso y zonas sólidas intercaladas. Excrecencias papilares (proyecciones o protuberancias) cubren la superficie de la masa y la trompa de Falopio adyacente. ¿Cuál de los siguientes es el diagnóstico más apropiado?

A. Tumor del seno endodérmico.
B. Tumor de células de la granulosa.
C. Teratoma quístico maduro.
D. Cistadenoma mucinoso.
E. Cistadenocarcinoma seroso papilar.

3. Una mujer de 75 años de edad comienza a tener episodios de sangrado vaginal. Pide una cita con su ginecólogo, donde una ecografía muestra un endometrio engrosado. El ginecólogo realiza una biopsia de endometrio y se extrae una gran cantidad de tejido para el examen patológico. Los resultados del examen patológico microscópico revelan un carcinoma seroso de grado alto del endometrio. ¿Cuál de los siguientes es un factor de riesgo importante para el carcinoma seroso del endometrio?

A. Atrofia endometrial.
B. Hiperplasia endometrial.
C. Obesidad.
D. Estrógeno sin oposición.

20 Ojo

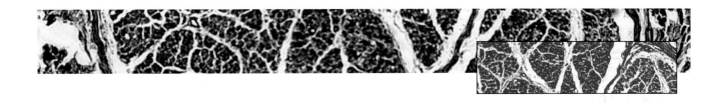

Introducción y conceptos clave para el ojo
Párpados
Túnica fibrosa (túnica externa)
Medios de refracción del ojo
Túnica vascular (túnica media)
Retina (túnica interna)
Nervio óptico

Anatomía del ojo

Estructuras del ojo

Orientación de figuras e imágenes

Estructuras del ojo con números de figura

Párpado

Túnica fibrosa (túnica externa)

Preguntas de caso clínico

Introducción y conceptos clave para el ojo

El **ojo** es el órgano de la visión, quizá la más importante de las modalidades sensoriales. Convierte la luz en impulsos nerviosos de forma que permite al cerebro ser consciente del entorno visual del individuo. A efectos de estudio, aquí la estructura del ojo se divide en tres categorías generales: las estructuras que **protegen** el ojo (**párpados**); las estructuras que ayudan a **formar una imagen visual** de lo que el individuo está mirando (**córnea, cristalino, esclerótica y estructuras asociadas**), y las estructuras que **convierten la imagen visual en impulsos nerviosos** y conducen los impulsos al cerebro (**retina** y **nervio óptico**), donde se analizan para producir la sensación de visión.

La estructura básica del ojo es la de una esfera hueca con elementos ópticos en la superficie anterior que enfocan una imagen invertida del entorno en el interior de la pared posterior. El principal elemento estructural de la esfera es la **túnica fibrosa**, o **túnica externa**, que está formada por la **esclera** y la **córnea**. En el interior de la túnica externa se encuentra la **túnica vascular**, formada por la **coroides**, el **cuerpo ciliar** y el **iris**. El ojo está lleno de un líquido transparente (**humor acuoso**) y un gel transparente (**cuerpo vítreo**). En la parte anterior del ojo se encuentra el **cristalino**, que es flexible y puede ajustar el enfoque de la imagen en función de la distancia del ojo al objeto que se está viendo. La imagen se enfoca en la **retina**, una capa de neuronas y receptores neurales que recubre la superficie interna de los dos tercios posteriores del ojo. Los axones de las **neuronas de las células ganglionares** de la retina salen del ojo y forman el **nervio óptico**.

Párpados

Los **párpados** protegen los ojos de las lesiones causadas por objetos extraños y también mantienen una fina película **acuosa** en la superficie de la córnea que impide que esta se seque y se vuelva opaca. Cada párpado está formado por una capa externa de **piel**; una capa intermedia de **músculo, glándulas y tejidos conjuntivos (placa tarsal)**, y una capa interna de **tejido conjuntival (conjuntiva palpebral)**. Hay varios tipos de glándulas en el párpado que ayudan a mantener la córnea húmeda, como las **glándulas de Meibomio**, las **glándulas de Zeis**, las **glándulas de Moll** y las **glándulas lagrimales accesorias**.

Hay varios músculos asociados con los párpados. Estos incluyen: (1) el **músculo orbicular**, una lámina circular de músculo estriado que está inervado por el nervio facial (nervio craneal [NC] VII) y funciona para cerrar los párpados; (2) el **músculo elevador del párpado superior**, un músculo estriado plano y delgado que se origina en la órbita, pasa hacia adelante y se inserta en el párpado superior. Está inervado por el nervio oculomotor (NC III) y es responsable de abrir el párpado y mantenerlo abierto, y (3) el **músculo tarsal superior** (**músculo de Müller**), un haz de músculo liso que surge del intersticio del músculo elevador y se inserta en el extremo superior de la placa tarsal y la conjuntiva superior del párpado. El músculo tarsal superior está inervado por fibras nerviosas simpáticas procedentes del ganglio cervical superior y ayuda a elevar el párpado superior.

Túnica fibrosa (túnica externa)

Las estructuras más externas del ojo son la **córnea** y la **esclera**.

CÓRNEA. Es un tejido transparente que cubre el sexto anterior del ojo. La córnea no contiene vasos sanguíneos y ayuda a enfocar la imagen visual en la retina. Consta de cinco capas. La capa más gruesa, el **estroma**, comprende 90% del grosor de la córnea y está formada por fibras de colágeno y fibroblastos (queratocitos) incrustados en una matriz extracelular. La superficie anterior de la córnea está cubierta por una fina capa de epitelio **anterior de la córnea** (epitelio plano estratificado sin estrato córneo) que descansa sobre la **membrana de Bowman**. La superficie posterior de la córnea está cubierta por una capa de endotelio corneal (epitelio plano simple) que solo tiene una capa de células de grosor y descansa sobre la **membrana de Descemet**.

ESCLERA. Es una estructura resistente y delgada formada por un tejido conjuntivo denso, irregular y opaco que comprende los cinco sextos posteriores de la superficie externa del globo ocular. La córnea y la esclera son continuas entre sí en el **limbo esclerocorneal**. Los músculos extraoculares, que mueven los ojos en sus órbitas, se insertan en la esclera. El tejido conjuntival, que cubre las superficies internas de los párpados, también se adhiere a la esclera.

Medios de refracción del ojo

CRISTALINO. Es una estructura transparente, flexible y biconvexa que está suspendida de los procesos ciliares por **fibras zonulares**. La curvatura del cristalino puede modificarse mediante la contracción o la relajación de los **músculos ciliares** (bajo el control de las fibras nerviosas **parasimpáticas** del nervio oculomotor) para poder enfocar la imagen de los objetos cercanos o lejanos en la retina. El cristalino tiene tres componentes: la **cápsula del cristalino**, el **epitelio subcapsular** y las **fibras del cristalino**. La *cápsula del cristalino* es una membrana basal transparente que rodea todo el cristalino. Justo debajo de ella, solo en la superficie anterior del cristalino, hay una única capa de células planas, el *epitelio subcapsular*. En la región del ecuador del cristalino, las células epiteliales en proliferación se alargan, se desplazan hacia el centro del cristalino y pierden sus núcleos. Se denominan entonces *fibras del cristalino* y constituyen la mayor parte del mismo.

HUMOR ACUOSO. Es un líquido fino y transparente que es producido de forma continua por el **cuerpo ciliar** y que llena la **cámara anterior**. Este sale de ella en la región del **ángulo iridocorneal de la cámara anterior**. Es producido por los **procesos ciliares**, que son ricos en capilares.

CUERPO VÍTREO. Es una sustancia gelatinosa transparente que rellena el ojo entre la **superficie posterior del cristalino** y la **retina**. Su composición es de modo predominante **agua** con pequeñas cantidades de **colágeno** y **ácido hialurónico**. La superficie del cuerpo vítreo está cubierta por una capa de fibras vítreas condensadas llamada **membrana hialoidea**. Está en contacto con la cápsula posterior del cristalino, las fibras zonulares, la porción posterior del epitelio ciliar (pars plana), la retina y la cabeza del nervio óptico. El cuerpo vítreo es importante para mantener la transparencia y la forma del ojo.

Túnica vascular (túnica media)

La **túnica vascular** (a veces llamada **tracto uveal**) se encuentra justo en el interior de la túnica externa y está formada por el **iris** (de modo anterior), el **cuerpo ciliar** y la **coroides** (de modo posterior).

IRIS. Es un delgado diafragma de tejido en la cámara anterior, compuesto por un **estroma** de tejido conjuntivo laxo altamente vascularizado, dos grupos de **elementos contráctiles**, y los **bordes iridales anterior** y **posterior**. El *borde iridal posterior* contiene dos capas de epitelio pigmentario, el **epitelio anterior del iris** (epitelio pigmentario anterior) y el **epitelio posterior del iris** (epitelio pigmentario posterior). Dos grupos de fibras musculares regulan el diámetro de la **pupila**, así como el orificio circular en el centro del iris, y ajustan la cantidad de luz que entra en el ojo. El **músculo esfínter de la pupila** (fibras musculares lisas) reduce el tamaño de la pupila bajo la influencia de las fibras nerviosas parasimpáticas; las fibras radiales del **músculo dilatador de la pupila** (células mioepiteliales) actúan para aumentar el tamaño de la pupila bajo la influencia de las **fibras nerviosas simpáticas**.

CUERPO CILIAR. Se encuentra en el interior del margen anterior de la esclera, entre la coroides y el iris. Está compuesto por dos anillos concéntricos de tejido, la **pars plicata** y la **pars plana**, e incluye tejido epitelial, un estroma de tejido conjuntivo y fibras musculares lisas. Los músculos del cuerpo ciliar controlan la curvatura del cristalino y, por lo tanto, funcionan para enfocar la imagen visual en la retina. El epitelio del cuerpo ciliar tiene dos capas, una **capa pigmentaria** y otra **no pigmentaria**. Esta última secreta el **humor acuoso**, que llena la cámara anterior del ojo y sale de ella en la región del **ángulo iridocorneal de la cámara anterior**.

COROIDES. Es una capa de tejido conjuntivo laxo altamente vascularizada que contiene algunas fibras de colágeno y que está poco adherido a la esclera subyacente. La superficie interna de la coroides se adhiere con firmeza a la capa de epitelio pigmentario de la retina. La capa más interna de la coroides es la **coriocapilar**, que suministra oxígeno y nutrientes a las capas externas de la retina. La **membrana de Bruch** delimita la unión entre la coriocapilar y el **epitelio pigmentario de la retina**.

Retina (túnica interna)

La **retina** está formada por una fina lámina de neuronas que cubre la superficie interna de los dos tercios posteriores del ojo y una capa de células epiteliales cuboidales que se asientan sobre la coroides y contienen melanina (**epitelio pigmentario de la retina**). En general, la **retina** puede dividirse en una **retina óptica** (**neural**) y una **retina no óptica** (**no neural**). La *retina neural*, a menudo denominada sim-plemente "retina", contiene elementos neurales y tiene las funciones visuales que se describen más adelante. La *retina no neural* no tiene elementos neurales ni funciones visuales. Es la continuación anterior de la capa pigmentaria, que cubre la superficie del cuerpo ciliar y la superficie posterior del iris.

A diferencia del resto del ojo, la retina se desarrolla como parte del sistema nervioso central (SNC). Contiene cinco tipos de elementos neurales: **células fotorreceptoras** (**bastones** y **conos**), **células bipolares**, **células horizontales**, **células amacrinas** y **células ganglionares**. La retina puede dividirse en 10 capas, algunas de las cuales contienen los núcleos de las células y otras contienen procesos celulares y sinapsis.

La retina no es homogénea en toda su extensión. En la mayor parte de la retina, la luz enfocada de la imagen visual debe pasar por todas las capas neurales, así como por pequeños vasos sanguíneos, antes de llegar a los **fotorreceptores**. Esto degrada la imagen hasta cierto punto. Sin embargo, en la **fóvea central**, una pequeña región cercana al polo posterior del ojo, las capas superficiales están desplazadas hacia un lado, y la luz incide directo sobre los fotorreceptores. La imagen visual en esta región se percibe con el mayor detalle. La zona que rodea de inmediato a la fóvea central es la **mácula lútea**. Es la región más gruesa de la retina y contiene una gran concentración de **conos** (para la **visión del color**) y **bastones** (para la **visión con poca luz**). En un sentido más periférico, la retina se vuelve más fina. Hay menos células ganglionares, menos conos y una proporción un poco mayor de bastones. Estos cambios hacen que la agudeza visual se reduzca, pero que aumente la sensibilidad a la luz escasa.

Nervio óptico

Las **células ganglionares** son las células de salida de la retina. Los axones de las células ganglionares viajan por la capa de fibras nerviosas hasta el **disco óptico**, donde las fibras nerviosas salen del ojo y forman el **nervio óptico**. En el disco óptico no hay fotorreceptores; esta ausencia produce un pequeño **punto ciego** en el campo visual. El aspecto del disco óptico cuando se observa a través de un oftalmoscopio es una importante ayuda para el diagnóstico.

Anatomía del ojo

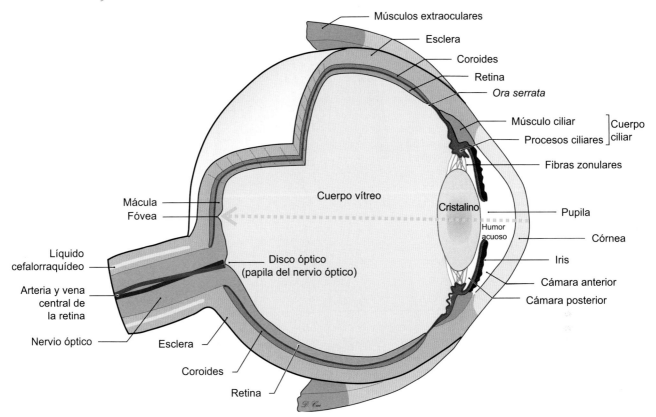

Figura 20-1. Generalidades del ojo.

La *línea discontinua amarilla* indica la luz que entra y se proyecta en la **fóvea**.

Estructuras del ojo

I. **Túnica fibrosa (túnica externa)**
   A. Córnea
      1. Epitelio corneal (epitelio corneal anterior)
      2. Membrana de Bowman
      3. Estroma corneal (sustancia propia de la córnea)
      4. Membrana de Descemet
      5. Endotelio (epitelio corneal posterior)
   B. Esclera
      1. Epiesclera (vasos sanguíneos y tejido adiposo)
      2. Esclera propiamente dicha
II. **Túnica vascular (túnica media)**
   A. Coroides
      1. Membrana de Bruch
      2. Coriocapilares
      3. Coroides propia
   B. Iris
      1. Epitelio pigmentario
      2. Estroma
      3. Músculo esfínter de la pupila
      4. Músculo dilatador de la pupila
   C. Cuerpo ciliar
      1. Procesos ciliares
      2. Epitelio ciliar
      3. Músculo ciliar

III. **Medios de refracción del ojo**
   A. Cristalino (estructura biconvexa, flexible y transparente)
      1. Cápsula del cristalino
      2. Epitelio subcapsular
      3. Fibras del cristalino
      4. Fibras zonulares
   B. Humor acuoso (líquido transparente que ocupa el espacio entre el cristalino y la córnea)
   C. Cuerpo vítreo (gel refractario que rellena el interior del globo ocular posterior al cristalino)
IV. **Retina (túnica interna)**
   A. Fóvea
   B. Mácula
   C. Retina periférica
V. **Nervio óptico**

Orientación de figuras e imágenes

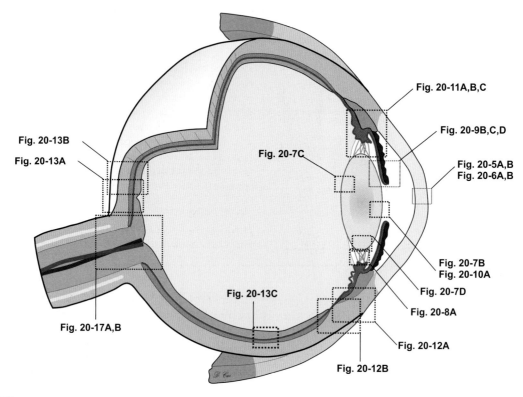

Fig. 20-11A,B,C

Fig. 20-9B,C,D

Fig. 20-13B

Fig. 20-13A

Fig. 20-7C

Fig. 20-5A,B
Fig. 20-6A,B

Fig. 20-7B
Fig. 20-10A

Fig. 20-7D

Fig. 20-8A

Fig. 20-17A,B

Fig. 20-13C

Fig. 20-12A

Fig. 20-12B

Figura 20-2. Orientación de las ilustraciones detalladas de los ojos.

Estructuras del ojo con números de figura

Párpado

Figura 20-3A
Figura 20-3B
Figura 20-3C
Figura 20-4A
Figura 20-4B
Figura 20-4C

Córnea

Figura 20-5A
Figura 20-5B
Figura 20-5C
Figura 20-6A
Figura 20-6B

Cristalino

Figura 20-7A
Figura 20-7B
Figura 20-7C
Figura 20-7D
Figura 20-8A
Figura 20-8B
Figura 20-8C
Figura 20-10A

Iris

Figura 20-9A
Figura 20-9B

Figura 20-9C
Figura 20-9D
Figura 20-10B

Cuerpo ciliar

Figura 20-11A
Figura 20-11B
Figura 20-11C
Figura 20-12A
Figura 20-12B
Figura 20-12C

Retina

Figura 20-13A
Figura 20-13B
Figura 20-13C
Figura 20-14A
Figura 20-14B
Figura 20-15A
Figura 20-15B
Figura 20-15C
Figura 20-16A
Figura 20-16B

Nervio óptico

Figura 20-17A
Figura 20-17B

Párpado

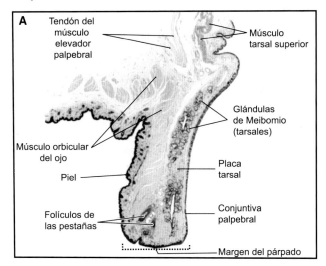

A
Tendón del músculo elevador palpebral

Músculo tarsal superior

Glándulas de Meibomio (tarsales)

Músculo orbicular del ojo

Piel

Placa tarsal

Folículos de las pestañas

Conjuntiva palpebral

Margen del párpado

Figura 20-3A. Generalidades del párpado superior. H&E, ×7.6

Se muestra una fotomicrografía de baja magnificación del **párpado superior**. Los párpados contienen una capa externa de **piel**; una capa media de **músculos, glándulas** y **placa tarsal**, y una capa interna de **tejido conjuntival** (conjuntiva palpebral). Los párpados cubren y protegen al ojo del entorno, las lesiones y la luz intensa. También mantienen una superficie corneal lisa al extender una película de líquido lagrimal (**lágrimas**) de manera uniforme sobre la córnea para humedecer el ojo. La piel de los párpados es fina, laxa y delicada y, por lo tanto, puede permitir una hinchazón extrema. El párpado interno está cubierto por una **conjuntiva palpebral**, una capa de epitelio columnar bajo estratificado. Es continua con la **conjuntiva bulbar** donde cubre la esclerótica del globo ocular. La **placa tarsal** es un tejido conjuntivo fibroelástico denso que proporciona un soporte flexible. Las **glándulas tarsales** (glándulas de Meibomio) están incrustadas en ella. Las **pestañas** están situadas en los márgenes anteriores de los párpados.

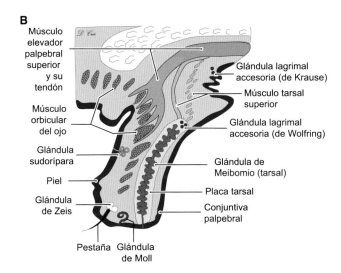

B
Músculo elevador palpebral superior y su tendón

Músculo orbicular del ojo

Glándula sudorípara

Piel

Glándula de Zeis

Pestaña Glándula de Moll

Glándula lagrimal accesoria (de Krause)

Músculo tarsal superior

Glándula lagrimal accesoria (de Wolfring)

Glándula de Meibomio (tarsal)

Placa tarsal

Conjuntiva palpebral

Figura 20-3B. Representación del párpado superior, las glándulas y los músculos que controlan los movimientos del párpado.

Hay varios tipos de **glándulas** en los párpados: (1) las **glándulas de Meibomio** (tarsales), glándulas sebáceas que producen una sustancia rica en lípidos; (2) las **glándulas de Zeis**, glándulas sebáceas modificadas relacionadas con los folículos de las pestañas; (3) las **glándulas de Moll**, glándulas sudoríparas modificadas, asociadas con los folículos de las pestañas, y (4) las **glándulas lagrimales accesorias**, glándulas serosas que producen las lágrimas. Los **músculos** relacionados con los párpados superiores son: (1) el **músculo orbicular del ojo**, una lámina circular de músculo estriado que funciona para cerrar los párpados; (2) el **músculo elevador del párpado superior**, un músculo delgado, plano y estriado que surge del vértice de la órbita y se inserta en la superficie posterior del músculo orbicular del ojo y la piel del párpado superior, y que abre el párpado, y (3) el **músculo tarsal superior** (**músculo de Müller**), músculo liso que surge del intersticio del músculo elevador y se inserta en el extremo superior de la placa tarsal y la conjuntiva superior del párpado. Se une al músculo elevador del párpado superior para levantar el párpado superior.

CORRELACIÓN CLÍNICA

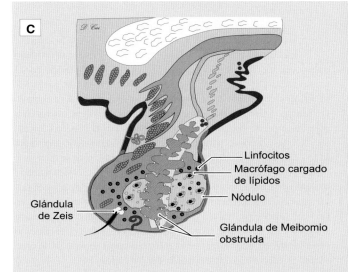

C
Glándula de Zeis

Linfocitos

Macrófago cargado de lípidos

Nódulo

Glándula de Meibomio obstruida

Figura 20-3C. Chalación.

El **chalación** es una lesión inflamatoria crónica del párpado que deriva de la obstrucción de los conductos de las **glándulas de Zeis** o **de Meibomio**, o de ambas. Las secreciones sebáceas atrapadas se filtran al tejido circundante y provocan una **inflamación granulomatosa**. Esta se asocia con frecuencia con la **blefaritis** y, en ocasiones, se infecta de forma secundaria. Los primeros síntomas y signos son la **hinchazón** y el **eritema del párpado**. Con el tiempo, se transforma en un nódulo firme dentro del párpado o la placa tarsal. El examen histológico revela un tejido de granulación caracterizado por la agregación focal de células similares al epitelio (**epitelioides**), **linfocitos, células gigantes** de respuesta a cuerpo extraño conocidas como células **de Langerhans** y **macrófagos cargados de lípidos** amarillos. Las opciones de tratamiento incluyen la aplicación de compresas calientes en el párpado exterior hasta que desaparezcan los síntomas agudos, antibióticos tópicos e incisión quirúrgica si la lesión es grande y altera la visión.

GLÁNDULAS DEL PÁRPADO

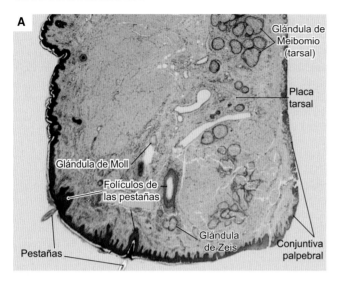

Figura 20-4A.   Párpado superior (parte inferior), glándulas del párpado. H&E, ×68

Los **párpados** (palpebrales) constan de párpados superiores e inferiores. Los componentes estructurales del **párpado superior** son similares a los del **párpado inferior**, aunque el superior es más móvil. Las **pestañas** y sus folículos son visibles en el margen del párpado. Las **glándulas tarsales**, también llamadas **glándulas de Meibomio**, son grandes glándulas sebáceas incrustadas en la placa tarsal. Las glándulas asociadas con las pestañas son (1) las **glándulas de Moll** y (2) las **glándulas de Zeis**. Las glándulas de Moll son glándulas sudoríparas modificadas cerca de la base de la pestaña. Tienen túbulos no ramificados, que comienzan en una simple espiral en lugar de enrollarse en forma glomerular, como las glándulas sudoríparas ordinarias. Las glándulas de Zeis son pequeñas glándulas sebáceas modificadas que a veces se denominan **glándulas ciliares**. Están cerca de los folículos de las pestañas y vierten sus secreciones en ellos.

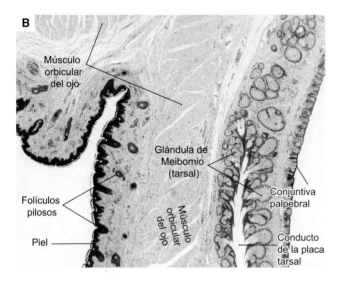

Figura 20-4B.   Párpado superior (parte media). H&E, ×68

La **capa externa del párpado** está cubierta por una fina piel delgada (véase cap. 13, "Sistema tegumentario"), un epitelio plano estratificado con estrato córneo, sobre una capa de tejido conjuntivo laxo elástico. La piel contiene **folículos pilosos**, que son mucho más pequeños que los **folículos de las pestañas** (que se hallan solo en el margen del párpado). Las **fibras del músculo orbicular del ojo** se encuentran debajo de la piel. La superficie interna del párpado es una capa de **conjuntiva palpebral**, cubierta por epitelio columnar bajo estratificado, que está en contacto con el globo ocular. Las **glándulas tarsales (de Meibomio)**, incrustadas en la placa tarsal, se encuentran entre los músculos orbiculares y la conjuntiva palpebral. Cada glándula tiene un único conducto que se abre en el margen del párpado. Su secreción lipídica crea una superficie en la película lagrimal que impide que los fluidos lagrimales (**lágrimas**) se evaporen de la superficie del globo ocular. Esta secreción también lubrica la córnea y los bordes de los párpados.

CONTROL MUSCULAR DEL MOVIMIENTO DEL PÁRPADO SUPERIOR

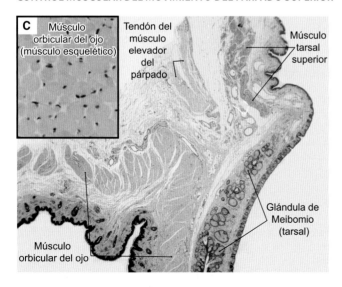

Figura 20-4C.   Párpado superior (parte superior), control muscular del movimiento del párpado superior. H&E, ×68; *recuadro* ×272

Tres tipos de **músculos** controlan el **movimiento del párpado superior**. (1) El **músculo orbicular del ojo** es una lámina de músculo estriado que se orienta en un círculo alrededor del ojo. Está inervado por el nervio facial (NC VII) y es responsable del cierre de los párpados. (2) El **músculo elevador del párpado superior** es una banda de músculo estriado que se origina en la órbita, pasa hacia delante y se inserta en el párpado superior. Este músculo está inervado por el nervio oculomotor (NC III) y funciona para abrir el párpado y mantenerlo levantado. El músculo elevador del párpado no es visible aquí, pero su tendón se observa con claridad. (3) El **músculo tarsal superior**, también llamado **músculo de Müller**, es un músculo liso que se inserta en la placa tarsal superior. Está inervado por fibras nerviosas simpáticas del ganglio cervical superior y trabaja con el músculo elevador del párpado superior para levantar el párpado superior. Los daños en el músculo elevador del párpado superior, el músculo tarsal superior o su inervación pueden causar **ptosis** (caída del párpado).

Túnica fibrosa (túnica externa)

CÓRNEA

A

Anterior

Epitelio plano estratificado sin estrato córneo (epitelio corneal anterior)

Membrana de Bowman

Estroma

Membrana de Descemet

Membrana de Descemet

Endotelio corneal

Posterior

Epitelio corneal anterior

Membrana de Bowman

Endotelio corneal

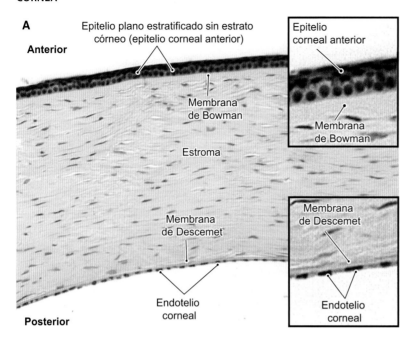

Figura 20-5A. Córnea. H&E, ×77.5; *recuadros* ×173

La **córnea** es una estructura transparente y avascular, que está compuesto por cinco capas: tres capas celulares (capas epiteliales y estroma) y dos capas no celulares (membranas de Bowman y de Descemet). Estas incluyen (1) el **epitelio plano estratificado sin estrato córneo** (**epitelio corneal anterior**); (2) la **membrana de Bowman** (membrana basal del epitelio anterior de la córnea); (3) el **estroma**, formado por fibroblastos (también llamados **queratocitos** en la córnea) y láminas de fibras de colágeno con disposición ortogonal; (4) la **membrana de Descemet** (membrana basal del epitelio [endotelio] corneal posterior), y (5) el **endotelio corneal** (epitelio corneal posterior). La córnea tiene un rico suministro de nervios desde el NC V. La capa superficial de la córnea contiene numerosas fibras nerviosas sensoriales, y su irritación puede causar un fuerte dolor ocular. El NC V también transporta la rama aferente del reflejo corneal.

B

Epitelio anterior de la córnea (capa celular)

Membrana de Bowman (capa no celular)

Estroma (capa celular)

Membrana de Descemet (capa no celular)

Endotelio (capa celular)

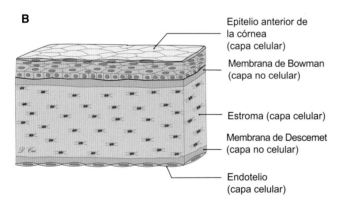

Figura 20-5B. Representación de la córnea.

El **epitelio anterior de la córnea** está formado por un epitelio plano estratificado sin estrato córneo de cuatro a seis capas celulares y tiene un grosor de unos 50 mm; cuenta con una gran capacidad de regeneración. La transparencia de la córnea se debe a su avascularidad y a su estado de relativa deshidratación. El **endotelio corneal** es una capa única de células planas. Esta capa funciona en la regulación del agua en el estroma. La tarea principal del endotelio corneal es bombear el exceso de líquido fuera del estroma y, por lo tanto, es fundamental para mantener la córnea limpia. Si este endotelio está dañado, el resultado puede ser la hinchazón de la córnea debido a la retención de líquido dentro del estroma y la pérdida de su transparencia.

CORRELACIÓN CLÍNICA

C

Colgajo de córnea

Rayo láser

Membrana de Bowman expuesta

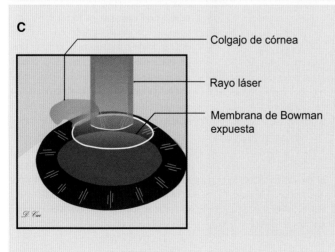

Figura 20-5C. LASEK.

La **cirugía refractiva con láser** remodela la córnea para enfocar las imágenes con mayor precisión en la retina. Los procedimientos más comunes son la **queratomileusis in situ con láser** (LASIK, *laser in situ keratomileusis*) y la **queratomileusis epitelial asistida por láser** (LASEK, *laser-assisted epithelial keratomileusis*). Las técnicas láser se han modificado de manera continua para reducir las complicaciones y mejorar los resultados quirúrgicos. A diferencia de lo que ocurre con la LASIK, la cirugía LASEK más reciente salva el epitelio al utilizar una solución de alcohol para debilitar la adhesión de las células epiteliales, de modo que la capa epitelial pueda levantarse en forma de colgajo. Una vez retirado el **colgajo epitelial**, se aplica energía láser de excímeros a través de la **capa de la membrana de Bowman** y en el estroma superior para remodelar la córnea. A continuación, el colgajo epitelial se devuelve a su posición original. Las ventajas del LASEK son la reducción de las molestias posoperatorias, la disminución del riesgo de infección y el aumento del grosor total de la zona no tocada de la córnea.

EPITELIO CORNEAL ANTERIOR Y POSTERIOR

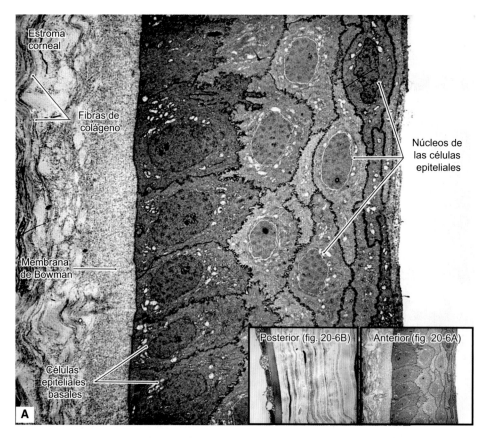

Figura 20-6A. **Epitelio pavimentoso (epitelio anterior).** ME, ×6 000

El **epitelio corneal anterior** es un **epitelio plano estratificado sin estrato córneo** que cubre la superficie externa de la córnea. La falta de cornificación y el grosor uniforme del epitelio contribuyen a la transparencia esencial de la córnea. Las células epiteliales tienen una tasa de renovación bastante rápida, de alrededor de 1 semana. Las células de la superficie no son perfectamente lisas, sino que tienen pequeñas **microvellosidades** (aquí solo se conservan unas pocas) que sirven para anclar la película lagrimal, de vital importancia. No se muestran en este campo las terminaciones nerviosas nociceptivas libres que penetran en el epitelio y proporcionan la rama aferente del reflejo de parpadeo corneal. La **membrana de Bowman** es el término a menudo utilizado para designar la gruesa **membrana basal** en la interfaz entre el epitelio corneal anterior y el **estroma corneal.**

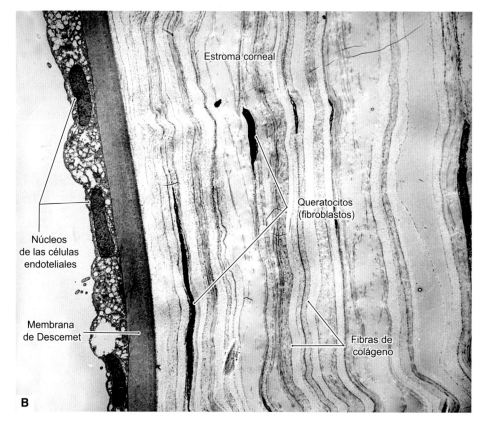

Figura 20-6B. **Endotelio corneal (epitelio corneal posterior).** ME, ×4 500

El **epitelio corneal posterior** se denomina a veces **endotelio corneal.** Es un epitelio plano simple que está orientado hacia el humor acuoso de la cámara anterior. La **membrana de Descemet** es el término que se suele utilizar para designar la **membrana basal** claramente definida del epitelio posterior. La membrana de Descemet es inusual, ya que consiste en gran medida en una red ordenada de **colágeno tipo VIII,** un tipo de colágeno un tanto raro. Las células epiteliales están conectadas por **uniones estrechas** y controlan el movimiento de agua, iones y metabolitos entre el estroma y el humor acuoso, la fuente de nutrición del **estroma corneal.** Las capas ordenadas de fibrillas de **colágeno tipo I** forman la mayor parte del estroma corneal. Los **fibroblastos** extremadamente aplanados que producen y mantienen el estroma se llaman **queratocitos.**

Medios de refracción del ojo

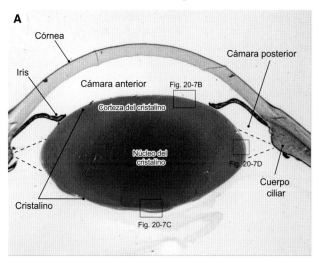

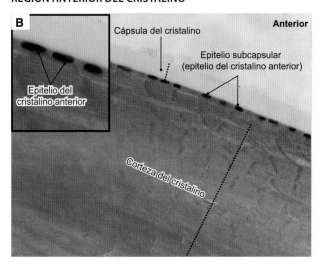

REGIÓN ANTERIOR DEL CRISTALINO

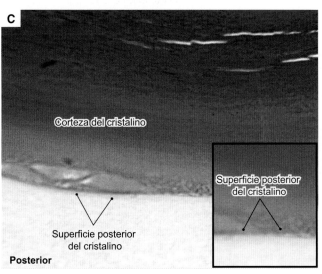

REGIÓN POSTERIOR DEL CRISTALINO

Figura 20-7A.   Generalidades del cristalino. H&E, ×11

El **cristalino** es una estructura transparente biconvexa, avascular, flexible e incolora. Por delante del cristalino se encuentra el humor acuoso y por detrás el cuerpo vítreo. El cristalino está compuesto por la **cápsula del cristalino**, el **epitelio subcapsular** y las **fibras del cristalino**. La región periférica de cada fibra del cristalino contiene un núcleo y orgánulos, que forman el grueso del cristalino llamado **corteza del cristalino**. En la parte central del cristalino, las fibras pierden sus núcleos y orgánulos; esta región está llena de proteínas cristalinas y se denomina **núcleo del cristalino**. El cristalino se mantiene en su sitio gracias a las fibras zonulares (posición indicada por las *líneas discontinuas*). La **cámara anterior** es el espacio entre la córnea y el iris. La **cámara posterior** es un espacio estrecho entre el iris y las fibras zonulares posteriores del cristalino. Estas cámaras están llenas de humor acuoso y se comunican a través de la pupila.

Figura 20-7B.   Región anterior del cristalino. H&E, ×272; *recuadro* ×680

El **cristalino anterior** está cubierto por una **cápsula del cristalino engrosada**, una membrana basal transparente que envuelve todo el cristalino. Debajo de ella hay una sola capa de células planas y cúbicas (**epitelio subcapsular**).

Figura 20-7C.   Región posterior del cristalino. H&E, ×272; *recuadro* ×680

El **cristalino posterior** está cubierto por una **cápsula del cristalino fina** (véase fig. 20-8B). No hay epitelio subcapsular debajo de la cápsula en esta región. La **superficie posterior del cristalino** está en contacto con el **cuerpo vítreo**, un gel transparente, que contiene agua, colágeno y ácido hialurónico y rellena el interior del globo ocular posterior al cristalino.

Figura 20-7D.   Región ecuatorial del cristalino. H&E, ×272; *recuadro* ×544

Las células del **epitelio subcapsular** en la **región ecuatorial del cristalino** son más largas, y la mayoría tiene forma cuboidal. El tamaño de las **fibras del cristalino** y de sus **núcleos** está aumentado en esta región. La superficie ecuatorial de la cápsula está conectada a las fibras zonulares, que mantienen el cristalino en su sitio.

REGIÓN ECUATORIAL DEL CRISTALINO

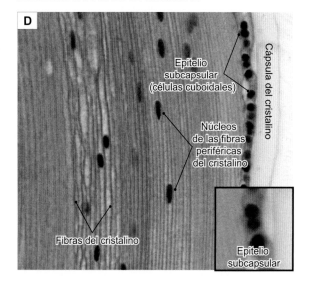

FUNCIÓN REFRACTIVA DEL CRISTALINO

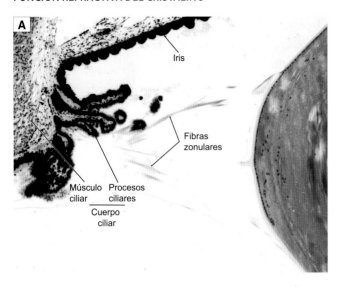

A

Iris

Fibras
zonulares

Músculo
ciliar

Procesos
ciliares

Cuerpo
ciliar

Figura 20-8A. Cristalino y fibras zonulares. H&E, ×34

Las **fibras zonulares** también se denominan **zónulas de Zinn**. La combinación de todas las fibras zonulares se llama **ligamento suspensorio** del ojo. Estas fibras forman una conexión entre el cuerpo ciliar y la región ecuatorial (lateral) del cristalino. Un extremo de cada fibra zonular está unido a un **proceso ciliar**, y el otro extremo de la fibra está incrustado en la **cápsula del cristalino**. La cápsula es más gruesa en las superficies anterior y lateral que en la posterior. Las fibras zonulares tienen una función importante durante la **acomodación**, que consiste en ajustar la tensión del cristalino (lo que cambia la curvatura del mismo) para permitir el enfoque de un objeto en la retina. Algunas fibras musculares ciliares están dispuestas en un círculo en la base del iris. La contracción de estas fibras disminuye el diámetro del círculo y, por lo tanto, reduce la tensión de las fibras zonulares, por lo que el cristalino se vuelve más redondo (la curvatura *aumenta*). La relajación del músculo ciliar aumenta la tensión de las fibras zonulares y el cristalino se aplana (la curvatura *disminuye*).

B

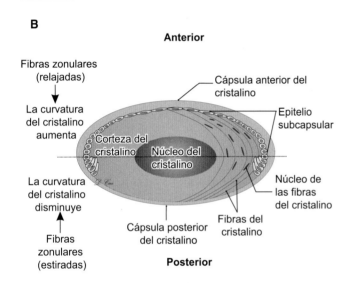

Anterior

Fibras zonulares
(relajadas)

La curvatura
del cristalino
aumenta

Cápsula anterior del
cristalino

Epitelio
subcapsular

Corteza del
cristalino

Núcleo del
cristalino

Núcleo de
las fibras
del cristalino

La curvatura
del cristalino
disminuye

Fibras
zonulares
(estiradas)

Cápsula posterior
del cristalino

Fibras del
cristalino

Posterior

Figura 20-8B. Representación del cristalino y su función.

El **cristalino** es transparente y está compuesto por una **cápsula del cristalino**, el **epitelio subcapsular** y **fibras del cristalino**. La función del cristalino es enfocar la luz en la retina. Al *enfocar un objeto lejano*, el músculo ciliar se relaja, la tensión de las fibras zonulares aumenta y el grosor anteroposterior del cristalino disminuye. Para *enfocar un objeto cercano*, el músculo ciliar se contrae para liberar la tensión de las fibras zonulares y el grosor del cristalino aumenta. La contracción del músculo ciliar también tira de la coroides hacia delante para ayudar a enfocar los objetos en la retina. La capacidad de adaptación del cristalino disminuye con la edad (**presbicia**). El trastorno más común asociado con el cristalino es la **catarata**.

CORRELACIÓN CLÍNICA

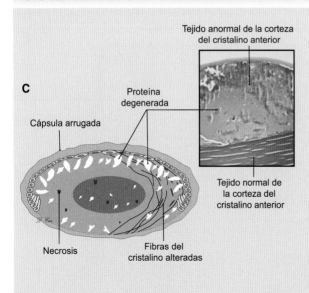

Tejido anormal de la corteza
del cristalino anterior

C

Proteína
degenerada

Cápsula arrugada

Tejido normal de
la corteza del
cristalino anterior

Necrosis

Fibras del
cristalino alteradas

Figura 20-8C. Catarata. H&E, ×51

La **catarata** es una condición de opacidad en el cristalino del ojo. Las proteínas del cristalino se descomponen y se tornan insolubles y opacas. En el cristalino con cataratas, las fibras del cristalino están edematizadas y a veces necrosadas. Estos cambios alteran la continuidad normal de las fibras del cristalino. La cápsula puede arrugarse. La fotomicrografía del *recuadro* muestra un cúmulo proteico alterado en la corteza anterior del cristalino. La catarata suele ser un trastorno relacionado con la edad que causa ceguera parcial o total si no se trata. Los factores de riesgo son la edad, el tabaquismo, el consumo de alcohol, la exposición a la luz solar, la diabetes mellitus y el uso de corticoesteroides sistémicos. Las cataratas suelen ser bilaterales y progresan de modo gradual. La disminución de la agudeza visual está relacionada de forma directa con la densidad de la catarata. Los tipos de cataratas incluyen la **catarata senil**, la **congénita**, la **traumática**, la **tóxica** y la **asociada con enfermedades sistémicas**. La *catarata senil* es la forma más común. La intervención médica consiste en retirar el cristalino opacificado del ojo e implantar una lente intraocular artificial.

Túnica vascular (túnica media)

IRIS

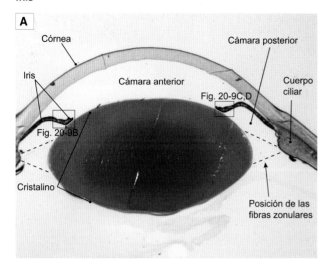

A

Córnea

Iris

Cámara anterior

Fig. 20-9C,D

Fig. 20-9B

Cristalino

Cámara posterior

Cuerpo ciliar

Posición de las fibras zonulares

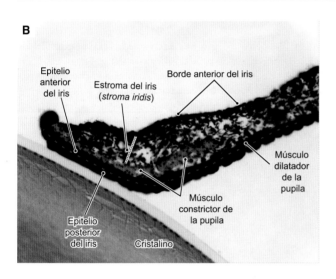

B

Epitelio anterior del iris

Estroma del iris (*stroma iridis*)

Borde anterior del iris

Músculo dilatador de la pupila

Músculo constrictor de la pupila

Epitelio posterior del iris

Cristalino

MÚSCULO CONSTRICTOR DE LA PUPILA

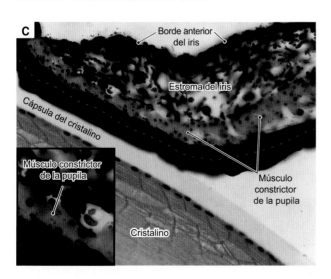

C

Borde anterior del iris

Estroma del iris

Cápsula del cristalino

Músculo constrictor de la pupila

Músculo constrictor de la pupila

Cristalino

Figura 20-9A. Generalidades del iris y las estructuras cercanas. H&E, ×11

Se muestra una fotomicrografía de bajo aumento de la parte anterior del ojo. Aquí se revisan la **córnea**, el **iris**, el **cristalino**, el **cuerpo ciliar** y sus relaciones anatómicas. El iris surge de la parte anterior del cuerpo ciliar y separa las **cámaras anterior** y **posterior**. También cubre parte de la superficie anterior del cristalino y forma la pupila, que regula la cantidad de luz que entra en el ojo.

Figura 20-9B. Iris. H&E, ×136

El **borde anterior del iris** (**superficie anterior del iris**) está formado por una capa discontinua de fibroblastos y melanocitos. Debajo de ella hay una gruesa capa de tejido conjuntivo laxo, denominada **estroma del iris** (*stroma iridis*), que contiene algunas fibras, células (fibroblastos y melanocitos) y vasos sanguíneos. La **superficie posterior del iris** está cubierta por dos capas de **células epiteliales** muy **pigmentadas**, que bloquean por completo la luz que entra en el ojo (excepto la que entra por la pupila). Son el **epitelio anterior del iris** (**epitelio pigmentario anterior**) y el **epitelio posterior del iris** (**epitelio pigmentario posterior**).

Figura 20-9C. Músculo constrictor de la pupila y su función. H&E, ×272; *recuadro* ×628

El epitelio pigmentario del iris está en contacto parcial con la **cápsula del cristalino**. En el estroma del iris hay una gruesa capa de fibras de músculo liso con disposición circular, que se denomina **músculo constrictor de la pupila** (**músculo esfínter**). Está inervado por **fibras parasimpáticas posganglionares** procedentes del **ganglio ciliar** y sirve para disminuir el tamaño de la pupila cuando el ojo se expone a una luz intensa.

Figura 20-9D. Músculo dilatador de la pupila y su función. H&E, ×473; *recuadro* ×680

El **músculo dilatador de la pupila** del iris está compuesto por procesos mioides dispuestos de forma radial de células mioepiteliales del epitelio pigmentario anterior, situado de forma más periférica en el iris que el músculo esfínter de la pupila. Está inervado por **fibras simpáticas posganglionares** procedentes del **ganglio cervical superior** y sirve para aumentar el tamaño de la pupila cuando la luz es tenue.

MÚSCULO DILATADOR DE LA PUPILA

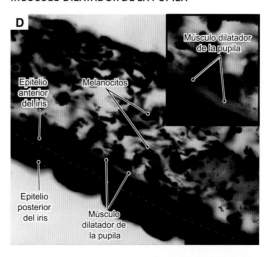

D

Músculo dilatador de la pupila

Epitelio anterior del iris

Melanocitos

Epitelio posterior del iris

Músculo dilatador de la pupila

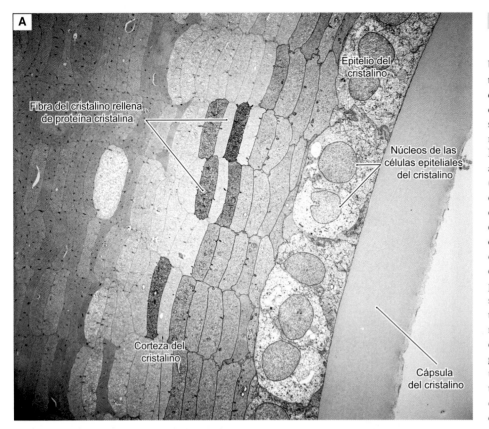

Figura 20-10A. **Superficie anterior del cristalino.** ME, ×3 600

Un epitelio simple, el **epitelio del cristalino,** cubre la **superficie anterior del cristalino.** La altura de las células varía, desde las planas cerca del centro de la superficie anterior hasta las columnares en el borde (**ecuador**) del cristalino. Debido a que el cristalino se desarrolla a partir de un ovillo de **células epiteliales** (**vesícula del cristalino**) que se invagina desde el ectodermo superficial (**placoda del cristalino**), la membrana basal del epitelio cubre la superficie del cristalino como **cápsula del cristalino.** La parte de la cápsula del cristalino situada en el ecuador del mismo sirve de inserción para las **fibras zonulares** del ligamento suspensorio del cristalino. Detrás del epitelio del cristalino hay un conjunto ordenado de fibras del cristalino. Cada **fibra del cristalino** es un remanente muy alargado y **lleno de la proteína cristalina** de una célula epitelial que se extiende por todo el espesor del cristalino. Las fibras del cristalino en esta vista se ven en sección transversal.

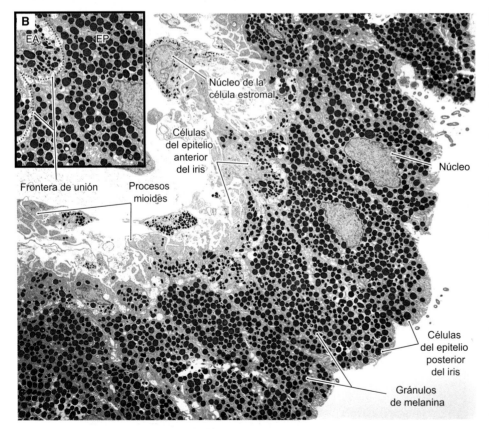

Figura 20-10B. **Superficie posterior del iris.** ME, ×4 600

La **superficie posterior del iris** está cubierta por un epitelio doble derivado de las capas interna y externa del borde de la copa óptica original. Las células del **epitelio posterior del iris** son largas y están densamente repletas de gránulos de melanina. Las células del **epitelio anterior del iris** tienen una forma más complicada. Parte del citoplasma de estas células contiene **gránulos de melanina,** de forma similar a las células del epitelio posterior; sin embargo, estas células también extienden procesos contráctiles hacia el estroma del iris adyacente. Estos **procesos mioides** están llenos de **filamentos de actina** y, debido a su orientación radial, el diámetro de la pupila aumenta cuando se contraen. Por lo tanto, las **células mioepiteliales** del epitelio anterior del iris constituyen de forma colectiva el dilatador pupilar. En el límite entre los epitelios posterior y anterior del iris ([EP y EA, de forma respectiva] *recuadro*), los ápices de las células epiteliales entran en contacto.

CUERPO CILIAR

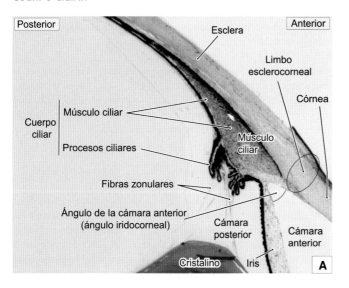

A

Figura 20-11A. Generalidades del cuerpo ciliar y las estructuras cercanas. H&E, ×19

El **cuerpo ciliar** está situado internamente al margen anterior de la esclera. La transición entre la córnea y la esclera es el **limbo** (**unión esclerocorneal**). Se trata de un punto de referencia importante para los procedimientos de cirugía ocular. La superficie de la parte anterior del cuerpo ciliar (**proceso ciliar**) tiene fibras zonulares adheridas y está en contacto con el humor acuoso. La superficie de la parte posterior del cuerpo ciliar está en contacto con el cuerpo vítreo.

Figura 20-11B. Procesos ciliares y músculo ciliar. H&E, ×87; *recuadro* ×348

Los **procesos ciliares** tienen núcleos de tejido conjuntivo laxo y están cubiertos por dos capas de epitelio: (1) una **capa no pigmentaria** y (2) una **capa pigmentaria**. Las superficies apicales de las dos capas epiteliales están enfrentadas. Sus superficies basales se apoyan cada una en una membrana basal, una que limita con el estroma ciliar y la otra con el humor acuoso. Las células están firmemente conectadas por complejos de unión. El **músculo ciliar** contiene tres grupos de fibras musculares lisas: (1) **fibras musculares longitudinales**, que estiran la coroides para alterar la apertura del ángulo de la cámara anterior para el drenaje del humor acuoso; (2) **fibras musculares radiales**, que aumentan la tensión en las fibras zonulares y hacen que el cristalino se aplane, lo que permite que los ojos enfoquen para la visión de lejos, y (3) **fibras musculares circulares**, que relajan la tensión en las fibras zonulares y hacen que el cristalino se vuelva más convexo para acomodarse a la visión de cerca. Los músculos ciliares están inervados por **fibras nerviosas parasimpáticas** del nervio oculomotor.

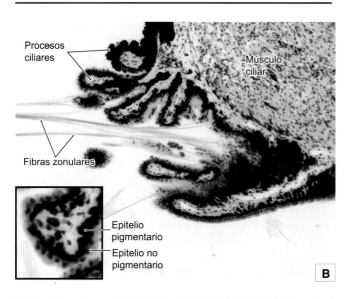

B

Figura 20-11C. Cuerpo ciliar, vistas transversal y posterior. H&E, ×34; *recuadro* ×62

El **cuerpo ciliar** consta de (1) el **anillo ciliar** (**pars plana**), la región que contiene un anillo de músculo liso (**músculo ciliar**) rodeado de tejido conjuntivo laxo y cubierto por el epitelio ciliar y (2) los **procesos ciliares** (**pars plicata**), estructuras en forma de dedo, que contienen muchos capilares fenestrados que producen el humor acuoso. El humor acuoso fluye desde la cámara posterior a través de la pupila hasta la cámara anterior, luego pasa a la **malla trabecular** y por último al **canal de Schlemm**.

ANILLO CILIAR (PARS PLANA) Y PROCESO CILIAR (PARS PLICATA)

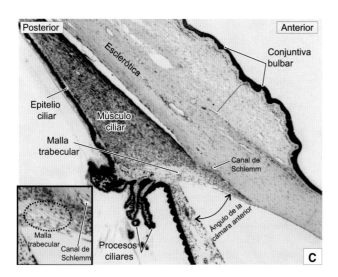

C

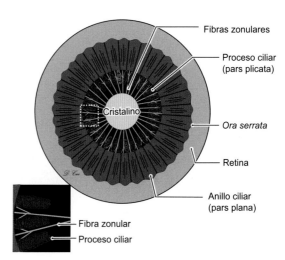

CUERPO CILIAR Y FLUJO DE SALIDA DEL HUMOR ACUOSO

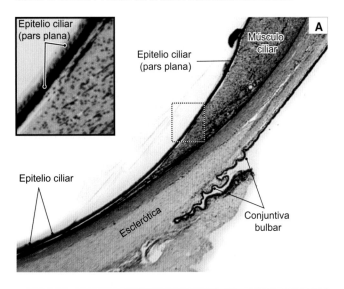

Figura 20-12A. Porción posterior del cuerpo ciliar. H&E, ×34; *recuadro* ×102

El **cuerpo ciliar** se encuentra posterior a la raíz del **iris**, antes de la *ora serrata* y en el interior de la **esclerótica**, y tiene forma triangular. La parte anterior es gruesa y la **parte posterior** se va haciendo más fina y termina en la *ora serrata*. Las dos capas celulares del **epitelio ciliar** cubren toda la superficie del cuerpo ciliar.

Figura 20-12B. *Ora serrata*. H&E, ×34; *recuadro* ×102

La *ora serrata* es un **borde denticulado** (**unión**) entre el cuerpo ciliar y la retina; es un punto de referencia anatómico importante para el oftalmólogo. El **epitelio ciliar** extendido desde el cuerpo ciliar se muestra en el *lado derecho* de la imagen. La parte anterior de la **retina** se muestra en el *lado izquierdo* de la imagen. El **epitelio ciliar pigmentario** y su **membrana basal** están continuos con el **epitelio pigmentario de la retina** y la **membrana de Bruch**.

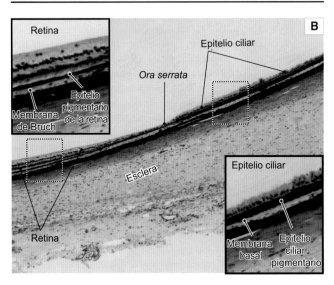

El **humor acuoso** es producido en la **cámara posterior** por el epitelio que recubre los **procesos ciliares** del cuerpo ciliar. Fluye a través de la pupila desde la cámara posterior hasta la cámara anterior (*flecha amarilla*), donde es absorbido por la **malla trabecular**. A continuación, el humor acuoso se difunde a través del tejido conjuntivo y el tejido epitelial hacia el **canal de Schlemm**. Las **venas acuosas** conectan el canal de Schlemm con las venas epiesclerales, donde el humor acuoso es absorbido por la circulación venosa del cuerpo.

La interferencia con el flujo normal del humor acuoso conduce a un **aumento de la presión intraocular**, lo que puede dar lugar a una enfermedad grave, el **glaucoma**. Los lugares más probables de obstrucción del flujo del humor acuoso son la malla trabecular y el revestimiento endotelial del canal de Schlemm, más que el sistema colector venoso.

CORRELACIÓN CLÍNICA

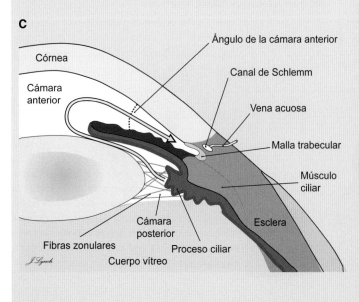

Figura 20-12C. Glaucoma.

El **glaucoma** es un grupo de enfermedades oculares que producen una **presión intraocular** elevada, por lo general debido a la obstrucción del flujo de salida del humor acuoso. El glaucoma provoca daños en el nervio óptico y es una de las principales causas de ceguera. (1) El **glaucoma de ángulo abierto** es el tipo más común. Los fragmentos de la degeneración celular normal se depositan en la malla trabecular y el revestimiento endotelial del canal de Schlemm y reducen la absorción del líquido acuoso. La presión intraocular aumenta de modo gradual durante un largo periodo de tiempo. La **visión periférica** puede reducirse antes de que el paciente sea consciente de la pérdida. A medida que la presión aumenta, el disco óptico se ahueca. (2) El **glaucoma de ángulo cerrado agudo** también es frecuente. La oclusión del ángulo de la cámara anterior se produce cuando el iris periférico obstruye el flujo acuoso. La presión intraocular puede aumentar rápido y alcanzar niveles muy altos. Los pacientes pueden presentar un **fuerte dolor de cabeza y ocular**, malestar general, náusea y vómito. Es necesaria una intervención médica inmediata para evitar la pérdida de visión.

Retina (túnica interna)

FÓVEA

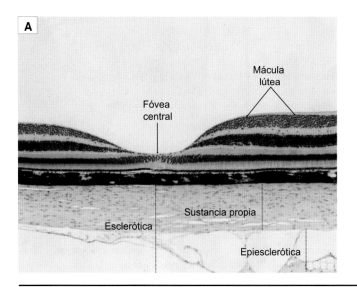

Figura 20-13A. Generalidades de la retina; fóvea. H&E, ×17

La **retina** es una lámina multicapa de tejido neural que cubre la cara interna de los dos tercios posteriores del globo ocular. Existen variaciones regionales en su estructura: la **región macular (central)** suele ser más gruesa que la **región periférica**, y los receptores de conos predominan en la retina central, mientras que los bastones son más numerosos en la periferia. La **fóvea central** es una pequeña depresión en la retina central causada por el desplazamiento de las capas superficiales, lo que permite que la luz entrante tenga un acceso más directo a los fotorreceptores de esta zona. Los fotorreceptores de esta zona están formados en su totalidad por conos en miniatura y no hay vasos sanguíneos en esta región. Estas características permiten alcanzar la máxima agudeza visual en la fóvea. La **mácula lútea** es la región inmediata que rodea a la fóvea central. *Mácula lútea* significa «mancha amarilla»; esta región aparece amarilla en la retina viva cuando se observa con un oftalmoscopio.

RETINA MACULAR

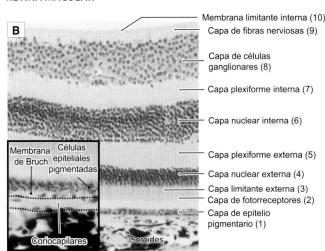

Membrana limitante interna (10)
Capa de fibras nerviosas (9)
Capa de células ganglionares (8)
Capa plexiforme interna (7)
Capa nuclear interna (6)
Capa plexiforme externa (5)
Capa nuclear externa (4)
Capa limitante externa (3)
Capa de fotorreceptores (2)
Capa de epitelio pigmentario (1)
Membrana de Bruch
Células epiteliales pigmentadas
Coriocapilares
Coroides

Figura 20-13B. Región macular de la retina y capas retinianas. H&E, ×184; *recuadro* ×368

La **región macular de la retina** es bastante gruesa y su capa de células ganglionares contiene muchas capas de núcleos. Sin embargo, tanto la región macular como la periférica de la retina tienen las mismas capas histológicas: (1) la **capa de epitelio pigmentario**, una capa de células cuboidales que contienen gránulos de melanina; (2) la **capa de fotorreceptores**, segmentos externos de bastones y conos; (3) la **membrana limitante externa**, un complejo de unión entre las células de Müller y las células fotorreceptoras; (4) la **capa nuclear externa**, que contiene núcleos de las células fotorreceptoras; (5) la **capa plexiforme externa**, que contiene procesos de células fotorreceptoras, bipolares y horizontales; (6) la **capa nuclear interna**, que contiene los núcleos de las células bipolares, horizontales, amacrinas y de Müller; (7) la **capa plexiforme interna**, que contiene los procesos de las células de las capas adyacentes; (8) la **capa de células ganglionares**, que contiene los núcleos de las células ganglionares; (9) la **capa de fibras nerviosas**, que contiene los axones de las células ganglionares, y (10) la **membrana limitante interna**, que es la membrana basal de las células de Müller.

RETINA PERIFÉRICA

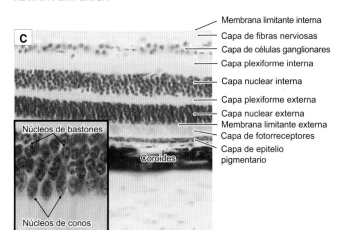

Membrana limitante interna
Capa de fibras nerviosas
Capa de células ganglionares
Capa plexiforme interna
Capa nuclear interna
Capa plexiforme externa
Capa nuclear externa
Membrana limitante externa
Capa de fotorreceptores
Capa de epitelio pigmentario
Núcleos de bastones
Coroides
Núcleos de conos

Figura 20-13C. Región periférica de la retina y distribución de los bastones y conos. H&E, ×184; *recuadro* ×694

La **región periférica de la retina** es más fina que la región macular y su **capa de células ganglionares** se convierte en una sola capa de núcleos. Los **fotorreceptores de los bastones** son más numerosos en la retina periférica. Los **núcleos de las células de los bastones** son pequeños y redondos y están repartidos por toda la profundidad de la capa nuclear externa. Los **fotorreceptores de los conos** están presentes tanto en el centro como en la periferia de la retina, pero están más concentrados en la **fóvea** y la **mácula**. Los **núcleos de las células de los conos** son grandes y de forma ovoide, y suelen estar situados en la base de la **capa nuclear externa**. Tanto las **células de los bastones** como las **células de los conos** son **neuronas fotorreceptoras**. Los *bastones* están especializados en la detección del movimiento y en la visión con poca luz. Los *conos* están especializados en la agudeza visual fina y la visión del color. Obsérvese la diferencia de grosor entre las regiones macular y periférica de la retina y el número relativamente bajo de células ganglionares en la retina periférica.

A **Célula del bastón**

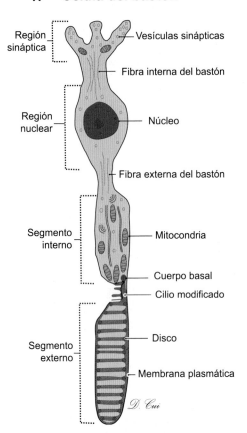

Región sináptica
Vesículas sinápticas
Fibra interna del bastón
Región nuclear
Núcleo
Fibra externa del bastón
Segmento interno
Mitocondria
Cuerpo basal
Cilio modificado
Segmento externo
Disco
Membrana plasmática
D. Cui

B **Célula del cono**

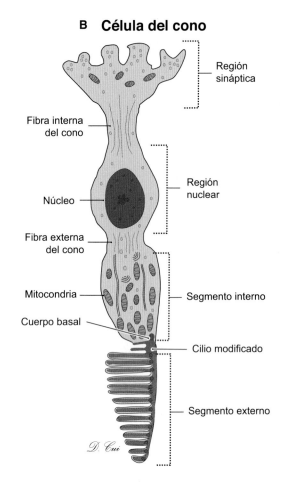

Región sináptica
Fibra interna del cono
Región nuclear
Núcleo
Fibra externa del cono
Mitocondria
Segmento interno
Cuerpo basal
Cilio modificado
Segmento externo
D. Cui

Figura 20-14A,B. Representación de bastones y conos.

Los **bastones** y los **conos** son células fotorreceptoras de la retina. Su estructura es similar y ambos tienen (1) una **región sináptica**, (2) una **región nuclear**, (3) **segmentos internos** y (4) **segmentos externos**. Hay numerosas **vesículas sinápticas** en las regiones sinápticas, donde los fotorreceptores hacen sinapsis con las dendritas de las células bipolares. Las regiones nucleares de los bastones y los conos se encuentran en la capa nuclear externa. Los **segmentos internos** y **externos** forman la capa fotorreceptora de la retina. Los *segmentos internos* contienen **mitocondrias, retículo endoplásmico rugoso, aparatos de Golgi** y otros orgánulos que favorecen la síntesis de proteínas. Los *segmentos externos* están en contacto con la región apical de las células del epitelio pigmentario. Los **segmentos externos de los bastones** están compuestos por una serie de **discos** superpuestos, que tienen membranas individuales, están apilados unos sobre otros y están encerrados dentro de la **membrana plasmática**. Los **segmentos externos de los conos** tienen **discos** que están formados por invaginaciones de la **membrana plasmática**. Las membranas de los discos son continuas con la membrana plasmática de la célula. La región interna es mucho más ancha que la externa, lo que le da un aspecto de cono. En la tabla 20-1 se muestran otras diferencias entre los bastones y los conos.

TABLA 20-1 Comparación de bastones y conos

Tipos de células fotorreceptoras	Región sináptica	Región nuclear	Segmento interno	Segmento externo	Distribución en la retina	Función principal
Bastones	Sinapsis de la esférula con las dendritas de una neurona bipolar	Núcleo pequeño y redondo	Menos mitocondrias que los conos; las proteínas sintetizadas pasan solo a los discos recién formados	Forma cilíndrica; las membranas de los discos están separadas y no están conectadas a la membrana plasmática exterior; los discos contienen la proteína rodopsina	Numerosos en la retina periférica; ninguno en la fóvea	Visión con poca luz; detección de movimiento
Conos	Sinapsis del pedículo con las dendritas de varias neuronas bipolares	Núcleo grande y ovoide	Más mitocondrias que bastones; las proteínas sintetizadas pasan a todo el segmento externo	Con forma de cono; las membranas de los discos están conectadas a la membrana plasmática y forman membranas invaginadas; los discos contienen la proteína yodopsina	Muy concentrados en la fóvea y la mácula lútea; menos numerosos en la periferia	Visión del color; percepción de detalles finos

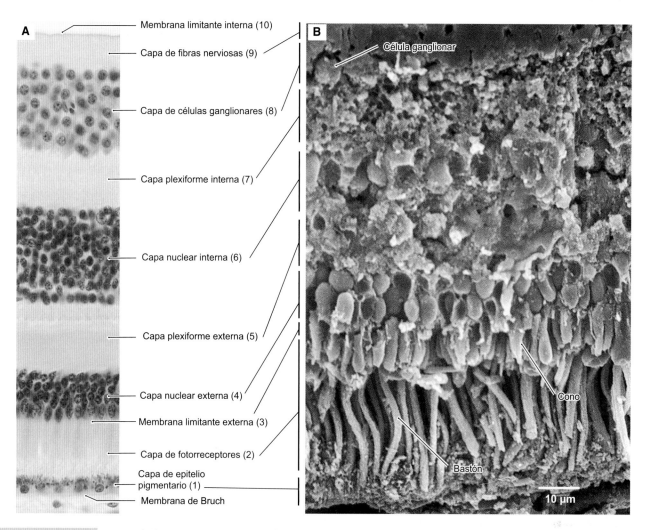

Figura 20-15A,B. **Capas de la retina.** H&E (*izquierda*), ×463; micrografía electrónica de barrido (MEB), preparación de fractura por congelación (*derecha*) ×1 200

Hay 10 capas histológicas en la retina: (1) **capa de epitelio pigmentario** (las células contienen gránulos de melanina); (2) **capa de fotorreceptores** (contiene los segmentos externos y parte de los segmentos internos de las células fotorreceptoras: bastones y conos); (3) **membrana limitante externa** (borde formado por las proyecciones de las células de Müller); (4) **capa nuclear externa** (contiene los somas y los núcleos de las células fotorreceptoras); (5) **capa plexiforme externa** (contiene las proyecciones de las células fotorreceptoras, bipolares, horizontales e interplexiformes); (6) **capa nuclear interna** (contiene los núcleos de las células bipolares, horizontales, amacrinas, interplexiformes y de Müller); (7) **capa plexiforme interna** (contiene las proyecciones de las células bipolares, amacrinas, interplexiformes y ganglionares); (8) **capa de células ganglionares** (contiene los somas y núcleos de las células ganglionares de la retina); (9) **capa de fibras nerviosas** (contiene los axones de las células ganglionares de la retina, las proyecciones de las células de Müller y los astrocitos), y (10) **membrana limitante interna** (membrana basal de las células de Müller). Dentro de la capa plexiforme externa, las proyecciones de las células fotorreceptoras hacen sinapsis con los procesos de las células bipolares y horizontales, y las proyecciones citoplásmicas de las células horizontales e interplexiformes hacen sinapsis con los procesos de las células bipolares. En la capa plexiforme interna, las proyecciones de las células bipolares hacen sinapsis con las proyecciones de las células amacrinas, interplexiformes y ganglionares de la retina, y las proyecciones de las células amacrinas hacen sinapsis con las proyecciones de las células ganglionares de la retina. La imagen B de una muestra de retina periférica obtenida en microscopía electrónica de barrido mediante la técnica de criofractura muestra las formas tridimensionales de las distintas células de la retina. Esta sección de la retina periférica tiene menos células ganglionares que la retina macular ilustrada en la imagen A.

CAPAS FUNCIONALES DE LA RETINA

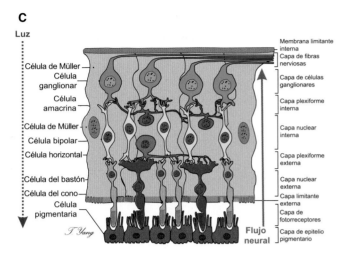

Figura 20-15C. Representación de las capas funcionales de la retina.

La luz atraviesa todas las **capas de la retina** para activar las **células fotorreceptoras** (**bastones** y **conos**), y el exceso de luz es absorbido por las células epiteliales pigmentarias. Los fotorreceptores transducen la luz en señales electroquímicas, que pasan a las **neuronas conductoras** (**células bipolares** y luego **células ganglionares**). Las células horizontales y amacrinas son **neuronas de asociación** que tienen dendritas largas. Las dendritas de las **células horizontales** hacen sinapsis con los fotorreceptores y contribuyen a las elaboradas conexiones neuronales de la **capa plexiforme externa**. Las dendritas de las **células amacrinas** están en contacto con las células bipolares y ganglionares y modulan las señales en la **capa plexiforme interna**. Las células ganglionares recuperan toda la información visual y la envían a lo largo de sus axones en el nervio óptico. Las **células de Müller** son grandes células neurogliales de soporte y se extienden desde la **membrana limitante interna** hasta la **membrana limitante externa**. Sus proyecciones citoplásmicas rodean todos los elementos neuronales de la retina.

SINOPSIS 20-1 Capas de la retina

- *Capa de epitelio pigmentario:* capa de células cuboidales, rica en gránulos de melanina. Esta capa es importante para absorber el exceso de luz y para esterificar la vitamina A.
- *Capa de fotorreceptores (bastones y conos):* consta de segmentos internos y externos de las células fotorreceptoras.
- *Capa limitante externa:* plexo de complejos de unión que une las membranas de las células fotorreceptoras y las células de Müller (células gliales de la retina).
- *Capa nuclear externa:* contiene los núcleos de las células fotorreceptoras (bastones y conos).
- *Capa plexiforme externa:* consta de sinapsis axodendríticas entre los axones de las células fotorreceptoras y las dendritas de las células bipolares y horizontales.
- *Capa nuclear interna:* contiene núcleos de células bipolares, horizontales, amacrinas y de Müller.
- *Capa plexiforme interna:* compuesta por sinapsis axodendríticas entre los axones de las células bipolares, las dendritas de las células ganglionares y los procesos de las células amacrinas.
- *Capa de células ganglionares:* contiene los núcleos de las células ganglionares.
- *Capa de fibras nerviosas:* contiene los axones de las células ganglionares.
- *Membrana limitante interna:* membrana basal de las células de Müller.

Las células ganglionares y sus axones forman parte del sistema nervioso central. No pueden regenerarse tras un daño grave. Desde el punto de vista embriológico, la capa de epitelio pigmentario y las capas neurales de la retina se originan en diferentes capas de la vesícula óptica. Por lo tanto, puede producirse un **desprendimiento de retina** entre la capa de epitelio pigmentario y el resto de la retina neural.

CORRELACIONES CLÍNICAS

A

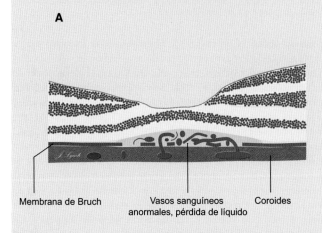

Membrana de Bruch   Vasos sanguíneos   Coroides
                          anormales, pérdida de líquido

Figura 20-16A. **Degeneración macular asociada con la edad.**

La **degeneración macular asociada con la edad (DMAE)** es un trastorno ocular degenerativo que afecta a la parte central de la retina. Los síntomas incluyen visión borrosa, distorsión de las líneas rectas y empeoramiento de la visión de los colores. Existen dos formas: **exudativa (húmeda)** y **no exudativa (seca).** La *DMAE húmeda* se caracteriza por el crecimiento de nuevos vasos de la circulación coroidea y la **salida de líquido seroso** de los nuevos vasos. Esto provoca el desprendimiento de la retina y la mácula, lo que produce una pérdida rápida e irreversible de la visión central. Las opciones de tratamiento incluyen la fotocoagulación con láser, la cirugía y los fármacos. La *DMAE seca* se caracteriza por depósitos de drusas subretinianas (material eosinófilo focal que surge de la **membrana de Bruch** y se sitúa entre el epitelio pigmentario y la membrana de Bruch), atrofia y degeneración de la retina externa, incluidos el epitelio pigmentario de la retina, la membrana de Bruch y la coriocapilaridad. Las causas de la DMAE no se conocen bien, pero entre los factores de riesgo se encuentran la edad, el tabaquismo, los antecedentes familiares, la hipertensión y el origen étnico (mayor en los caucásicos no hispanos).

B

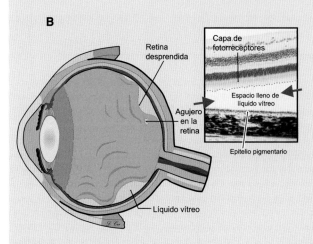

Retina
desprendida

Capa de
fotorreceptores

Agujero
en la
retina

Espacio lleno de
líquido vítreo

Epitelio pigmentario

Líquido vítreo

Figura 20-16B. **Desprendimiento de retina.** H&E, ×62

El **desprendimiento de retina** es una afección ocular en la que la retina sensorial se separa del epitelio pigmentario de la retina y de la coroides subyacentes (véanse *flechas rojas*). Se clasifica en tres tipos principales: (1) el **desprendimiento de retina regmatógeno ([DRR]** ilustrado) es el más común; se produce cuando el **líquido vítreo** se filtra en el espacio subretiniano a través de una rotura en la retina; (2) el **desprendimiento exudativo** o **seroso** se produce en asociación con una inflamación o un tumor, y (3) el **desprendimiento por tracción** se produce cuando el tejido cicatricial de la superficie de la retina se contrae y hace que la retina se separe del **epitelio pigmentario** de la retina. El desprendimiento de retina es una urgencia médica que puede provocar una pérdida de visión permanente. El tiempo es crítico para la reimplantación quirúrgica de la retina, que suele preservar la visión. Los síntomas incluyen destellos, moscas volantes y distorsión o pérdida del campo visual. Las opciones de tratamiento incluyen la fotocoagulación con láser, la criorretinopexia, la vitrectomía y la reparación con aceite de silicona.

Nervio óptico y disco óptico

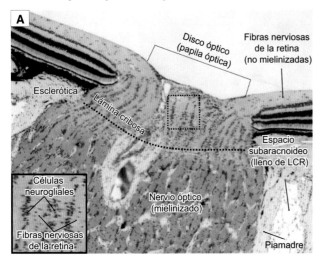

Figura 20-17A. Nervio óptico y disco óptico. H&E, ×22; *recuadro* ×83

El **nervio óptico** es un tronco de fibras nerviosas formado por la convergencia de los axones de las células ganglionares de la retina en el polo posterior del ojo. Desde allí, abandonan el globo ocular en su camino hacia el cerebro. Cada nervio óptico contiene alrededor de un millón de **axones mielinizados** y aún más **células neurogliales**. La superficie del nervio óptico está cubierta por la piamadre, que se continúa con la superficie del cerebro. El **disco óptico** (**papila del nervio óptico**) es el pequeño lugar circular de la retina donde la capa de fibras nerviosas de la retina (**fibras nerviosas no mielinizadas**) se prolonga en el nervio óptico. Las fibras nerviosas no mielinizadas comienzan a adquirir mielina a nivel de la **lámina cribosa** (*línea de puntos fina*), una región perforada de la esclerótica, en forma de tamiz, a través de la cual pasan las fibras nerviosas ópticas y los vasos sanguíneos. Los segmentos mielinizados de los axones de las células ganglionares, por tanto, forman el nervio óptico. Las **células neurogliales** incluyen los **oligodendrocitos**, que producen mielina para los axones en el SNC, y los **astrocitos**, que realizan varias funciones nutritivas y de apoyo.

CORRELACIÓN CLÍNICA

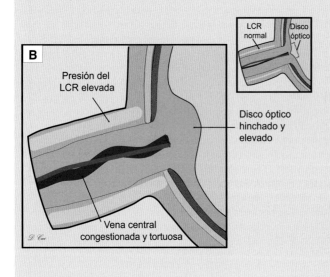

Figura 20-17B. Papiledema.

El **papiledema** es una hinchazón no inflamatoria del disco óptico. Se produce por un **aumento de la presión intracraneal** que se transmite a lo largo de la vaina del nervio óptico en forma de presión del **líquido cefalorraquídeo** (**LCR**) elevada, y es, por tanto, un signo de una afección en potencia mortal. El aumento de la presión interrumpe la circulación sanguínea dentro del nervio óptico, lo que provoca una fuga de agua, proteínas y otros contenidos hacia los espacios extracelulares del disco óptico. Los síntomas más evidentes del aumento de la presión intracraneal son el dolor de cabeza y el vómito. Los hallazgos clínicos incluyen un **disco óptico hinchado y elevado** (papiledema), **venas retinianas congestionadas y tortuosas**, y hemorragias focales. Los **tumores cerebrales**, el **hematoma subdural**, la **hipertensión maligna** y la **hidrocefalia** son las causas más comunes del aumento de la presión intracraneal y del papiledema. Debido a que el papiledema es un signo de muchas enfermedades sistémicas intracraneales y de la columna vertebral, el diagnóstico correcto de la enfermedad subyacente es esencial para el tratamiento adecuado.

SINOPSIS 20-2 Términos clínicos para el ojo

- ■ *Blefaritis:* inflamación de los párpados y en especial de sus márgenes.
- ■ *Ptosis:* descenso o caída, por lo general del párpado superior, a causa de la debilidad o parálisis muscular.
- ■ *Ángulo abierto (glaucoma):* aumento de la presión intraocular en el que la obstrucción del flujo acuoso se produce a nivel ultraestructural, dentro de las paredes de los intersticios más pequeños de la malla trabecular.
- ■ *Ángulo cerrado (glaucoma):* el flujo del líquido acuoso está bloqueado por la raíz del iris. Puede tratarse de un cierre generalizado (ojos hipermétropes) o de múltiples adherencias focales causadas por la inflamación (sinequias anteriores periféricas).
- ■ *Excavación del disco óptico:* el glaucoma destruye los axones de la retina cuando atraviesan el disco óptico en las paredes de un conducto central en forma de copa. A medida que las paredes desaparecen, la excavación se agranda.
- ■ *Degeneración macular seca:* las drusas dispersas dañan el epitelio pigmentario de la mácula, lo que disminuye de modo gradual la agudeza visual.
- ■ *Degeneración macular húmeda:* los capilares anormales rompen el epitelio pigmentario de la retina y se filtran por debajo de la misma. Cuando están cerca de la fóvea, pueden disminuir la agudeza visual.
- ■ *Limbo:* zona anatómica de transición entre la córnea y la esclera (unión esclerocorneal), que es un punto de referencia importante para los procedimientos de cirugía ocular.
- ■ **Ora serrata:** borde dentado (unión) entre el cuerpo ciliar y la retina; es un punto de referencia anatómico importante para el oftalmólogo.

De la histología a la patología

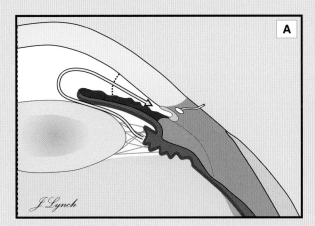
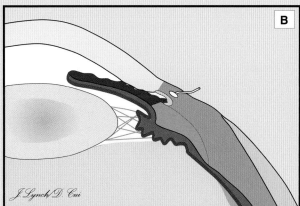

Figura 20-18. Salida normal del humor acuoso y glaucoma de ángulo cerrado agudo. H&E, ×100

Salida normal del humor acuoso a la *izquierda*. **Glaucoma de ángulo cerrado agudo** a la *derecha*. El glaucoma de ángulo cerrado agudo es una forma de glaucoma que se caracteriza por un aumento repentino de la presión intraocular debido a que el ángulo de la cámara anterior está bloqueado y el humor acuoso no puede drenar desde la cámara anterior. Suele ser unilateral y el dolor insoportable puede irradiarse a zonas de distribución del trigémino. La atrofia de la cabeza del nervio óptico ("excavación") y los defectos de la visión periférica son los hallazgos comunes del glaucoma de ángulo cerrado agudo. El tratamiento puede consistir en una intervención quirúrgica y en medicamentos para reducir la presión intraocular y revertir el cierre del ángulo. El flujo normal del humor acuoso se indica con la **flecha amarilla** curvada en la imagen A. En la imagen B, el drenaje del humor acuoso en el canal de Schlemm está bloqueado.

Preguntas de caso clínico

1. Una mujer asiática de 54 años de edad fue llevada a su clínica con un inicio repentino de dolor insoportable y pérdida de visión en el ojo derecho. Se quejaba de náusea y había vomitado varias veces en las últimas 2 horas. La paciente no tenía antecedentes de lesiones oculares. Un examen ocular mostró enrojecimiento conjuntival, un párpado superior derecho hinchado y lagrimeo. Bajo la lámpara de hendidura, se ve la córnea hinchada y turbia, una cámara anterior poco profunda y una pupila dilatada y fija que reacciona mal a la luz. La presión intraocular es de 28 mm Hg (normal = 10-21 mm Hg) en el lado izquierdo del ojo y de 45 mm Hg en el lado derecho. ¿Cuál es el diagnóstico más probable?

A. Glaucoma de ángulo cerrado agudo.
B. Queratitis bacteriana.
C. Blefaritis.
D. Iritis.
E. Conjuntivitis viral.

2. Una mujer de 40 años de edad con miopía se vio involucrada en un accidente de tráfico leve hace 5 horas. Llevaba el cinturón de seguridad, pero el impacto del despliegue de la bolsa de aire le provocó molestias en el ojo izquierdo con lagrimeo, destellos de luz y visión borrosa. Su esposo la llevó al servicio de urgencias para una revisión. La paciente dijo que llevaba lentes de contacto cuando ocurrió el accidente. El examen ocular mostró una abrasión corneal menor, edema y pérdida de campo visual. El examen de oftalmoscopia indirecta binocular reveló la elevación de la retina translúcida desprendida con un gran desgarro en herradura. Antes de este accidente, la paciente estaba sana, excepto por la miopía, y nunca tuvo una lesión en el ojo. Su diagnóstico es desprendimiento de retina regmatógeno y abrasión corneal, y se programa una cirugía ocular de urgencia. Desde el punto de vista histológico, ¿dónde es más probable que se produzca este desprendimiento de retina en esta paciente?

A. Capa de células ganglionares y capa plexiforme interna.
B. Capa nuclear interna y capa plexiforme externa.
C. Capa de fibras nerviosas y membrana limitante interna.
D. Capa nuclear externa y capa limitante externa.
E. Capa de fotorreceptores y capa de epitelio pigmentario.

21 Oído

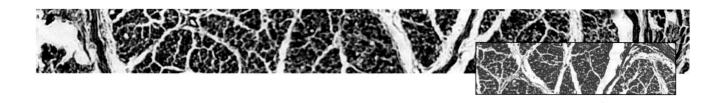

Introducción y conceptos clave para el oído

El **oído** es una estructura compleja que cumple dos importantes funciones sensoriales, la **audición** (a través del **sistema auditivo**) y el **equilibrio** (a través del **sistema vestibular**). Los órganos receptores sensoriales que cumplen ambas funciones son suministrados por dos ramas distintas del nervio craneal (NC) VIII, la **rama acústica** y la **rama vestibular**. El oído puede dividirse en tres regiones generales, el **oído externo**, el **oído medio** y el **oído interno**. (1) El *oído externo* consta de un **pabellón auricular**, una estructura de forma irregular con un núcleo de cartílago cubierto a ambos lados por piel delgada, y un **meato auditivo externo** que conduce el sonido al oído medio. (2) El *oído medio* incluye la **membrana timpánica**, la **cavidad timpánica** que contiene los **huesecillos** y la **trompa auditiva**. La *membrana timpánica*, el punto de referencia entre el oído externo y el oído medio, cubre el extremo medial del meato auditivo externo y convierte las ondas sonoras del aire en vibraciones mecánicas. La *cavidad timpánica* es un espacio lleno de aire que contiene los *huesecillos*, tres huesos diminutos que conducen las vibraciones mecánicas de la membrana timpánica a la **ventana oval** de la cóclea. La cavidad timpánica está conectada a la nasofaringe por la *trompa de Eustaquio*, lo que permite igualar la presión del aire a cada lado de la membrana timpánica cuando cambia la presión del aire ambiental (p. ej., por cambios de altitud). (3) El *oído interno* está formado por estructuras contenidas en el **laberinto óseo**, un sistema de túneles y cavidades en la porción petrosa del **hueso temporal**, el hueso más duro del cuerpo. Las estructuras incluyen el **laberinto coclear** o **cóclea** (del latín "concha de caracol"), que sirve para la audición. Esta contiene un túnel en espiral, lleno de líquido,

dentro del cual está suspendido un tubo membranoso, el **conducto coclear**. Los receptores sensoriales que detectan el sonido se encuentran en una franja de epitelio especializado, el **órgano de Corti** (**órgano espiral**), en el conducto coclear. El **laberinto vestibular** consiste en un complejo grupo de túneles y cavidades llenas de líquido en el hueso temporal que contienen un grupo de estructuras membranosas interconectadas, los **conductos semicirculares**, el **utrículo** y el **sáculo**. Los receptores sensoriales que intervienen en el equilibrio se encuentran en regiones especializadas de los conductos semicirculares (**rotación**) y en el utrículo y el sáculo (**posición estática de la cabeza** y **aceleración**).

Sistema auditivo

Por lo general, el **sonido** se produce por ondas de compresión y rarefacción en el aire, de diversas frecuencias, que inciden en la membrana timpánica donde se convierten en vibraciones mecánicas en los huesecillos. Las vibraciones mecánicas, a su vez, se transfieren al líquido del **vestíbulo** en la **ventana oval**. Este fluido es la **perilinfa**, un líquido rico en sodio que tiene una composición similar a la del líquido cefalorraquídeo y el líquido extracelular. Las vibraciones derivadas, u ondas de presión, en la perilinfa se propagan en la **escala vestibular** del laberinto coclear y actúan sobre los mecanorreceptores del **conducto coclear** para producir la sensación de **audición**. El conducto coclear es un tubo membranoso, de sección transversal triangular, que se enrolla dentro del túnel espiral de la cóclea. Está suspendido dentro del laberinto coclear, de modo que lo divide en dos túneles, la **escala vestibular** (arriba) y la **escala timpánica** (abajo), que están conectados entre sí por una pequeña abertura, el **helicotrema**. El conducto coclear encierra la **escala media**, un espacio que contiene **endolinfa**, un líquido con alto contenido en potasio de composición similar al líquido intracelular. La escala media está limitada en la parte superior por la **membrana vestibular**, en la parte inferior por la **membrana basilar** y en la parte externa por el **ligamento espiral** y la **estría vascular**. Los receptores sensoriales de la audición son células epiteliales especializadas (**células ciliadas**) en el **órgano de Corti**. Las células ciliadas reciben su nombre por el grupo de **estereocilios** que se proyectan desde sus superficies apicales y entran en contacto con una estructura gelatinosa superpuesta, la **membrana tectorial**. El órgano de Corti se asienta sobre la membrana basilar y se extiende en toda su longitud, desde la base de la cóclea hasta el vértice. Contiene una sola fila de **células ciliadas internas** y tres o cuatro filas de **células ciliadas externas**. En los seres humanos, hay unas 3 500 células ciliadas internas y 12 000 células ciliadas externas, pero 95% de los axones aferentes del nervio auditivo solo entra en contacto con las células ciliadas internas. La función principal de las células ciliadas internas parece ser la discriminación básica de la frecuencia y el volumen, mientras que las células ciliadas externas parecen ocuparse ante todo del ajuste fino de la discriminación de la frecuencia en la cóclea. Cuando las ondas sonoras provocan ondas de presión en las escalas vestibular y media, la membrana basilar vibra hacia arriba y hacia abajo, y se genera una fuerza de cizallamiento entre la superficie del órgano de Corti y la membrana tectoria. La fuerza de cizallamiento dobla los estereocilios de las células ciliadas, lo que provoca la liberación de neurotransmisores por parte de las células ciliadas y el inicio de potenciales de acción en los axones del nervio auditivo.

Sistema vestibular

El sentido del **equilibrio** es fundamental para nuestra capacidad de caminar, correr, saltar o incluso quedarnos quietos con los ojos cerrados. Una fuente importante de señales neuronales que ayudan a controlar estos comportamientos es el **aparato vestibular periférico**. Este incluye el **laberinto vestibular**, formado por el vestíbulo, una cavidad dentro del hueso temporal, y tres **canales semicirculares**, túneles curvos que conectan con el vestíbulo. Uno de los canales está aproximadamente en el plano horizontal; los otros dos están casi en el plano vertical y en ángulo recto entre sí. Estas cavidades en el hueso están llenas de **perilinfa**. Dentro del vestíbulo flotan dos estructuras membranosas en forma de saco, el **utrículo** y el **sáculo**. Dentro de cada uno de los canales semicirculares hay un tubo membranoso llamado **conducto semicircular**, que se une al utrículo en cada uno de sus extremos. El utrículo, el sáculo y los conductos semicirculares contienen **endolinfa**. Los **conductos semicirculares** detectan los movimientos de rotación de la cabeza. Cada conducto tiene un ensanchamiento en uno de sus extremos, donde se une al utrículo. Este ensanchamiento se llama **ampolla** y contiene los receptores sensoriales que son estimulados por los movimientos de rotación. Una corta pared de tejido conjuntivo, la **cresta ampular**, se extiende por parte de cada ampolla. Las células ciliadas, similares a las del órgano de Corti, cubren la superficie superior de la cresta. Sus **estereocilios** y **cinocilios** están incrustados en una estructura gelatinosa, la **cúpula**, que bloquea la ampolla. Cuando la cabeza gira, la inercia de la endolinfa en los conductos semicirculares hace que el líquido empuje la cúpula y desvíe los cilios de las células ciliadas, lo que inicia potenciales de acción en los axones del nervio vestibular. Las **células ciliadas vestibulares** también se agrupan en una pequeña región del **utrículo**, la **mácula del utrículo**. Los estereocilios y cinocilios de estas células ciliadas están incrustados en una estructura gelatinosa, la **membrana otolítica**. En la superficie de la membrana otolítica se agrupan miles de pequeños cristales de carbonato de calcio, las **otoconias**. Estos cristales son más pesados que la endolinfa circundante. Por lo tanto, la **gravedad** o la **aceleración lineal** ejercen una fuerza sobre las otoconias, lo que hace que los cilios subyacentes se desvíen y, en consecuencia, se envíe una señal neural al sistema nervioso central (SNC) relacionada con la posición de la cabeza o la aceleración. El **sáculo** contiene una región similar, la **mácula sacular**.

Anatomía del oído

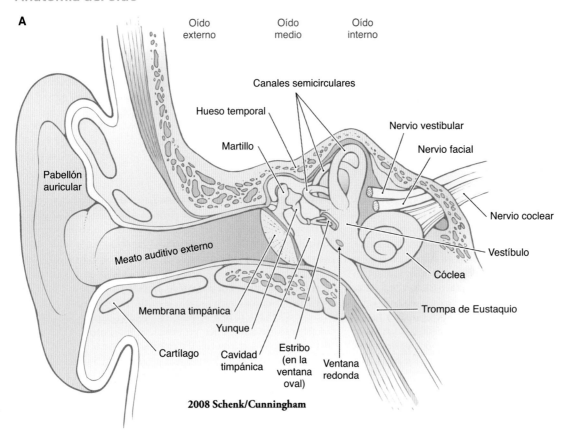

A

Oído externo   Oído medio   Oído interno

Canales semicirculares

Hueso temporal

Nervio vestibular

Martillo

Nervio facial

Pabellón auricular

Nervio coclear

Meato auditivo externo

Vestíbulo

Cóclea

Trompa de Eustaquio

Membrana timpánica

Yunque

Cartílago   Cavidad timpánica   Estribo (en la ventana oval)   Ventana redonda

2008 Schenk/Cunningham

Figura 21-1A.   **Generalidades del oído: oídos externo, medio e interno.**

El **oído** se divide en tres regiones: el **oído externo**, el **oído medio** y el **oído interno**. El *oído externo* incluye el **pabellón auricular** y el **meato auditivo externo**. El *pabellón de la oreja* (o **pabellón auricular**) es una estructura de forma irregular de cartílago elástico cubierta por una capa de **pericondrio** (tejido conjuntivo) y piel delgada. Una función importante del pabellón auricular es filtrar de manera selectiva las ondas sonoras de mayor frecuencia y, por lo tanto, ayudar a la localización espacial de los sonidos en el entorno. El *meato auditivo externo* es un túnel que lleva las ondas sonoras a la **membrana timpánica**, donde las compresiones y rarefacciones del aire se convierten en vibraciones mecánicas. El tercio externo del meato está revestido por una continuación del cartílago del pabellón auricular y del pericondrio y la piel delgada que recubre el pabellón. En los dos tercios internos del meato, la piel se adhiere directo al periostio del hueso temporal. El *oído medio* es una cavidad llena de aire (**cavidad timpánica**) que está separada del oído externo por la **membrana timpánica**. Contiene tres huesos diminutos, los **huesecillos**, que son los más pequeños del cuerpo. Estos huesecillos transfieren el movimiento inducido por el sonido de la membrana timpánica al líquido contenido en la **cóclea**, donde las vibraciones se transducen en impulsos nerviosos. El oído medio está conectado a la región posterior de la nasofaringe por la **trompa de Eustaquio (trompa auditiva)**, que permite igualar la presión del aire a cada lado de la membrana timpánica. El *oído interno* contiene la **cóclea** y el **aparato vestibular**. La **cóclea**, el órgano de la audición con forma de concha de caracol, incluye un tubo membranoso situado dentro de un túnel lleno de líquido en el hueso temporal. Las **células ciliadas auditivas** de la cóclea son excitadas por los movimientos vibratorios del líquido y generan potenciales de acción en las fibras nerviosas auditivas. El **aparato vestibular** es el órgano sensorial del cuerpo para el equilibrio y consta de estructuras membranosas contenidas en los tres **canales semicirculares** y el **vestíbulo**, así como de algunas estructuras accesorias. Las **células ciliadas vestibulares** de los **conductos semicirculares** (dentro de los canales semicirculares) detectan el movimiento de rotación de la cabeza en tres dimensiones. Las células ciliadas vestibulares del **utrículo** y del **sáculo** (dentro del vestíbulo) detectan la posición estática de la cabeza y la aceleración lineal en los planos horizontal y vertical, de forma respectiva. Las ramas auditiva y vestibular del NC VIII inervan estas estructuras.

Oído externo

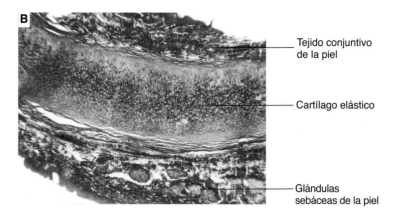

Tejido conjuntivo
de la piel

Cartílago elástico

Glándulas
sebáceas de la piel

Figura 21-1B. Pabellón auricular. H&E, ×40

El **pabellón auricular**, también llamado **pabellón de la oreja**, es la parte flexible y visible del oído externo, que consiste en una placa de forma irregular de **cartílago elástico** cubierta por una piel delgada a ambos lados. Está unido al cráneo por músculos y ligamentos, y en la piel del pabellón auricular se encuentran **glándulas sebáceas, glándulas sudoríparas y folículos pilosos.** La forma del pabellón auricular facilita la captación, localización y amplificación de las ondas sonoras. El pabellón auricular está inervado en gran medida por los **nervios auriculotemporal** (NC V$_3$), **occipital menor** (C2) y **auricular** (NC X). La **arteria temporal superficial** y la **arteria auricular posterior** suministran sangre al pabellón auricular.

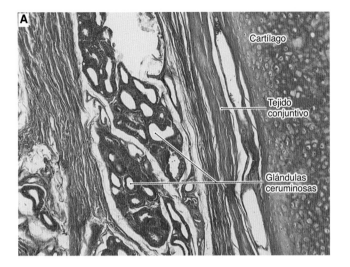

Figura 21-2A.   Meato auditivo externo. H&E, ×40

El **meato auditivo (acústico) externo**, también llamado **canal auditivo (acústico) externo**, es una estructura tubular revestida de piel. El tercio externo del canal está formado por cartílago como tejido de soporte, y los dos tercios internos, situados dentro del **hueso temporal**, se extienden de modo continuo hasta la **membrana timpánica**. En la piel del meato auditivo externo se encuentran **folículos pilosos, glándulas sebáceas** y **glándulas ceruminosas (glándulas apocrinas)**. La **glándula ceruminosa** produce **cerumen (cera del oído)** para hidratar, limpiar y proteger el canal y mantener los materiales extraños lejos de la membrana timpánica. El meato auditivo externo está inervado por el **nervio intermediario** del **NC VII**, así como por la división mandibular del nervio trigémino (NC V₃) y la rama auricular del nervio vago (NC X).

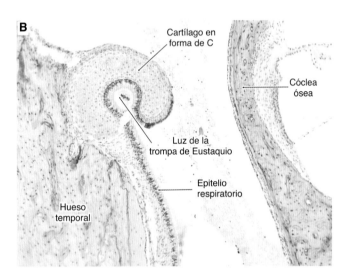

Figura 21-2B.   Trompa faringotimpánica (de Eustaquio/auditiva). H&E, ×100

La **trompa faringotimpánica (de Eustaquio)**, también llamada **trompa auditiva**, está situada dentro de la **cavidad timpánica**. Está cubierta por un **epitelio cilíndrico ciliado seudoestratificado (epitelio respiratorio)** y conecta el oído medio con la nasofaringe. Su abertura externa se encuentra en la parte posterior de la **cavidad nasal**, dentro de la **nasofaringe**, inferior a la característica anatómica macroscópica llamada **rodete tubárico**. La **trompa faringotimpánica** desempeña un papel importante en la regulación de la presión del aire dentro del oído medio y en el equilibrio de la presión del aire entre el oído medio y la presión del aire exterior.

La **trompa faringotimpánica** se puede inflamar y bloquear cuando el paciente tiene una alergia o se resfría. El paciente puede experimentar **dolor de oído, taponamiento, acúfenos** (zumbido en el oído) y pérdida de audición conductiva, en especial durante los viajes en avión cuando este despega y aterriza.

CORRELACIÓN CLÍNICA

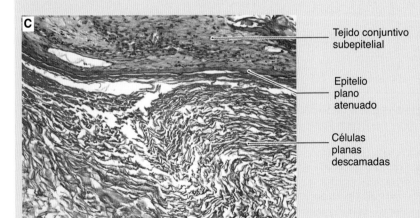

Figura 21-2C.   Colesteatoma. H&E, ×200

El **colesteatoma** es una masa de epitelio plano productor de queratina que suele crecer a partir de la **membrana timpánica** del oído medio. A medida que el colesteatoma progresa, puede causar daños en los **huesecillos**, el **oído interno**, las **células aéreas mastoideas** y el **meato auditivo externo**, lo que provoca **sepsis, meningitis, absceso cerebral, pérdida de audición neurosensorial, vértigo, parálisis facial** e incluso la muerte. Los traumatismos y la inflamación crónica de la membrana timpánica pueden aumentar la incidencia del **colesteatoma**. La intervención quirúrgica que implica una **timpanomastoidectomía** aún es el principal tratamiento para esta afección.

Oído medio

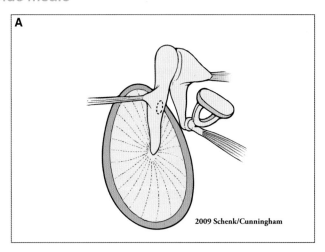

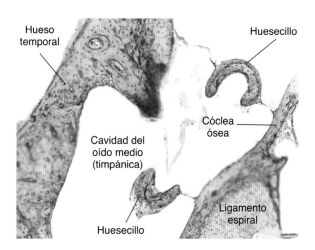

Figura 21-3A. Estructuras del oído medio. H&E, ×100

La **membrana timpánica** (vista aquí desde su lado medial dentro del oído medio) es una lámina delgada y semitransparente en forma de cono de fibras de colágeno y fibroblastos, cubierta en su superficie lateral (externa) por una capa muy delgada de piel y en su superficie medial (interna) por la mucosa que recubre el resto de la cavidad timpánica. El huesecillo más lateral, el **martillo**, está unido a la mitad superior de la membrana timpánica. El **yunque** está unido al martillo por una articulación sinovial en forma de silla de montar, y el **estribo** está unido al yunque por una enartrosis sinovial. La placa del estribo está unida a la ventana oval del **vestíbulo**. Cuando las ondas sonoras hacen vibrar la membrana timpánica, la cadena de huesecillos gira en torno a los **ligamentos maleolar anterior** e **incudal posterior**, lo que hace que la placa del estribo se balancee sobre la **ventana oval** y se produzcan ondas de compresión en el líquido que llena el **laberinto óseo**. Esta disposición en forma de palanca aumenta la presión en la ventana oval ~20 veces en comparación con la presión del aire en la membrana timpánica en un fenómeno conocido como adaptación de la impedancia. El **músculo tensor del tímpano** y el **músculo estapedio** se contraen durante los sonidos muy fuertes, lo que reduce el movimiento de los huesecillos y la ventana oval.

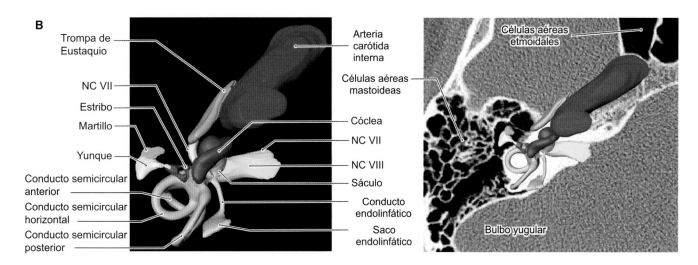

Figura 21-3B. **Estructuras tridimensionales del oído medio.** Modelo estereoscópico (*izquierda*); modelo estereoscópico con imagen por tomografía computarizada (TC).

Las estructuras tridimensionales del oído medio e interno están etiquetadas en la imagen de la *izquierda*. La imagen de la *derecha* muestra un corte axial de TC a través de la región temporal del cráneo superpuesto a las estructuras tridimensionales de los oídos medio e interno. Son visibles las estructuras del oído interno como la **cóclea** ósea y varias de las estructuras que componen el aparato vestibular, como los **conductos semicirculares superior** (**anterior**), **horizontal** (**lateral**) y **posterior**, que son las estructuras membranosas que se hallan dentro de los canales semicirculares óseos superior (anterior), horizontal (lateral) y posterior, de forma respectiva. El **conducto endolinfático** membranoso, que atraviesa el acueducto vestibular óseo y su **saco endolinfático** membranoso asociado también son visibles. El **utrículo** puede verse de forma parcial donde convergen los conductos semicirculares horizontal y posterior. El **conducto semicircular superior** (*izquierda*) también tiene una conexión con el utrículo. El **sáculo** también puede verse en la *imagen A* cerca de la cóclea. Otras estructuras asociadas representadas son la **trompa faringotimpánica (de Eustaquio;** *naranja*) y varias estructuras de extrema importancia quirúrgica, como el bulbo yugular (*imagen derecha*), la arteria carótida interna (*rojo*), el nervio facial (NC VII; *amarillo claro*) y el nervio vestibulococlear (NC VIII; *amarillo*).

Oído interno

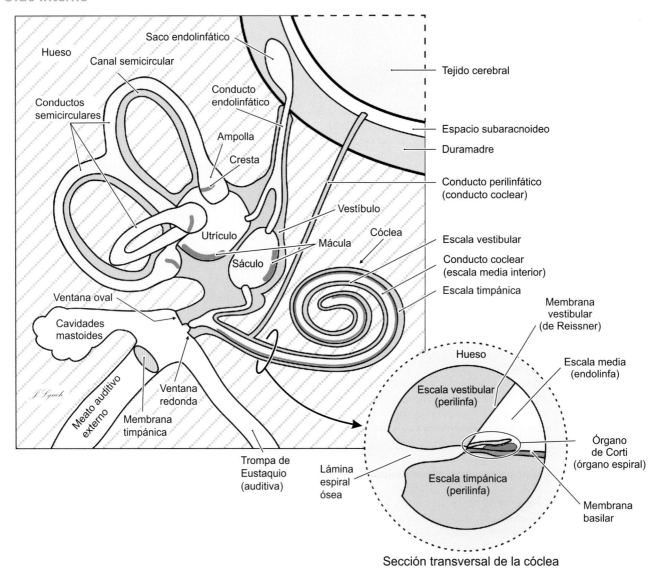

Figura 21-4. Principales estructuras del oído interno.

El **laberinto óseo** es una cavidad compleja en la porción petrosa del **hueso temporal**, el hueso más duro del cuerpo. La cavidad está revestida de endostio y contiene **perilinfa** (*sombreado azul*), un líquido transparente con una composición muy similar a la del líquido cefalo-rraquídeo. El laberinto óseo está dividido en tres partes: el **vestíbulo**, la **cóclea** (en sentido anterior) y los **canales semicirculares** (en sentido posterior). El **laberinto membranoso**, formado por los tres **conductos semicirculares**, el **utrículo** y el **sáculo**, se encuentra dentro del laberinto óseo. Las paredes del laberinto membranoso están compuestas, en general, por una capa delgada del tejido conjuntivo fibroso; una capa delgada de tejido conjuntivo más delicado y vascularizado, y un revestimiento interno de epitelio simple. En el vestíbulo se encuentran dos estructuras en forma de saco: el **utrículo** y el **sáculo**. Dentro de cada uno de los canales semicirculares hay un **conducto semicircular**. Dentro de la cóclea ósea se halla una estructura similar pero más complicada, el **conducto coclear**. Estas estructuras membranosas son continuas entre sí y contienen **endolinfa** (*sombreado amarillo*), un fluido con una alta concentración de iones K^+ (potasio) que es único en el organismo. Las regiones especializadas dentro del laberinto membranoso (indicadas con *líneas naranjas gruesas*) contienen células receptoras inervadas por ramas del nervio vestibulococlear (NC VIII). Estas incluyen las **crestas** en cada una de las **ampollas** (del latín "frasco" o "botella") de los conductos semicirculares, las **máculas** (del latín "mancha") del utrículo y del sáculo, y el **órgano de Corti** (**órgano espiral**) del conducto coclear. Las células receptoras de todas estas regiones son células epiteliales especializadas (**células ciliadas**) que transducen los movimientos de la membrana basilar en impulsos nerviosos.

LABERINTO MEMBRANOSO

A

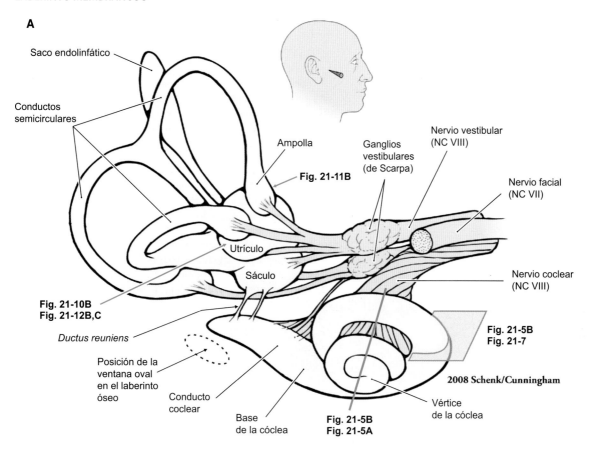

Figura 21-5A. Laberinto membranoso: utrículo, sáculo, conducto coclear y conductos semicirculares.

El **laberinto membranoso** lleno de endolinfa flota dentro del **laberinto óseo** lleno de perilinfa. Este dibujo anatómicamente correcto muestra la posición de la cóclea y los canales semicirculares dentro de la cabeza. El laberinto se ve desde la dirección indicada por el *puntero* en el *recuadro pequeño* de la cabeza. Se ilustran la posición de los nervios que inervan la **cóclea**, las **crestas de las ampollas** y las **máculas del utrículo y del sáculo**. Las posiciones y planos de sección de las fotomicrografías que siguen en este capítulo se indican con *líneas azules, flechas* o *recuadros*. El *óvalo discontinuo* indica la posición de la ventana oval en el laberinto óseo.

B

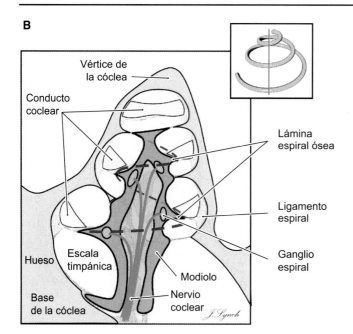

Figura 21-5B. Conducto coclear y modiolo.

El **conducto coclear** membranoso se encuentra dentro de un túnel en forma de espiral en el hueso temporal. En esta ilustración, la cóclea se ha cortado por la mitad a lo largo del plano indicado por la *única línea azul* en la figura 21-5A y en el *recuadro*. La espiral del conducto coclear da unas dos vueltas y media desde la base de la cóclea hasta su vértice. La superficie ósea externa de la cóclea se indica en *gris claro*. Una estructura ósea en forma de tornillo, el **modiolo**, forma el núcleo central de la cóclea y se indica en *gris más oscuro*. Una cavidad espiral dentro del modiolo contiene los cuerpos celulares del **ganglio espiral** (*verde*) y los axones proximales del **nervio coclear (NC VIII)**. La **lámina espiral ósea** se curva alrededor del modiolo como las roscas de un tornillo (*línea discontinua roja y recuadro*). El borde central del conducto coclear está unido a la lámina espiral; la pared exterior del conducto coclear está unida al ligamento espiral. Las secciones histológicas de estas estructuras se muestran en las figuras 21-6A,B.

SISTEMA AUDITIVO

CÓCLEA

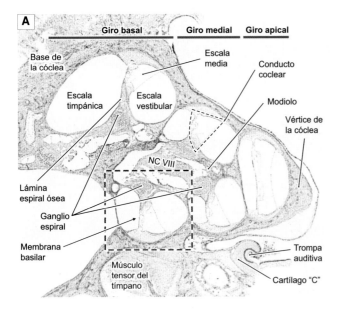

Giro basal   Giro medial   Giro apical

Base de la cóclea

Escala media

Conducto coclear

Escala timpánica

Escala vestibular

Modiolo

Vértice de la cóclea

NC VIII

Lámina espiral ósea

Ganglio espiral

Membrana basilar

Trompa auditiva

Músculo tensor del tímpano

Cartílago "C"

Figura 21-6A. Sección transversal de la cóclea. H&E, ×22

La **cóclea** está formada por un túnel en espiral en el hueso temporal y las estructuras membranosas asociadas dentro de ese túnel. El túnel da dos vueltas y tres cuartos a medida que avanza desde la **base** ancha de la cóclea hasta su **vértice**. El corte transversal muestra la cóclea en su orientación anatómica aproximada (el plano de corte está indicado por la *línea azul* que atraviesa la cóclea en la fig. 21-5A). El túnel está revestido de endostio, es más grande en la base y se estrecha de forma progresiva hacia el vértice. Se divide en dos secciones, la **escala** o **rampa** ("escalera") **vestibular** y la **escala** o **rampa timpánica**. Estas dos secciones están separadas por el **conducto coclear** membranoso (figs. 21-4 y 21-5A,B), que encierra la **escala** o **rampa media**. El conducto coclear contiene los receptores sensoriales de la cóclea. El vestíbulo se abre en la escala vestibular, y las ondas sonoras se transmiten desde la ventana oval a los receptores sensoriales por esta vía. La *escala vestibular* continúa con la escala timpánica en el vértice coclear a través de una pequeña abertura, el **helicotrema** (véase fig. 21-8A). La *escala timpánica* se extiende desde el helicotrema hasta la ventana redonda de la cavidad timpánica. La **trompa auditiva** (**de Eustaquio**) conecta la cavidad del oído medio con la nasofaringe para permitir que la presión del aire en el oído medio se equilibre con la del entorno. La trompa de Eustaquio discurre por un surco en una banda cartilaginosa en forma de C. Las estructuras asociadas con las escalas vestibular, timpánica y media (*rectángulo discontinuo*) se muestran a mayor aumento en la figura 21-6B.

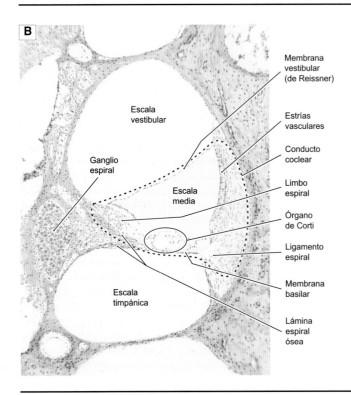

Escala vestibular

Ganglio espiral

Escala media

Escala timpánica

Membrana vestibular (de Reissner)

Estrías vasculares

Conducto coclear

Limbo espiral

Órgano de Corti

Ligamento espiral

Membrana basilar

Lámina espiral ósea

Figura 21-6B. Escala media y órgano de Corti. H&E, ×84

Es común representar las estructuras internas de la cóclea como si la membrana basilar fuera horizontal. Por lo tanto, esta fotomicrografía se ha girado 90 grados en sentido contrario a las agujas del reloj desde su posición en la figura 21-6A. El **conducto coclear** (*línea discontinua*) es una estructura casi triangular que se encuentra entre la **escala vestibular** y la **escala timpánica**. El espacio lleno de líquido dentro del conducto coclear es la **escala media** (*sombreado amarillo*). En esta microfotografía, el conducto coclear está delimitado por el **laberinto óseo** y la **membrana basilar** abajo, la **estría vascular** a la derecha y la **membrana vestibular** (**membrana de Reissner**) arriba. La membrana basilar sostiene el **órgano de Corti**. La **estría vascular** es una región especializada y engrosada de epitelio seudoestratificado. A diferencia de la mayoría de los tipos de epitelio, está muy vascularizada por una densa red de capilares. La estría vascular es fundamental para mantener la alta concentración de K^+ de la endolinfa en la escala media. Lateral a la estría vascular, el endostio está muy engrosado y forma el **ligamento espiral**, al que se conecta el borde exterior de la membrana basilar. La **membrana vestibular** está formada por dos capas de células epiteliales planas a ambos lados de una membrana basal. La **membrana tectorial** (*que no está señalada*) se suele apoyar en las células ciliadas del órgano de Corti. Sin embargo, a menudo se distorsiona o se daña durante el procesamiento del tejido.

ÓRGANO DE CORTI

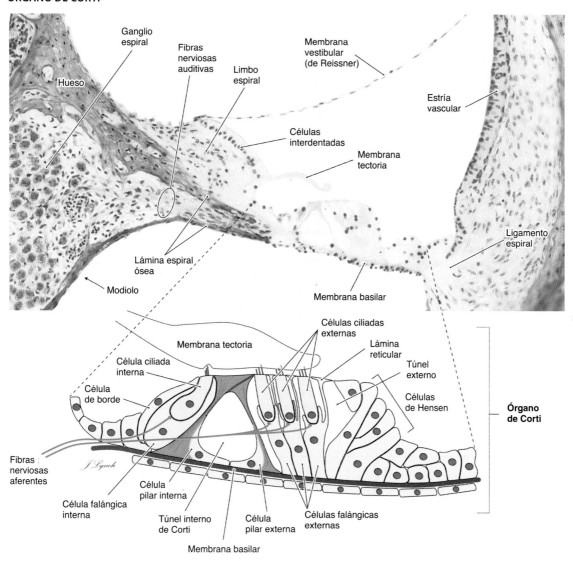

Figura 21-7. Órgano de Corti y estructuras asociadas. H&E, ×189

El **órgano de Corti** es una banda de células epiteliales especializadas que descansa sobre la **membrana basilar**, una fina lámina de tejido conjuntivo fibroso que se extiende desde la **lámina espiral ósea** hasta el **ligamento espiral**. La superficie de la membrana basilar en la escala timpánica está cubierta por una fina capa de tejido conjuntivo vascularizado y células mesoteliales alargadas. El órgano de Corti contiene las **células ciliadas auditivas**, las células receptoras de la audición, así como varios tipos de células de soporte. Las células ciliadas tienen haces de 50 a 100 estereocilios (semejantes a pelos) que sobresalen de su superficie superior. La **transducción de las ondas sonoras** a impulsos nerviosos se basa en los cambios de polarización de la membrana de las células ciliadas que se producen cuando sus estereocilios apicales se doblan durante la vibración de la membrana basilar por las ondas sonoras. Las células ciliadas están en contacto sináptico con las **fibras nerviosas aferentes** y eferentes de la rama auditiva del NC VIII (*las fibras eferentes no se ilustran*). Las células ciliadas auditivas se dividen en dos grupos: **células ciliadas internas** y **células ciliadas externas**. En los humanos, hay unas 3 500 células ciliadas internas dispuestas en una sola fila y unas 12 000 células ciliadas externas dispuestas en tres o a veces cuatro filas. Las células ciliadas están rodeadas por una serie de **células de soporte**, como las **células pilares**, las **células falángicas**, las **células de borde** y las **células de Hensen**. Las células ciliadas internas y externas están separadas por **células pilares internas** y **externas**. Estas células tienen procesos largos y delgados que incluyen haces de microtúbulos densos y se extienden desde la membrana basilar hasta las superficies superiores de las células ciliadas. Las células pilares rodean un espacio triangular lleno de líquido, el **túnel interno de Corti**. Las caras basal y lateral de las células ciliadas internas están rodeadas por las **células falángicas internas**. En cambio, las **células falángicas externas** solo cubren el tercio inferior de cada célula ciliada externa, mientras que los dos tercios superiores de cada célula ciliada externa están rodeados por un espacio lleno de líquido. Los espacios entre las superficies superiores de las células ciliadas externas están llenos de procesos de las células falángicas. Estos procesos forman la **lámina reticular**. Las **uniones estrechas** conectan los procesos de las células falángicas y las superficies apicales de las células ciliadas para formar una barrera que separa la endolinfa de la escala media de las células del órgano de Corti. Las células epiteliales cilíndricas denominadas **células de borde** marcan la extensión medial del órgano de Corti; las células epiteliales cilíndricas denominadas **células de Hensen** marcan su extensión lateral. La **membrana tectoria** cuelga sobre el órgano de Corti y desvía los estereocilios de las células ciliadas cuando las ondas sonoras mueven la membrana basilar. La membrana tectoria es una estructura gelatinosa, que contiene filamentos finos, que es secretada por células epiteliales columnares (**células interdentadas**) en la superficie del **limbo espiral**. Suele distorsionarse durante el procesamiento de los tejidos; se ilustra su posición normal.

TRANSDUCCIÓN DEL SONIDO

A

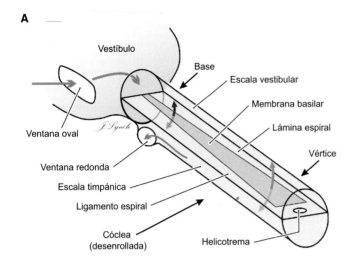

Figura 21-8A. Transducción del sonido.

Como se muestra en este diagrama de una cóclea enderezada, las **ondas sonoras** se transmiten a la **perilinfa** (*azul*) de la **escala vestibular** mediante los movimientos de la placa del **estribo** en la **ventana oval**. La **ventana redonda** membranosa proporciona un alivio de presión para las ondas sonoras dentro de la cámara cerrada del **laberinto óseo**. La **membrana basilar** (*gris*) es una fina lámina de tejido conjuntivo fibroso que sostiene el **órgano de Corti**. Es más estrecha en la **base** de la cóclea (unos 0.21 mm) que en el **vértice** de la cóclea (alrededor de 0.36 mm). También es más rígida en la base de la cóclea que en el vértice. Estas propiedades hacen que la membrana basilar vibre de manera preferente (**resuene**) cerca de la base cuando se estimula a altas frecuencias (*flechas rojas*) y cerca del vértice (*flechas azules*) cuando se estimula a bajas frecuencias. Esta disposición crea un **mapa tonotópico** a lo largo del órgano de Corti y es una de las formas en que la cóclea codifica las ondas sonoras de diferentes frecuencias en trenes de impulsos nerviosos que pueden ser procesados por el sistema nervioso para producir la sensación de **tono**.

B

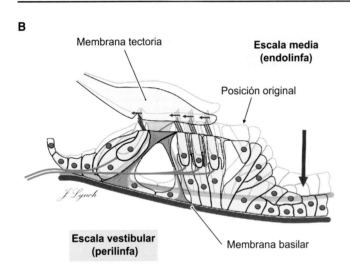

Figura 21-8B. Desplazamiento de los estereocilios.

Cuando una **onda sonora** aumenta la presión en la perilinfa de la escala vestibular, la presión en la **endolinfa** de la **escala media** aumenta de forma simultánea, porque la membrana vestibular es muy fina y delicada. Este aumento de la presión desplaza las membranas tectoria y basilar hacia abajo (*flecha roja grande*) y la aleja de su posición original (indicada por el *contorno fantasma*). Como los centros de rotación de las **membranas tectoria** y **basilar** son diferentes, el movimiento hacia abajo de las dos membranas induce un desplazamiento transversal de las puntas de las células ciliadas (*flechas rojas pequeñas*). Esta flexión de los **estereocilios** abre los canales de K⁺ y provoca un cambio en el **potencial de membrana** de las células ciliadas. El cambio de potencial (**despolarización**) induce la liberación de moléculas transmisoras y produce **potenciales de acción** en las fibras nerviosas aferentes del **nervio coclear**.

CÉLULAS CILIADAS AUDITIVAS

C

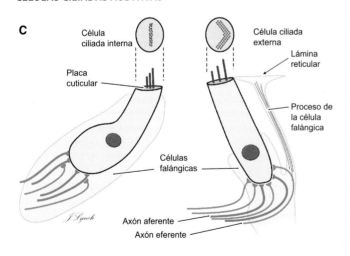

Figura 21-8C. Células ciliadas auditivas.

Existen varias diferencias entre las **células ciliadas internas** y **externas**. Los estereocilios de las células ciliadas internas están dispuestos en línea recta, mientras que los de las células ciliadas externas están dispuestos en forma de "V" o "W". Las células ciliadas internas están rodeadas por completo por las células falángicas internas; solo el tercio inferior de las células ciliadas externas está rodeado por los cuerpos celulares de las células falángicas externas. Aproximadamente 95% de las fibras nerviosas sensoriales del nervio auditivo entran en contacto con las células ciliadas internas. Un solo axón aferente suele contactar con una sola célula ciliada interna, y cada una de ellas tiene contacto sináptico con al menos 10 axones aferentes (*verde*). En cambio, un solo axón aferente puede ramificarse y entrar en contacto con hasta 10 células ciliadas externas. Además, hay fibras nerviosas eferentes (*naranja*) que se originan en los centros auditivos del tronco cerebral y establecen contactos sinápticos en las células ciliadas o en las terminaciones nerviosas aferentes. Estas fibras eferentes desempeñan un papel en la regulación de la excitabilidad de las células ciliadas. La mayoría de las terminaciones eferentes se encuentra en las células ciliadas externas.

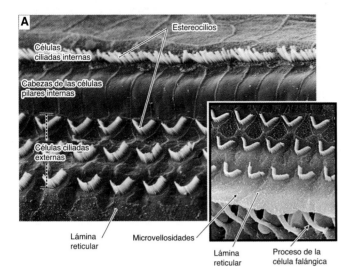

Células ciliadas internas

Estereocilios

Cabezas de las células pilares internas

Células ciliadas externas

Lámina reticular

Microvellosidades

Lámina reticular

Proceso de la célula falángica

Figura 21-9A. Células ciliadas internas y externas. MEB, ×1 300

La disposición de las **células ciliadas internas** y **externas** se ilustra en estas micrografías electrónicas de barrido. La fila de **estereocilios** de las células ciliadas internas está separada de las externas por las cabezas de las células pilares internas. El patrón en "V" o "W" de los estereocilios de las células ciliadas externas se ve con claridad. Las células ciliadas externas son en especial importantes para la **discriminación de frecuencias**. Poseen la propiedad única de poder cambiar de manera activa su longitud física en respuesta a los cambios de los campos eléctricos. Esta propiedad contribuye a la selectividad de frecuencia de las respuestas de las células ciliadas. El *recuadro* muestra los procesos delgados de las **células falángicas** externas que se aplanan para formar la **lámina reticular**. Esta lámina sirve para aislar la endolinfa de la escala media de la perilinfa de la escala timpánica. Las superficies superiores de las células ciliadas son lisas, mientras que los procesos circundantes de las células falángicas están cubiertos de **microvellosidades**.

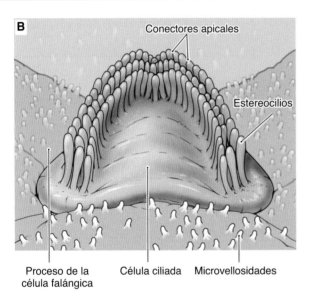

Conectores apicales

Estereocilios

Proceso de la célula falángica

Célula ciliada

Microvellosidades

Figura 21-9B. Estereocilios de una célula ciliada externa. MEB, ×5 000

Los **estereocilios** de las **células ciliadas externas** suelen estar dispuestos en tres filas, con la fila más alta en el exterior de la "V". Cada estereocilio es más estrecho en su base que en su cuerpo. Están conectados en sus puntas por conectores apicales (*proteínas que unen*), que desempeñan un papel fundamental en el cambio de la permeabilidad iónica de la membrana celular cuando los estereocilios se doblan. El cambio de permeabilidad inicia una secuencia de acontecimientos que derivan en la liberación de moléculas neurotransmisoras, lo que conduce a potenciales de acción en las fibras nerviosas aferentes. Las células ciliadas externas varían en longitud a lo largo de la membrana basilar, y son más cortas en el extremo basal de la cóclea y más largas en el extremo apical.

CORRELACIÓN CLÍNICA

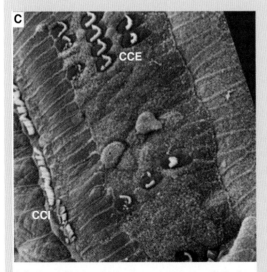

CCE

CCI

Células ciliadas internas y externas dañadas por ruidos fuertes y prolongados

Figura 21-9C. Hipoacusia neurosensorial. MEB, ×376

La exposición prolongada a sonidos fuertes puede dañar la audición. Esta micrografía electrónica de barrido muestra células ciliadas dañadas por un sonido de alta intensidad durante varios días (*derecha*). Las **células ciliadas externas** (CCE) son más susceptibles a sufrir daños que las células ciliadas internas (CCI). Los ruidos fuertes de tan solo unos minutos pueden producir daños detectables en los **estereocilios**; una exposición de mayor duración (como la que se ilustra aquí) provoca la muerte de las células ciliadas. Las células ciliadas dañadas no se sustituyen en los mamíferos, aunque sí en algunas aves y reptiles. En los mamíferos, los agujeros que dejan las células ciliadas moribundas son rellenados por los procesos de las células falángicas para mantener la barrera entre la endolinfa y la perilinfa. Por lo general, las células ciliadas se pierden con la edad (**presbiacusia**). El daño de las células ciliadas también puede producirse por la exposición prolongada a altas dosis de antibióticos aminoglucósidos (p. ej., gentamicina, estreptomicina, neomicina), algunos diuréticos (como la furosemida) y algunos agentes de quimioterapia. Cuando solo se dañan las células ciliadas externas, se produce una pérdida general de sensibilidad y una profunda pérdida de discriminación de frecuencias (p. ej., la capacidad de comprender el habla). La pérdida tanto de las células ciliadas internas como de las externas conduce a una sordera completa, que no puede mejorarse con audífonos.

Sistema vestibular

RECEPTORES SENSORIALES

A

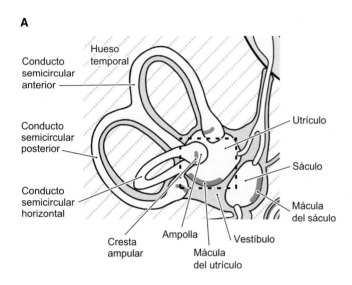

Figura 21-10A. Receptores sensoriales: cresta ampular, máculas del utrículo y del sáculo.

El aparato vestibular del oído interno contiene **receptores sensoriales** que detectan la rotación de la cabeza en el espacio, la aceleración lineal y la posición estática de la cabeza. Los receptores sensoriales son **células ciliadas** que son similares en muchos aspectos, aunque no en todos, a las células ciliadas del sistema auditivo. Los **movimientos de rotación** de la cabeza son detectados por las células ciliadas situadas en la **cresta ampular** de los **conductos semicirculares** anterior, posterior y horizontal (localizados dentro de sus respectivos canales semicirculares). La **aceleración horizontal** es detectada por las células ciliadas de la mácula del utrículo; la **aceleración vertical** es detectada por las células ciliadas de la mácula del sáculo. La **posición estática de la cabeza** se detecta al combinar las señales de las máculas del utrículo y del sáculo. El *rectángulo discontinuo* indica la posición aproximada de la fotomicrografía de la figura 21-10B.

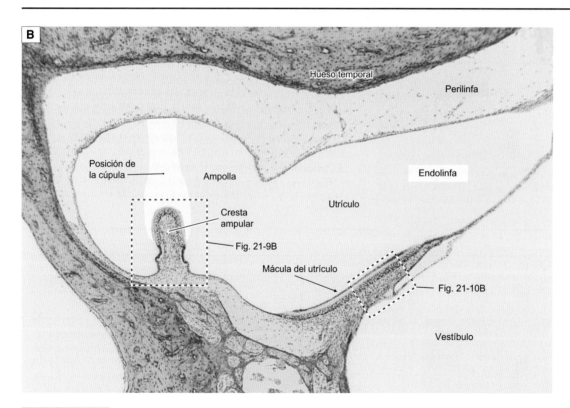

Figura 21-10B. Cresta ampular y mácula del utrículo. H&E, ×60

Se muestra una fotomicrografía de baja potencia que incluye la **ampolla** del canal semicircular, el **utrículo** y una porción del **vestíbulo.** El canal semicircular dentro del hueso temporal está lleno de **perilinfa**. El laberinto membranoso, lleno de endolinfa, flota dentro de este canal óseo. Los receptores sensoriales del sistema vestibular y del sistema auditivo están en contacto con la endolinfa. La **cresta ampular** contiene células ciliadas vestibulares y receptores sensoriales del sistema vestibular; se describe en detalle en la figura 21-11A,B. Una estructura gelatinosa, la **cúpula**, rodea la cresta ampular y forma una pared a través de la ampolla. Por lo regular, la cúpula se pierde durante el procesamiento del tejido. El movimiento de la endolinfa durante la rotación de la cabeza desvía la cúpula y, por tanto, dobla los cilios de las células ciliadas. El gran utrículo lleno de líquido contiene la **mácula del utrículo**, un órgano sensorial que mide la aceleración lineal y la posición estática de la cabeza. La mácula del utrículo contiene células ciliadas vestibulares con cilios que están incrustados en una estructura gelatinosa, la **membrana otolítica**. Esta membrana está recubierta de diminutos cristales (**otoconias**), que tienen un peso específico más elevado que la endolinfa circundante y, en consecuencia, se ven influidos por la gravedad y la aceleración.

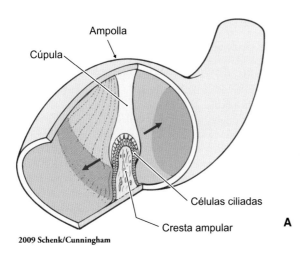

Ampolla

Cúpula

Células ciliadas

Cresta ampular

A

2009 Schenk/Cunningham

Figura 21-11A. Ampolla del canal semicircular.

Cada uno de los tres conductos semicirculares tiene un ensanchamiento llamado **ampolla** cerca de uno de los puntos en los que el conducto se une al utrículo. En el suelo de cada ampolla hay una cresta, la **cresta ampular**. Alrededor de la cresta y hasta el techo de la ampolla hay una pared, la **cúpula**, que bloquea el conducto por completo. La cúpula está formada por un gel firme de proteínas y polisacáridos. Esta estructura suele disolverse durante el proceso de preparación del tejido y en los cortes histológicos solo suelen verse restos. Cuando la cabeza gira, la **endolinfa** dentro de los conductos semicirculares se mueve (*flechas rojas*) y ejerce presión sobre las crestas y sus respectivas cúpulas, lo que hace que se desvíen ligeramente. Esta desviación dobla las células ciliadas de las crestas y modula la frecuencia de los potenciales de acción que van a los centros vestibulares del tronco del encéfalo, lo que produce la sensación de movimiento.

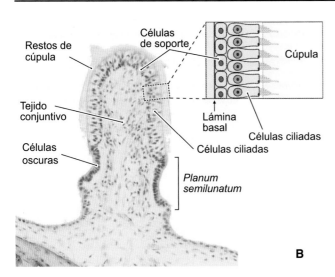

Restos de cúpula

Células de soporte

Cúpula

Tejido conjuntivo

Lámina basal

Células ciliadas

Células oscuras

Células ciliadas

Planum semilunatum

B

Figura 21-11B. Cresta ampular. H&E, ×166

La **cresta ampular** (también conocida como *crista ampullaris*) es una proyección de tejido conjuntivo cubierta de epitelio dentro de la ampolla. El epitelio está formado por **células ciliadas, de soporte y oscuras**. Los cilios de las *células ciliadas* están incrustados en el material gelatinoso de la **cúpula**. Las células ciliadas están acunadas por *células de soporte* que se apoyan en la **lámina basal** del epitelio. Existen dos tipos distintos de células ciliadas en la cúpula, denominadas **células ciliadas tipo I y tipo II**. El *planum semilunatum* es una región del endotelio compuesta por una sola capa de células llamadas "células oscuras", porque se tiñen con más intensidad que otras células epiteliales del oído interno. Las *células oscuras* presentan características citológicas de células con alta actividad metabólica y se cree que son importantes para controlar la composición iónica de la endolinfa. Se encuentran en otros lugares de los conductos laberínticos, incluida la estría vascular.

CORRELACIÓN CLÍNICA

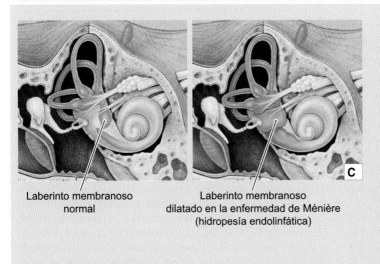

Laberinto membranoso normal

Laberinto membranoso dilatado en la enfermedad de Ménière (hidropesía endolinfática)

C

Figura 21-11C. Enfermedad de Ménière.

La **enfermedad de Ménière** es un trastorno del laberinto del oído interno, caracterizado por episodios intermitentes de **pérdida de audición, acúfenos, presión auditiva** y **vértigo**. Sus causas son inciertas, pero pueden incluir trastornos autoinmunes, infecciones virales, predisposición genética, alergias y traumatismos craneales. Los trastornos de las células secretoras del laberinto membranoso y del saco endolinfático pueden producir un desequilibrio iónico entre la endolinfa y la perilinfa, lo que da lugar a una **hidropesía endolinfática** (hinchazón del laberinto membranoso) y produce muchos de los síntomas mencionados. El diagnóstico se basa en el historial, los síntomas clínicos, la audiometría y las pruebas vestibulares. Los hallazgos histopatológicos *postmortem* pueden incluir fibrosis perisacular, atrofia del saco endolinfático y otros cambios membranosos. Los tratamientos incluyen la reducción de la ingesta de cafeína y sal, diuréticos, medicamentos contra la náusea, tratamiento con glucocorticoides, inyección intratimpánica de gentamicina, laberintectomía quirúrgica y sección del nervio vestibular.

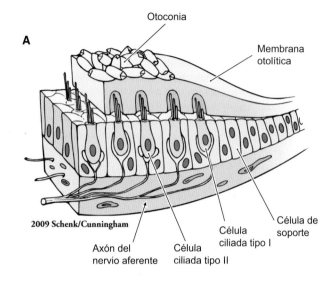

A

Otoconia

Membrana
otolítica

2009 Schenk/Cunningham

Axón del
nervio aferente

Célula
ciliada tipo II

Célula
ciliada tipo I

Célula de
soporte

Figura 21-12A.   Mácula del utrículo.

El **utrículo** y el **sáculo** tienen una estructura similar. Las paredes constan de una capa fibrosa exterior, una capa intermedia de tejido conjuntivo vascularizado y un revestimiento epitelial interior. Tanto en el utrículo como en el sáculo hay una región de epitelio especializado denominada **mácula**, de 2 a 3 mm de diámetro. La mácula contiene dos tipos de **células ciliadas sensoriales**, clasificadas como **tipo I** y **tipo II**. El epitelio sensorial de la mácula está recubierto por una estructura gelatinosa, denominada **membrana otolítica**, cuya composición es similar a la cúpula de la ampolla. Los estereocilios y cinocilios de las células ciliadas están incrustados en la membrana. En la superficie de las membranas otolíticas se adhieren cientos de cristales diminutos, las **otoconias**. Estos cristales tienen una gravedad específica más alta que la **endolinfa** circundante y, en consecuencia, se ven afectados por la gravedad o la aceleración lineal. Por lo tanto, los cambios en la posición de la cabeza o en la aceleración hacen que la membrana otolítica, afectada por las otoconias, desvíe los cilios de las células ciliadas y, por lo tanto, desencadene cambios en la frecuencia de los impulsos nerviosos generados por las células ciliadas.

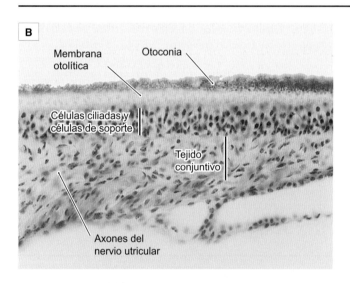

B

Membrana
otolítica

Otoconia

Células ciliadas y
células de soporte

Tejido
conjuntivo

Axones del
nervio utricular

Figura 21-12B.   Mácula del utrículo con otoconia. H&E, ×260

Esta fotomicrografía muestra un corte transversal de la **región macular de la pared del utrículo** (una ampliación del área indicada por el *rectángulo discontinuo* en la fig. 21-10B). Las **otoconias**, que se tiñen más oscuras con la tinción de hematoxilina y eosina (H&E), se encuentran en la superficie de la **membrana otolítica**; la propia membrana otolítica es casi transparente. Las células de soporte proporcionan apoyo mecánico a las células ciliadas y también secretan la sustancia de la membrana otolítica.

Los **mareos** son una de las razones más comunes por las que los adultos buscan atención médica. El término tiene dos significados generales: (1) una sensación de **mareo** o "a punto de desmayarse" o (2) una sensación de que el individuo está girando o que la habitación gira. Esta última sensación se denomina propiamente **vértigo**. El 20% de las quejas de vértigo tiene que ver con problemas relacionados con las otoconias del utrículo y del sáculo.

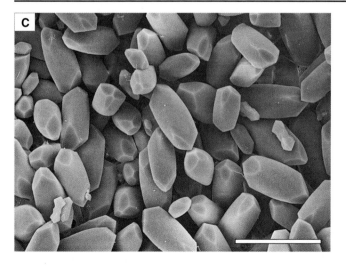

C

Figura 21-12C.   Otoconias de la mácula del utrículo. MEB, barra de la escala = 10 μm

Las **otoconias** son cristales de carbonato cálcico casi puro que se forman en la región de las células ciliadas maculares. Las otoconias se encuentran en la superficie de la membrana otolítica, unidas por una sustancia proteica que no se conoce bien.

El número de **otoconias** presentes disminuye con la edad, lo que contribuye a las dificultades de equilibrio que suelen experimentar los adultos mayores. Además, los cristales o pequeños grupos de cristales a veces se desprenden de la membrana otolítica y se desvían hacia un canal semicircular o incluso se adhieren a las células ciliadas de un canal. Esta dislocación puede interrumpir las señales neuronales normales del laberinto y producir un tipo de **vértigo** grave denominado **vértigo posicional paroxístico benigno**. El tratamiento que implica secuencias de diferentes posiciones y movimientos de la cabeza suele mejorar o eliminar los síntomas. La maniobra exacta depende del canal semicircular afectado.

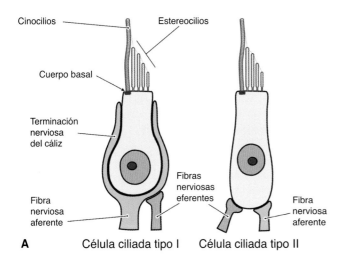

Cinocilios   Estereocilios

Cuerpo basal

Terminación nerviosa del cáliz

Fibras nerviosas eferentes

Fibra nerviosa aferente

Fibra nerviosa aferente

A   Célula ciliada tipo I   Célula ciliada tipo II

Figura 21-13A. Células ciliadas vestibulares.

Las **células ciliadas tipo I** son **piriformes** (con forma de pera) y tienen núcleos situados en la base. Están casi rodeadas en su totalidad por una única terminal sináptica en forma de **cáliz** de una gran fibra nerviosa aferente. Cada célula ciliada tipo I está inervada por un único axón nervioso, y cada axón se ramifica para inervar solo unas pocas células ciliadas. Las células ciliadas tipo I reciben pocas terminaciones eferentes, que entran en contacto con las terminaciones nerviosas aferentes más que con la propia célula ciliada. Las **células tipo II** tienen una forma más cilíndrica, con núcleos más centrales. Estas células están en contacto con múltiples y pequeñas terminaciones sinápticas en forma de copa asociadas con las fibras nerviosas aferentes y eferentes. Las células tipo II reciben terminales axónicas de múltiples fibras nerviosas, cada una de las cuales se ramifica para contactar con muchas células ciliadas tipo II. Ambos tipos de células ciliadas vestibulares tienen un único **cinocilio** (con un **cuerpo basal** típico y un anillo de nueve microtúbulos dobles) en un lado de la superficie apical. Un grupo de 40 a 100 **estereocilios** de distintas longitudes se disponen en un conjunto hexagonal junto al cinocilio.

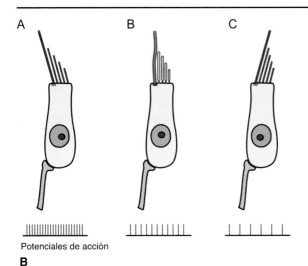

A   B   C

Potenciales de acción

B

Figura 21-13B. Excitación e inhibición en las células ciliadas.

Las **células ciliadas vestibulares** liberan de manera continua una pequeña cantidad de neurotransmisor en las sinapsis terminales aferentes, lo que produce una frecuencia moderada de potenciales de acción en las fibras nerviosas aferentes en estado de reposo (**B**). Cuando el movimiento de la endolinfa hace que la cúpula o la membrana otolítica desvíen los estereocilios de las células ciliadas *hacia* el cinocilio, la cantidad de neurotransmisor liberado aumenta y la frecuencia de descarga del potencial de acción también *incrementa* (**A**). Cuando los estereocilios se *desvían* del cinocilio, se libera menos neurotransmisor y la frecuencia de los potenciales de acción *disminuye* (**C**). Las células ciliadas de diferentes regiones del aparato vestibular periférico tienen sus cinocilios y estereocilios orientados en diferentes direcciones. El SNC integra la información de las distintas células ciliadas para formar una representación central de la posición de la cabeza en el espacio, la dirección de cualquier movimiento de la cabeza y la velocidad de cambio (aceleración) de cualquier movimiento.

CORRELACIÓN CLÍNICA

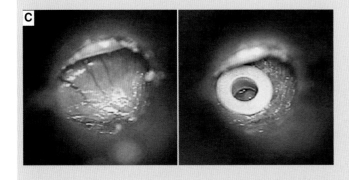

C

Figura 21-13C. Tubos de ventilación para la otitis media.

La **otitis media** se refiere a la acumulación de líquido en el oído medio. Esta acumulación puede ser causada por una infección bacteriana o viral (otitis media aguda) o por afecciones no infecciosas, como alergias y problemas de desarrollo (otitis media con derrame). En ambos casos, la mucosa del oído medio produce exudado seroso y pus. La consiguiente acumulación de líquido en el oído medio produce presión en la membrana timpánica, lo que puede provocar un dolor intenso (**otalgia**) y una pérdida temporal de audición conductiva. La mayoría de los casos se resuelve de forma espontánea, aunque a menudo se recetan antibióticos para acelerar la recuperación. En ocasiones, la pérdida de audición puede persistir y afectar al desarrollo del habla. En los casos de episodios graves y repetidos puede introducirse un tubo de ventilación (tubo de oído, tubo de timpanostomía) en una incisión realizada en la membrana timpánica para reducir la presión en el oído medio (*derecha*). Este procedimiento, denominado miringotomía, alivia el dolor y reduce otros efectos adversos de la acumulación de líquido. Estos tubos suelen permanecer en su sitio entre 6 y 9 meses antes de caerse de forma espontánea. El orificio en la membrana timpánica suele cerrarse por sí solo.

CORRELACIONES CLÍNICAS

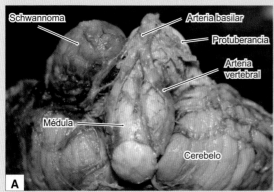

Schwannoma · Arteria basilar · Protuberancia · Arteria vertebral · Médula · Cerebelo

A

Superficie ventral (anterior) del cerebro

Figura 21-14A. Schwannoma vestibular.

El **schwannoma vestibular** (a veces llamado **schwannoma acústico** o, de forma incorrecta, **neuroma acústico**) es un **tumor benigno** derivado de las células de Schwann, que suele surgir de la rama vestibular del NC VIII durante la quinta o sexta década de la vida. Los factores de riesgo son la exposición prolongada a ruidos fuertes, la exposición en la infancia a dosis bajas de radiación y la posible relación con el adenoma paratiroideo. Los síntomas incluyen **pérdida de audición, dolor de cabeza, vértigo, acúfenos** y **dolor facial.** El tumor suele ser unilateral. Aparece como una masa bien circunscrita y encapsulada. El tumor se adhiere al nervio, pero por lo regular puede separarse de él. Desde el punto de vista histológico, los schwannomas surgen de elementos perineurales de las células de Schwann. Las áreas de celularidad alternativamente densa y escasa, denominadas **regiones Antoni A** y **Antoni B**, son características del tumor. Las opciones de tratamiento incluyen la extirpación quirúrgica del tumor, la radiocirugía estereotáctica, la radioterapia estereotáctica y la terapia de haz de protones.

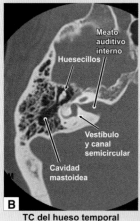

Meato auditivo interno · Huesecillos · Vestíbulo y canal semicircular · Cavidad mastoidea

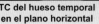

B

TC del hueso temporal en el plano horizontal

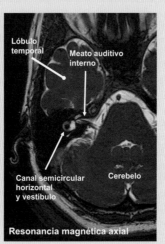

Lóbulo temporal · Meato auditivo interno · Canal semicircular horizontal y vestíbulo · Cerebelo

Resonancia magnética axial

Figura 21-14B. TC y RM de las estructuras del oído interno.

Los recientes avances en la resolución de las imágenes han permitido distinguir muchas de las características anatómicas del oído interno en los seres humanos. La **tomografía computarizada (TC)** de los huesos temporales es útil para evaluar la anatomía ósea, como los huesecillos del oído medio y las estructuras óseas del laberinto. La TC es útil en casos de **traumatismos** para buscar fracturas y dislocaciones, **infecciones** y procesos inflamatorios para evaluar la erosión ósea, y **anomalías congénitas** para explicar la disfunción auditiva. La **resonancia magnética (RM)** se realiza con mayor frecuencia para evaluar a un paciente con **pérdida auditiva neurosensorial.** Se utiliza para excluir un **schwannoma vestibular** y, en ocasiones, para evaluar la presencia de una infección. El tronco del encéfalo, los canales auditivos internos, los nervios craneales y las estructuras laberínticas membranosas (cóclea llena de perilinfa, vestíbulo y canales semicirculares) se evalúan bien en la RM. En la TC (*izquierda*), el hueso es claro y la perilinfa oscura; estas relaciones se invierten en la RM ponderada en T2 (*derecha*).

SINOPSIS 21-1 Términos patológicos y clínicos del oído

■ *Pérdida auditiva neurosensorial:* hipoacusia que implica la pérdida de células ciliadas o neuronas; representa aproximadamente 90% de todas las pérdidas de audición. Puede producirse tras un daño en las células ciliadas inducido por el sonido o por fármacos, un daño inducido por una enfermedad en las neuronas del sistema auditivo y la pérdida de células ciliadas con el avance de la edad.

■ *Hidropesía:* acumulación excesiva de líquido claro y acuoso en un tejido o cavidad; la **hidropesía endolinfática** se refiere a una acumulación de endolinfa dentro del laberinto membranoso.

■ *Acúfenos:* ruido anormal en el oído (p. ej., zumbidos, silbidos, siseos, rugidos, chirridos), que va de "leve" a "en extremo molesto"; el traumatismo del oído interno producido por ruidos fuertes es la causa principal; también ocurre en la enfermedad de Ménière. La edad avanzada suele ir acompañada de una pérdida gradual de células ciliadas, lo que produce una discapacidad auditiva neurosensorial y acúfenos.

■ *Vértigo:* sensación ilusoria de girar o inclinarse causada con mayor frecuencia por alteraciones del oído interno. Puede durar minutos, días o semanas y ser incapacitante; suele ir acompañado de náusea intensa.

■ *Pérdida de audición conductiva:* disminución de la conducción del sonido hacia el oído interno. Las posibles causas son la acumulación de presión de líquido en el oído medio debido a una infección, la obstrucción del meato auditivo externo por la cerilla y los trastornos o daños traumáticos de los huesecillos.

■ *Eritema (eritematoso):* enrojecimiento de un tejido como consecuencia de una inflamación.

■ *Otalgia:* dolor de oídos.

■ *Benigno:* descripción de un tumor que no es maligno, es decir, que no invade los tejidos circundantes y no hace metástasis en otras localizaciones del cuerpo.

De la histología a la patología

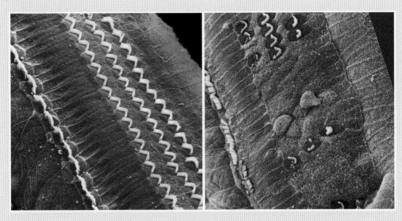

Figura 21-15. Células ciliadas auditivas normales y células ciliadas auditivas dañadas. MEB, ×376

Órgano de Corti normal con tres filas de células ciliadas externas y una fila de células ciliadas internas a partir de micrografías electrónicas de barrido (MEB) a la *izquierda,* y **células ciliadas auditivas dañadas** a la *derecha.* Las células ciliadas internas y externas se han dañado debido al ruido prolongado. Las duraciones de los ruidos fuertes tan cortas como unos minutos pueden producir daños detectables en los estereocilios; la exposición de mayor duración (como se ilustra aquí) provoca la muerte de las células ciliadas. Las células ciliadas dañadas no se sustituyen en los mamíferos, aunque sí en algunas aves y reptiles.

Preguntas de caso clínico

1. Un niño de 7 años de edad se quejaba de una secreción líquida del oído derecho desde hacía 3 semanas y de una sensación reciente de mareo, desequilibrio, taponamiento de oído y pérdida de audición. El historial reveló que el paciente había tenido dos episodios de otitis media aguda en los últimos 2 años. El examen otoscópico de los oídos mostró algunos restos epidérmicos en el meato auditivo externo y una masa blanda blanca detrás de la membrana timpánica derecha dentro del espacio del oído medio, que no se mueve con la membrana timpánica. Una tomografía computarizada mostró una erosión menor de la pared posterior del meato auditivo externo y del hueso mastoideo. La masa y las estructuras erosionadas fueron extirpadas por medios quirúrgicos en menos de 1 semana. El examen patológico reveló células escamosas descamadas adyacentes al epitelio escamoso estratificado. ¿Cuál de los siguientes es el diagnóstico más probable en este caso?

A. Adenocarcinoma.
B. Colesteatoma.
C. Otitis externa.
D. Otitis media.
E. Otoesclerosis.

2. Un hombre de 42 años de edad se presentó en el servicio de urgencias con un inicio crónico de cefalea, mareos, acúfenos y pérdida de audición en ambos oídos. Estaba alerta y orientado, sin fiebre ni hipertensión. El paciente no tenía antecedentes de pérdida de audición previa ni antecedentes familiares de mareos. Sus análisis de sangre eran normales. La tomografía computarizada del cerebro reveló masas de 3.2 y 4.5 cm en los ángulos cerebelopontinos bilateralmente. Las lesiones estaban bien delimitadas y se extendían hasta el meato auditivo interno. El paciente se sometió a una intervención quirúrgica y los tumores se resecaron mediante una craneotomía suboccipital bilateral. El examen histológico de los tumores mostró zonas de celularidad alternativamente densa y escasa sin signos de atipia (término histopatológico para describir las células atípicas). ¿Cuál de los siguientes es el diagnóstico más probable en este caso?

A. Astrocitoma.
B. Absceso cerebral.
C. Glioma.
D. Meningioma.
E. Schwannoma vestibular.

Apéndice A

Principios generales de la preparación y tinción de tejidos

Introducción

El estudio de la estructura de los tejidos se basa en la preparación de las muestras de tejido de forma que se puedan observar sus detalles estructurales a nivel de microscopio óptico o electrónico. En primer lugar, está el método de estudio de los tejidos mediante el microscopio óptico. En segundo lugar, está el estudio de lo que a veces se llama la "ultraestructura" del tejido mediante microscopio electrónico de transmisión. Existen numerosas variaciones sobre estos dos temas generales. Si bien un estudio de todas las técnicas de preparación de tejidos va mucho más allá del alcance de este atlas, aquí se resumen las características generales de los dos métodos mencionados.

Conservación frente a fijación

La conservación y la fijación de los tejidos, para los tratamientos posteriores, comparten en diversos grados los objetivos comunes de limitar cualquier degradación adicional del tejido y preservar sus diversos componentes en una condición lo más real posible. Aunque los términos **conservación** y **fijación** se utilizan con frecuencia como intercambiables, en realidad son un tanto diferentes.

La **conservación de los tejidos** cumple el primer objetivo antes mencionado (evitar una mayor degradación), pero no necesariamente el segundo. Por ejemplo, una lata de chícharos contiene conservantes, que incluso pueden figurar en la etiqueta. Estos protegen los chícharos de una mayor degradación. Si se saca un chícharo de la lata y se mira al microscopio, su estructura puede ser reconocible, pero no es muy real. Los peces que se conservan en sal sufren cambios significativos que hacen que el tejido sea inútil para el examen microscópico. Estas estructuras se conservan pero no se fijan. Muchas de las sustancias utilizadas para conservar los tejidos (animales y vegetales) pueden ingerirse con moderación y no causan daño.

La **fijación**, en cambio, protege contra una mayor degradación y conserva los componentes internos de la célula con un aspecto sorprendentemente real. La fijación también endurece el tejido, lo que permite seguir la manipulación de la muestra sin dañarla. Los tejidos fijados tienen un aspecto muy realista cuando se observan con un microscopio. En este sentido, una muestra de tejido que se fija también se conserva; sin embargo, una muestra de tejido que se conserva no siempre está fijada. Otra diferencia importante es el hecho de que la mayoría de las sustancias (excepto el alcohol) que se utilizan para fijar tejidos por lo regular no puede ingerirse; hacerlo, incluso en cantidades muy moderadas, causaría un daño significativo o la muerte.

Fijadores y métodos de fijación

Fijadores

Además de evitar la degradación del tejido, conservar sus componentes y endurecerlo, una fijación adecuada también transformará el contenido de la célula de semilíquido a semisólido y preparará el contenido celular para su visualización con tintes, colorantes o sales metálicas. Existen numerosos fijadores, muchos de ellos diseñados para aplicaciones únicas, que pueden utilizarse por separado o en combinación. Aquí solo se mencionan ejemplos representativos.

La **formalina** (mezcla de formaldehído y alcohol), en solución de 5 a 10%, es uno de los fijadores generales más utilizados. Penetra rápido en el tejido, no deja residuos y su eliminación requiere poco o ningún lavado del tejido. Se utiliza sola, en una solución amortiguada con sales de fosfato de sodio o en otras combinaciones. Por lo general se prefiere la formalina neutra amortiguada. La formalina actúa mediante la reticulación de las proteínas.

El **ácido pícrico**, en combinación con la formalina y el ácido acético glacial (solución de Bouin), también se utiliza como fijador. Su acción de fijación no se comprende del todo, y no endurece el tejido tanto como la formalina. Los detalles del núcleo están bien demostrados. Sin embargo, el ácido pícrico en su forma seca debe manipularse con cuidado porque supone un peligro de explosión. Este ácido también puede utilizarse como tinción.

Los **aldehídos**, como el glutaraldehído y el paraformaldehído, son excelentes fijadores para aplicaciones de microscopia óptica y también se utilizan en gran medida en la microscopia electrónica. Actúan rápido, pero tienden a penetrar con lentitud en el tejido. Sin embargo, proporcionan un excelente detalle celular respecto al contenido del citoplasma y del núcleo. El tetróxido de osmio, un agente oxidante, también se utiliza como fijador para la microscopia electrónica.

Los **alcoholes**, ya sean metílico o etílico, también se utilizan como fijadores. Dado que hacen que el tejido se vuelva bastante duro y, por tanto, quebradizo, suelen emplearse en aplicaciones especiales, como los frotis de tejido o sangre. El alcohol en varias diluciones también se suele usar en el procesamiento de tejidos.

El **cloruro mercúrico** se utiliza en combinación con otras sustancias en una variedad de fijadores. Aunque el método de acción a nivel celular no se conoce bien y los fijadores que contienen esta sustancia pueden penetrar con lentitud en el tejido, proporcionan un excelente detalle celular.

El **ácido acético**, aunque rara vez se utiliza como fijador por sí solo, se emplea en combinación con otros agentes en una variedad de fijadores como las soluciones de Bouin, Carnoy y Clarke. Si bien este ácido puede usarse en forma concentrada en ciertas aplicaciones, se utiliza sobre todo en combinación con otros fijadores (y por tanto se diluye); también se suele emplear por sí solo en diluciones de 1 a 5%.

Métodos de fijación

La fijación suele realizarse de dos maneras. La primera es la **fijación por inmersión**. Se prepara el fijador, se extrae un pequeño trozo de tejido y se sumerge en él. Es común suspender la muestra de tejido en el fijador; un método consiste en cubrir un trozo de gasa fina en el fijador y colocar la muestra en el cabestrillo así creado. Esto es ventajoso porque el fijador puede penetrar por todos los lados del bloque de tejido. Este método es útil cuando la muestra de tejido es pequeña y el fijador penetra rápido.

El segundo es la **fijación por perfusión**. En este método, el fijador se perfunde a través del sistema vascular intacto del organismo. El fijador va precedido de un lavado con solución salina fisiológica que contiene heparina y una sustancia que paraliza las paredes de los vasos, como el clorhidrato de procaína, para garantizar que el lecho vascular no se contraiga en respuesta a la solución fijadora. A este lavado le sigue de inmediato el fijador. Después de la perfusión, las muestras de tejido se retiran y se colocan en más del mismo fijador utilizado en la perfusión (fijación por inmersión). Este método proporciona una fijación superior de grandes piezas de tejido y se suele utilizar en muchas aplicaciones de investigación.

CONGELACIÓN. También se utiliza como método de fijación, en especial en el ámbito clínico cuando se necesita un diagnóstico rápido durante un procedimiento médico. Se extrae una muestra de tejido fresco del paciente o del organismo y se sumerge en dióxido de carbono líquido o en una sustancia (como el isopentano) enfriada con extrema rapidez mediante hielo seco. Los mejores resultados se obtienen con pequeñas muestras de tejido que se enfrían rápido a temperaturas muy bajas (–40 a –60 °C). En general, el enfriamiento rápido provoca cristales de hielo muy pequeños y una alteración mínima del tejido; el enfriamiento lento (como en el congelador) provoca cristales de hielo grandes y una alteración máxima del tejido.

Procesamiento del tejido fijado

Una vez que la muestra de tejido está fijada de manera satisfactoria, debe someterse a una serie de pasos que dan como resultado una delgada lámina de tejido montada en un portaobjetos de vidrio (para microscopia óptica) o una lámina aún más delgada montada en una rejilla de cobre (para microscopia electrónica). En general, este proceso requiere tres pasos básicos: (1) hay que eliminar el agua del tejido; (2) hay que pasar el tejido por una solución que sea miscible con el agua y con la sustancia en la que se va a hacer la inclusión del tejido, y (3) hay que pasar el tejido por el medio de inclusión. Dado que los detalles específicos de estos pasos pueden estar relacionados con el tipo de tejido que se procesa, aquí solo se hacen comentarios generales.

Deshidratación: el objetivo de la deshidratación es eliminar el agua del tejido. El método más común es comenzar con alcohol en una concentración de 75 a 80%. Es importante recordar que el alcohol se mezcla con el agua, por lo que puede utilizarse para eliminar el agua del tejido. La muestra de tejido se hace pasar, paso a paso, por concentraciones más altas progresivas (de 75 a 80 y hasta 100%) de alcohol; por lo regular se emplea más de un paso a 95 y 100%. Mediante este proceso, el agua se elimina por completo del tejido y se sustituye por alcohol.

Aclaramiento: el reactivo aclarante es una sustancia que se mezcla tanto con el alcohol como con el medio de inclusión. Los más utilizados son el xileno, el tolueno y el cloroformo. El tejido se pasa de 100% de alcohol a cambios del reactivo aclarante. Este proceso escalonado elimina el alcohol del tejido de manera progresiva y lo sustituye por el reactivo aclarante. Este reactivo es miscible con el medio de inclusión.

Impregnación e inclusión: debido a que el reactivo aclarante se mezclará con el medio de inclusión, la muestra de tejido se toma en el último paso de este reactivo y se coloca en un medio de inclusión fundido (como paraplast o bioloide, ambos son tipos de cera). A continuación, la muestra se hace pasar de modo progresivo por varios cambios del material de inclusión. Este proceso escalonado elimina poco a poco el reactivo aclarante y lo sustituye por el medio de inclusión que se endurecerá cuando se enfríe. La inclusión se suele realizar en dos pasos. En primer lugar, se retira el tejido del último paso de impregnación y se coloca de inmediato en medio fundido en un horno de vacío. Los últimos restos del reactivo aclarante y cualquier burbuja diminuta se eliminan mediante el vacío. En segundo lugar, la muestra de tejido se orienta en un molde de inclusión. A continuación, se llena el molde con medio fundido y se deja enfriar para que el medio se endurezca. Cuando se utiliza un polímero como medio de inclusión para la microscopia electrónica, se sigue una serie de pasos similares.

Un comentario sobre las secciones congeladas: como se ha indicado antes, la congelación rápida puede utilizarse para fijar tejidos. La congelación también puede emplearse para preparar los tejidos para su seccionamiento. Las piezas pequeñas pueden congelarse rápido, montarse en un micrótomo y seccionarse. Las piezas más grandes pueden sumergirse en una solución de sacarosa hasta que se impregnen por completo de ella (el tejido flota al inicio y luego se hunde). La sacarosa acelera el proceso de congelación y produce diminutos cristales de hielo. A continuación, el tejido se monta, se congela y se secciona.

Seccionamiento y montaje

El seccionamiento de los tejidos preparados se realiza en micrótomos diseñados para alojar secciones montadas en paraplast (parafina), congeladas en hielo o incrustadas en plástico. Las secciones se cortan con cuchillas metálicas o de vidrio en extremo afiladas, se retiran del borde de la cuchilla como secciones individuales o como franjas de secciones, y se hacen flotar en agua (por lo regular calentada) o en otros fluidos que requieran las características únicas de la técnica específica. En la mayoría de las aplicaciones de microscopia óptica, las secciones tienen un grosor de entre 5 y 12 μm (para tejidos incluidos en parafina) y de entre 0.5 y 2.0 μm (para tejidos incluidos en plástico). Las técnicas especiales pueden requerir secciones de hasta 40 a 70 μm de grosor. En el extremo opuesto del continuo microscópico se utilizan cuchillas de vidrio o de diamante para cortar secciones en extremo delgadas para la microscopia electrónica (ME, por lo general llamada "MET"). El grosor de las secciones para microscopia electrónica/microscopia electrónica de transmisión (ME/MET) suele oscilar entre unos 80 y 110 nm (10^{-9} m).

Después de cortar las secciones, y antes de montarlas, es habitual asegurarse de que los portaobjetos de vidrio estén limpios y tratarlos para que las secciones no se desprendan durante el proceso de tinción. Esto puede lograrse al extender una gota de albúmina sobre el portaobjetos o añadir una pequeña cantidad de albúmina (o gelatina) al baño de agua caliente en el que flotan los tejidos. La celoidina también puede utilizarse como adhesivo.

Tinción

El objetivo de la tinción de los cortes de tejido es utilizar sustancias para dar color a varios componentes de la sección, lo que hace que estos componentes estén disponibles para su estudio. En muchos casos, la tinción visualizará un componente específico, como la grasa, las neurofibrillas o el glucógeno.

Las tinciones son grandes moléculas que se caracterizan por tener grupos que absorben la luz visible (longitudes de onda entre 380 y 760 nm) y grupos que permiten la unión del colorante a los distintos elementos químicos de la célula. El componente de la tinción responsable de la absorción de la luz es un sistema de dobles enlaces conjugados conocido como **cromóforo**. La parte "combinadora" de la tinción, que también puede funcionar como agente solubilizante, es el **auxocromo**.

La forma más sencilla en que funcionan las tinciones es aprovechar las interacciones electrostáticas entre las moléculas de la tinción y los componentes de la célula; las cargas positivas de las estructuras celulares atraen a las moléculas de la tinción cargadas de modo negativo y viceversa. Los **colorantes básicos** tienen cargas positivas y, por lo tanto, se conocen como **colorantes catiónicos**; son atraídos por las cargas negativas del tejido. La hematoxilina y el azul de toluidina son tintes básicos (catiónicos) de uso común. Tiñen el ADN nuclear, el ARN citoplasmático, los polisacáridos sulfonados, como el condroitín sulfato, y los ácidos policarboxílicos, como el ácido hialurónico. Los **colorantes ácidos** tienen cargas negativas y, por lo tanto, se conocen como **colorantes aniónicos**; son atraídos por las cargas positivas del tejido. La eosina Y es un colorante ácido (aniónico) muy utilizado. Tiñe muchas proteínas (y, por tanto, muchas estructuras dentro de la célula); los colorantes ácidos también tiñen estructuras extracelulares como el colágeno.

Existen literalmente cientos de sustancias que se utilizan como tintes o colorantes, o que pueden emplearse para impregnar los tejidos, y de igual forma existen numerosos métodos o técnicas que utilizan estas sustancias, en diversas combinaciones, para visualizar los componentes de las células. Debido a que incluso un breve estudio de la amplia gama de métodos va mucho más allá del alcance de este atlas, a continuación se exponen las principales tinciones utilizadas en este libro.

La **hematoxilina y eosina (H&E)** es, con mucho, la tinción combinada más utilizada en ciencias básicas para las preparaciones histológicas generales y en medicina clínica para las muestras patológicas. Esta combinación de colorantes catiónicos y aniónicos hace que la mayoría de los componentes de la célula (ARN, ADN, polisacáridos y otros) se tiña de varios tonos de azul o rosa. Este método también tiñe el colágeno extracelular.

Las **tinciones tricrómicas** suelen ser mezclas de colorantes ácidos, cada uno con su propia constante de ionización. La tinción tricrómica de Mallory, que es una de las más comunes, es una mezcla de colorantes utilizada para demostrar el tejido conjuntivo (el colágeno se tiñe de azul) y otros componentes celulares (los núcleos y el citoplasma se suelen teñir de rojo), así como las células sanguíneas (los eritrocitos se tiñen de amarillo). Las tinciones tricrómicas son en especial útiles para los órganos endocrinos, en los que las células que producen diferentes secreciones pueden teñirse de distintos colores.

La **tinción de Wright** también es una mezcla de tinciones que contiene un colorante ácido (azul de metileno) y un colorante básico (eosina). La tinción de Wright se utiliza en gran medida para los frotis de sangre y de médula ósea. Los gránulos basófilos son de color púrpura intenso, los gránulos acidófilos (o eosinófilos) son de color rojizo y el citoplasma suele ser de color gris azulado, aunque puede aparecer de color rosa a rojo (o moteado) si contiene sustancias acidófilas.

Las **tinciones para fibras elásticas** son tintes individuales o combinaciones de tintes que tiñen los componentes celulares, pero que también tiñen de forma destacada las fibras elásticas. Aprovechan las diferencias iónicas y no iónicas relativamente inespecíficas entre el colágeno y la elastina. Según el procedimiento utilizado, las fibras elásticas pueden aparecer de color marrón, púrpura intenso, azul-negro o negro.

Las **tinciones de las fibras reticulares**, al igual que las tinciones elásticas, también aprovechan las diferencias relativamente inespecíficas en la cantidad de glucosilación de la reticulina frente a la del colágeno. En general, las fibras reticulares se tiñen de negro, con plata como cromóforo, y los demás elementos celulares aparecen como un fondo monocromático de color gris o de varios tonos de rojo claro. Mientras que las fibras reticulares destacan en estas tinciones especiales, otros detalles celulares no lo hacen.

Las **impregnaciones con plata** representan una gran categoría de lo que en realidad son métodos de impregnación de plata, no tinciones. En general, estos métodos utilizan soluciones diluidas de nitrato de plata (a veces también se usan oro y mercurio) para impregnar bloques de tejido nervioso y precipitar los iones metálicos en las membranas celulares de las neuronas y la glía. Los bloques de tejido, por lo general de no más de 0.3 a 0.6 cm de grosor, se fijan en formalina, se tratan con una solución corrosiva como el dicromato de potasio, se suspenden en una solución diluida de nitrato de plata durante varios días (con la limpieza del bloque y el cambio de la solución todos los días) y, a continuación, se encapsulan en parafina (sin inclusión). Las secciones se cortan a espesores que van de 40 a 70 µm y se montan en portaobjetos. Las neuronas individuales y las células de la glía aparecen en negro sobre un fondo entre amarillo claro y blanco. El mecanismo de fijación de los iones de plata a las membranas celulares no se conoce bien.

La reacción de **ácido peryódico de Schiff** (**PAS**, *periodic acid-Schiff*) es un método más específico en su reacción de tinción que los colorantes aniónicos, catiónicos o liposolubles. Una de estas tinciones es el reactivo de Schiff (fucsina leucobásica), que reacciona de forma específica con los aldehídos libres. El pretratamiento con ácido peryódico convierte los grupos hidroxilos adyacentes, como los que se encuentran en el glucógeno, en aldehídos. El tratamiento con el reactivo de Schiff tiñe de rojo los grupos aldehídicos libres; las secciones suelen teñirse con H&E. La reacción de PAS muestra los lugares con altas concentraciones de componentes que contienen polisacáridos, como el glucógeno y los glucosaminoglucanos.

La **inmunocitoquímica** es un método especializado que permite localizar con precisión enzimas o grandes moléculas (macromoléculas) dentro de la célula o en su membrana. El sistema inmunológico del organismo es capaz de defenderse de las moléculas extrañas (antígenos) al producir tipos específicos de proteínas (anticuerpos). Los métodos de inmunocitoquímica utilizan esta característica de las células para visualizar moléculas específicas. En el caso de la microscopia óptica, se produce un anticuerpo (p. ej., en el tejido de los conejos) contra una proteína o molécula específica, y el anticuerpo se acopla con un colorante, como la fluoresceína o la rodamina B. Cuando este anticuerpo marcado se une a un antígeno específico y se expone a la luz ultravioleta, muestra una fluorescencia amarilla verdosa (fluoresceína) o roja brillante (rodamina B), lo que ayuda de manera específica a localizar esa molécula. Este es el método directo: se produce un anticuerpo, se acopla a un colorante, se adhiere a un antígeno y, por tanto, se hace visible. En el método indirecto se producen anticuerpos no marcados en un animal (conejo) contra un antígeno específico y luego se aplican a un tejido al que se adhieren. Los anticuerpos no marcados se visualizan al exponerlos a anticuerpos marcados que se producen en otra especie (cabra) y que están dirigidos contra las inmunoglobulinas de la primera especie. Una forma de visualizar esto es la siguiente: se produce un anticuerpo, no etiquetado, y se une a un antígeno; se produce un segundo anticuerpo, acoplado con un colorante, unido al primer anticuerpo no etiquetado, y, así, se hace visible.

Hematoxilina y eosina (H&E)

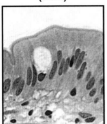

Tricromía de Mallory

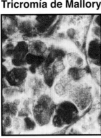

Tinción de Wright

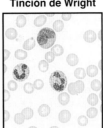

Tinción de fibra elástica

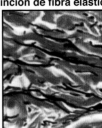

Tinción de fibras reticulares

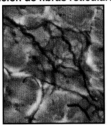

Tinción de plata

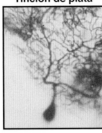

Reacción PAS

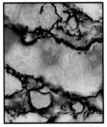

Inmunohistoquímica

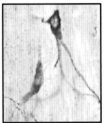

Microscopia electrónica de transmisión y de barrido

En poco más de 60 años, la **MET** ha pasado de ser una curiosidad científica a una herramienta esencial en el estudio de la estructura de los tejidos. Los pasos generales utilizados en la MET son similares de forma conceptual a los utilizados en la microscopia óptica, pero adaptados para satisfacer las necesidades únicas de esta técnica. Los bloques de tejido son bastante pequeños, por lo general de 1 milímetro cúbico, fijados de manera especial para conservar la fina integridad de los componentes celulares, e infiltrados con plástico no polimerizado en lugar de cera o líquido. Se cortan secciones que suelen estar en el rango entre 0.02 a 0.1 μm con una cuchilla de vidrio o de diamante (en la MET no se utilizan filos de acero). Estas pequeñas secciones delgadas pueden tratarse con soluciones de sales de metales pesados, como el citrato de plomo o el acetato de uranilo, para mejorar el contraste de la sección. Estas sales se depositan en diferentes estructuras dentro de la célula lo que las hace electrónicamente densas, y aparecen más oscuras en las micrografías electrónicas. Una vez tratadas, las secciones se montan en rejillas de cobre perforadas que se introducen en un microscopio electrónico. Un haz de electrones atraviesa la sección, lo que crea una imagen que puede verse en una placa fluorescente y utilizarse para crear un negativo o una imagen digital.

La **microscopia electrónica de barrido** es similar, en muchos aspectos, a los métodos de MET, con la salvedad de que pequeños trozos de tejido se recubren de forma especial con una fina capa de oro o paladio. A veces, el tejido se congela y luego se fractura para revelar la estructura interna antes del paso de recubrimiento metálico. El haz de electrones pasa por la superficie de la muestra y el recubrimiento metálico refleja algunos de estos electrones. Los electrones reflejados se detectan y se utilizan para crear una imagen tridimensional de la superficie de la muestra. Estas imágenes pueden grabarse como negativos o imágenes digitales.

Microscopia electrónica de transmisión (MET)

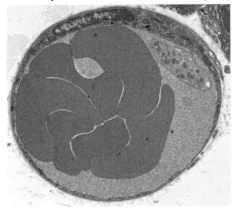

Microscopia electrónica de barrido (MEB)

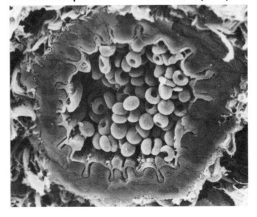

Apéndice B

Respuestas y explicaciones a las preguntas de los casos clínicos

Capítulo 2 Estructura y función de la célula

1. B. Competencia con la acetilcolina en los receptores nicotínicos

Explicación: las serpientes elápidas producen más venenos neurotóxicos. Su veneno actúa en la unión neuromuscular, por lo que compite con la acetilcolina en los receptores nicotínicos, acción que inactiva la acetilcolina, que conduce a la debilidad muscular de las piernas y la parálisis de los músculos respiratorios (véase fig. 2-5E).

2. B. Mitocondrias

Explicación: este paciente tiene la enfermedad del núcleo central, que es una enfermedad asociada con las mitocondrias. Causa una debilidad muscular esquelética proximal predominante en los lactantes, que puede producir retrasos en hitos del desarrollo como el inicio de la marcha. A menudo, los niños que padecen la enfermedad tienen una marcha anormal y puede parecer que se tambalean. Esta debilidad suele prolongarse hasta la edad adulta, pero no se considera una enfermedad progresiva grave. El ejercicio y la fisioterapia pueden ser beneficiosos. Las biopsias musculares de los pacientes afectados revelan un aclaramiento central de una parte o de todos los miocitos bajo tinciones histológicas rutinarias y especiales. El examen ultraestructural del aclaramiento central revela una marcada reducción o ausencia total de mitocondrias, los orgánulos responsables de la respiración celular y la producción de energía. La enfermedad se debe a una mutación en el gen del receptor de rianodina (*RYR1*). Algunos pacientes con miopatía del núcleo central corren el riesgo de sufrir hipertermia maligna, una reacción grave a ciertos anestésicos y relajantes musculares despolarizantes (véase fig. 2-11B).

Capítulo 3 Epitelio y glándulas

1. E. Cambio de epitelio plano estratificado no cornificado a epitelio cilíndrico secretor de moco

Explicación: esta paciente presenta esófago de Barrett, que es una complicación de la enfermedad por reflujo gastroesofágico (ERGE) crónica marcada por la metaplasia del epitelio plano estratificado del esófago inferior en un epitelio glandular con células caliciformes como respuesta a una lesión prolongada inducida por el reflujo. Los pacientes con esófago de Barrett tienen un mayor riesgo de desarrollar adenocarcinoma (cáncer de esófago) (véase fig. 3-16C).

2. D. Depósitos de IgG o C3 en la zona de la membrana basal

Explicación: este paciente tenía penfigoide ampolloso (PA), que suele afectar a los adultos mayores. En la fase bullosa se forman ampollas tensas llenas de líquido, de modo preferente en los antebrazos flexores, la cara interna de los muslos y la parte inferior del abdomen. La causa de la PA es incierta, pero parece estar relacionada con la exposición a la radiación, los medicamentos y las vacunas en algunos casos. La microscopia de inmunofluorescencia muestra depósitos lineales de C3 o IgG o ambos en la zona de la membrana basal (véase fig. 3-20B).

3. D. Pérdida de la arquitectura normal de las vellosidades

Explicación: este niño de 5 años de edad presenta enfermedad celiaca, que es un trastorno del intestino delgado. El gluten, una sustancia que se encuentra en el trigo y la cebada, reacciona con el revestimiento del intestino delgado, lo que provoca un ataque del sistema inmunológico con daños en las microvellosidades y las vellosidades. Las biopsias muestran un aumento de los linfocitos T dentro del epitelio glandular, distorsión y embotamiento de las vellosidades, y un aumento de la inflamación crónica dentro de la lámina propia. Si no se trata, la enfermedad celiaca puede provocar desnutrición, anemia, enfermedades óseas y, en raras ocasiones, algunas formas de cáncer (véase fig. 3-12C).

Capítulo 4 Tejido conjuntivo

1. C. Hidroxilación

Explicación: aunque es poco frecuente, la deficiencia de vitamina C puede observarse en individuos con dietas inadecuadas y como consecuencia del abuso crónico del alcohol. Los síntomas incluyen encías inflamadas con tendencia a sangrar, petequias, en especial alrededor de los folículos pilosos, erupción cutánea escamosa, hematomas, cabellos enrollados y frágiles, hemorragia articular y mala cicatrización de las heridas. La vitamina C es responsable de la hidroxilación del procolágeno y, en estado de deficiencia, el colágeno producido por los fibroblastos es débil y carece de resistencia a la tracción. La fragilidad de los vasos sanguíneos como consecuencia de la debilidad del colágeno predispone a las hemorragias (véase fig. 4-6A).

2. C. Genes *FBN1*

Explicación: este paciente presenta el síndrome de Marfan, que es un trastorno autosómico dominante asociado con mutaciones del gen de la fibrilina-1 (*FBN1*). Este síndrome afecta la formación de fibras elásticas, en especial las que se encuentran en la aorta, el corazón, los ojos y la piel. Los signos y síntomas incluyen estatura alta con extremidades largas; dedos largos y delgados, y agrandamiento de la base de la aorta acompañado de regurgitación aórtica y prolapso de la válvula mitral (véase fig. 4-22C).

3. E. Queratosis actínica

Explicación: las queratosis actínicas se producen en la piel dañada por el sol y afectan en particular a las personas de piel clara. En la clínica, estas lesiones tienen un aspecto plano con una consistencia áspera y suelen aparecer en la cara, las manos y los brazos. El aspecto histológico muestra hiperqueratosis (aumento de queratina en el estrato córneo), pérdida de la capa granular y atipia celular que afecta a los queratinocitos de las capas inferiores de la epidermis. La dermis de la piel dañada por el sol muestra elastosis solar, demostrada de manera histológica como fibras elásticas de color gris azulado. Las queratosis actínicas, con el tiempo, pueden evolucionar hacia un carcinoma de células escamosas. Estas lesiones pueden tratarse mediante escisión quirúrgica, crioterapia o medicamentos quimioterapéuticos tópicos (véase fig. 4-15C).

Capítulo 5 Cartílago y hueso

1. B. Osteoartritis

Explicación: este paciente tiene osteoartritis, o enfermedad articular degenerativa, el trastorno articular más común en Estados Unidos. La osteoartritis es una enfermedad típica de los adultos mayores, y suele afectar las articulaciones de la rodilla y la cadera, aunque también puede incidir en las manos. El dolor y la rigidez de las articulaciones son los síntomas más comunes y, a diferencia del dolor de la artritis reumatoide que mejora con la actividad, el dolor de la osteoartritis tiende a empeorar a medida que avanza el día. La osteoartritis es un tipo de artritis no inflamatoria que se trata con antiinflamatorios no esteroides (AINE) y, en casos de afectación de la rodilla, con inyecciones de esteroides. Los estudios de imagen pueden revelar un estrechamiento del espacio articular y osteofitos. El examen patológico de las articulaciones revela cambios en el cartílago articular que van desde la fibrilación hasta la eburnación (desgaste de la superficie articular hasta el hueso; véase fig. 5-4C).

2. B. Tumor de células gigantes

Explicación: este paciente tiene un tumor de células gigantes, que es un tumor óseo benigno. Los pacientes pueden presentar síntomas similares a los observados en la artritis, con dolor e inflamación local. Algunos individuos experimentan una fractura patológica debido a la destrucción local y al debilitamiento del hueso. El aspecto histológico muestra láminas de células gigantes parecidas a los osteoclastos y células mononucleares, en ocasiones asociadas con necrosis y hemorragia. Se cree que las células mononucleares son células estromales primitivas neoplásicas que expresan el ligando del receptor activador del factor nuclear kappa-B (RANKL), que estimula la formación de células gigantes similares a osteoclastos (véase fig. 5-16).

3. E. Láminas de células pequeñas y azules

Explicación: este paciente tiene un sarcoma de Ewing, que es el segundo tumor óseo más frecuente en los niños, después del osteosarcoma. Este sarcoma tiene predilección por surgir en la diáfisis de los huesos largos y tubulares, como el fémur. Los pacientes pueden desarrollar una masa local, dolor y fiebre ocasional. Desde el punto de vista histológico, el tumor muestra láminas de células pequeñas, redondas y azules. Si hay diferenciación neural, pueden verse rosetas de células. La translocación cromosómica t(11;22) se observa en la mayoría de los casos de sarcoma de Ewing (véase fig. 5-14B).

Capítulo 6 Músculo

1. A. Dermatomiositis

Explicación: esta paciente tenía dermatomiositis, que es una miopatía inflamatoria no infecciosa junto con la polimiositis y la miositis por cuerpos de inclusión. La dermatomiositis, como su nombre indica, se caracteriza por presentar hallazgos tanto cutáneos como musculares. Los pacientes con dermatomiositis parecen tener un mayor riesgo de desarrollar cánceres viscerales (cánceres de los órganos blandos internos). El anticuerpo antinuclear Jo-1 puede detectarse en algunos pacientes con miopatías inflamatorias. Los hallazgos de la biopsia muscular incluyen atrofia perifascicular de las fibras musculares, un infiltrado celular inflamatorio mononuclear perivascular predominante y necrosis de los miocitos (véase fig. 6-4C).

2. B. Mutaciones en el gen de la distrofina

Explicación: este paciente tiene distrofia muscular de Duchenne (DMD), que se asocia con una debilidad muscular de aparición temprana, que suele comenzar entre los 2 y 3 años de edad. La mayoría de los casos se da en hombres. En algunas ocasiones, el inicio de los síntomas se produce más tarde. La debilidad afecta de manera selectiva los músculos de las extremidades proximales primero, antes que los distales, y las extremidades inferiores antes que las superiores. Un niño con DMD experimenta dificultades para correr, saltar y subir escalones. Al levantarse del suelo, los niños afectados también pueden utilizar sus manos para apoyarse y empujarse a sí mismos a una posición vertical, una acción conocida como signo de Gower. Suele observarse una marcha de pato inusual, lordosis lumbar y agrandamiento de las pantorrillas. También puede haber un retraso en el crecimiento y otros signos y síntomas motores. Los síntomas de miocardiopatía se desarrollan en la adolescencia. Las mutaciones en el gen de la distrofina son responsables de la enfermedad. Los cambios patológicos incluyen una gran variación en el diámetro de las fibras musculares, necrosis de las fibras musculares y núcleos desplazados de manera central. Esta enfermedad es causada por mutaciones en el gen de la distrofina. Las fibras del músculo esquelético están debilitadas y son susceptibles de presentar una lesión mecánica. La capacidad de regeneración es mucho menor que en el músculo normal (véanse figs. 6-7B y C).

Capítulo 7 Tejido nervioso

1. A. Desmielinización e infiltración perivascular de linfocitos y macrófagos

Explicación: esta paciente presenta esclerosis múltiple, que es una enfermedad autoinmune que ataca a los oligodendrocitos productores de mielina del sistema nervioso central. Los linfocitos T y los macrófagos desempeñan un papel importante en la inflamación y la destrucción de la unidad oligodendrocito-mielina. La resonancia magnética (RM) es la prueba de elección para diagnosticar la esclerosis múltiple. La punción lumbar con bandas oligoclonales en el líquido cefalorraquídeo también apoya el diagnóstico (véase fig. 7-7C).

2. C. Aumento de las placas amiloides y de los ovillos neurofibrilares intracelulares

Explicación: esta paciente padece la enfermedad de Alzheimer, que es la forma más común de demencia en adultos mayores. Las personas muestran una pérdida de memoria progresiva, cambios de personalidad y alteraciones cognitivas. De manera patológica, la enfermedad de Alzheimer se caracteriza por la deposición extracelular de la proteína beta-amiloide (placas), ovillos neurofibrilares intracelulares y pérdida de neuronas y sinapsis en la corteza cerebral y en algunas regiones subcorticales (véase fig. 7-12C).

3. A. Meningitis bacteriana

Explicación: este paciente sufre una meningitis bacteriana, que es una enfermedad inflamatoria infecciosa de las meninges. Los pacientes con meningitis bacteriana presentan síntomas más graves y un inicio más repentino que los causados por otros agentes infecciosos. Los resultados del líquido cefalorraquídeo (LCR) ayudan a diferenciar las causas de la meningitis. Los pacientes con encefalitis viral muestran un inicio lento y pueden tener hallazgos normales o ligeramente anormales en el LCR. Desde el punto de vista patológico, la meningitis afecta a la piamadre-aracnoides y al LCR en el espacio subaracnoideo y puede extenderse a los ventrículos cerebrales. Los hallazgos característicos incluyen manguitos perivasculares de células inflamatorias agudas y crónicas, que distorsionan el espacio aracnoideo. La punción lumbar del LCR es una importante herramienta diagnóstica (véase fig. 7-14C).

Capítulo 8 Sangre y hematopoyesis

1. B. t(9;22)

Explicación: este paciente tiene leucemia mielógena crónica (LMC), que es un trastorno mieloproliferativo caracterizado por un gen quimérico BCR-ABL que comprende el gen BCR en el cromosoma 22 y el gen ABL en el cromosoma 9. En más de 90% de los casos, este gen quimérico se debe a una translocación recíproca, t(9;22)(q34;q11), también conocida como cromosoma Filadelfia (véase fig. 8-8C).

2. D. Mieloma de células plasmáticas

Explicación: este paciente presenta un mieloma de células plasmáticas (mieloma múltiple), que es un tumor maligno que suele afectar a adultos mayores y por lo regular se asocia con la producción de proteínas monoclonales compuestas por cadenas ligeras de inmunoglobulina o inmunoglobulina intactas. Estas proteínas monoclonales pueden detectarse de manera electroforética en suero y orina. Las cadenas ligeras se filtran rápido a la orina, donde se denominan "proteínas de Bence-Jones". Los pacientes suelen presentar dolor óseo y fatiga debido a la infiltración de la médula ósea por células plasmáticas malignas, lo que provoca la disolución del hueso en parte por la estimulación de los osteoclastos. La biopsia de médula ósea suele revelar láminas de células plasmáticas que pueden variar de histológicamente normales a extrañas (véase fig. 8-19).

3. A. Leucemia mieloide aguda (LMA)

Explicación: esta paciente tiene leucemia mieloide aguda (LMA), que es un grupo heterogéneo de neoplasias mieloides malignas que se producen debido a mutaciones genéticas que conducen a alteraciones en el proceso de maduración normal. Muchos de los defectos genéticos son translocaciones, como la t(15;17) que se observa en la leucemia promielocítica aguda (LPA), una forma de LMA. A medida que los precursores inmaduros se acumulan en la médula, se reducen las células hematopoyéticas normales, lo que provoca anemia, trombocitopenia y una reducción de los leucocitos normales. Los pacientes suelen presentar petequias debido a la disminución de las plaquetas (trombocitopenia). El recuento de leucocitos periféricos suele ser muy elevado debido a la presencia de células anormales e inmaduras. Las células de la LMA tienen las cualidades de los blastos con nucléolos y muestran diferentes grados de diferenciación. Un sello histológico de la LMA es la presencia de inclusiones citoplásmicas en forma de bastón, llamadas cuerpos de Auer (véase fig. 8-1C).

Capítulo 9   Sistema circulatorio

1. B. Linfocito

Explicación: este paciente tiene miocarditis, una inflamación del músculo cardiaco que se debe a diversas causas, como agentes infecciosos, reacciones de hipersensibilidad por fármacos, enfermedades autoinmunes, rechazo de trasplantes y sarcoidosis. La infección viral del corazón suele provocar una reacción inmunológica con infiltración del tejido miocárdico por linfocitos (miocarditis linfocítica) (véase fig. 9-2D).

2. B. Aurícula izquierda

Explicación: esta paciente tiene un mixoma cardiaco, una neoplasia benigna que suele surgir en las aurículas del corazón, en especial en la aurícula izquierda, en la región cercana al agujero oval. Estas neoplasias suelen ser pedunculadas (en un tallo) y pueden causar la obstrucción del flujo sanguíneo a través de una válvula. Los mixomas también pueden provocar daños en la válvula a largo plazo. Estas lesiones pueden hacerse evidentes en la clínica si una porción del mixoma se desprende de la lesión principal y causa una embolización sistémica. El tratamiento del mixoma cardiaco consiste en la extirpación quirúrgica, que suele ser curativa. Aproximadamente 10% de los mixomas cardiacos puede estar asociado con un síndrome genético conocido como complejo de Carney, que se caracteriza por mixomas cardiacos y extracardiacos, así como por lesiones cutáneas pigmentadas y sobreactividad endocrina. A grandes rasgos, los mixomas tienen un aspecto blando y gelatinoso. Desde el punto de vista histológico, los mixomas presentan células de mixoma dispuestas de manera individual y en grupos, a menudo con apariencia de vaso sanguíneo. El fondo es una sustancia básica mucopolisacárida amorfa y eosinófila, que a menudo muestra hemorragia y ocasionales células inflamatorias mononucleares (véase fig. 9-2C).

3. C. Síndrome coronario agudo

Explicación: el síndrome coronario agudo es un término general para describir las condiciones que pueden ocurrir tras una reducción repentina del flujo sanguíneo al corazón. Esta paciente ha experimentado una angina estable durante varios meses. La angina de pecho es un dolor torácico debido a una isquemia miocárdica, es decir, a una reducción del flujo sanguíneo al corazón. La angina estable se debe, en la mayoría de los casos, a una estenosis crítica y fija en una arteria coronaria debido a una placa ateroesclerótica. Este tipo de angina es predecible, ya que se produce con el esfuerzo y remite en reposo. El día que acudió al hospital, esta paciente sufría una angina inestable. La angina inestable puede producirse en reposo y el dolor torácico suele ser intenso y progresivo. Este tipo de angina se debe en la mayoría de los casos a un cambio en una placa ateroesclerótica, como una fisura o una rotura, que hace que se forme un coágulo de sangre (trombo) con gran rapidez, lo que provoca la oclusión de la luz de la arteria coronaria. La aparición súbita de la isquemia puede causar muerte súbita cardiaca, arritmia o infarto de miocardio, como se observa en este caso. Los cambios en el electrocardiograma (ECG) y el aumento característico del marcador de lesión cardiaca (troponina T de alta sensibilidad) indican un infarto de miocardio. El nivel de troponina alcanzará un pico y disminuirá de modo gradual durante un periodo de varios días (véase fig. 9-13B).

Capítulo 10 Sistema linfático

1. A. Disminución del número de células T auxiliares CD4

Explicación: esta paciente tiene una infección por el virus de la inmunodeficiencia humana (VIH), que se asocia con una disminución progresiva de los linfocitos T (células T) auxiliares CD4, lo que provoca una inmunosupresión. Los pacientes con una infección aguda por VIH pueden presentar fiebre, linfadenopatía, faringitis (dolor de garganta), erupción cutánea y mialgia (dolor muscular). La fase crónica de la infección por VIH puede durar meses a años (véanse figs. 10-5B y 10-12C).

2. D. Sarcoidosis

Explicación: esta paciente sufre sarcoidosis, que es una enfermedad multisistémica caracterizada por la presencia de una inflamación granulomatosa no caseificante (sin necrosis). Los pacientes suelen presentar hipercalcemia y concentraciones elevadas de enzima convertidora de angiotensina (ECA). Los tejidos afectados muestran agregados de histiocitos epitelioides llamados granulomas, a menudo con presencia de células gigantes multinucleadas. La necrosis es muy inusual en la sarcoidosis, pero existe una variante en la que está presente (véase fig. 10-19).

3. A. Hematopoyesis extramedular

Explicación: una de las muchas causas de la hematopoyesis extramedular patológica es la anemia grave, que se observa con mayor frecuencia en el bazo y el hígado. Este paciente presenta síntomas de anemia, que incluyen una fácil fatiga y taquicardia, que por lo regular solo se ven en la anemia grave. El examen físico revela conjuntivas pálidas, y los estudios de laboratorio confirman la anemia al mostrar un nivel de hemoglobina bajo marcado. El tratamiento incluye la transfusión de eritrocitos y suplementos vitamínicos, incluidos vitamina B_{12} y ácido fólico (véase fig. 10-15B).

Capítulo 11 Sistema respiratorio

1. B. Membranas hialinas

Explicación: este paciente tiene daño alveolar difuso (DAD), que es una lesión pulmonar aguda, como el síndrome de dificultad respiratoria aguda (SDRA). Las características clínicas del SDRA incluyen disnea y taquipnea seguidas de cianosis, hipoxemia e insuficiencia respiratoria. El SDRA puede ser el resultado de diversas afecciones, desde las que causan lesiones pulmonares directas, como la neumonía, la inhalación de tóxicos y la contusión pulmonar, hasta las lesiones pulmonares indirectas, como la sepsis, la toxicidad por fármacos, las transfusiones masivas y los traumatismos. Las infecciones virales, incluida la COVID-19, pueden provocar SDRA y daño alveolar difuso. La activación endotelial y el daño a los neumocitos tipo II conducen a la acumulación de líquido intraalveolar y, en última instancia, a la formación de membranas hialinas compuestas por proteínas y restos necróticos (véase fig. 11-12B).

2. D. *Pneumocystis jirovecii*

Explicación: este paciente tiene neumonía por *Pneumocystis*, también llamada *Pneumocystis jirovecii*. Es causada por una infección debida a un organismo micótico. El diagnóstico tisular puede obtenerse a partir de diversas muestras, como las de lavado bronquial y lavado broncoalveolar, que suelen tener un mayor rendimiento en cuanto a la demostración de los organismos. La característica citológica clásica consiste en cilindros alveolares espumosos que contienen los organismos (véase fig. 11-2C).

3. A. Adenocarcinoma

Explicación: este paciente presenta un adenocarcinoma de pulmón, que es una de las principales neoplasias pulmonares malignas por lo regular denominadas "cáncer de pulmón". Los adenocarcinomas tienden a surgir en la periferia del pulmón, mientras que los carcinomas de células pequeñas y de células escamosas lo hacen de manera más central. Aunque el adenocarcinoma se da con más frecuencia en pacientes que fuman, está menos relacionado con el tabaquismo que otras formas de cáncer de pulmón. Otros factores de riesgo son la exposición a contaminantes ambientales y al gas radón. Desde el punto de vista histológico, estos tumores van desde estructuras glandulares bien diferenciadas y recapituladas hasta estructuras poco diferenciadas en las que predominan las láminas de células malignas con escasa evidencia de expresión glandular. El tratamiento incluye la intervención quirúrgica seguida de quimioterapia y radiación, según el estadio (grado de extensión) del tumor (véase fig. 11-19).

Capítulo 12 Sistema urinario

1. A. Enfermedad de la membrana basal antiglomerular

Explicación: este paciente tiene una enfermedad de la membrana basal antiglomerular (enfermedad anti-MBG, *glomerular basement membrane*), también llamada síndrome de Goodpasture. Este síndrome afecta a los riñones y los pulmones. Es poco frecuente y se caracteriza por la presencia de anticuerpos circulantes contra dominios de colágeno tipo IV en las membranas basales renales y alveolares. Es más frecuente en poblaciones caucásicas y suele mostrar una distribución bimodal con individuos de entre 30 y 60 años de edad. La etiología del síndrome es incierta, pero tiende a producirse con mayor frecuencia en personas con susceptibilidad genética y posteriores desencadenantes ambientales, como fumar tabaco, la exposición a hidrocarburos y las infecciones (véase fig. 12-2C).

2. E. Carcinoma de células uroteliales

Explicación: este paciente presenta un carcinoma de células uroteliales, que es el carcinoma de vejiga urinaria más común en los adultos. El carcinoma urotelial es más frecuente en hombres de edad avanzada, pero puede aparecer a cualquier edad. Los factores de riesgo son el tabaquismo, la exposición a las arilaminas y la radiación, el uso prolongado de ciclofosfamida y la infección por el parásito *Schistosoma haematobium*. El signo más común es la hematuria franca indolora, y a veces puede haber polaquiuria, incontinencia y disuria. Los carcinomas suelen mostrar una morfología papilar, y se subdividen en bajo y alto grado según las características citológicas y la cantidad de desorden arquitectónico que presenten (véase fig. 12-15C).

3. D. Expansión mesangial, engrosamiento de la membrana basal glomerular y glomeruloesclerosis

Explicación: esta paciente desarrolló una nefropatía diabética, que es una complicación tanto de la diabetes mellitus tipo 1 como de la tipo 2. La hiperglucemia activa varias vías inflamatorias, acción que conduce a la lesión de los podocitos, su mal funcionamiento, la apoptosis y la deposición de proteínas en la matriz extracelular de la nefrona, lo que provoca la fuga de albúmina en la orina. La hipertensión, la obesidad, los valores elevados de colesterol en sangre y la predisposición genética influyen de manera negativa en la progresión de la enfermedad. El engrosamiento de la membrana basal glomerular y tubular, así como la expansión mesangial e intersticial, serán perceptibles entre los 3 y 5 años de la aparición de la diabetes. A medida que la enfermedad progresa, se desarrollará una glomeruloesclerosis (enfermedad de Kimmelstiel-Wilson). Los síntomas de la nefropatía diabética incluyen edema, hipertensión, orina espumosa, fatiga, dolor de cabeza, náusea y vómito (véase fig. 12-5C).

Capítulo 13 Sistema tegumentario

1. D. Virus del herpes humano tipo 8

Explicación: este paciente tiene un sarcoma de Kaposi (SK), que es una neoplasia vascular. Afecta a adultos mayores en ciertas poblaciones, como las de origen mediterráneo, los judíos y los europeos del este, y se observa en pacientes con SIDA. El SK está asociado en gran medida con el virus del herpes humano tipo 8 (VHH-8) (véase fig. 13-8B).

2. E. Queratosis seborreica

Explicación: esta paciente tiene queratosis seborreica, que es la neoplasia benigna más común de la piel, y suele aparecer en la edad adulta media o tardía. El aspecto histológico es variado, y los tipos incluyen el hiperqueratósico, el clonal y el reticulado. Estas lesiones pueden mostrar signos de irritación con un pronunciado infiltrado inflamatorio. Las invaginaciones de la superficie producen quistes en forma de cuerno, que aparecen como espacios quísticos que contienen queratina (véase fig. 13-15).

3. D. Carcinoma de células de Merkel

Explicación: este paciente presenta un carcinoma de células de Merkel, que es un carcinoma neuroendocrino agresivo de la piel. Se cree que surge de las células de Merkel que por lo regular son escasas en la capa basal de la epidermis. Estos tumores suelen mostrar una alta tasa mitótica con células apoptóticas ocasionales. El carcinoma de células de Merkel suele expresar marcadores neuroendocrinos y una positividad paranuclear en forma de puntos característica en la tinción de citoqueratina 20 (véase fig. 13-2B).

Capítulo 14 Cavidad oral

1. C. Dentinogénesis imperfecta

Explicación: este paciente tiene dentinogénesis imperfecta, que es un trastorno genético autosómico dominante del desarrollo de los dientes causado por mutaciones en el gen de la sialofosfoproteína de la dentina. Los pacientes sufren frecuentes fracturas y atrición del esmalte. Las coronas completas mejoran el aspecto de los dientes y los protegen de los daños. Desde el punto de vista histológico, los túbulos dentinarios son irregulares y tienen un diámetro mayor de lo normal, y puede haber una matriz no calcificada (véase fig. 14-15C).

2. C. Fluorosis del esmalte

Explicación: este paciente presenta una condición de fluorosis del esmalte, que implica cambios en el esmalte causados por la ingesta excesiva de flúor durante el desarrollo de los dientes (por lo general niños menores de 8 años de edad). Estos cambios se caracterizan por vetas difusas, opacas y blancas que recorren el esmalte de manera horizontal. Son frecuentes las manchas con superficies de esmalte ásperas e irregulares. Se cree que el mecanismo de esta afección es un efecto tóxico inducido por el flúor en los ameloblastos durante la formación del esmalte (véase fig. 14-14C).

3. B. Estomatitis nicotínica

Explicación: este paciente tiene estomatitis nicotínica, que es una enfermedad no precancerosa, caracterizada por una lesión blanca en la mucosa oral del paladar duro de la boca. Es causada por fumar en pipa a largo plazo, fumar cigarrillos o consumir bebidas muy calientes. De manera histológica, la mucosa escamosa muestra hiperqueratosis (engrosamiento del estrato córneo) y acantosis (sobrecrecimiento del estrato espinoso) (véase fig. 14-4C).

Capítulo 15   Tubo digestivo

1. D. Divertículo de Meckel

Explicación: esta paciente presenta un divertículo de Meckel, que es una anomalía congénita caracterizada por una bolsa en la parte inferior del intestino delgado debido a que el conducto vitelino no se cierra. La mayoría de las personas con divertículo de Meckel es asintomática. Pueden producirse hemorragias, inflamación, úlceras pépticas y perforaciones, que producen signos y síntomas similares a los de la apendicitis (véase fig. 15-19C).

2. D. Enfermedad de Crohn

Explicación: este paciente tiene la enfermedad de Crohn, que es una enfermedad inflamatoria autoinmune crónica del tubo digestivo que puede afectar cualquier localización, desde la cavidad oral hasta el ano, pero que involucra sobre todo al intestino delgado distal y al colon. Los síntomas incluyen dolor abdominal, diarrea, vómito y pérdida de peso. Los cambios patológicos incluyen infiltración de neutrófilos y células mononucleares en la mucosa, ulceración, fisuras en la mucosa, fístulas, adherencias serosas, abscesos, seudopólipos y granulomas no caseificantes (véase fig. 15-21B).

3. A. Eosinófilos intraepiteliales en el esófago proximal y distal

Explicación: este paciente tiene esofagitis eosinofílica (EEO), que es una enfermedad inflamatoria alérgica del esófago caracterizada por la presencia de eosinófilos dentro del epitelio plano estratificado (eosinófilos intraepiteliales). La EEO afecta a niños y adultos, y los síntomas de presentación pueden incluir náusea, vómito, dolor, disfagia (dificultad para tragar) e impactación de alimentos. El examen endoscópico del esófago puede mostrar anillos esofágicos, surcos y edema. En casos graves, puede producirse una estenosis luminal. El examen histológico suele revelar hiperplasia de células basales; eosinófilos intraepiteliales (≥ 15 por campo de alta potencia), y microabscesos eosinófilos ocasionales en la parte superior, media e inferior del esófago (véase fig. 15-1C).

Capítulo 16   Glándulas digestivas y órganos asociados

1. B. Antígeno CA19-9

Explicación: este paciente tiene un adenocarcinoma pancreático, también conocido como cáncer de páncreas, que es una neoplasia maligna del páncreas. Surge del epitelio de los conductos pancreáticos. Desde el punto de vista patológico, los adenocarcinomas ductales muestran pequeñas glándulas infiltrantes revestidas por células poco cilíndricas y que contienen mucina. El antígeno CA19-9 es un marcador tumoral elevado característico en pacientes con cáncer de páncreas (véase fig. 16-1C).

2. E. Tumor de Warthin

Explicación: este paciente tiene un tumor de Warthin, también conocido como cistadenoma papilar linfomatoso. Se trata de una neoplasia benigna de las glándulas salivales, en especial de la parótida. En la clínica, los tumores de Warthin se presentan como hinchazones indoloras en la zona de la glándula parótida, y tienen una fuerte asociación con el consumo de cigarrillos. A grandes rasgos, el tumor está bien circunscrito, es lobulillar y puede ser multifocal. Al seccionar la masa, esta contiene espacios quísticos a menudo llenos de un material mucoide de color marrón oscuro que se asemeja al aceite de motor usado. El aspecto histológico es llamativo y único, con múltiples espacios quísticos y formaciones papilares dentro de un estroma linfático. Los quistes y las áreas papilares están formados por células epiteliales eosinófilas que producen un epitelio de dos capas. La capa basal es cúbica y la luminal es cilíndrica. Estas células epiteliales se describen como "oncocíticas" y en el examen ultraestructural revelan abundantes mitocondrias. La escisión quirúrgica con un margen adecuado se considera curativa (véase fig. 16-4C).

Capítulo 17 Sistema endocrino

1. C. Adenoma paratiroideo

Explicación: esta paciente presenta un adenoma paratiroideo, que es una neoplasia benigna de la glándula paratiroideas, y es la causa más común de hiperparatiroidismo primario. La mayoría de los casos de hiperparatiroidismo primario se descubre de manera incidental cuando un paciente se encuentra hipercalcémico en los estudios de laboratorio de rutina. Otras causas de hiperparatiroidismo primario son la hiperplasia paratiroidea y el carcinoma paratiroideo. El carcinoma paratiroideo puede causar elevaciones llamativas de la hormona paratiroidea y del calcio. Algunos casos de adenoma paratiroideo están relacionados con los síndromes de neoplasia endocrina múltiple NEM1 y NEM2. Los adenomas paratiroideos están bien circunscritos y son de color rojo a marrón. Están envueltos dentro de una delgada cápsula fibrosa, y a menudo compriman el tejido paratiroideo normal adyacente (véase fig. 17-9C).

2. D. Carcinoma medular

Explicación: esta paciente tiene un carcinoma medular, que es una neoplasia neuroendocrina maligna de la glándula tiroides que surge de las células parafoliculares, o C, que producen calcitonina. La mayoría de los pacientes busca ayuda médica debido a una masa que aumenta de tamaño en el cuello, pero en ocasiones pueden presentar síntomas paraneoplásicos debido a la elaboración de hormonas polipeptídicas como el péptido intestinal vasoactivo (PIC) y la serotonina. El aspecto histológico incluye células poligonales a fusiformes dispuestas en nidos, cordones y folículos (véase fig. 17-17).

Capítulo 18 Sistema reproductor masculino

1. D. Seminoma testicular

Explicación: este paciente desarrolló un seminoma testicular, que es un cáncer de testículo. El seminoma testicular surge del epitelio germinal de los túbulos seminíferos, y los componentes seminomatosos son el hallazgo característico. En la clínica, los pacientes muestran un agrandamiento indoloro de los testículos, que también pueden presentar un hidrocele. Desde el punto de vista histológico, el seminoma testicular clásico consiste en láminas de células grandes con bordes celulares y nucléolos definidos, infiltradas con linfocitos (véase fig. 18-15C).

2. B. Adenocarcinoma de próstata

Explicación: este paciente tiene un adenocarcinoma de próstata, que es el cáncer más frecuente en los hombres y que suele afectar a los mayores de 50 años de edad. La mayoría de los cánceres de próstata es un adenocarcinoma que surge del componente glandular de la próstata. Los pacientes pueden presentar síntomas urinarios, como dificultad para iniciar o detener el chorro de orina, o disuria (dolor al orinar). También pueden presentar dolor óseo debido a una metástasis avanzada. Muchos pacientes se diagnostican mediante programas de cribado que utilizan el tacto rectal, la prueba de antígeno prostático específico (PSA, *prostate specific antigen*) en suero y la biopsia transrectal con aguja, si está indicada. Desde el punto de vista histológico, el aspecto del cáncer de próstata es muy variado, desde estructuras tubulares bien formadas hasta células malignas individuales infiltradas (véase fig. 18-20C).

Capítulo 19 Sistema reproductor femenino

1. A. Carcinoma ductal *in situ*

Explicación: esta paciente tiene un carcinoma ductal *in situ* (CDIS), que es un adenocarcinoma ductal de mama. No presenta transgresión de la membrana basal ni invasión del estroma fibroso adyacente. La mayoría de los CDIS es el resultado de cambios en los conductos que comienzan como una proliferación de células ductales, que con el tiempo pueden mostrar signos de atipia celular y se acaban convirtiendo en CDIS, el precursor del carcinoma ductal invasivo (véase fig. 19-17C).

2. E. Cistadenocarcinoma seroso papilar

Explicación: esta paciente tiene un adenocarcinoma seroso papilar, que es la neoplasia maligna más común del ovario, y surge del epitelio superficial del ovario. Los síntomas incluyen dolor abdominal, problemas gastrointestinales y urológicos, y distensión abdominal. A menudo, los tumores de ovario malignos ya han hecho metástasis en el momento del diagnóstico. Desde el punto de vista histológico, los cistadenocarcinomas serosos papilares muestran una arquitectura papilar y varían en el grado de diferenciación (véase fig. 19-18).

3. A. Atrofia endometrial

Explicación: esta paciente tiene un carcinoma seroso del endometrio, que es un adenocarcinoma endometrial tipo II. Los adenocarcinomas endometriales tipo II suelen aparecer en el marco de la atrofia endometrial. Por lo regular están mal diferenciados y son del tipo seroso agresivo. El tratamiento consiste en la histerectomía radical, la disección de los ganglios linfáticos y, en algunos casos, la quimioterapia. Los factores de riesgo del adenocarcinoma tipo II incluyen la falta de oposición a los estrógenos, la obesidad, la diabetes, el tabaquismo y la infertilidad (véase fig. 19-11B).

Capítulo 20 Ojo

1. A. Glaucoma de ángulo cerrado agudo

Explicación: esta paciente tiene un glaucoma de ángulo cerrado agudo, que es una forma de glaucoma caracterizada por un aumento repentino de la presión intraocular debido a que el ángulo de la cámara anterior está bloqueado y el humor acuoso no puede drenar desde la cámara anterior. Suele ser unilateral, y el dolor insoportable puede irradiarse a zonas de distribución del trigémino. La atrofia de la cabeza del nervio óptico ("excavación") y los defectos de la visión periférica son los hallazgos comunes del glaucoma de ángulo cerrado agudo. El tratamiento puede consistir en una intervención quirúrgica y en medicamentos para reducir la presión intraocular y revertir el cierre del ángulo (véase fig. 20-12C).

2. E. Capa de fotorreceptores y capa de epitelio pigmentario

Explicación: esta paciente tiene un desprendimiento de retina, que es un trastorno ocular en el que la retina sensorial se separa del epitelio pigmentario de la retina subyacente. La retina cubre la cara interna de los dos tercios posteriores del globo ocular. El tercio externo de la retina recibe nutrientes por difusión desde la coriocapilar de la coroides, mientras que los dos tercios internos de la retina reciben nutrientes de los vasos sanguíneos de la retina. El impacto directo y la onda expansiva de una bolsa de aire desplegada pueden dañar las estructuras oculares, lo que provoca un desprendimiento de retina (véase fig. 20-16B).

Capítulo 21 Oído

1. B. Colesteatoma

Explicación: este paciente tiene un colesteatoma, que es una masa de epitelio plano productor de queratina que suele crecer desde la membrana timpánica del oído medio. A medida que el colesteatoma progresa puede causar daños en los huesecillos, el oído interno, las células aéreas mastoideas y el meato auditivo externo, lo que provoca sepsis, meningitis, absceso cerebral, pérdida de audición neurosensorial, vértigo, parálisis facial e incluso la muerte. Los traumatismos y la inflamación crónica de la membrana timpánica pueden aumentar la incidencia del colesteatoma. La cirugía que implica una timpanomastoidectomía aún es el principal tratamiento para esta afección (véase fig. 21-2C).

2. E. Schwannoma vestibular

Explicación: este paciente tiene un schwannoma vestibular, también conocido como neurilemoma, que es un tumor benigno que surge ante todo de las células de Schwann de la rama vestibular del octavo nervio craneal (nervio vestibulococlear). Los pacientes con schwannoma vestibular suelen presentar cefalea, pérdida de audición, acúfenos y vértigo. El ángulo pontocerebeloso es un lugar común para el schwannoma vestibular. El tumor suele estar bien delimitado y se extiende hasta el meato auditivo interno. Los hallazgos histológicos se caracterizan por zonas alternadas de celularidad densa y escasa, denominadas regiones Antoni A y Antoni B. Las opciones de tratamiento incluyen la intervención quirúrgica, la radioterapia y la observación, según el estado de salud del paciente. La cirugía con bisturí de rayos gamma se está convirtiendo de modo gradual en un tratamiento estándar para el schwannoma vestibular (véase fig. 21-14A).

Índice alfabético de materias

Nota: los números de página seguidos de *f* indican figuras, *t* tablas y *c* casos.